感染科青年医师进阶手记

从理论到临床

Advancing in Infectious Diseases:
From Principles to Practice
A Handbook for Early-Career Clinicians

杨 帆　编著

化学工业出版社
·北京·

内容简介

本书围绕当前感染科临床实践中最核心的“感染”和“肝病”两个主题，从“基础医学”出发，落脚“临床医学”，以关键词串联感染科临床实践中的常见疾病，引经据典，旁征博引，采用医学笔记、思维导图等多种形式，全面系统地总结了感染性疾病及各种肝病的诊治现状，突出重点难点，贴近临床实践，可作为感染科临床医师以及其他各科医师处理感染科疾病时的工具书，也可供医学院校相关专业师生参考阅读。

图书在版编目（CIP）数据

感染科青年医师进阶手记 ： 从理论到临床 / 杨帆编著. -- 北京 ： 化学工业出版社， 2025. 5. -- ISBN 978-7-122-47850-4

Ⅰ. R4

中国国家版本馆CIP数据核字第2025US8977号

责任编辑：满孝涵　　　装帧设计：韩　飞
责任校对：宋　夏

出版发行：化学工业出版社
（北京市东城区青年湖南街13号　邮政编码100011）
印　　装：天津千鹤文化传播有限公司
787mm×1092mm　1/16　印张43¾　字数1256千字
2026年1月北京第1版第1次印刷

购书咨询：010-64518888　　　售后服务：010-64518899
网　　址：http://www.cip.com.cn
凡购买本书，如有缺损质量问题，本社销售中心负责调换。

定　　价：139.00元

作者简介

杨　帆

重庆医科大学附属第一医院　感染科

leafofolive@sina.com

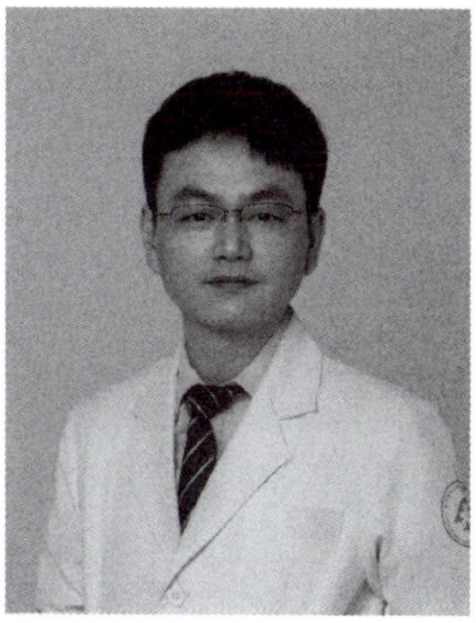

医学博士，重庆医科大学附属第一医院感染科。2005 年皖南医学院临床医学本科毕业后在基层医院工作；2008 年考取重庆医科大学（专业学位）硕士研究生，毕业后回安徽省芜湖市第二人民医院从事心血管内科临床工作；2016—2019 年攻读重庆医科大学国家级重点学科传染病学博士学位（学术学位），师从重庆医科大学校长黄爱龙教授、感染性疾病分子生物学教育部重点实验室副主任唐霓教授，毕业后以重庆市事业单位高层次和急需紧缺人才留校，并入职重庆医科大学附属第一医院。2024 年参加重庆市千名高层次科研人员顶岗培养计划，被选派前往中国医学科学院 / 北京协和医学院进修深造。能较熟练进行常见感染性疾病和肝病的诊断与治疗，对心血管疾病也具有较丰富的临床工作经验。

现任中国研究型医院学会病毒肿瘤学专委会青年委员、重庆市医学会肝病学分会青委会副主任委员、重庆市医师协会感染病学分会学会秘书、重庆市免疫学会感染免疫专委会委员等。

主持多项国家及省部级课题研究。近五年，主持“国家自然科学基金面上项目”“重庆市自然科学基金面上项目”“重庆市科学技术研究计划青年项目”“重庆医科大学未来医学青年创新团队发展支持计划（副团长）”等多项课题。研究成果先后发表在《中华肝脏病杂志》《中华传染病杂志》，并以第一作者身份在 *EMBO Journal*（IF=11.227）、*JCI Insight*（IF=8.000）、*Genes & Diseases*（IF=7.243）等著名期刊上发表重要论文。

近年来，先后荣获四川省科协 & 重庆市科协共同举办的“首届川渝科技学术大会优秀论文（二等奖）”“重庆市优秀博士学位论文”，并在重庆市医学会举办的病例大赛中屡创佳绩；工作期间在中国医师协会感染科医师分会副会长李用国教授指导下，参编《传染病学》（第 10 版）配套数字教材。

序

青年医师杨帆历时五年，完成了这部《感染科青年医师进阶手记：从理论到临床》，其特别的编排方式和具有个性的撰写风格，令人眼前一亮。作者利用大量业余时间，凭着对医学事业的一腔热忱与理想，编写了这部著作，它并非是简单的知识罗列，而是融入了作者的思考、感悟与实践经验。

该书以独特的笔记形式，对感染科临床实践中常见疾病的诊断与治疗进行了实时更新与系统梳理，同时还非常注重感染性疾病的系统思维，书中对相关的基础医学、交叉学科也进行了全面且有重点的介绍。以“关键词”为牵引，设“专题”为纲，借“附”补充，这种个人风格强烈的表达方式，使原本枯燥的医学知识变得鲜活而富有吸引力，让年轻医者与之产生共鸣，激发其热情，并在临床实践中与著作形成亲密互动。

业精于勤而荒于嬉，行成于思而毁于随。期待在未来，青年医师们能继续秉持这份对医学的执着与热爱，在专业道路上不断探索与思考，以实践为根基，以理论为指引，真正做到解病人之困，守护生命健康。

中国医师协会感染科医师分会副会长

2025 年 6 月

前言

随着经典传染病的发病率下降，传染病学已从二级学科降至内科学下面的三级学科，而且在大学教育阶段以及目前市面相关专业图书中，传染病学主要以传授经典传染病为主要内容，较为脱离当前感染科临床实践的现实，再基于其独特的学科特点，内容阐述宽而泛，临床与理论联系在诸多著作中体现不深，因此在医学生或感染科初学者中，传染病学的吸引力逐年下降。

近年来新发传染病不时出现，一些老传染病也存在“死灰复燃”的风险，随着抗肿瘤治疗日益攀升，继发感染、重症感染及多重耐药菌院内感染的不断流行，给抗菌药物应用及公共卫生安全带来了巨大挑战，且国家大力倡导抗菌药物的合理应用，以及本学科前辈多年来在肝病领域的研究拓展，如今的感染科已不再是过去的传染病科。对于一名感染科初学者或医学生，需要一本面面俱到、主次分明、重点突出、简洁实用、理论联系实际的入门级专业图书。本书打破固有编写习惯，立足感染科临床实践，秉承“成系统、有连贯、好理解、便记忆”的原则，坚持“有话则长、无话则短”，参考传染病学经典专著，引入国内外最新指南共识，力争用“最简洁方式”率性表达，实现对感染专科疾病的“快速理解和高效处理”，助力医学生或感染科初学者快速入门，培养在日常感染科诊疗工作中的全科医学素养和疾病系统思维。

全书围绕当前感染科临床实践中最核心的“感染”和“肝病”两个主题，共分四篇，前两篇侧重介绍与感染和肝病密切相关的一些基础知识，求全且求简，兼顾重点突出，为后续临床部分做些基本铺垫；并作为基础与临床的衔接，重点介绍最受关注的抗微生物药的基础与应用原则，同时基于感染性疾病常具有系统性特点，还简单介绍了感染科临床实践中需要了解的一些其他系统常用药物，特别突出临床用药的安全性；该书还专门针对特定受众人群，进一步强调临床实践中“体格检查”“临床技能操作”的重要性；第三、四篇是该书重点，分别详细介绍了“感染”和“肝病”的临床实践。为了从整体上把握这两个主题，本书以“关键词”为纲，以“专题”和“附”为目，纲目并举，主次分明，将感染科临床实践中的常见疾病、重要治疗以及最新进展逐一介绍。

该书出版获重庆市千名高层次科研人员顶岗培养计划（2024年）、重庆医科大学未来医学青年创新团队发展支持计划（W0101）、附属第一医院科学培育基金（PYJJ2020-01）、感染科学科提升工程的资助。感谢恩师重庆医科大学校长黄爱龙教授的倾心培养，感谢重庆医科大学附属第一医院副院长胡鹏教授的关心，感谢重庆医科大学附属第一医院感染科主任李用国教授在本书创作过程中给予的悉心指导和帮助，并为拙著作序，感谢感染科副主任秦波教授的鼓励，感谢化学工业出版社的领导和编辑对本书编写给予的大力支持。

本书的编写历时五年，由作者一人独立完成，作为资浅的青年医生，临床经验、认识水平和写作能力有限，加上时间紧、任务重，虽几经修改，但毕竟一人之力，苦无众人之肩，诚盼同行批评指正，以待纠错完善。若医学生和初学者能借此书对感染病学有重新认识，特别是激发兴趣，并在未来致力于感染病学事业，这将是莫大荣幸！

2025年元旦于重庆

符号 / 缩写词 / 缩略语及其含义

符号 / 缩写词 / 缩略语	含义
→	表示逻辑关系（因果、先后）
↑	增加、增强、上升、升高、ECG 波形直立
↓	减少、减弱、下降、降低、ECG 波形倒置
/	或、及（并列）
＋	和、结合、联合
＜	次于、低于、少于
＞	优于、高于、多于
≪	远次于、远低于、远小于
≫	远优于、远高于、远大于
∈	属于、归于
∝	与…相关、与…成正比、取决于
∵	因为
∴	所以
★	主要、重点
Δ	变化
ϕ	直径、内径
(−)	阴性、抑制
(+)	阳性、激活
[体液 / 组织 / 器官]	某体液 / 组织 / 器官中的药物浓度
≈	约等于，（功能或效果）类似
#	（药物剂量）片
−ssDNA	负单链 DNA
−ssRNA	负单链 RNA
+ssDNA	正单链 DNA
+ssRNA	正单链 RNA
A	动脉
aa	氨基酸
ACE2	血管紧张素转换酶 2
Ach	乙酰胆碱
ACLF	慢加急性肝衰竭
ACS	急性冠状动脉综合征
ADH	抗利尿激素（血管加压素）
AF	心房颤动
AFL	心房扑动
AIDS	获得性免疫缺陷综合征（艾滋病）
AIH	自身免疫性肝炎
Alb	白蛋白
ALI	急性肺损伤、急性肝损伤
ALSS	人工肝支持系统
AmB-D	两性霉素 B 去氧胆酸盐
(A)MI	（急性）心肌梗死
ANA	抗核抗体
ANCA	抗中性粒细胞胞浆抗体
AP	动作电位
ARDS	急性呼吸窘迫综合征
AVB	房室传导阻滞
AVP	精氨酸加压素（抗利尿激素）
BAL	支气管肺泡灌洗术
BALF	支气管肺泡灌洗液
BBB	血脑屏障
BUN	尿素氮
CA	儿茶酚胺
CAEBV	慢性活动性 EB 病毒感染
Cap	毛细血管
CAP	社区获得性肺炎
CB / DB	结合 / 直接胆红素
CHF	慢性心力衰竭
CK	肌酸激酶、细胞因子
CLcr	内生肌酐清除率
CMV	巨细胞病毒

符号 / 缩写词 / 缩略语	含义
CNS	中枢神经系统
CNS-TB	中枢神经系统结核病
COPD	慢性阻塞性肺疾病
COX	环加氧酶
CPAP	持续气道正压
Cr	肌酐
CRH	促肾上腺皮质激素释放素
CRP	C 反应蛋白
CRRT	连续性肾脏替代治疗
CSF	脑脊液、集落刺激因子
CTD	结缔组织病
CTL	细胞毒性 T 淋巴细胞
Cyt	细胞色素
DA	多巴胺
DBP	舒张压
DD	D- 二聚体
DM	糖尿病
DVT	深静脉血栓形成
DXM	地塞米松
EBV	EB 病毒
ECF	细胞外液
EEG	脑电图
EGVB	食管胃静脉曲张出血
ELISA	酶联免疫吸附试验
EMB	乙胺丁醇
EP	内源性致热原
ERCP	内镜逆行胰胆管造影术
ESR	红细胞沉降率
FDP	纤维蛋白（原）降解产物
FFA	（游离）脂肪酸
G-6-P	葡萄糖 -6- 磷酸
GBS	吉兰 - 巴雷综合征
Glu	葡萄糖
GM-CSF	粒细胞巨噬细胞集落刺激因子
GNS	葡萄糖氯化钠溶液
GOV	食管胃静脉曲张
GS	葡萄糖溶液
GSH	谷胱甘肽
HA	血凝素
HAART	高效抗逆转录病毒治疗

符号 / 缩写词 / 缩略语	含义
HAIC	肝动脉灌注化疗
HAP	医院获得性肺炎
Hb	血红蛋白
HBP	高血压
HCM	肥厚型心肌病
HCT	红细胞比容
HDV	丁型肝炎病毒
HE	肝性脑病
HF	心力衰竭
HFNC	经鼻高流量供氧
HIV	人类免疫缺陷病毒
Hp	幽门螺杆菌
HRS	肝肾综合征
HSE	单纯疱疹性脑炎
HSV	单纯疱疹病毒
HTIG	人破伤风免疫球蛋白
HUS	溶血性尿毒综合征
HVPG	肝静脉压力梯度
ih	皮下注射
IBD	炎症性肠病
IBS	肠易激综合征
IC	免疫复合物
ICF	细胞内液
IFA	免疫荧光测定
IFN	干扰素
Ig	免疫球蛋白
im	肌内注射
INH	异烟肼
IPPV	有创正压通气
ITP	特发性血小板减少性紫癜
iv	静脉用药
KPC	产碳青霉烯酶
L	淋巴细胞
LBBB	左束支传导阻滞
LC	淋巴细胞、肝硬化
LF	肝衰竭、肝纤维化
LMWH	低分子肝素
LPS	脂多糖、内毒素
max	最大（剂量）
Mb	肌红蛋白

符号 / 缩写词 / 缩略语	含义
MCV	平均红细胞体积
MDR-AB	多重耐药鲍曼不动杆菌
MDR-PA	多重耐药铜绿假单胞菌
MDS	骨髓增生异常综合征
MGIT	分枝杆菌生长指示管
MIC	最小抑菌浓度
min	最小（剂量）
MM	多发性骨髓瘤
MODS	多器官功能障碍综合征
mPAP	平均肺动脉压
MRV	磁共振静脉造影
MSH	促黑素细胞激素
MTB	结核分枝杆菌
MTX	甲氨蝶呤
M ϕ	巨噬细胞
N	正常值、常规剂量、无变化；中性粒细胞；神经
NA	神经氨酸酶
NAs	核苷（酸）类似物
NE	去甲肾上腺素
NIID	非感染性炎症性疾病
NS	生理盐水、神经系统
NSAID	非甾体抗炎药
NSBB	非选择性 β 受体阻滞剂
(N)STEMI	（非）ST 段抬高型心肌梗死
NTM	非结核分枝杆菌
OB	隐血试验
ORS	口服补液盐
PA	铜绿假单胞菌
PAE	抗生素后效应
PAWP	肺动脉楔压
PBPs	青霉素结合蛋白
PCP	卡氏肺孢子虫肺炎，肺孢子菌肺炎
PCR	聚合酶链反应
PCT	降钙素原
PCV	压力控制通气
PE	肺动脉栓塞
PEEP	呼吸末正压
PG	前列腺素
PGE	前列腺素 E

符号 / 缩写词 / 缩略语	含义
PLT	血小板
PMN 或 N	中性粒细胞
po	口服用药
POAH	视前区下丘脑前部
PPI	质子泵抑制剂
Pro	蛋白质
PSV	压力支持通气
PT	凝血酶原时间
PTCD	经皮肝内胆道引流术
PTFE	聚四氟乙烯
PZA	吡嗪酰胺
RBBB	右束支传导阻滞
RBC	红细胞
RCM	限制型心肌病
Ret	网织红细胞
RF	类风湿因子
RFP	利福平
RP	静息电位
rhG-CSF	重组人粒细胞刺激因子
rhIL-11	重组人白细胞介素 11
rhTPO	重组人血小板生成素
RIA	放射免疫测定
SARS	严重急性呼吸综合征
SBP	收缩压、自发性细菌性腹膜炎
SIRS	全身炎症反应综合征
SLE	系统性红斑狼疮
SMC	平滑肌细胞
SSTI	皮肤软组织感染
TAC	三羧酸循环
TACE	经导管（肝）动脉化疗栓塞
TAT / $F(ab')_2$	破伤风抗毒素 / 马破伤风免疫球蛋白
TB	总胆红素
TC	总胆固醇
TCD	经颅多普勒超声
TDP	尖端扭转型室性心动过速
TFPI	组织因子途径抑制物
TG	甘油三酯
TIPS	经颈静脉肝内分体分流术
TLR	Toll 样受体
TNF	肿瘤坏死因子

符号 / 缩写词 / 缩略语	含义
TP	梅毒螺旋体
TSS	中毒性休克综合征
UA	不稳定型心绞痛
UCB / IB	非结合 / 游离胆红素
ULN	正常值上限
V	病毒、静脉
Vit	维生素
vs	比较
VZV	水痘 - 带状疱疹病毒
WB	蛋白质免疫印迹
WBC	白细胞
CR-AB	耐碳青霉烯类鲍曼不动杆菌
CR-PA	耐碳青霉烯类铜绿假单胞菌
CRE	耐碳青霉烯类肠杆菌科
MRCNS	耐甲氧西林凝固酶阴性葡萄球菌
MRSA	耐甲氧西林金黄色葡萄球菌
MRSE	耐甲氧西林表皮葡萄球菌
MRSP	耐大环内酯类肺炎链球菌
MSCNS	甲氧西林敏感凝固酶阴性葡萄球菌
MSSA	甲氧西林敏感金黄色葡萄球菌
MSSE	甲氧西林敏感表皮葡萄球菌
PNSP	青霉素不敏感肺炎链球菌
PRSP	耐青霉素肺炎链球菌
PSSP	青霉素敏感肺炎链球菌
PISP	青霉素中介肺炎链球菌
VRE	耐万古霉素肠球菌
VRSA	耐万古霉素金黄色葡萄球菌
VSE	万古霉素敏感肠球菌
VSSA	万古霉素敏感金黄色葡萄球菌
EC	大肠埃希菌
表葡菌	表皮葡萄球菌
病毒肝	病毒性肝炎
病脑	病毒性脑（膜）炎
玻注	玻璃体腔注药
传单	传染性单核细胞增多症
代碱	代谢性碱中毒
代酸	代谢性酸中毒
房颤	心房颤动
房扑	心房扑动

符号 / 缩写词 / 缩略语	含义
房早	房性期前收缩
风心病	风湿性心脏病
腐葡菌	腐生葡萄球菌
呼碱	呼吸性碱中毒
呼衰	呼吸衰竭
呼酸	呼吸性酸中毒
化脑	化脓性脑（膜）炎
肌注	肌内注射
激素	糖皮质激素（除特殊说明外）
甲减	甲状腺功能减退症
甲亢	甲状腺功能亢进症
结脑	结核性脑（膜）炎
金葡菌	金黄色葡萄球菌
静滴	静脉滴注
静注	静脉注射
菌痢	细菌性痢疾
类风关	类风湿性关节炎
粒缺	粒细胞缺乏症
尿感	尿路感染
葡球菌	葡萄球菌
鞘注	鞘内注射
缺氧肝	缺氧性肝炎
上感	上呼吸道感染
肾衰	肾衰竭
室颤	心室颤动
室上速	室上性心动过速
室速	室性心动过速
室早	室性期前收缩
嗜酸粒	嗜酸性粒细胞
心衰	心力衰竭
胸水	胸腔积液
血管肝	肝血管疾病
药物肝	药物性肝损伤
乙脑	流行性乙型脑炎
隐脑	新型隐球菌性脑（膜）炎
再障	再生障碍性贫血
早搏	期前收缩
自免肝	自身免疫性肝病

目录

第一篇

感染基础与药理学节选

关键词：

感染基础，药理学节选

1-01 专题

细菌学

第一章　细菌的基本性状

细菌是原核细胞型微生物，广义包括细菌/支原体/衣原体/立克次体/螺旋体/放线菌，狭义专指细菌。

第一节　细菌的形态/结构/化学组成/功能

一、细菌形态

1. 球菌

（按排列分）双球菌（脑膜炎奈瑟菌），链球菌（溶血性链球菌），葡球菌（金葡菌）。

2. 杆菌

（按大小分）大杆菌（炭疽杆菌），中杆菌（大肠杆菌），小杆菌（布鲁杆菌）。

（按形态分）棒杆菌，球杆菌，分枝杆菌，双歧杆菌（末端分叉）。

3. 螺形菌

（按形态分）弧菌（霍乱弧菌），螺菌（弯曲菌），螺杆菌（幽门螺杆菌）。

二、细菌结构/化学组成/功能

1. 基本结构

（1）细胞壁

① 结构：见表 1-1。

② 功能：维持菌体形态，抵抗低渗环境，参与物质交换，诱发免疫应答。

③ 细菌细胞壁缺陷型（细菌 L 型）：内外环境改变 → G^+/G^- 菌细胞壁被直接破坏/合成被抑制 → 形成细菌 L 型（低渗环境不能存活/高渗环境能存活） → 某些仍具致病力/以慢性感染为主（尤其常规培养阴性时需考虑）。

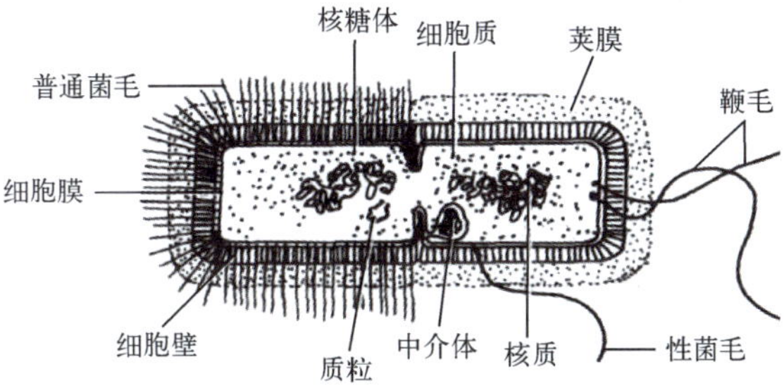

图1-1 细菌细胞结构模式图

表 1-1 细菌细胞壁的厚度及化学组成

内容		G⁺菌	G⁻菌
厚度		较厚	较薄
化学组成	肽聚糖	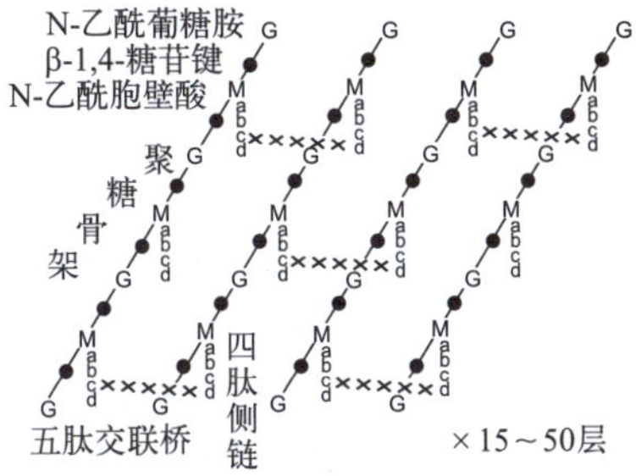 金葡菌肽聚糖结构	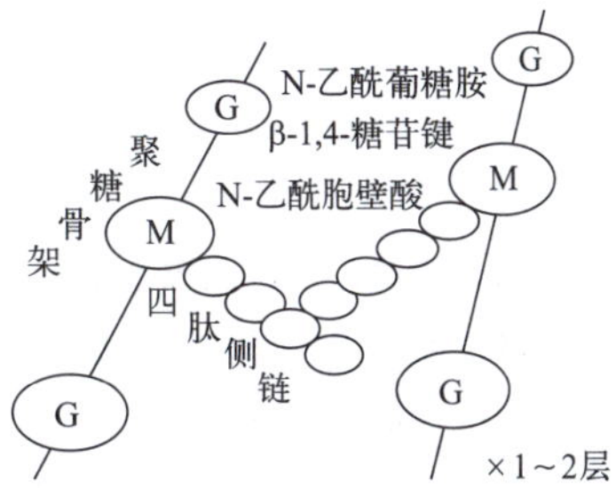 大肠杆菌肽聚糖结构
	其他	磷壁酸，蛋白质	（外 → 内）脂多糖（LPS）- 外膜 - 脂蛋白

（2）细胞膜 ➔ 功能：选择性物质转运 / 排出，电子传递 / 氧化磷酸化（需氧菌），富含蛋白质 → 参与青霉素结合蛋白（PBPs）/ 蛋白质分泌系统（G⁻ 菌）/ 信号传导系统等。

（3）细胞质 ➔ 包含：蛋白质 / 核糖体 / 质粒（染色体以外的遗传物质）等。

（4）细胞核

2. 特殊结构

（1）芽孢（G⁺ 菌）➔ 功能：细菌休眠形式，具有强大抵抗力（除高压灭菌）。

（2）荚膜（多糖为主）➔ 功能：抗吞噬作用，抗有害物质作用，黏附作用。

（3）菌毛（G⁻ 菌）➔ 功能：（普通菌毛）黏附作用，（性菌毛）质粒接合传递。

（4）鞭毛（螺形菌）➔ 功能：运动作用，致病作用。

第二节 细菌的遗传物质

1. 染色体

（1）结构：双螺旋 DNA。

（2）特点：长度较小，基因连续（无内含子），组合表达。

2. 质粒（细菌染色体以外的位于细胞质中的遗传物质）

（1）结构：环状 DNA。

（2）分类：接合性 / 非接合性质粒，紧密型 / 松弛型质粒，相容性 / 不相容性质粒，致育 / 毒力 / 耐药质粒。

3. 噬菌体（侵袭细菌的病毒）

（1）结构（图 1-2）

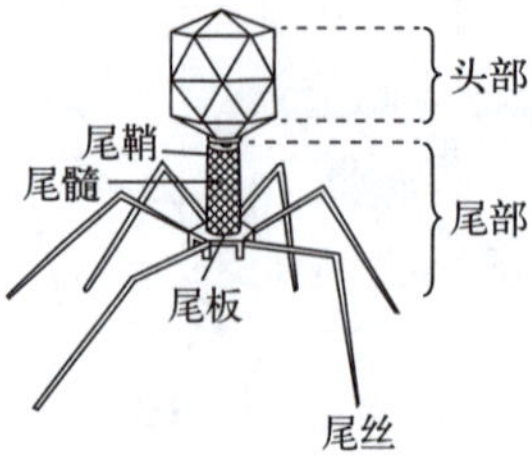

图1-2　噬菌体结构

（2）分类：毒性噬菌体（感染细菌 → 裂解细菌）。
温和噬菌体（感染细菌 → 整合至染色体）。

4. 转座子 / 跳跃基因

结构：DNA 片段。

第三节　细菌的繁殖和代谢

一、繁殖条件

（1）营养物质：水，碳源（糖），氮源（氨基酸 / 蛋白质），无机盐，生长因子。

（2）pH：碱性★，中性，酸性。

（3）温度：温★，冷，热。

（4）气体：需氧菌（结核杆菌 / 幽门螺杆菌），兼性菌（大多数细菌），厌氧菌（破伤风梭菌 / 产气荚膜梭菌）。

（5）渗透压。

二、细菌繁殖（图 1-3）

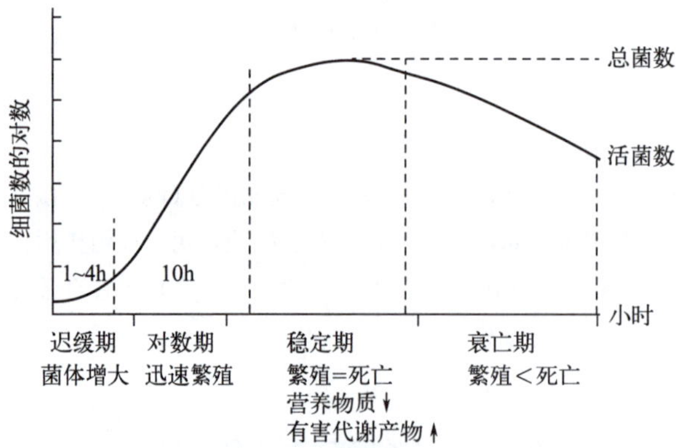

图1-3　大肠杆菌生长曲线

三、细菌代谢

1. 分解代谢产物 ➔ 常用于细菌鉴别

（1）吲哚试验（I）
（2）甲基红试验（M）
（3）VP 试验（V）
（4）枸橼酸盐利用试验（C）

} IMVC 试验

2. 合成代谢产物 ➔ 具有医学意义

（1）致热原（G^- 菌为主）/ 内毒素（G^- 菌）/ 外毒素（G^+ 菌为主）/ 侵袭酶

（2）抗生素（放线菌 / 真菌为主）/ 细菌素

（3）维生素

（4）色素

四、细菌培养

1. 培养基

（1）按营养组成：基础培养基（如营养肉汤 / 琼脂），增菌培养基（添加生长因子 / 微量元素），选择培养基（添加化学物质 / 抑制某些细菌生长 / 而有利于其他细菌生长），鉴别培养基（添加特定底物 / 指示剂），厌氧培养基（含有不饱和脂肪酸吸收氧 / 还原剂 / 表面覆盖凡士林或液蜡隔绝空气）。

（2）按物理状态：液体培养基，半固体培养基（添加 3～5g / L 琼脂粉），固体培养基（添加 15g / L 琼脂粉）。

2. 菌落（固体培养基）

（1）光滑型（S 型）：大多数为新分离细菌。

（2）粗造型（R 型）：大多数为 S 型细菌变异（抗原不完整 / 毒力↓/ 抗吞噬能力↓），少数为新分离细菌（如结核杆菌 / 炭疽杆菌）。

（3）黏液型（M 型）：多见于带有厚荚膜 / 富含黏液层的细菌（如克雷伯菌）。

➔ 另外，半固体培养基时 {
- 沿穿刺线呈羽毛状生长：带鞭毛细菌。
- 沿穿刺线呈线状生长：无鞭毛细菌。

第四节 细菌的变异

一、变异现象

（1）形态变异：L 型细菌（∵细胞壁↓），沙门菌 H-O 变异（∵鞭毛↓）。

（2）菌落变异：肠道杆菌 S-R 变异（∵脂多糖↓）。

（3）毒力变异

（4）耐药变异

二、转移重组

（1）转化：供体菌遗传物质 → 直接摄取 → 受体菌。

（2）接合：供体菌遗传物质 → 性菌毛 → 受体菌。

（3）转导：供体菌遗传物质 → 噬菌体 → 受体菌。

三、耐药机制

1. 遗传机制

（1）固有耐药：细菌基因决定，代代相传。

（2）获得性耐药：自身代谢决定，不再接触则消失或质粒介导则代代相传。

① 抗菌药物使用剂量。

② 细菌耐药自发突变。

③ 耐药基因转移传播：质粒介导，转座子介导，整合子介导。

2. 生化机制

(1) 产生钝化酶（如 ESBLS / AmpC 酶等）→ 抗生素结构（β- 内酰胺环）破坏 / 活性↓。

(2) 改变靶位蛋白 → 抗生素亲和力↓/ 作用靶点↓。

(3) 改变细胞壁 / 外膜通透性 → 抗生素渗透进入菌体↓。

(4) 存在主动外排系统 → 抗生素菌体内浓度↓。

(5) 形成生物被膜（BF）：BF 中的众多微菌落膜状物 → 抗生素难以清除，BF 具有多糖分子屏障 / 电荷屏障 → 抗生素渗透进入菌体↓，BF 内富含高浓度水解酶 → 抗生素易被水解，BF 内细菌多处于低代谢状态 → 抗生素敏感性↓。

(6) 其他：改变代谢状态（如休眠 / 营养缺陷）/ 产生拮抗剂 → 抗生素活性↓。

第五节　理化因素对细菌的影响

一、物理消毒灭菌法

(1) 温度：干热法，湿热法。

(2) 射线：X 射线，γ 射线，紫外线。

二、化学消毒灭菌法

(1) 高效消毒剂：次氯酸，过氧化物，甲醛 / 戊二醛。

(2) 中效消毒剂：乙醇，碘伏。

(3) 低效消毒剂：氯己定（洗必泰），苯扎溴铵（新洁尔灭），高锰酸钾。

第二章　细菌的感染与免疫

一、细菌感染

1. 感染源

(1) 外源性：病人 / 带菌者，病动物 / 带菌动物。

(2) 内源性：正常菌群，潜伏感染。

2. 感染途径

皮肤 / 黏膜，呼吸道 / 消化道 / 泌尿生殖道，血液。

3. 感染类型

(1) 显性感染：致病菌数量 / 毒力＞＞机体免疫力 → 临床表现显著。

① 按病情急缓不同分类

急性感染：起病急 / 进展快 / 病程短，如脑膜炎奈瑟菌 → 流行性脑脊髓膜炎。

亚急性感染：介于之间，如草绿链球菌 → 亚急性心内膜炎。

慢性感染：起病缓 / 进展慢 / 病程长，如结核杆菌 → 结核病。

② 按感染部位 / 性质不同分类

局部感染：仅限于一定部位生长繁殖并释放毒素 → 局部病变。

全身感染：致病菌或其毒性代谢产物通过血液播散 → 全身急性症状。

（毒血症）感染灶内致病菌 → 产生外毒素入血 → 特定部位的特殊症状，如破伤风。

（内毒症）感染灶内 / 血液中 G^- 菌 → 死亡崩解后释放内毒素入血 → 休克 / DIC 等，如菌痢。

（菌血症）致病菌入血 → 血中不生长繁殖 → 到达适宜部位才繁殖 → 致病，如伤寒。

（败血症）致病菌入血 → 血中生长繁殖 → 产生毒性产物 → 全身中毒症状（高热 / 皮肤黏膜淤血 / 肝脾肿大）。

（脓毒症）化脓菌入血 → 血中生长繁殖 → 败血症 + 迁移性化脓病灶。

（2）隐性感染（亚临床感染）：致病菌数量 / 毒力≥机体免疫力 → 临床表现轻微。

（3）带菌状态：有时显性 / 隐性感染后 → 致病菌数量 / 毒力≈机体免疫力（致病菌并未完全消失 / 而在体内继续存留一定时间）→ 无临床表现但仍能排菌。

二、机体免疫

1. 固有 / 非特异性免疫

（1）物理 / 化学屏障：皮肤黏膜 / 血脑屏障 / 胎盘屏障，分泌物 / 抗菌肽。

（2）吞噬细胞：中性粒细胞（PMN），单核 - 巨噬细胞（Mφ）。

（3）免疫分子：补体（C），细胞因子（CK），C- 反应蛋白（CRP）。

2. 适应性 / 特异性免疫

（1）体液免疫（主要作用于胞外细菌及其毒素）

① 阻止与细胞结合

② 发挥调理作用 → 吞噬细胞↑

③ 激活补体

④ 抗体依赖性细胞介导的细胞毒效应（ADCC）（NK 细胞↑）

⑤ 中和外毒素

（2）细胞免疫（主要作用于细菌感染细胞）

① $CD4^+$Th1 细胞：分泌 IFN-γ / TNF / IL-2 → 吞噬细胞↑ / NK 细胞↑ / CTL↑。

② $CD8^+$ 细胞毒性 T 淋巴细胞（CTL）：释放穿孔素 / 丝氨酸酯酶 → 胶体渗透↑ / 核酸内切酶↑。

第三章 细菌的检测方法和防治原则

一、检测方法

（1）形态检测：光镜（细胞水平），电镜（亚细胞水平）。

（2）成分检测

① 抗原：酶联免疫吸附试验（ELISA），免疫荧光测定（IFA），放射免疫测定（RIA）。

② 核酸：核酸杂交，PCR，基因芯片。

③ 内毒素：鲎试验。

④ 外毒素：ELISA。

（3）分离培养与鉴定：特异性培养基 → 形态学 / 生化反应 / 血清学 / 药敏试验。

（4）血清学检测（抗体）：凝集试验，沉淀试验，补体结合试验，ELISA。

二、防治原则

1. 主动免疫

（1）减毒活疫苗（有毒株 → 减毒株或无毒株）

（优点）接种量小，次数少，免疫力维持时间长。

（缺点）有潜在危险（毒力恢复突变 / 激活潜伏病毒等）。

（2）灭活疫苗（有毒株 → 无毒株）

（优点）安全稳定。

（缺点）接种量大，次数多，免疫力维持时间短。

（3）亚单位疫苗（病毒抗原）

（4）基因工程疫苗（病毒抗原）

（5）核酸疫苗（病毒核酸）

2. 被动免疫

（1）免疫球蛋白（紧急预防）

（2）细胞免疫制剂（应用少）

1-02 专题

真菌学

第一节　真菌的基本性状

一、真菌形态

1. 单细胞真菌

形态简单，呈（椭）圆形。

（1）酵母型：不产生菌丝。

（2）类酵母型：产生（假）菌丝（吸取营养）。

2. 多细胞真菌

形态复杂，包括两个基本结构。

（1）菌丝：（按结构分）有隔菌丝（细胞串），无隔菌丝（多核单细胞）。

（按功能分）营养菌丝（吸取营养），气生菌丝（朝空气生长），生殖菌丝（产生孢子的那部分菌丝）→ 孢子。

（2）孢子：（按来源分）无性孢子★，有性孢子。

二、真菌结构 / 化学组成 / 功能

（1）壁外结构：多糖（∝毒力 / 致病性），见于部分真菌（如新生隐球菌的荚膜）。

（2）细胞壁：多糖为主（而细菌是肽聚糖为主）→ 摄取营养 / 维持渗透压。

（3）隔膜（有孔）：细胞间细胞质流动。

（4）其他：细胞膜，细胞核（小 / 多），细胞器（丰富）。

三、真菌繁殖

1. 培养

（1）营养要求不高（统一使用沙保弱培养基）。

（2）生长缓慢。

附 真菌分类及常见真菌举例

分类	常见真菌
皮肤感染真菌（浅部）	皮肤癣菌（表皮癣菌 / 毛癣菌 / 小孢子菌）→ 皮癣 角层癣菌 → 花斑癣 / 汗斑
皮下感染真菌	孢子丝菌 着色真菌
地方性真菌（罕见）	组织胞浆菌，皮炎芽生菌 粗球孢子菌，副球孢子菌 马尔尼菲篮状菌
机会感染真菌（深部）	假丝酵母菌（念珠菌），新型隐球菌 曲霉，接合菌（尤毛霉），肺孢子菌 镰刀菌，赛多孢菌

2. 繁殖

（1）无性繁殖：（四种方式）芽生，二分裂，形成孢子，菌丝断裂。

（2）有性繁殖：两个细胞融合 → 减数分裂。

3. 菌落

（1）酵母型菌落：单细胞真菌（隐球菌）→ 光滑菌落。

（2）酵母样菌落：单细胞真菌（白假丝酵母菌）→ 光滑菌落 + 假菌丝。

（3）丝状菌落：多细胞真菌（丝状真菌）→ 絮状菌落（菌丝）+ 孢子。

第二节 真菌的感染与免疫

一、真菌感染

（1）外源性感染：浅部感染 → 皮癣，深部感染 → 轻（自愈）/ 坏死溃疡 / 肉芽肿。

（2）机会性感染：机体免疫力↓。

（3）过敏反应 / 中毒反应。

（4）肿瘤：黄曲霉 → 肝癌。

二、机体免疫

（1）非特异性免疫：皮肤黏膜屏障 / 正常菌群拮抗，吞噬细胞（有可能形成肉芽肿 / 全身播散）。

（2）特异性免疫：细胞免疫，体液免疫。

第三节 真菌的检测方法

（1）培养：沙保弱培养基 + 显色。

（2）镜检：直接镜检，革兰氏染色，墨汁染色。

（3）血清：真菌抗原，真菌抗体，真菌毒素。

（4）核酸：真菌核酸。

1-03 专题

病毒学

第一章 病毒的基本性状

病毒是专一性活在细胞内的非细胞型微生物，具有独特特点：体积微小（纳米级 / 需电镜观察），结构简单（无完整细胞结构），遗传物质单一（仅含 1 种 DNA / RNA），活细胞内寄生（依靠细胞完成生物合成），增殖方式是复制，抗生素不敏感 / 干扰素（IFN）敏感。

人类传染病约 75% 由病毒引起，有些病毒传染性强 / 病情重 / 病死率高，还可以引起持续性感染（∝畸形 / 肿瘤 / 自身免疫性疾病）。

第一节 病毒的形态和结构 / 化学组成 / 功能

一、病毒形态

1. 大小

大小悬殊，一般 Φ20～250nm，最大痘病毒约 Φ300nm，最小脊髓灰质炎 / 鼻病毒 Φ20～30nm。

2. 形态

形态多样，多数呈（近似）球形，少数呈子弹形 / 砖块形，植物病毒呈杆状。

二、病毒结构 / 化学组成 / 功能（图 1-4）

1. 核心

核酸 DNA / RNA（另有少量功能蛋白如酶类）→ 构成病毒基因组，为病毒感染 - 增殖 - 遗传 - 变异提供遗传信息物质。

2. 衣壳

衣壳蛋白 / 壳粒 → 保护核酸 / 介导入胞 / 抗原性。根据壳粒排列不同分为以下类型。

（1）螺旋对称型：壳粒沿着螺旋形病毒核酸链对称排列，如大多数杆状病毒、正 / 副粘病毒。

（2）20 面体对称型：核酸浓集成球形 / 外周壳粒排列成 20 面体对称，如大多数球状病毒。

（3）复合对称型：既有螺旋对称又有 20 面体对称，如痘病毒、噬菌体。

3. 包膜

主要成分为脂类/多糖（来自宿主细胞膜成分）/包膜蛋白（来自病毒基因组编码和宿主细胞膜成分）/表面常有刺突 → 保护核衣壳/辅助感染/具有抗原性。

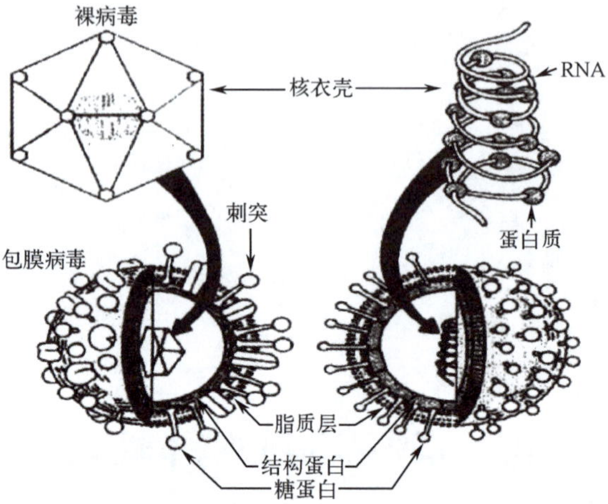

图1-4 病毒结构示意图

附 病毒分类及常见病毒举例

分类		常见病毒
（1）DNA 病毒		
dsDNA	腺 V 科	[a]腺 V（小儿肺炎），[b]肠腺 V（流行性小儿腹泻）
	疱疹 V 科	HSV（单纯疱疹），VZV（水痘 - 带状疱疹）， CMV（肺炎/肝炎/视网膜炎）， EBV（传染性单核细胞增多症/淋巴瘤/鼻咽癌）
	乳头瘤 V 科	HPV（尖锐湿疣/宫颈癌）
	痘 V 科	痘 V（天花）
ssDNA	圆环 V 科	TTV（肝炎）
	细小 V 科	B19V（传染性红斑/一过性再生障碍性贫血/自发性流产）
（2）RNA 病毒		
–ssRNA	正黏 V 科	[a]流感 V（流感）
	副黏 V 科	[a]副流感 V（上感/支气管炎），[a]RSV（婴儿支气管炎/肺炎）， [a]麻疹 V（麻疹），[a]腮腺炎 V（流行性腮腺炎）
	布尼亚 V 科	[d]汉坦 V（啮齿动物/肾综合征出血热）， [d]克里米亚 - 刚果出血热 V（蜱/出血热）， [e]新型布尼亚 V（蜱/发热伴 PLT 减少综合征）
	丝状 V 科	[d]埃博拉 V（出血热）
–ssRNA	弹状 V 科	狂犬 V（狂犬病）

续表

分类		常见病毒
+ssRNA	微小V科	[a]鼻V（上感），[c]脊髓灰质炎V（脊髓灰质炎），[c]柯萨奇V/埃可V（脑膜炎/心肌炎/手足口病），[c]新型肠道V（结膜炎/CNS感染/手足口病），HAV（甲肝）
	黄V科	[e]登革V（蚊/登革热），[e]黄热V（蚊/黄热病），[e]寨卡V（蚊/寨卡病），[e]乙型脑炎V（蚊/乙型脑炎），[e]森林脑炎V（蜱/森林脑炎），HCV（丙肝），HGV（庚肝）
	戊肝V科	HEV（戊肝）
	披膜V科	[a]风疹V（风疹）
	冠状V科	[a]冠状V（上感/SARS/COVID-19）
	杯状V科	[b]杯状V（散发性小儿腹泻）
	星状V科	[b]星状V（散发性小儿腹泻）
dsRNA	呼肠V科	[a]呼肠V（无症状感染为主），[b]轮状V（小儿腹泻/成人腹泻）
（3）逆转录病毒		
DNA	嗜肝V科	HBV（乙肝）
RNA	逆转录V科	HIV（艾滋病），人类嗜T细胞V（白血病）
（4）亚病毒		
类病毒（仅RNA）		植物病毒，与人类疾病关系尚不清楚
卫星病毒（RNA+衣壳）		复制必须依靠辅助病毒
朊粒（仅蛋白）		

注：dsDNA，双链DNA；ssDNA，单链DNA；–ssRNA，负单链RNA；+ssRNA，正单链RNA；dsRNA，双链RNA；V，病毒；HSV，单纯疱疹病毒；VZV，水痘-带状疱疹病毒；CMV，巨细胞病毒；EBV，EB病毒；HPV，人乳头瘤病毒；TTV，人类输血传染病毒；RSV，呼吸道合胞病毒；HAV/HBV/HCV/HEV/HGV分别示甲/乙/丙/戊/庚肝病毒。

a统称为呼吸道V，即指经呼吸道感染/引起呼吸道或以外疾病；b统称为急性胃肠炎V，即指经消化道感染/引起急性胃肠炎；c统称为肠道V，即指经消化道感染/引起肠外疾病；d指出血热病毒，即引起3H症状（高热+出血+低血压）为主要特征的一类疾病；e统称为虫媒V，即指经节肢动物叮咬感染/引起人畜共患疾病。

第二节 病毒的基因组

一、结构特点

1. 核酸（链）

（1）核酸只含一种：DNA，RNA。

（2）核酸链大小悬殊：3000个碱基对（细小病毒），400000个碱基对（痘病毒）。

（3）核酸链形状多样：双链DNA（dsDNA），单链正义/反义DNA（±ssDNA），双链RNA（dsRNA），单链正义/反义RNA（±ssRNA）（存在极性，+ssRNA具有mRNA特性/直接作为模板，–ssRNA需要合成具有mRNA特性的互补链）。

（4）核酸链组成多样：连续，节段（优点是断裂↓，缺点是丢失 / 重组 / 重配↑）。

（5）基因组单倍体为主。

（6）感染性核酸：某些病毒核酸具有感染性，如 HCV。

2. 功能区域

（1）大部分为编码序列，小部分为非编码序列。

（2）普遍存在重叠基因（利用率↑）。

（3）功能相关基因簇集排列现象：多个 mRNA 一起转录成一个总 mRNA。

（4）大病毒基因组可插入外源基因且不影响自身复制（可用于构建病毒载体）。

二、功能特点

（1）复制形式：半保留复制（dsDNA 病毒），全保留复制（大部分病毒）。

（2）遗传不稳定性。

（3）转录顺序：早期转录病毒复制相关酶，晚期转录病毒组装成熟相关结构蛋白。

（4）转录方向：不对称性（dsDNA 病毒），对称性（大部分病毒）。

（5）多基因联合转录：总 mRNA 经剪接生成各自基因 mRNA（某些病毒）。

（6）感染性和整合性（某些病毒）。

三、复制方式

DNA 病毒（除痘病毒）都在细胞核内进行复制，RNA 病毒（除逆转录病毒）都在细胞质中进行复制。

1. 双链 DNA 病毒的复制

（1）早期：dsDNA 利用细胞核内的 RNA 多聚酶，转录早期 mRNA，转移至核糖体翻译 DNA-Pol 等。

（2）中期：亲代 dsDNA 解链，半保留复制子代 dsDNA。

（3）晚期：子代 dsDNA 解链，转录晚期 mRNA，转移至核糖体翻译结构蛋白等。

2. 单链 DNA 病毒的复制

亲代 +ssDNA /–ssDNA，复制 –ssDNA /+ssDNA 形成中间型 dsDNA，解链以 +ssDNA / –ssDNA 为模板转录翻译蛋白，以 –ssDNA /+ssDNA 为模板复制子代 +ssDNA / –ssDNA。

3. 负单链 RNA 病毒的复制

亲代 –ssRNA（自带 RNA 多聚酶），复制 +ssRNA 形成中间型 dsRNA，解链以 +ssRNA 为模板：①复制子代 –ssRNA；②转录翻译蛋白。

4. 正单链 RNA 病毒的复制

亲代 +ssRNA（具有 mRNA 功能），翻译 RNA 多聚酶和结构蛋白，复制 –ssRNA 形成中间型 dsRNA，解链以 –ssRNA 为模板复制子代 +ssRNA。

5. 双链 RNA 病毒的复制

亲代 dsRNA（自带 RNA 多聚酶），解链以 –ssRNA 为模板复制子代 +ssRNA，再以新合成的子代 +ssRNA 为模板：①复制子代 –ssRNA；②转录翻译蛋白。因子代 dsRNA 全部为新合成，故属于全保留复制。

6. 逆转录病毒（HIV）的复制

（1）亲代 RNA（两个相同的正链 RNA，自带逆转录酶和 RNA 酶），逆转录负链 DNA 形成杂交中间体，水解去除正链 RNA。

（2）负链 DNA 进入细胞核，复制正链 DNA 形成双链 DNA，插入细胞基因组中构成前病毒。

（3）前病毒：①转录子代 RNA；②转录翻译蛋白。

7. DNA 嗜肝病毒（HBV）的复制

（1）缺口环状双链 DNA 进入细胞核，形成闭合环状双链 DNA，转录 mRNA（四种）。

（2）转移至细胞质逆转录形成杂交中间体，水解 RNA，以长负链 DNA 为模板复制正链 DNA，形成子代缺口环状双链 DNA。

（3）转移至核糖体翻译蛋白。

第三节 病毒的增殖

一、复制周期

复制周期：指从病毒进入细胞开始，经基因组复制，直至病毒释出的全过程（图 1-5）。

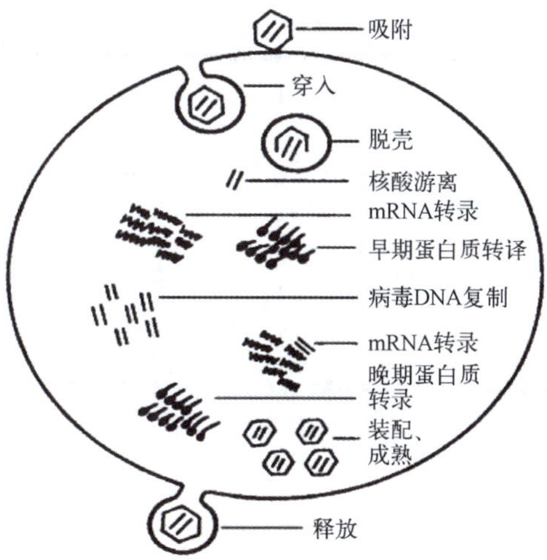

图1-5 病毒复制周期图解

1. 吸附——病毒在各种作用力下与细胞接触和识别的过程

（1）病毒非特异性布朗运动到达细胞表面。

（2）病毒和细胞之间的非特异性静电结合。

（3）病毒包膜 / 衣壳表面病毒吸附蛋白（VAP）和细胞表面受体之间的特异性结合。

2. 穿入——病毒穿过细胞膜进入细胞的过程

（1）胞饮方式：见于无包膜病毒。

（2）融合方式：见于有包膜病毒。

（3）直接穿入方式：见于少数无包膜病毒。

3. 脱壳——病毒脱去蛋白衣壳、暴露病毒核心的过程

（1）穿入时已完成：见于多数病毒。

（2）穿入时完成部分，穿入后彻底完成：见于少数病毒。

4. 合成——病毒基因组复制（7 大类型）和病毒蛋白表达的过程

5. 装配——生物合成的核酸和蛋白组装成子代核衣壳的过程

（1）场所：DNA 病毒主要在细胞核内装配，RNA 病毒主要在细胞质内装配。

（2）顺序：螺旋对称型病毒主要是衣壳围绕核酸装配；20 面立体对称型病毒主要是首先形成 20 面立体空心衣壳，然后核酸经衣壳裂缝进入壳内。

6. 成熟——病毒发育成为形态结构完整、具有抗原性和感染性的病毒体的过程

7. 释放——成熟病毒体离开宿主细胞的过程

（1）芽生方式：见于有包膜病毒，宿主细胞修复。

（2）溶解方式：见于无包膜病毒，宿主细胞溶解。

附：病毒的生长曲线

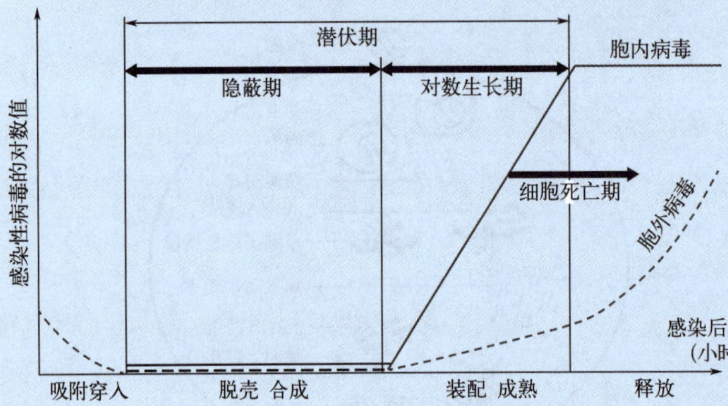

二、异常增殖和干扰现象

1. 异常增殖

（1）顿挫感染：病毒进入非容纳细胞，不能产生完整子代病毒的感染过程。

（2）缺陷病毒（缺陷干扰颗粒）：衣壳或包膜正常，基因组缺陷，不能产生完整子代病毒（但借助辅助病毒可以），干扰同种成熟病毒增殖。

2. 干扰现象

（1）定义：当两种病毒同时感染同一细胞时，一种病毒增殖可以抑制另一种病毒增殖的现象。

（2）机制：①其中一种病毒诱导宿主细胞产生干扰素，抑制另一种病毒增殖；②先感染的病毒破坏了宿主细胞表面受体或代谢途径，影响后感染病毒增殖。

第四节 病毒的变异

一、遗传物质的变异类型（一种或多种病毒时）

（1）碱基序列改变。

（2）突变株：温度敏感株（28～35℃条件下增殖），宿主范围突变株（吸附穿入功能），耐药突变株

（耐药）。

（3）重组（≥2 个亲缘关系病毒基因组间）和重配（分节段 RNA 病毒节段基因组间）。

（4）整合（病毒基因组与细胞基因组间）。

二、非遗传物质的变异类型（多种病毒时）

（1）干扰现象（见第三节）。

（2）互补作用（两种病毒基因产物各自不能产生子代病毒，但相互作用取长补短则可产生子代病毒）。

（3）表型混合（混合衣壳或包膜）/ 表型交换（另一种衣壳或包膜）。

第五节　理化因素对细菌的影响

机制：破坏包膜（冻融 / 脂溶剂），蛋白变性（高温 / 酸碱），损伤核酸（射线）。

一、物理因素

（1）温度：反复冻融，高温。

（2）射线：X 射线，γ 射线，紫外线（有些病毒灭活后复活）。

二、化学因素

（1）脂溶剂：乙醚，氯仿，去氧胆酸盐。

（2）消毒剂：强酸强碱，酚类，醇类，氧化剂。

（3）抗生素（不能抑制病毒，主要用于抑制细菌生长便于病毒分离）。

（4）中草药：板蓝根，大黄。

（5）钙镁离子。

第二章　病毒的感染与免疫

一、病毒感染

1. 感染源

（1）外源性：病人 / 携带者，病动物 / 携带动物。

（2）内源性：潜伏感染。

2. 感染途径

皮肤 / 黏膜，呼吸道 / 消化道 / 泌尿生殖道，血液。

3. 传播方式

（1）水平传播：人 - 人（飞沫 / 粪口等），动物 - 人（媒介 / 直接接触）。

（2）垂直传播：胎盘 - 胎儿，产道 - 新生儿，母婴哺乳。

4. 感染类型

（1）顿挫感染（非增殖感染）：病毒感染 → 不能完成复制周期 / 没有子代病毒产生。

（2）隐性感染（亚临床感染）：病毒感染 → 不引起临床症状 / 但仍增殖且排毒（携带者）。

（3）显性感染：病毒感染 → 引起临床症状。按症状出现早晚 / 持续长短不同分为以下几种。

① 急性感染：潜伏期短 / 发病急 / 病程数日至数周，常获特异性免疫 / 产生特异性抗体，如流感病毒 → 流感。

② 持续感染：病毒持续存在数月至数年（甚至数十年），机制包括机体免疫力↓ → 无法清除病毒、病毒抗原性↓ → 机体免疫难以清除、病毒存在于受保护部位或发生突变 → 免疫逃避、病毒基因组整合至宿主基因组 → 与细胞长期共存。

（潜伏感染）急性 / 隐性感染后 → 病毒潜伏在特定组织细胞内 / 不增殖不排毒 → 某些条件可被激活并发病，如单纯疱疹病毒 → 潜伏在三叉神经节 → 免疫力↓时被激活并发生疱疹。

（慢性感染）急性 / 隐性感染后 → 病毒长期存在于机体特定组织或血液中 / 持续不断排毒 → 临床症状轻微 / 无症状携带者，如 HBV / EBV / CMV → 慢性感染。

（慢发感染）急性 / 隐性感染后 → 病毒长期潜伏（甚至数十年）→ 出现慢性进行性疾病 / 甚至死亡，如 HIV → 艾滋病。

二、机体免疫

1. 固有 / 非特异性免疫

（1）物理 / 化学屏障：皮肤黏膜 / 血脑屏障 / 胎盘屏障，分泌物 / 干扰素。

（2）吞噬细胞：中性粒细胞（PMN / N），单核 - 巨噬细胞（Mφ）。

（3）免疫分子：补体（C），细胞因子（CK），C- 反应蛋白（CRP）。

（4）NK 细胞：病毒感染早期 → 感染细胞膜变化 → NK 细胞识别并释放穿孔素 / 丝氨酸酯酶 / TNF → 杀伤感染细胞（不受 MHC 限制 / 无需抗原刺激 / 不需抗体参与）。

2. 适应性 / 特异性免疫

（1）体液免疫（主要作用于游离病毒）

① 阻止与细胞结合。

② 发挥调理作用（吞噬细胞↑）。

③ 激活补体。

④ 抗体依赖性细胞介导的细胞毒效应（ADCC）（NK 细胞↑）。

（2）细胞免疫（主要作用于病毒感染细胞）

① $CD4^+$ Th1 细胞：分泌 IFN-γ/ TNF / IL-2 → 吞噬细胞↑ / NK 细胞↑ / CTL↑。

② $CD8^+$ CTL：释放穿孔素 / 丝氨酸酯酶 → 胶体渗透↑ / 核酸内切酶↑。

第三章 病毒的检测方法和防治原则

一、检测方法

（1）形态检测：光镜（病理标本），电镜（高浓度病毒液），免疫电镜（低浓度病毒液）。

（2）成分检测

① 抗原：ELISA，IFA，RIA，蛋白质印迹（WB）。

② 核酸：核酸电泳，核酸杂交，PCR，基因芯片，基因测序。

（3）分离培养

① 动物接种（最原始 / 现少用）：仅用于狂犬病毒 / 乙脑病毒。

② 鸡胚培养：主要用于流感病毒。

③ 细胞培养（最常用）：原代细胞（来源困难），二倍体细胞株（限传 50 代），传代细胞系（稳定 / 广泛应用）。

（4）鉴定

① 细胞病变效应（CPE）：多数无包膜病毒感染细胞内颗粒增多 / 聚集 / 融合 / 包涵体 → 细胞溶解。

注：包膜病毒无 CPE（∵胞内稳定感染且以出芽释放子代病毒）。

② 红细胞吸附：含血凝素包膜病毒吸附红细胞。

③ 病毒干扰作用：同一细胞内的一种病毒影响另一种病毒。

（5）定量

① 红细胞凝集试验（半定量）。

② 抗体中和试验（半定量）。

③ 培养皿中空斑形成试验（pfu / mL）。

④ 50% 组织细胞感染量（TCID50）。

⑤ 细胞感染病毒平均数（感染复数 MOI）。

（6）血清学检测（抗体）：IgM 型抗体检测，蛋白质印迹（WB）。

二、防治原则

1. 主动免疫

（1）减毒活疫苗（有毒株 → 减毒株或无毒株）：脊髓灰质炎 / 流感 / 风疹 / 水痘疫苗。

（优点）接种量小，次数少，免疫力维持时间长。

（缺点）有潜在危险（毒力恢复突变 / 激活潜伏病毒等）。

（2）灭活疫苗（有毒株 → 无毒株）：脊髓灰质炎 / 流感 / 狂犬 / 乙脑疫苗。

（优点）安全稳定。

（缺点）接种量大，次数多，免疫力维持时间短。

（3）亚单位疫苗（病毒抗原）：脊髓灰质炎 / 流感 / 狂犬疫苗。

（4）基因工程疫苗（病毒抗原）：乙肝疫苗。

（5）核酸疫苗（病毒核酸）。

2. 被动免疫

（1）免疫球蛋白（紧急预防）：（非特异性）丙种球蛋白，（特异性）乙肝免疫球蛋白。

（2）细胞免疫制剂（应用少）：IFN、IL、TNF 等。

1-04 专题

抗菌药物

第一节 概论

一、常用术语

（1）抗菌药物：天然抗生素，半合成抗生素，人工合成抗菌药物（喹诺酮类 / 磺胺类）。

（2）最低抑菌浓度（MIC）：抑制培养基内细菌生长的最低药物浓度。

（3）最低杀菌浓度（MBC）：杀灭培养基内细菌的最低药物浓度。

（4）化疗指数（CI）：一般用半数致死量（LD50）/ 半数有效量（ED50），或 5% 致死量（LD5）/95% 有效量（ED95）表示 → 比值↑安全性↑。

（5）抗生素后效应（PAE）：抗生素浓度↓ < MIC 时，细菌仍被抑制的效应（氨基糖苷类 / 喹诺酮类）。

（6）首次接触效应（FEE）：抗菌药物初次接触细菌时有强大的抗菌效应，短时间再次（数小时以内）/ 连续接触时抗菌效应↓，需间隔数小时后再起作用（如氨基糖苷类）。

二、抗菌机制

1. 细菌细胞壁合成↓

（1）β- 内酰胺类：与细菌细胞膜上青霉素结合蛋白（PBPs）结合 → 细菌细胞壁合成↓ → 细菌渗透屏障↓ / 膨胀裂解 + 细菌自溶酶（+）。

（2）万古霉素类：与细菌细胞壁上前体肽聚糖结合 → 细菌细胞壁合成↓ → 细菌渗透屏障↓ / 膨胀裂解。

注：人体细胞无细胞壁，故 β- 内酰胺类 / 万古霉素类毒性小。

2. 细菌细胞膜通透性↑

两性霉素 B：与真菌细胞膜上麦角固醇结合 → 真菌细胞膜通透性↑ → 胞内物质外漏。

注：细菌细胞膜无麦角固醇，故无抗菌作用；人体细胞细胞膜有麦角固醇，故不良反应多。

3. 细菌蛋白质合成↓

（1）氨基糖苷类：与细菌核糖体结合 → 细菌蛋白质合成↓（起始阶段 / 终止阶段）。另外细菌细胞膜通透性↑→胞内物质外漏。

(2)大环内酯/林可霉素/四环素类：与细菌核糖体结合→细菌蛋白质合成↓（延长阶段）。

注：人体细胞核糖体与细菌核糖体不同，故小剂量毒性小。

附：蛋白质合成阶段

✓ 起始阶段：氨基酸+tRNA→氨酰基-tRNA→氨酰基-tRNA+mRNA+核糖体（30S小亚基/50S大亚基）→翻译起始复合物➔氨基糖苷类阻止30S小亚基50S大亚基结合。

✓ 延长阶段：按照mRNA上的密码子，50S大亚基A位点接受氨基酸，50S大亚基P位点形成肽链→肽链延长➔四环素类阻止氨酰基-tRNA在A位点就位，林可霉素类抑制肽酰基转移酶，大环内酯类抑制移位酶。

✓ 终止阶段：当mRNA上出现终止密码子→肽链延长终止➔氨基糖苷类阻止终止密码子与50S大亚基A位点结合。

4. 细菌叶酸/核酸合成↓

(1)磺胺类：与细菌体内二氢蝶酸合酶结合［∵结构≈氨苯甲酸（PABA），故竞争性结合］→四氢叶酸（FH4）合成↓→核酸合成↓。

(2)喹诺酮类：与细菌体内DNA回旋酶（G^-菌）/拓扑异构酶Ⅳ（G^+菌）结合→细菌核酸复制↓。

注：人体细胞是拓扑异构酶Ⅱ，故小剂量毒性小。

附：抗菌药物作用机制示意图

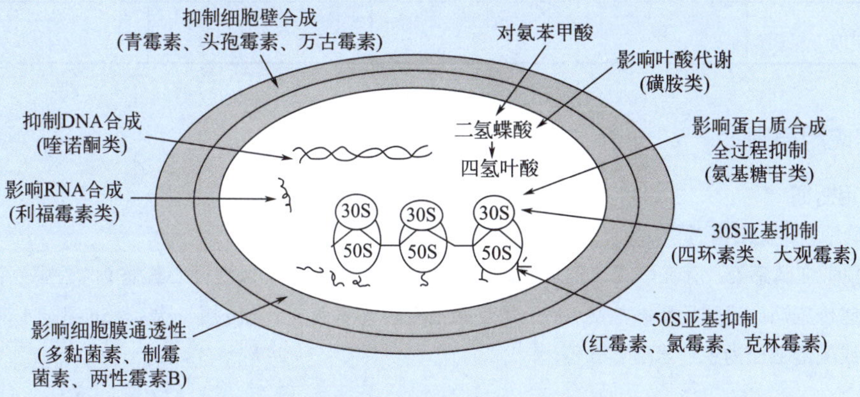

三、细菌耐药

1. 定义

细菌产生对抗生素不敏感的现象，是细菌自身生存过程中的一种特殊表现形式。

2. 分类

(1)固有耐药：细菌基因决定/代代相传。

如 G^+ 菌 → 氨基糖苷类，G^- 杆菌 → 青霉素 G，铜绿假单胞菌（铜绿）→ 大多数抗生素。

（2）获得耐药：自身代谢决定 / 不再接触而消失 / 质粒介导则代代相传。

如金黄色葡萄球菌 → β- 内酰胺类。

3. 机制（表 1–2）

表 1–2 细菌耐药机制

耐药机制	β- 内酰胺类	喹诺酮类	氨基糖苷类	大环内酯 / 林可霉素类
细菌产生灭活酶 → 抗生素活性↓	β- 内酰胺酶 → 水解 β-内酰胺类的 β-内酰胺环 → 结合 β-内酰胺类 / 阻止到达靶位 PBPs		磷酸化酶 / 乙酰化酶 / 腺苷化酶 → 氨基糖苷类磷酸化 / 乙酰化 / 腺苷化	磷酸化酶 / 甲基化酶 / 乙酰转移酶 / 核苷转移酶 / 酯酶 → 大环内酯类磷酸化 / 甲基化 / 乙酰化 / 核苷化 / 水解
细菌靶位改变 → 抗生素亲和力↓	PBPs 数量↑ PBPs 结构改变 新 PBPs	DNA 回旋酶（G^- 菌）/ 拓扑异构酶（G^+ 菌）基因突变	核糖体修饰（G^- 杆菌）	核糖体甲基化（甲基化酶）
细菌外膜通透性↓ → 抗生素进入菌体↓（G^- 菌为主）	孔蛋白表达↓	孔蛋白表达↓	孔蛋白结构改变	膜成分改变
主动排出系统↑ → 抗生素排出菌体↑（金葡菌 / 大肠埃希菌 / 铜绿假单胞菌等为主）	有	有	—	有
细菌自溶酶↓	有	—	—	—

四、应用原则

1. 应用指征

（1）确诊 / 怀疑细菌感染。

（2）预防细菌感染：存在争议，但较明确的有以下几个方面。①风湿性心脏病（风心病）用苄星青霉素。②某些传染病如流脑用磺胺嘧啶 / 疟疾用乙胺嘧啶。③术前 0.5～2h 用 1 次（>3h 追加 1 次），以一 / 二代头孢或头孢曲松为主，术后 24h 停。

2. 熟悉药物

种类、抗菌谱、用法、不良反应等。

3. 选用药物

经验用药，药敏用药，肾功能减退 / 肝功能减退 / 妊娠用药（表 1-3）。

4. 应用策略

（1）降阶梯：广谱 / 联合 → 窄谱 / 单用。

（2）短疗程：如尿路感染 3 天疗法 / 14 天疗法。

(3)科学联合：协同作用，降低不良反应，减少耐药。分以下四类。

(Ⅰ类)繁殖期杀菌剂：β-内酰胺类。
(Ⅱ类)静止期杀菌剂：氨基糖苷类。
注：杀菌剂在临床上还可分为快速杀菌剂(如喹诺酮类/糖肽类/达托霉素等)和慢速杀菌剂(如多黏菌素类等)

(Ⅲ类)快速抑菌剂：大环内酯类/林可酰胺类/四环素类。

(Ⅳ类)慢速抑菌剂：磺胺类。

➔ 联合推荐：Ⅰ+Ⅱ(协同)>多数联合(相加)>Ⅰ+Ⅲ(拮抗)>Ⅱ+Ⅳ(疗效↓↓)

(4)防治耐药：抗菌药物限制，抗菌药物轮换。

表1-3 药物分类及其肾功能减退/肝功能减退/妊娠用药

药物	肾功能减退	肝功能减退	FDA分级
抗菌药物			
青霉素类	↓(半合成类N-↓)	N(半合成类N-↓)	B级
头孢类	↓(头孢曲松N/头孢哌酮N-↓)	N(头孢曲松/头孢哌酮等N-↓)	B级
碳青霉烯类	↓	N	B级(亚胺培南C级)
单环β内酰胺类	↓	N-↓	B级
氨基糖苷类	×	N(注意HRS)	D级
喹诺酮类	N-↓(莫西沙星N)	N-↓	C级
大环内酯类	N-↓(阿奇霉素N)	×(尤红霉素酯化物)	B级(克拉霉素C级)
林可酰胺类	N	↓	B级
糖肽类	×	N(LC宜监测血药浓度)	C级
环脂肽类	N-↓	N	B级
恶唑烷酮类	N	N-↓	C级
多黏菌素类	×	N	C级
四环素类	N	↓(替加环素N-↓)	D级
磺胺类	↓	×	C级
硝基咪唑类	N-↓(替硝唑N)	↓(奥硝唑N但频次↓)	C级(甲硝唑B级)
抗结核药	N-↓(利福喷丁N)	×(尤PZA>RFP>INH)	C级(利福布汀B级)
抗真菌药			
多烯类	×(尤AmB-D)	×	B级
嘧啶类	N-↓	N-↓	C级
三唑类	N-↓(伊曲康唑/伏立康唑口服剂N)	N-↓(伊曲康唑/泊沙康唑N)	C级(伏立康唑D级)
棘白菌素类	N	N-↓(米卡芬净N)	C级
抗病毒药			
抗流感V类	N-↓	N	利巴韦林为X级
抗疱疹V类	N-↓	N	泛/阿/伐昔洛韦为B级
抗肝炎V类			LdT/TDF为B级
抗艾滋V类			大多数为C级

注：N示正常剂量，↓示减量，N-↓示轻中度损伤正常剂量/重度损伤减量，×示禁用/慎用。

第二节 β-内酰胺类

一、青霉素类(繁殖期杀菌剂)

1. 抗菌谱

(1)窄谱类：G^+球菌(不产酶葡萄球菌/链球菌/肠球菌)，G^+杆菌(破伤风梭菌/产气荚膜梭菌)，G^-

球菌（奈瑟菌），厌氧菌，螺旋体（尤梅毒 / 钩体病 / 回归热）。

（2）耐酶类：同上，但添加侧链 → 保护 β- 内酰胺酶环 / 免遭水解 → 主要用于产酶葡萄球菌，而耐甲氧西林葡萄球菌（MRSA）对其耐药并非产生 β- 内酰胺酶而是产生新 PBPs。

（3）广谱类：窄谱 + 部分 G^- 杆菌 → 抗铜绿类（尤铜绿假单胞菌）。

（4）抗 G^- 菌类：G^- 杆菌为主（尤尿路感染）。

2. 抗菌机制

结合胞壁青霉素结合蛋白（PBPs）（肽聚糖合成相关酶）→ 胞壁（肽聚糖）合成↓，（其他）细菌自溶酶抑制剂失活 → 细菌自溶↑。

3. 体内过程

肾脏排泄为主，青霉素 G $T_{1/2}$=0.5～1h，短效制剂有苯氧青霉素 / 青霉素 V（耐酸 / 口服 / 用于轻症），长效制剂有普鲁卡因青霉素 ×24h（用于轻症）、苄星青霉素 ×15d（用于治疗溶血性链球菌咽扁桃体炎 / 梅毒 / 预防风湿热）。

4. 剂量用法（时间依赖性 + 短 PAE）

（1）NS 100mL+ 青霉素 G 80 万～320 万 U 静滴 q8h（重症 / 脑膜炎 / 心内膜炎则 320～480 万 U q6h）。

青霉素 V 钾 0.25g tid～qid。

苄星青霉素 60 万～120 万 U 肌注 q4～2w。

普鲁卡因青霉素 40 万～80 万 U 肌注 qd～bid。

（2）甲氧西林（仅用于药敏试验），NS 100mL+ 苯唑西林 1.0～2.0g 静滴 q6～4h。

（3）NS 100mL+ 氨苄西林 / 舒巴坦（2∶1）1.5～3.0g 静滴 q6h（肠球菌首选）。

若 CLcr ＜30 / 10mL / min 则 q12h / qd。

NS 100mL+ 阿莫西林 / 克拉维酸（5∶1）1.2g 静滴 q8h（重症则 1.2g q6h），或 1～2# tid。

若 CLcr ＜30 / 10mL / min 则 0.6g q12h / qd。

NS 100mL+ 哌拉西林 / 他唑巴坦（8∶1）4.5g 静滴 q8h（尤 PA，重症则 4.5g q6h）。

若 CLcr ＜20mL / min 则 q12h。

➔ β- 内酰胺酶抑制剂：克拉维酸（弱）＜舒巴坦（中）＜他唑巴坦（强）。

5. 不良反应

（1）过敏反应（0.7%～10%）：皮疹 / 药物热（尤氨苄 / 阿莫西林治疗传单 / 血液系统肿瘤时）、哮喘 / 休克（Ⅰ型）、溶血性贫血（Ⅱ型）、血清病型反应（Ⅲ型）→ 需皮试（停药＞3 天需重新皮试）、吸氧 / 气管切开、抗组胺 / 激素、肾上腺素 / 升压。

（2）赫氏反应：青霉素 G 治疗梅毒 / 钩体病等 → 病原体杀死后形成 IC / 释放致热原等 → 寒战 / 高热、呼吸 / 心跳↑等症状加剧现象。

（3）中枢神经系统（CNS）反应：青霉素 G 大剂量 / 鞘内注射 → 腱反射↑ / 肌痉挛 / 抽搐 / 昏迷等（尤老年 / 肾功能↓者）。

（4）其他：青霉素 G 钠 / 钾盐 → Na↑ / K↑ / 肌痛，青霉素 G 大剂量 → 凝血↓ / 出血（尤凝血障碍）。

二、头孢菌素类/头霉素类/氧头孢烯类（繁殖期杀菌剂）

1. 抗菌谱（表1-4）

表1-4 头孢菌素类/头霉素类/氧头孢烯类抗菌谱

药物类型	G^+球菌（葡萄球菌/链球菌）	G^-杆菌（肠杆菌科/变形杆菌/流感嗜血杆菌）	肾毒性
一代头孢菌素	+++	+	大
二代头孢菌素	++	++（含厌氧菌）	小
三代头孢菌素	+	+++[含厌氧菌/PA（尤其头孢他啶、头孢哌酮），但肠杆菌科耐药率↑]	无
四代头孢菌素	++	++++（含厌氧菌/PA，尤PMN↓伴发热）	无
头霉素类	≈二代头孢（但厌氧菌↑），添加甲氧基→对β-内酰胺酶的稳定性↑		
氧头孢烯类	≈三代头孢（但厌氧菌↑）		

2. 抗菌机制（≈青霉素类）

3. 体内过程

肾脏排泄为主（除头孢曲松/头孢哌酮，肝胆排泄为主），$T_{1/2}$= 0.5～2h（除头孢曲松8h）。

4. 剂量用法（时间依赖性+短PAE）

（1）NS 100mL+头孢唑林0.5～1.0g静滴q8～6h。

若CLcr＜30/10mL/min则0.25g q12h/qd。

NS 100mL+头孢拉定1.0～2.0g静滴q8～6h，或0.25~0.5g tid。

头孢氨苄0.25～0.5g qid。

若CLcr＜40mL/min则tid，CLcr＜10mL/min则bid。

（2）NS 100mL+头孢呋辛0.75～1.5g静滴q8h。

若CLcr＜20/10mL/min则0.75g q12h/qd。

NS 100mL+头孢替安1.0～2.0g静滴q8h。

头孢克洛0.25～0.5g tid。

若CLcr＜10mL/min则0.125g tid。

（3）NS 100mL+头孢噻肟1.0～2.0g静滴q8～6h。

若CLcr＜50/10mL/min则q12h/qd。

NS 100mL+头孢唑肟1.0～2.0g静滴q12～8h。

若CLcr＜50/10mL/min则0.5g q12h/qd。

NS 100mL+头孢曲松1.0～2.0g静滴qd（重症/脑膜炎则2.0g q12h）。

NS 100mL+头孢他啶1.0～2.0g静滴q12h（尤PA，重症/脑膜炎则2.0g q8h）。

若CLcr＜50/30mL/min则1.0g q12h/qd，CLcr＜10mL/ming则0.5g qd。

NS 100mL+头孢他啶/阿维巴坦（4∶1）2.5g静滴q8h（尤复杂性腹腔感染/尿路感染/HAP）。

若CLcr＜50mL/min则1.25g q8h，若CLcr＜30/10mL/min则0.94g q12h/qd。

NS 100mL+头孢哌酮/舒巴坦（2∶1）1.5～3.0g 静滴 q12h（重症/难治则 3.0g q8～6h）。

若 CLcr＜10mL/min 则 1.5g q12h。

头孢地尼 0.1g tid。

若 CLcr＜30mL/min 则 0.05g tid。

头孢克肟 0.1g tid。

若 CLcr＜20mL/min 则 0.2g qd。

（4）NS 100mL+头孢吡肟 1.0～2.0g 静滴 q12h（重症则 2.0g q8h）。

若 CLcr＜10mL/min 则 1.0g qd。

（5）NS 100mL+头孢西丁 1.0～2.0g 静滴 q8h（重症则 3.0g q6h）。

若 CLcr＜30/10mL/min 则 2.0/1.0g q12h。

NS 100mL+头孢美唑 1.0g 静滴 q12h（重症则 2.0g q8h）。

NS 100mL+头孢米诺 1.0g 静滴 q12h（重症则 2.0g q8h）。

（6）NS 100mL+拉氧头孢 1.0g 静滴 q12h（重症则 2.0g q12h）。

5. 不良反应

（1）过敏反应：青霉素过敏慎用/休克禁用，皮试取决于药品说明书要求。

（2）肾毒性：一代＞二代＞＞三代/四代（几乎无），主要损伤近端肾小管上皮细胞。

（3）双硫仑反应：头孢类（尤头孢哌酮）/头霉素类（尤头孢美唑/头孢米诺）/氧头孢烯类/硝基咪唑类/抗真菌药等均含有甲硫四氮唑基团+饮酒/藿香正气水/酒精消毒皮肤等均含有乙醇→甲硫四氮唑基团抑制肝乙醛脱氢酶→乙醛蓄积→面部潮红/头痛+气促/呼吸困难+HR↑/心绞痛/BP↓/ECG 示 ST-T 改变（∴服药期间或停药 3 天内禁酒）。

（4）其他：头孢哌酮→干扰 VitK 代谢/VitK↓→凝血↓/出血。

（5）头霉素类：皮疹/药物热，嗜酸粒↑/PMN↓/PLT↓，肝毒性/肾毒性，胃肠道反应/静脉炎（尤头孢西丁慎用于结肠炎）。

（6）氧头孢烯类：皮疹/药物热，PMN↓/PLT↓，肝毒性/肾毒性，凝血↓/出血（尤拉氧头孢）。

三、碳青霉烯类/青霉烯类（繁殖期杀菌剂）

1. 抗菌谱

≈四代头孢，用于 G^- 杆菌（肠杆菌科/PA/不动杆菌，而嗜麦芽窄食单胞菌疗效差），G^+ 球菌（MRSA 疗效差），厌氧菌→（适应证）多重耐药 G^- 杆菌所致的重症感染（CNS 感染宜选美罗培南）、需氧菌+厌氧菌所致混合感染的重症病人、免疫缺陷病人感染的经验治疗。（禁忌证）轻症感染、预防用药（除厄他培南外，可作为直结肠择期手术预防用药）。

2. 抗菌机制（≈青霉素类）

3. 体内过程

肾脏排泄为主：西司他丁→抑制脱氢肽酶→亚胺培南水解↓/疗效↑，倍他米隆→减少帕尼培南在肾脏蓄积→肾毒性↓。

4. 剂量用法（时间依赖性＋长 PAE）（表 1-5）

表 1-5 碳青霉烯类 / 青霉烯类剂量用法和抗菌谱特点

药物及剂量	抗菌谱特点
（1）NS 100mL+ 亚胺培南 / 西司他丁 1.0g 静滴 q8h（重症则 1.0g q6h） 若 CLcr ＜ 40 / 20mL / min 则 0.5g q8h / q12h	G^- 杆菌＝G^+ 球菌
（2）NS 100mL+ 美罗培南 1.0g 静滴 q8h（重症则 2.0g q8h） 若 CLcr ＜ 50mL / min 则 1.0g q12h，CLcr ＜ 10mL / min 则 0.5g qd	G^- 杆菌＞G^+ 球菌
（3）NS 100mL+ 帕尼培南 / 倍他米隆 1.0g 静滴 q8h（重症则 2.0g q8h） 若 CLcr ＜ 60 / 30mL / min 则 0.5g / 0.25g q8h，CLcr ＜ 10mL / min 则 0.5g qd	G^- 杆菌＜G^+ 球菌
（4）NS 100mL+ 厄他培南 1.0～2.0g 静滴 qd 若 CLcr ＜ 30mL / min 则 0.5g qd	PA / 不动杆菌等非发酵菌疗效差
（5）法罗培南 0.15～0.3g tid 若 CLcr ＜ 40 / 20mL / min 则（0.5g q8h）/（0.5g q12h）	

5. 不良反应

皮疹 / 药物热，PMN ↓ / PLT ↓，肝毒性 / 肾毒性，CNS（尤亚胺培南 +GABA 受体 → 兴奋性 ↑ → 抽搐 / 癫痫），胃肠道反应 / 静脉炎。

四、单环 β－内酰胺类（繁殖期杀菌剂）

1. 抗菌谱

≈四代头孢（但仅对 G^- 需氧杆菌，而对 G^+ 菌 / 厌氧菌无效）→（适应证）抗菌谱 ↓ → 常联合抗 G^+ 菌 / 抗厌氧菌药物、交叉过敏 / 肾毒性 ↓ → 常作为头孢类过敏 / 氨基糖苷类治疗肾功不全的 G^- 杆菌感染的替代药物。

2. 抗菌机制（≈青霉素类）

3. 体内过程

肾脏排泄为主

4. 剂量用法（时间依赖性＋短 PAE）

NS 100mL+ 氨曲南 1.0～2.0g 静滴 q12h（重症则 2.0g q8～6h）。

5. 不良反应

皮疹 / 药物热，肝毒性，胃肠道反应 / 静脉炎。

第三节 氨基糖苷类 / 喹诺酮类 / 大环内酯类

一、氨基糖苷类（静止期杀菌剂）

1. 抗菌谱（表 1-6）

表 1-6 氨基糖苷类抗菌谱

抗菌谱	肠杆菌科	铜绿假单胞菌	葡萄球菌	链球菌	分枝杆菌
口服 / 外用	√	×	√	×	×
G^- 杆菌≈ G^+ 球菌	√	×	√	×	链霉素
G^- 杆菌＞ G^+ 球菌	√	√	√	×	阿米卡星

2. 抗菌机制

结合核糖体 30S 亚单位 → 翻译校正↓→ 蛋白合成异常。

3. 体内过程

肾脏排泄为主（主要分布在细胞外液，尤肾皮质和内耳淋巴液）。

4. 剂量用法（浓度依赖性）

（1）新霉素（不良反应↑→ im / iv 现已弃用，肠道吸收↓→ po 用于肠道感染 / 术前准备）。

（2）链霉素 0.75～1g 肌注 qd（自然疫源性疾病如鼠疫 / 布鲁菌病及心内膜炎等则 q12h）。

卡那霉素 0.5g 肌注 q12h，或 1～2g qid（耐药率↑→ 已被庆大霉素取代）。

（3）庆大霉素 1～1.5mg / kg（80mg）肌注 / 静滴 q8h，或 80mg qid（用于肠道感染 / 术前准备）。

阿米卡星 0.4g / 0.8g 慢滴 q12h / qd×10 天（与广谱青霉素类 / 头孢类联合 → 协同作用）。

若 CLcr ＜50 / 10mL / min 则 5mg / kg qd / q48h。

依替米星 0.15g / 0.3g 慢滴 q12h / qd×10 天（与广谱青霉素类 / 头孢类联合 → 协同作用）。

若 CLcr ＜50mL / min 则剂量减半。

异帕米星 0.2g / 0.4g 慢滴 q12h / qd×10 天（与广谱青霉素类 / 头孢类联合 → 协同作用）。

5. 不良反应

（1）耳毒性（不可逆）：内耳淋巴液药浓度↑→ 毛细胞内钙负荷↑→ 毛细胞凋亡 → 前庭神经损伤 / 听神经损伤（不宜与呋塞米等其他耳毒性药物联用）。

（2）肾毒性（可逆性）：肾皮质药浓度↑→ 近端肾小管上皮细胞溶酶体破裂 → 肾小管坏死 → 蛋白尿 / 血尿 / 肾衰竭（不宜与一代头孢等其他肾毒性药物联用）。

（3）神经肌肉阻滞：药物＋突触前膜钙结合部位 → 抑制神经末梢释放 Ach → 肌肉麻痹 → 新斯的明 / 钙剂（禁用重症肌无力 / 低钙血症）。

二、喹诺酮类（快速杀菌剂）

1. 抗菌谱

（1）三代 / 氟喹诺酮类：G^- 杆菌 [肠杆菌科（除大肠埃希菌外，耐药率达 50%～60%）/ 沙门菌 / 志贺菌＞铜绿菌 / 不动杆菌]，军团菌，G^+ 球菌（尤链球菌），支原体 / 衣原体，分枝杆菌（除鸟型 MAC）。

（2）四代 / 90 后氟喹类：≈三代［但更强（除大肠埃希菌外，耐药率达 50%～60%）］，厌氧菌。

2. 抗菌机制

结合 DNA 旋转酶（G^- 菌）/ 拓扑异构酶Ⅳ（G^+ 菌）→ 酶 -DNA 复合物断裂 → DNA 合成↓。

3. 体内过程

肾脏排泄为主（环丙沙星为肝肾双排泄，培氟沙星 / 莫西沙星为肝胆排泄）。

4. 剂量用法（浓度依赖性）

（1）环丙沙星 0.2～0.4g 慢滴 q12h（铜绿假单胞菌↑↑/ 厌氧菌↓，重症则 0.4g q8h）。

培氟沙星 0.4g 慢滴 q12h（肝损伤则 0.4g qd）。

诺氟沙星 0.4g bid（下尿路 / 肠道感染）。

左氧氟沙星 0.5g 慢滴 / 口服 qd（尤铜绿假单胞菌 / 尿感，重症 / 复杂则 0.75g qd）。

（2）莫西沙星 0.4g 慢滴 / 口服 qd（尤厌氧菌 / 肺炎链球菌 / 分枝杆菌 / 轻中度肝损伤）。

5. 不良反应

（1）光敏反应：紫外线 → 药物氧化生成活性氧 → 皮疹 / 红斑 / 瘙痒 / 荨麻疹。

（2）软骨 / 关节 / 肌腱：药物 +Mg^{2+} → 络合物 → 沉积在软骨 / 关节 / 肌腱（＜18 岁慎用）。

（3）CNS 反应：药物 +GABA 受体 → 兴奋性↑→ 抽搐 / 癫痫（尤肾功能↓/ CNS 疾病）。

（4）心脏：QT 间期↑→ 尖端扭转型室速（TDP）。

（5）其他：静脉炎（慢滴），肝毒性（尤曲伐沙星 / 弃用），血糖波动（尤加替沙星 / 弃用）。

三、大环内酯类（快速抑菌剂）

1. 抗菌谱

（1）一代：G^+ 球菌（链球菌 / 葡球菌＞肠球菌），G^+ 杆菌（棒状杆菌属），军团菌，G^- 球菌（奈瑟菌），厌氧菌，支原体 / 衣原体，立克次体 / 螺旋体。

（2）二代：≈一代（但更强），G^- 杆菌（流感嗜血杆菌 / Hp），NTM（尤鸟型 MAC）。

2. 抗菌机制

结合核糖体 50S 亚单位 → 肽链延长↓→ 蛋白合成↓。

3. 体内过程

肝胆排泄为主（克拉霉素肾脏排泄）。

4. 剂量用法（时间依赖性 + 短 PAE，但阿奇霉素为长 PAE）

（1）红霉素 0.25g qid（常作为青霉素过敏的替代药物，重症 / 军团菌则 0.5～1.0g qid）。

（2）罗红霉素 0.15g bid（餐前）×1 周（尤轻中度感染）。

克拉霉素 0.25g bid×2 周（尤军团菌 / Hp / G^+ 球菌 / 衣原体，重症 / Hp / NTM 则 0.5g bid）。

NS / GS 500mL+ 阿奇霉素 0.5g 慢滴 qd×3 天 → 0.5g qd×4 天（尤 G^- 杆菌 / 支原体）。

5. 不良反应

胃肠道反应，肝毒性。

第四节 林可酰胺类 / 糖肽类 / 环脂肽类 / 噁唑烷酮类 / 多黏菌素类

一、林可酰胺类（快速抑菌剂）

1. 抗菌谱

≈红霉素，G^+ 球菌（葡球菌 / 链球菌，肺炎链球菌耐药率↑），厌氧菌（但艰难梭菌耐药）。

2. 抗菌机制

结合核糖体 50S 亚单位 → 肽链延长↓ → 蛋白合成↓。

3. 体内过程

肝胆排泄为主 → 肠道菌群失调，［骨］↑ → 尤推荐骨关节感染，［CSF］↓ → 不推荐 CNS 感染。

4. 剂量用法（时间依赖性 + 短 PAE）

（1）NS / GS 100mL+ 林可霉素 0.6g 慢滴 q12～8h。

（2）NS / GS 100mL+ 克林霉素 0.6g 慢滴 q12～8h（重症则 0.6g q6h）。

5. 不良反应

（1）胃肠道反应（尤腹泻）：口服直接刺激，肠道菌群失调，艰难梭菌 → 假膜性肠炎。

（2）神经肌肉阻滞（尤尿潴留，前列腺增生者慎用）。

二、糖肽类 / 环脂肽类（快速杀菌剂）/ 噁唑烷酮类（快速抑菌剂）

1. 抗菌谱

（1）糖肽类：葡萄球菌［尤耐万古霉素金黄色葡萄球菌（VRSA）］/ 链球菌［尤耐青霉素肺炎链球菌（PRSP）］/ 肠球菌［尤耐万古霉素肠球菌（VRE）］（替考拉宁＞万古霉素），凝固酶（–）葡萄球菌［尤耐甲氧西林凝固酶（–）葡萄球菌（MRCNS）］（万古霉素＞替考拉宁），G^+ 杆菌（棒状杆菌属 / 李斯特菌 / 放线菌），厌氧菌（梭状芽孢杆菌 / 艰难梭菌）→（适应证）常作为 G^+ 菌感染时青霉素类过敏、严重感染、耐甲氧西林金黄色葡萄球菌（MRSA）、艰难梭菌所致假膜性肠炎甲硝唑无效时的替代药物。

（2）环脂肽类：≈糖肽类（尤 MRSA / MRCNS / VRSA、PRSP、VRE 等）→（适应证）主要用于金葡菌、血流感染、皮肤软组织感染等（肺部感染无效）。

（3）噁唑烷酮类：≈糖肽类（尤 MRSA / MRCNS / VRSA、PRSP、VRE 等），厌氧菌（艰难梭菌），支原体 / 衣原体，分枝杆菌 →（适应证）主要用于 VRE、CAP / HAP、皮肤软组织感染等。

2. 抗菌机制

（1）糖肽类：结合胞壁 D- 丙氨酰 -D 丙氨酸 → 胞壁（肽聚糖）合成↓；或胞膜通透性↑+RNA 合成↓（仅万古霉素）。

（2）达托霉素：结合胞膜 → 膜电位快速去极化 → 膜电位↓ → DNA / RNA / 蛋白合成↓。

（3）利奈唑胺：结合核糖体 50S 亚单位 → 翻译起始复合物形成↓ → 蛋白合成障碍。

3. 体内过程

肾脏排泄为主（利奈唑胺经肾脏原型 + 经非肾脏代谢产物随尿排泄为主），［CSF］利奈唑胺＞＞万古霉素＞＞替考拉宁 / 达托霉素；替考拉宁血浆蛋白结合率高达 90% → 应用时常需要负荷 3 次才能达到稳定血药浓度；达托霉素可被肺泡表面活性物质灭活 → 不推荐用于肺部感染；利奈唑胺组织穿透性 / 肺渗透性 /［CSF］↑ → 可用于肺部感染 / CNS 感染。

4. 剂量用法（时间依赖性 + 长 PAE，利奈唑胺为短 PAE，达托霉素为浓度依赖性）

（1）NS / GS 250mL + 万古霉素 1g（15～20mg / kg，≤2g / 次）慢滴 q12～8h（≤4g / d）（重症则 20～30mg / kg 负荷 1 次）× 疗程［肺炎≥1 周、非复杂性血流感染（有效治疗 3 天后退热或血培养转阴 / 无心内膜炎 / 无迁徙病灶 / 无植入物）/ 脑膜炎≥2 周、皮肤软组织 / 骨关节≥3 周、复杂性血流感染 / 脑脓肿≥4 周、心内膜炎≥6 周、骨髓炎≥8 周、粒细胞缺乏用至 PMN ≥0.5×10^9 / L］。

若 CLcr ＜ 90 / 75 / 55mL / min 则 1.0 / 0.75 / 0.5g q12h，CLcr ＜ 40 / 30mL / min 则 0.75 / 0.5g qd，CLcr ＜ 20mL / min 则 0.5g q48h，透析则 15～20mg / kg qw±0.5g（高通量透析后 / CRRT 每天后追加剂量）。

NS / GS 250mL+ 去甲万古霉素 0.4～0.8g 慢滴 q12～6h（≤1.6g / d）× 疗程（同“万古霉素”）。

NS / GS 250mL+ 替考拉宁 0.4g（6mg / kg，尤尿路感染）～0.8g（12mg / kg，尤骨关节感染）慢滴 q12h×3 次 → qd× 疗程（同“万古霉素”）。

若 CLcr ＜50 / 10mL / min 则负荷剂量不变 → 维持剂量 q48h / q72h。

（2）NS 250mL+ 达托霉素 6mg / kg 静滴 qd× 疗程（同“万古霉素”）。

若 CLcr ＜30mL / min / 透析则 4～6mg / kg q48h。

（3）利奈唑胺 0.6g 静滴 q12h → 0.6g bid× 总疗程 1～2 周。

附：万古霉素的治疗药物监测（TDM）

（1）高危人群

➔ 肥胖 / 儿童，ICU / 烧伤，应用肾毒性药物（如氨基糖苷类 / 两性霉素 B / 化疗药物等），Cr↑＞26.5μmol / L（给药 48h 后），肾功能不全 / 肾脏替代治疗（CRRT）。

（2）监测指标

➔ 万古霉素血药谷浓度一般在第 5 次给药前检测，国内外指南均建议谷浓度设定值＞10mg / L，若 MRSA 引起的复杂 / 重症感染则设定值为 15～20mg / L。

（3）剂量调整

➔ 基于血药谷浓度：= 设定值则无需调整，＜设定值则给药间隔↓，＞设定值则根据疗效 / 不良反应 → 继续 / 剂量↓ / 给药间隔↑。

➔ 基于最低抑菌浓度（MIC）：＜1mg / L 则无需调整，1～2mg / L 则根据疗效 / 不良反应 → 继续 / 换药，＞2mg / L 则换药。

附：艰难梭菌所致假膜性肠炎的治疗

（1）首选：甲硝唑 0.5g tid×10～14 天。

（2）甲硝唑无效：NS 10mL+ 万古霉素 0.125～0.5g qid×10～14 天。

（3）肠梗阻：NS 100mL+ 万古霉素 0.5g 灌肠 q6h×10～14 天（万古霉素肠道不吸收）。

（4）其他：替考拉宁 400mg bid×10 天。

（5）复发：万古霉素 0.125g qid×10～14 天 → bid×1 周 → qd×1 周 → qod×2～8 周，亦可联合利福平 / 利福昔明等。

5. 不良反应

（1）过敏反应（红人综合征）：浓度↑/速度↑→组胺释放↑→皮肤（尤颈部/上肢/上身）潮红/红斑/皮疹/瘙痒+HR↑/BP↓（防治：250mL 配制/慢滴/抗组胺药等）。

（2）肾毒性/耳毒性：损害肾小管→蛋白尿→血尿→少尿/氮质血症→肾衰竭（尤慢性基础肾病/联合氨基糖苷类/呋塞米），可逆性耳鸣/听力↓。

（3）骨髓抑制：可逆性粒细胞↓/PLT↓/RBC↓/嗜酸性粒细胞↑。

（4）达托霉素不良反应

① CK↑/肌病/横纹肌溶解→避免/停用他汀类。

② 诱导机体过度免疫应答→嗜酸性粒细胞肺炎。

③ 长期应用→二重感染（尤 G^- 菌）。

（5）利奈唑胺不良反应

① 胃肠道反应/乳酸酸中毒/肝毒性。

② 5-HT 综合征（交感神经亢进）：非选择性可逆性抑制单胺氧化酶→NE/5-HT 等灭活↓→精神行为异常（焦虑/狂躁/意识模糊/定向障碍等）+自主神经亢进（发热/大汗/皮肤潮红/呼吸心跳↑/血压↑/呕吐/腹泻等）+神经肌肉兴奋（肌强直/震颤/反射亢进）等三大临床表现→慎用于未控制高血压/甲亢/类癌综合征+避免拟交感神经药/抗抑郁药等。

③ 疗程>2 周→骨髓抑制（PLT↓>WBC↓/贫血）→监测血常规（1 次/周→1 次/2 周）。

④ 疗程>4 周→周围神经炎/视神经病变→监测视力 1 次/月（尤联合 INH/EMB 时）。

⑤ 长期应用→二重感染（尤口腔念珠菌病/伪膜性肠炎）。

三、多黏菌素类（慢速杀菌剂）

1. 抗菌谱

多重耐药 G^- 菌［尤多重耐药铜绿假单胞菌（MDR-PA）/多重耐药鲍曼不动杆菌（MDR-AB）/碳青霉烯类天然耐药的嗜麦芽窄食单胞菌等非发酵菌，以及碳青霉烯类耐药肠杆菌科（CRE），但厌氧菌天然耐药］。

2. 抗菌机制

结合胞膜磷脂→胞膜通透性↑；结合并阻断内毒素活性+核糖体功能↓。

3. 体内过程

（1）硫酸多黏菌素 B/E：活性成分→无需转化→直接发挥抗菌作用；非肾脏排泄为主→［尿］↓/肾毒性↓（肾功能不全时无需减量）；分子量↑→［CSF］↓/［肺］↓（CNS 感染需鞘注/肺炎推荐联合雾化吸入）。

（2）甲磺酸多黏菌素 E：前体药物→需经肾脏排泄在尿液中水解为活性成分多黏菌素 E（黏菌素）→间接发挥抗菌作用；肾脏排泄为主→［尿］↑/肾毒性↑（肾功能不全时需要减量）。

4. 剂量用法（浓度依赖性）

（1）NS/GS+硫酸多黏菌素 B 2.0 万 U～2.5 万 U/kg（2.0～2.5mg/kg）慢滴（负荷）→1.25 万 U～1.5 万 U/kg（1.25～1.5mg/kg）慢滴 q12h（维持）×10～14 天。

注射用水 5mL+硫酸多黏菌素 B 25 万 U～50 万 U（25～50mg）雾化吸入 q12h。

NS+ 硫酸多黏菌素 B 1 万 U～5 万 U（1～5mg）鞘注 qd×3～5 天 → qod× 总疗程 2～3 周。

（2）GS+ 硫酸多黏菌素 E 50 万 U 慢滴 q12～8h（≤150 万 U / d）× 10～14 天。

注射用水 5mL+ 硫酸多黏菌素 E 25 万～50 万 U 雾化吸入 q12h。

硫酸多黏菌素 E 50 万 U～100 万 U tid（餐前）（主要用于肠道手术准备 / 肠道感染）。

（3）甲磺酸多黏菌素 E 2.5～5mg/（kg · d）（分 2～4 次）。

5. 不良反应

（1）过敏反应：皮疹 / 药物热 / 嗜酸粒细胞↑，腹泻（口服），哮喘（雾化吸入）。

（2）肾毒性：多见于用药 4 天内，蛋白尿 / 血尿 → 氮质血症 → 急性肾小管坏死，故需严格掌握适应证 / 不宜首选 / 疗程<2 周 / 监测尿常规及肾功能 / 不宜与氨基糖苷类或糖肽类联用。

（3）神经毒性：头晕 / 面部麻木 / 周围神经炎 → 神经肌肉阻滞 / 共济失调 / 意识障碍。

（4）其他：色素沉着、静脉炎、肝毒性等。

第五节 四环素类 / 甘氨酰环素类 / 利福霉素类 / 磺胺类

一、四环素类 / 甘氨酰环素类（快速抑菌剂）

1. 抗菌谱

（1）四环素类：广谱（G^+ 菌＞ G^- 菌），G^+ 球菌（葡球菌 / 链球菌，而肠球菌常耐药），G^+ 杆菌（破伤风杆菌 / 产气荚膜杆菌 / 李斯特菌 / 放线菌 / 诺卡菌），G^- 球菌（奈瑟菌），G^- 杆菌（肠杆菌科 / 不动杆菌 / 嗜麦芽窄食单胞菌 / 布鲁杆菌，而变形杆菌 / 铜绿假单胞菌常耐药），厌氧菌，支原体 / 衣原体，立克次体 / 螺旋体 →（适应证）常用于青霉素过敏、布鲁菌病（+ 氨基糖苷类）、支原体感染（肺炎 / 尿道炎）/ 衣原体感染（肺炎 / 鹦鹉热 / 尿道炎 / 宫颈炎）、立克次体病（斑疹伤寒 / 猫抓病 / 恙虫病）/ 螺旋体病（梅毒 / 回归热）、MDR-AB 感染。

（2）甘氨酰环素类：≈四环素类（米诺环素 9 位分子 + 叔丁基甘氨酰胺基团 → 耐药↓ + 另有肠球菌、快速生长 NTM）→（适应证）MDR-AB / CRE（除 MDR-PA）、重症肺炎（不推荐用于 HAP / VAP）、复杂性腹腔感染（cIAI）（除肠穿孔所致感染 / ∵易诱发真菌等二重感染）、复杂性皮肤软组织感染（cSSTI）（除糖尿病足 / ∵此病以铜绿假单胞菌感染为主）。

2. 抗菌机制

结合核糖体 30S 亚单位 A 位 → 肽链延长↓ → 蛋白合成↓。

3. 体内过程

肝肾双排泄（多西环素 / 替加环素）/ 肝胆排泄（米诺环素）为主 → 不推荐用于尿路感染，[肺] ↓ / [CSF] ↓ / [血] ↓ → 不推荐用于 HAP / VAP / CNS / 血流感染（必要时大剂量联合）。

4. 剂量用法（时间依赖性 + 长 PAE）

（1）多西环素 200mg（负荷）→（12h 后）100mg bid×1～2 周（8 岁以上，尤不典型病原体）。

（2）米诺环素 200mg（负荷）→（12h 后）100mg bid×1～2 周（8 岁以上，尤 MDR-AB）。

（3）NS / GS 100mL + 替加环素 100mg 静滴（负荷）→（12h 后）25mg（CTP-C 级）/50mg（常规）/100mg

（重症 / 耐药）静滴 q12h×1～2 周（18 岁以上）。

5. 不良反应

（1）胃肠道反应（尤腹泻）：口服直接刺激，肠道菌群失调，艰难梭菌 → 假膜性肠炎。

（2）肝毒性＞肾毒性。

（3）神经毒性：头晕，头痛。

（4）其他：皮疹 / 四环素牙，PMN↓/ PLT↓，纤维蛋白原↓/ PT↑，胰腺炎，静脉炎。

二、利福霉素类（杀菌剂）

1. 抗菌谱

广谱（G^+ 菌＞ G^- 菌），G^+ 球菌（葡球菌 / 链球菌＞肠球菌），G^+ 杆菌（破伤风杆菌 / 产气荚膜杆菌 / 李斯特菌），G^- 球菌（奈瑟菌），G^- 杆菌（流感嗜血杆菌，而肠杆菌科 / 铜绿假单胞菌 / 沙门菌 / 志贺菌耐药），军团菌，结核分枝杆菌（利福布汀 / 利福喷丁＞利福平），NTM（利福平为主 / 但偶然 NTM / 龟 NTM 等耐药，利福布汀尤鸟型 MAC），不典型病原体 →（适应证）单用易耐药，故不单独用于细菌感染，通常联合用于 MRSA 所致的重症感染，如心内膜炎 / 脑膜炎、MDR-AB 感染、结核病、NTM 病。

2. 抗菌机制

结合 DNA 依赖性 RNA 聚合酶 β 亚单位 → RNA 聚合酶活性↓→ RNA 合成↓。

3. 体内过程

肝胆排泄为主。（利福平）口服吸收↑/ 生物利用度↑。（利福霉素）血药浓度↓/ 半衰期↓→ 尤用于不能口服利福平 / 耐药葡萄球菌联合治疗。（利福喷丁）血浆蛋白结合率↑/ 半衰期↑ / 不良反应↓↓ / 不通过 BBB → 尤用于不能耐受利福平 / 间歇用药 / 不推荐用于 CNS-TB。（利福布汀）肝脾肺 Mφ 内浓度↑→ 尤用于 AIDS 合并结核 / 鸟型 MAC 感染 / FDA-B 级，肝酶诱导剂 → 许多其他药物肝脏代谢↑→ 血药浓度↓→ 治疗效果↓。

4. 剂量用法

（1）利福平（RFP）0.45g / 0.6g（＜ / ＞50kg）qd（空腹）。

NS / GS 500mL+RFP 0.45g / 0.6g（＜ / ＞50kg）静滴 qd（结核）/ q12h（耐药葡萄球菌）。

（2）GS 250 / 500mL+ 利福霉素 0.5g（轻度感染）/ 1.0g（中重度感染）静滴 q12h。

（3）利福喷丁（Rft）0.6g biw×2 月 → qw（空腹）。

（4）利福布汀（Rfb）0.15g（AIDS 合并结核）/ 0.3g（鸟型 MAC 感染）qd（空腹）。

5. 不良反应

（1）胃肠道反应。

（2）肝毒性：高频肝损药（PZA ＞ RFP ＞ INH ＞ PAS），低频肝损药（EMB）。

（3）超敏反应：流感症状群（发热 / 头痛 / 肌痛），皮肤症状群（发红 / 皮疹 / 瘙痒），ITP / 溶血。

（4）红色体液。

三、磺胺类（慢速抑菌剂）

1. 抗菌谱

广谱（但普遍耐药），G^+ 球菌（葡球菌 / 链球菌），G^+ 杆菌（李斯特菌 / 诺卡菌），G^- 球菌（奈瑟菌），

G^-杆菌（流感嗜血杆菌，肠杆菌科，沙门菌 / 志贺菌），肺孢子菌，弓形虫，疟原虫 →（适应证）主要用于呼吸道感染（除化脓性扁桃体炎）、尿路感染（除细菌性前列腺炎）、肠道感染、伤寒 / 菌痢、李斯特病 / 诺卡菌病、伊氏肺孢子菌肺炎 / 卡氏肺孢子虫肺炎（PCP）（首选）、弓形虫脑病（首选）、疟疾。

2. 抗菌机制

结合二氢叶酸合成酶 → 氨基苯甲酸 PABA 为原料的二氢叶酸合成↓+ 二氢叶酸还原酶活性↓（∵被甲氧苄啶 TMP 抑制）→ 四氢叶酸合成↓→ 嘌呤 / 嘧啶合成↓→ DNA 合成↓。

3. 体内过程

肾脏排泄为主，[尿] >> [血]→ 治疗尿路感染，[CSF] 可达有效浓度 → 治疗弓形虫脑病。

4. 剂量用法（时间依赖性 + 短 PAE）

（1）全身应用：（短效）磺胺异噁唑（SMZ）（主要用于尿路 / 肠道感染）。

（中效）复方新诺明（SMZ：TMP=400：80mg / 粒）。

（一般感染）2 粒 bid×3～14 天（尿路）/1 周（肠道）。

（PCP）2～3 粒 qid×2～3 周（预防则 2 粒 qd）。

（弓形虫脑病）3 粒 bid×6 周（预防则 2 粒 qd）。

（长效）磺胺多辛（联合乙胺嘧啶治疗氯喹耐药的恶性疟疾）。

（2）肠道应用：柳氮磺吡啶（SASP）1.0g → 0.5g qid（主要用于炎症性肠病、类风湿治疗）。

（3）局部外用：磺胺米隆（主要用于创面感染）。

5. 不良反应

（1）过敏反应：皮疹 / 药物热。

（2）肝毒性＞肾毒性：严重则肝衰竭，结晶尿 / 血尿（多饮水 +$NaHCO_3$ 碱化尿液）。

（3）骨髓抑制：PMN↓/ PLT↓。

（4）溶血反应：磺胺类 / 蚕豆 → 葡萄糖 -6- 磷酸脱氢酶缺乏 → 诱发溶血性贫血 / Hb 尿 / UCB↑。

第六节 硝基咪唑类 / 其他类

一、硝基咪唑类

1. 抗菌谱

厌氧菌（包含艰难梭菌），Hp，原虫（如阿米巴原虫 / 滴虫 / 贾第鞭毛虫等）→ 主要用于厌氧菌感染（如腹腔 / 盆腔感染、肺 / 肝 / 脑脓肿等）、假膜性肠炎（口服）、Hp（联合）、原虫感染。

2. 抗菌机制

（抗厌氧菌）还原代谢产物 → 抑制 DNA 代谢，（抗阿米巴）抑制氧化还原反应。

3. 体内过程

肾脏排泄为主，$T_{1/2}$=7～8h（甲硝唑）/6～14h（替硝唑）/14h（奥硝唑），可通过 BBB /［CSF］↑。

4. 剂量用法

（1）甲硝唑 15mg / kg（首剂）→ 7.5mg / kg 慢滴 q8～6h（≤4g / d）×1 周，或 0.4～0.6g tid。

(2)替硝唑 0.8g 慢滴 qd×1 周，或 1.0g qd(阿米巴原虫 2.0g qd，滴虫 / 贾第鞭毛虫 2.0g st)。

(3)奥硝唑 0.5g 慢滴 q12h×1 周，或 0.5g bid(滴虫 / 贾第鞭毛虫 2.0g st)。

5. 不良反应

(1)过敏反应：皮疹 / 药物热。

(2)神经毒性：头晕 / 肢体麻木 / 周围神经炎。

(3)骨髓抑制：PMN↓ / WBC↓。

(4)双硫仑反应：服药期间或停药 3 天内禁酒。

二、其他(表 1-7)

表 1-7 其他类常见抗菌药物的抗菌谱、剂量用法及不良反应

内容	磷霉素氨丁三醇散	夫西地酸	莫匹罗星
抗菌谱	广谱，G^+ 菌 / G^- 菌(<青霉素类 / 头孢类)→ 主要用于下尿路感染	葡球菌 → 主要用于皮肤软组织感染 / 关节炎 / 骨髓炎 / 心内膜炎等	葡球菌 / 链球菌 → 主要局部外用于皮肤软组织感染
剂量用法	5.631g(温水溶解)qd×1 / 3 天(单纯 / 复杂性)	NS / GS 250mL+0.5g 慢滴(尤大 / 中静脉)q8h	外涂(纱布覆盖)tid
不良反应	胃肠道反应 静脉炎 肝毒性	胃肠道反应 静脉炎 肝毒性	

1-05 专题

抗真菌药

一、分类（表 1-8）

表 1-8 抗真菌药分类

分类	浅部感染	深部感染
多烯类	制霉素	两性霉素 B 去氧胆酸盐（AmB-D）（血浆蛋白结合率 90% ↑［CSF］↓） 两性霉素 B 含脂制剂（疗效≈ AmB-D，BBB 穿透性可能↑，不良反应尤肾毒性↓） 两性霉素 B 脂质复合体（磷脂类）（ABLC）（®Abelcet 1995 批准） 两性霉素 B 胶质分散体（胆固醇）（ABCD）（®Amphotec 1996 批准） 两性霉素 B 脂质体（磷脂类 + 胆固醇）（L-AmB）（®AmBisome 1997 批准）
唑类	（咪唑类） 一代：咪康唑 二代：酮康唑	（三唑类） 一代：氟康唑 / 伊曲康唑（血浆蛋白结合率 10% ↓ / 90% ↑，［CSF］↑ / ↓） 二代：伏立康唑 / 泊沙康唑 / 艾沙康唑
棘白菌素类	/	卡泊芬净 / 米卡芬净 / 阿尼芬净
嘧啶类	/	5- 氟胞嘧啶（5-FC）（血浆蛋白结合率 5% ↓，［CSF］↑）
丙烯胺类	特比萘芬	/

二、机制

1. 抑制真菌细胞 CytP450 → 14- 脱甲基酶系统↓→ 麦角固醇合成↓→ 细胞膜通透性↑。

注：人体细胞有 CytP450 → 不良反应三唑类＜咪唑类（∵人体细胞亲和力：三唑类＜咪唑类）。

2. 抑制真菌细胞鲨烯环氧酶 → 羊毛固醇合成↓→ 麦角固醇合成↓→ 细胞膜通透性↑。

3. 选择性结合真菌细胞膜上的麦角固醇 → 细胞膜通透性↑。

注：细菌细胞膜无麦角固醇 → 无抗菌作用，人体细胞膜有麦角固醇 → 有不良反应但相对较小（∵两性霉素 B 亲和力：人体细胞＜真菌）。

4. 真菌细胞内脱氨基生成 5- 氟尿嘧啶 → 5- 氟尿嘧啶脱氧核苷 → 抑制胸腺嘧啶核苷合成酶 → 尿嘧啶脱氧核苷转变为胸腺嘧啶核苷↓→ 真菌 DNA 合成↓。

5. 抑制真菌细胞壁葡聚糖合成↓→ 细胞壁破坏。

注：人体细胞无细胞壁 → 不良反应小。

三、药物（深部感染 ×2～3 个月）

1. 多烯类（杀菌 / 抑菌剂∝药物浓度）——参考《两性霉素 B 脱氧胆酸盐临床合理应用专家共识（2022）》

（1）抗菌谱

广谱，念珠菌（葡萄牙念珠菌呈剂量依赖）/ 隐球菌＞曲霉 / 毛霉，胞浆菌 / 芽生菌 / 球孢子菌 / 马尔尼菲篮状菌，孢子丝菌，利什曼原虫（∵富含麦角固醇）→ 主要用于确诊 / 重症的深部真菌感染，如血流感染 / 心内膜炎、CNS 感染 / 眼内炎、肺部 / 腹腔 / 尿路感染等 → 其中脂质制剂多用于 AmB-D 不能耐受 / 无效 / 肾功能不全者。

（2）抗菌机制

① 结合胞膜固醇（尤麦角固醇）→ 胞膜通透性↑→ 重要物质外漏 → 真菌代谢障碍。

② 引起一连串氧化反应 → 胞膜脂质过氧化 → 真菌氧化性损伤。

（3）体内过程

① 两性霉素 B：肾脏排泄为主且缓慢（停药后尿排泄持续 7 周以上），血浆蛋白结合率高达 90% 以上 → 起效缓慢，［肝］/［血］≈ 27.5%，［CSF］/［血］≈ 2.5% → 其中脂质制剂多分布在单核吞噬细胞系统（肝 / 脾 / 肺＞＞肾，∴肾毒性↓）。

② 制霉素：注射毒性大 / 口服及外用不吸收 → 仅用于治疗消化道感染 / 皮肤黏膜感染。

（4）剂量用法（浓度依赖性 +PAE）

① 两性霉素 B 去氧胆酸盐（AmB-D）：不良反应↑/ 常与 5-FC 协同抗真菌，另可雾化吸入 / 鞘内注射 / 经引流管胸腔注射 / 膀胱冲洗 / 漱口滴眼滴鼻等其他局部用药。

GS 500mL+AmB-D 1～5mg →＋（5～10）mg / 1～2d（亦有文献报道示 3～5 天快速加量至治疗剂量）→ 偏低剂量 20～30mg / 常规剂量 0.5～0.7mg / kg / 最大剂量 1mg / kg 慢滴（6h / 避光）qd× 通常至少 4～6 周（过去认为直至总剂量 1.5～3g）。

注射用水 10mL+AmB-D 5～12.5mg 雾化吸入（15～20min）qd（另可经支气管镜靶点注射）。

DXM 1～2mg+AmB-D 0.05～0.1mg → 加量 → 常规剂量 0.5～1mg / 最大剂量 1.5mg CSF 反复稀释后鞘内注射（30min）qw-tiw（过去认为直至总剂量 15mg）。

GS 20mL+AmB-D 5mg → 加量 → 常规剂量 50mg 经引流管胸腔内注射（5min）qd（卧位 30min 后再开放引流）。

注射用水 +AmB-D（终浓度 50mg / L）膀胱冲洗 qd。

注射用水 500mL+AmB-D 25mg 漱口。

注射用水 +AmB-D（终浓度 0.5～1.5mg / mL）滴眼 q4h。

注射用水 15mL+AmB-D 50mg 滴鼻 qd。

② 两性霉素 B 脂质制剂：包括脂质体 L-AmB（磷脂＋胆固醇）、脂质复合物 ABLC（磷脂）、胶质分散体 ABCD（硫酸胆固醇酯）（目前国内上市只有 L-AmB、ABCD），抗真菌疗效↑/ 不良反应↓（尤肾损伤↓），［尿］↓→ 常不推荐用于尿路感染。

GS 500mL+L-AmB 3～5mg / kg 慢滴（1～2h）qd（尤粒缺伴发热经验治疗 / HIV 并隐脑）。

GS+ABLC 5mg / kg 慢滴［2.5mg/(kg · h)］qd（尤 AmB-D 不能耐受 / 无效 / 肾功能不全者）。

GS 250mL+ABCD 3～6mg / kg 慢滴［1mg/(kg ·h)］qd（尤曲霉菌感染 / 首用前需 2mg 小剂量试验）。

③ 制霉素：有片剂、混悬液、软膏、阴道栓、滴眼液、滴耳液等多种制剂。

制霉素片 50 万 U～100 万 U tid（消化道）。

制霉素 4 片＋开塞露 1 支 涂抹口腔 tid（鹅口疮）。

制霉素软膏 涂抹皮肤 bid（皮肤）。

（5）不良反应

① 输液 / 过敏反应：寒战高热 / 严重头痛 / 胃肠道反应、皮疹 / 低血压 / 过敏性休克。

预防：布洛芬等 NSAID、异丙嗪 25mg 肌注 +DXM 1～5mg 静推。

② 肾毒性＞＞肝毒性：RBC 尿 / 蛋白尿 / 管型尿 → BUN ↑ / Cr ↑ 、肾小管酸中毒（RTA）。

预防：脂质制剂 / AmB-D 减量、水化 / 补 NS、碱化尿液、避免合用其他肾损药物。

肾功能不全：首选脂质制剂，若 AmB-D 则推荐先水化 / 补钾 → 再应用偏低剂量，密切监测肾功能，透析不影响药代动力学 → 推荐常规剂量。

肝功能不全：推荐常规剂量，密切监测肝功能。

③ 低钾 / 心血管疾病：RTA → 尿钾 ↑ → 低钾 → 心律失常 / 心搏骤停（预防：常规补钾 4～6g / d）。

④ 其他：静脉炎（预防：中心静脉输液），贫血。

2. 嘧啶类（抑菌剂）

（1）抗菌谱

窄谱，念珠菌（尤白色）/ 隐球菌（单用易耐药 → 常联合两性霉素 B / 三唑类）。

（2）抗菌机制

抑制真菌摄取嘌呤 / 嘧啶，代谢为氟尿嘧啶掺入真菌 RNA（但人体细胞胞嘧啶脱氨酶 ↓ → 生成氟尿嘧啶 ↓ → 毒性 ↓ ）。

（3）体内过程

肾脏排泄为主，生物利用度口服≈静脉，广泛分布 →［CSF］/［血］≈ 50%～100%。

（4）剂量用法

5- 氟胞嘧啶（5-FC）1000～1500mg qid，或 50mg / kg 慢滴 q12～8h。

（5）不良反应

胃肠道反应，过敏反应 / 休克（尤 AIDS），肝毒性，骨髓抑制（尤联合 AmB）。

3. 三唑类（杀菌 / 抑菌剂∝药物浓度）

（1）抗菌谱

① 氟康唑：主要为念珠菌（光滑念珠菌呈剂量依赖，耳念珠菌 / 克柔念珠菌呈耐药）/ 隐球菌（治疗隐脑时作为两性霉素 B+5-FC 初治后的维持用药 / 但 AIDS 并隐脑可首选），球孢子菌。

② 伊曲康唑：主要为念珠菌 / 隐球菌（＜氟康唑）、胞浆菌 / 芽生菌 / 球孢子菌（≈ AmB）、癣菌。

③ 伏立康唑：主要为念珠菌（＜氟康唑，除耳念珠菌 / 克柔念珠菌）/ 隐球菌 / 曲霉菌 / 镰刀菌 / 赛多孢菌，胞浆菌 / 芽生菌 / 球孢子菌（＜ AmB / 伊曲康唑）。

④ 泊沙康唑：主要为念珠菌（＜氟康唑，除耳念珠菌 / 克柔念珠菌）/ 隐球菌 / 曲霉（＜伏立康唑）/ 毛霉菌（＜ AmB）/ 镰刀菌 / 赛多孢菌，胞浆菌 / 芽生菌 / 球孢子菌（＜ AmB / 伊曲康唑）。

⑤ 艾沙康唑：主要为念珠菌（＜氟康唑，除耳念珠菌 / 克柔念珠菌）/ 隐球菌 / 曲霉菌（≈伏立康唑）/ 毛霉菌（≈ AmB）/ 镰刀菌 / 赛多孢菌，胞浆菌 / 芽生菌 / 球孢子菌（＜ AmB / 伊曲康唑）。

（2）抗菌机制

抑制细胞色素 P450 介导的 14α- 固醇去甲基化 → 胞膜麦角固醇合成 ↓ → 胞膜缺陷。

（3）体内过程

① 氟康唑：肾脏排泄原型药物为主，［CSF］可达 60%～80%。

② 伊曲康唑：肾脏排泄无活性代谢产物为主 → 不用于尿路感染，[CSF]↓→ 不用于 CNS 感染。

③ 伏立康唑：肝胆排泄为主，[CSF]↑。

④ 泊沙康唑：肝胆排泄为主，口服利用度肠溶片＞混悬液，[CSF]↑但重症感染疗效有限。

⑤ 艾沙康唑：口服利用度高达 98%，[CSF]↑，药物相互作用较小，兼顾疗效 / 安全性。

(4) 剂量用法

① 氟康唑 200mg（首剂）→ 100mg 口服 / 慢滴 qd× ≥2 / 3 周（口咽 / 食管）。

氟康唑 400mg（首剂）→ 200mg 口服 / 慢滴 qd× ≥ 4 周 / 症状缓解后≥ 2 周（侵袭）。

氟康唑 400mg 口服/慢滴 qd×直至病情好转 → 200～400mg 口服/慢滴 qd×直至CSF转阴后≥ 2～3个月（隐脑）。

氟康唑 200～400mg 口服/慢滴 qd（预防）。

若CLcr ＜ 50mL / min则剂量减半。

② 伊曲康唑 200mg qd～bid（侵袭）× ≥3 周 / 2 月 / 8 月 / 6 月（念珠菌 / 曲霉菌 / 胞浆菌 / 芽生菌）。

伊曲康唑 200mg qd～bid（高度角质化如手足癣）× 1 周（癣菌）。

NS+ 伊曲康唑 200mg 慢滴 q12h×2 天 → qd× ≤ 12 天（总疗程≥ 2 周的安全性尚不明确）。

若CLcr ＜ 30mL / min则改口服 / 停药。

③ 伏立康唑 200mg / 400mg（＜ / ≥ 40kg）（负荷）→ 100mg / 200mg（＜ / ≥ 40kg）bid。

NS / GS+ 伏立康唑 6mg / kg（负荷）→ 3mg / kg 慢滴 q12h。

若CLcr ＜ 30mL / min则改口服/停药。

④ 泊沙康唑混悬液 100mg / 2.5mL bid×1 天（负荷）→ qd（餐中）× ≥2 / 3 周（口咽 / 食管）。

泊沙康唑混悬液 200mg / 5mL tid（餐中）（念珠菌）。

泊沙康唑混悬液 400mg / 10mL bid（餐中）（氟康唑 / 伊曲康唑无效＞曲霉菌 / 毛霉菌）。

泊沙康唑 / 肠溶片 300mg 慢滴 / 口服 q12h×1 天（负荷）→ qd（曲霉菌 / 毛霉菌）。

⑤ 艾沙康唑 200mg 口服 / 慢滴 q8h×2 天（负荷）→ qd（曲霉菌 / 毛霉菌）。

(5) 不良反应

胃肠道反应，过敏反应，肝毒性＞肾毒性（尤伏立康唑），骨髓抑制（尤氟康唑 / 伏立康唑），神经 / 精神 / 视觉障碍（尤伏立康唑），心衰 / 心律失常 / QT 间期↑（尤伊曲康唑 / 伏立康唑 / 泊沙康唑），QT 间期↓（尤艾沙康唑）。

4. 棘白菌素类（杀菌 / 抑菌剂∝真菌种类）

(1) 抗菌谱

主要为念珠菌（杀菌剂 / 近平滑念珠菌欠佳）/ 曲霉菌（抑菌剂 / 呈剂量依赖）。

(2) 抗菌机制

抑制 β-(1，3)-D- 糖苷合成酶 → 胞壁 β-(1，3)-D- 葡聚糖合成↓→ 胞壁缺陷。

(3) 体内过程

肝胆排泄为主，[尿]↓/[CSF]↓→ 不用于尿路 / CNS 感染。

(4) 剂量用法

① NS 250mL+ 卡泊芬净 70mg（负荷）→ 50mg 慢滴 qd× ≥2 周。

② NS / GS+ 米卡芬净 100mg 慢滴 qd（重症则 300mg qd）。

(5) 不良反应

胃肠道反应，过敏反应，肝毒性↓/ 肾毒性↓↓（CTP-A 级 / 肾功能不全 → 不必减量），骨髓抑制。

附： 抗真菌药主要抗菌谱及 G / GM 试验总结简表

药物	机会真菌（深部）						双相真菌（罕见）			备注
	念珠菌	隐球菌	曲霉	毛霉	镰刀菌	赛多孢菌	胞浆菌	芽生菌	球孢子菌	
两性霉素B	++（耳 ±/葡萄牙0）	++	+	++	±	0	++	++	++	不良反应↑
5-氟胞嘧啶	+	+								疗效↓需联合
氟康唑	++（光滑 ±/耳/克柔0）	++	0	0	0	0	±	±	++	窄谱但[CSF]↑
伊曲康唑	+（光滑/耳 ±/克柔0）	+	±	0	±	0	++	++	++	[尿]↓[CSF]↓
伏立康唑	+（光滑/耳 ±）	+	++	0	±	+	+	+	+	[CSF]↑ 但不良反应↑
泊沙康唑	+（光滑/耳 ±）	+	+	+	±	±	+	+	+	[CSF]↑ 但重症疗效↓
艾沙康唑	+（光滑/耳 ±）	+	++	+	±	±	+	+	+	兼顾疗效/安全性
棘白菌素	++（近平滑/耳+）	0	±	0	0	0	0	0	0	[尿]↓[CSF]↓
G试验	+	假(–)	+	假(–)	+	+	+	+	+	1,3-β-D葡聚糖（BDG）
GM试验	–	假(+)	+	–	–	–	假(+)	假(+)	–	半乳甘露聚糖（GM）

注：+示敏感/有效，± 示剂量依赖/不确定，0示耐药/无效

结果	1,3-β-D葡聚糖试验（G试验）	半乳糖甘露聚糖试验（GM试验）
假阳性	接触含葡聚糖等材料如血液透析（尤BDG↑） 静注白蛋白/免疫球蛋白等血制品+脂肪乳等营养液（尤GM↑） 放化疗损伤黏膜+定植菌/食物成分入血（蘑菇致BDG↑/谷/豆/乳制品致GM↑）	接触含葡聚糖等材料如血液透析（尤BDG↑） 静注白蛋白/免疫球蛋白等血制品+脂肪乳等营养液（尤GM↑） 放化疗损伤黏膜+定植菌/食物成分入血（蘑菇致BDG↑/谷/豆/乳制品致GM↑）
	应用多糖类抗肿瘤药（尤香菇多糖） 应用真菌来源的抗菌药物（尤头孢噻肟/吡肟/多黏菌素/磺胺类） 某些细菌败血症（尤链球菌败血症） 溶血/黄疸/高脂血症	应用半合成青霉素类（尤阿莫西林克拉维酸/哌拉西林他唑巴坦） 某些自身免疫性疾病（如AIH） 某些真菌交叉反应（如隐球/胞浆/芽生菌）
假阴性	隐球菌+接合菌（如毛霉） 免疫复合物IC形成 抗真菌药（尤棘白菌素类→BDG↓） 标本室温放置时间＞6h	曲霉轻中度感染未入血 无免疫低下/缺陷（PMN大量吞噬GM） 抗真菌药（尤AmB/三唑类→GM↓）

1-06 专题

抗病毒药

抗病毒药原则上要求选择性抑制病毒增殖而不损害宿主细胞，理论上病毒复制周期中的任何一个环节（吸附 / 穿入 / 脱壳 / 合成 / 装配 / 成熟 / 释放）都可作为抗病毒药物作用靶点，然而现实中理想抗病毒药物并不多，局限性在于：①基本都是抑制病毒复制，故对不复制的潜伏病毒无效；②各种病毒复制涉及不同环节和分子，故具体抗某种病毒时药物选择空间太小；③有些病毒复制突变率高（如 HIV / 流感病毒），故易出现耐药毒株。

一、分类

（1）化学制剂：按用途可分为抗流感病毒药、抗疱疹病毒药、抗 HIV 药、抗肝炎病毒药等。其结构类别见表 1-9。

表 1-9　化学制剂类抗病毒药

结构类别	作用机制	抗流感病毒药	抗疱疹病毒药	抗 HIV 药
核苷类似物	三磷酸化激活 → 抑制 DNA 多聚酶 / 掺入 RNA 病毒	利巴韦林	阿昔洛韦 伐昔洛韦 更昔洛韦	齐多夫定 司他夫定 拉米夫定
非核苷类似物	直接结合并抑制病毒 DNA 多聚酶 / RNA 逆转录酶		膦甲酸钠	地拉韦定 依法韦伦 奈韦拉平
蛋白酶抑制剂	阻止病毒前体蛋白的水解 / 修饰			利托 / 奈非那韦
金刚烷胺类	阻止（甲型）流感病毒的穿入 / 脱壳	金刚烷胺		

（2）干扰素 IFN 及其诱生剂（如多聚肌酐）：增强宿主免疫功能。

（3）中草药：如炎琥宁（主要用于病毒性上感 / 肺炎）、黄芪（主要用于病毒性心肌炎）等。

（4）新抗生素：如真菌产物、放线菌产物、新霉素 B 等。

（5）治疗性疫苗：如 DNA 疫苗、抗原抗体复合物疫苗等。

（6）治疗性抗体：如呼吸道合胞病毒单克隆抗体、肾综合征出血热单克隆抗体等。

（7）基因治疗剂：如反义寡核苷酸、干扰 RNA、核酶等。

二、抗流感病毒药

1. 利巴韦林

（1）抗病毒谱

广谱（RNA 病毒＞ DNA 病毒），RNA 病毒包括流感 / 副流感病毒、呼吸道合胞 / 麻疹 / 腮腺炎病毒、汉坦 / 出血热病毒、脊髓灰质炎 / 乙型脑炎病毒、HAV / HCV，DNA 病毒如腺病毒、单纯疱疹病毒。

（2）抗病毒机制

经磷酸化生成三氮唑核苷单 / 二 / 三磷酸 → 抑制肌苷单磷酸脱氢酶致次黄嘌呤单磷酸↓ / 抑制流感病毒 RNA 多聚酶 / 抑制 mRNA 鸟苷转移酶致 5'- 盖帽↓ → 核酸合成↓。

（3）剂量用法

利巴韦林 150mg tid×7 天，或 GS 250mL+ 利巴韦林 250～500mg 慢滴 q12h×7 天。

利巴韦林 300mg → 500 / 600mg bid（＜75kg / ≥75kg）（治疗慢性丙肝 / 联合干扰素）。

（4）不良反应

胃肠道反应，头晕 / 头痛 / 失眠，长期则血管外溶血 / 心脏病恶化（尤联合干扰素时），孕产妇禁用（停药后 6 个月内男女均需避孕）。

2. 奥司他韦 / 帕拉米韦

（1）抗病毒谱

主要是甲型 / 乙型流感病毒，另可治疗禽流感（H7N9 / H5N1）。

（2）抗病毒机制

结合并抑制病毒表面的神经氨酸酶 → 抑制子代病毒从感染细胞中释放 → 减轻病毒在体内进一步播散。

（3）剂量用法（≤48h 应用）

① 奥司他韦 75mg bid×5 天

若 CLcr ＜60 / 30mL / min 则 30mg bid / qd。

② 帕拉米韦 300mg 静滴 qd×1～5 天（重症 / 肺炎 / 心肌炎则 600mg qd×5 天）。

（4）不良反应

胃肠道反应，头晕 / 头痛 / 失眠，皮疹 / 过敏样反应，孕产妇慎用。

3. 金刚烷胺 / 金刚乙胺

（1）抗病毒谱

主要是甲流病毒（部分耐药，乙型 / 丙型流感病毒无效），另可治疗锥体外系反应 / 帕金森综合征。

（2）抗病毒机制

抑制病毒穿入、病毒脱壳、核酸合成、子代装配。

（3）剂量用法（≤48h 应用）

① 金刚烷胺 100mg bid×5～7 天（老年则 qd，水肿 / 直立性低血压 / HF 则酌减）。

金刚烷胺 100mg tid（治疗锥体外系反应 / 帕金森综合征）。

若 CLcr ＜50 / 30mL / min 则 100mg bid×1 天（负荷）→ 100mg qd / qod。

② 金刚乙胺 100mg bid×7 天（老年则 qd，仅用于成人）。

若 CLcr ＜10mL / min 则 100mg qd。

（4）不良反应（金刚烷胺＞金刚乙胺）

胃肠道反应，头晕 / 头痛 / 失眠 / 癫痫，长期则视网膜炎 / 水肿 / 直立性低血压 / HF，无严重肝 / 肾 / 血液毒性，孕产妇慎用。

三、抗疱疹病毒药

1. 泛昔洛韦（喷昔洛韦二乙酰酯/前体药）/ 喷昔洛韦（无环鸟苷类）

（1）抗病毒谱

主要是单纯疱疹病毒（HSV）＞水痘带状疱疹病毒（VZV）（而 EBV/CMV 几乎无效）→（适应证）皮肤黏膜感染/外生殖器疱疹、水痘/带状疱疹（尤阿昔洛韦耐药株）。

（2）抗病毒机制

泛昔洛韦口服 → 肠壁/肝脏酶去乙酰化/氧化 → 喷昔洛韦 → 细胞激酶磷酸化 → 三磷酸喷昔洛韦 → 竞争性抑制 dNTP 掺入疱疹病毒 DNA 中 → 疱疹病毒 DNA 延长↓。

（3）剂量用法

① 泛昔洛韦 0.25g tid×5～7 天。

若 CLcr ＜60/40mL/min 则 bid/qd，CLcr ＜20mL/min 则 0.125g qod。

② NS 250mL+ 喷昔洛韦 5mg/kg 慢滴 q12h×5～7 天。

（4）不良反应（泛昔洛韦＜喷昔洛韦）

胃肠道反应，皮疹，肾毒性（宜多饮水），CNS 症状，老人/未成年/孕产妇慎用。

2. 伐昔洛韦（阿昔洛韦的 L- 缬氨酸酯/前体药）/ 阿昔洛韦（无环鸟苷）

（1）抗病毒谱

主要是单纯疱疹病毒（HSV）＞水痘 - 带状疱疹病毒（VZV）＞ EBV（而 CMV 几乎无效）→（适应证）皮肤黏膜感染/外生殖器疱疹/角膜炎、水痘/带状疱疹、脑炎/肝炎/肺炎。

（2）抗病毒机制

伐昔洛韦口服 → 肠壁/肝脏酯酶水解 → 阿昔洛韦 → 疱疹病毒的胸苷激酶磷酸化 → 单磷酸阿昔洛韦 → 细胞激酶磷酸化 → 三磷酸阿昔洛韦 → 竞争性抑制 dNTP 掺入/直接被掺入疱疹病毒 DNA 中 → 疱疹病毒 DNA 延长↓。

（3）剂量用法

① 伐昔洛韦 0.5g～1.0g（尤 VZV）bid～tid×7～10 天。

若 CLcr ＜50/30mL/min 则 1.0g bid/qd，CLcr ＜10mL/min 则 0.5g qd。

② 阿昔洛韦 0.2g～0.8g（尤 VZV）一天 5 次 ×7～10 天。

若 CLcr ＜10mL/min 则 0.2g bid。

NS/GS 250mL+ 阿昔洛韦 5～10mg/kg（尤 VZV/脑炎）慢滴 q8h×7～10 天。

若 CLcr ＜50/25mL/min 则 q12h/qd，CLcr ＜10mL/min 则 50% qd。

（4）不良反应（伐昔洛韦＜阿昔洛韦）

胃肠道反应，皮疹，肾毒性（宜多饮水），CNS 症状，老人/幼儿/孕产妇慎用。

3. 缬更昔洛韦（更昔洛韦的 L- 缬烯酯）/ 更昔洛韦（丙氧鸟苷）

（1）抗病毒谱

主要是 HSV ＞ VZV=CMV ＞ EBV →（适应证）器官移植病人 CMV 肺部/肠道等感染、AIDS 病人 CMV 视网膜炎（尤膦甲酸钠耐药株）。

（2）抗病毒机制

缬更昔洛韦口服 → 肠壁/肝脏酯酶水解 → 更昔洛韦 → 疱疹病毒的胸苷激酶磷酸化 → 单磷酸更昔洛韦 → 细胞激酶磷酸化 → 三磷酸更昔洛韦 → 竞争性抑制 dNTP 掺入/直接被掺入疱疹病毒 DNA 中 → 疱疹病毒 DNA 延长↓。

（3）剂量用法

① 缬更昔洛韦 0.9g bid×3 周（诱导治疗）→ 0.9g qd（维持治疗）。

若 CLcr ＜60 / 40 / 25mL / min 则 0.45g bid / qd / qod（诱导）→ qd / qod / biw（维持治疗）。

② NS / GS 250mL+ 更昔洛韦 5mg / kg 慢滴 q12h×1～2 周（器官移植）/2～3 周（AIDS）→ qd×1 周（诱导治疗）→ 更昔洛韦 1g tid（维持治疗）。

若 CLcr ＜70mL / min 则 2.5mg / kg 慢滴 q12h → qd（诱导）→ 0.5g tid（维持）。

若 CLcr ＜50mL / min 则 2.5mg / kg → 1.25mg / kg 慢滴 qd（诱导）→ 0.5g bid（维持）。

若 CLcr ＜25mL / min 则 1.25mg / kg → 0.625mg / kg 慢滴 qd（诱导）→ 0.5g qd（维持）。

若 CLcr ＜10mL / min 则 1.25mg / kg → 0.625mg / kg 慢滴 qod（诱导）→ 0.5g qod（维持）。

（4）不良反应（缬更昔洛韦＜更昔洛韦）

胃肠道反应，皮疹，肾毒性（联合两性霉素 B 时易肾损伤 / 宜多饮水），CNS 症状（联合亚胺培南时易抽搐），骨髓抑制（PMN ＜0.5×10^9 时应停药），老人 / 儿童 / 孕产妇慎用。

4. 膦甲酸钠

（1）抗病毒谱

主要是 DNA 病毒＞＞ RNA 病毒，DNA 病毒包括 HSV / VZV / EBV / CMV ＞＞ HBV / HDV，RNA 病毒包括逆转录病毒 HIV ＞＞流感病毒 →（适应证）免疫低下病人 HSV 皮肤黏膜感染（尤阿昔洛韦耐药株）、AIDS 病人 CMV 视网膜炎（尤更昔洛韦耐药株）。

（2）抗病毒机制

膦甲酸钠 → 竞争性抑制 DNA / RNA 多聚酶或非竞争性阻断多聚酶的焦磷酸盐结合位点 → 病毒 DNA / RNA 延长↓。

（3）剂量用法

NS / GS+ 膦甲酸钠 40mg / kg（免疫低下）～60mg / kg（AIDS）慢滴 q8h×2～3 周（诱导治疗）→ 90～120mg /（kg · 24h）（维持治疗）。

若 CLcr ＜ 1.4mL /（kg · min）则 3～45mg / kg 慢滴 q8h（诱导）→ 70～90mg /（kg · 24h）（维持）。

若 CLcr ＜ 1.0mL /（kg · min）则 35～50mg / kg 慢滴 q12h（诱导）→ 50～65mg /（kg · 24h）（维持）。

若 CLcr ＜ 0.8mL /（kg · min）则 25～40mg / kg 慢滴 q12h（诱导）→ 80～105mg /（kg · 48h）（维持）。

若 CLcr ＜0.6mL /（kg · min）则 40～60mg / kg 慢滴 qd（诱导）→ 60～80mg /（kg · 48h）（维持）。

若 CLcr ＜0.5mL /（kg ·min）则 35～50mg / kg 慢滴 qd（诱导）→ 50～65mg /（kg ·48h）（维持）。

若 CLcr ＜0.4mL /（kg · min）则不推荐。

（4）不良反应

胃肠道反应，皮疹，肾毒性（联合两性霉素 B 时易肾损伤 / 宜多饮水），CNS 症状（联合亚胺培南时易抽搐），骨髓抑制（＜更昔洛韦），电解质紊乱，老人 / 儿童 / 孕产妇慎用。

四、抗肝炎病毒药

详见“4-01 专题 病毒性肝炎”。

五、抗 HIV 药

详见“3-29 专题 艾滋病（AIDS）”。

1-07 专题

抗寄生虫药

一、抗原虫（单细胞真核动物）药

1. 溶组织内阿米巴（阿米巴痢疾 / 阿米巴肠外脏器脓肿）

（1）硝基咪唑类：甲硝唑 0.4g tid ×10 天 / 疗程，或 0.5g 静滴 q8h ×10 天 / 疗程。

替硝唑 2.0g qd ×5 天 / 疗程，或 0.8g 慢滴 qd ×5 天 / 疗程。

（2）氯喹 0.5g bid×2 天 → 0.25g bid×2～3 周 / 疗程（仅用于硝基咪唑类无效 / 阿米巴肝脓肿）。

（3）巴龙霉素 0.5g tid×7 天 / 疗程（∈氨基糖苷类，仅用于阿米巴痢疾 / 肠外阿米巴病无效）。

2. 阴道毛滴虫 + 蓝氏贾第鞭毛虫

硝基咪唑类：甲硝唑 0.4g tid×7 天，替硝唑 2.0g st（夫妇同治）。

3. 疟原虫（疟疾）

（1）杀 RBC 内裂殖体 / 裂殖子（控制症状）

氯喹 1.0g → 6h 后 0.5g（第 1 天）→ 0.5g qd（第 2～3 天）。

注意：不良反应罕见，大剂量 → 视网膜病 / 低血压 / 心律失常，孕妇安全。

奎宁 0.3～0.6g tid×5～7 天。

注意：味苦 / 胃肠道反应 / 低血压 / 心律失常 / 低血糖，孕妇禁用（∵收缩子宫）。

青蒿素 1.0g → 6h 后 0.5g（第 1 天）→ 0.5g qd（第 2～3 天）。

注意：不良反应罕见，但有一定复发率（故联合伯氨喹），联合奎宁 / 协同效应，联合乙胺嘧啶 / 拮抗效应。

蒿甲醚 160mg 口服 / 肌注（第 1 天）→ 80mg 口服 / 肌注 qd（第 2～5 天）。

青蒿琥酯 100mg（第 1 天）→ 50mg bid（第 2～5 天）；或 60mg +5%$NaHCO_3$ 0.6mL + 5%GS 5.4mL 静推 → 4h 后重复（第 1 天）→ 24h 后 / 48h 后重复（第 2～3 天）。

注意：蒿甲醚 / 青蒿琥酯分别是青蒿素脂溶性 / 水溶性衍生物，抗疟效果＞青蒿素，可用于治疗氯喹耐药的恶性疟疾 / 抢救。

双氢青蒿素 120mg（第 1 天）→ 60mg qd（第 2～5 天）。

注意：青蒿素及其衍生物的有效代谢产物，不良反应少。

（2）杀 RBC 内配子体 / 肝脏内休眠子（控制复发 / 传播）

伯氨喹 13.2mg tid×7 天（根治间日疟），或 26.4mg tid×3 天（恶性疟疾配子体）。

注意：不良反应较少，胃肠道反应，大剂量 → 高铁 Hb 血症 / 发绀，若 G-6-P 脱氢酶↓ → 溶血性尿毒综合征（HUS）/ 急性溶血（∴用药前需检测 G-6-P 脱氢酶活性）。

（3）杀 RBC 外子孢子（病因预防）

乙胺嘧啶 25mg qw× 进入疫区前 1 周～离开疫区后 4 周。

注意：不良反应较少，大剂量 → 干扰叶酸代谢 / RBC↓ WBC↓，孕妇禁用。

4. 杜氏利什曼原虫（黑热病）

（1）五价锑剂 / 葡萄糖酸锑钠 0.6g / 6mL 肌注 / 静脉 qd×7～10 天（总剂量 90～130mg / kg）。

（2）米替福新 2.5mg /（kg·d）（100mg / d）× 28 天 / 疗程。

（3）AmB-D 1mg / kg 静滴 qod×15 次 / 疗程 → L-AmB 10mg / kg 静滴 st。

（4）巴龙霉素 15mg /（kg·d）×21 天 / 疗程。

5. 弓形虫（弓形虫病）

（1）首选：乙胺嘧啶 100mg / d（首剂）→ 50～75mg / d + 磺胺嘧啶 1～1.5g qid ×6 周。

注意：早期妊娠（＜4 个月）禁用乙胺嘧啶（∵致畸）→ 改用乙酰螺旋霉素。

（2）替代：复方新诺明 3# tid + 克林霉素 0.6g 静滴 q6h / 阿奇霉素 0.5g / d ×6 周。

二、抗蠕虫（多细胞无脊椎动物）药

1. 吸虫

（1）裂体吸虫 / 血吸虫

（急性）吡喹酮 30mg /（kg·d）×2 天 → 15mg /（kg·d）×4 天（总剂量 120mg / kg）。

（慢性）吡喹酮 30mg /（kg·d）×2 天（总剂量 60mg / kg）。

（晚期 + 肝代偿期）吡喹酮 20-30mg /（kg·d）×2 天（总剂量 40～60mg / kg）。

（晚期 + 肝失代偿）吡喹酮 20mg /（kg·d）×3 天（总剂量 60mg / kg）。

（晚期 + 严重感染）吡喹酮 15mg /（kg·d）×6 天（总剂量 90mg / kg）。

机制：破坏虫体表皮细胞 → Ca^{2+} 通透性↑ → 肌肉痉挛 / 麻痹。

注意：体重＞60kg 仍按 60kg 计算，若合并细菌感染宜先抗菌后驱虫。

（2）并殖吸虫 / 肺吸虫

吡喹酮 25～30mg / kg tid×2～3 天，若脑型则重复 1 个疗程（间隔 1 周）。

硫氯酚 1g tid×10～15 天，若脑型则重复 2～3 个疗程（间隔 10～15 天）。

注意：赫氏反应（虫体被大量杀死而诱发过敏反应）→ 停用 / 肾上腺激素。

三氯苯达唑 5mg / kg qd×3 天。

（3）华支睾吸虫 / 肝吸虫

吡喹酮 20mg / kg tid×2～3 天。

注意：胆管内虫体被大量杀死而诱发胆绞痛 / 胆囊炎发作。

阿苯达唑 5～10mg / kg bid×7 天。

机制：抑制虫体摄取葡萄糖 → 内源性葡萄糖耗竭 → 能量不足。

注意：致畸 / 禁用于孕妇。

2. 绦虫

（1）猪 / 牛带绦虫

吡喹酮 15～25mg / kg st，阿苯达唑 8mg / kg qd×3 天。

（2）囊尾蚴 / 囊虫

阿苯达唑 8～10mg / kg bid×10 天，若脑型则重复 1 个疗程（间隔 2～3 周）。

吡喹酮 30mg /（kg · d）×4 天，若脑型则 20mg /（kg · d）×10 天（必要时间隔 3～4 个月重复 1 个疗程）。

注意：治疗脑型时应先测 CSF 压 → 必要时降 CSF 压 → 再服驱虫药（∵ 杀虫迅速 → 短暂炎症↑→ CSF 压↑↑）。

（3）棘球蚴 / 包虫：阿苯达唑 5～7.5mg / kg bid×3～12 个月（细粒棘球蚴 / 准根治术后）/2 年以上（泡状棘球蚴 / 手术不易根治）。

注意：细粒棘球蚴 / 根治术后无需病原治疗。

3. 线虫

（1）钩虫

阿苯达唑 400mg qd×2～3 天（必要时重复治疗）。

伊维菌素 0.2mg / kg（12mg）st（14 岁以下剂量减半）。

（2）蛔虫

阿苯达唑 400mg st（必要时重复治疗）。

伊维菌素 0.1mg / kg（6mg）st（14 岁以下剂量减半）。

（3）蛲虫

阿苯达唑 100 / 200mg st（2 周后重复 1 次）。

伊维菌素 0.2mg / kg（12mg）st（14 岁以下剂量减半）。

4. 丝虫

（1）乙胺嗪（首选）

（短程 / 马来丝虫）1.5g qd 或 0.75g bid ×3～5 天。

（中程 / 班氏丝虫 / 重症感染）0.2g tid×7～12 天 / 疗程 ×3 个疗程（间隔＞1 月）。

（长程）0.5g qw×7 次。

注意：杀虫可引起变态反应（寒战 / 高热 / 皮疹），心肝肾疾病 / 活动性结核 / 急性传染病 / 孕妇慎用。

（2）呋喃嘧酮（补充）20mg/（kg · d）（分 3 次）×7 天。

（3）伊维菌素 0.2mg / kg st。

1-08 专题

呼吸系统药物

一、镇咳药

1. 右美沙芬缓释混悬液 10mL bid

(1) 药理：抑制咳嗽中枢（尤干咳）。

(2) 注意：慎用于慢性咳嗽 / 严重肺病 / 哮喘 / 痰多痰稠，禁用于精神疾病者。

2. 福尔可定 5 ~ 10mg tid

(1) 药理：抑制咳嗽中枢（尤干咳）。

(2) 注意：慎用于痰多痰稠者。

3. 磷酸可待因 15 ~ 30mg bid ~ tid

(1) 药理：抑制咳嗽中枢 / 抑制腺体分泌（尤干咳），另有镇痛作用。

(2) 注意：呼吸↓ / 肠蠕动↓ / 胆管痉挛 / 尿潴留。慎用于 CNS 疾病 / 哮喘 / 痰多痰稠者，禁用于儿童。

4. 枸橼酸喷托维林 25mg tid

(1) 药理：抑制咳嗽中枢 / 解除支气管痉挛（尤干咳）。

(2) 注意：口干 / 腹胀 / 便秘（∵阿托品样作用）。慎用于心衰。

5. 复方甘草片（口服液）3 粒（10mL）tid

(1) 药理：甘草 → 镇咳 / 祛痰，阿片 → 镇咳，樟脑 / 八角茴香 → 稀释痰液。

(2) 注意：假性醛固酮增多症 / 双硫仑反应（尤口服液，∵含乙醇）。慎用于哮喘 / COPD / 消化性溃疡。

二、祛痰药

1. 氯化铵 0.3 ~ 0.6g tid

(1) 药理：促进腺体分泌 / 稀释痰液（尤痰稠 / 不易咳出），另有酸化尿液（∵ [Cl^-] ↑）。

(2) 注意：胃肠道反应。慎用于肝肾功能不全，禁用于酸中毒者。

2. 溴己新 8 ~ 16mg tid，或 4mg 静注 bid ~ tid
氨溴索 30mg tid，或 2ml 雾化吸入 bid，或 30mg 静注 bid

(1) 药理：溴己新 → 肝脏代谢 → 氨溴索等代谢产物 → 浆液腺分泌↑ / 黏液腺↓ / 痰液黏度↓（尤痰

稠 / 不易咳出）。

（2）注意：易引起支气管痉挛（尤雾化吸入）。慎用于消化性溃疡，禁用于哮喘。

3. 桃金娘油 0.3g tid

（1）药理：溶解痰液 / 促进纤毛运动（尤痰稠 / 不易咳出），另有抗炎作用 / 杀菌作用。

（2）注意：慎用于哮喘 / 胃肠疾病。

4. 乙酰半胱氨酸 0.6g bid × 5 ~ 10 天 / 疗程
乙酰半胱氨酸 0.3g 雾化吸入 bid × 5 ~ 10 天 / 疗程
10%GS 250mL+ 乙酰半胱氨酸 8g 静滴 qd × 45 天（国外报道可用于肝衰竭早期治疗）

（1）药理：痰液糖蛋白二硫键断裂 / 痰液黏度↓（尤痰稠 / 不易咳出），另有保肝作用（∵ GSH↑）。

（2）注意：支气管痉挛（尤雾化吸入）。慎用于胃肠疾病。

三、平喘药

1. 沙丁胺醇（气雾剂）100 ~ 200μg prn（max 800μg / d）
沙丁胺醇（吸入剂）2.5 ~ 5mg 雾化吸入 st
特布他林（气雾剂）250 ~ 500μg prn（max 6000μg / d）
特布他林（吸入剂）5mg 雾化吸入 tid

（1）药理：短效 β_2 受体激动剂 → 腺苷酸环化酶（+）→ 胞内 cAMP↑ → PKA（+）→ 胞内［Ca^{2+}］↓。

（2）注意：HR↑ / 血糖↑。慎用于心动过速 / 心肌缺血 / 甲亢。

2. 异丙托溴铵（气雾剂）20 ~ 40μg tid ~ qid（max 240μg / d）
异丙托溴铵（吸入剂）500μg 雾化吸入 tid ~ qid

（1）药理：短效 M 受体阻滞剂 → 迷走神经释放的 Ach 作用↓ → 胞内［Ca^{2+}］↓ → 支气管扩张。

（2）注意：HR↑ / 眼压↑ / 尿潴留，可与氨溴索一同雾化吸入。

3. 氨茶碱 0.1 ~ 0.2g tid（餐前）
GS 20 ~ 40mL+ 氨茶碱 0.125 ~ 0.25g 静注 tid
GS+ 氨茶碱 0.25 ~ 0.5g 静滴 qd ~ bid
多索茶碱 0.2 ~ 0.4g bid（餐前）
GS 40mL+ 多索茶碱 0.2g 静注 q12h × 5 ~ 10 天 / 疗程
GS/NS 100mL+ 多索茶碱 0.3g 静滴 qd × 5 ~ 10 天 / 疗程

（1）药理：茶碱 → 磷酸二酯酶（–）→ 胞内 cAMP↑ → PKA（+）→ 胞内［Ca^{2+}］↓，另有内源性 CA↑ / 膈肌收缩力↑。

（2）注意：HR↑ / 血糖↑。慎用于心动过速 / 心肌缺血 / 甲亢 / 消化性溃疡。

4. 酮替芬 1mg bid

（1）药理：H_1 受体阻滞剂（抑制过敏介质释放）→ 抗过敏作用（主要用于缓解过敏性哮喘 / 鼻炎 / 结膜炎 / 湿疹等症状）。

（2）注意：头晕 / 倦怠 / 嗜睡。

1-09 专题

消化系统药物

一、抗酸药

1. 维 U 颠茄铝 1 粒 tid

（1）药理：维生素 U → 净化溃疡面/促进溃疡愈合，氢氧化铝 → 中和胃酸，颠茄 → 抗 M 胆碱作用/缓解胃痉挛。

（2）注意：HR ↑ / 眼压 ↑ / 尿潴留，长期使用则骨质疏松。

2. 铝碳酸镁 0.5 ~ 1g 咀嚼 tid ~ qid（餐后 / 睡前）

（1）药理：中和胃酸，结合胆酸。

（2）注意：慎用于高钙 / 低磷 / 高镁者，禁用于 CLcr ＜30mL / min 者。

二、抑酸药

1. 雷尼替丁 150mg qd ~ bid（餐后 / 睡前）
法莫替丁 20mg qd ~ bid（餐后 / 睡前）

（1）药理：H_2 受体阻滞剂 → 基础胃酸 ↓ ↓ / 刺激胃酸 ↓ 。

（2）注意：肝肾毒性 / 骨髓抑制 / 拮抗雄激素，长期则 Vit B_{12} 吸收 ↓ 。

2. 奥美拉唑 40mg 静滴 qd ~ q12h → 20mg qd（餐前）→ 10mg qd（餐前）
兰索拉唑 30mg 静滴 qd ~ q12h → 30mg qd（餐前）→ 15mg qd（餐前）
泮托拉唑 40mg 静滴 qd ~ q12h → 40mg qd（餐前）→ 20mg qd（餐前）
雷贝拉唑 20mg 静滴 qd ~ q12h → 20mg qd（餐前）→ 10mg qd（餐前）
艾司奥美拉唑 40mg 静滴 qd ~ q12h → 20 ~ 40mg qd（餐前）→ 20mg qd（餐前）

（1）药理：质子泵抑制剂（PPI）→ 基础胃酸 ↓ ↓ / 刺激胃酸 ↓ ↓ 。

（2）注意：肝肾毒性 / 骨髓抑制 / 拮抗雄激素 / 掩盖胃癌症状，长期则可引起感染性腹泻（艰难梭菌 / 沙门菌 / 弯曲菌）/ 电解质吸收 ↓（钙 / 镁 / 铁 / Vit B_{12} ↓），严重肝功能不全则宜选奥美拉唑 / 泮托拉唑 / 艾司奥美拉唑（≤20mg / d），肾功能不全 / 老年则慎用兰索拉唑。

三、黏膜保护药

1. 枸橼酸铋钾 110mg qid（餐前 / 睡前）× ≤ 2 周

（1）药理：铋剂 → 形成保护层 / 抑制胃蛋白酶活性 / 促进前列腺素（PG）释放 / 杀灭 Hp。

（2）注意：服药前半小时不宜高蛋白饮食 / 抗酸药，舌黑 / 便黑 / 便秘，长期则引起铋性脑病。

2. 米索前列醇 0.2mg qid（餐前 / 睡前）× ≥ 4 周

（1）药理：PGE1 类似物 → 减少胃酸分泌 / 抑制胃蛋白酶活性 / 促进黏液 / HCO_3^- 分泌，另有引产作用（∵收缩子宫）。

（2）注意：慎用于心脑血管疾病。

3. 瑞巴派特 0.1g tid（餐前 / 睡前）

（1）药理：保护胃黏膜 / 促进胃溃疡愈合。

（2）注意：肝毒性 / 骨髓抑制 / 拮抗雄激素。

4. 谷氨酰胺 0.5 ~ 1g tid

（1）药理：促进胃肠黏膜上皮葡萄糖胺合成。

（2）注意：便秘（肠道钠水重吸收↑）。慎用于肾功能不全。

四、胃肠动力药

1. 多潘立酮 10mg tid（餐前）

（1）药理：外周性 DA_2 受体阻滞剂 → 促进上消化道蠕动 / 胃排空。

（2）注意：心律失常 / 心源性猝死。慎用于心脏病 / 肿瘤 / 肝功能不全，禁用于消化道梗阻 / 穿孔 / 出血。

2. 莫沙必利 5mg tid

（1）药理：选择性 5-HT_4 受体激动剂 → 增强上消化道运动。

（2）注意：心悸 / ECG 异常。慎用于肝功能不全，禁用于消化道梗阻 / 穿孔 / 出血。

3. 曲美布汀 0.1 ~ 0.2g tid

（1）药理：减弱胃不规律蠕动 / 诱发小肠推进运动 / 双向调节大肠运动。

（2）注意：慎用于器质性消化道疾病 / 肝功能不全。

五、胃肠解痉药

1. 阿托品 0.5mg 肌注 st（尤胃肠绞痛）
阿托品 1mg 静推 st× 重复 /3 ~ 5min（max 3mg / d，用于严重心动过缓）

（1）药理：M 受体阻滞剂 → 舒张平滑肌（尤胃肠道 / 膀胱）/ 胃肠蠕动↓ +HR↑↑ / 腺体分泌↓↓ / 瞳孔↑↑，另有解毒有机磷中毒。

（2）注意：便秘↑ / 尿潴留↑ / BP↓ +HR↑↑ / 口干↑↑ / 眼内压↑↑。

2. 山莨菪碱 5 ~ 10mg 肌注 st（尤胆绞痛 / 肾绞痛）
GS 250mL+ 山莨菪碱 5 ~ 10mg 静滴 st（用于微血管痉挛）

（1）药理：M 受体阻滞剂 → 舒张平滑肌（胃肠道 / 胆道 / 泌尿道 / 微血管）/ 胃肠蠕动↓↓ +HR↑ / 腺体分泌↓ / 瞳孔↑，其 BBB 透过性↓ → CNS 影响↓。

（2）注意：便秘↑↑ / 尿潴留↑↑ / BP↓↓ +HR↑ / 口干↑ / 眼内压↑。

3. 匹维溴铵 50~100mg tid（餐时吞服，尤肠绞痛 / 胆绞痛）

（1）药理：CCB → 平滑肌细胞 $[Ca^{2+}]$ 内流↓，无明显抗胆碱能作用 / 对心血管亦无影响。

（2）注意：胃肠道反应，避免空腹 / 卧位 / 咀嚼服用（∵损伤食管黏膜）。禁用于妊娠 / 哺乳者。

六、止吐药

1. 氯丙嗪 12.5 ~ 25mg bid-tid（止吐）

GS 100/250mL+ 异丙嗪 25/50mg（止吐 / 镇静）+ 氯丙嗪 25/50mg（止吐 / 镇静 / 降温）+ 哌替啶 50/100mg（镇痛）静滴 q12 ~ 8h（冬眠合剂）

（1）药理：DA_2 受体阻滞剂 → 外周性止吐作用 + 中枢性止吐 / 镇静 / 降温作用。

（2）注意：BP↓ / 锥体外系症状（帕金森样症状）/ 催乳素↑ / 骨髓抑制。慎用于肝肾功能不全，禁用于帕金森病 / 意识障碍。

2. 甲氧氯普胺 5 ~ 10mg tid（餐前）

甲氧氯普胺 10mg 肌注 st [max 0.5mg /(kg · d)]

（1）药理：外周性 DA_2 受体阻滞剂 → 促进上消化道蠕动 / 胃排空，中枢性 DA_2 受体阻滞剂 → 中枢性止吐。

（2）注意：锥体外系症状 / 催乳素↑。慎用于肝肾功能不全，禁用于消化道梗阻 / 穿孔 / 出血 / 癫痫 / 乳腺癌。

3. GS/NS 100mL+ 昂丹司琼 4mg 静滴 qd ~ q12h × 5 天

GS/NS 100mL+ 格拉司琼 3mg 静滴 qd ~ q12h × 5 天

（1）药理：选择性 5-HT_3 受体阻滞剂 → 中枢性 / 外周性止吐。

（2）注意：低钾血症 / QT 间期↑。慎用于心动过缓 / 心衰，禁用于消化道梗阻。

七、止泻药

1. 洛哌丁胺 2 ~ 4mg st（max 16mg / d）

（1）药理：肠道阿片受体激动剂 → 抑制肠蠕动 / 减少大便失禁。

（2）注意：腹胀 / 便秘，超剂量则 TDP。

2. 蒙脱石散 3g tid

（1）药理：保护消化道黏膜 / 吸附病原体 / 毒素。

（2）注意：腹胀 / 便秘。

八、泻药

1. 聚乙二醇 4000 10g qod ~ bid

（1）药理：渗透性泻药 → 肠道渗透压↑ / 大便水分↑ → 促进排便。

（2）注意：禁用于消化道梗阻 / 穿孔 / 出血 / IBD，妊娠哺乳可用。

2. 乳果糖 15 ~ 30mL → 7.5 ~ 15mL qd（便秘），15mL → 30 ~ 45mL tid（防治 HE）

拉克替醇 20g → 10g qd（便秘），0.2g / kg tid（防治 HE）

（1）药理：渗透性泻药 → 肠道渗透压↑ / 大便水分↑ → 促进排便，细菌分解 → 短链脂肪酸 → 酸化肠道 → 调节肠道菌群 / 降低血氨。

（2）注意：若乳果糖不能耐受（∵太甜 / 胃肠道反应↑）则用拉克替醇。禁用于消化道梗阻 / 穿孔 / 出血 / IBD / 尿毒症，妊娠哺乳可用。

3. 小麦纤维素 3.5g qd ~ tid

（1）药理：容积性泻药 → 大便体积↑/大便硬度↓→ 促进排便。

（2）注意：禁用于消化道梗阻 / 穿孔 / 出血。

4. 甘油（开塞露 / 灌肠剂）20mL / 60mL 注入直肠 st

（1）药理：润滑性泻药 → 润滑肠壁 → 促进排便。

（2）注意：禁用于消化道穿孔 / 痔疮出血。

九、肠道微生态制剂

1. 地衣芽孢杆菌活菌制剂 0.5g tid（餐后 / 与抗菌药物间隔 2h）

药理：地衣芽孢杆菌 → 产生抗菌物质 / 杀灭葡球菌 / 酵母样菌等肠道致病菌 + 产生夺氧效应 / 促进双歧杆菌 / 乳酸杆菌 / 拟杆菌 / 消化链球菌等厌氧菌繁殖。

2. 枯草杆菌二联活菌 0.25 ~ 0.5g bid ~ tid（餐后 / 与抗菌药物间隔 2h）

药理：枯草杆菌 / 屎肠球菌 → 直接补充正常菌群 / 抑制肠道致病菌繁殖。

3. 双歧杆菌三联活菌 420 ~ 840mg bid（餐后 / 与抗菌药物间隔 2h）

药理：双歧杆菌 / 乳酸杆菌 / 粪链球菌 → 直接补充正常菌群 / 抑制肠道致病菌繁殖。

十、利胆药

1. 复方阿嗪米特 1 ~ 2 粒 tid（餐后）

（1）药理：阿嗪米特 → 促进胆汁分泌，胰酶 → 促进糖 / 脂肪 / 蛋白消化吸收，纤维素酶 → 促进植物营养物质吸收，二甲硅油 → 减少胃肠道气体产生。

（2）注意：肝损伤。禁用于胆绞痛 / 胆道梗阻，主要用于胆汁分泌不足 / 消化酶缺乏。

2. 熊去氧胆酸（UDCA）10 ~ 15mg /（kg · d）（分 2 ~ 4 次）（胆汁淤积性肝病尤 PBC）

UDCA 10mg / kg qn × 6 个月 / 疗程（胆固醇结石 / X 线透过）

UDCA 250mg qn × 12 个月 / 疗程（胆汁反流性胃炎）

（1）药理：亲水性鹅去氧胆酸类似物 → 肝内转为甘氨 / 牛磺 UDCA → 促进胆汁排泄（减轻淤胆）/ 拮抗疏水性胆汁酸细胞毒作用（保护胆管 / 肝细胞）/ 抑制肝细胞膜 HLA 异常表达及自身抗体产生（抑制免疫损伤）/ 改变胆汁酸池成分组成（降低胆汁中胆固醇含量 / 促进胆固醇结石溶解）。

（2）注意：腹泻 / 腹胀、瘙痒↑/ 肝损伤。禁用于胆道梗阻 / 急性胆囊炎 / 胆管炎 / 严重肝病。

3. 奥贝胆酸（OCA）5mg qd → 必要时 3 个月后 10mg qd

OCA 5mg qw → 必要时 3 个月后 5 ~ 10mg biw（中重度肝损）

（1）药理：半合成疏水性胆汁酸类似物 → 法尼醇 X 受体（FXR）激动剂 → 抑制胆汁酸合成限速酶基因表达 → 抑制胆汁酸合成 / 促进胆汁分泌 / 抑制肝细胞胆固醇合成。

（2）注意：乏力↑/ 瘙痒↑/ 肝损伤。禁用于胆道梗阻 / 肝硬化。主要与 UDCA 联用治疗 UDCA 单药治疗不耐受 / 应答不充分的 PBC。

1-10 专题

心血管系统药物

一、利尿剂

1. 袢利尿剂

（1）药物：呋塞米（起效 30min / 强度 ++/ 不良反应 ++），布美他尼（起效 30min / 强度 +++/ 不良反应 +），依他尼酸（起效 30min / 强度 +/ 不良反应 +++）。呋塞米与托拉塞米比较见表 1-10。

表 1-10　呋塞米与托拉塞米比较

比较	呋塞米	托拉塞米
强度	中等	2～4 倍
代谢途径	肾脏	肝肾
起效	慢	快
持续时间	2h	2～4 倍
用药途径	口服、肌注、静脉	仅静脉
不良反应	易低钾	不易低钾（∵轻度抗醛固酮作用）

（2）药理：小剂量 → 扩血管，大剂量 → 利尿（抑制髓袢升支粗段 Na^+-K^+-$2Cl^-$ 同向转运体）。

（3）注意：Na^+↓/ K^+↓/ Mg^{2+}↓/ Cl^-↓/ 但 Ca^{2+} 正常（∵远曲小管重吸收），耳毒性，尿酸↑（∵与药物在近曲小管竞争性排泄）。尤适合肾功能不全者。慎用于 SBP＜100mmHg 者。

2. 噻嗪类利尿剂

（1）药物：氢氯噻嗪（起效 1～2h / 不良反应↑），吲达帕胺（起效 1～2h / 不良反应↓）。

（2）药理：早期 → 利尿（抑制远曲小管近端 Na^+-Cl^- 同向转运体），后期 → 扩血管。

降压机制：（早期）利尿 → 血容量↓→ BP↓（短暂）→ RAAS（+）→ 血容量恢复。

（后期）利尿 → 血管 SMC 内 Na^+↓→ Na^+-Ca^{2+} 交换↑→ 血管 SMC 内 Ca^{2+}↓→ BP↓（长期）。

（3）注意：Na^+↓/ K^+↓/ Mg^{2+}↓/ Cl^-↓/ 但 Ca^{2+}↑（∵甲状旁腺激素 PTH↑），代谢异常如血糖↑/ 血脂↑/ 尿酸↑/ BUN↑（尤氢氯噻嗪）。慎用于糖尿病 / 严重血脂异常 / 痛风 / 肾功能不全者。

3. 保钾利尿剂

（1）药物：螺内酯（起效 2 天），氨苯蝶啶（起效 2h），阿米洛利（起效 2h）。

（2）药理：结构≈醛固酮 → 抑制远曲小管 / 集合管 Na^+-K^+ 交换。

（3）注意：K^+↑，性激素效应（∵醛固酮效应被抑制 → 反射性刺激“垂体 - 性腺激素”轴），氨苯蝶啶 → 抑制 FH_2 还原酶 → 叶酸利用↓。禁用于高钾血症 / 严重肾功能不全（Cr ＞女 180μmol / L / 男 220μmol / L，或 GFR ＜30mL / min）者。

二、肾素 – 血管紧张素 – 醛固酮系统（RAAS）抑制剂

1. 药物

RAAS 抑制剂分类、常见药物及其临床应用见表 1-11。

表 1-11 RAAS 抑制剂分类、常见药物及其临床应用

药物		降压剂量	抗 HF 剂量	代谢途径
（1）ACEI	卡托普利 25mg / 粒	1/2～2 粒 tid	1/4～2 粒 tid	肾脏代谢为主
	依那普利 10mg / 粒	1/2～2 粒 bid	1/4～2 粒 bid	
	贝那普利 10mg / 粒	1/2～2 粒 qd	1/4～2 粒 qd	
	培哚普利 4mg / 粒	1/2～2 粒 qd	1/4～2 粒 qd	
	福辛 / 群多 / 佐芬普利			肝肾代谢为主
（2）ARB	氯沙坦 50mg / 粒	1/2～2 粒 qd	1/4～2 粒 qd	肝＞肾代谢为主
	缬沙坦 80mg / 粒	1/2～2 粒 qd	1/4～2 粒 qd	
	厄贝沙坦 150mg / 粒	1/2～2 粒 qd	1/4～2 粒 qd	
	替米沙坦 20mg / 粒	1/2～2 粒 qd	1/4～2 粒 qd	仅肝脏代谢
	坎地沙坦 4mg / 粒	1/2～2 粒 qd	1/4～2 粒 qd	肾＞肝代谢为主
（3）醛固酮受体拮抗剂：螺内酯，依普利酮				
（4）肾素抑制剂：阿利吉仑				

2. 药理

RAAS 示意图见图 1-6。

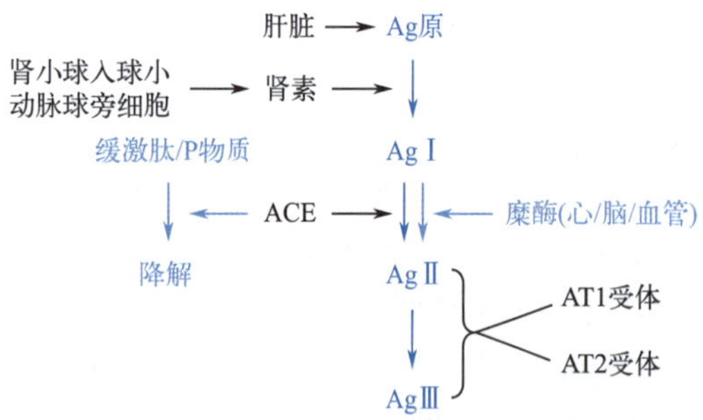

AT1 受体作用：血管收缩
心肌收缩力↑
交感神经激活
醛固酮↑（钠水潴留＋心肌重构）

AT2 受体作用：血管重构
心肌重构

图1-6 肾素–血管紧张素–醛固酮系统（RAAS）

（1）AT1 效应↓：扩张动脉 → BP↓，扩张出球小动脉＞入球小动脉 → 囊内压↓ → 蛋白尿↓，扩张

静脉 → 前负荷↓，心肌收缩力↓→ 耗氧量↓，交感↓→ 心肌收缩力↓/HR↓/传导↓→ 耗氧量↓，醛固酮↓→ 钠水潴留↓/心脏毒性↓→ 前负荷↓/心肌重构↓。

（2）AT2 效应↓：血管重构↓，心肌重构↓。

（3）ARB 特点：抗 RAAS 更加彻底（阻断糜酶途径对 RAAS 的激活），不影响缓激肽/P 物质降解（减少干咳/支气管痉挛等不良反应）。

3. 注意

干咳/支气管痉挛（∵缓激肽/P 物质↑），BP↓，肾功能恶化（∵囊内压↓→ GFR↓），K^+↑（∵醛固酮↓）。禁用于喉头水肿/低血压/左心室流出道梗阻（如主动脉狭窄/梗阻型 HCM 等）/肾动脉狭窄/Cr＞265.2μmol/L 者/孕妇（∵可致畸胎）。

三、交感神经抑制剂

1. 药物（表 1-12）。

表 1-12 β 受体阻滞剂分类、常见药物及其临床应用

药物	降压剂量	抗 HF 剂量	备注
兼 α/β 受体阻滞剂			
卡维地洛 12.5mg/粒	1/2～1 粒 bid	1/4～2 粒 bid	
非选择性 β 受体阻滞剂			
普萘洛尔 10mg/粒	1～6 粒 tid		膜稳定作用[a]
选择性 $β_1$ 受体阻滞剂			
阿替洛尔 25mg/粒	1/2～1 粒 bid	1/4～1 粒 bid	膜稳定作用[a]
美托洛尔 25mg/粒	1/2～2 粒 bid	1/4～2 粒 bid	
美托洛尔缓释片 47.5mg/粒	1/2～2 粒 qd	1/4～2 粒 qd	
比索洛尔 5mg/粒	1/2～2 粒 qd	1/4～2 粒 qd	
醋丁洛尔/吲哚洛尔			内在拟交感活性[b]
艾司洛尔 100mg/支	0.5mg/kg+NS 补齐至 20mL 静推（1min）→（30×kg 体重）mg + NS 补齐至 50mL 微泵［5mL/h 即 50μg/（kg·min）→ +5mL/h/间隔 4min → max 20mL/h 即 200μg/（kg·min）］ 注：心肌收缩力↓/HR↓/传导↓/支气管痉挛，禁用于严重 HF/心动过缓/传导阻滞/哮喘		

[a] 膜稳定作用：心肌细胞 Na^+ 通透性↓→ 动作电位 AP 之 0 相上升速度/幅度↓（动作电位时程 APD 不变）。

[b] 内在拟交感活性：阻断儿茶酚胺 CA 对 β 受体作用 + 同时内在激活 β 受体。

2. 注意

心肌收缩力↓/HR↓/传导↓，外周血管疾病（间歇性跛行非禁用），支气管痉挛，血糖↑（可掩盖低血糖部分症状）/血脂↑，抑郁症，撤药综合征（应逐渐减量/即每隔 3 天减半）。禁用于 AHF/CHF 伴严重钠水潴留/NYHA Ⅳ级、HR＜55～60bpm/一度 AVB（PR 间期＞0.24s）/二度 AVB、严重慢支/COPD/哮喘、低血压。

附：肾上腺素受体激动剂与抑制剂

分类

受体	激动剂	受体	抑制剂
α(+)β(+)	肾上腺素(E)，麻黄碱，多巴胺(DA)	α(−)β(−)	卡维地洛，拉贝洛尔
α(+)	去甲肾上腺素(NE)，间羟胺	α(−)	酚妥拉明
α1(+)	去氧肾上腺素	α1(−)	哌唑嗪，特拉唑嗪
α2(+)	可乐定，甲基多巴	α2(−)	育亨宾
β(+)	异丙肾上腺素	β(−)	普萘洛尔，索他洛尔
β1(+)	多巴酚丁胺	β1(−)	美托洛尔，比索洛尔，艾司洛尔
β2(+)	沙丁胺醇	β2(−)	丁氧胺

（1）肾上腺素（E）：应用于心搏骤停、支气管哮喘、过敏性休克等。

① 血管：皮肤黏膜血管（α）收缩＋骨骼肌血管（$β_2$）舒张 → DBP 变化不大，肾血管（α）收缩，冠状动脉（$β_2$）舒张。

② 心脏（$β_1$）：收缩力↑/HR↑/传导↑→ SBP↑/心肌耗氧量↑（整体上心脏收益更多）。

③ 其他平滑肌：支气管舒张，胃肠道蠕动↓，膀胱舒张。

④ 肥大细胞（$β_2$）：组胺↓。

（2）多巴胺（DA）（3×kg 体重）mg+NS 补齐至 50mL 微泵 st。

① 小剂量［2～5mL/h 即 2～5μg/（kg·min)］：DA 受体（+）→ 扩张肾动脉/利尿。

② 中剂量［5～10mL/h 即 5～10μg/（kg·min)］：$β_1$ 受体（+）→ 强心↑/HR↑↑。

③ 大剂量［10～15mL/h 即 10～15μg/（kg·min)］：α 受体（+）→ 收缩外周血管/升压。

注：胃肠道反应，HR↑↑，头痛。

（3）去甲肾上腺素（NE）12mg+NS 补齐至 50mL 微泵（2～3mL/h 即 8～12mg/min → 0.5～1mL/h 即 2～4mg/min）st。

① 血管：皮肤黏膜血管（α）收缩 → DBP↑，肾血管（α）收缩。

② 心脏（$β_1$）：收缩力↑/HR↑/传导↑→ SBP↑/心肌耗氧量↑。

（4）异丙肾上腺素 1mg+NS 补齐至 50mL 微泵（3～12mL/h 即 1～4mg/min）st。

注：禁用于频发室早/AMI。

（5）多巴酚丁胺（3×kg 体重）mg+NS 补齐至 50mL 微泵［2～5mL/h 即 2～5mg/(kg·min)］st。

心脏（$β_1$）：收缩力↑↑/传导↑↑＞HR↑。

注：不良反应少，禁用于 AF 伴快速心室率（∵房室传导↑↑）。

（6）酚妥拉明 50mg+NS 补齐至 50mL 微泵（6mL/ h 即 0.1mg/min → 逐渐加量 → max 60mL/ h 即 1mg/min）st。

注：直立性低血压，禁用于心肌缺血（∵可起 HR↑）。

附：交感神经抑制剂总分类

（1）抑制中枢 $α_2$ 受体：如可乐定、甲基多巴（同时兴奋外周 $α_2$ 受体。）

（2）抑制神经节：如三甲噻吩。

（3）抑制神经末梢：如利血平。

（4）抑制外周肾上腺素受体：如 α 受体阻滞剂（特拉唑嗪）、β 受体阻滞剂（表 1-12）。

四、正性肌力药

1. 药物

（1）洋地黄类：心肌收缩力↑×收缩时间↓=总心肌耗氧量不变（死亡率无影响）。

① 地高辛 0.125mg qd（若＞70 岁 / 肾功能不全则 qod）→ 0.125～0.25mg qd（常规）→ 0.375～0.5mg qd（用于 AF 伴快速心室率）。

② 西地兰 0.2～0.4mg+NS 补齐至 20mL 静推（10min）→ 重复 0.2mg / 2～4h（≤1.2mg / d）（若 AF 伴快速心室率则剂量↑）。

（2）非洋地黄类：仅短期姑息治疗（3～5 天），长期应用则死亡率↑（∵心肌耗氧量↑）。

① DA（3×kg 体重）mg+NS 补齐至 50mL 微泵［5～10mL / h 即 5～10μg /（kg·min）］。

② 多巴酚丁胺（3×kg 体重）mg+NS 补齐至 50mL 微泵［2～5mL / h 即 2～5μg/(kg·min)］。

③ 米力农 2.5mg+NS 补齐至 20mL 静推（10min）→ 10mg+NS 补齐至 50mL 微泵（6～12ml / h 即 20～40μg / min）。

药理：磷酸二酯酶抑制剂 → 心肌细胞内 cAMP↑→ Ca^{2+} 内流↑→ 强心。

磷酸二酯酶抑制剂 → 血管平滑肌细胞内 cAMP↑→ Ca^{2+} 外流↑→ 扩血管 / 降压。

注意：可引起头痛，BP↓→ HR↑。

2. 药理（洋地黄类）

（1）抑制心肌细胞膜 Na 泵 → 胞内 Na^{+}↑→ Na^{+}-Ca^{2+} 交换↑→ 胞内 Ca^{2+}↓→ 心肌收缩力↓。

（2）抑制自主神经突触膜 Na 泵 → 交感↓迷走↑→ 控制心室率。

（3）抑制肾小管上皮细胞 Na 泵 → 钠水重吸收↓→ 利尿。

（4）大剂量（洋地黄中毒）：自律性↑，传导性↓。

3. 注意（洋地黄类）

不良反应主要见于大剂量应用，尤伴［K^{+}］↓［Mg^{2+}］↓时，常规维持剂量少见。

（1）胃肠道反应：注意与 HF 胃肠道淤血鉴别。

（2）CNS 症状：头痛 / 眩晕 / 视觉障碍 / 幻觉。

（3）心脏毒性：主要表现为洋地黄中毒。

① 诱因：［K^{+}］↓，［Mg^{2+}］↓/［Ca^{2+}］↑，缺血 / 缺氧，肾功能不全。

② ECG：自律性↑→ 最常见为室早二联律，传导性↓→ 最特异为房性快速性心律失常伴 AVB。

③ 地高辛浓度：＞3ng / mL（正常值 0.5～1.0ng / mL）。

④ 处理：停药，补钾（维持［K^{+}］＞4.5mmol / L 较安全），予利多卡因 / 阿托品，禁用于电复律。

（4）禁忌证：心动过缓 / 传导阻滞，AMI＜24h。

五、钙离子拮抗剂（CCB）

1. 药物（表 1–13）

表 1–13 CCB 分类、常见药物及其临床应用

药物	降压 / 抗心绞痛剂量	备注
（1）Ⅰa 类∈ DHB 类（L 型 Ca^{2+} 通道阻滞剂）		
硝苯地平 10mg / 粒		
硝苯地平控释片 30mg / 粒	1～2 粒 qd	
氨氯地平 5mg / 粒	1～2 粒 qd	左旋∝心血管疗效，右旋∝不良反应
左旋氨氯地平 2.5mg / 粒	1～2 粒 qd	
非洛地平 5mg / 粒	1～2 粒 qd	
尼卡地平 10mg（1 支）+NS 补齐至 50mL 微泵（7.5mL / h 即 25μg / min → 逐渐加量 → max 90mL / h 即 300μg / min） 注：主要用于高血压急症（尤 HBP 脑病 / 脑卒中），HR↑，扩张脑血管↑↑→ 禁用于颅内压↑		

续表

药物	降压 / 抗心绞痛剂量	备注
（2）Ⅰb 类∈非 DHB 类（L 型 Ca^{2+} 通道阻滞剂）		
地尔硫䓬 30mg / 粒	1～3 粒 tid	
地尔硫䓬缓释片 90mg / 粒	1～2 粒 qd	
地尔硫䓬 10mg（1 支）+NS 补齐至 20mL 静推（10min）→ 10mg+NS 100～250mL 静滴（1～2h 滴完） 注：主要用于血管痉挛		
（3）Ⅰc 类∈非 DHB 类（L 型 Ca^{2+} 通道阻滞剂）		
维拉帕米 40mg / 粒	1～3 粒 tid	
维拉帕米缓释片 120mg / 粒	1～2 粒 qd	
维拉帕米 5mg（1 支）+NS 补齐至 20mL 静推（10min）→ 可重复 注：主要用于室上速		
（4）Ⅱ类（T 型 +CNS 中 N / P / R 型 Ca^{2+} 通道阻滞剂）		
（5）Ⅲ类（非选择性 Ca^{2+} 通道阻滞剂）：如氟桂利嗪 5mg / 粒		

2. 药理

（1）Ⅰa 类：舒张平滑肌 → 扩血管（尤动脉）/BP↓+ 支气管 / 胃肠道 / 泌尿道等舒张，抗动脉粥样硬化 / 降胆固醇。

（2）Ⅰb 类
（3）Ⅰc 类
} 心肌收缩力↓/ HR↓/ 传导↓，扩血管（尤血管解痉）。

（4）Ⅲ类：扩脑血管。

3. 注意

反射性交感（+）/ HR↑（主要见于短效硝苯地平），面部潮红 / 头痛 / 恶心 / 便秘 / 局部（踝部）水肿（∵动脉扩张为主）。DHB 类慎用于 HF（仅限长效氨氯地平 / 非洛地平等）/ 禁用于低血压，非 DHB 类禁用于低血压 / HF / 心动过缓 / 传导阻滞。

六、硝酸酯类

1. 药物（表 1-14）

表 1-14 硝酸酯类常见药物及其临床应用

药物	抗心肌缺血治疗 / 预防剂量	起效 × 持续时间
（1）硝酸甘油 0.5mg / 粒	0.5mg 舌下 → 重复 /5min（≤ 3 次）	2～3min×30min
硝酸甘油 10mg（2 支）+ NS 补齐至 50mL 微泵（3mL / h 即 10μg / min → +1.5mL / h /（5～10min）→ max 30mL / h 即 100μg / min） 注：主要用于心肌缺血 / HF / 高血压急症，连续 ×24h → 偏心给药 / 即连续 ×12h + 间停 ×12h（∵易耐药）		
（2）硝酸异山梨酯 10mg / 粒	5～10mg tid（首关消除显著 / PO 少）	30min×6h
硝酸异山梨酯 50mg 微泵（1～2mL / h 即 1～2mg / h → 逐渐加量 → max 8～10mL / h 即 8～10mg / h） 注：主要用于心肌缺血 / HF		
（3）单硝酸异山梨酯 20mg / 粒 单硝酸异山梨酯缓释片 60mg / 粒	20mg bid 60mg qd	60min×6h 90min×12h

2. 药理

硝酸酯类进入血管平滑肌细胞（SMC）→ 在 GSH 转移酶作用下释放 NO↑→ 与巯基联合激活鸟苷酸环化酶 GC(+) → 产生 cGMP↑→ Ca^{2+} 外流↑/胞内 Ca^{2+}↓→ 舒张血管平滑肌（呈剂量依赖性），依次扩张静脉 → 大/中动脉 → 阻力小动脉。

（1）扩张静脉（小剂量）/ 动脉（大剂量）→ 心脏前/后负荷↓→ 心肌耗氧量↓↓，亦可造成 BP↓→ 反射性 HR↑→ 心肌耗氧量↑，但总体呈现心肌耗氧量↓。

（2）扩张冠脉（尤心外膜冠脉大分支/对冠状微动脉影响小/避免冠脉盗血现象）→ 缺血区域血供↑（尤心内膜缺血区域）。

（3）降低肺血管床压力 → 肺动脉压↓。

（4）其他：改善内皮功能，抗 PLT 聚集，抗增殖/保护心肌细胞。

3. 注意

过敏反应（尤皮疹），低血压（尤直立性低血压）→ 反射性 HR↑，面部潮红/头痛（呈剂量/时间依赖性/继续应用 1～2 周则消失）。禁用于右心室梗死/心脏压塞/缩窄性心包炎/限制型心肌病（RCM）、严重主动脉瓣狭窄/梗阻性肥厚型心肌病（HCM）、低血压/HR＜50bpm 或＞110bpm、颅内压增高者。

七、抗心律失常药物

1. 分类

药物发展：奎尼丁 ×100 余年→普鲁卡因胺 ×50 余年 → 1960s 开始应用利多卡因 → 1980s 开始应用普罗帕酮等 → 1990s 开始发现Ⅰ类药物虽心律失常↓但总死亡率↑→ 开始注重Ⅲ类药物发展。

抗心律失常药物分类、机制及其常见药物见表 1-15。

表 1-15 抗心律失常药物分类、机制及其常见药物

类别		机制	APD	药物
Ⅰ类（Na^+ 通道阻滞剂）	Ⅰa	阻滞 I_{Na}（适度）	↑	奎尼丁，普鲁卡因胺
	Ⅰb	阻滞 I_{Na}（轻度）	↓	利多卡因，美西律，莫雷西嗪
	Ⅰc	阻滞 I_{Na}（显著）	N	普罗帕酮
Ⅱ类（β 受体阻滞剂）		阻滞 β 受体	N	艾司洛尔，美托洛尔，比索洛尔
Ⅲ类（选择性延长复极药物）		阻滞 I_K	↑	胺碘酮，索他洛尔，利特类
Ⅳ类（Ca^{2+} 通道阻滞剂）		阻滞 I_{Ca-L}	N	维拉帕米，地尔硫䓬
其他		腺苷/ATP（I_K 激动剂），洋地黄类（Na 泵阻滞剂） 阿托品（M 受体阻滞剂），异丙肾上腺素（β 受体激动剂）		

注：APD 示动作电位时程。

2. 机制（图 1-7）

（1）Ⅰ类：阻滞 I_{Na} → 降低 0 相上升速度/减慢传导 → 有效终止折返。

注：病态心肌如 HF/缺血心肌对其特别敏感 → 易诱发致命性心律失常。

（2）Ⅱ类：阻滞 β 受体 → 抑制交感效应，抑制 I_{Ca-L}/I_f → 减慢窦律/房室传导。

注：缺血心肌复极离散度↓/阈值↑→ 减少室颤发作。

（3）Ⅲ类：阻滞 I_K → 延长 APD/有效不应期 → 有效终止各种微折返（发挥抗颤/防颤作用）。

注：胺碘酮 → 另阻滞 I_{Na} 等其他离子通道 → 临床应用较广泛/但心外副作用较多。

（4）Ⅳ类：阻滞 I_{Ca-L} → 减慢窦律/房室传导。

注：负性肌力作用 → 慎用于 HF。

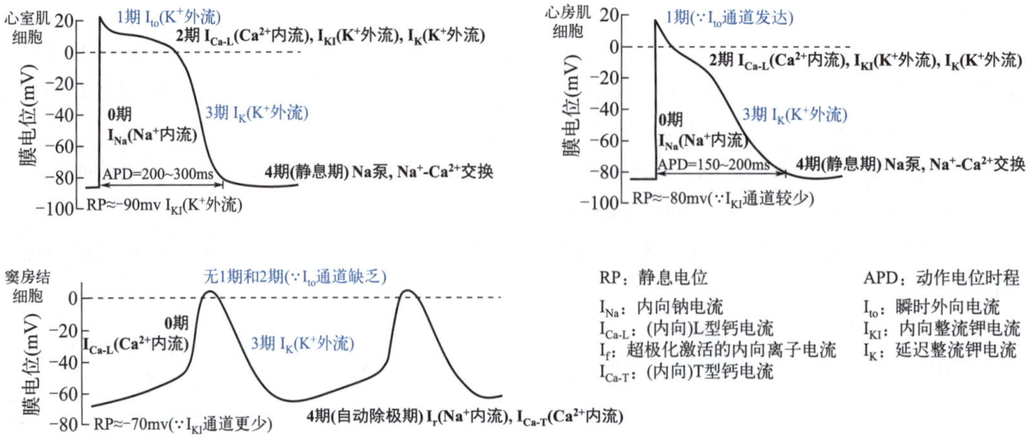

图1-7 心肌细胞动作电位分期及其离子流

3. 应用

（1）Ⅰ类药物

① 奎尼丁

应用：主要用于房扑（AFL）/ 房颤（AF）复律、窦律维持。

注意：尖端扭转型室速（TDP）→ 奎尼丁晕厥（现已少用）。

② 利多卡因 1mg / kg+NS 补齐至 20mL 静推（5min）→ 300mg+NS 补齐至 50mL 微泵（10～20mL / h 即 1～2mg / min）（＜24h）。

应用：主要用于室性心律失常（∵轻度阻滞 I_{Na} → APD 较长的心室肌有效 / 而 APD 较短的心房肌基本无效）。

注意：CNS 症状（言语不清 / 意识障碍）/ 心脏抑制作用（心肌收缩力↓/ HR↓），高龄 / 肝损伤者 → 剂量减半。

③ 美西律 100mg q8h。

应用：同“利多卡因”，尤适合 HF / HR↓者（∵心脏抑制↓）。

注意：消化道症状 / CNS 症状。

④ 莫雷西嗪 150mg q8h 。

应用：同“利多卡因”。

注意：消化道症状。

⑤ 普罗帕酮 70mg 静推（10min）→ 可重复，普罗帕酮 150mg q8h。

应用：主要用于室上性心律失常＞室性心律失常。

注意：心肌收缩力↓/ 室内传导阻滞。

（2）Ⅱ类药物

① 艾司洛尔 0.5mg / kg + NS 补齐至 20mL 静推（1min）→（30×kg 体重）mg + NS 补齐至 50mL 微泵［5mL / h 即 50μg/(kg · min) → + 5mL / h（间隔 4min ）→ max 20mL / h 即 200μg/(kg · min)］。

应用：主要用于 AFL / AF 控制心室率（紧急）。

② 美托洛尔 25mg bid。

应用：主要用于 AFL / AF 控制心室率（一般）、减少早搏、预防室速复发。

（3）Ⅲ类药物

① 胺碘酮 150mg+NS 补齐至 20mL 静推（10min）→ 300mg+NS 补齐至 50mL 微泵（10mL / h 即

1mg / min×6h → 5mL / h 即 0.5mg / min× 维持）（≤1200mg / d）。

胺碘酮 0.2g q8h×5～7d → q12h×5～7d → qd×5～7d → qod× 维持。

应用：主要用于室上性心律失常 / 室性心律失常。

注意：HR↓（若 QTc ＞0.5s / HR ＜55bpm 则停用）/ BP↓，肺纤维化（常发生在 3 个月～1 年时 / 易误诊为 HF）/ 甲状腺功能异常（常表现为心动过缓 / 易误诊为胺碘酮副作用）/ 肝功能受损 / 角膜色素沉着。

② 索他洛尔 80mg q12h。

应用：同“胺碘酮”。

注意：心肌收缩力↓ / HR↓。

③ 伊布利特 0.5～1.0mg + NS 补齐至 20mL 静推（10min）→ 可重复，多非利特 0.25～0.5mg q12h。

应用：主要用于 AFL / AF 复律。

注意：QT 间期↑→ TDP。

（4）Ⅳ类药物

① 维拉帕米 5mg + NS 补齐至 20mL 静推（10min）→ 可重复，维拉帕米 40～120mg tid。

应用：主要用于 AFL / AF 控制心室率、终止室上速 / 维拉帕米敏感性室速。

② 地尔硫䓬 10mg + NS 补齐至 20mL 静推（10min）→ 10mg+NS 100～250mL 静滴（1～2h 滴完），地尔硫䓬 30～90mg tid。

应用：主要用于 AFL / AF 控制心室率、降压。

（5）其他药物

① 腺苷 6mg 静推（快）→ 2min 无效则 12mg 静推（快）。

ATP 5mg 静推（快）→ 2min 无效则 10mg 静推（快）。

应用：主要用于终止室上速。

注意：胸闷 / 头痛（持续时间极短）→ 重则 HR↓。

② 地高辛 0.125mg qd（若＞70 岁 / 肾功能不全则 qod）→ 0.125～0.25mg qd（常规）→ 0.375～0.5mg qd（AF 伴快速心室率）。

西地兰 0.2～0.4mg+NS 补齐至 20mL 静推（10min）→ 重复 0.2mg / 2～4h（≤1.2mg / d）（若 AF 伴快速心室率则剂量↑）。

应用：主要用于 AFL / AF 控制心室率、终止室上速（尤 HF 时首选）。

③ 阿托品 0.5mg 静推 → 可重复（总剂量≤2mg）

异丙肾上腺素 1mg+NS 补齐至 50mL 微泵（3～12mL / h 即 1～4μg / min）

应用：主要用于心动过缓 / AVB（不宜长时间应用）。

注意：异丙肾上腺素禁用于频发室早 / 心肌缺血。

4. 促心律失常作用

（1）定义：抗心律失常药物应用后（一般 3 天内），诱发新的心律失常 / 原有心律失常恶化，并排除药物中毒 / 自身心律失常恶化。

（2）表现

① 新出现的心律失常（容易判断）：房扑 1∶1 下传（见于Ⅰc 类复律 AF）/ 室速 / TDP（见于奎尼丁）/ 室颤，心动过缓 / 传导阻滞（见于Ⅰc 类引起室内阻滞）。

② 原有心律失常恶化（不易判断）：阵发性 → 持续性，心动过速频率进一步加快。

（3）治疗：停用相关药物，补钾补镁，按具体心律失常处理。

1–11 专题 血液系统药物

一、抗贫血药

1. 琥珀酸亚铁 200mg qd ~ bid（餐后），缓释片 200 ~ 400mg qd（餐后）
   右旋糖酐铁 50 ~ 100mg qd ~ tid（餐后）
   NS/GS 100mL+ 右旋糖酐铁 100 ~ 200mg 静滴 biw ~ tiw

注意：过敏 / 胃肠道反应 / 便秘黑便。慎用于肝功能不全（尤静脉）/ 胃肠溃疡或炎症（尤口服）/ 急性感染，联合 Vit C 可促进铁吸收，避免浓茶，胆红素假性↑。

2. 甲钴胺 0.5mg tid，甲钴胺 0.5mg 肌注 tiw

药理：内源性辅酶 B_{12} → 主要用于治疗周围神经炎。

3. Vit B_{12} 25μg qd ~ qid，Vit B_{12} 25 ~ 100μg 肌注 qd

（1）药理：转化为甲基钴胺 / 内源性辅酶 B_{12} → 分别用于治疗巨幼红细胞性贫血 / 周围神经炎。

（2）注意：过敏 / 胃肠道反应，Vit B_{12} 另有尿酸↑。慎用于痛风。

4. 叶酸 5 ~ 10mg tid，或叶酸 5 ~ 10mg 肌注 qd

注意：可引起过敏 / 胃肠道反应，常联合应用 Vit B_{12}。

5. 重组人促红素（rhEPO）10000U 皮下 qw ~ q2w

注意：过敏 /［K^+］↑ / BP↑ / 血液黏稠度↑。慎用于高血压 / 血栓性心脑血管疾病 / 未控制的感染。

6. 罗沙司他 70 / 100mg（< / ≥ 60kg）tiw（未透析），100 / 120mg（< / ≥ 60kg）tiw（透析）

（1）药理：抑制脯氨酰羟化酶（PHD）→活化低氧诱导因子（HIF）→EPO↑→ 主要用于治疗 CKD 所致贫血。

（2）注意 : 过敏 / 胃肠道反应 / BP↑ / 血糖↑ / 血栓。CTP-B / C 级宜减量，慎用于未控制 HBP，禁用于妊娠哺乳者。

二、促白细胞药

1. 地榆升白片 0.2 ~ 0.4g tid

2. 利可君 20mg tid

注意：兼顾 PLT↑。慎用于髓细胞性白血病。

3. 鲨肝醇 50～150mg tid×4 周 / 疗程

4. 重组人粒细胞刺激因子（rhG-CSF）2～5μg / kg 皮下注射 qd

注意：慎用于髓细胞白血病。

三、促血小板药

1. 重组人白细胞介素 11（rhIL-11）25～50μg / kg 皮下注射 qd×1～2 周

（1）药理：来自大肠杆菌表达系统（易含内毒素）→ rhIL-11（2 周起效）→ 仅作用于巨核细胞分化的早期阶段（对红系 / 粒系影响↑）。

（2）注意：过敏 / 房扑房颤（尤钠水潴留 / CHF）。慎用于血栓性心脑血管病，若 CLcr＜30mL / min 则 25μg / kg。

2. 重组人血小板生成素（rhTPO）300U/kg 皮下 qd×2 周

（1）药理：来自仓鼠卵巢细胞表达系统（不含内毒素）→ rhTPO（1 周起效 / 2 周达峰）→ 作用于巨核细胞分化至成熟全过程（对红系 / 粒系影响↓）。

（2）注意：过敏 / PLT↑↑（尤特异质病人）。慎用于血栓性心脑血管病，若感染则先控制再应用。

3. 阿伐曲泊帕 60mg / 40mg（PLT＜40/50×10^9/L）qd×5 天 → 操作 / 手术（5～8 天内）
阿伐曲泊帕 20～40mg qd× 直至并维持 PLT ≥ 50×10^9/L

药理：血小板生成素（TPO）受体激动剂 → 刺激巨核细胞分化至成熟全过程，联合 rhTPO → 产生累加效应。

四、促凝血药 / 抗纤溶药（止血药）

1. NS 100mL+ 卡络磺钠 60～80mg 静滴 qd

药理：降低 Cap 通透性，［尿］↑→ 尤泌尿系出血疗效显著。

2. NS 100mL+ 酚磺乙胺 0.5g 静滴 q12～8h

（1）药理：降低 Cap 通透性 + 增强 PLT 功能。

（2）注意：慎用于血栓栓塞性疾病 / 肾功能不全者。

3. Vit K_1 10mg 肌注（避光）qd～bid

（1）药理：Vit K → 凝血因子Ⅱ / Ⅶ / Ⅸ / Ⅹ合成↑/ 活性↑，主要用于梗阻性黄疸 / 慢性腹泻 / 长期应用广谱抗菌药物 / 华法林等（∵ Vit K 吸收↓/ 活性↓）。

（2）注意：过敏性休克。慎用于严重肝功能不全者。

4. 蛇毒血凝酶（巴曲亭）1U 静注 q12～8h

（1）药理：类凝血酶样作用 → 血管破损处 PLT 聚集 / 激活↑+ 纤维蛋白原降解 / 纤维蛋白单体 / 交联形成纤维蛋白↑。

（2）注意：过敏。慎用于 DIC / 血栓形成。

5. NS / GS 100mL+ 人凝血酶原复合物 10～20U / kg 静滴 qd×2～3 天

（1）药理：补充凝血因子Ⅱ / Ⅶ / Ⅸ / Ⅹ。

（2）注意：过敏。慎用于 DIC / 血栓形成。

6. NS / GS 100mL+ 氨基己酸 4～6g 静滴 q12～6h（作用弱 / 维持短 / 不良反应多）
NS / GS 100mL+ 氨甲苯酸 0.1～0.3g 静滴 qd～q12h（作用中 / 维持中 / 不良反应中）
GS 100mL+ 氨甲环酸 0.25～0.5g 静滴 q8～6h（作用强 / 维持长 / 不良反应少）

（1）药理：赖氨酸类似物 + 纤溶酶原 → 阻止纤溶酶原结合纤维蛋白网 → 纤溶酶原激活↓→ 裂解纤维蛋白（原）↓。

（2）注意：低血压 / 头晕，慎用泌尿系出血（∵血凝块阻塞）/ 联用避孕药（∵血栓形成），禁用于 DIC 高凝期 / 必要时在肝素化基础上用于 DIC 纤溶亢进期。

五、抗血小板药 / 抗凝药

1. 阿司匹林 300mg st（PCI 术前＞2h）→ 100mg qd（预防血栓形成）
西洛他唑 100mg bid（治疗动脉硬化性闭塞症）
双嘧达莫 25～50mg tid（预防血栓形成）
氯吡格雷 300mg st（PCI 术前＞6h）→ 75mg qd（预防血栓形成）
替罗非班 5mg/100mL 微泵 [0.4μg /（kg · min）] ×30min →[0.1μg /（kg · min）] ×48h（治疗 ACS）

（1）药理：抗血小板药的作用机制见图 1-8，阿司匹林另有解热 / 镇痛 / 抗炎作用，西洛他唑 / 双嘧达莫另有扩血管作用。

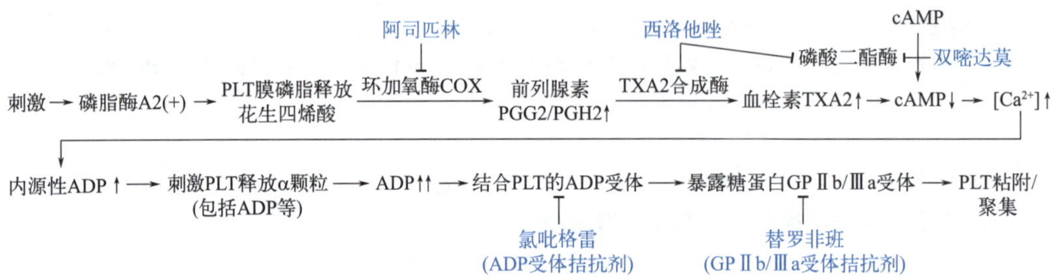

图1-8 抗血小板药/抗凝药药理示意图

（2）注意：过敏 / 出血，阿司匹林慎用 G-6-P 脱氢酶缺乏（∵溶血）/ 肾功能不全（∵肾脏代谢为主），西洛他唑慎用心绞痛（∵ HR↑）/ 恶性高血压（∵ BP↑），双嘧达莫慎用低血压（∵扩血管），氯吡格雷慎用肝功能不全（∵肝脏代谢为主），若需行外科手术则提前 7 天停用阿司匹林 / 氯吡格雷。

2. 普通肝素（UH）

（1）药理：动物体内提取的含硫酸氨基葡聚糖的夹杂物（分子量 3000～30000kD）+ 抗凝血酶Ⅲ → 抑制凝血因子Ⅻ / Ⅺ / Ⅸ / Ⅹ / Ⅱ，另有促纤溶作用等。

（2）注意：需要监测凝血 / 鱼精蛋白能完全中和，出血↑↑/ PLT↓↓/ [K^+]↑（∵醛固酮↓）。

3. 低分子量肝素（LMWH）
依诺肝素 40mg 皮下 qd×1～2 周（预防 DVT）
注：若 CLcr＜30mL / min 则 20mg / d，若 CLcr＜15mL / min 则不推荐。
依诺肝素 1mg / kg 皮下 q12h×1～2 周（治疗 DVT）
依诺肝素 1mg / kg 皮下 q12h×1 周（治疗 UA/NSTEMI）
依诺肝素 30mg 静脉 st → 1mg / kg 皮下 q12h×1 周（治疗 STEMI /＜75 岁）
依诺肝素 0.75mg / kg 皮下 q12h×1 周（治疗 STEMI /≥75 岁）

注：若 CLcr＜30mL / min 则 1mg / (kg·d)，若 CLcr＜15mL / min 则不推荐。

（1）药理：UH 经裂解生成的含硫酸氨基葡聚糖片段的夹杂物（分子量 3000～5000kD）+ 抗凝血酶Ⅲ → 抑制凝血因子Ⅹ＞Ⅱ。

（2）注意：无需监测凝血蛋白 / 鱼精蛋白部分中和，出血↑/ PLT↓/［K^+］↑（∵醛固酮↓）。慎用近期 CNS 或眼科手术 / 脑卒中 / DM 视网膜病变 / 未控制高血压 / 消化性溃疡 / 严重肝肾功能不全 / 低体重 / 儿童，禁用心内膜炎 / 活动性出血 / 椎管内麻醉或穿刺≤24h。

4. 磺达肝癸

磺达肝癸 2.5mg 皮下 qd（预防 / 治疗 DVT）

注：若 CLcr＜50mL / min 则 1.5mg / d，若 CLcr＜20mL / min 则不推荐。

磺达肝癸 2.5mg 皮下 qd×1 周（治疗 UA/NSTEMI）

磺达肝癸 2.5mg 静脉 st → 2.5mg 皮下 qd（治疗 STEMI）

（1）药理：人工合成的 UH / LMWH 活性片段（分子量 1700kD）+ 抗凝血酶Ⅲ → 仅抑制凝血因子Ⅹ。

（2）注意：无需监测凝血 / 鱼精蛋白不能中和，不良反应≈ LMWH，但出血↓/ 肝功能不全者无需调整剂量。

5. 华法林

华法林 1.25～2.5mg qd（初始）→ 监测凝血 1 次 /3 天 → 若连续两次未达标则 +（1 / 4～1 / 2）粒 → 直至连续两次稳定达标（INR=2～3 / 若≥ 75 岁则 INR=1.6～2.5）→ 监测凝血 2 次 / 周 ×2 周 → 监测凝血 1 次 / 月（防治 DVT / PE，预防瓣膜病 AF 栓塞 / 瓣膜术后血栓形成）

（1）药理：Vit K 拮抗剂 → 肝内合成凝血因子Ⅱ / Ⅶ / Ⅸ / Ⅹ前体↓及其活化↓，3 天起效 / 6 天达峰（∵待体内已合成及活化的凝血因子耗竭）/ 停药 6 天抗凝作用消失（疗效易受药物 / 食物 / 酒精等影响）。

（2）注意：慎用于近期 CNS 或眼科手术 / 脑卒中 / DM 视网膜病变 / 未控制高血压 / 消化性溃疡 / 严重肝肾功能不全 / 低体重 / 儿童，禁用于心内膜炎 / 活动性出血 / 椎管内麻醉或穿刺≤24h。

6. 利伐沙班

利伐沙班 10mg qd（餐时）（预防 DVT）

注：若 CLcr＜30mL / min 则不推荐。

利伐沙班 15mg bid（餐时）× 21 天 → 20mg qd（餐时）× ≥ 3 个月 / 长期（治疗 DVT / PE）

利伐沙班 20mg qd（餐时）（预防非瓣膜病 AF 栓塞）

注：若 CLcr＜50mL / min 则酌情 15mg / d，若 CLcr＜30mL / min 则不推荐。

（1）药理：凝血因子Ⅹa 抑制剂 → 凝血因子Ⅹa↓→ 凝血因子Ⅱa / 凝血酶↓，即刻起效 / 2～4h 达峰 / 停药后抗凝作用消失快。

（2）注意：不良反应≈华法林，但出血↓/ 无需监测凝血，漏服≤12h 则补服 / ＞12h 则不服。

7. 达比加群酯 150mg bid（防治 DVT / PE，预防非瓣膜病 AF 栓塞）

注：若 CLcr＜50mL / min 则酌情 110mg bid，若 CLcr＜30mL / min 则不推荐。

（1）药理：凝血因子Ⅱa / 凝血酶抑制剂 → 达比加群 → 凝血因子Ⅱa / 凝血酶↓，即刻起效 / 0.5～2h 达峰 / 停药后抗凝作用消失快。

（2）注意：不良反应≈华法林，但出血↓/ 无需监测凝血，漏服≤6h 则补服 / ＞6h 则不补服。

1-12 专题

糖皮质激素

一、内源性生成

肾上腺皮质由外向内（球状带 → 束状带 → 网状带）分别释放不同的肾上腺皮质激素，其基本结构见图 1-9，其分泌调节见图 1-10。

（1）球状带 → 盐皮质激素（醛固酮 / 无 17α- 羟化酶）。

（2）束状带 → 糖皮质激素（氢化可的松 / 有 17α- 羟化酶）。

（3）网状带 → 性激素。

肾上腺皮质激素主要影响物质代谢过程，其生理剂量主要在应激状态中发挥重要作用，而药理剂量主要发挥抗炎、抗过敏作用。

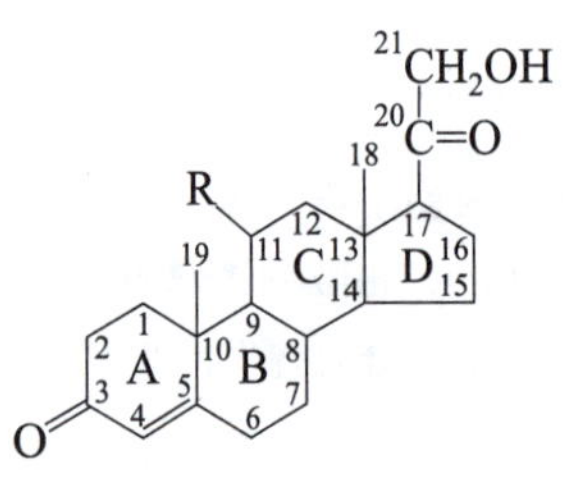

图1-9　肾上腺皮质激素的基本结构

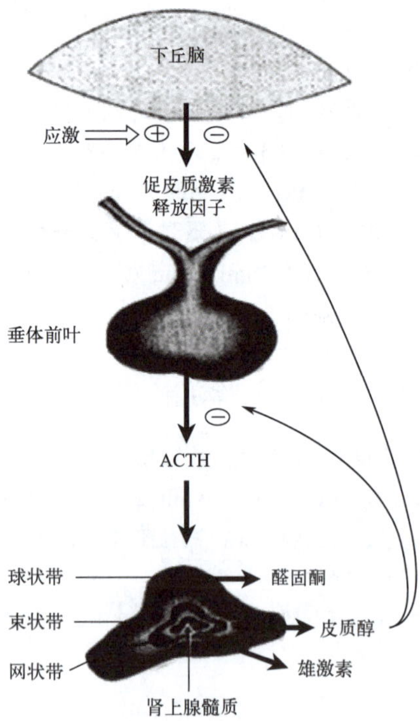

图1-10　肾上腺皮质激素分泌的调节

二、体内过程

（1）肝脏代谢（C4═C5 双键加氢还原，C3 酮基 → 羟基 → 葡萄糖醛酸 / 硫酸结合反应）→ 尿液排出。

（2）可的松 / 泼尼松（无活性）→ 肝脏转化（C11═O → C11—OH）→ 氢化可的松 / 泼尼松龙 → 故肝功能不全者不宜应用可的松 / 泼尼松，只能应用氢化可的松 / 泼尼松龙。

三、作用与影响（表 1-16）

表 1-16 糖皮质激素作用与影响

作用	机制	影响
（1）允许作用	胰高血糖素 / 儿茶酚胺等敏感性↑	血糖↑ / 血压↑
（2）糖代谢	利用↓，糖异生↑，糖原合成↑	类固醇性糖尿病
（3）脂肪代谢	分解↑（四肢），合成↑（躯干）	满月脸 / 水牛背 / 向心性肥胖，血脂↑
（4）蛋白代谢	分解↑，合成↓	皮肤菲薄 / 肌肉萎缩，骨质疏松 / 溃疡出血，愈合延迟
（5）水盐代谢	保钠排钾，尿钙排泄↑	钠水潴留，低钾低钙
（6）免疫抑制	抑制免疫细胞 / 介质释放 / 免疫反应	诱发 / 加重感染
（7）抗炎作用	降低 Cap 通透性，增加溶酶体膜稳定性	肉芽组织↓ / 影响愈合

四、药物分类（表 1-17）

表 1-17 糖皮质激素药物分类

<table>
<tr><th>分类</th><th>药物</th><th>水盐代谢</th><th>糖代谢 / 抗炎</th></tr>
<tr><td rowspan="2">1. 短效
持续作用
×8～12h</td><td rowspan="2">可的松（无活性）—肝转化 →
氢化可的松 100mg / 支（溶媒为酒精）—琥珀酸修饰
氢化可的松琥珀酸盐 50mg / 支（溶媒为水）</td><td>+++</td><td>+</td></tr>
<tr><td colspan="2">适用于肾上腺皮质功能不全（替代治疗）</td></tr>
<tr><td rowspan="2">2. 中效
持续作用
×12～36h</td><td rowspan="2">泼尼松（无活性）5mg / 片 —肝转化
泼尼松龙 5mg / 片 —甲基化修饰
甲泼尼龙 4mg / 片或 125mg / 支</td><td>++</td><td>++</td></tr>
<tr><td colspan="2">适用于自身免疫性疾病
（分泌高峰时服药 / ∵ HPA 轴被抑制弱）</td></tr>
<tr><td rowspan="2">3. 长效
持续作用
×36～54h</td><td rowspan="2">倍他米松（外用）
地塞米松（DXM）5mg / 支或 0.75mg / 片</td><td>+</td><td>+++</td></tr>
<tr><td colspan="2">适合短期使用
（∵ HPA 轴被抑制强且久）</td></tr>
</table>

注：HPA 轴为下丘脑 - 垂体 - 肾上腺轴。

五、适应证

（1）内分泌：垂体危象 / 肾上腺危象 / 甲状腺危象、肾上腺皮质功能减退（Addison 病）、重症亚甲炎 / Graves 眼病等。

（2）风湿免疫：SLE / 类风湿性关节炎 / 干燥综合征、血管炎 / 皮肌炎 / 系统性硬化症等。

（3）呼吸：哮喘 / 嗜酸粒性支气管炎 / 过敏性肺泡炎、放射性肺炎 / 间质性肺炎 / 结节病等。

（4）血液：自免性溶血 / ITP、白血病 / 淋巴瘤 / 多发性骨髓瘤等。

（5）肾脏：肾小球肾炎、肾病综合征、部分间质性肾炎等。

（6）神经：急性视神经病变、急性脊髓损伤、急性脑损伤等。

（7）过敏 / 移植反应：严重荨麻疹（抗组胺药 / 肾上腺素无效时），异体组织器官移植的排斥反应 / 异基因干细胞移植的移植物抗宿主病等。

（8）严重感染 / 炎症反应：严重细菌感染如重症肺炎 / 中毒型菌痢 / 暴发型流脑 / 导致休克 / 脑病 / 器质性损伤等（在有效抗感染基础上）、严重病毒感染如重症流感 / SARS / ALF 等。

（9）休克 / 重症：各种原因所致的休克、急性肺损伤、急性脑水肿等。

六、治疗方案（按泼尼松剂量计算）

1. 剂量

（1）冲击剂量：500～1000mg / d（静脉为主）× ≤3～5 天（适用于急危重症 / 抢救，如狼疮脑病 / 自免性脑炎 / 重症肌无力 / 重症药疹等）。

（2）大剂量：1～4mg /（kg · d）× ≤5～7 天（适用于冲击剂量有并发症顾虑尤感染、冲击剂量后减量）。

（3）足剂量：1mg /（kg · d）× ≤1 个月（适用于大多数疾病早期控制）。

（4）中剂量：0.5～1mg /（kg · d）（适用于部分疾病早期控制、足剂量后减量）。

糖皮质激素等效剂量换算见图 1-11。

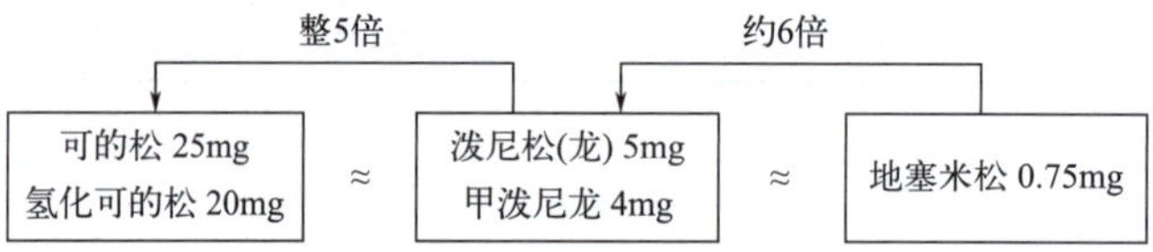

图1-11 糖皮质激素等效剂量换算

2. 疗程

（1）短程：＜1 个月（适用于结核性脑膜炎 / PCP / 重症药疹等）。

（2）长程：＞1 个月（适用于自免性疾病如 SLE / 肾病综合征 / 溶血性贫血等）。

3. 撤药

（1）＜1 周 → 直接停药，＞1 周 → 先减后停。

（2）30mg / d×2 周 → –5mg / 3～5 天 → 5～10mg / d× 维持 / 甚至停药。

（3）50mg / d×4 周 → –5mg / 1～2 周 → 减至 20mg / d → –5mg / 2～4 周 → 5～10mg / d× 维持 / 甚至停药。

4. 注意

监测血糖 / 血压 / 容量 / 电解质，加用胃黏膜保护剂 / 钙剂 / Vit D，警惕感染。

七、激素在急症中的临床应用——参考《糖皮质激素急诊应用专家共识（2020）》

1. 感染相关急症

（1）社区获得性肺炎（CAP）（仅脓毒症、呼吸衰竭 + pH ＜7.3 或乳酸 ＞4mmol / L 或 CRP ＞150mg / L，而病毒 / 真菌感染应慎重）

甲泼尼龙 0.5mg / kg 静脉 q12h×5 天，泼尼松 1mg /（kg · d）×5 天。

（2）肺孢子菌肺炎（PCP）（尤 HIV 感染伴中重度 PCP）

甲泼尼龙 40mg bid×5 天 → 40mg qd×5 天 → 20mg qd×11 天。

（3）慢阻肺急性加重（AECOPD）

泼尼松 1mg /（kg · d）×5～7 天。

（4）脓毒性休克（仅充分液体复苏 / 血管活性药物后 SBP ＜90mmHg×1h 以上）

氢化可的松 4～6mg /（kg · d）（分多次静脉）×5～7 天 → 逐渐减量 / 直至停药。

（5）病毒性心肌炎（仅重症 / 暴发性心肌炎）

氢化可的松 5～10mg /（kg · d）（分多次静脉）×2～4 周 → 逐渐减量 / 直至停药。

泼尼松 1～2mg /（kg · d）×2～4 周 → 逐渐减量 / 直至停药。

（6）细菌性脑膜炎（仅肺炎链球菌，且与抗菌药物同时应用）

地塞米松 0.6mg /（kg · d）（分多次静脉）×4 天。

（7）结核性脑膜炎

地塞米松 0.3～0.4mg /（kg · d）（分多次静脉）×2 周 → 0.2mg /（kg · d）×1 周 → 0.1mg /（kg · d）×1 周 → 4mg / d×1 周 → 3mg / d×1 周 → 2mg / d×1 周 → 1mg / d×1 周。

泼尼松 60mg / d×2 周 → 50mg / d×1 周 → 40mg / d×1 周 → 30mg / d×1 周 → 20mg / d×2 周 → 10mg / d×1 周。

2. 过敏相关急症

（1）过敏性休克（仅肾上腺素疗效不佳）

氢化可的松 4～6mg /（kg · d）（分多次静脉）×1～2 天，甲泼尼龙 0.5～1mg / kg 静脉 q12h×1～2 天。

（2）哮喘急性发作（仅 β 受体激动剂疗效不佳）

氢化可的松 8mg /（kg · d）（分多次静脉）×5～7 天，泼尼松 1mg /（kg · d）×5～7 天。

（3）重症药疹（尤 Stevens-Johnson 综合征）

甲泼尼龙 0.5～1mg / kg 静脉 q12h×3～5 天，泼尼松 1～2mg /（kg · d）×3～5 天。

（4）腹型过敏性紫癜（尤严重腹痛）

氢化可的松 4～6mg /（kg · d）（分多次静脉）× 症状缓解 → 泼尼松 → 逐渐减量 / 直至停药。

甲泼尼龙 0.5～1mg / kg 静脉 q12h× 症状缓解 → 泼尼松 → 逐渐减量 / 直至停药。

3. 免疫相关急症

（1）系统性红斑狼疮（SLE）

泼尼松 0.5～1mg/（kg · d）×6～8 周 → 逐渐减量 / 小剂量维持。

（2）特发性血小板减少性紫癜（ITP）（尤出血症状、PLT ＜$30×10^9$ / L）

泼尼松 1mg/（kg · d）× 直至病情稳定 → 快速减量 / 小剂量维持。

（3）自免性溶血（尤温抗体型）

泼尼松 0.5～1.5mg/（kg · d）× 直至 HCT ＞ 30% 或 Hb ＞ 100g / L → 逐渐减量 / 直至停药。

（4）自免性脑炎（尤抗 NMDA 受体脑炎）

甲泼尼龙 1000mg / d×5 天［联合人免疫球蛋白 0.4g/（kg · d）×5 天］。

（5）重症肌无力

泼尼松 20mg / d×3 天 → +5mg / 3d → 60～80mg / d。

（6）吉兰 - 巴雷综合征（GBS）

不推荐激素治疗。

4. 其他相关急症（略）

如急性脊髓损伤、脂肪栓塞综合征、放射性肺炎、肾上腺危象、甲状腺危象等。

八、激素在感染性疾病中的治疗原则——参考《糖皮质激素类药物临床应用指导原则（2023）》

（1）激素可降低机体免疫功能，致使感染加重，故感染性疾病原则上不应用激素。

（2）某些情况下，如严重细菌感染如重症肺炎 / 中毒型菌痢 / 暴发型流脑 / 导致休克 / 脑病 / 器质性损伤等（在有效抗感染基础上）、严重病毒感染如重症流感 / SARS / ALF 等，可适当应用激素进行辅助治疗。

（3）感染性疾病应用激素均需慎重，严格掌握适应证，密切观察不良反应。

九、激素在结核病中的应用

1. 激素作用

（1）有利：降低 Cap 通透性 / 稳定溶酶体膜 / 保护线粒体 → 减轻充血 / 渗出 / 水肿，抑制细胞免疫 → 减轻免疫损伤，缓解支气管痉挛 → 改善肺通气。

（2）不利：抑制细胞免疫 → 促进分枝杆菌增殖。

2. 一般用法

泼尼松 20～30mg qd（顿服 / 不良反应小）→ 减量 1～2 次 / 周（总疗程 1～3 个月）。

3. 特殊结核

（1）血行播散性肺结核（尤抗结核后结核中毒症状无缓解 / 伴有低氧血症）

泼尼松 30mg / d× 直至体温正常 / 症状改善 → 减量 1～2 次 / 周（总疗程≤8 周）。

（2）结核性脑膜炎（抗结核基础上早期联合 → 减少渗出 / 减轻脑水肿 / 降低颅内压 / 改善 CSF 循环 / 防治粘连阻塞）

泼尼松 30～40mg / d× 直至颅内压↓↓ / CSF 蛋白＜0.7g / L → 减量 1～2 次 / 周（疗程≤8 周）。亦可同时地塞米松 3～5mg+INH 100mg 鞘内注射 biw～tiw。

（3）结核性心包炎（抗结核 / 抽液同时早期联合 → 减少渗出 / 减轻粘连增厚 / 避免心包缩窄）

泼尼松 20～30mg / d× 直至体温正常 / 心包积液消失 / 心包厚度＜5mm → 减量 1～2 次 / 周（总疗程≤6 周）。

（4）结核性胸膜炎 / 腹膜炎（仅抗结核 / 抽液后结核中毒症状无缓解）

泼尼松 20～30mg / d× 直至体温正常 / 症状改善 → 减量 1～2 次 / 周（总疗程≤6 周）。

4. 慎用情况

耐药结核病、HIV / AIDS、糖尿病、严重高血压、活动性消化性溃疡、妊娠等。

1-13 专题

抗变态反应药

一、抗组胺药

1. 异丙嗪 12.5mg（止吐）/ 25mg（抗过敏）/ 50mg（镇静）肌注 st（max 100mg / d）

（1）药理：第一代（非选择性）H_1 受体阻滞剂 → 抗过敏作用，抗胆碱 → 抗眩晕 / 止吐作用，BBB 透过性↑→ 镇静作用。

（2）注意：口干 / 眼压↑/ 尿潴留（∵抗胆碱）。禁用于 CNS 抑制 / 昏迷。

2. 氯雷他定 10mg qd（若肝功能不全则 qod，慎用于肾功能不全）
左西替利嗪 5mg qd（若 CLcr < 50 / 30mL / min 则 qod / biw，慎用于肝功能不全）

药理：第二代（外周选择性）H_1 受体阻滞剂 → 抗过敏作用（主要用于缓解过敏性鼻炎 / 荨麻疹 / 湿疹 / 皮肤瘙痒等症状）。

二、过敏介质阻释药

酮替芬 1mg bid

（1）药理：H_1 受体阻滞剂（抑制过敏介质释放）→ 抗过敏作用（主要用于缓解过敏性哮喘 / 鼻炎 / 结膜炎 / 湿疹等症状）。

（2）注意：头晕 / 倦怠 / 嗜睡。

三、其他药

1. 复方甘草酸苷 40mg（抗过敏）/ 80 ~ 120mg（保肝）静脉 qd（max 200mg / d）

（1）药理：活性成分甘草次酸 → Δ^4-5β- 还原酶↓/ 皮质醇降解↓（抗炎）+ 磷脂酶 A_2↓/ 花生四烯酸代谢↓（抗炎）。

（2）注意：可引起［K^+］↓［Na^+］↑（∵假性醛固酮增多症）/BP↑（∵钠水潴留）/ 血糖↑（∵类激素作用）。

2. 葡萄糖酸钙 1g 静脉 st（必要时重复）

（1）药理：维持神经肌肉兴奋性 → Ach↑，降低 Cap 通透性 → 渗出↓。

（2）注意：HR↓（∵抑制心脏）/BP↓（∵扩血管）。

1-14 专题

非甾体类抗炎药（NSAID）

一、药理机制

（1）解热作用：抑制环加氧酶（COX）→ 前列腺素（PG）↓ → 下丘脑体温调定点↓ → 解热作用。

（2）镇痛作用：抑制环加氧酶（COX）→ 前列腺素（PG）↓ → 痛觉感受器敏感性↓ → 镇痛作用。

（3）抗炎作用：抑制环加氧酶（COX）→ 前列腺素（PG）↓ → 小血管舒张 / 微血管通透性↓ / PMN 募集↓等 → 抗炎作用。

二、不良反应

（1）胃肠道反应（尤非选择性 COX 抑制剂）：上腹不适 / 恶心呕吐 / 溃疡出血 / 甚至穿孔。

（2）过敏反应：皮疹 / 荨麻疹 / 瘙痒 / 剥脱性皮炎 / 甚至哮喘。

（3）肝肾毒性（尤苯胺类如对乙酰氨基酚）：转氨酶↑ / 肝细胞坏死 + 慢性肾炎 / 肾乳头坏死。

（4）心血管血栓事件（尤基础心血管疾病老年）：钠水潴留 / BP↑ / 心律不齐 / HR↑。

（5）骨髓抑制：抗 PLT / 粒细胞缺乏 / 再生障碍性贫血（∝变态反应）。

三、种类

1. 水杨酸类

阿司匹林 0.3～0.6g st / qid × 3 / 5 天（解热 / 镇痛）

阿司匹林 0.75～1.5g qid（抗炎）

（1）特点：解热 / 镇痛（++），抗炎（+）。

（2）注意：慎用于儿童病毒感染退热（∵急性肝脂肪变性 / 脑病 / Reye 综合征）/ G-6-P 脱氢酶缺乏症（∵溶血 / 蚕豆病），禁用于出血 / 哮喘 / 严重肝肾心衰。

2. 苯胺类

对乙酰氨基酚（扑热息痛）0.3～0.5g st / qid × 3 / 5 天（解热 / 镇痛）

（1）特点：解热 / 镇痛（++），抗炎（–）。

（2）注意：尤注意肝毒性，不良反应↓ → 尤适合儿童退热。

3. 吲哚类

吲哚美辛（消炎痛）6.25～12.5mg st / bid～tid（解热 / 镇痛）

吲哚美辛（消炎痛）25～50mg bid～tid（抗炎）

（1）特点：解热 / 镇痛（+++），抗炎（++）。

（2）注意：不良反应↑→仅用于其他 NSAID 不耐受 / 疗效差者。

4. 芳基丙酸类

布洛芬 / 混悬液（美林）0.2g / 15～20mL st / qid×3 / 5 天（解热 / 镇痛）

布洛芬缓释胶囊（芬必得）0.4g bid×5 天（镇痛）

（1）特点：解热 / 镇痛（++），抗炎（++）。

（2）注意：尤胃肠道反应（∵更倾向于抑制 COX-1）。

5. 芳基乙酸类

双氯芬酸肠溶片（扶他林）25～50mg tid（解热 / 镇痛 / 抗炎）

双氯芬酸缓释片（扶他林）75mg qd～bid（镇痛 / 抗炎）

（1）特点：解热 / 镇痛（+++），抗炎（+++）。

（2）注意：心血管血栓事件（∵更倾向于抑制 COX-2）。

6. 吡唑酮类

氨基比林 / 亚硫酸钠（安乃近）0.5～1g st（≤3 次 / 天）（解热 / 镇痛）

安替比林 / 氨基比林 / 巴比妥（安痛定）2mL 肌注 st（≤6mL / d）（解热 / 镇痛）

（1）特点：解热 / 镇痛（++），抗炎（+）。

（2）注意：不良反应↑（尤骨髓抑制）→仅用于临时紧急退热，安痛定慎用于呼吸困难。

7. 选择性 COX-2 抑制剂

塞来昔布（西乐葆）0.2g qd～bid（镇痛 / 抗炎）

（1）特点：解热（+），镇痛（++），抗炎（+++）。

（2）注意：尤肝毒性 / 心血管血栓事件。

1-15 专题

镇静催眠镇痛药

一、巴比妥类

苯巴比妥 15～30mg bid～tid（镇静）

苯巴比妥 30～100mg qn，或 50～100mg 肌注 st（催眠）

苯巴比妥 30～60mg tid，或 100～200mg 肌注 qd～bid（抗惊厥 / 抗癫痫）

苯巴比妥 30～60mg tid（促游离胆红素转化）

苯巴比妥 90mg qn（治疗 PSC 瘙痒）

（1）药理：（剂量小 → 大）镇静 / 催眠（安全性↓ / 苯二氮䓬类取代）→ 抗惊厥 / 抗癫痫 → 麻醉。

（2）注意：大剂量可抑制心血管 / 呼吸系统，长期成瘾 / 停药反跳。禁用于严重肺 / 肝 / 肾功能不全者。

二、苯二氮䓬类

1. 奥沙西泮 15～30mg tid～qid（抗焦虑 / 镇静 / 治疗酒精戒断）

奥沙西泮 15mg qn（催眠）

（1）药理：短效类（3～8h），抗焦虑 / 镇静 / 催眠为主。

（2）注意：慎用于急性酒精中毒 / 重症肌无力 / 严重 COPD / 青光眼 / 低蛋白血症（∵蛋白结合率↑）。

2. 阿普唑仑 0.4mg tid（抗焦虑 / 镇静）

阿普唑仑 0.4～0.8mg qn（催眠）

（1）药理：中效类（10～20h），抗焦虑 / 镇静 / 催眠为主。

（2）注意：慎用于急性酒精中毒 / 重症肌无力 / 严重 COPD / 青光眼 / 肝肾功能不全 / 抑郁症。

3. 艾司唑仑 1～2mg tid（镇静）

艾司唑仑 1～2mg qn（催眠）

艾司唑仑 2～4mg tid（抗惊厥 / 抗癫痫）

（1）药理：中效类（10～20h），镇静 / 催眠 / 抗惊厥 / 抗癫痫为主。

（2）注意：慎用于急性酒精中毒 / 重症肌无力 / 严重 COPD / 青光眼 / 肝肾功能不全者。

4. 地西泮 2.5～10mg tid（抗焦虑）
   地西泮 2.5～5mg tid，或10mg 肌注/静注 st（重复/3～4h，max 40～50mg/d）（镇静）
   地西泮 5～10mg qn，或10mg 肌注/静注 st（重复/3～4h，max 40～50mg/d）（催眠）
   地西泮 2～5mg/min 微泵 st（抗惊厥）
   地西泮 10mg 静注 st（重复/10～15min，max 40～50mg/d）（抗癫痫）

（1）药理：长效类（24～72h），抗焦虑/镇静/催眠/抗惊厥/抗癫痫为主。

（2）注意：慎用于急性酒精中毒/低蛋白血症（∵蛋白结合率↑）/肝功能不全者（∵仅肝脏代谢），禁用重症肌无力/严重 COPD/青光眼/严重肝功能不全者。

附：咪达唑仑（仅用于气管插管/机械通气的镇静）

咪达唑仑 50mg（终浓度 1mg/mL）+NS 补齐至 50mL 微泵 0.02～0.1mg/（kg·h），即 1～5mL/h（50kg）→ ±（25%～50%）× 直至足够镇静 → −（10%～25%）/数小时 × 直至最低有效速度。

三、非苯二氮䓬类

1. 异丙嗪 12.5mg（止吐）/25mg（抗过敏）/50mg（镇静）肌注 st（max 100mg/d）
   GS 100/250mL+异丙嗪 25/50mg（止吐/镇静）+氯丙嗪 25/50mg（止吐/镇静/降温）+哌替啶 50/100mg（镇痛）静滴 q12～8h（冬眠合剂）

（1）药理：第一代（非选择性）H_1 受体阻滞剂 → 抗过敏作用，抗胆碱 → 抗眩晕/止吐作用，BBB 透过性↑ → 镇静作用。

（2）注意：可引起口干/眼压↑/尿潴留（∵抗胆碱）。禁用于 CNS 抑制/昏迷。

2. 佐匹克隆 3.75～7.5mg qn（催眠）
   右佐匹克隆 1～2mg qn（催眠）

（1）药理：催眠为主，起效快/持续 6h → 入睡快且能保证睡眠深度/后遗效应轻，长期成瘾↓/停药反跳↓，右佐匹克隆药效/不良反应分别是佐匹克隆的 2 倍/一半。

（2）注意：慎用于抑郁症/严重肝功能不全（尤右佐匹克隆），禁用重症肌无力/严重 COPD/严重肝功能不全（尤佐匹克隆）。

附：右美托咪定（用于气管插管/机械通气/无人工气道/重症监护的镇静）

右美托咪定 200μg（终浓度 4μg/mL）+ NS 补齐至 50mL 微泵 0.2～0.7μg/（kg·h），即 2.5～8mL/h（50kg）× ≤24h。

四、阿片类镇痛药

1. 吗啡 5～10mg 静注 st（≤3次/d）（镇静/镇痛/心肌梗死/心源性哮喘）

（1）药理：镇静/镇痛/镇咳，舒张平滑肌，扩张外周血管。

（2）注意：便秘/尿潴留/BP↓。禁用于 COPD/哮喘/颅脑损伤（∵呼吸抑制）/肠梗阻/排尿困难者。

2. 哌替啶 25～100mg 肌注 st（≤3次/d）（镇痛）

（1）药理：镇静/镇痛，舒张平滑肌。

（2）注意：便秘/尿潴留/HR↑，禁用于 COPD/哮喘/颅脑损伤/室上速者。

3. 曲马多普通片 25～50mg qd～qid（≤200mg/d）
曲马多缓释片 100～200mg bid（≤400mg/d）
曲马多注射液 50～100mg 肌注 st（≤400mg/d）

（1）药理：镇痛为主。

（2）注意：禁用于严重的 COPD/哮喘/颅脑损伤/肠梗阻者。

4. 可待因 15～30mg bid～tid（镇痛/镇咳）

（1）药理：镇咳为主。

（2）注意：可引起痰液黏稠/不易咳出。慎用于 COPD/哮喘/颅脑损伤者。

第二篇

肝病基础与诊断学节选

关键词：

肝病基础，诊断学节选

2-01 专题

肝胆解剖学

一、肝脏解剖（5 叶 8 段）（图 2-1～图 2-8）

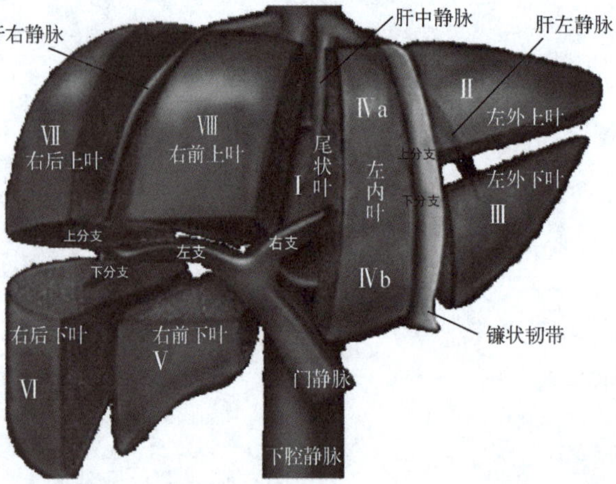

图2-1　肝脏5叶8段

下腔静脉

↑

肝左/中/右静脉（肝段外周）

↑

肝左/中/右静脉分支

↑

门静脉/肝动脉/胆道分支（肝段中心）

↑

门静脉/肝动脉/胆道

图2-2　肝血流方向

注：门静脉将肝脏分为上 / 下两个部分，肝中静脉将肝脏分为左叶 / 右叶，肝左静脉将左叶分为外段（Ⅱ + Ⅲ）/ 内段（Ⅳ），肝右静脉将右叶分为前段（Ⅴ + Ⅵ）/ 后段（Ⅶ + Ⅷ）。

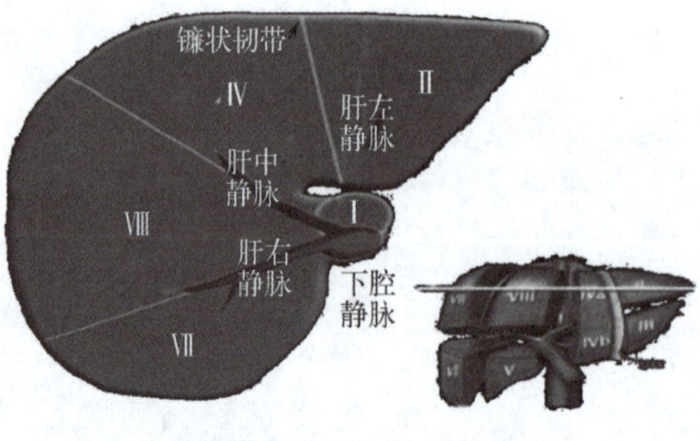

图2-3　肝上部水平解剖

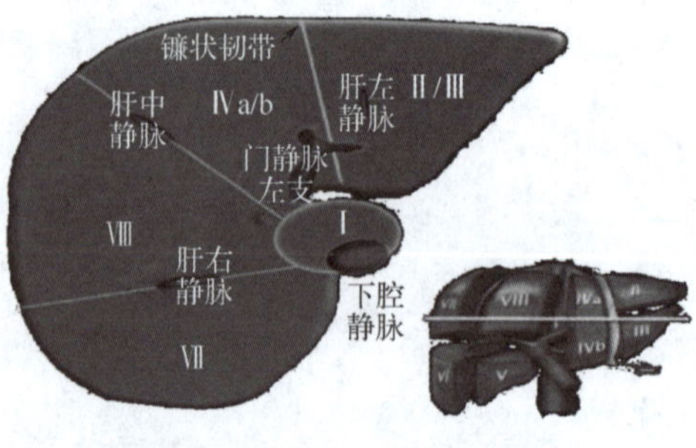

图2-4　门静脉左支水平解剖

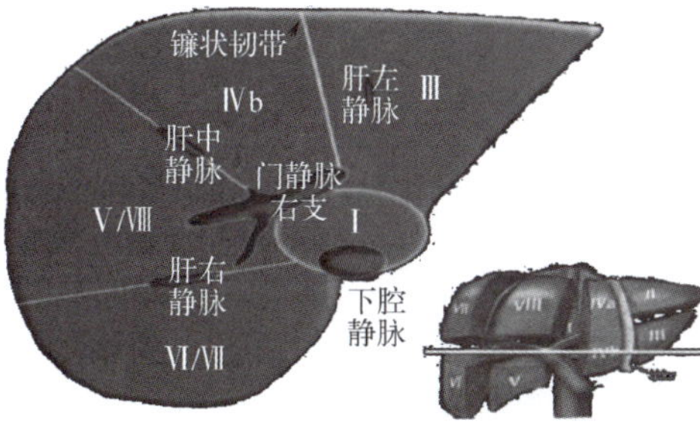

图2-5　门静脉右支水平解剖

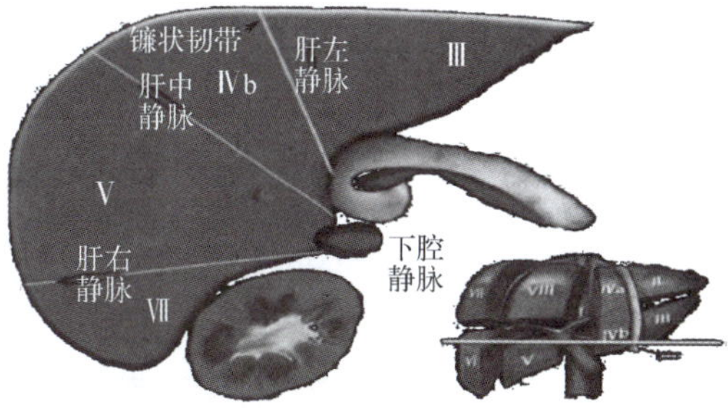

图2-6　脾静脉水平解剖

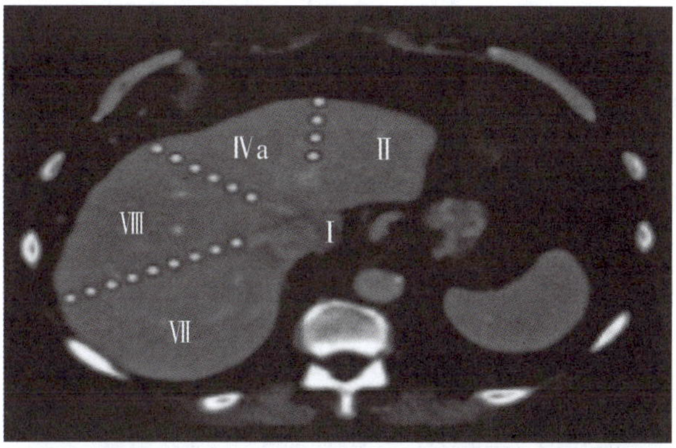

图2-7　肝上部CT（Ⅰ、Ⅱ、Ⅳa、Ⅶ、Ⅷ段）

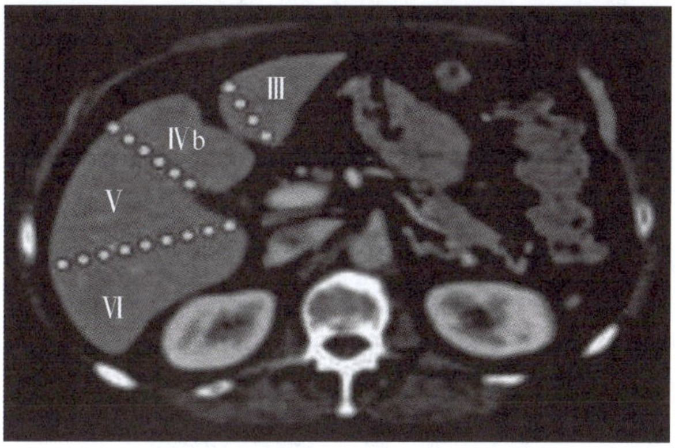

图2-8　肝下部CT（Ⅲ、Ⅳb、Ⅴ、Ⅵ段）

二、肝脏血管

（1）肝固有动脉（主要来源 腹主动脉分支）：血流量 400mL / min（压力约 100mmHg）× 血氧含量↑。

↓

反复分支 → 小叶间动脉 / 静脉 → 进入肝窦 → 中央静脉 → 肝静脉 → 下腔静脉。

↑

（2）门静脉（主要来源 胃肠 80% + 脾 20%）：血流量 1000～1200mL / min（压力约 7mmHg）× 血氧含量↓。

}供氧几乎相等

腔静脉系与门静脉系见图 2-9。

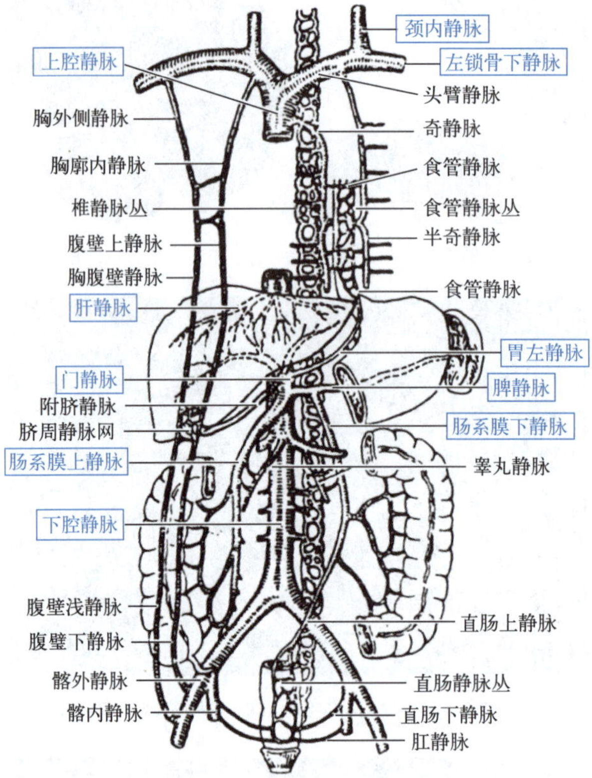

图2-9 腔静脉系与门静脉系

三、胆管（图 2-10）

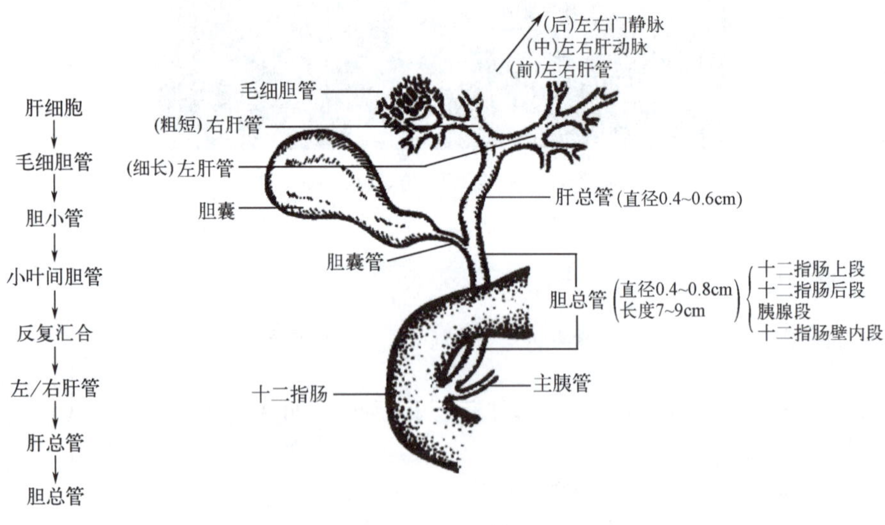

图2-10 胆管

2-02 专题

肝脏组织学

一、肝小叶

（1）提出：1833 年 / Kiernan 等及 1949 / Elisa 等 → 肝小叶为肝脏基本功能单位（实际应用最普遍）。

（2）结构（图 2-11 和图 2-12）

① 呈六角形柱状体（宽 0.7mm× 高 2mm），以中央静脉为中轴，肝细胞单行排列形成肝板（切片示肝细胞索）呈放射状排列，外周一层排列称之界板，相邻肝细胞之间有胆小管（又称毛细胆管 / 即相邻肝细胞膜内陷而形成的槽），相邻肝板之间为肝血窦（沟通门静脉 / 肝固有动脉小分支与中央静脉），肝板与肝血窦内皮之间为窦周隙（又称 Disse 间隙）。

② 门管区是指相邻肝小叶之间的三角形 / 椭圆形区域，主要有小叶间动脉（肝固有动脉分支 / 管径细管壁厚）、小叶间静脉（门静脉分支 / 管径粗管壁薄）、小叶间胆管（肝管分支）。

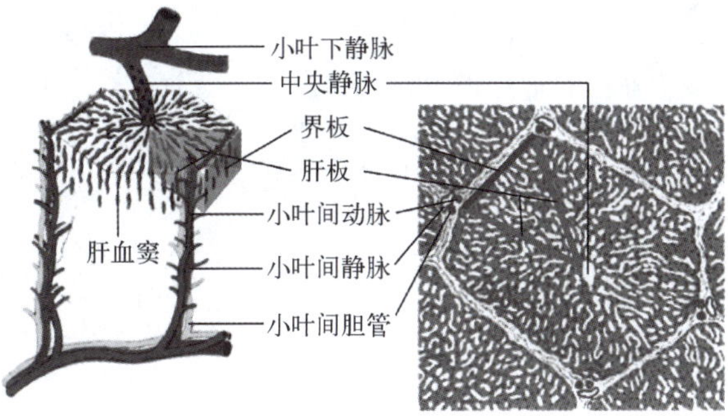

图2-11　肝小叶结构示意图

（图片引自王家珑，李绍白. 肝脏病学. 3版. 北京：人民卫生出版社，2013）

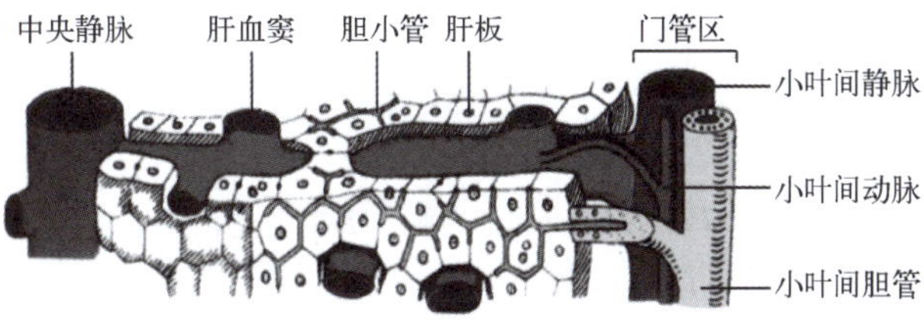

图2-12　肝板及其邻近结构示意图

（图片引自王家珑，李绍白. 肝脏病学. 3版. 北京：人民卫生出版社，2013）

（3）胆汁通路：肝细胞（分泌胆汁）→ 胆小管（相邻肝细胞膜内陷而成的槽）→ Hering 管（靠近界板）→ 小叶间胆管（门管区）→ 左 / 右肝管 → 肝总管 → 胆总管 → 胆囊 / 十二指肠。

（4）血流通路：门静脉 / 肝动脉（供应血液）→ 小叶间静脉 / 动脉（门管区）→ 肝血窦（血管迷路）→ 中央静脉 → 小叶间静脉 → 肝左 / 中 / 右静脉 → 下腔静脉。

二、门管小叶

（1）提出：1906 年 / Mall 等 → 门管小叶为肝脏基本功能单位（突出肝脏血液供应 / 胆汁分泌的路径）。

（2）结构：呈三角形柱状体，以门管区为中心，以三个中央静脉连线为界。

三、肝腺泡

（1）提出：1954 年 / Rappaport 等 → 肝腺泡为肝脏基本功能单位（有利于解释肝脏的病理变化 / 再生过程）。

（2）结构（图 2-13）：①呈卵圆形，以门管区的小叶间动脉 / 小叶间静脉 / 小叶间胆管各发出的一支终末管道为中轴，两端以中央静脉为界。② 6 个肝腺泡组成 1 个肝小叶，肝腺泡内的血流由中央流向外周，分为 Ⅰ 带（新鲜血液 / 营养物质↑↑↑→ 代谢 / 修复 / 再生能力↑↑↑）、Ⅱ 带（介入之间）、Ⅲ 带（新鲜血液 / 营养物质↑→ 代谢 / 修复 / 再生能力↑）。

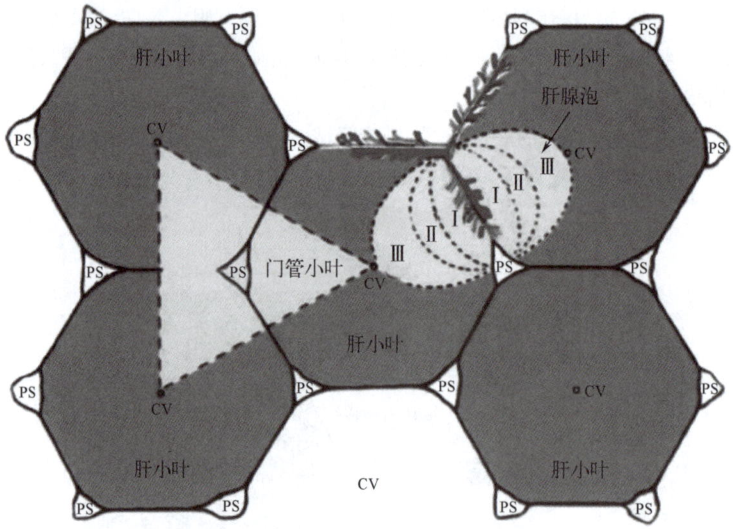

图2-13 肝小叶/门管小叶/肝腺泡关系示意图

注：CV中央静脉，PS门管区

（图片引自王家珑，李绍白. 肝脏病学. 3版. 北京：人民卫生出版社，2013）

四、肝脏细胞

包含肝细胞、内皮细胞、肝巨噬细胞 / Kupffer 细胞、大颗粒淋巴细胞 / Pit 细胞 / 陷窝细胞、肝星状细胞 HSC / Ito 细胞 / 贮脂细胞（图 2-14）。

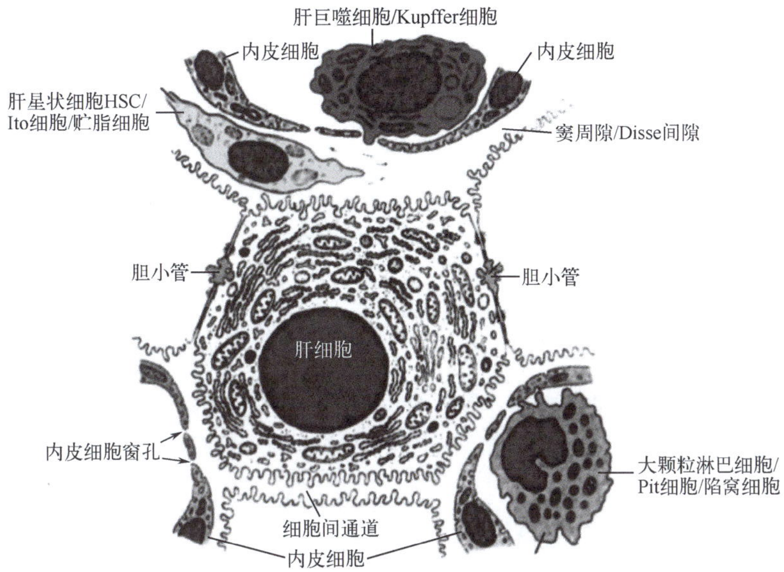

图2-14 肝细胞与邻近细胞关系示意图

（图片引自王家珑，李绍白. 肝脏病学. 3版. 北京：人民卫生出版社，2013）

五、肝脏间质（图 2-15）

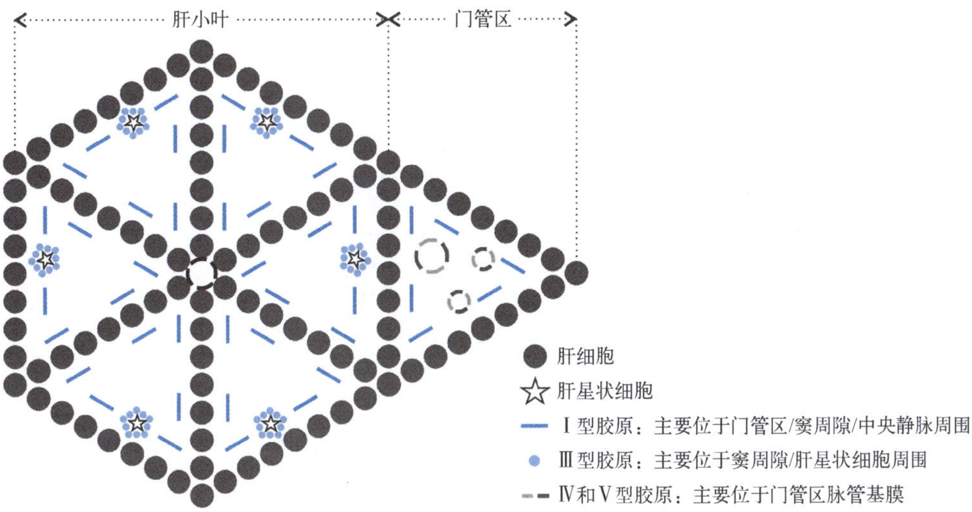

图2-15 肝脏间质与肝小叶/门管区关系示意图

2-03 专题

肝脏生化学

一、物质代谢

（一）糖代谢

1. 糖无氧分解（糖酵解）（图 2-16）：胞浆

生理意义：

① 供能迅速 → 肌收缩。

② 无需线粒体 → RBC。

③ 耗氧少 → 代谢活跃 WBC / 骨髓 / 神经等。

➔ 1molGlu → 4molATP – 耗 2molATP → 2molATP。

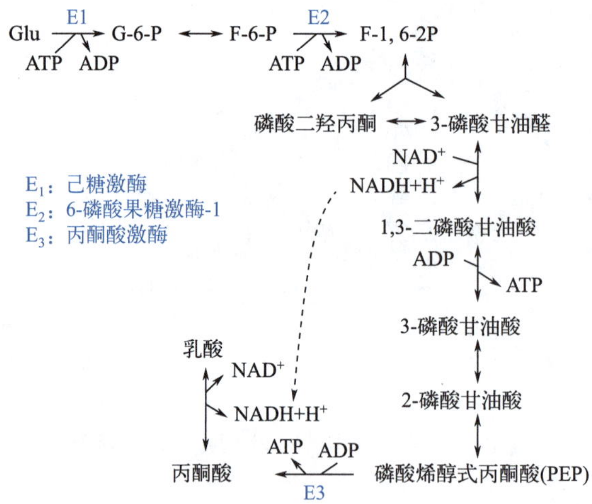

图2-16 糖无氧分解

2. 糖有氧分解（TAC）（图 2-17）：胞浆 → 线粒体

草酰乙酸来源：

① 苹果酸脱氢。

② 丙酮酸羧化。

生理意义：

① 糖 / 脂肪 / 氨基酸 → 乙酰 CoA → TAC → 供能。

② 代谢联系枢纽。

➔ 1molGlu → 36 / 38molATP。

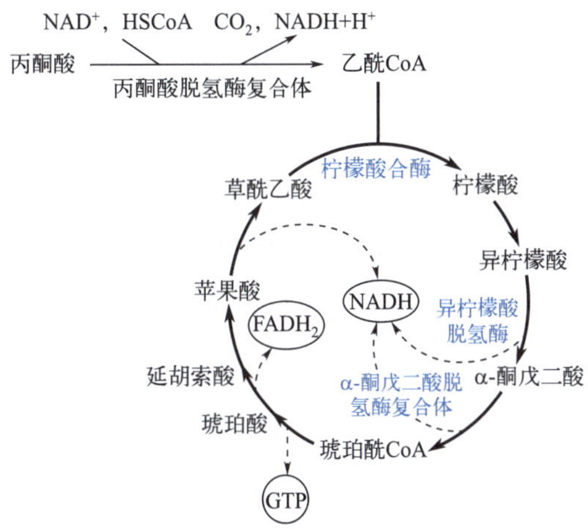

图2-17 糖有氧分解

3. 磷酸戊糖途径（图 2-18）：胞浆

生理意义：

① 提供核糖 → 合成核酸。

② 供氢体：乙酰 CoA → 胆固醇 → 激素 / 胆汁；α- 酮戊二酸 → 谷氨酸；维持 GSH 还原状态。

➔ 蚕豆病：RBC 内缺乏 6- 磷酸葡萄糖脱氢酶 → NADPH ↓ → GSH 还原状态 ↓ → RBC 膜稳定性 ↓ → 溶血性黄疸（食用蚕豆诱发）。

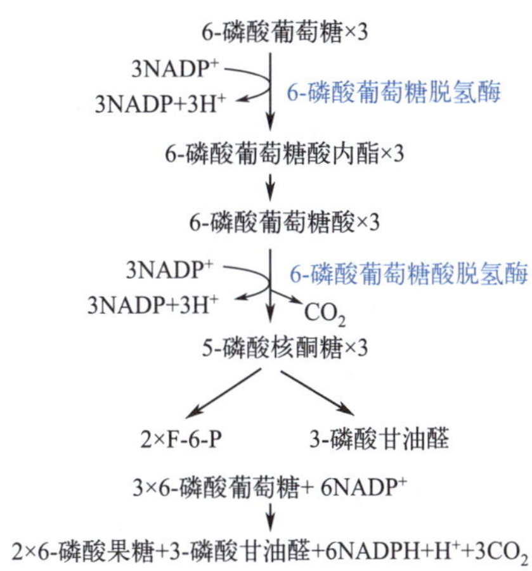

图2-18 磷酸戊糖途径

4. 糖原合成 / 分解：胞浆

（1）糖原合成（图 2-19）

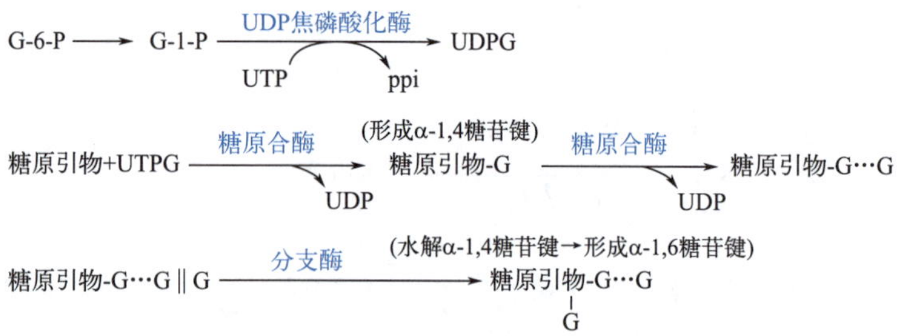

图2-19 糖原合成

（2）糖原分解（图 2-20）

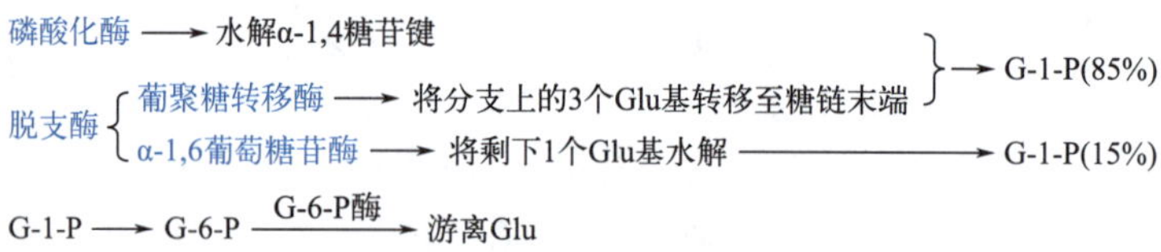

图2-20 糖原分解

5. 糖异生（图 2-21）：胞浆，线粒体

非糖化合物（乳酸 / 甘油 / 生糖氨基酸）→ Glu / 糖原。

草酰乙酸穿梭：

① 草酰乙酸 → 苹果酸出线粒体 → 草酰乙酸。

② 草酰乙酸 → 天冬氨酸出线粒体 → 草酰乙酸。

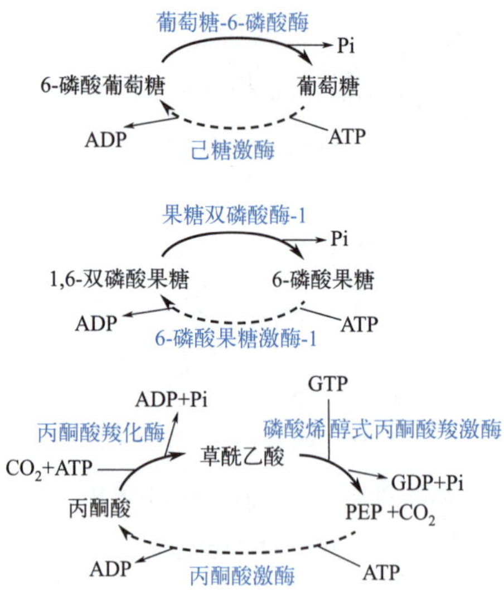

图2-21 糖异生

（二）脂代谢

1. 甘油三酯合成 / 分解

（1）合成：胞浆

① 甘油一酯途径（小肠黏膜细胞）：2- 甘油一酯 $\xrightarrow{\text{脂酰CoA转移酶}}$ 1,2- 甘油二酯 $\xrightarrow{\text{脂酰CoA转移酶}}$ 甘油三酯（TG）。

② 甘油二酯途径（肝 / 脂肪细胞）：甘油 $\xrightarrow{\text{甘油激酶}}$ 3- 磷酸甘油 $\xrightarrow{\text{脂酰CoA转移酶}}$ 磷脂酸 $\xrightarrow{\text{磷脂酸磷酸酶}}$ 1,2- 甘油二酯 $\xrightarrow{\text{脂酰CoA转移酶}}$ 甘油三酯（TG）。

（2）分解：胞浆，线粒体

① 脂肪动员：脂肪 $\xrightarrow{\text{甘油三酯脂肪酶(HSL)}}$ 甘油 +FFA。

② FFAβ 氧化：FFA $\xrightarrow{\text{脂酰CoA合成酶}}$ 脂酰 CoA $\xrightarrow{\text{脱氢 / 加水 / 再脱氢 / 硫解}}$ 乙酰 CoA。

（3）酮体生成 / 利用：线粒体

① 生成：2× 乙酰 CoA $\xrightarrow{\text{乙酰乙酰CoA硫解酶}}$ 乙酰乙酰 CoA $\xrightarrow{\text{HMG-CoA合成酶}}$ HMG-CoA $\xrightarrow{\text{HMG-CoA裂解酶}}$ 乙酰乙酸 → β- 羟丁酸 / 丙酮。

② 利用：乙酰乙酸 $\xrightarrow{\text{琥珀酸CoA转硫酶 / 乙酰乙酰硫激酶}}$ 乙酰乙酰 CoA $\xrightarrow{\text{乙酰乙酰CoA硫解酶}}$ 2× 乙酰 CoA。

（4）FFA 合成：胞浆

① 乙酰 CoA 出线粒体（柠檬酸 - 丙酮酸循环）。

② 乙酰 CoA → 丙二酰 CoA。

2.（甘油）磷脂基本结构（图 2-22）及其合成 / 分解

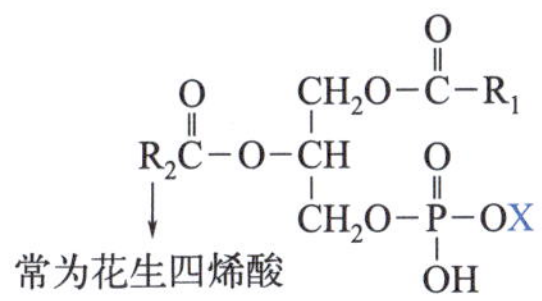

X＝H → 磷脂酸
X＝胆碱 → 磷脂酰胆碱(卵磷脂)
X＝乙醇胺 → 磷脂酰乙醇胺(脑磷脂)
X＝丝氨酸 → 磷脂酰丝氨酸
（以上三者：丝氨酸 $\xrightarrow{\text{脱羧}}$ 乙醇胺 $\xrightarrow{\text{甲基}}$ 胆碱）
X＝甘油 → 磷脂酰甘油
X＝磷脂酰甘油 → 二磷脂酰甘油(心磷脂)
X＝肌醇 → 磷脂酰肌醇

图2-22 （甘油）磷脂基本结构

（1）合成（图 2-23）：胞浆

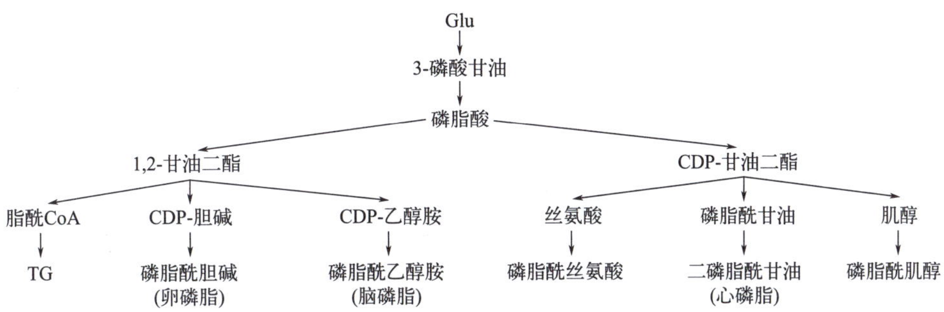

图2-23 （甘油）磷脂合成

（2）分解（图 2-24）：胞浆

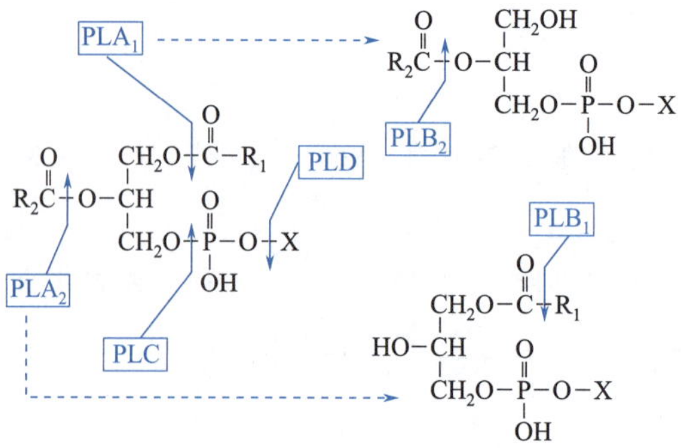

图2-24　（甘油）磷脂分解

3. 胆固醇合成 / 转化

（1）合成：胞浆

2× 乙酰 CoA $\xrightarrow{\text{乙酰乙酰CoA硫解酶}}$ 乙酰乙酰 CoA $\xrightarrow{\text{HMG-CoA合成酶}}$ HMG-CoA $\xrightarrow{\text{HMG-CoA还原酶}}$ 甲羟戊酸 → 鲨烯 → 胆固醇。

（2）转化：胞浆，线粒体

① 胆汁酸。

② 类固醇激素。

③ 7- 脱氢胆固醇 → 维生素 D。

（三）氨基酸代谢

1. 脱氨基作用（图 2-25）（肝 / 肾）→ 也是机体非必需氨基酸合成的重要途径

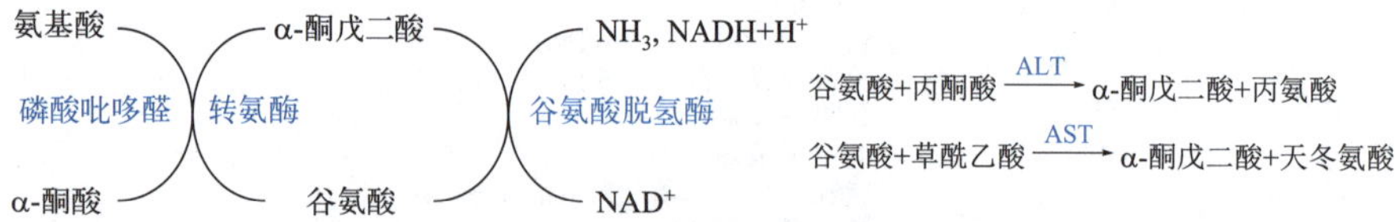

图2-25　脱氨基作用

➔ 嘌呤核苷酸循环（图 2-26）（骨骼肌 / 心肌）

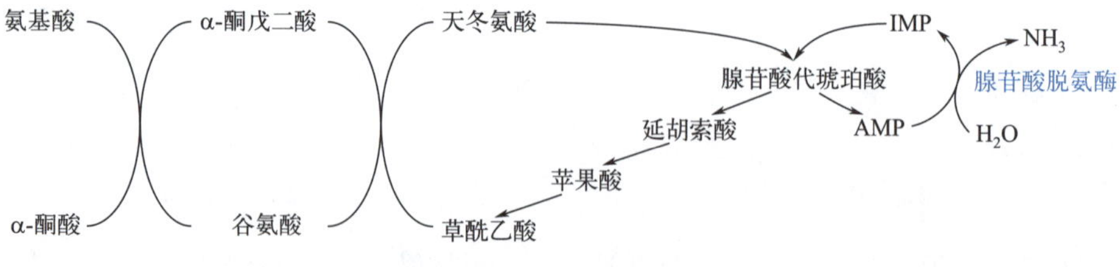

图2-26　嘌呤核苷酸循环

2. α- 酮酸的代谢

（1）氨基化生成非必需氨基酸。

（2）转变成糖 / 脂类：生糖氨基酸，生酮氨基酸（亮氨酸 / 赖氨酸），生糖生酮氨基酸（异亮氨酸 / 苯丙氨酸 / 苏氨酸 / 色氨酸 / 酪氨酸）。

（3）氧化供能。

3. 氨的代谢

➔ 鸟氨酸循环（图 2-27）

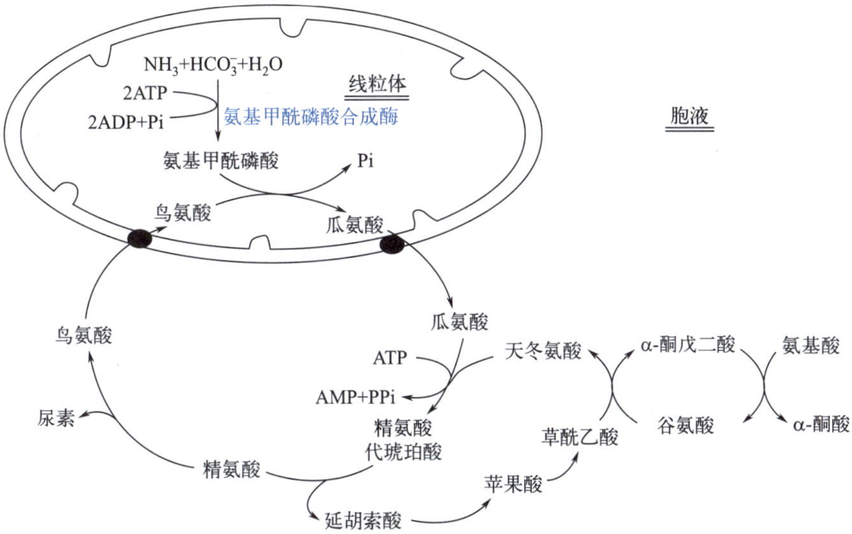

图2-27　鸟氨酸循环

4. 个别氨基酸的代谢

（1）脱羧基作用：组氨酸 → 组胺，色氨酸 → 5-HT，谷氨酸 → GABA。

（2）产生一碳单位：色氨酸 / 丝氨酸 / 甘氨酸 / 组氨酸。

（3）含硫氨基酸代谢（图 2-28）

（4）芳香氨基酸代谢（图 2-29）

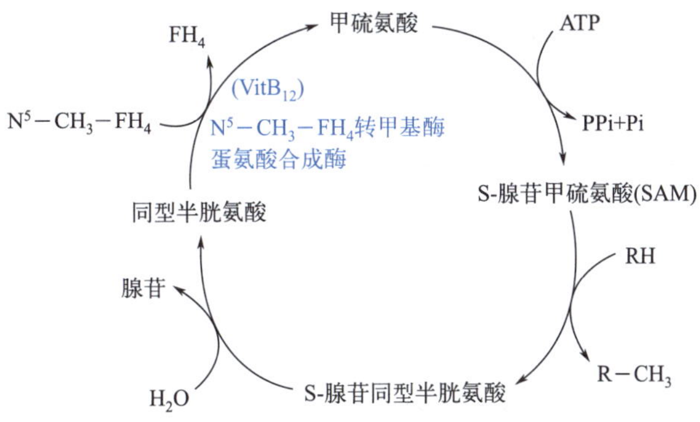

图2-28　含硫氨基酸代谢

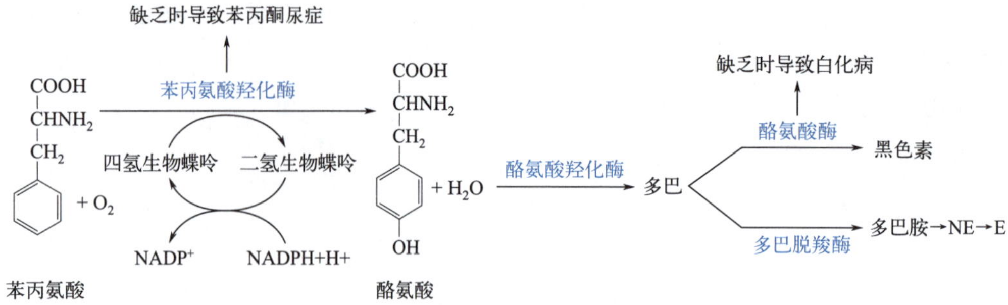

图2-29 芳香氨基酸代谢

二、生物转化

1. 概念

机体排出非营养物质（既不能作为组织细胞结构成分，又不能氧化供能的物质，包括内源性的激素 / 神经递质 / 胺类 / 氨 / 胆红素等，外源性的食品添加剂 / 色素 / 药物等）之前，对其进行各种代谢转变，使生物活性↓溶解性↑。

2. 类型

（1）氧化反应：①（微粒体）依赖 P450 加单氧酶；②（线粒体）单胺氧化酶；③醇 / 醛脱氢酶。

（2）还原反应：①硝基还原酶；②偶氮还原酶。

（3）水解反应。

（4）结合反应：①葡糖醛酸基转移酶（结合胆红素）；②甘氨酸 / 牛磺酸转移酶（结合胆汁酸）；③硫酸转移酶（雌激素灭活）；④乙酰基转移酶（INH 灭活）；⑤甲基转移酶；⑥谷胱甘肽转移酶。

三、胆汁 / 胆汁酸代谢

1. 胆汁成分

（1）无机物：Na^+、K^+、HCO_3^-、H_2O 等。

（2）有机物：胆汁酸（盐）、胆色素（DB 为主）、胆固醇、卵磷脂、FFA 等（无消化酶）。

2. 胆汁酸分类（表 2-1）

表 2-1 胆汁酸分类

胆汁酸分类	游离胆汁酸（疏水性）	结合胆汁酸（亲水性）
（1）初级胆汁酸	胆酸、鹅去氧胆酸	甘氨 / 牛磺胆酸、甘氨 / 牛磺鹅去氧胆酸
（2）次级胆汁酸	去氧胆酸、石胆酸	

3. 胆汁酸代谢（表 2-2）

表 2-2 胆汁酸代谢

胆汁酸代谢		游离胆汁酸	结合胆汁酸
肝脏代谢（初级胆汁酸）	胆固醇 —肝脏7α羟化酶→ 7α 羟化胆固醇…	→ 胆酸	→ 甘氨 / 牛磺胆酸
		→ 鹅去氧胆酸	→ 甘氨 / 牛磺鹅去氧胆酸
肠道代谢（次级胆汁酸）	（甘氨 / 牛磺）胆酸 → 胆酸 （甘氨 / 牛磺）鹅去氧胆酸 → 鹅去氧胆酸 }（回 / 结肠上段）细菌作用下 →	→ 去氧胆酸	
		→ 石胆酸	

4. 胆汁酸（盐）功能

（1）促进肠道脂类消化 / 吸收。

（2）抑制肠道细菌。

（3）抑制胆汁中胆固醇析出。

5. 胆汁酸（盐）对机体影响

（1）刺激迷走神经 → HR↓ BP↓。

（2）皮肤瘙痒。

四、胆色素代谢 / 黄疸

1. 胆色素分类

铁卟啉化合物（Hb / Mb / Cyt / 过氧化氢 / 过氧化物酶）→ 分解代谢产物即胆色素（胆绿素 / 胆红素 / 胆素原 / 胆素）。

2. 胆色素代谢

肝 / 脾 / 骨髓等单核吞噬细胞系统中：衰老 RBC 破坏释放 Hb → 珠蛋白（氨基酸再利用）+ 血红素 $\xrightarrow{\text{血红素加氧酶}}$ Fe（再利用）+ 胆绿素 $\xrightarrow{\text{胆绿素还原酶}}$ 游离胆红素 → 游离胆红素 $\xrightarrow{\text{白蛋白转运至肝脏}}$ 游离胆红素 $\xrightarrow{\text{Y/Z蛋白转运至内质网}}$ 游离胆红素 $\xrightarrow{\text{葡糖醛酸基转移酶}}$ 结合胆红素 → 随胆汁排入肠道 $\xrightarrow{\text{细菌作用}}$ 胆素原 $\xrightarrow{\text{接触}O_2}$ 胆素。

游离胆红素（IB / UCB）：（重氮试验）加乙醇间接显色，脂溶性 → 脑毒性。

结合胆红素（DB / CB）：（重氮试验）直接显色，水溶性 → 尿排出。

➔ 肠肝循环（图 2-30）

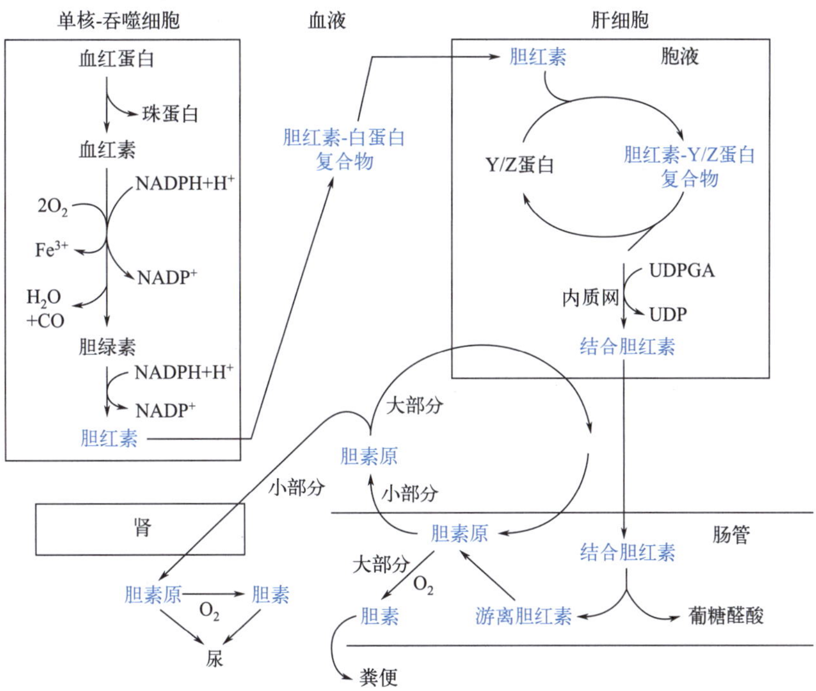

图2-30 肠肝循环

3. 黄疸的原因和机制

胆红素正常参考值及黄疸分度见表 2-3。

表 2-3 胆红素正常参考值及黄疸分度

胆红素分类	正常参考值	黄疸分度		异常参考值
总胆红素（TB）	3.4～17.1μmol / Le	隐性黄疸		17.1～34.2μmol / L
游离胆红素（IB / UCB）	1.7～10.2μmol / L	显性黄疸	轻度	34.2～171μmol / L
结合胆红素（DB / CB）	0.6～0.8μmol / L		中度	171～342μmol / L
CB/TB 比值	20%～40%		重度	＞342μmol / L

（1）溶血性黄疸：RBC 大量破坏 → IB↑↑＞肝细胞摄取能力↓。

① 先天性：遗传性球形红细胞增多症，地中海贫血。

② 获得性：不同血型 / 蛇毒，自身免疫性溶血性贫血，蚕豆病。

（2）肝细胞性黄疸：肝细胞摄取能力↓→ IB↑，毛细胆管 / 胆小管压迫 → 胆汁反流入血 → DB↑。

① 各种肝炎 / 肝硬化。

② 败血症。

（3）梗阻性黄疸：毛细胆管破裂 → 胆汁反流入血 → DB↑，胆汁分泌功能↓，毛细胆管通透性↑。

① 肝内：肝内阻塞（肝内结石 / 癌栓 / 华支睾吸虫），肝内淤积（肝炎 / 药物 / PBC）。

② 肝外：胆总管结石 / 肿瘤 / 压迫 / 狭窄 / 蛔虫。

（4）先天性黄疸（图 2-31）

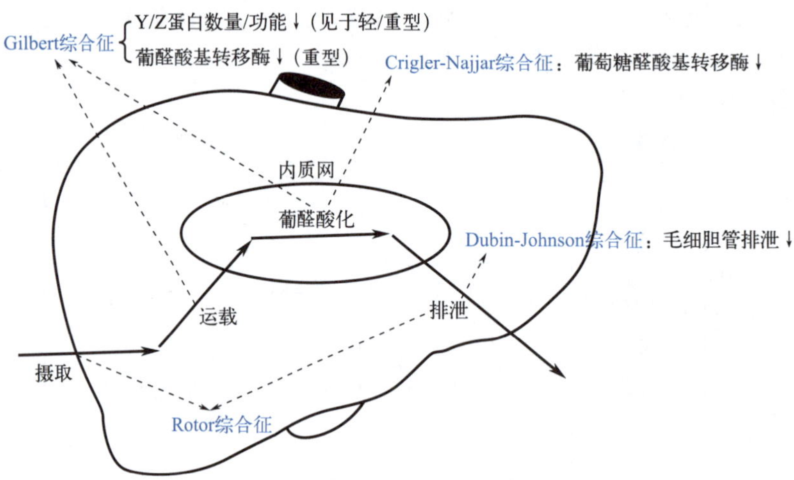

图2-31 先天性黄疸及其发病机制

4. 黄疸对机体影响

（1）消化系统：消化道糜烂 / 胃肠蠕动↓。

（2）中枢系统：脑细胞能量代谢↓/ 脑细胞功能↓。

（3）梗阻性黄疸：脂肪泻 / 脂溶性维生素↓，胆汁酸（盐）↓/ 肠道细菌↑/ 内毒血症。

2-04 专题

体格检查

第一节　一般检查

一、全身状态

1. 生命体征

（1）体温（T）：观察刻度 → 甩下水银 → ①/②/③。

① 腋测法：擦干汗液 → 置于腋窝深处 → 夹紧体温计 ×10min（正常值 36～37℃）。

注：无交叉感染，方便/最常用。

② 口测法：消毒 → 置于舌下 → 紧闭口唇 ×5min（正常值 36.3～37.2℃）。

注：准确，但不能用于婴幼儿/神志不清。

③ 肛测法：消毒 → 置于肛内 → 深度体温计长度一半 ×5min（正常值 36.5～37.7℃）。

注：稳定，且较多用于婴幼儿/神志不清。

（2）脉搏（P）：触摸桡 A/肱 A/股 A/足背 A/颈 A（两侧对比）→ 脉率/节律/强弱/甚至波形（正常值 60～100bpm）。

（3）呼吸（R）：平视胸壁 → 呼吸运动/频率/节律（正常值 12～20 次/分）。

（4）血压（BP）：半小时内禁烟/茶/咖啡 + 排空膀胱 + 休息 5min → 坐位/仰卧位 + 裸露上肢 + 肘部与心脏同水平 → 气袖紧贴上臂皮肤/中央位于肱 A 表面/下缘在肘窝上 2～3cm+ 听诊器置于肱 A 搏动上 → 边充气边听诊/肱 A 搏动消失后再升高 30mmHg → 缓慢放气/平视汞柱 → 听到声音即收缩压（SBP）→ 声音消失即舒张压（DBP）（次数≥2 次/间隔≥2min）。

2. 发育/体型/营养状态

（1）发育：巨人症/侏儒症∝垂体功能，男性女性化/女性男性化∝性激素，甲亢/呆小症∝ 甲状腺功能，佝偻病∝ Vit D↓。

注：正常指标包括头高≈身高的 1/7～1/8，胸围≈身高的 1/2，展开后左右指端间距≈身高、坐高≈下肢长度。

（2）体型：①无力/瘦长型（腹上角＜90°）；②正力/匀称型（腹上角 =90°）；③超力/矮胖型（腹上角＞90°）。

（3）营养状态：①营养不良（体重↓＞标准体重 10% 则消瘦 → 恶病质）∝摄入↓/ 消化↓/ 消耗↑。②营养过度（体重↑＞标准体重 20% 则肥胖 +BMI＞27 男 / 25 女）∝摄入↑/ 遗传倾向（外源性肥胖）/ 内分泌疾病如 Cushing 综合征 / 甲减（内源性肥胖）。

注：最简便的评价方法 → 皮下脂肪 → 最适宜部位为前臂屈侧 / 上臂背侧下 1 / 3 处。

3. 意识状态

（1）嗜睡：病理倦睡，可被唤醒，回应正常。

（2）意识模糊：对时间 / 地点 / 人物定向障碍。

（3）昏睡：强烈刺激，可被唤醒，但言语含糊 / 答非所问。

（4）昏迷：①浅昏迷（声光刺激无反应，但疼痛刺激有防御反射，角膜反射/对光反射√，眼球运动√）。

②中昏迷（各种刺激无反应，但剧烈刺激有防御反射，角膜反射/对光反射↓，眼球运动×）。

③深昏迷（各种刺激无反应，且深反射和浅反射消失，角膜反射/对光反射×，眼球运动×）。

4. 语调 / 语态 / 面容 / 表情

（1）语调（言语音调）：声音嘶哑，发音困难，语言障碍（口吃 / 失语 / 失音）。

（2）语态（言语节奏）：言语不畅，快慢不均，音节不清。

（3）面容：急性 / 慢性病容，贫血 / 肝病 / 肾病面容，二尖瓣面容，甲亢 / 甲减面容，满月 / 肢端肥大症面容，伤寒 / 苦笑面容。

（4）表情：疲惫表情，焦虑表情，痛苦表情。

5. 体位 / 姿势 / 步态

（1）体位：自主体位，被动体位，强迫体位。

（2）步态：蹒跚步态∝骨骼 / 肌肉疾病，醉酒步态∝中毒 / 小脑疾病，剪刀步态∝卒中 / 瘫痪，间歇跛行∝动脉硬化。

二、皮肤

1. 颜色

（1）苍白：贫血，A 痉挛 / 阻塞。

（2）发红：运动 / 饮酒（生理），发热 / CO 中毒（病理），RBC 增多症 / Cushing 综合征（持续发红）。

（3）发绀：① 呼吸功能不全 / 分流型先心病 → 还原 Hb↑（肺 / 心性发绀）。

② 右 HF / 静脉血栓 / 休克 / 动脉闭塞等 → 还原 Hb↑（淤血 / 缺血性发绀）。

③ 硝基苯 / 亚硝酸盐 / 磺胺类 / 伯氨喹 → 高铁 Hb＞30g / L（起病急 / 静脉血呈深棕色 / 氧疗无效 / 亚甲蓝或 Vit C 有效）。

④ 含硫化合物 / 药物 → 硫化 Hb＞5g / L（持续长 / 静脉血呈蓝褐色 / 常伴便秘）。

（4）黄染：① 黄疸 → 胆红素↑（先巩膜再皮肤 / 巩膜至角膜由深至浅）。

② 呋喃类药物 → 黄色素↑（先皮肤再巩膜 / 角膜至巩膜由深至浅）。

③ 胡萝卜 / 南瓜 / 橘子汁 → 胡萝卜素↑（手掌足底开始 / 皮肤为主）。

（5）色素沉着：慢性肾上腺皮质功能不全，终末期肝病，黑热病 / 疟疾。

（6）色素脱失：白癜风，白化病。

2. 皮疹

（1）斑疹（颜色发红 / 不凸皮肤）：斑疹伤寒，风湿免疫性疾病。

注：玫瑰疹常位于胸腹部 / 红色 / 圆形 / Φ2～3mm / 压之褪色的斑疹 →（副）伤寒特征皮疹。

（2）丘疹（颜色改变 / 凸出皮肤）：麻疹，湿疹，药疹。

（3）斑丘疹（中央丘疹 / 周围斑疹）：猩红热，风疹，药疹。

（4）荨麻疹（局限水肿 / 凸出皮肤）：过敏反应。

3. 肝掌 / 蜘蛛痣

（1）肝掌：慢性肝病 → 雌激素灭活↓ → 小 A 扩张 → 大小鱼际处皮肤发红 / 压之褪色。

（2）蜘蛛痣：慢性肝病 → 雌激素灭活↓ → 小 A 扩张 → 上腔 V 分布区域即面 / 颈 / 上肢 / 肩部 / 胸部皮肤形成血管痣 / 近端压之消失。

4. 皮下出血 / 皮下结节

（1）皮下出血：瘀点（Φ＜2mm），紫癜（Φ2～5mm），瘀斑（Φ＞5mm）。

（2）皮下结节：Osler 结节（指尖 / 足趾），猪绦虫囊蚴结节（肌肉），游走性结节（寄生虫病），风湿小结（关节），结节性 A 炎（沿 A 分布），肿瘤结节。

5. 水肿

（1）全身性水肿

① 心源性：足踝部 → 向上蔓延，伴颈 V 怒张 / 肝淤血 / 胸水 / 腹水等。

② 肾源性：眼面部 → 向下蔓延，伴高血压 / 血尿 / 蛋白尿等。

③ 肝源性：足踝部 → 向上蔓延，伴肝功能减退 / 门静脉高压等。

④ 营养不良性：足踝部 → 向上蔓延，伴体重减轻 / 消瘦 / 贫血等。

⑤ 黏液性：颜面部 / 下肢显著，∈非凹陷性水肿（∵组织液蛋白含量↑）。

⑥ 经前紧张综合征：眼 / 踝 / 手轻度水肿，伴乳房胀痛 / 骨盆沉重感等。

⑦ 药物性：糖皮质激素 / 性激素 / 胰岛素 / 甘草酸制剂等。

⑧ 特发性：多见女性 / 身体下垂部位，立卧位水试验（+）。

（2）局部性水肿

① 炎症 / 创伤 / 过敏。

② 静脉血栓 / 丝虫病。

③ 血管神经性水肿。

6. 湿度 / 弹性

7. 瘢痕 / 毛发

三、浅表淋巴结

➔ 检查要点：检查顺序，淋巴结部位、大小、硬度、压痛、活动度。

1. 头部淋巴结：耳前 → 耳后 → 枕部 → 颌下 → 颏下（图 2-32）。

2. 颈部淋巴结：颈前 → 颈后 → 锁骨上（图 2-32）。

3. 上肢淋巴结：腋窝（尖群 → 中央群 → 胸肌群 → 肩胛下群 → 外侧群）（图 2-33）→ 滑车上。

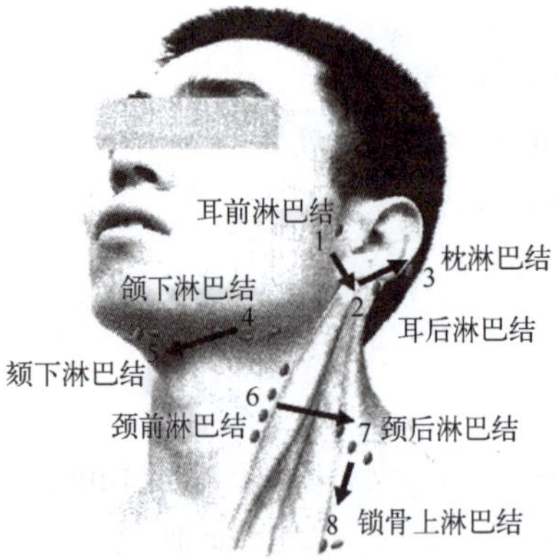

图2-32 头部+颈部淋巴结

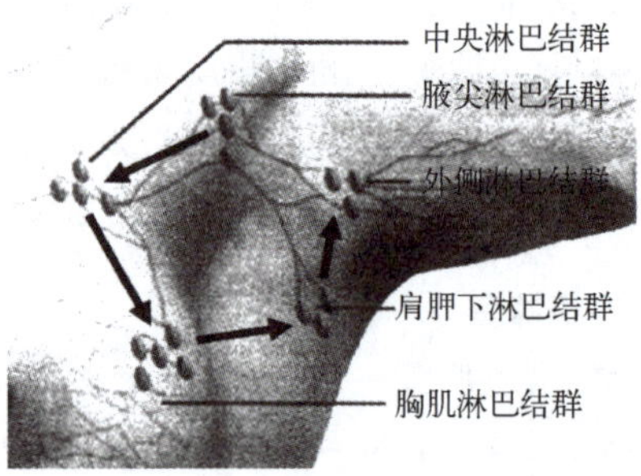

图2-33 腋窝淋巴结

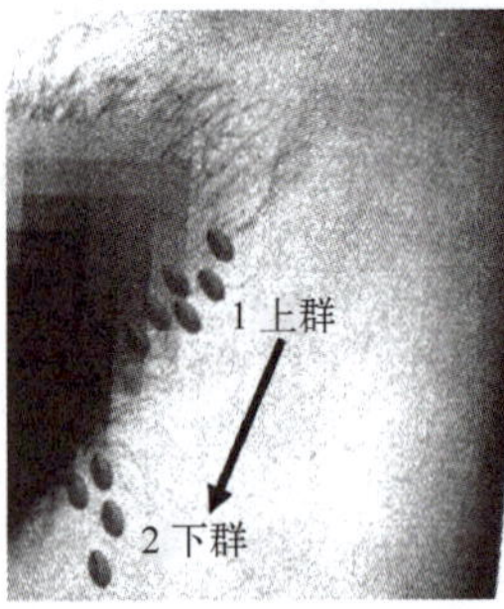

图2-34 腹股沟淋巴结

4. 下肢淋巴结：腹股沟（上群 → 下群）（图 2-34）→ 腘窝。

（1）局限性肿大：多见于非特异性淋巴结炎、结核、肿瘤转移。

（2）全身性肿大：多见于感染性疾病（传染性单核细胞增多症 / 艾滋病 / 血行播散型肺结核 / 布鲁菌病 / 螺旋体感染 / 黑热病 / 丝虫病）、血液系统疾病（淋巴瘤 / 白血病 / 恶性组织细胞病）、结缔组织疾病（SLE / 干燥综合征 / 结节病）。

第二节 胸部查体

一、胸壁 / 胸廓

1. 胸壁：静脉充盈 / 曲张，皮下气肿，肋间隙，压痛。

2. 胸廓：正常左右径 / 前后径 =1.5。

（1）扁平胸：左右径 / 前后径 =2，见于消瘦 / 慢性消耗性疾病。

（2）桶状胸：左右径 / 前后径 =1，见于肥胖 / 肺气肿。

（3）佝偻病胸：（漏斗胸）剑突处显著内陷 +（鸡胸）左右径≤前后径且上下距离短，常伴串珠（肋骨与肋软骨交界处隆起）和肋膈沟（两侧胸骨旁肋软骨前凸 + 胸骨共同形成）。

二、肺 / 胸膜

（一）视诊

1. 呼吸（困难）类型 / 膈肌移动

（1）呼吸类型：腹式呼吸（膈肌）见于儿童 / 男性，胸式呼吸（肋间肌）见于女性。

（2）呼吸困难类型：吸气性呼吸困难（上呼吸道阻塞）→ 三凹征。

呼气性呼吸困难（下呼吸道阻塞）→ 肋间隙膨隆。

（3）Litten 现象：一窄条阴影在腋前线第 7 肋间至第 10 肋间移动，范围 6cm。

2. 呼吸频率/深浅/节律

(1)呼吸过速(>20次/分):(单纯)见于慢性疾病(深浅代偿不敏感),如发热/甲亢/贫血/HF等。
(深快)见于短暂变化的代偿,如运动/激动等。
(浅快)见于呼吸受限,如肺炎/胸腔积液/气胸/呼吸肌麻痹/腹水等。

(2)呼吸过缓(<12次/分):(深慢)见于严重DM/尿毒症等酸中毒(Kussmaul呼吸)。
(浅慢)见于呼吸中枢抑制,如镇静剂/麻醉剂中毒/颅内压↑等。

(3)潮式/Cheyne-Stokes/陈施呼吸:(浅慢→逐渐深快→逐渐浅慢→直至暂停)×周而复始。见于大脑皮质损伤/药物呼吸中枢抑制/充血性心衰等。

(4)间停/Biots/比奥呼吸:(正常→突然暂停→突然正常)×周而复始。见于大脑延髓损伤/药物呼吸中枢抑制/颅内压↑等。

(二)触诊

1. 胸廓扩张度

2. 语音震颤

(1)↑:见于肺炎/肺梗死/空洞型肺结核/慢性肺脓肿等。

(2)↓:见于肺气肿/胸腔积液/气胸/胸膜增厚等。

3. 胸膜摩擦感(尤吸气相末/前下侧): 见于胸膜炎。

(三)叩诊

1. 肺野: 正常以清音为主,胃泡区呈鼓音。

(1)过清音:见于肺气肿等。

(2)鼓音:见于空洞型肺结核/慢性肺脓肿/气胸等。

(3)浊音→实音:肺炎/肺梗死/肺肿瘤/肺不张/胸腔积液/胸膜增厚等。

2. 肺下界: 正常位于锁骨中线第6肋间隙、腋中线第8肋间隙、肩胛线第10肋间隙。

3. 肺下界移动度: 平静呼吸时位于肩胛线第10肋间隙,深吸气后屏气向下叩诊直至清音变浊音(标记),深呼气后屏气向上叩诊直至浊音变清音(标记),两个标记点间距6～8cm。

(四)听诊

1. 正常呼吸音

(1)气管呼吸音:(部位)胸外气管处,(时长)吸气相=呼气相。

(2)支气管呼吸音:(部位)胸骨上窝/C6～C7/T1～T2处,(时长)吸气相<呼气相。

(3)支气管肺泡呼吸音:(部位)第1～2肋间隙/肺尖/T3～T4处,(时长)吸气相=呼气相。

(4)肺泡呼吸音:(部位)大部分肺野,(时长)吸气相>呼气相。

2. 异常呼吸音: 正常肺泡呼吸音听诊区闻及其它呼吸音。

(1)异常支气管呼吸音:见于大叶性肺炎/肺空洞等。

(2)异常支气管肺泡呼吸音:见于支气管肺炎等。

(3)异常肺泡呼吸音(肺泡呼吸音↓/↑/粗糙/断续等)。

3. 啰音（表 2-4）

表 2-4 啰音的分类和特点

啰音	特点	分类
湿啰音 / 水泡音	吸气时尤吸气末↑，咳嗽↓	粗（大气道），中，细（小气道）→ { 捻发音（见于细支气管 - 肺泡炎 / 肺淤血） Velcro 音≈撕尼龙音（见于弥漫性肺间质纤维化）
干啰音 / 哮鸣音	吸 / 呼气时尤呼气，部位变化	低调（大气道），高调（小气道）

4. 胸膜摩擦音：见于胸膜炎。

三、心脏

（一）视诊

1. 心前区隆起：见于先心病致心脏肥大（多在儿童胸壁发育完成前）。

2. 心尖搏动（左锁骨中线平第 5 肋间向内 0.5～1cm，范围 2～2.5cm）

（1）位置改变：（生理性）见于胖瘦 / 体位，（左下移位）见于左心室增大，（左移位）见于右心室增大，（左下移位）见于双心室增大，（同侧移位）见于胸膜增厚 / 肺不张，（对侧移位）见于胸水 / 气胸，（右下移位）见于肺气肿，（左上移位）见于腹水。

（2）范围改变：（生理性）见于胖瘦 / 肋间隙宽窄，（范围扩大）见于心肌收缩力↑，（范围缩小）见于心肌收缩力↓ / 心包积液 / 缩窄性心包炎 / 肺气肿 / 胸水 / 气胸。

（3）负性心尖搏动（心脏收缩时心尖搏动位置内陷）：见于粘连性心包炎 / 心包与邻近组织粘连 / 严重右心室肥大致顺钟向转位。

3. 心前区搏动

（1）胸骨左缘第 3～4 肋间搏动：见于先心病致右心室肥大。

（2）剑突下搏动：见于肺心病致右心室肥大（深吸气时搏动↑ / 冲击手指末端）、腹主动脉瘤（深吸气时搏动↓ / 冲击手指掌面）。

（3）心底部搏动：（胸骨左缘第 2 肋间）见于肺动脉高压 / 肺动脉扩张，（胸骨右缘第 2 肋间）见于主动脉瘤 / 升主动脉扩张。

（二）触诊

1. 心尖搏动 / 心前区搏动

抬举样搏动（徐缓有力搏动致使指尖抬起并持续至 S_2 开始 / 常伴搏动范围增大）：见于心室肥大。

2. 震颤［机制≈杂音，（+）提示杂音≥ 3/6 级，低频时震颤敏感，高频时杂音敏感］

（1）心尖区：（舒张期震颤）见于二尖瓣狭窄。

（收缩期震颤）见于重度二尖瓣关闭不全。

（2）胸骨左缘第 2 肋间：（连续性震颤）见于动脉导管未闭。

（收缩期震颤）见于肺动脉瓣狭窄。

（3）胸骨右缘第 2 肋间：（收缩期震颤）见于主动脉瓣狭窄。

（4）胸骨左缘第 3～4 肋间：（收缩期震颤）见于室间隔缺损。

3. 心包摩擦感（尤收缩期 / 呼气相末 / 前倾位）：见于心包炎。

（三）叩诊

1. 正常相对浊音界（表 2-5）

表 2-5 正常相对浊音界

右界	肋间	左界
（升主动脉）2～3cm	Ⅱ	2～3cm（肺动脉）
（右心房）2～3cm	Ⅲ	3.5～4.5cm（左心耳）
（右心房）3～4cm	Ⅳ	5～6cm（左心室）
	Ⅴ	7～9cm（左心室）

注：左锁骨中线距胸骨中线 8～10cm。

2. 异常相对浊音界

（1）心脏因素：（心界左下↑/≈靴形心）见于左心室增大，（绝对界↑相对界两侧↑）见于右心室增大，（心界两侧↑/左下↑/≈普大心）见于双心室增大，（心腰消失/伴肺动脉扩张/≈梨形心）见于左心房增大，（心界两侧↑/≈三角烧瓶心）见于心包积液。

（2）心外因素：胸水/气胸，胸膜增厚/肺不张，肺气肿/腹水。

（四）听诊

➔ 听诊区：二尖瓣区（心尖搏动最强点），肺动脉瓣区（胸骨左缘第 2 肋间），主动脉瓣区（胸骨右缘第 2 肋间），主动脉瓣第 2 听诊区（胸骨左缘第 3 肋间），三尖瓣区（胸骨左缘第 4～5 肋间）。

1. 心率

60～100 次/分。

2. 心律

恒定，部分青年吸气↑呼气↓。

3. 心音

- S_1（二/三尖瓣关闭>主/肺动脉瓣开放所致 → 心尖部最响/音调低钝）。
- S_2（主/肺动脉瓣关闭>二/三尖瓣开放所致 → 心底部最响/音调高脆）。
- S_3（心室快速充盈末/血流速度突然下降所致 → 心尖部最响）。

（1）第四心音：心室减慢充盈期/心房收缩所致。

（2）心音强度

S_1↑：（心肌收缩力↑）见于贫血/甲亢，（心室充盈↓）见于房室瓣狭窄/心动过速。

S_1↓：（心肌收缩力↓）见于心肌炎/心肌病/MI/心衰，（心室充盈↑）见于关闭不全/心动过缓。

S_1 强弱不等：见于 AF（两次心搏邻近则 S_1↑/相远则 S_1↓）、完全性 AVB（心房心室同步收缩则 S_1↑又称大炮音/不同则 S_1↓）。

S_2↑：（主动脉压↑）见于高血压/主动脉硬化，（肺动脉压↑）见于肺动脉高压/二尖瓣狭窄/先心病。

S_2↓：（主动脉压↓）见于低血压/主动脉瓣狭窄或关闭不全，（肺动脉压↓）见于肺动脉瓣狭窄或关闭不全。

（3）心音性质

钟摆律/胎心律（S_1↓↓≈S_2/呈单音律+HR↑/收缩期=舒张期）：见于心肌严重病变如大面积心肌梗死/心肌病等。

（4）心音分裂

S_1 分裂：（三尖瓣关闭延迟）见于 RBBB / 肺动脉瓣狭窄 / 肺动脉高压。

生理 S_2 分裂：（肺动脉瓣关闭延迟）见于深吸气。

固定 S_2 分裂：（肺动脉瓣关闭延迟）见于房间隔缺损。

通常 S_2 分裂：（肺动脉瓣关闭延迟）见于 RBBB / 肺动脉瓣狭窄 / 肺动脉高压。

（主动脉瓣关闭提前）见于室间隔缺损 / 二尖瓣关闭不全。

反常 S2 分裂：（主动脉瓣关闭显著延迟）见于 LBBB / 主动脉瓣狭窄 / 严重高血压。

4. 额外心音

（1）S_1 → S_2 → 舒张期额外心音

舒张早期奔马律（∵顺应性↓→ 病理性 S_3）：见于 HF / 心肌梗死 / 心肌炎 / 心肌病。

舒张晚期奔马律（∵舒张末期心房收缩 → 产生 S_4）：见于心室肥大。

开瓣音：见于二尖瓣狭窄且瓣叶有弹性 / 无钙化。

心包叩击音：见于缩窄性心包炎。

肿瘤扑落音：见于心房黏液瘤。

（2）S_1 → 收缩期额外心音 → S_2

收缩早期喷射音：见于主动脉瓣狭窄 / 严重高血压、肺动脉瓣狭窄 / 肺动脉高压。

收缩中晚期喀喇音：见于二尖瓣脱垂（即脱入左心房）。

5. 杂音

（1）形成机制：血流加快 / 瓣膜狭窄 / 瓣膜关闭不全 / 异常通道等 → 血流由层流转为湍流。

（2）听诊要点（表 2-6）

表 2-6 听诊要点

听诊要点	部位	期相	性质	传导	形态
二尖瓣狭窄	心尖区	舒张期	隆隆样	局限心尖	递增型
二尖瓣关闭不全	心尖区	收缩期	吹风样	左腋下	一贯型
主动脉瓣狭窄	主动脉瓣区	收缩期	喷射样	颈部	递增递减型
主动脉瓣关闭不全	主动脉瓣区	舒张期	叹气样	心尖	递减型
动脉导管未闭	肺动脉瓣区	连续性			连续型

➔ 强度：1/6 级（难听），2/6 级（仔细听），3/6 级（易听），≥ 3/6 级为病理性杂音，≥ 4/6 级常伴震颤。

（3）临床意义（表 2-7，表 2-8）

表 2-7 生理性杂音 vs 相对性杂音

功能性杂音	年龄	部位	期相	性质	强度
生理性	儿童	心尖 / 肺动脉瓣区	收缩早期	柔和	1~2 级
相对性	不定	不定	全收缩期	粗糙	≥ 3 级

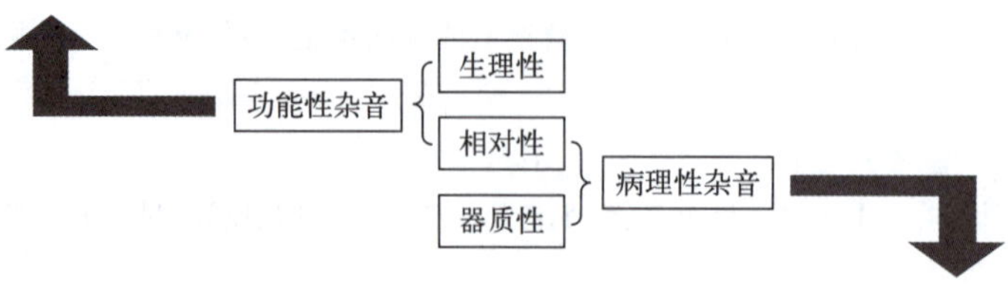

表 2-8 舒张期杂音 vs 收缩期杂音

病理性杂音	舒张期（常为器质性 / 偶有功能性）	收缩期（既可器质性 / 又可功能性）
二尖瓣	二尖瓣狭窄（器质性 / 功能性①）	二尖瓣关闭不全（器质性 / 相对性）
肺动脉瓣	肺动脉瓣关闭不全（器质性 / 功能性②）	肺动脉瓣狭窄（器质性 / 相对性）
主动脉瓣	主动脉瓣关闭不全（器质性）	主动脉瓣狭窄（器质性 / 相对性）
三尖瓣	三尖瓣狭窄（器质性）	三尖瓣关闭不全（器质性＞相对性）
其他		室间隔缺损（器质性）

① Austin-Flint 杂音：中重度主动脉瓣关闭不全 → 左心室舒张期容量负荷↑↑→ 功能性 / 相对性二尖瓣狭窄 → 二尖瓣区 / 舒张中晚期 / 隆隆样 / 递减型杂音，不伴震颤。

② Graham-Stell 杂音：中重度二尖瓣狭窄 → 肺动脉高压↑↑→ 功能性 / 相对性肺动脉瓣关闭不全 → 肺动脉瓣区 / 舒张期 / 吹风样 / 递减型杂音，不伴震颤。

6. 心包摩擦音

见于心包炎。

四、血管

1. 脉搏

（1）节律：脉搏短绌（脉率＜心率）见于 AF 等，脱落脉（脉搏脱漏）见于 2 度 AVB。

（2）强度：水冲脉（脉搏骤起骤落）见于严重贫血 / 甲亢 / 脚气病 / 主动脉瓣关闭不全 / 动脉导管未闭，交替脉（脉搏强弱不等）见于左 HF，奇脉（吸气时脉搏减弱 / 消失）见于心脏压塞 / 缩窄性心包炎，无脉（脉搏消失）见于休克 / 多发性动脉炎。

2. 血压

（1）测量：禁茶 / 咖啡 + 禁烟 30min+ 排尿 + 安静 5min → 坐位或仰卧位（∵肘与心脏同水平）→ 袖带下缘距肘窝 2～3cm → 充气至声音消失再升 30mmHg → 放气至声音出现（即 SBP）及消失（即 DBP）。

（2）意义：≥140 / 90mmHg 为高血压，＜90 / 60mmHg 为低血压，双上肢血压差＞5～10mmHg 见于动脉粥样硬化 / 多发性大动脉炎，上下肢血压差＜20～40mmHg 见于主动脉缩窄等。

3. 周围血管征（脉压↑）

➔ 股动脉枪击音，股动脉 Durozize 双重杂音，Cap 搏动征。

第三节 腹部查体

一、视诊

1. 腹式呼吸

（1）↓：见于腹痛 / 腹膜炎。

（2）↑：见于大量胸水。

2. 腹部外形

（1）全腹膨隆：（积液）见于 LC / HF / HCC 腹膜转移（蛙腹）、腹膜炎（尖腹）。

（积气）见于肠梗阻 / 肠麻痹（胃肠道积气）、胃肠道穿孔（气腹）。

（肿块）见于卵巢囊肿 / 畸胎瘤。
（2）局部膨隆：（腹壁）见于脂肪瘤。
（腹腔）见于脏器肿大 / 肿瘤 / 炎性肿块 / 胃肠胀气 / 血管瘤。
（3）全腹凹陷：见于消瘦 / 脱水 → 慢性消耗性疾病（舟状腹）。
（4）局部凹陷：见于手术瘢痕。

3. 腹壁静脉曲张

见于门静脉高压。

4. 胃肠型和蠕动波

见于胃肠道梗阻。

5. 腹壁其他情况

（1）皮疹：见于传染病 / 过敏（充血性 / 出血性）、带状疱疹（沿脊神经）。
（2）色素：见于 Addison 病（褐色素）、出血坏死胰腺炎（左腰部 Grey-Turner 征 / 脐周 Cullen 征）。
（3）腹纹：见于肥胖（白纹）、产妇（妊娠纹）、Cushing 综合征（紫纹）。

二、听诊

1. 肠鸣音（右下腹，4～5 次 / 分，餐后↑空腹↓）

（1）活跃（＞10 次 / 分 / 音调正常）：见于急性胃肠炎 / 消化道大出血。
（2）亢进（＞10 次 / 分 / 音调↑甚金属音）：见于机械性肠梗阻。
（3）减弱（1 次 / 数分钟 / 音调↓）：见于胃肠动力低下 / 便秘 / 腹膜炎 / 低钾。
（4）消失（0 次 / 3～5 分钟）：见于麻痹性肠梗阻 / 急性腹膜炎。

2. 血管杂音（略）

三、叩诊

1. 肝浊音界

（1）扩大：见于肝炎 / 肝淤血 / 肝脓肿 / 肝癌。
（2）缩小：见于重型肝炎 / 肝硬化 / 胃肠胀气。
（3）上移：见于右肺纤维化 / 肺不张。
（4）下移：见于右肺气肿 / 气胸。

2. 肝叩击痛

3. 移动性浊音

（移动性 / 两侧浊音 / 中部鼓音）见于 1000mL 以上腹水 / 肠梗阻时肠腔积液。
注：（固定性 / 中部浊音 / 两侧鼓音）见于卵巢巨大囊肿。

4. 肾叩击痛

5. 膀胱叩诊

（上凸弧形浊音 / 排尿后鼓音）见于尿潴留。
注：（上凹弧形浊音）见于腹水。

四、触诊

1. 腹壁紧张度

（1）全腹紧张：（腹压）见于大量腹水。

（腹膜）见于腹膜炎（板状腹 → 结核 / 癌性揉面感）。

（2）局部紧张：（脏器）见于脏器炎症波及腹膜。

2. 压痛 / 反跳痛（腹膜刺激征 = 腹肌紧张 + 压痛 + 反跳痛）

（1）压痛：（右髂前上棘与脐连线中外 1 / 3 交界处 / 麦氏点）见于阑尾炎。

（右锁骨中线与肋缘交界处）见于胆囊炎。

（2）反跳痛：（腹膜壁层受累）见于腹膜炎。

3. 肝脏触诊

（1）大小（肋下<1cm / 剑突下<3cm）：（弥漫性）见于肝炎 / 肝硬化早期 / 脂肪肝 / 肝淤血。

（局限性）见于肝脓肿 / 肝囊肿 / 肝肿瘤。

（2）质地：（质韧）见于肝炎 / 脂肪肝 / 肝淤血，（质硬）见于肝硬化。

（3）表面 / 边缘：（隆起 / 结节）见于肝脓肿 / 肝癌 / 肝硬化。

（圆钝 / 锐利）见于脂肪肝 / 肝淤血 / 肝硬化。

（4）压痛 / 叩击痛：（弥漫性）见于肝炎 / 肝淤血，（局限性）见于肝脓肿。

4. 脾脏触诊

（1）大小（图 2-35）

（轻度）<肋下 2cm。

（中度）>肋下 2cm+ 不超过脐水平线。

（重度 / 巨脾）超过脐水平线 / 前正中线。

（2）质地

（质软）见于肝炎 / 败血症 / 伤寒 / 感染心内膜炎。

（较硬）见于 LC / 慢性溶血 / 慢淋 / 淋巴瘤 / SLE。

（光滑）见于慢粒 / 骨髓纤维化。

（结节）见于淋巴瘤 / 恶性组织细胞病。

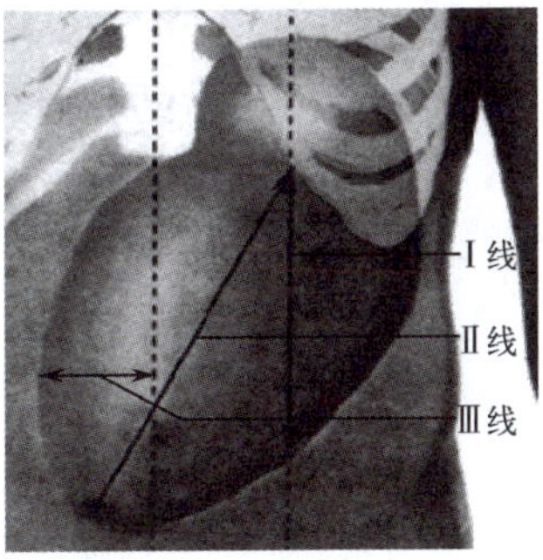

图2-35　脾大测量法

5. 胆囊触诊

（1）胆囊肿大：见于胆囊结石 / 胆囊癌、急性胆囊炎（伴压痛）、壶腹癌 / 胰头癌（无压痛）。

（2）Murphy 征

注：Courvoisier 征，即胰头癌出现梗阻性黄疸 + 胆囊肿大 + 无胆囊压痛。

6. 肾脏触诊（图 2-36）

（1）季肋点（第 10 肋骨前端）/ 肋脊点［第 12 肋骨与脊柱夹角（肋脊角）顶点］/ 肋腰点［第 12 肋骨与腰肌外缘夹角（肋腰角）顶点］压痛：见于肾盂肾炎 / 肾脓肿 / 肾结核。

（2）上输尿管点（腹直肌外缘平脐水平线）/ 中输尿管点（腹直肌外缘平髂前上棘水平）压痛：见于输尿管结石 / 炎症。

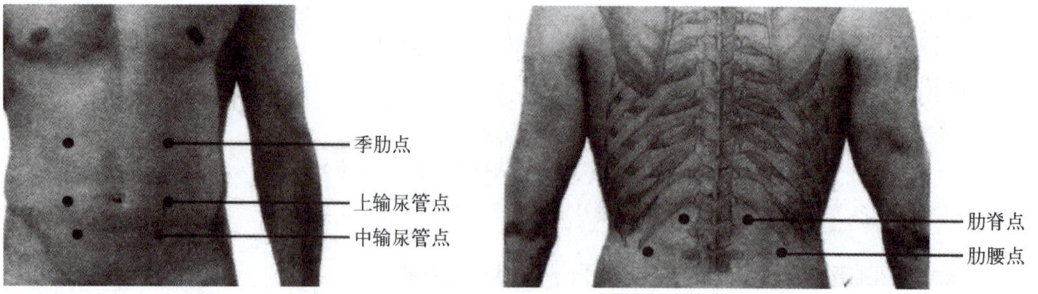

图2-36　肾脏触诊点

7. 腹部肿块

（1）部位：见于对应部位脏器肿块。

（2）大小：（巨大肿块）见于肝/胰/肾/卵巢/子宫/腹膜后淋巴结等实质性脏器囊肿。

（3）形态：（圆形光滑）见于囊肿，（不规则凸凹不平且坚硬）见于肿瘤/炎性/结核肿块，（索条状且多变）见于蛔虫。

（4）质地：（柔软）见于囊肿/脓肿，（柔韧/坚硬）见于肿瘤/炎性/结核肿块。

（5）压痛：见于炎性/结核肿块。

（6）搏动：见于腹主动脉瘤。

8. 液波震颤（3000～4000mL以上腹水）

第四节　头部/颈部/脊柱四肢查体

一、头部

（1）头：外形？压痛？

（2）眼：眼睑水肿？结膜苍白/充血/出血？角膜透明/色素环？眼球突出/下陷/运动？巩膜黄染？瞳孔等大等圆/ϕ3～4mm/对光反射？

（3）耳：外形/对称/牵拉痛？外耳道堵塞/流液？乳突压痛？

（4）鼻：外形/对称/酒渣鼻？鼻中隔偏曲/鼻腔分泌物/出血？额窦/筛窦/上颌窦压痛？

（5）口：唇色泽/口腔黏膜溃疡/出血？牙龈水肿/出血？舌湿润？咽充血/水肿？扁桃体肿大？

二、颈部

（1）颈部：外形/对称？活动度？有无包块？

（2）血管：颈静脉充盈/怒张？颈动脉搏动？

（3）甲状腺：甲状腺肿大/压痛？

（4）气管：居中？

三、脊柱四肢

1. 脊柱：外形？活动度？压痛/叩击痛？

2. 四肢：肩关节/肘关节/髋关节/膝关节等外形/对称？活动度？

第五节 神经系统查体

一、脑神经

共12对，分别为嗅神经、视神经、动眼/滑车/展神经（统称眼球运动神经）、三叉神经（感觉/运动混合性神经）、面神经、前庭蜗神经、舌咽/迷走神经（解剖/功能关系密切）、副神经、舌下神经。

二、运动

1. 肌力

病人主动伸屈肢体，检查者反向施加阻力。

（1）0级：完全瘫痪。

（2）1级：仅有肌肉收缩。

（3）2级：尚可产生动作（床面移动）。

（4）3级：尚可产生动作（抬离床面/但不能抵抗阻力）。

（5）4级：尚可产生动作（抬离床面/可部分抵抗阻力）。

（6）5级：完全正常。

2. 肌张力

病人肌肉放松，检查者触摸肌肉硬度/被动伸屈肢体。

（1）↑：（阻力起始大/终末小）见于锥体束损害，（阻力均匀一致）见于锥体外系损害。

（2）↓：见于小脑/运动神经元/肌源性病变。

3. 不自主运动

静止性/意向性震颤，舞蹈样运动，手足徐动。

4. 共济运动

指鼻试验，跟-膝-胫试验，快速轮替动作，闭目难立征。

三、感觉

（1）浅感觉：痛觉，触觉，温度觉。

（2）深感觉：运动觉，位置觉，振动觉。

（3）复合感觉：皮肤定位觉，两点辨别觉，实体觉，体表图形觉。

四、神经反射

（1）浅反射：角膜反射，腹壁反射，提睾反射，跖反射，肛门反射。

（2）深反射：肱二头肌反射，肱三头肌反射，桡骨膜反射，膝反射，跟腱反射/踝反射。

（3）病理反射：Babirlski征，Oppenheim征，Gordon征。

（4）脑膜刺激征：颈强直，Kernig征，Brudzinski征。

2-05 专题

电解质代谢紊乱

第一节 水钠代谢障碍

一、正常水钠代谢

（一）体液

体液 =60%× 体重 → 年龄↑体重↑则体液 %↓。

（1）细胞内液（ICF）（40%）：（阳离子）K^+ > Na^+ / Ca^{2+} / Mg^{2+}，（阴离子）HPO_4^{2-} / Pro > HCO_3^- / Cl^-。

➔ 晶体渗透压（K^+ / HPO_4^{2-} 为主）>>胶体渗透压（Pro 为主 / 但含量远低于 ECF）。

（2）细胞外液（ECF）（20%）= 组织液（15%）+ 血浆（5%）：（阳离子）Na^+ > K^+ / Ca^{2+} / Mg^{2+}，（阴离子）HPO_3^- / Cl^- > HPO_4^{2-} / Pro。

➔ 晶体渗透压（Na^+ / HCO_3^- 为主）>>胶体渗透压（Pro 为主 / 但含量远高于 ICF）。

➔ 血浆晶体渗透压 + 血浆胶体渗透压 = 血浆渗透压（正常值 280～310mmol / L）。

（二）水的生理功能和水平衡

1. 水的生理功能

（1）促进物质代谢：溶解作用 + 直接参与。

（2）调节体温：吸收热量致 T↑+ 蒸发致 T↓。

（3）润滑：如关节液等。

（4）结合水（与 Pro / 黏多糖 / 磷脂结合）：发挥复杂生理功能。

2. 水平衡

（1）来源：①饮水（1000～1300mL / d）；②食物（700～900mL / d）；③代谢水（300mL / d）。

（2）排出：①肾（尿）（1000～1500mL / d）；②皮肤（显性汗 + 非显性蒸发）（?+500mL / d）；③肺（呼吸蒸发）（350mL / d）；④消化道（粪）（150mL / d）。

➔ 每天最少需水量（饮水 + 食物）= 尿 500mL（清除代谢废物最少尿量）+ 皮肤非显性蒸发 500mL+ 肺呼吸蒸发 350mL+ 消化道粪便 150mL – 代谢水 300mL=1200mL。

（三）电解质的生理功能和钠平衡

1. 电解质（主要是 Na^+/ K^+）的生理功能

（1）维持渗透压和酸碱平衡。

（2）参与静息电位和动作电位形成。

（3）参与各种代谢。

2. 钠平衡

（1）来源：主要是食物中的食盐 → 饮水 / 代谢水无钠、天然食物含少量钠。

（2）排出：主要是肾（尿）→ 皮肤显性汗为低渗液 / 消化道（粪）含少量钠、非显性蒸发 / 肺（呼吸蒸发）无钠。

（四）体液容量及渗透压的调节

1. 抗利尿激素（ADH）

（1）渗透性刺激（Na^+ ↑）→ 下丘脑视上核 / 室旁核渗透压感受器（+）→ 口渴中枢 / 饮水 ↑ +ADH ↑。

（2）非渗透性刺激（血容量 ↓ / BP ↓）→ 右心房 - 胸腔大静脉容量感受器 / 颈动脉窦 - 主动脉弓压力感受器（+）→ ADH ↑。

（3）ADH ↑，水、钠如何变化？

① 与远端小管 / 集合管 V_2 受体结合 → 通过 G 蛋白 / 腺苷酸环化酶（AC）/ cAMP / 蛋白激酶（PKA）通路（+）→ 含水通道小泡移至管腔膜 → 水通道 ↑ → 水重吸收 ↑；

② ADH ↑ → 抑制醛固酮 → Na^+ 重吸收 ↓。

（4）血容量 ↓ +Na^+ ↓，ADH 如何变化？

机体优先维持血容量（非渗透性刺激>渗透性刺激）→ 血容量 ↓ 所致 ADH ↑ ↑ > Na^+ ↓ 所致 ADH ↓。

2. 心钠素（ANP）

心房扩大 / 血容量 ↑ / Na^+ ↑ / 血管紧张素 ↑ → 心房肌细胞产生 ANP ↑ → 抗 RAS（肾素 ↓ 血管紧张素 ↓ 醛固酮 ↓）→ 扩血管 / 利尿 / 排钠。

3. 水通道蛋白（AQP）

（1）种类：共约 200 种，人类有 13 种（AQP0～AQP12）。

（2）功能：AQP3 / 7 / 9 / 10 为水 / 甘油 / 尿素等小分子共同通道，余以水通道为主。

（3）分布：AQP0（眼晶状体），AQP1（RBC），AQP2 / 3 / 4（集合管），AQP5（泪腺 / 颌下腺），AQP6（另作气体通道），AQP7（肾脏 / 脂肪），AQP8 / 12（胰腺），AQP9（肝脏 / WBC），AQP10（小肠），AQP11（睾丸）。

二、水钠代谢障碍

（一）低容量性低钠血症（又称低渗性脱水，Na^+ < 130mmol/L）

1. 原因机制

（1）钠摄入 ↓ ↓ >水摄入 ↓：补液只补水未补钠。

（2）高渗液丢失 ↑：（肾）利尿剂/肾上腺皮质功能不全（醛固酮 ↓）/慢性间质性肾病（髓质梯度 ↓）/肾小管酸中毒（Na^+-H^+ 交换 ↓），（皮肤）大量出汗（急性）/ 大面积烧伤（急性渗出），（肺）无，（消化道）呕吐 / 腹泻（急性），（第三间隙）胸水 / 腹水。

2. 机体影响

（1）无口渴。

（2）低渗性 → 水向胞内转移 → ECF↓↓+细胞水肿。

（3）低渗性 → ADH↓ → 水重吸收↓ → 多尿（低比重尿）。

（4）ECF↓↓ → 血液浓缩↑↑+易休克 → 醛固酮↑ → 钠重吸收↑（早期因肾丢失所致尿钠↑ 转为后期尿钠↓）。

3. 治疗原则

（1）病因治疗。

（2）补液（通常等渗 NS 补液即可纠正部分低钠）

补液量（mL）= 体重减少量（kg）× 1000（mL）+ 生理排出量 1500（mL）– 饮入量（mL）（10%GS+3%～5%NS）。

（3）补钠（Na^+ ＜125mmol / L）

缺钠总量（mmol）=［142– 实测钠浓度（mmol / L）］× 20% 体重（kg）（≈ ECF）→ 每天仅补总量 1 / 3～1 / 2（NS 浓度控制在 3%～5%）。

举例：缺钠总量（mmol）=（142– 实测钠浓度 120mmol / L）× 20%× 体重 50kg= 220mmol → 先补 1 / 3 即约 73mmol ≈ 4g → NS100mL+10% 浓氯化钠（10mL ∶ 1g / 支）4 支（4%NS）静滴 st。

（4）抗休克。

（二）高容量性低钠血症（又称水中毒，Na^+ < 130mmol / L）

1. 原因机制

（1）水摄入↑：大量饮水，大量输 GS。

（2）水排出↓：ARF。

2. 机体影响

（1）ECF↑ → 血液稀释。

（2）低渗性 → 水向胞内转移 → 细胞水肿（严重则脑细胞水肿）。

3. 治疗原则

病因治疗，限水 / 脱水剂，酌情补钠。

（三）等容量性低钠血症（又称单纯性低钠，Na^+ < 130mmol / L）

1. 原因机制

ADH 异常分泌综合征（如恶性肿瘤 / 肺部疾病等）。

2. 机体影响

轻则无影响，重则细胞水肿（严重则脑细胞水肿）。

3. 治疗原则

病因治疗，限水 / 脱水剂，酌情补钠。

（四）低容量性高钠血症（又称高渗性脱水，Na^+ > 150mmol / L）

1. 原因机制

（1）水摄入↓↓>钠摄入↓：水源断绝，饮水困难。

（2）低渗液丢失↑：（肾）脱水剂 / 尿崩症（ADH↓），（皮肤）大量出汗（慢性），（肺）过度通气，（消化道）呕吐 / 腹泻（慢性）。

2. 机体影响

（1）有口渴。

（2）高渗性→水向胞外转移→ECF 部分纠正 + 细胞脱水（严重则脑细胞脱水）。

（3）高渗性→ADH↑→水重吸收↑→少尿（高比重尿）。

（4）ECF 轻↓→血液浓缩轻↑ + 不易休克。

3. 治疗原则

病因治疗，补液（GS→GNS），酌情补钾。

（五）高容量性高钠血症（又称盐中毒，Na^+ > 150mmol / L）

1. 原因机制

（1）钠摄入↑：大量输高渗 NS。

（2）钠排出↓：醛固酮增多症，Cushing 综合征。

2. 机体影响

（1）ECF↑→血液稀释。

（2）高渗性→水向胞外转移→细胞脱水（严重则脑细胞脱水）。

3. 治疗原则

病因治疗，袢利尿剂。

（六）等容量性高钠血症（又称单纯性高钠，Na^+ > 150mmol / L）

1. 原因机制

下丘脑疾病（渗透压感受器阈值↑）。

2. 机体影响

轻则无影响，重则细胞脱水（严重则脑细胞脱水）。

3. 治疗原则

病因治疗，补水。

（七）等渗性脱水（Na^+=130～150mmol/L）

1. 原因机制

（1）钠摄入↓ = 水摄入↓。

（2）等渗液丢失↑：（肾）无，（皮肤）大面积烧伤（慢性渗出），（肺）无，（消化道）呕吐 / 腹泻（亚急性），（第三间隙）抽胸腔积液 / 腹水。

2. 机体影响（略）

（八）水肿

1. 病因分类

（1）全身性水肿：心性水肿（重力效应 → 首选出现在低垂部位），肾性水肿（组织结构疏松 → 首先出现在眼睑 / 颜面部），肝性水肿（局部血流动力学 → 首先出现腹水），营养不良性水肿，特发性水肿。

（2）局部性水肿：炎症性水肿，静脉 / 淋巴性水肿，血管神经性水肿。

2. 性状特点

（1）漏出液，渗出液（见于 Cap 通透性↑的炎症性水肿和 Cap 通透性正常的淋巴性水肿）。

（2）显性水肿（又称凹陷性水肿），隐性水肿（∵组织间隙中由透明质酸 / 黏多糖 / 胶原等构成的胶体网状物对液体有强大吸附能力）。

3. 发生机制

（1）血管内外失衡（水肿）

有效流体静水压 = Cap 静水压 / A-V 脉端平均压（23mmHg）– 组织间隙压（–2mmHg）= 25mmHg。

有效胶体渗透压 = 血浆胶体渗透压（25mmHg）– 组织液胶体渗透压（8mmHg）= 17mmHg。

淋巴液回流：约 120mL / h → 将多余组织液 / 漏出 Pro / 细胞代谢大分子产物等送回体循环。

① Cap 静水压↑：见于充血性 HF、静脉受压迫 / 血栓形成、炎症性动脉充血。

② 血浆胶体渗透压↓：见于Pro 合成↓（如LC / 营养不良）、Pro 丢失↑（如肾病综合征）、Pro 分解↑（如慢性消耗性疾病）。

③ 微血管通透性↑：见于各种炎症。

④ 淋巴液回流受阻：见于恶性肿瘤阻塞、丝虫病。

（2）体内外失衡（钠水潴留）（图 2-37）

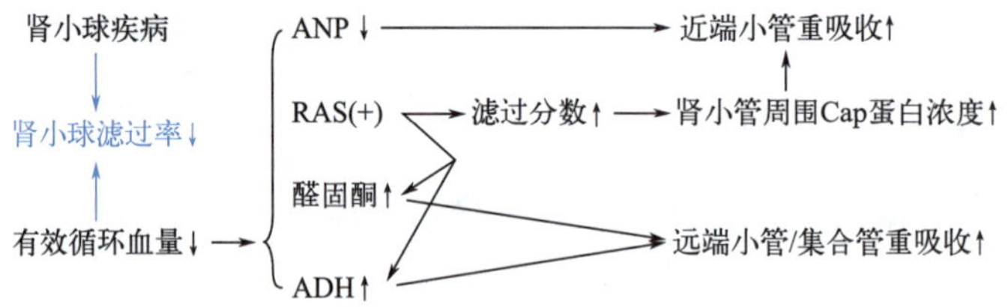

图2-37 钠水潴留机制

4. 机体影响

（1）有利：炎症性水肿可以稀释毒素 / 运送抗体等。

（2）不利：细胞营养障碍，影响组织器官功能活动。

第二节 钾代谢障碍

一、正常钾代谢

（一）钾平衡

（1）来源：天然食物（富含 K^+）。

（2）排出：①肾（占 90%/ 多进多排 / 少进少排 / 不进也排）；②消化道 / 皮肤（占 10%）。

（二）钾调节

（1）胞内外：Na^+-K^+ 泵，H^+-K^+ 泵。

（2）体内外：①肾脏：肾小管上皮细胞跨膜电位 / 远端小管流速 / 醛固酮；②消化道 / 皮肤。

二、钾代谢障碍

（一）低钾血症（K^+ < 3.5mmol / L）

1. 原因机制

（1）钾摄入↓：禁食，补液未补钾。

（2）钾丢失↑：（肾）利尿剂 / 醛固酮增多症 / Cushing 综合征 / ARF 多尿期 / 间质性肾病 / 肾小管酸中毒 / 低镁血症（肾小管 Na^+ 泵↓），（消化道）呕吐 / 腹泻，（皮肤）出汗。

（3）钾胞内转移：碱中毒（H^+ 外移 / K^+ 内移 + 肾小管分泌 H^+↓ / Na^+-K^+ 交换↑），胰岛素过量（Na^+ 泵↑ + 糖原合成↑ K^+ 随 Glu 入胞↑），β 受体激动剂（Na^+ 泵↑），毒物（钡）中毒（K^+ 通道阻塞 / K^+ 外流↓），低钾性周期性麻痹（K^+ 内流）。

2. 机体影响

（1）膜电位异常

① 神经肌肉：（急性低钾）RP 负值↑→ 与阈电位距离↑→ 兴奋性↓ / 不兴奋 → 肌无力 / 麻痹。

（慢性低钾）影响不大（∵ K^+ 外移）。

② 心肌生理：（兴奋性↑）RP 负值↓（低钾时心肌细胞对 K^+ 通透性↓）→ 与阈电位距离↓。

（自律性↑）4 期 K^+ 外流↓（低钾时心肌细胞对 K^+ 通透性↓）→ 自动去极↑。

（传导性↓）RP 负值↓（低钾时心肌细胞对 K^+ 通透性↓）→ 0 期去极化速度↓幅度↓。

（收缩性↑ → ↓）轻度低钾时对 Ca^{2+} 内流抑制减弱 / Ca^{2+} 内流↑→ 严重低钾时细胞缺钾坏死。

③ 心电图：ST 段压低 / T 波低平消失 / 出现 U 波 / QT 间期延长，严重则 P 波高尖 / QRS 波增宽。

④ 心肌功能：心动过速，早搏，易发生洋地黄类中毒。

（2）细胞代谢障碍

① 骨骼肌：低钾时导致骨骼肌血流量↓（尤运动）→ 缺血 / 坏死 / 溶解。

② 肾脏：低钾时髓袢升支粗段 / 远端小管 / 集合管受损 → NaCl 重吸收↓ / 髓袢梯度↓ / ADH 敏感性↓→ 尿浓缩功能障碍（多尿）。

（3）酸碱失衡

① 代谢性碱中毒：K^+ 外移 / H^+ 内移。

② 反常性酸性尿：K^+ 分泌↓ / Na^+-H^+ 交换↑。

3. 治疗原则

（1）病因治疗。

（2）补钾：见尿补钾原则，额外补钾量 3-6-9 策略（K^+=3.0～3.5mmol / L、2.5～3.0mmol / L、<2.5mmol / L 时分别补 KCl 3g / d、6g / d、9g / d），生理补钾量 6g / d。

（口服）KCl 缓释片 1g tid，牛奶 / 果汁 / 温水 +10%KCl 10～20mL tid。

（静脉）先 NS 后 GS 250～500mL+10%KCl 7.5～15mL 静滴 st。

（微泵）NS / GS 35mL+10%KCl 15mL 微泵（<8mL / h）st（外周大静脉）。

NS / GS 35mL+10%KCl 15mL 微泵（8～20mL / h）st（中心静脉 / 必要时心电监护）。

NS / GS 20mL+10%KCl 30mL 微泵（10～50mL / h）st（中心静脉 + 心电监护 + 监测电解质血气 / h）。

注：K^+ 达 3.5mmol / L 时应继续补钾数天（∵胞内仍缺钾）。

（3）补镁 / 补钙：5%GS 250mL+ 门冬氨酸钾镁 10～20mL 静滴 st，门冬氨酸钾镁 1～2 片 tid。

（二）高钾血症（K^+ > 5.5mmol / L）

1. 原因机制

（1）钾摄入↑：大量补钾，大量输库存血。

（2）钾丢失↓：（肾）保钾利尿剂 / 肾上腺皮质功能减退（addison 病）/ ARF 少尿期 / CRF。

（3）钾胞外转移：酸中毒（H^+ 内移 / K^+ 外移 + 肾小管分泌 H^+↑ / Na^+-K^+ 交换↓），高血糖 / 胰岛素不足（渗透压↑ / K^+ 外移 +Na^+ 泵↓ + 糖原合成↓K^+ 随 Glu 入胞↓），β 受体抑制剂 / 洋地黄类 / 缺氧（Na^+ 泵↓），溶血 / 挤压伤（K^+ 释放↑），高钾性周期性麻痹（K^+ 外流），假性高钾血症（见于 WBC↑ / PLT↑病人 + 抽血刺破 RBC）。

2. 机体影响

（1）膜电位异常

① 神经肌肉：（急性高钾 5.5～7mmol / L）RP 负值↓→ 与阈电位距离↓→ 兴奋性↑→ 感觉异常 / 肌痛。

（急性高钾 7～9mmol / L）RP ≈阈电位，快 Na^+ 通道失活 → 兴奋性↓ / 不兴奋 → 肌无力 / 麻痹。

（慢性高钾）影响不大（∵ K^+ 内移）。

② 心肌生理：（兴奋性↑→↓）同“①神经肌肉”。

（自律性↓）4 期 K^+ 外流↑（高钾时心肌细胞对 K^+ 通透性↑）→ 自动去极↓。

（传导性↓）RP 负值↓（低钾时心肌细胞对 K^+ 通透性↓）→0 期去极化速度↓幅度↓。

（收缩性↓）高钾时对 Ca^{2+} 内流抑制增强 / Ca^{2+} 内流↓。

③ 心电图：T 波高尖，严重则 P 波低平消失 / QRS 波增宽。

④ 心肌功能：传导阻滞，易发生折返性（∵有效不应期缩短）。

（2）酸碱失衡

① 代谢性碱中毒：K^+ 内移 / H^+ 外移。

② 反常性酸性尿：K^+ 分泌↑ / Na^+-H^+ 交换↓。

3. 治疗原则

（1）病因治疗。

（2）排钾：利尿，透析。

（3）抗钾：10%GS 20mL+10% 葡萄糖酸钙 10～20mL 静推 st，补 NS。

（4）移钾：10%GS 250mL+ 胰岛素 5U 静滴 st，5%$NaHCO_3$ 125mL 静滴 st。

第三节 镁代谢障碍

一、正常镁代谢

（一）镁平衡

（1）来源：天然食物。

（2）排出：①肾；②消化道。

（二）镁调节

主要依靠肾脏调节。

二、镁代谢障碍

（一）低镁血症（Mg^{2+} < 0.75mmol/L）

1. 原因机制

（1）镁摄入↓：禁食，未补镁。

（2）镁丢失↑：（肾）利尿剂/ARF多尿期/间质性肾病/甲状腺功能亢进/甲状旁腺功能减退，（消化道）小肠疾病（感染/手术切除）。

（3）镁胞内转移：胰岛素过量（糖原合成↑ Mg^{2+} 随 Glu 入胞↑）。

2. 机体影响

（1）神经肌肉：应激性↑/肌颤/抽搐/反射亢进（Ca^{2+} 进入轴突↑/终板膜N型受体敏感性↑）。

（2）CNS：兴奋/烦躁不安。

（3）心血管：快速型心律失常（自律性↑），高血压（胞内 Ca^{2+} 负荷↑）。

（4）电解质：低钾（Na^+ 泵↓→髓袢升支 K^+ 重吸收↓），低钙（腺苷酸环化酶↓→PTH↓→肠/骨/肾 Ca^{2+} 重吸收↓）。

3. 治疗原则

（1）病因治疗。

（2）补镁，注意补钾/补钙。

（二）高镁血症（Mg^{2+} > 1.25mmol/L）

1. 原因机制

（1）镁摄入↑：大量输镁盐。

（2）镁丢失↓：（肾）ARF少尿期/CRF/甲状腺功能减退/甲状旁腺功能亢进。

（3）镁胞外转移：高血糖/胰岛素不足（糖原合成↓ Mg^{2+} 随 Glu 入胞↓）。

2. 机体影响

（1）神经肌肉：肌无力/麻痹（阻断终板膜N型受体）。

（2）CNS：抑制/嗜睡。

（3）心血管：传导阻滞/心动过缓（传导性↓）。

3. 治疗原则

（1）病因治疗。

（2）排镁：利尿，透析。

（3）抗镁：钙剂。

第四节 钙磷代谢障碍

一、正常钙磷代谢

(一)钙磷平衡

(1)来源：食物。

(2)排出：①肾(20%Ca / 70%P)；②消化道(80%Ca / 30%P)。

(3)分布：(Ca)99% 分布于骨，血 Ca=2.25～2.75mmol / L → 非扩散 Ca(40%/ 与白蛋白结合)+ 扩散 Ca(60%=45%/ 呈游离 +15%/ 不解离)；(P)86% 分布于骨，血 P=1.1～1.3mmol / L → 主要是 HPO_4^{2-}，[Ca] × [P] =30～40mg / dL。

(二)钙磷调节

1. 体内外

(1)甲状旁腺激素(PTH)(甲状旁腺主细胞)：血 Ca↑血 P↓。

① 肾：近端小管 Ca 重吸收↑/ P 重吸收↓，激活肾 1α- 羟化酶 → 1.25-(OH)$_2$ - D_3↑。

② 骨：快速效应(数 min)即骨细胞对 Ca 通透性↑→ Ca 入骨细胞 → Ca 泵 → Ca 入血，延迟效应(12～14h)即刺激破骨细胞 → 溶骨↑→ Ca / P 入血。

(2)降钙素(CT)(甲状腺滤泡旁 C 细胞)：血 Ca↓血 P↓。

① 骨：早期(15min)即抑制破骨细胞 → 溶骨↓，后期(1h)即增强成骨。

注：CT 对成人血 Ca 影响小，∵ CT↑时引起血 Ca↓/ 同时刺激 PTH 分泌↑(故抵消)，CT↓时引起破骨 / 但成人破骨 Ca 释放量小(故影响不大)，然而 CT 对儿童血 Ca 影响大，因为 CT↓时儿童破骨 Ca 释放量大。

② 肾：肾小管 Ca、P 重吸收↓。

(3)1.25-(OH)$_2$- D_3[皮肤胆固醇 $\xrightarrow{\text{氧化}}$ 7- 脱氧胆固醇 $\xrightarrow{\text{紫外线}}$ Vit D_3 原 → 无活性 Vit D_3 $\xrightarrow{\text{肝25-羟化酶}}$ 有活性 25-(OH) - D_3 $\xrightarrow{\text{肾1α-羟化酶}}$ 1.25-(OH)$_2$- D_3]：血 Ca↑血 P↑。

① 肠：促进小肠黏膜细胞 Ca 结合蛋白表达 → Ca、P 重吸收↑。

② 骨：刺激破骨(血 Ca / 血 P↓时)，刺激成骨(血 Ca / 血 P 正常时)。

③ 肾：促进肾小管 Ca、P 重吸收。

2. 胞内外

(1)Ca 入胞途径(被动过程)：①细胞膜 Ca 通道(电压 / 受体门控)；②胞内 Ca 库线粒体 / 内质网 Ca 通道(受体门控)。

(2)Ca 出胞途径(主动过程)：① Ca 泵；② Na^+-Ca^{2+} 交换；③ H^+-Ca^{2+} 交换。

(三)钙磷生理功能

(1)Ca / P 共同生理功能：成骨，凝血。

(2)Ca 其他生理功能：信使作用(胞外第一信使 / 胞内第二信使)，调节酶活性(脂肪酶↑/ 1α 羟化酶↓)，维持神经肌肉兴奋性(与 Na^+/ Mg^{2+} 共同维持)，降低 Cap 通透性。

(3)P 其他生理功能：调节生物大分子活性(蛋白质 / 酶的磷酸化 / 去磷酸化)，参与能量代谢核心反应（$ATP \rightleftharpoons ADP+Pi$），生命物质的重要组分（核酸 / 蛋白质 / 细胞膜等），$HPO_4^{2-}/H_2PO_4^-$ 血液缓冲体系。

二、钙磷代谢障碍

（一）低钙血症（Ca < 2.25mmol / L）

1. 原因机制

（1）PTH↓：甲状旁腺功能减退，低镁血症。

（2）Vit D↓：食物↓，吸收↓，紫外线↓，肝肾疾病羟化障碍。

（3）CRF（但 P↑）。

（4）急性胰腺炎。

2. 机体影响

（1）神经肌肉：应激性↑ / 肌颤 / 抽搐 / 反射亢进。

（2）心肌：兴奋性↑ / 传导性↑（膜屏障作用↓ / Na^+ 内流↑），但 Ca^{2+} 内流慢 / 平台期长 / 不应期长，ECG 示 QT 间期延长 / T 波低平倒置。

（3）骨骼：佝偻病，骨质疏松。

（4）免疫力↓ / 易感染。

3. 治疗原则

（1）病因治疗。

（2）补钙 / 补 Vit D。

（二）高钙血症（Ca > 2.75mmol / L）

1. 原因机制

（1）PTH↑：甲状旁腺功能亢进，噻嗪类利尿剂。

（2）Vit D↑：Vit D 中毒。

（3）恶性肿瘤：骨转移，PGE2↑（溶骨）。

（4）甲状腺功能亢进（溶骨）。

2. 机体影响

（1）神经肌肉：应激性↓ / 肌无力 / 麻痹。

（2）心肌：兴奋性↓ / 传导性↓（膜屏障作用↑ / Na^+ 内流↓），但 Ca^{2+} 内流快 / 平台期短 / 复极加速，ECG 示 QT 间期缩短 / 传导阻滞。

（3）肾 / 血管壁 / 胰腺等钙化，结石。

3. 治疗原则

（1）病因治疗。

（2）降钙。

（三）低磷血症（P < 0.8mmol/L）（略）

（四）高磷血症（P > 1.6mmol/L）（略）

2-06 专题

酸碱平衡紊乱

第一节　酸碱的概念 / 来源 / 调节

一、概念

（1）酸：化学反应中凡能释放 H^+ 的化学物质，如 HCl、H_2SO_4、NH_4^+、H_2CO_3 等。

（2）碱：化学反应中凡能接受 H^+ 的化学物质，如 OH^-、NH_3、HCO_3^- 等，另 Pro 也可接受 H^+ 亦为碱。

（3）共轭体系：酸 + 相应碱。

二、来源

（1）酸的来源：体内代谢产生>>酸性食物 / 药物（如水杨酸类）。

① 挥发酸：糖 / 脂肪 / Pro 分解代谢产生 $CO_2+H_2O \rightarrow H_2CO_3$，释放 H^+ 或经碳酸酐酶 CA（富含于肾小管 / 肺泡 / 胃黏膜上皮细胞 / RBC）催化产生 CO_2，呼吸调节为主。

② 固定酸：Pro 分解代谢产生硫酸 / 磷酸 / 尿酸、糖酵解产生甘油酸 / 丙酮酸 / 乳酸、有氧氧化产生各种三羧酸、脂肪代谢产生 β 羟丁酸 / 乙酰乙酸、酸性食物 / 药物，肾性调节为主。

（2）碱的来源：食物（尤蔬菜 / 水果中的柠檬酸盐 / 苹果酸盐 / 草酸盐等有机酸盐）>>体内代谢产生（如氨基酸脱氨基 / 肾小管分泌 NH_3 等）。

三、调节

（一）血液缓冲系统（立即起效 / 但不持久）（表 2-9）

（二）细胞内外调节（2～4h 起效 / 伴 K^+ 改变）

（1）K^+-H^+ 交换、Na^+-H^+ 交换。

（2）HCO_3^--Cl^- 交换。

表 2-9 血液缓冲系统

血液缓冲系统	缓冲酸	缓冲碱	全身缓冲系统占比	缓冲特点
(1)碳酸氢盐缓冲系统	H_2CO_3	HCO_3^-	53%(血浆 35%+ 胞内 18%)	所有固定酸及碱(缓冲潜力大/能力强)
(2)Hb/HbO_2缓冲系统	HHb/$HHbO_2$	Hb^-/HbO_2^-	35%(RBC 内)	挥发酸/部分固定酸及碱
(3)血浆 Pro 缓冲系统	HPr	Pr^-	7%(血浆为主)	挥发酸/部分固定酸及碱(其他系统调动后才显现)
(4)磷酸盐缓冲系统	$H_2PO_4^-$	HPO_4^{2-}	5%(胞内为主)	挥发酸/部分固定酸及碱

(三)呼吸调节(10min 起效/12～24h 达峰，仅调节 H_2CO_3/不能调节固定酸)

(1)中枢调节：$PaCO_2$↑→ CO_2 扩散致 CSF [H^+]↑→中枢化学感受器/延髓(+)→肺通气↑。

注：若 $PaCO_2$↑↑>80mmHg 则反而抑制呼吸中枢(CO_2 麻醉)。

(2)外周调节：PaO_2↓ $PaCO_2$↑ [H^+]↑→外周化学感受器/颈动脉体-主动脉体(+)→中枢化学感受器/延髓(+)→肺通气↑。

注：若 PaO_2↓↓则反而抑制呼吸中枢(故Ⅱ型呼衰不能高流量吸氧)，若 PaO_2<30mmHg 则直接抑制呼吸中枢。

(四)肾性调节(起效慢/3～5 天达峰/且持久，HCO_3^- 重吸收→调节固定酸

(1)近端小管：CO_2+H_2O → H_2CO_3 → $H^++HCO_3^-$，H^+ 通过 Na^+-H^+ 交换分泌，HCO_3^- 通过 Na^+-HCO_3^- 同向转运体入血。

(2)远端小管/集合管：CO_2+H_2O → H_2CO_3 → $H^++HCO_3^-$，H^+ 通过质子泵分泌，HCO_3^- 通过 HCO_3^--Cl^- 交换入血。

(3)NH_4^+ 排出

① 近端小管：谷氨酰胺(Gln) $\xrightarrow{\text{Gln酶}}$ α 酮戊二酸 +NH_3，NH_3+H^+ → NH_4^+ → Na^+-NH_4^+ 交换排出。

② 远端小管/集合管：质子泵泵出 H^++ 管腔内 NH_3(自由扩散)→ NH_4^+ 并排出。

(五)其他调节

(1)肝合成尿素 → 消耗 NH_3。

(2)骨钙盐分解 → 消耗 H^+。

第二节 酸碱平衡紊乱的分类/常用指标

一、分类

pH ∝ HCO_3^-(代谢因素)/H_2CO_3(呼吸因素)。

(1)代谢性酸中毒(代酸)：原发性 HCO_3^-↓→(代偿性)pH 正常、(失代偿)pH↓。

(2)代谢性碱中毒(代碱)：原发性 HCO_3^-↑→(代偿性)pH 正常、(失代偿)pH↑。

(3)呼吸性酸中毒(呼酸)：原发性 H_2CO_3↑→(代偿性)pH 正常、(失代偿)pH↓。

(4)呼吸性碱中毒(呼碱)：原发性 H_2CO_3↓→(代偿性)pH 正常、(失代偿)pH↑。

二、常用指标

(1)pH：正常值 7.35～7.45。

(2)$PaCO_2$：正常值 35～45mmHg → 代谢性时呼吸代偿范围 10～55mmHg。

（3）标准碳酸氢盐（SB）（校正呼吸因素 / 仅示代谢因素）和实际碳酸氢盐（AB）（反映呼吸 + 代谢综合结果）：正常值 SB=AB=22～27mmol / L → 急性、慢性呼吸性时代谢代偿范围分别 18～30mmol / L、12～45mmol / L。

（4）缓冲碱（BB）：正常值 45～55mmol / L。

（5）碱剩余（BE）：正常值 ±3mmol / L。

（6）阴离子间隙（AG）（固定酸为主）：正常值 10～14mmol / L → AG 增高型代酸标准为 AG ＞16mmol / L。

第三节 单纯性酸碱平衡紊乱

一、代谢性酸中毒

（一）原因机制

（1）H^+↑导致 HCO_3^-↓：肾衰竭 / 尿毒症（∵固定酸如硫酸 / 磷酸↑），乳酸酸中毒（∵休克 / HF / 贫血 / 缺血缺氧等 → 糖酵解↑乳酸↑），酮症酸中毒（∵饥饿 / DM 等 → 脂肪动员↑酮体↑且利用有限），外源性固定酸摄入↑（∵水杨酸类 / NH_4Cl 等药物↑），高钾血症（∵ K^+-H^+ 交换）。

（2）H^+↑同时 HCO_3^-↓：肾小管酸中毒（∵Ⅰ / Ⅱ型时肾小管远端 / 近端小管分泌 H^+↓重吸收 HCO_3^-↓），碳酸酐酶抑制剂（∵近端 / 远端小管分泌 H^+↓重吸收 HCO_3^-↓）。

（3）HCO_3^-↓：肠液丢失（∵腹泻 / 肠液引流），血液稀释。

（二）分类

（1）AG 增高型代酸（AG↑+Cl^- 正常）：见于肾衰竭 / 尿毒症、乳酸酸中毒、酮症酸中毒、不含 Cl 的外源性固定酸摄入↑等。

（2）AG 正常型代酸（AG 正常 +Cl^-↑）：见于含 Cl 的外源性固定酸摄入↑、高钾血症、肾小管酸中毒、碳酸酐酶抑制剂、肠液丢失等。

（三）代偿调节

（1）血液缓冲系统：主要是碳酸氢盐缓冲系统。

（2）细胞内外调节：主要是 K^+-H^+ 交换。

（3）呼吸代偿调节：主要是外周化学感受器 / 颈动脉体 - 主动脉体（+）。

（4）肾性代偿调节：主要是碳酸酐酶 / Gln 酶活性↑（若肾脏疾病所致则该调节弱 / 无）。

➔ 血气分析：pH↓，AB↓SB↓BE 负值↑→ 代偿效应：$PaCO_2$↓，AB↓↓。

（四）机体影响

（1）酸中毒 → K^+-H^+ 交换↑+ 肾小管泌 K^+↓→ 高钾血症 → 室性心律失常。

（2）酸中毒 → Ca^{2+} 内流↓/ Ca 库释放↓+Ca^{2+} 与肌钙蛋白结合↓→ 心肌收缩力↓。酸中毒 → 刺激肾上腺髓质释放肾上腺素 + 同时又阻断肾上腺素与心脏结合 → 若 pH ＞7.2 则两者效应相互抵消 / 若 pH ＜7.2 则抑制为主。

(3)酸中毒 → 儿茶酚胺敏感性↓→ 血管扩张 / 血管容量↑→ 回心血量↓BP↓(∴抗休克时要注意纠正酸中毒)。

(4)酸中毒 → 生物氧化酶活性↓→ 氧化磷酸化↓→ ATP↓(尤对 CNS 影响大)。

(5)酸中毒 → 谷氨酸脱羧酶活性↑→ γ-GABA↑(神经抑制介质)。

(6)酸中毒 → 骨骼钙盐水解缓冲 H^+ → 易发生骨软化症。

(五)治疗原则

(1)病因治疗。

(2)纠正高钾 / 高钙:易出现低钾低钙症状尤补碱后(∵ K^+ 胞内转移 / Ca^{2+} 与血浆白蛋白结合致游离 Ca^{2+}↓)。

(3)补碱:轻则 $NaHCO_3$ 1g tid,重则 5%$NaHCO_3$ 50～250mL 静滴(尤 HCO_3^-<16mmol / L)。

二、代谢性碱中毒

(一)原因机制

(1)丢失↑:呕吐 / 胃液引流(∵ H^+ 丢失致肠道内 HCO_3^- 中和↓吸收↑/ Cl^- 丢失致低氯性碱中毒 / K^+ 丢失致低钾性碱中毒),利尿剂使用(∵远端小管[NaCl]↑→ Na^+-H^+ 交换↑Na^+-K^+ 交换↑)。

(2)低钾性碱中毒:低钾血症,醛固酮增多症,Cushing 综合征。

(3)HCO_3^-↑:补充 $NaHCO_3$ 过量,输大量含柠檬酸盐的库存血,血液浓缩。

(二)分类

(1)盐水反应性代碱:见于呕吐 / 胃液引流、利尿剂使用等,常伴血容量↓Cl^-↓K^+↓,给予扩容 / 补氯(如盐水)/ 补钾等处理即可纠正。

(2)盐水抵抗性代碱(血容量正常):见于醛固酮增多症、Cushing 综合征等,常伴醛固酮↑皮质醇↑K^+↓,给予病因处理有效 / 而单纯补盐水无效。

(三)代偿调节

(1)血液缓冲系统:多个系统全部参与。

(2)细胞内外调节:主要是 H^+-K^+ 交换。

(3)呼吸代偿调节:主要是外周化学感受器 / 颈动脉体 - 主动脉体(–)。

(4)肾性代偿调节:主要是碳酸酐酶 / Gln 酶活性↓。

➔ 血气分析:pH↑,AB↑SB↑BE 正值↑→ 代偿效应:$PaCO_2$↑,AB↑↑。

(四)机体影响

轻则无明显影响,重则影响如下。

(1)碱中毒 → 谷氨酸脱羧酶活性↓→ γ-GABA↓。

(2)碱中毒 → CSF 中[H^+]↓→ 呼吸中枢抑制。

(3)碱中毒 → Hb 氧离曲线左移 → Hb 与 O_2 亲和力↑/ 组织缺氧↑(尤脑组织敏感)。

(4)碱中毒 → Ca^{2+} 与血浆白蛋白结合↑/ 游离 Ca^{2+}↓→ 神经肌肉应激性↑。

(5)碱中毒 → 低钾血症 → 肌无力 / 麻痹。

（五）治疗原则

（1）病因治疗。

（2）盐水反应性代碱：扩容，补盐水，纠正低钾 / 低钙（选择 KCl / $CaCl_2$），必要时补酸（GS 500mL+精氨酸 10g 静滴）。

（3）盐水抵抗性代碱：碳酸酐酶抑制剂。

三、呼吸性酸中毒

（一）原因机制（∝ CO_2 排出↓）

（1）呼吸中枢抑制：脑外伤 / 脑炎 / 脑卒中、吗啡 / 麻醉剂过量等。

（2）呼吸肌麻痹：急性脊髓炎 / 脊神经根炎、重症肌无力、严重低钾血症等。

（3）胸廓疾病：畸形、外伤、气胸、胸水等。

（4）肺部疾病：急性肺水肿、肺炎、肺纤维化等。

（5）呼吸道阻塞：急性异物堵塞 / 喉头水肿、慢性 COPD / 支气管哮喘等。

（6）呼吸机控制不当（通气不足）。

（二）分类

急性呼酸 + 慢性呼酸。

（三）代偿调节

（1）血液缓冲系统：主要是 Hb / HbO_2 缓冲系统。

（2）细胞内外调节：主要是 K^+-H^+ 交换、HCO_3^--Cl^- 交换。

（3）呼吸代偿调节：因病因大部分为呼吸疾病，该调节弱 / 无。

（4）肾性代偿调节：（急性呼酸）该调节来不及，（慢性呼酸）主要是碳酸酐酶 / Gln 酶活性↑。

➔ 血气分析：pH↓，$PaCO_2$↑ AB↑→ 代偿效应：AB↑↑ SB↑ BE 正值↑。

（四）机体影响

同“代酸”，另有以下影响。

（1）$PaCO_2$↑→ 虽直接舒张血管 / 但全身血管仍收缩（∵ $PaCO_2$ 刺激中枢引起的血管收缩间接效应＞血管舒张直接效应）+ 脑血管仍舒张（∵无 α 受体）。

（2）CO_2 麻醉：CO_2 能直接扩散至脑 / 而 HCO_3^- 不易通过血脑屏障 → 呼酸较代酸对 CNS 影响更大。

（五）防治原则

病因治疗，呼吸道通畅，吸氧，增加通气量。

四、呼吸性碱中毒

（一）原因机制（∝ CO_2 排出↑）

（1）外周刺激：低氧血症（如高原 / 心肺疾病等），代谢亢进（如高热 / 甲亢等），酸中毒迅速纠正后，妊娠（黄体酮），肝硬化（腹水 / 血 NH_3↑）。

（2）中枢刺激：脑外伤 / 脑炎 / 脑卒中。

(3)精神刺激：焦虑障碍，癔症。

(4)呼吸机控制不当(通气过度)。

(二)分类

急性呼碱＋慢性呼碱。

(三)代偿调节

(1)血液缓冲系统：多个系统全部参与。

(2)细胞内外调节：主要是 K^+-H^+ 交换、HCO_3^--Cl^- 交换。

(3)呼吸代偿调节：因肺过度通气存在，该调节弱 / 无。

(4)肾性代偿调节：(急性呼碱)该调节来不及，(慢性呼碱)主要是碳酸酐酶 / Gln 酶活性↓。

➔ 血气分析：pH↑，$PaCO_2$↓AB↓→代偿效应：AB↓↓SB↓BE 负值↑。

(四)机体影响

同“代碱”，另有以下影响。

(1) $PaCO_2$↓→脑血管收缩 / 脑血流量↓。

(2)严重呼碱→糖原分解↑ / 消耗大量 P→P 胞内转移。

(五)防治原则

病因治疗，面罩吸氧，吸入 CO_2。

第四节 混合性酸碱平衡紊乱

常见的混合性酸碱平衡紊乱见图 2-38。

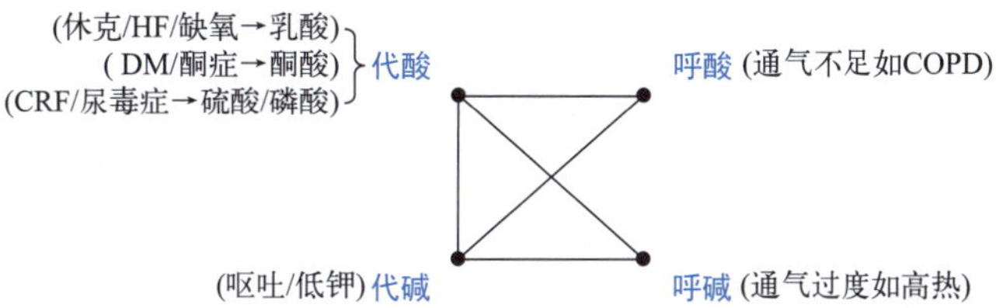

图2-38 常见的混合性酸碱平衡紊乱

一、双重酸碱平衡紊乱

(1)代酸＋呼酸：pH↓↓，HCO_3^-↓(AB↓＞SB↓↓)，$PaCO_2$↑。

(2)代碱＋呼碱：pH↑↑，HCO_3^-↑(AB↑＜SB↑↑)，$PaCO_2$↓。

(3)代酸＋呼碱：pH±，HCO_3^-↓(AB↓↓＜SB↓)，$PaCO_2$↓。

(4)代碱＋呼酸：pH±，HCO_3^-↑(AB↑↑＞SB↑)，$PaCO_2$↑。

(5)代酸(AG↑)＋代碱：pH±，AG↑伴 HCO_3^-↓+HCO_3^-↑伴 Cl^-↓=HCO_3^-±，$PaCO_2$±。

二、三重酸碱平衡紊乱

（1）代酸（AG↑）+代碱+呼酸：pH？，AG↑，HCO_3^-±，Cl^-↓，$PaCO_2$↑。

（2）代酸（AG↑）+代碱+呼碱：pH？，AG↑，HCO_3^-±，Cl^-↓，$PaCO_2$↓。

第五节　血气分析方法及病理生理学基础

附：血气分析采集方法及各指标正常值

停止吸氧 30min → 采集动脉血 → 隔绝空气 / 立即送检或 4℃冰箱保存 2h → 血气分析		
正常值	pH 7.35～7.45 PaO_2 95～100mmHg $PaCO_2$ 35～45mmHg（平均值 40mmHg） SaO_2 95%～98%（PaO_2 > 60mmHg 波动 / 变化很小）	AB 22～27mmol / L SB 22～27mmol / L（平均值 24mmol / L） BB 45～55mmol / L BE ±2.3mmol / L AG 10～14mmol / L

一、单纯性酸碱平衡紊乱判断

（1）根据 pH 值 → 判断酸中毒（<7.35），或碱中毒（>7.45）。

（2）根据病史所致原发改变 → 判断呼吸性（通气不足 / 通气过度致 $PaCO_2$ 原发改变），或代谢性（各种酸储积 / 呕吐 / 低钾低氯致 HCO_3^- 原发改变）。

（3）根据代偿情况 → 判断单纯性（代偿方向相同、代偿实际变化在代偿预计值以内），或混合性[代偿方向相反 / 相同（见于酸碱一致性 / 酸碱相反性）、代偿实际变化在代偿预计值以外且不会超过代偿极限值]。

二、混合性酸碱平衡紊乱判断

1. 代偿方向性

（1）酸碱一致性：$PaCO_2$ 和 HCO_3^- 变化方向相反 → pH 值显著变化 → 混合性。

（2）酸碱相反性：$PaCO_2$ 和 HCO_3^- 变化方向相同 → pH 值变化不大 → 混合性 / 单纯性 → 根据代偿预计值及其极限值加以鉴别。

2. 代偿预计值及代偿极限值（表 2-10）

表 2-10　代偿预计值及代偿极限值

原发改变	代偿调节（达峰时间）	代偿预计值公式	代偿极限值
（1）代酸：HCO_3^-↓	呼吸调节（12～24h）	$\Delta PaCO_2$↓ $=1.2\Delta HCO_3^-\pm2$	10mmHg
（2）呼酸：$PaCO_2$↑	（急）缓冲系统+胞内外调节（数分钟） （慢）肾性代偿调节（3～5d）	ΔHCO_3^-↑ $=0.1\Delta PaCO_2\pm1.5$ ΔHCO_3^-↑ $=0.35\Delta PaCO_2\pm3$	30mmol/L 45mmol/L
（3）代碱：HCO_3^-↑	呼吸调节（12～24h）	$\Delta PaCO_2$↑ $=0.7\Delta HCO_3^-\pm5$	55mmHg
（4）呼碱：$PaCO_2$↓	（急）缓冲系统+胞内外调节（数分钟） （慢）肾性代偿调节（3～5d）	ΔHCO_3^-↓ $=0.2\Delta PaCO_2\pm2.5$ ΔHCO_3^-↓ $=0.5\Delta PaCO_2\pm2.5$	18mmol/L 12mmol/L

3. 举例

（1）CRF 伴尿路感染病人：pH=7.32，$PaCO_2$=20mmHg，HCO_3^-=10mmol / L。

① pH=7.32 → 判断酸中毒。

② CRF → 判断原发改变为代谢性。

③ $\Delta PaCO_2$↓=1.2×（24–10）=16.8mmHg → 代偿预计值 =40–16.8=23.2mmHg → 实测值 20mmHg＜代偿预计值 → 判断为代酸合并呼碱。

（2）COPD 并肺性脑病病人：pH=7.43，$PaCO_2$=61mmHg，HCO_3^-=38mmol / L。

① pH 正常 +$PaCO_2$ 和 HCO_3^- 变化方向相同 → 判断混合性（酸碱相反性）。

② COPD → 判断原发改变为呼吸性（慢性）。

③ ΔHCO_3^-↑=0.35×（61–40）=7.35mmol / L → 代偿预计值 =24+7.35=31.35mmHg → 实测值 38mmHg＞代偿预计值 → 判断呼酸合并代碱。

附：过度换气综合征

（1）临床表现

① 诱因（部分）：吵架 / 压力 / 紧张 / 恐惧 / 密闭环境 / 饮茶 / 咖啡等。

② 头晕 / 头昏 / 头痛，视物模糊，面色苍白。

③ 胸闷 / 胸痛，心悸 / 气促。

④ 肢体发麻 / 刺痛，抽搐，无力 / 麻痹。

（2）治疗

① 心理安抚 / 暗示（如输颜色药液）。

② 放慢呼吸 / 纸袋呼吸 / 屏气或面罩吸氧。

③ 地西泮 / 葡萄糖酸钙。

2-07 专题

心电图（ECG）

一、ECG 原理

（1）单个心肌细胞电活动（图 2-39）：静息状态下心肌细胞外正内负，因刺激致局部电位逆转 / 除极方向（逆转处 → 未逆转处），直至完全除极状态时，心肌细胞外负内正，再因代谢致相同局部电位再逆转 / 复极方向（逆转处 → 未逆转处）。

➔ 除极和复极方向相同，同一位置除极 R 波↑+复极 T 波↓。

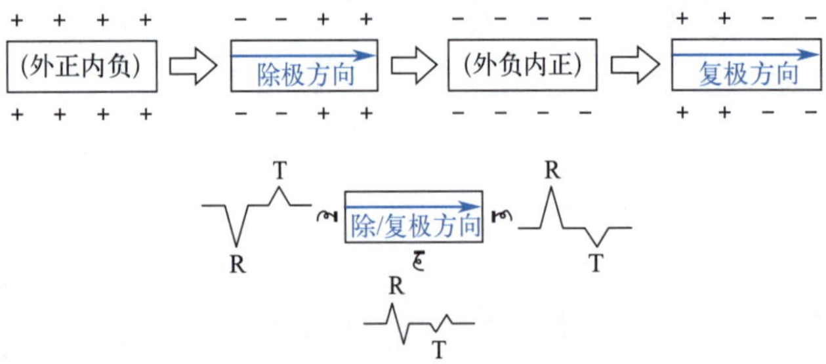

图2-39　单个心肌细胞电活动

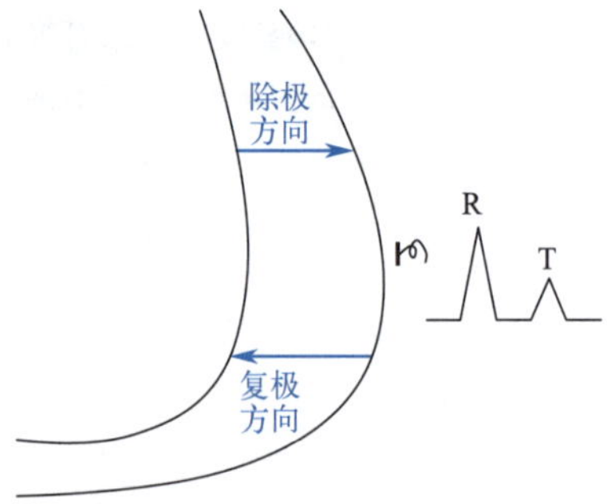

图2-40　心脏ECG

（2）ECG 是记录心脏所有心肌细胞电活动的总和，除极方向为心内膜 → 心外膜，复极方向为心外膜 → 心内膜（∵心外膜受压轻 / 散热慢 / 温度高）（图 2-40）。

➔ 除极和复极方向相反，同一位置除极 R 波↑+复极 T 波↑。

➔ ECG 各波形振幅大小 / 方向 ∝ 所有心肌细胞产生的心电向量综合结果在各导联投射的大小 / 方向。

二、ECG 导联

（1）常规导联：双极肢导（Ⅰ/Ⅱ/Ⅲ），单极肢导（avR / avL / avF），单极胸导［（V_1～V_6）/（V_7～V_9）/（V_3R～V_5R）］。心电轴见图 2-41。

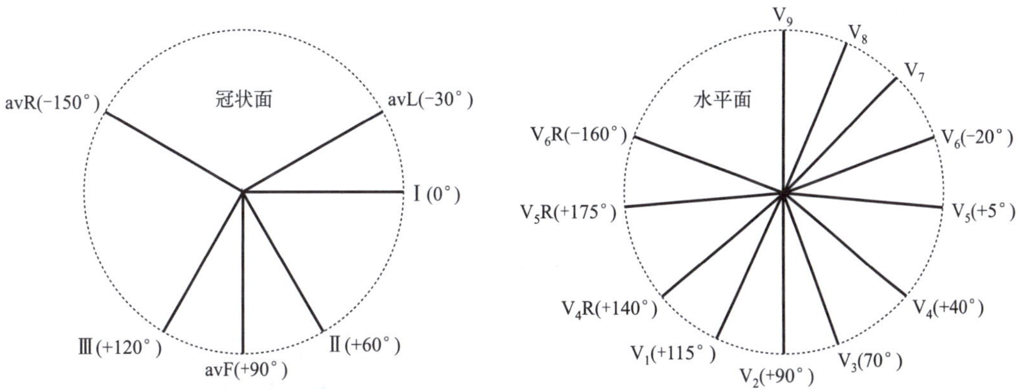

图2-41　心电轴

（2）特殊导联：Frank 正交导联，食管导联，心腔导联，希氏束电图导联，心电监护导联，动态心电图导联，运动试验导联等。

注：希氏束电图由 A 波、H 波、V 波组成，PA 即 P 波起始至 A 波起始（SAN 至心房传导时间），AH 即 A 波起始至 H 波起始（AVN 传导时间）/80～140ms，HV 即 H 波起始至 V 波起始（His 束 - 束支传导时间）/35～55ms。

三、ECG 波段（图 2-42）

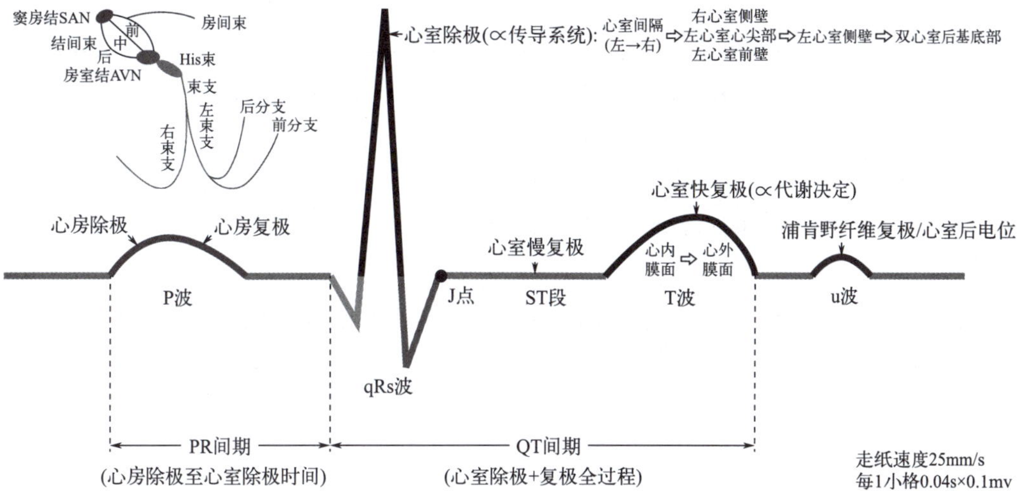

图2-42　ECG波段

四、正常 ECG

1. 心率

（律齐）频率≈大格（0.2s）时约 300bpm，（律不齐）约（计 10s 内波数 ×6）bpm。

2. 心律

心房律规整，心室律规整，心房率 = 心室率。

3. 电轴（图 2-43）

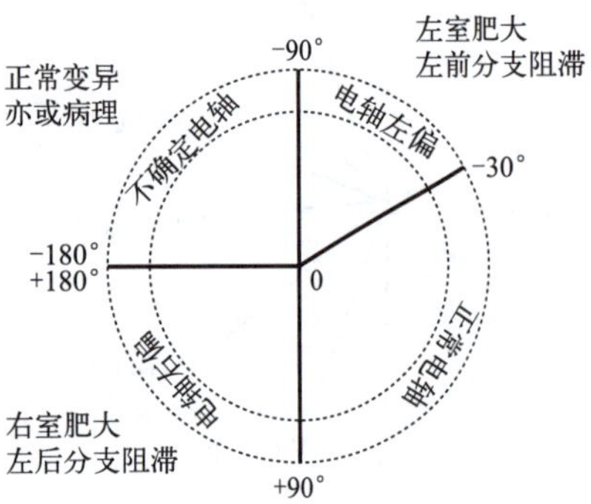

图2-43 电轴

（1）简单方法：Ⅰ / Ⅲ导联 QRS 主波↑→ 电轴正常，口对口 → 电轴左偏，尖对尖 → 电轴右偏。

（2）精确方法：测量Ⅰ / Ⅲ导联 QRS 波群振幅代数和，标在导联轴上，垂线交点与 0 点连线，该连线与Ⅰ导联正侧夹角。

4. 转位（从心尖看向心底）

R / S=1 波形出现在 V_3 / V_4 导联 → 位置正常，V_5 / V_6 导联 → 顺钟向转位，V_1 / V_2 导联 → 逆钟向转位。

注：心脏转位仅表示电位变化转位，并非都是心脏解剖转位。

5. 正常值（表 2-11）

表 2-11 心电图正常值

导联	P 波 <0.12s	PR 间期 0.12～0.2s	QRS 波 0.06～0.11s	ST 段	T 波	QT 间期 0.32～0.44s
Ⅰ	∧		主波↑			
Ⅱ	∧		主波↑	任何导联		
Ⅲ	振幅＜0.25mv	受 HR 影响	总振幅≥0.5mv	ST↓0.05mv		受 HR 影响
avR	∨		主波↓	所有肢导		
avL				ST↑0.1mv	与主波一致	
avF	∧		主波↑		振幅≥1/10R	
V_1					部分胸导	
V_2		【Q 波】		ST↑0.3mv	高达 1.5mv	
V_3		任何导联均可有				【u 波】
V_4	⌒ 振幅＜0.2mv	（除 V_1/V_2）	总振幅≥0.8mv	ST↑0.5mv		V_3/V_4 明显
V_5	⌒	时间＜0.04s		ST↑0.1mv		
V_6	⌒	振幅＜1/4R				

【正常变异 ECG】

（1）$S_1S_2S_3$ 综合征：Ⅰ / Ⅱ / Ⅲ导联 S 波＞R 波（∵ QRS 波起始向量来自右室流出道 / 指向右上方）

（2）过早复极化：正常人（尤年轻人）ECG 出现类似心肌损害的 ST↑但呈弓背向下 / ＜0.4mv / 伴 T 波高尖（胸导为主）

五、临床应用

1. 房室肥大

（1）左心房肥大

① 二尖瓣型 P 波（时间≥0.12s / 双峰间距≥0.04s），尤Ⅰ / Ⅱ / avL。

② P 波终末电势 Ptf_{v1} ≥0.04（mm・s）。

③ 可见房内阻滞伴 PR 间期↑。

（2）右心房肥大：肺型 P 波（振幅≥0.25mv 肢导 / 0.2mv 胸导），尤Ⅱ / Ⅲ / avF。

（3）左心室肥大

① 电轴左偏。

② Ⅰ / avL / V_5 / V_6R 波↑+V_1 / V_2S 波↑→ RV_5+SV_1＞4mv（男）/3.5mv（女）。

③ 继发性 ST-T 改变。

（4）右心室肥大

① 电轴右偏。

② V_1 / V_2R 波↑ + Ⅰ / avL / V_5 / V_6S 波↑ → RV_1+SV_5 > 1.05mv。

③ 继发性 ST-T 改变。

注：双心房肥大呈“兼而有之”，双心室肥大呈“正常 / 掩盖 / 双侧”。

2. 心肌缺血

（1）类型

① 缺血型：心内膜下缺血 → 复极时间延长 → 出现高大 T 波，心外膜下缺血（包括透壁性）→ 复极顺序逆转 → 出现倒置 T 波。

② 损伤型：心内膜下损伤 → ST 段向量由心外膜指向心内膜 → 出现 ST 段压低，心外膜下（包括透壁性）→ ST 段向量由心内膜指向心外膜 → 出现 ST 段抬高。

③ 坏死型：心肌坏死 →（面向坏死区导联）出现异常 Q 波（时间≥0.04s / 振幅≥1 / 4R）。

（2）MI：坏死区电极记录异常 Q 波，靠近坏死区电极记录 ST 段抬高，周围受损较轻区电极记录 T 波倒置。MI 分期演变与定位诊断见表 2-12。

表 2-12　MI 分期演变与定位诊断

① 分期演变	持续时间	特点
超急性期	数小时	出现高大 T 波（时间太短不易记录），ST 段开始抬高
急性期	数周	ST 段呈弓背向上抬高并逐渐下降，T 波由直立开始倒置并逐渐加深，出现异常 Q 波
亚急性期	数月	ST 段回落至基线，T 波倒置逐渐变浅，异常 Q 波持续存在
陈旧期	3～6 个月后	T 波恢复正常 / 呈浅倒置，异常 Q 波消失 / 残留

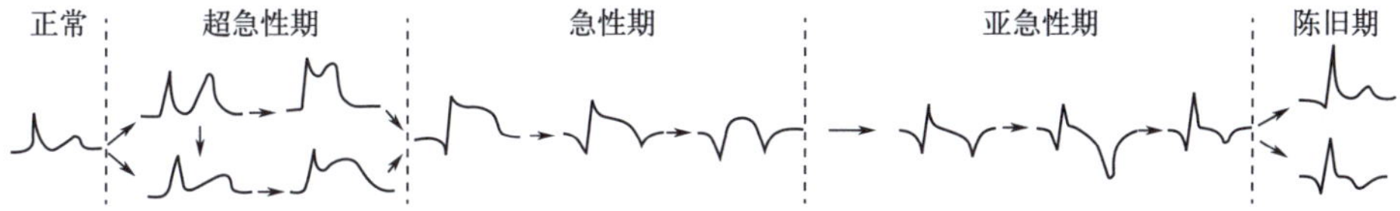

② 定位诊断	梗死部位	病变冠脉	③ 特殊情况
V_1～V_3 V_3～V_5 V_1～V_5	前间壁 前壁 广泛前壁	左冠脉前降支（间隔支） 左冠脉前降支（中段） 左冠脉前降支（近段）	MI 并发室壁瘤？ → ST 段抬高持续半年以上 MI 并发右束支阻滞？ → 不影响两者诊断（∵初始向量→ MI，终末向量→右束支阻滞） MI 并发左束支阻滞？ → 影响两者诊断（∵相互掩盖）
Ⅰ /avL V_5～V_6	高侧壁 前侧壁	左冠脉回旋支 左冠脉前降支（对角支）	
Ⅱ / Ⅲ /avF V_7～V_9 V_3R～V_5R	下壁 后壁 右心室	右冠脉 → 左冠脉回旋支 左冠脉回旋支 → 右冠脉 右冠脉	

（3）鉴别

① Q 波：MI，完全性左束支传导阻滞，肺栓塞等。

② ST 段↑：STEMI / 变异性心绞痛，心包炎，过早复极化。

③ T 波↓：心肌缺血 / HCM，脑血管意外。

④ ST-T 改变：心室肥大 / 预激综合征 / 束支阻滞（继发性），心肌炎 / 心肌病 / 电解质紊乱 / 药物因素。

3. 电解质紊乱与药物因素

（1）高钾血症（图 2-44）

① T 波高尖 → R 波↓S 波↑伴 ST 段↓→ QRS 增宽 / P 波宽平甚至消失伴 QT 间期↑。

② 室速 / 室颤 / 心脏骤停。

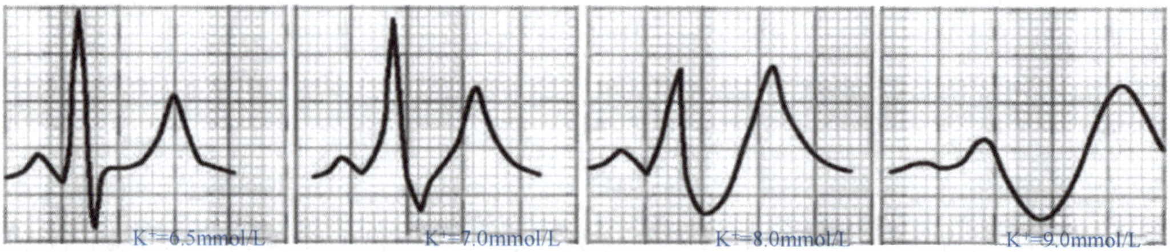

图2-44 高钾血症ECG特点

（2）低钾血症（图 2-45）

① T 波低平 → T 波倒置伴 ST 段↓/ u 波↑→ T-u 融合伴假性 QT 间期↑（实际为 QU 间期）。

② 房速 / 室早 / 室速 / 传导阻滞。

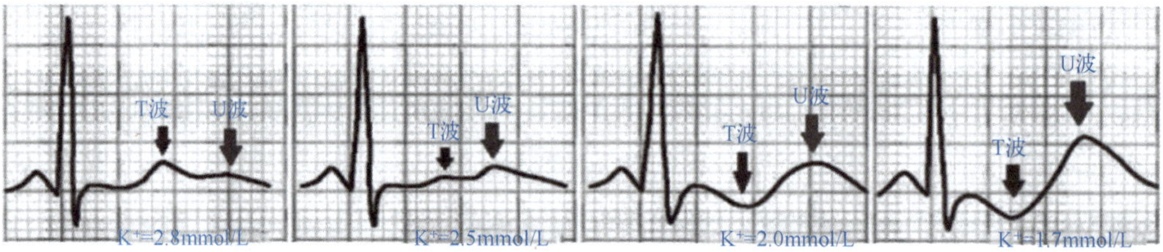

图2-45 低钾血症ECG示意图

（3）洋地黄效应（图 2-46）

➔ ST 段下垂型压低伴 T 波低平 / 倒置（鱼钩样）。

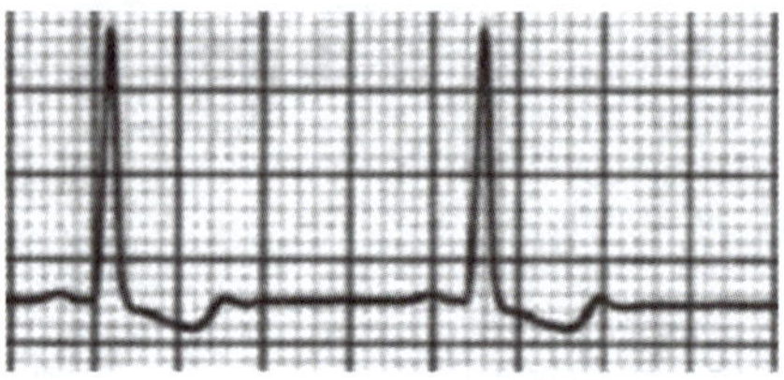

图2-46 洋地黄效应ECG特点

附：心电图不同类型的 ST 段压低

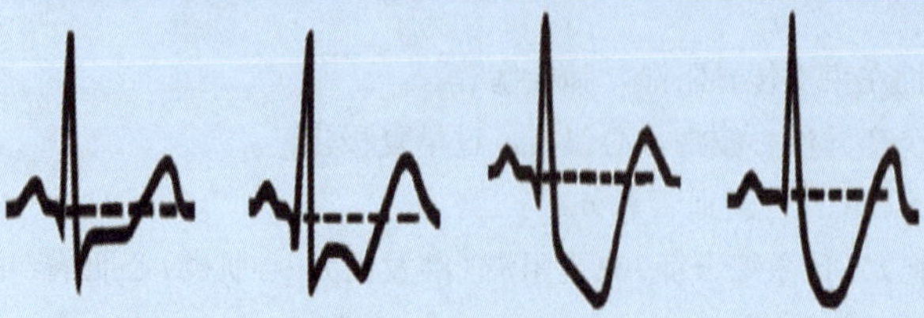

水平型压低　弓背型压低　下垂型压低　下陷型压低

（4）洋地黄中毒

① 症状：消化道症状，神经系统症状。

② ECG：各种心律失常，最常见室早 / 室速，最特异室上性快速性心律失常伴传导阻滞。

4. 心律失常

（1）激动起源异常

① 窦性心律失常：过速 / 过缓 / 不齐 / 停搏。

② 异位心律：（主动）早搏 / 心动过速 / 扑动 / 颤动，（被动）逸搏 / 逸搏心律。

（2）激动传导异常

① 生理性传导障碍：干扰与脱节。

② 传导阻滞：窦房 / 房内 / 房室 / 室内。

③ 传导途径异常：预激综合征。

附：动态心电图（DCG）

1. 心率

（1）正常：一过性窦缓 40bpm（睡眠时）~一过性窦速 180bpm（运动时），平均 HR=59 ~ 87bpm。

（2）异常：持续性窦缓（总心搏数＜86400 次 / 天），若总心搏数＜80000 次 / 天，或最大 HR ＜90 ~ 100bpm×1min 以上，或最小 HR ＜40bpm×1min 以上，或平均 HR ＜40 ~ 60bpm，并伴慢快综合征则需考虑病态窦房结综合征（SSS）。

2. 心律

（1）正常：窦性不齐 / 窦停（睡眠时 / ＜2s），房早 / 单形室早（＜1‰总心搏数），一度 / 二度Ⅰ型 AVB。

（2）异常：窦性停搏（白天时 / ＞2s），房早 / 单形室早（＞1‰总心搏数）/ 频发 / 成对 / 多源 / R-on-T 室早，室上速 / 室速，二度Ⅱ型 / 三度 AVB。

3. ST-T

（1）正常：ST 段↓≤0.05mv，ST 段↑≤0.1mv（肢导）/0.3mv（V_1 ~ V_2）/0.5mv（V_3）/0.1mv（V_4 ~ V_6）。

（2）异常：心肌缺血诊断标准为 1-1-5 标准，即 ST 段↓≥1mm×1min 以上，两次间隔≥5min。

注：ST 段测量点始于 J 点后 0.08s，ST 段↓∝HR↑，心肌缺血总负荷（TIB）=ST 段↓毫米数 × 总次数 / 24h× 总时间 / 24h（若＜60 则预后较好，若＞60 则预后较差）。

2-08 专题

临床技能操作

一、导尿

1. 方法

（1）体位：仰卧，两腿屈膝外展。

（2）清洗外阴：肥皂液清洗外阴（男性翻开包皮）。

（3）消毒尿道口：消毒棉球消毒尿道口（男性尿道口 → 外，女性内 → 外 / 上 → 下）。

（4）手套，铺巾。

（5）插入导尿管：润滑油涂导尿管，血管钳夹闭导尿管外端，左手持阴茎成钝角，再次消毒尿道口，慢慢插入导尿管（男性 15～20cm，女性 6～8cm），松开止血钳，尿液流出，再深入 2cm，注水 10～15mL 固定，取中段尿送检，如留置导尿，胶布固定尿管，接无菌尿袋。

（6）拔出导尿管：夹闭导尿管外端，消毒，慢慢拔出，消毒。

2. 注意

（1）膀胱过度充盈时：排尿宜缓慢（避免压力骤减引起出血或晕厥）。

（2）留置导尿时：冲洗膀胱 1 次 / 天，更换尿管 / 5～7 天（再次插入前尿道松弛数小时）。

（3）长时间留置导尿拔管时：拔管前 3 天定期夹闭，放尿 1 次 / 2h（便于膀胱功能恢复）。

二、胸膜腔穿刺术（正常＜ 20mL）

1. 方法

（1）术前：必要时术前 1 小时地西泮（安定）10mg 肌注。

（2）体位：坐位面向椅背，前臂置于椅背上，前额伏于前臂上。

（3）确定穿刺点：叩诊实音最明显处（一般在肩胛线 / 腋后线第 7～8 肋间），结合胸片 / B 超定位。

（4）消毒，手套，铺巾。

（5）局麻：2% 利多卡因，下一肋骨上缘穿刺，逐层浸润麻醉。

（6）穿刺抽液：血管钳夹闭胶管，左手固定皮肤，缓缓穿刺，针尖抵抗感突然消失时，接上注射器，松开血管钳，抽吸胸腔积液，再次夹闭胶管，胸水送检 / 注入容器，反复进行，必要时注入药物。

（7）拔出穿刺针：夹闭胶管，慢慢拔出，消毒，无菌纱布，轻轻拍打。

2. 注意

（1）胸膜反应：头晕 / 冷汗 / 面色苍白 / 心悸 / 脉细 → 立即停止 / 平卧 / 吸氧 / 必要时 0.1% 肾上腺素 0.5ml 皮下。

（2）胸水量：诊断性抽液 50～100mL，减压抽液首次 600mL → 以后 <1000mL / 次，如脓胸应抽尽。

三、腹腔穿刺术（正常 < 50mL）

1. 方法

（1）术前：排空尿液，腹部多头绷带（仅用于大量放腹水），测腹围 / 脉搏 / 血压，必要时术前 1 小时地西泮（安定）10mg 肌注。

（2）体位：平卧、半卧、稍左侧卧位。

（3）确定穿刺点：一般在脐与左髂前上棘连线中外 1 / 3 交点处、脐水平线与腋前线或腋中线交点处、脐与耻骨联合连线中点上 1cm / 偏左右 1.5cm 处，结合 B 超定位。

（4）消毒，手套，铺巾。

（5）局麻：0.5% 利多卡因，逐层浸润麻醉。

（6）穿刺抽液：左手固定皮肤，缓缓穿刺（诊断性抽液用 50ml 注射器 +7 号针头，大量放腹水用输液皮条 +8 / 9 号针头），针尖抵抗感突然消失时，抽吸 / 放腹水，腹水送检 / 输入容器，腹部多头绷带逐步收紧（避免腹压骤降 → 内脏血管扩张 → 血压下降），必要时注入药物。

（7）拔出穿刺针：慢慢拔出，消毒，无菌纱布，腹部多头绷带收紧，如穿刺孔腹水渗漏可用蝶形胶布封闭（穿刺时避免皮肤至腹膜在一条直线上）。

2. 注意

（1）腹膜反应：头晕 / 冷汗 / 面色苍白 / 心悸 / 脉细 → 立即停止 / 平卧 / 吸氧 / 必要时 0.1% 肾上腺素 0.5mL 皮下。

（2）腹水量：诊断性抽液 50～100mL，大量放腹水一般 <3000mL / 次（同时联合输白蛋白 6g / 1000mL 腹水，血性腹水仅留标本不宜放液）。

（3）大量放腹水时：穿刺时避免皮肤至腹膜在一条直线上（方法是当针尖通过皮肤到达皮下后，调整方向再刺入腹腔），防止穿刺后腹水渗漏，放腹水时可移动针头方向 / 变换体位。

3. 浆膜腔积液鉴别（表 2-13）

表 2-13 浆膜腔积液鉴别

内容	漏出液（transudate）	渗出液（exudate）
原因	①胶体渗透压↓（常 Alb < 25g / L）：LC 晚期 / 肾病 / 营养不良 ②Cap 静脉压↑：心衰 / 静脉栓塞 ③淋巴管阻塞：丝虫病 / 肿瘤压迫	①炎症 ②恶性 ③化学 / 物理刺激
一般性状	常淡黄色，透明，不凝固，比重 < 1.018	常草黄色，混浊，易凝固，比重 > 1.018 血性→恶性 / 少数结核，脓性→化脓菌，绿色→ PA，巧克力→阿米巴，黑色→曲菌，乳糜→淋巴管阻塞

续表

内容	漏出液(transudate)	渗出液(exudate)
细胞检查	常< 100×10^6/L 多核细胞↓→(LC为主) 单核细胞↓→(间皮细胞为主) 无核细胞↓→(RBC↓)	常> 500×10^6/L 多核细胞↑→(PMN为主)炎症/化脓(> 1000×10^6/L) (LC为主)结核/恶性(> 2000×10^6/L) (嗜酸粒为主)过敏/寄生虫/SLE 单核细胞↑→(间皮细胞为主) 无核细胞↑→(RBC↑)恶性/结核/肺栓塞(> 100×10^9/L)
生化检查	pH > 7.4	pH < 7(化脓),pH < 7.3(炎症/结核),pH > 7.4(恶性)
	Rivalta试验(-), 蛋白< 25g/L,与血清蛋白比值< 0.5	Rivalta试验(+), 蛋白> 30g/L,与血清蛋白比值> 0.5
	葡萄糖≈血糖	葡萄糖<血糖(尤化脓↓↓)
	乳酸正常	乳酸↑(尤化脓> 10mmol/L)
	乳酸脱氢酶(LDH)< 200U/L	LDH > 200U/L(尤化脓/恶性> 500U/L)
		腺苷脱氨酶(ADA):结核> 40U/L 癌胚抗原(CEA):恶性> 10~15μg/L
病原		细菌培养(+),结核涂片(+),脱落细胞(+)

四、腰穿(正常90~150mL/侧卧位CSF压70~180mmH_2O)

1. 方法

(1)体位:侧卧,背部垂直,弯头两手抱膝紧贴腹部,脊椎尽可能弯曲呈弓形,或助手协助。

(2)确定穿刺点:一般在髂嵴最高点连线与后正中线的交会处(L_3~L_4棘突间隙)、或上一或下一腰椎间隙。

(3)消毒,手套,铺巾。

(4)局麻:2%利多卡因,逐层浸润麻醉。

(5)穿刺:左手固定皮肤,缓缓穿刺(方向垂直背部/针尖稍斜向头部,深度4~6cm),针尖抵抗感突然消失时,慢慢抽出针芯,见脑脊液,先测脑脊液压(如CSF压↑>200mmH_2O可放出≤2mL,如CSF压↓可动力试验判断有无蛛网膜下腔阻塞),再收集脑脊液≤5mL送检(第一试管1~2mL细菌培养,第二试管1~2mL生化检查,第三试管1~2mL一般/细胞检查),插入针芯,必要时注入药物(放出等容积CSF)。

(6)拔出穿刺针:慢慢拔出,消毒,无菌纱布。

(7)去枕平卧4~6h(避免低颅压头痛)。

2. 注意

(1)禁忌证:①颅内压↑↑伴视盘水肿(易脑疝);②休克/衰竭者;③穿刺处皮肤炎症。

(2)低颅压头痛:CSF外漏→颅内压↓→颅内血管扩张→血管性头痛(处理:去枕俯卧4~6h,腹带,输液,止痛片,必要时硬膜外腔注入NS/GS 15~30mL)。

3. 脑脊液鉴别(表2-14)

CNS感染性疾病之脑脊液(CSF)鉴别参见"3-44专题-附:脑脊液细胞学的临床应用"。

表 2-14 脑脊液鉴别

鉴别	正常	化脓性脑膜炎	结核性脑膜炎	隐球菌脑膜炎	病毒性脑膜炎
压力	70～180mmH_2O	↑↑↑	↑↑	↑↑↑	↑
一般性状	无色 透明 水样	乳白（WBC↑） 混浊（细胞数↑↑↑） 凝块（Pro↑↑）	黄色（Pro↑） 毛玻璃（细胞数↑↑） 薄膜（Pro↑）	黄色（Pro↑） 微浊（细胞数↑） 薄膜（Pro↑）	黄色（Pro↑） 微浊（细胞数↑） 薄膜（Pro↑）
细胞检查	WBC（LC 为主） （0～8）×10^6/L	WBC（PMN 为主） （1000～20000）×10^6/L	WBC（PMN/LC/ 浆细胞） ＜500×10^6/L	WBC（LC 为主） （40～400）×10^6/L	WBC（LC 为主） ＜1000×10^6/L
生化检查	Pandy 试验（-）	≥++++	++～+++	+～++	+～++
	Pro 0.25～0.45g/L	↑↑↑	↑↑	↑	↑
	Glu 2.5～4.5mmol/L	↓↓↓	↓↓	↓	N
	Cl^-120～130mmol/L	↓↓常＞100mmol/L	↓↓↓尤＜100mmol/L	↓	N
	LDH＜40U/L	↑↑			
	ADA＜8U/L		↑↑		
病原		革兰氏染色	抗酸染色	墨汁染色	病毒抗原

注：Pro 示蛋白质，Glu 示葡萄糖，LDH 示乳酸脱氢酶，ADA 腺苷脱氨酶，N 示正常。

五、肝穿——参考《肝脏穿刺活检湘雅专家共识（2021）》

1. 目的

肝脏组织 / 细胞 → 形态学镜检 + 免疫组化染色 + 基因检测 → 确定病变性质（明确诊断）+ 筛选敏感药物（指导治疗）+ 判断疾病进展（评估预后）。

2. 适应证

（1）不明原因的肝功能异常 / LC / 肝大 / 肝占位 → 诊断。

（2）病毒肝（尤乙肝）/ 酒精肝 / 非酒肝 → 诊断 + 炎症坏死与肝纤维化程度。

（3）自身免疫性肝疾病（如 AIH / PBC / PSC / 重叠综合征）/ 遗传代谢肝（如肝豆状核变性 / 血色病 / α_1 抗胰蛋白酶缺乏）→ 诊断 + 治疗。

（4）肝脓肿（置管引流同时行脓肿壁活检）→ 明确有无合并肿瘤。

（5）肝移植术后 → 明确有无排斥反应 / 继发感染等并发症。

3. 禁忌证与高风险（经皮肝穿刺活检）

（1）禁忌证

① 昏迷，无法配合。

② PLT↓↓，凝血↓↓，明显出血倾向。

③ 穿刺路径有感染灶。

④ 肝外梗阻性黄疸，肝血管瘤，肝多房棘球蚴病。

（2）高风险

① 血友病，严重贫血，严重高血压，重要器官功能不全。

② PLT ＜50×10^9 / L，PT↑≥10s / INR ≥1.5 / PTA ＜50%。

③ 妊娠，大量腹水。

④ 肝囊肿，肝淀粉样变性。

4. 术前准备

（1）病史：有无血液系统 / 心脑血管疾病 → 近期有无应用抗 PLT / 抗凝药物 → 抗 PLT 药物停用 7～10 天 / 华法林停用≥5 天 / LMWH 停用 12～24h+ 会诊评估停药风险 / 利弊。

（2）检查：血常规 + 凝血功能（复查 1 次 / 3 天直至达标），肝肾功能 + 电解质，血型 + 输血前检查（以备及时输血），B 超 / CT / MRI（评估穿刺方向 / 深度）。

（3）治疗（经皮肝穿刺活检）

① PLT ＜50×10^9 / L：阿伐曲泊帕，重组人血小板生成素（rhTPO），重组人白细胞介素 11（rhIL-11），输注 PLT。

② INR ≥1.5：Vit $K_1$10mg / d，凝血酶原复合物，输注纤维蛋白原 / 冷沉淀。

③ APTT ↑：血友病筛查。

（以上）直至 PLT ≥ 50×10^9 / L + INR ＜1.5 → 尽快肝穿刺活检

注：无证据表明新鲜 / 冷冻血浆能减少出血并发症 → 术前准备不推荐。

（4）沟通：肝穿刺活检的必要性 / 风险并发症 / 治疗方案，术前准备多头腹带 / 训练深呼气末屏气 / 测脉搏血压（必要时穿刺前 1h 安定 10mg 肌注），术中呼吸配合，术后注意事项。

5. 术中操作

（1）B 超引导下经皮肝穿刺活检：需要穿破肝包膜 → 腹腔内出血 ↑。

① 穿刺针：16G / 18G（肝肿块穿刺）活检针，标本长度≥1.5cm。

② 体位：仰卧位 / 左侧卧位，靠近床边，右臂上抬弯曲置于枕后，左背薄枕。

③ 穿刺点：B 超定位，一般在右侧腋前线第 8～9 肋间 / 腋中线第 9～10 肋间的肋骨上缘。

④ 口罩 / 帽子 / 无菌手套，消毒，铺巾。

⑤ 局麻：2% 利多卡因，穿刺点垂直胸壁穿刺，逐层浸润麻醉（皮肤 - 肌肉 - 肝包膜 / 胀痛）。

⑥ 穿刺：持穿刺针，穿刺点垂直胸壁刺孔，B 超引导下直达肝包膜（深度 0.5～ 1.0cm），嘱深呼气末屏气 / 切勿咳嗽，击发穿刺枪（深度一般设定＜6cm）。

⑦ 压迫 5～10min，消毒，无菌纱布覆盖，多头腹带包扎 2～24h，必要时联合沙袋压迫 6～8h。

（2）经颈静脉肝穿刺活检：避免穿破肝包膜 → 腹腔内出血 ↓（尤适用于凝血 ↓↓ / 腹水 ↑↑）。

① 穿刺针：18G / 19G 活检针，直径 0.035 英寸导丝，9F 导管鞘。

② 体位：仰卧位，头偏向穿刺部位对侧。

③ 穿刺点：一般在颈 A 三角顶点 + 颈总 A 搏动稍外侧。

④ 心电监护，口罩 / 帽子 / 无菌手套，消毒，铺巾。

⑤ 局麻：2% 利多卡因，穿刺点逐层浸润麻醉。

⑥ 穿刺：持穿刺针，顺向血流，与皮肤 30°，中线平行 / 指向同侧足端或乳头，回抽见血（深度约 3cm 并有脱空感），压低穿刺针角度并固定针头，插入导丝，可视监测下操作导丝经导管鞘 → 上腔静脉 → 右心房 → 下腔静脉 → 肝静脉，肝静脉造影确认肝静脉解剖及鞘头部位置，退出导丝，插入穿刺活检针，嘱深呼气末屏气 / 切勿咳嗽，快速插入肝实质（深度一般为 1～2cm），必要时重复穿刺，术毕后注入造影剂明确有无异常。

⑦ 压迫 3min，消毒，无菌纱布覆盖。

6. 术后处理

（1）一般处理

① 绝对卧床≥4h / 卧床 24h，禁食≥4h / 可饮水，避免剧烈活动 / 提举重物≥48h。

② 心电监护≥4h，测脉搏 / 血压 / 30min× ≥4h → 测脉搏 / 血压 / 1h× ≥4h。

③ 监测血常规，必要时复查凝血功能 / 肝肾功能 / 电解质，甚至考虑床旁 B 超监测。

④ 药物：无需预防性应用抗菌药物，抗 PLT 药物术后 48～72h 重启，华法林术后 24h 重启。

⑤ 住院：观察 1～2 天，待病情稳定后出院（∵部分可发生延迟出血）。

（2）并发症处理

① 疼痛：钝痛为主＜24h，无特殊处理，必要时止痛药。

② 气胸 / 血胸 / 血气胸：无特殊处理（自行吸收），必要时胸穿 / 胸腔闭式引流 / 外科治疗。

③ 胆漏 / 消化道穿孔 / 腹膜炎：抗菌药物，必要时外科治疗。

④ 出血：肝包膜下血肿 / 胆道出血 / 腹腔内出血 / 失血性休克，酚磺乙胺（止血敏）/ 氨甲苯酸（止血芳酸）/ 凝血酶原复合物 / 输注 RBC / 抗休克，必要时外科治疗（介入 / 腹腔镜 / 手术）。

⑤ 胆心反射：迷走兴奋（HR↓/ BP↓）→ 反射性交感兴奋（冠脉痉挛 / 心肌缺血 / 心律失常 / 心脏骤停），阿托品（拮抗迷走兴奋）。

⑥ 肿瘤针道种植转移：局部放疗，外科治疗。

六、淋巴结穿刺

1. 方法

（1）确定穿刺点：易于固定 / 明显肿大 / 远离大血管 / 适宜穿刺的淋巴结。

（2）消毒，手套，铺巾（不用局麻）。

（3）穿刺：左手固定淋巴结，10mL 干燥注射器 +18 / 19 号针头，沿淋巴结长轴刺入淋巴结内，边拔针边用力抽吸（可以改变方向，只要确保无出血即可）。

（4）涂片：拔出穿刺针，取下注射器并充气，喷射到玻片，制备涂片。

（5）消毒，无菌纱布覆盖。

2. 注意

（1）最好餐前穿刺：避免抽取液中脂质过多。

（2）抽取液：淡黄色为炎性，黄绿色 / 灰色黏稠样为结核性。

七、血管穿刺（改良 Seldinger 技术）

1. 静脉穿刺（表 2-15）

2. 动脉穿刺（表 2-16）

附：普通中心静脉导管与 PICC 比较

要点	普通中心静脉导管	PICC
静脉 / 导管深度	颈内静脉 / 锁骨下静脉 / 股静脉 → 12～15cm / 12～15cm / 不定（测 CVP 时 40～45cm）	贵要静脉 → 45～50cm
留置时间	2～4 周	4 周～1 年
操作者 / 难度 / 并发症	医师 / 大 / 多	护士 / 小 / 少

表 2-15 静脉穿刺

<table>
<tr><th>内容</th><th>颈内静脉穿刺置管(首选)</th><th>锁骨下静脉穿刺置管</th><th>股静脉穿刺置管</th></tr>
<tr><td>优点</td><td>安全性↑/并发症↓</td><td>不易污染</td><td>安全性↑↑/并发症↓↓</td></tr>
<tr><td>缺点</td><td>易污染</td><td>安全性↓/并发症↑</td><td>易污染/易血栓</td></tr>
<tr><td>禁忌</td><td>/</td><td>肺气肿</td><td>腹压高</td></tr>
<tr><td>解剖</td><td>颈 A 三角：胸锁乳头肌的胸骨头-锁骨头-锁骨</td><td colspan="2">股三角：腹股沟韧带-缝匠肌-长收肌(外→内：股神经-股动脉-股静脉)</td></tr>
<tr><td>体位</td><td>仰卧/去枕/肩下垫枕，头低 15°～30° 并后仰转对侧</td><td>同左，上肢外展 45°</td><td>仰卧/臀部垫枕，下肢稍外展外旋</td></tr>
<tr><td>穿刺点</td><td>颈动脉三角顶点+颈总动脉搏动稍外侧
★右侧中路为主(胸膜顶低/免伤胸导管/走行直/距上腔静脉近)</td><td>锁骨内中 1/3 交界处下缘 1～1.5cm
★右侧为主(右侧头臂静脉与上腔静脉夹角小)</td><td>腹股沟韧带内中 1/3 交界处下方 1～3cm+
股动脉搏动内侧 0.5～1cm</td></tr>
<tr><td colspan="4">消毒(Φ15cm)→无菌手套→铺巾→局麻(2% 利多卡因 5ml/剂量过多影响 A 搏动/剂量过少易血管痉挛)</td></tr>
<tr><td>穿刺</td><td>顺向血流，与皮肤 30°，中线平行/指向同侧足端或乳头
★失败：退至皮下，指向胸锁乳头肌的锁骨头内缘
深度：3cm 并有脱空感
回抽见血
压低穿刺针角度并固定针头</td><td>顺向血流，与皮肤<10°，指向胸骨上窝
★失败：退至皮下，指向甲状软骨
深度：3cm 并有脱空感
回抽见血
压低穿刺针角度并固定针头</td><td>顺向血流，与皮肤 30°～45°，股 A 平行/
指向脐部
深度：？并有脱空感
回抽见血(再进 0.1～0.2cm)
压低穿刺针角度并固定针头</td></tr>
<tr><td>导丝</td><td colspan="3">插入导丝过针头约 5cm→左手压迫穿刺部位(防血从导丝周围流出/固定导丝)→退出穿刺针→肝素 NS 纱布擦净导丝血液/减少阻涩感</td></tr>
<tr><td>扩张器</td><td colspan="3">插入扩张器→扩张皮肤/皮下组织/血管穿刺孔(必要时刀片切开穿刺点 0.5cm)→退出扩张器→肝素 NS 纱布擦净导丝血液/减少阻涩感</td></tr>
<tr><td>导管(夹闭)</td><td colspan="3">插入导管→左手持导丝+右手旋转推进→边插导管边退导丝，导管深度分别为 12～15cm、12(右)～15(左)cm、不一定(测 CVP 时 40～45cm)</td></tr>
<tr><td colspan="4">回抽导管并通畅→肝素 NS 50～100U/mL(NS 250mL+肝素钠 1～2 支)×5～10mL 封管或接输液器</td></tr>
<tr><td colspan="4">皮肤缝线固定导管→消毒→敷贴</td></tr>
</table>

注：？指没有固定深度，根据临床经验和病人实际情况选择。

表 2-16　动脉穿刺

内容	桡动脉穿刺置管	锁骨下动脉穿刺置管	股动脉穿刺置管
穿刺点	前臂桡侧腕上 1～3cm+ 桡动脉搏动 ★右侧为主，如行胸主动脉以下如腹主 / 股 / 髂动脉造影，宜左侧（易进入降主动脉，而经右锁骨下动脉不易越过主动脉弓进入降主动脉） ★ Allen 试验≤ 7s	锁骨下窝顶部下方 3～4.5cm（盲穿） ★左侧为主（左锁骨下动脉直接起自主动脉弓远端，而右锁骨下动脉起自头臂干）	腹股沟韧带中点下方 1～3cm / 皮肤皱褶中点稍内下方 1cm + 股动脉搏动 ★过高：误入髂外动脉，后方无骨平面，不宜压迫止血 ★过低：误入股浅动脉，周围无股动脉鞘，拔管易出血 / 假动脉瘤
消毒（Φ15cm）→ 无菌手套 → 铺巾 → 局麻（2% 利多卡因 5mL/ 剂量过多影响动脉搏动 / 剂量过少易血管痉挛）			
穿刺	面向血流（除颈动脉穿刺），与皮肤 45°，指向近心 深度：？并有脱空感 / 搏动感 见血喷出 压低穿刺针角度并固定针头	面向血流，与皮肤 25° / 横断面 10°，指向“胸锁关节 - 喙突连线中点上方 1.5cm 处” ★失败：退至皮下，横断面平行 深度：4～5cm 并有脱空感 / 搏动感 见血喷出 压低穿刺针角度并固定针头	面向血流，与皮肤 45°，向内倾斜 10°～20° 深度：？并有脱空感 / 搏动感 见血喷出 压低穿刺针角度并固定针头
导丝	插入导丝过针头约 20cm → 左手压迫穿刺部位（防血从导丝周围流出 / 固定导丝）→ 退出穿刺针 →肝素 NS 纱布擦净导丝血液 / 减少阻涩感		
扩张器	插入扩张器→扩张皮肤 / 皮下组织 / 血管穿刺孔（必要时刀片切开穿刺点 0.5cm）→ 退出扩张器 → 肝素 NS 纱布擦净导丝血液 / 减少阻涩感		
导管（夹闭）	插入导管 → 左手持导丝 + 右手旋转推进→边插导管边退导丝，导管深度？		
回抽导管并通畅 →肝素 NS 50～100U/mL（NS 250mL+ 肝素钠 1~2 支）×5～10mL 封管或接输液器			
皮肤缝线固定导管 → 消毒 → 敷贴			

注：？指没有固定深度，根据临床经验和病人实际情况选择。

第三篇

感染临床

关键词：

发热及鉴别，抗菌药物及选择，
重症感染，结核病，
皮疹 & 病毒感染，腹泻 & 细菌感染，
CNS & 真菌感染，
立克次体 & 螺旋体感染，
寄生虫感染 & 嗜酸粒细胞增多症

3-01 专题

发热概述

一、发热概念

1. 体温升高

（1）生理性体温升高：剧烈运动，心理应激，月经前期。

（2）病理性体温升高

过热（被动性）：中枢受损 / 癫痫 / 甲亢 / 心衰 / 皮肤病 / 中暑 → 调节点正常 → 体温↑。

发热（主动性 / 调节性 / 感染性）：致热原 → 调节点↑→ 体温↑。

2. 发热

（1）定义：通常认为腋温＞37.0℃ / 口温＞37.3℃ / 肛温＞37.6℃，或波动＞1.2℃（tid）。

（2）发热待查：发热＞3 周 +T ＞38.3℃（≥3 次）或波动＞1.2℃（tid）+1 周全面检查未确诊。

（3）长期低热：发热＞4 周 +T ＜38.5℃。

二、发热机制

1. 发热激活物

（1）外致热源

① 细菌：G^+ 菌为菌体 / 胞壁成分（肽聚糖）/ 代谢产物（外毒素），G^- 菌为菌体 / 胞壁成分［肽聚糖 / 内毒素主要成分之脂多糖（LPS）］，分枝杆菌为菌体 / 胞壁成分（肽聚糖 / 多糖 / 蛋白质）。

② 病毒：病毒体 / 血细胞凝集素等。

③ 真菌：菌体 / 荚膜多糖等。

④ 螺旋体：外毒素等。

⑤ 疟原虫：裂殖子等。

（2）体内产物：抗原 - 抗体复合物，类固醇（典型为睾丸酮中间代谢产物之本胆烷醇酮）。

2. 内致热源（EP）

（1）种类

① IL-1α / β：氨基酸序列 1α ≠ 1β，结合相同受体（广泛分布于脑内 / 尤靠近体温调节中枢区域）→ 具有致热作用。

② TNF-α / β：具有致热作用，IL-1 → TNF-α↑，TNF-α → IL-1β↑。

③ INF-α / β / γ：氨基酸序列 $\alpha \approx \beta \neq \gamma$，分别具有直接 / 无 / 间接（→ IL-1）致热作用。

④ IL-6：致热作用较弱（脑内 IL-6＞血浆 IL-6），IL-1β / INF-α → IL-6↑。

⑤ IL-2：可能通过 TNF / INF-γ 发挥间接致热作用。

（2）产生：发热激活物（如 LPS）→ 激活产 EP 细胞（如单核 / 巨噬 / 淋巴 / 上皮 / 内皮 / 星状 / 肿瘤细胞）→ 信号转导 → EP 表达。

① 激活细胞：LPS+LPS 结合蛋白（LBP）→ LPS 递呈至 sCD14 并形成 LPS-sCD14 复合物 → 作用上皮 / 内皮细胞受体，LPS+LBP → 再结合 mCD14 并形成 LPS-LBP-mCD14 复合物 → 作用单核 / 巨噬细胞受体。

② 信号转导：跨膜 Toll 样受体（TLR）→ 激活核因子 NK-κB → 调控 IL-1 / IL-6 / TNF 等 EP 表达。

3. 体温调节机制

（1）调节中枢 / 调节方式的新观点

① 调节中枢：一般认为在视前区下丘脑前部（POAH），目前倾向于涉及 CNS 多个部位，包括中杏仁核 / 腹中膈等。

② 调节方式：一般认为是调定点水平学说，目前倾向于体温正负调节学说，即体温中枢包括正调节中枢（POAH）和负调节中枢（中杏仁核 / 腹中膈等），致热信号传入中枢，一方面通过正调节介质致使体温↑，另一方面通过负调节介质致使体温↓，两方面相互作用的最后结果决定了调定点水平。

（2）致热信号传入中枢的途径

① EP → 血脑屏障（∵ Cap 床存在相应受体等 EP 转运机制）→ 入脑。

② EP → 终板血管器（∵位于血脑屏障最薄弱部位 / Cap 带孔通透性大）→ 入脑。

③ EP → 迷走神经信号传递（∵迷走神经存在相应受体）→ 入脑。

（3）发热中枢的正调节介质

① PGE↑：其前体花生四烯酸可能也是正调节介质，致热作用不受水杨酸制剂影响。

② Na^{+}/ Ca^{2+} 比值↑：可能通过 cAMP↑发挥作用。

③ cAMP↑：可能是最接近终末环节的正调节介质。

④ CRH↑：目前倾向为双向调节介质。

⑤ NO↑：另有刺激棕色脂肪组织代谢 / 产热↑、抑制负向调节介质。

（4）发热中枢的负调节介质

① AVP / ADH：散热↑ / 产热↓（不同温度下作用不同效应器）。

② MSH：散热↑。

③ 膜联蛋白 A_1：糖皮质激素解热效应的重要机制。

4. 发热过程及表现的理论概括

（1）发热激活物 → 激活产 EP 细胞 → EP↑→ 血脑屏障 / 终板血管器 / 迷走神经信号传递 → 正调节中枢（POAH）/ 负调节中枢（中杏仁核 / 腹中膈等）→ 正调节介质↑ / 负调节介质↓→ 调定点水平↑→ 交感神经兴奋致皮肤血管收缩 / 产热器官代谢↑ + 运动神经兴奋致骨骼肌紧张 / 寒战 → 散热↓ / 产热↑→ 体温↑。

（2）随着发热激活物受到控制 / 消失 → EP↓→ 正调节介质↓ / 负调节介质↑→ 调定点水平逐渐降至正常 → 体温恢复正常。

三、发热阶段

(1) 体温上升期：产热↑+散热↓，表现为畏寒/寒战/鸡皮疙瘩。

(2) 高热持续期：高水平产热+高水平散热，表现为热感/血管扩张/水分蒸发。

(3) 体温下降期：散热↑+产热↓，表现为血管扩张/大汗/脱水。

四、发热程度

低热 (37.3～38℃)，中热 (38.1～39℃)，高热 (39.1～41℃)，超高热 (>41℃)。

五、发热诊断

1. 鉴别

(1) 生理性体温升高 (剧烈运动/心理应激/月经前期) vs 病理性体温升高。

(2) 过热 (中枢受损/癫痫/甲亢/心衰/皮肤病/中暑) vs 发热 (感染/抗原抗体复合物)。

2. 诊断

(1) 热型

① 稽留热 (39℃以上小波动<1℃)：如伤寒/大叶性肺炎。

② 弛张热 (39℃上下大波动>2℃且始终高于正常)：如败血症/粟粒性肺结核/化脓性感染。

③ 间歇热 (骤↑→维持数小时→骤↓×反复)：如疟疾 (隔日热/三日热)/腔道感染。

④ 波状热 (缓↑→维持数天→缓↓×反复)：如布鲁菌病。

⑤ 回归热 (骤↑→维持数天→骤↓×反复)：如回归热 (螺旋体)/霍奇金淋巴瘤。

⑥ 不规则热：如结核病 (除粟粒性肺结核)。

(2) 伴随症状和体征 (表 3-1)

表 3-1 发热的常见伴随症状和体征

伴随症状	体征
① 咳嗽/咳痰/咯血：呼吸系统	① 结膜充血：麻疹，出血热
② 胸痛/胸闷/心悸：循环系统	② 皮疹：麻疹/风疹/水痘/带状疱疹/传单，伤寒/猩红热，CTD，药物热
③ 恶心/呕吐/腹痛/腹泻/黄疸：消化系统	③ 淋巴结肿大：传单，结核，血液肿瘤，肿瘤淋巴结转移
④ 尿频/尿急/尿痛/血尿：泌尿系统	④ 肝脾肿大：传单，肝炎，寄生虫，血液肿瘤，结缔组织病
⑤ 头痛/呕吐/抽搐/意识障碍：CNS	⑤ 关节肿痛：结缔组织病，痛风，败血症
⑥ 午后潮热/盗汗：结核	

(3) 检查

① 血/尿/大便常规+隐血 (OB)，肝肾功能/DIC 全套 (含 D-二聚体 DD)/电解质/血糖，PCT/CRP/ESR/IL-6/铁蛋白。

② 影像学检查 (B 超/CT/MRI)，心电图，病理活检。

③ 血清学检测 (抗原检测/抗体检测)，病原学检查 (分离培养/核酸检测)。

附：发热（待查）病人的检查项目

1. 白、C、降、沉、铁

包括血常规（含细胞形态，另补充尿常规 / 大便常规 +OB）、CRP、降钙素原（PCT）、血沉（ESR）、铁蛋白，必要时酌情安排细胞因子（含 IL-6 等）、感染性病原学 PCR 检测以及二代测序检测（NGS）。

2. 肝、肾、电、凝、心

包括肝功能（含胆汁酸）、肾功能（含内生肌酐清除率）、电解质、DIC 全套（含 D-二聚体），若有心血管病史 / 现症表现 / 心电图异常则补充心肌损伤标志物、B 型钠尿肽（BNP）以及心脏超声。

3. 感染性发热

（1）常规：包括（血 / 痰 / 尿 / 大便 / 浆膜腔积液 / 脑脊液 / 分泌物等）细菌 / 真菌培养（多份采集 / 反复送检）、输血前常规等。

（2）流冠疱：包括流感核酸、新冠核酸、EBV-DNA（若考虑急性感染如传单等则追加 EBV 抗体谱）、CMV-DNA（若考虑免疫缺陷 / HIV 等则追加 CMV 抗体谱）。

（3）呼肥斐：包括呼吸道不典型病原体 IgM 抗体检测、肥达试验、外斐试验。

（4）结布真：包括结核病筛查[如结核菌素试验（PPD）、T 淋巴细胞斑点试验（T-SPOT），若有体液标本则追加痰涂片 × 多份采集 / 反复送检、Xpert（尤 BALF）、TB-DNA（尤活检标本）]、布鲁菌病筛查（如布鲁杆菌抗体）、侵袭性真菌感染筛查[如 1,3-β-D 葡聚糖（G 试验）、半乳甘露聚糖（GM 试验），若考虑曲霉 / 隐球菌感染则追加曲霉抗原 / 隐球菌荚膜多糖]。

4. 非感染发热

（1）自免：包括甲状腺功能、抗核抗体谱（ANA）、抗中性粒细胞胞浆抗体（ANCA）、类风湿因子（RF）、抗环瓜氨酸肽（CCP）抗体、体液免疫等。

（2）血液：包括骨髓涂片 / 培养 / 病理 / 流式检查，必要时追加基因检测等。

（3）肿瘤：包括呼吸系癌谱、消化系癌谱、前列腺癌谱、妇科癌谱等。

5. 辅助检查

常规包括 ECG、胸部 CT、腹部 B 超、浅表淋巴结超声等；若诊断困难则评估淋巴结活检；若考虑感染性心内膜炎则追加经食道心脏超声；若考虑炎症性肠病则完善胃肠镜检查；必要时酌情合理安排 PET-CT。

六、胞外感染和胞内感染

1. 胞外感染

（1）病原体：多数细菌 → 炎症指标↑；真菌 → 炎症指标 N / 轻↑。

（2）免疫应答：体液免疫为主（BLC+$CD4^+$Th2）。

2. 胞内感染

（1）病原体：
- 少数细菌（分枝杆菌、（G^-）沙门菌属 / 军团菌 / 布鲁杆菌 / 耶尔森菌 / 幽门螺杆菌、（G^+）李斯特菌等）
- 衣原体/立克次体
- 病毒
- 疟原虫/杜氏利什曼原虫/弓形虫

→ 炎症指标无 / 轻↑。

（2）免疫应答：细胞免疫为主（$CD8^+$ CTL + $CD4^+$ Th1）。

附：抗感染免疫应答的基本过程

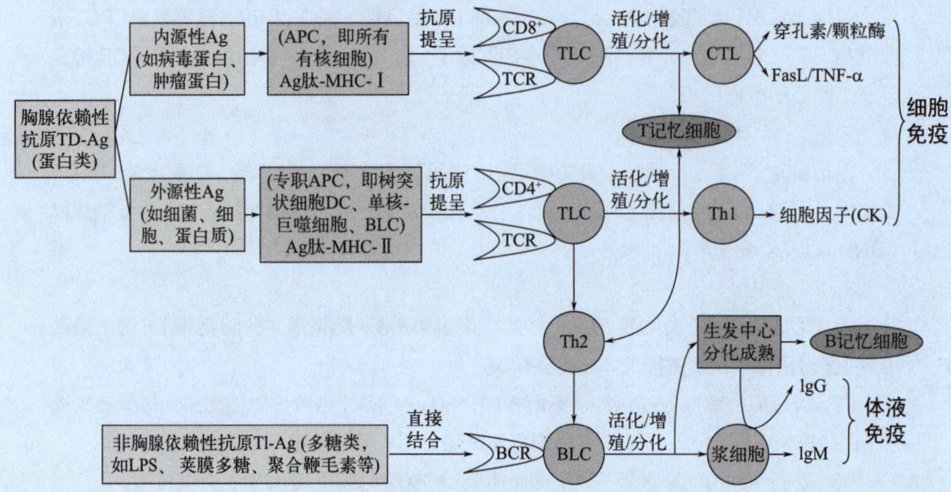

3-02 专题

发热待查（FUO）

一、概念的演变和定义

1. 演变

（1）国外：1907 年形成概念（fever of unknown origin / fever of undetermined origin / unexplained fever）→ 1961 年 Petersdorf & Beeson 正式提出发热待查的定义和分类（经典型发热待查）→1991 年 Durack & Street 提出住院 / 免疫缺陷病人长期发热宜单独列出。

（2）国内：1962 年我国中医首提这一概念 → 1981 年我国首次阐述 fever of unknown origin 的定义和分类 → 2017 年我国专家共识建议译成“发热待查（FUO）”，并将其分为“经典型 FUO、住院 FUO、粒细胞缺乏 FUO、HIV 感染 FUO”共四类（表 3-2）。

2. 定义

（1）经典型 FUO：排除免疫缺陷 + 发热>3 周 +T >38.3℃（≥3 次）或 T 波动>1.2℃（tid）+1 周全面检查（三大常规 / 大便 OB+ 肝肾功能 / 电解质 + 血培养 / 胸部 X 线 / 腹部 B 超）仍未确诊。

（2）住院 FUO：住院前无发热 + 发热>3 天（住院）+T >38.3℃（≥3 次）或 T 波动>1.2℃（tid）。

（3）粒细胞缺乏 FUO：PMN <0.5×10^9 / L+ 发热>3 天（住院 / 门诊）+T >38.3℃（≥3 次）或 T 波动>1.2℃（tid）+ 体液培养>48h（–）。

（4）HIV 感染 FUO：HIV 感染 + 发热>3 天 / 3 周（住院 / 门诊）+T >38.3℃（≥3 次）或 T 波动>1.2℃（tid）。

表 3-2　FUO 类型及其临床特点

内容	经典型 FUO	住院 FUO	粒细胞缺乏 FUO	HIV 感染 FUO
分布	门诊 / 住院	ICU	住院 / 门诊	门诊 / 住院
病因	感染 非感染	院内感染 术后感染 药物热	感染为主 / 但约 50% 未明确病原体	HIV / CMV 结核 / 非结核分枝杆菌 肺孢子菌 / 隐球菌 弓形虫 淋巴瘤 免疫重建综合征

续表

内容	经典型 FUO	住院 FUO	粒细胞缺乏 FUO	HIV 感染 FUO
病史重点	心脏瓣膜病史 旅游/接触/动物昆虫 暴露/免疫接种史 家族史	用药情况 有创操作/手术/医疗器械植入 自身解剖构造	免疫缺陷原发疾病 化疗阶段 用药情况	疾病阶段/治疗情况 危险因素 旅游/接触/暴露史
查体重点	全面系统	伤口/引流管/窦道/尿液	皮褶处/穿刺点 肺/肛周	口鼻/皮肤/淋巴结 眼/肺/肛周
治疗	避免经验用药		抗菌治疗	抗病毒治疗/抗菌治疗
病程	数周～数月	数天～数周	数天～数周	数周～数月

二、经典型 FUO 的病因分类（仍有 15% 原因不明）（表 3-3）

表 3-3 经典型 FUO 的病因分类

分类（比例）	病因
感染性疾病 （40%）	（细菌）**肺外结核**（淋巴结/肝/脾/肾/腹膜/心包/CNS）/ **非结核分枝杆菌**，不典型（副）伤寒/沙门菌属 **感染性心内膜炎**/动脉瘤，**腹盆腔脓肿**/胆道/泌尿系感染，牙周脓肿/鼻窦炎 李斯特菌（G^+/污染食物/尤脑膜炎），布鲁杆菌（G^-/羊牛猪） 诺卡菌（G^+/土壤腐物/肺部 → 脑部感染），军团菌（G^-/土壤或中央空调或供水系统/肺炎） （真菌）念珠菌/隐球菌/孢子菌/曲霉菌/毛霉菌（机会致病菌） 组织胞浆菌/芽生菌（地方致病菌） （病毒）EBV，CMV，HIV （寄生虫）阿米巴/疟原虫/杜氏利什曼原虫/弓形虫，血吸虫/华支睾吸虫/包虫 （其他）衣原体（鹦鹉热/鸟热） 立克次体/汉赛巴尔通体（斑疹伤寒-Q 热-恙虫病/猫爪病） 密/疏/钩端螺旋体[梅毒（性传播）/莱姆病-回归热（虫媒传播）/钩体病（疫水传播）]
非感染炎症性疾病 （NIID） （30%）	（风湿免疫）类风关/SLE，干燥综合征/抗磷脂综合征，多肌炎/皮肌炎，混合性结缔组织病 **巨细胞（颞）**/结节性动脉炎/ANCA 相关血管炎/白塞病（眼-口-生殖器三联征） 强直性脊柱炎，冷球蛋白血症，AIH （自身炎症）**成人斯蒂尔病**，Sweet 综合征，噬血综合征 炎症性肠病（IBD），痛风
肿瘤性疾病 （20%）	（血液肿瘤）白血病，**淋巴瘤**，骨髓增生异常综合征（MDS），多发性骨髓瘤（MM） （恶性肿瘤）肝癌，胰腺癌，结肠癌，肾癌，乳腺癌，CNS 肿瘤 （良性肿瘤）肾上腺样瘤，心房黏液瘤，血管瘤，平滑肌瘤
其它 （10%）	亚急性甲状腺炎/亚急性坏死性淋巴结炎，无菌性骨关节炎，溶血/栓塞/血肿 **药物热**①，伪装热②

① 抗菌药物（青霉素类/头孢类/万古霉素/磺胺类+两性霉素 B）、解热镇痛药（水杨酸类）、镇静催眠药（巴比妥类）、抗肿瘤药（博来霉素）等 → 首次用药一般在 7～10 天后（致敏期）/ 再次用药数小时后 → 寒战/高热/一般情况可/常伴皮疹（多形性对称分布伴瘙痒）/ 嗜酸粒细胞↑/过敏等表现 → 处理：停药/抗过敏。

② 精神压力大人群（如学生临近考试）→ 局部皮温↑或温度计示发热（摩擦/喝热水/置于热水中）+无伴随症状（发热时 HR 正常/热退时无出汗）+食欲好/精神好/检查正常/治疗无效 → 监测体温即可真相大白。

三、经典型 FUO 的诊疗流程

依据：详细病史+细致查体+必要检查。

思路：常见病常见表现 → 常见病少见表现 → 少见病常见表现 → 少见病少见表现。

（一）经典型 FUO 的范围限定

（1）病程：发热＞3 周（排除病毒）。

（2）体温：T ＞38.3℃（≥3 次）或 T 波动＞1.2℃（tid）（排除自主神经功能紊乱所致低热）。

（3）病史：排除免疫缺陷疾病 / 药物所致免疫缺陷。

（4）检查：三大常规 / 大便 OB+ 电解质 / 肝肾功能 + 血培养 / 胸部 X 片 / 腹部 B 超。

（二）经典型 FUO 的病因初筛

1. 详细病史

（1）热程

① 数周 + 伴毒性症状 + 抗菌药物 / 清除病灶 / 引流后热退 → 感染性疾病。

② 数月 + 伴慢性消耗 / 衰竭 → 结核 / 肿瘤。

③ 数年 + 呈发作 / 缓解交替 + 无毒性症状 → 结缔组织病。

（2）热型

① 稽留热：（39℃以上波动＜1℃）→ 伤寒 / 大叶性肺炎。

② 弛张热：（39℃上下波动＞2℃始终高于正常）→ 败血症 / 粟粒性肺结核 / 化脓感染。

③ 间歇热：（骤↑→ 维持数小时 → 骤↓ × 反复）→ 疟疾（隔日热 / 三日热）/ 腔道感染。

④ 波状热：（缓↑→ 维持数天 → 缓↓ × 反复）→ 布鲁菌病。

⑤ 回归热：（骤↑→ 维持数天 → 骤↓ × 反复）→ 回归热（螺旋体）/ 霍奇金淋巴瘤。

⑥ 不规则热：结核病（除粟粒性肺结核）。

注：疾病发展 → 不同热型交互存在，退热药物 / 激素 / 抗菌药物 → 热型不典型。

（3）伴随

① 全身系统：畏寒 / 寒战 / 出汗 / 盗汗，皮疹，消瘦。

② 呼吸系统：咳嗽 / 咳痰 / 咯血，胸闷 / 气促 / 胸痛。

③ 循环系统：心悸 / 早搏，水肿。

④ 消化系统：纳差 / 咽痛 / 吞咽困难，恶心 / 呕吐 / 呕血 / 黑便，腹痛 / 腹泻 / 腹胀 / 便秘。

⑤ 泌尿 / 生殖系统：腰痛 / 尿路刺激征 / 血尿，尿量改变 / 排尿困难，月经异常，生殖器溃疡 / 水肿。

⑥ 血液系统：瘀点 / 瘀斑，淋巴结肿大。

⑦ 内分泌系统：多饮 / 多食 / 多尿，发育异常，毛发稀疏。

⑧ 运动系统：肌肉酸痛 / 肌无力，骨关节僵硬 / 疼痛。

⑨ CNS：头痛 / 头晕，抽搐 / 癫痫 / 意识障碍。

（4）检查：制作观察表 → 动态观察检查结果变化。部分检查 → 亲自阅片 + 借阅标本 / 重新判读 + 相关会诊。

（5）其他：重视既往史 / 个人史。

① 牙科 / 手术史 → 感染性心内膜炎 / 脓肿，输血史，用药史 → 药物热。

② 职业 / 畜牧业 → 布鲁菌病，同性性行为 / 静脉药瘾 → AIDS，冶游史 → 性病。

③ 未消毒牛奶 → 肠结核 / 布鲁菌病 / 立克次体病，生食史 → 旋毛虫 / 弓形虫。

④ 动物接触史：羊 / 牛 / 猪 → 布鲁菌病，猫狗 → 立克次体病 / 猫抓病，鹦鹉 / 鸟类 → 鹦鹉热。

⑤ 昆虫接触史：蚊虫 / 白蛉 → 疟疾 / 黑热病，蜱虱蚤螨 → 立克次体病 / 螺旋体病（莱姆病 - 回归热）。

⑥ 旅游史：中国北方 / 西北 → 黑热病 / 布鲁菌病，非洲 → 疟疾，墨西哥 / 美国 → 粗球孢子菌，另有伤寒 / 立克次体病 / 螺旋体病（钩体病）。

2. 细致查体

（1）测量体温

① 频次：≥4 次 / 天（6AM-10AM-2PM-6PM，必要时 q2～4h）→ ＞38℃时 30min 后复测。

② 换算：（肛温－0.5℃）＝口温＝（耳温＋0.4℃）＝（腋温＋0.5℃）。

③ 心率：HR ↑ 10～15bpm ≈ T ↑ 1℃ → 否则考虑“伪装热 / 相对缓脉”。

④ 中枢：多部位测量＋不符合换算 → 考虑“中枢性发热”。

（2）体征线索（表 3-4）

表 3-4 经典 FUO 的体征线索

疾病		① 皮疹	② 淋巴结 / 脾脏肿大
感染性疾病	细菌	伤寒（斑丘疹） 猩红热 / 奈瑟菌 / 假单胞菌 / 弧菌（疱疹） 心内膜炎（瘀点瘀斑） 分枝杆菌（结节）	伤寒 布鲁菌病 / 诺卡菌病 心内膜炎 分枝杆菌
	真菌	念珠菌 / 曲霉菌（结节）	组织胞浆菌
	病毒	麻疹 / 风疹 / 水痘带状疱疹 / EBV / CMV（斑丘疹）	EBV / CMV
	寄生虫	血吸虫（荨麻疹）	疟疾 / 黑热病
	其他	立克次体病（斑丘疹）	鹦鹉热 / 立克次体病 / 螺旋体病
风湿免疫性疾病		SLE / 皮肌炎 / 血管炎（斑丘疹）	SLE / 皮肌炎 / 血管炎
自身炎症性疾病		成人 Still 病 / Sweet 综合征（斑丘疹）	成人 Still 病 / 噬血综合征
肿瘤		淋巴瘤（斑丘疹）	血液肿瘤 / 恶性肿瘤
其他疾病		药物热（斑丘疹 / 疱疹 / 荨麻疹）	药物热

③ 其他体征： 结膜充血 → 麻疹 / 出血热 / 螺旋体病（回归热 / 钩体病），口腔溃疡 → SLE / 血管炎，颞动脉呈条索状 / 压痛 / 搏动 ↓ → 颞动脉炎，甲状腺肿大 / 压痛 → 亚急性甲状腺炎，心脏杂音 → 心内膜炎，胸骨压痛 → 血液肿瘤

（3）动态变化

3. 完善检查

（1）常规：三大常规 / 大便 OB，肝肾功能 / DIC 全套（含 D- 二聚体）/ 电解质 / 血糖，PCT（图 3-1）/ CRP / ESR / IL-6 / 铁蛋白，ECG，胸部 CT（平扫），腹部 B 超（肝胆胰脾肾），全身浅表淋巴结 B 超。

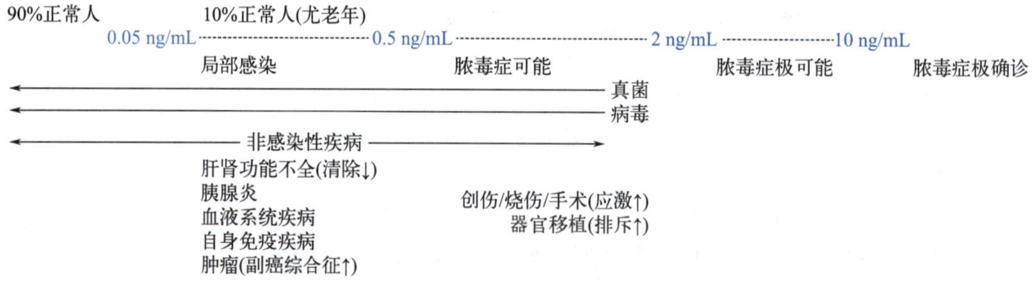

图3-1 PCT检测意义

（2）感染：外周血涂片＋血培养 3 套（需氧瓶＋厌氧瓶），中段尿菌落计数＋尿培养，梅毒初筛 RPR / TRUST（检测非特异性抗原）→ 确诊 TPHA / TPPA（检测特异性抗体），HIV。

（3）免疫：LC 亚群分类（T / B / NK），免疫固定电泳＋免疫球蛋白，类风湿因子（RF）＋抗链球菌

溶血素 O（抗 O），自身抗体谱（ANA）+抗中性粒细胞胞浆抗体（ANCA），肌酸激酶（CK）。

（4）肿瘤：肿瘤标志物。

（5）其他：甲状腺功能。

FUO 伴 PLT↓/肝功能异常/关节痛的可能疾病见表 3-5。

表 3-5 FUO 伴 PLT↓/肝功能异常/关节痛的可能疾病

类型		① PLT↓	② 肝功能↑	③ 关节痛
感染性疾病	细菌	流脑/布鲁菌病 败血症/血行播散型结核 DIC/噬血综合征	伤寒 败血症/血行播散型结核 肝脓肿/胆管炎/阑尾炎栓塞	感染性关节炎 反应性关节炎
	真菌	组织胞浆菌		
	病毒	EBV/CMV 汉坦/埃博拉/登革热病毒（出血热） 布尼亚病毒（发热伴 PLT↓综合征）	EBV/CMV 肝炎病毒（肝炎）	
	寄生虫	疟疾/黑热病	疟疾（IB↑）	
	其他	立克次体病（恙虫病）/螺旋体病（钩体病）	立克次体病（Q 热）/螺旋体病（钩体病）	
NIID		/	/	★★★
肿瘤		血液肿瘤	淋巴瘤	
其他		药物热（万古霉素）	药物肝，溶血（IB↑）	

（三）经典型 FUO 的特异检查（表 3-6）

表 3-6 经典型 FUO 的特异检查

类型		FUO	特异检查
感染性疾病	细菌	肺外结核 不典型（副）伤寒 感染性心内膜炎，感染性动脉瘤 腹/盆腔/肾（周）脓肿，胆道感染 李斯特菌（G^+/污染食物/尤脑膜炎） 布鲁菌病（G^-/羊牛猪） 诺卡菌病（G^+/土壤腐物/肺→脑炎）	PPD（假阳性↑尤接种疫苗），T-SPOT（免疫抑制则假阴性↑），组织活检抗酸染色/培养 肥达试验（假阳性↑尤肿瘤/CTD/其他急性感染性疾病），粪便/骨髓培养 心脏超声，CT 血管造影（CTA） 腹部/盆腔 CT/MRI，上腹增强 CT/MRCP/ERCP 头颅 CT/MRI，CSF 涂片/培养 布鲁杆菌血清学检查，骨髓培养 胸部/头颅 CT/MRI，支气管肺泡灌洗液/CSF 涂片/培养
	真菌	念珠菌 隐球菌 曲霉菌 肺孢子菌 组织胞浆菌	1，3-β-D 葡聚糖检测（G 试验/真菌胞壁） 隐球菌荚膜多糖抗原检测 半乳甘露聚糖检测（GM 试验/曲霉菌） 痰/支气管肺泡灌洗液涂片/培养 骨髓/组织活检涂片/培养
	病毒	EBV CMV	EBV-IgM/IgG，EBV-DNA CMV-IgM/IgG
	寄生虫	疟疾/巴贝虫病 黑热病	寄生虫抗体全套 外周血涂片 骨髓涂片/培养
	其他	立克次体病 猫抓热	外斐试验 巴尔通体 IgM/IgG
风湿免疫性疾病		干燥综合征，皮肌炎 巨细胞/颞动脉炎 强直性脊柱炎	唇腺活检，肌电图 颞动脉活检 补体/HLA-B27

续表

类型	FUO	特异检查
自身炎症性疾病	噬血综合征 炎症性肠病（IBD）	骨髓涂片 / 活检 胃镜 / 肠镜
肿瘤	血液肿瘤 实体肿瘤	骨髓涂片，淋巴结活检，PET-CT，本周氏蛋白 PET-CT
其他	亚甲炎，溶血 / 栓塞	甲状腺功能 / 摄碘率，Coomb' s 试验 / CTPA

注：优先选择特异性高，从无创到有创，必要时重复多次。

淋巴结活检：颈后 / 锁骨上 / 滑车上淋巴结（诊断价值↑）＞颈前 / 腋窝 / 腹股沟淋巴结（诊断价值↓）。

PET-CT：避免糖代谢药物如激素，检查前空腹 / 停止输液 6h 以上，DM 应血糖控制后。

（四）经典型 FUO 的治疗原则

1. 体温控制

（1）≤39℃：无需处理发热 + 仅需维持水电解质平衡。

注：过度降温 → 防御下降 / 出汗虚脱 / 胃肠出血、干扰热型 / 影响诊断、误判疗效。

（2）＞39℃：退热药物 + 物理降温 + 同时维持水电解质平衡 → 若＞40℃宜冷水 / 冰水 / 风扇降温。

注：目标≤39℃，不推荐单独物理降温尤体温调节机制正常（∵增加产热 / 代谢 / 氧耗）。

2. 诊断性治疗

（1）原则：特异性强 / 疗效确切 / 安全性高的药物，剂量充足 × 疗程完整。

（2）例如：抗疟治疗，抗结核治疗（观察疗程＞3～4 周 / 注意不良反应），抗阿米巴治疗。

3. 抗感染药物使用

（1）已有病原学证据：结合药敏试验规范用药。

（2）暂无病原学证据 + 高度怀疑某部位感染：相关检查 / 标本采集完成后经验用药。

4. 糖皮质激素应用

（1）发热病因已明确：规范用药，感染性疾病仅用于 SIRS / 感染性休克 / MODS 等重症感染。

（2）发热病因未明确：不推荐使用（尤作为退热药）。

5. 长期随访

临床表现轻微 + 始终不能确诊 → NSAID 对症 + 门诊长期随访 → 新线索 + 重新评估。

附：长期低热（发热＞4 周 +T＜38.5℃）

（1）慢性感染性疾病：结核病，慢性活动性肝炎，慢性尿路感染，慢性病灶感染（如胆道感染 / 前列腺炎 / 盆腔炎 / 牙周脓肿 / 鼻窦炎等），布鲁菌病。

（2）不典型结缔组织病：常伴关节痛 +ESR↑ / 抗 O↑ / 球蛋白↑，抗风湿治疗效果好。

（3）内分泌腺疾病：甲亢，嗜铬细胞瘤，间脑综合征（体温昼夜节律异常 / 不同部位体温反常）。

（4）恶性肿瘤：多见老年，尤为实体肿瘤。

（5）功能性低热：神经功能性低热（常伴神经症），感染后低热（常在急性感染控制后）。

3-02 专题 - 附 1:

成人斯蒂尔病（AOSD）

一、概述

（1）斯蒂尔病为系统型起病的幼年型慢性关节炎，但亦可发生于成人，故有成人斯蒂尔病（AOSD），曾称变应性亚败血症，1987 年统一称为 AOSD。

（2）病因不详，临床特征为“发热 + 皮疹 + 关节痛 / 关节炎 +PMN↑+ 重则可伴系统损害”，诊断需排除“感染 + 类风关 / 强直性脊柱炎 / 皮肌炎 / SLE 等其它结缔组织病 + 肿瘤”，即便确诊后亦需要在后续治疗密切随访，以进一步排除上述疾病。

（3）散发为主 / 无地域差异，约 70% 好发于 20～40 岁，女≥男。

二、临床表现

1. 发热 / 皮疹

（1）发热：最常见 / 最早，典型呈弛张热 / 体温常达 39℃以上，傍晚开始发热 / 清晨开始退热。

（2）皮疹：较常见，典型呈躯干 / 四肢＞面部的充血性斑（丘）疹 / 荨麻疹，常与发热伴行。

2. 咽痛 / 肌痛

（1）咽痛：可有咽部充血 / 扁桃体肿大 / 咽拭子（–），常与发热伴。

（2）肌痛：可有肌无力 / 肌酶↑，常与发热伴行。

3. 关节痛 / 关节炎

膝 / 腕＞踝 / 肩 / 肘＞指关节，数目少 → 多，程度轻 → 重 / 甚至僵直 / 畸形。

4. 其他系统

淋巴结 / 肝 / 脾肿大、腹痛 / 肝损伤（注意与 NSAID 所致药物肝鉴别）、心肺受累（胸膜炎 / 肺炎 / 心包炎 / 心肌炎 ± 肺动脉高压）、贫血等 → 严重并发症（噬血综合征＞ DIC / 暴发性肝衰竭 / ARDS）。

5. 检查

（1）血常规：WBC↑（约 80% $\geq 15\times10^9$ / L）/PNN↑（约 90%），PLT↑（约 50%），可合并正细胞正色素性贫血，ESR↑/ CRP↑（∝病情活动 / 治疗评价）。

（2）铁蛋白：铁蛋白↑/ 尤＞5 倍 ULN（∝病情活动 / 治疗评价），糖化铁蛋白↓（× 持续多月）。

（3）肝功能：转氨酶↑（轻重不一）。

（4）浆膜腔积液：WBC ↑ / PMN 为主（呈炎性改变）。

（5）排除：血培养（–），骨髓培养（–），RF（–）/ 抗核抗体 ANA（–）/ 补体正常或轻 ↑。

三、诊断

1. 诊断要点

（1）最突出症状为发热，典型呈弛张热，常每天 1 次（尤傍晚）。

（2）皮疹多见于躯干 / 四肢，典型呈充血性斑（丘）疹，常与发热伴行（夜现昼隐）。

（3）常有关节痛 / 关节炎，少关节炎 → 多关节炎，咽痛 / 肌痛亦不少见。

（4）WBC ↑ ↑ / PMN 为主，但血培养（–）/ 骨髓培养（–）/ 抗菌药物无效。

（5）RF（–）/ 抗核抗体 ANA（–），但激素治疗有效。

（6）分型：系统型 AOSD（发热 / 全身系统性症状为主），关节炎型 AOSD（关节炎症状为主）。

2. 诊断标准

（1）美国 Cush 标准：排除感染 / 其他结缔组织病 / 肿瘤，必备条件 4 项 + 其他条件≥2 / 4 项。

① 必备条件（4 项）：T ≥39℃，关节痛 / 关节炎，RF <1 ∶ 80，ANA <1 ∶ 100。

② 其它条件（4 项）：皮疹，淋巴结 / 肝 / 脾肿大，胸膜炎 / 心包炎，WBC ≥15×10^9 / L。

（2）日本 Yamaguch 标准：排除感染 / 其他结缔组织病 / 肿瘤，主条件≥2 项 + 总条件≥5 项。

① 主条件（4 项）：T ≥39℃ ×1 周以上，典型皮疹，关节痛 ×2 周以上，WBC ≥15×10^9 / L。

② 次条件（4 项）：咽痛，淋巴结 / 脾肿大，肝功能异常，RF（–）/ANA（–）。

3. 鉴别诊断

（1）感染：败血症 / 脓肿、感染性心内膜炎 / 菌血症、病毒感染、风湿热 / 布鲁菌病 / 结核病、莱姆病 / 梅毒等。

（2）其他结缔组织病：类风关 / SLE、干燥综合征 / 血管炎、多发性肌炎 / 皮肌炎等。

（3）肿瘤：白血病、淋巴瘤、恶性组织细胞病等血液系统恶性肿瘤。

四、治疗

1. 原则

（1）急性发热期：单用 NSAID → 若不缓解则 + 泼尼松 → 若不缓解 / 激素减量后复发 / 关节炎表现显著则 + 抗风湿药 [首选甲氨蝶呤（MTX）± 其它抗风湿药]，重症 / 难治则甲泼尼龙大剂量冲击 / 联合生物制剂等。

（2）慢性缓解期：逐渐停用其它抗风湿药 → 保留 MTX+ 激素减量 → NSAID → 停药观察。

2. 药物

（1）NSAID：较大剂量 × 直至病情缓解后 1～3 个月 → 逐渐减量。

注：急性发热期可首先使用，但大多数症状不能控制，且约 20% 发生 NSAID 相关不良事件，风险 / 获益比整体不佳，故主要作为诊断过程中使用激素前的一种对症治疗。

（2）激素：泼尼松 0.5～1mg/（kg · d）口服 × 直至病情缓解后 1～3 个月 → 逐渐减量。

甲泼尼龙 500～1000mg 静滴 ×3 天 → 泼尼松口服。

（3）抗风湿药：MTX 7.5～15mg qw，环孢素（CsA）3～5mg/（kg · d）。

来氟米特 10～20mg / d，硫唑嘌呤 1～2mg/（kg · d）。

羟氯喹 200～400mg / d（起效慢 / 若 6 个月无效则停用）。

柳氮磺吡啶 0.25～0.5g / d → +0.5g / 周 → 2g / d（起效慢 / 若 4 个月无效则停用）。

注意：（MTX）胃肠道反应 / 肝损伤 / 骨髓抑制 / 脱发，（CsA）高血压 / 肾损伤 / 神经系统损害 / 多毛，（羟氯喹）要做眼底检查，禁用于心动过缓 / 传导阻滞者，（柳氮磺吡啶）肝损伤 / 骨髓抑制，禁用于磺胺类过敏者。

（4）生物制剂：TNF-α 拮抗剂（如依那西普）→ 多用于关节炎型 AOSD。

IL-1 受体拮抗剂（如阿那白滞素）→ 多用于系统型 AOSD。

IL-6 受体拮抗剂（如托珠单抗）→ 多用于难治型 AOSD。

注意：WBC↓ / 感染↑ / 肝损伤↑。

（5）静脉注射免疫球蛋白（IVIG）：200～400mg/（kg·d）静滴 qd×3～5 天 → 必要时 4 周后重复（尤妊娠期 AOSD）。

（6）植物制剂：雷公藤多苷片 2 片 tid，白芍总苷胶囊 2 粒 tid。

3. 难治型 / 严重并发症

泼尼松剂量↑＞1mg/（kg·d）
或改为地塞米松 10mg/（m^2·d）

＋

2 种抗风湿药 (MTX+CsA)
或 1 种抗风湿药 (MTS / CsA)+ 生物制剂 (托珠单抗)

±IVIG

3-02 专题 - 附 2:

Sweet 综合征

一、概述

（1）Sweet 综合征是一种反应性皮肤病。1964 年 Sweet 以“急性发热性嗜中性皮病”首次提出；1971 年 Shapiro 首次报告实质肿瘤合并本病；1973 年 Matta 首次报告白血病合并本病；1986 年 Su 首次报告药物可诱发本病，并提出本病诊断标准；1996 年 Walker 修正本病诊断标准。

（2）病因 / 机制未完全阐明，感染 → 重要诱因，超敏反应 → 加重因素，细胞因子 → 重要作用，临床特征为红色 / 疼痛性的斑块 / 结节 + 发热 +WBC ↑ / PMN ↑ + 真皮内（尤浅层）成熟 PMN 弥漫致密性浸润。

（3）散发为主，无地域差异。好发于 30～50 岁，发病率女＞男。

二、临床表现

（1）典型皮损：面颈部 / 胸背部上方 / 上肢，（暗）红色 / 疼痛性的斑块 / 结节，表面光滑 / 可出现假性水疱（真皮上部水肿但触之实质性），边界清楚 / 可相互融合，经治疗 / 自然缓解后不留瘢痕，若非特异性损伤（如创伤 / 抓伤 / 穿刺 / 接种 / 日晒等）可诱发相应正常皮肤出现相似皮损（又称同形反应，∝皮肤超敏反应）。

注：少数可见特殊皮损，手背型 Sweet → 手背脓疱，皮下型 Sweet → 四肢红色痛性结节。

（2）伴行发热：亦可先于 / 后于皮损，部分不发热（肿瘤相关型 Sweet）。

（3）皮外表现：肌肉 / 骨关节＞眼 / 口腔黏膜＞器官 / 系统损害（∝无菌性 PMN 性炎症）。

（4）肿瘤相关型 Sweet：如血液系统恶性肿瘤（尤白血病 / 淋巴瘤）、内脏恶性肿瘤（尤泌尿生殖道 / 乳腺 / 胃肠道）。“相关”体现在 3 个方面，肿瘤 → 并发副瘤综合征 / 接受 G-CSF 或 GM-CSF 或维甲酸等药物治疗 / 并存皮肤白血病。

（5）药物诱导型 Sweet：G-CSF / GM-CSF / 维甲酸，NSAIDs / 避孕药，四环素类 / 磺胺类 / 呋喃妥因。

（6）检查

① 血常规：WBC ↑ / PMN ↑（60%～70%），部分正常 / ↓（肿瘤相关型 Sweet），ESR ↑（约 90%）。

② 其他：CRP，抗 O / RF，尿常规 / 肝肾功能，B 超 / CT / MRI，浆膜腔积液 / CSF 检查等。

③ 皮肤活检：真皮（尤乳头）水肿，真皮内（尤浅层）成熟 PMN 弥漫致密性浸润（可见核碎裂现象），真皮小血管扩张 / 伴内皮细胞肿胀（常无 WBC 破碎性血管炎表现 / 即血管壁无纤维蛋白沉积及 PMN 浸润）。

注：手背型 Sweet → 表皮脓疱，皮下型 Sweet → 皮下脂肪炎症，肿瘤相关型 Sweet → 可见异常 PMN 浸润（皮肤白血病），药物诱导型 Sweet → 可见嗜酸粒细胞浸润。

三、临床分型与诊断标准

1. 经典型 Sweet 综合征

（1）主要标准（2 项）：突发疼痛性红色斑块 / 结节，活检示真皮内成熟 PMN 弥漫致密性浸润（常无 WBC 破碎性血管炎表现）。

（2）次要标准（≥2 / 4 项）：① T ＞38℃；②发病前存在呼吸道或胃肠道感染、合并潜在的血液系统或内脏恶性肿瘤、炎症性疾病、妊娠；③激素 / 碘化钾治疗有效；④（≥3 / 4 项）ESR ＞20mm / h、CRP ↑、WBC ＞8×10^9 / L、PMN ＞70%。

2. 肿瘤相关型 Sweet 综合征

同“经典型 Sweet 综合征”，诊断时肿瘤可能已被确诊 / 同时被确诊 / 潜在尚未发现。

3. 药物诱导型 Sweet 综合征

诊断标准（5 项）：突发疼痛性红色斑块 / 结节，活检示真皮内成熟 PMN 弥漫致密性浸润（常无 WBC 破碎性血管炎表现），T ＞38℃，相关药物 → 临床表现，停药 / 激素治疗 → 皮损消退。

4. 鉴别诊断

应与蜂窝织炎 / 结核 / 真菌 / 疱疹病毒感染、脓皮病 / 脂膜炎、皮肤白血病 / 淋巴瘤、药物疹相鉴别。

四、治疗

1. 局部用药

外用激素（0.05% 氯倍他索），皮损内注射激素（曲安奈德 3～10mg / 倍他米松 1mL）。

2. 全身用药

（1）一线药物：泼尼松 0.5～1mg/（kg · d）口服 × 数周 → –10mg × 数周 → 10mg / d× 数周～数月。
甲泼尼龙 500～1000mg 静滴 ×3～5 天 → 泼尼松口服。
碘化钾 300mg tid、秋水仙碱 0.5mg tid ×1～2 天（发热 ↓）→ 3～5 天（皮损 ↓）→ 1～2 周（WBC 正常）。
吲哚美辛 150mg / d×1 周 → 100mg / d×2 周。
氯法齐明 200mg / d×4 周 → 100mg / d×4 周。

（2）二线药物：环孢素（常作为激素助减剂）。

（3）植物制剂：雷公藤多苷片 2 片 tid，复方丹参制剂。

3-02专题－附3：

噬血细胞综合征（HPS / HLH）

噬血细胞综合征（HPS）：又称噬血细胞性淋巴组织细胞增多症（HLH），先天遗传 / 后天获得 → 免疫调节异常即淋巴 / 单核 / 巨噬细胞异常激活 / 增殖 → 分泌大量炎性细胞因子 → 持续发热 / 淋巴结肝脾肿大 / 全血细胞减少 / 活检示噬血现象 → 一种过度炎症反应综合征。

一、病因

1. 原发性HLH（∈常染色体 / 性染色体隐性遗传病）

（1）家族性HLH：已知缺陷基因有*PRF1*、*UNC13D*、*STX11*、*STXBP2*等。

（2）免疫缺陷综合征相关HLH：已知缺陷基因有*RAB27A*、*LYST*、*AP3β1*等。

（3）X连锁淋巴增生性疾病（XLP）：已知缺陷基因有*SH2D1A*、*XIAP*、*NLRC4*、*CDC42*等。

（4）EBV驱动型HLH：已知缺陷基因有*MAGT1*、*ITK*、*CD27*、*CD70*、*CTPS1*、*RASGRP1*等。

2. 继发性HLH（∝启动免疫活化的各种原发病）

（1）感染相关HLH：病毒（尤EBV / 单纯疱疹病毒）＞细菌（如布鲁菌病）/ 真菌 / 原虫（如黑热病）。

（2）风湿免疫相关HLH：青少年特发性关节炎 / 成人Still病 / SLE / 坏死性淋巴结炎等。

（3）恶性肿瘤相关HLH：血液系统肿瘤（尤T / NK淋巴瘤、白血病）＞实体肿瘤（尤胃癌 / 胸腺瘤 / 胚胎瘤）。

（4）其他继发性HLH：妊娠 / 药物 / 移植等。

二、诊断

1. HLH-2004诊断标准

（1）缺陷基因检测 → 存在目前已知HLH相关基因的缺陷。

（2）≥5 / 8项 → 诊断HLH，4 / 8项 → 监测病情 / 定期复查，≤3 / 8项 → 监测病情 / 必要时复查。

① 发热T＞38.5℃ ×7天以上。

② 两 / 三系血细胞↓（Hb＜90g / L、PMN＜1×10^9 / L、PLT＜100×10^9 / L）+排除骨髓造血↓。

③ 脾大 / 肝功能异常。

④ 铁蛋白↑≥500μg / L。

⑤ 甘油三酯（TG）↑＞3mmol / L，纤维蛋白原（Fg）↓＜1.5g / L。

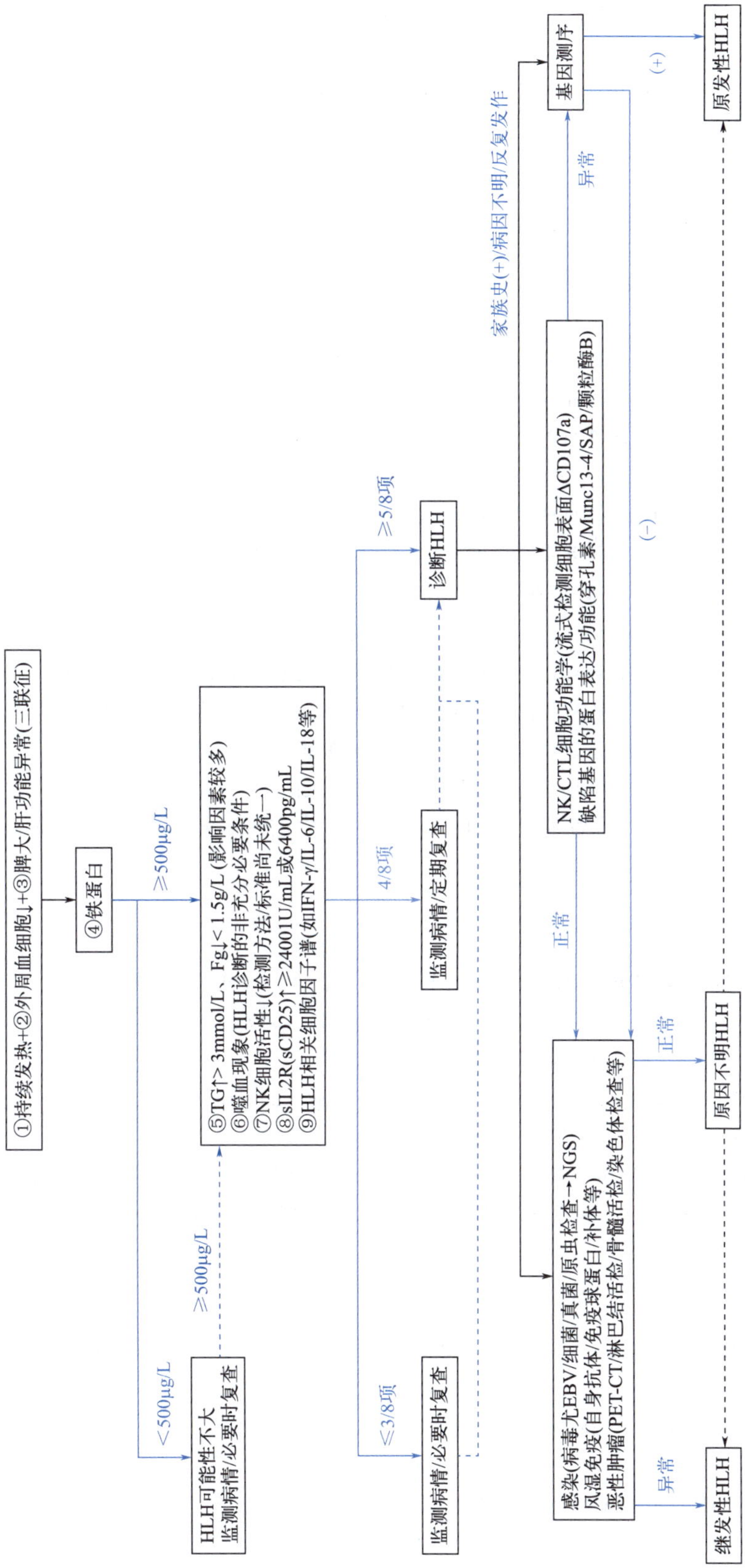

图3-2 HLH诊断路径图

⑥ 淋巴结 / 肝脾 / 骨髓活检示见噬血现象 / 噬血细胞。

⑦ NK 细胞活性↓。

⑧ 可溶性 IL-2 受体 sIL2R（sCD25）↑≥2400IU / mL 或 6400pg / mL。

2. HLH 中枢神经系统受累（CNS-HLH）

可为首发 / 亦可 HLH 病程中出现，有精神 / 神经系统症状（易怒 / 惊厥 / 癫痫 / 意识改变 / 脑膜刺激征 / 共济失调 / 偏瘫），MRI 示脑实质 / 脑膜异常，CSF 示细胞↑ / 蛋白↑。

3. HLH 临床诊断路径（图 3-2）

（1）发现疑似：① 持续发热 + ②外周血细胞↓ + ③脾大 / 肝功能异常（三联征）。

（2）推进诊断：④ 铁蛋白↑≥500μg / L（水平∝诊断价值）。

（3）确定诊断：⑤ TG↑＞3mmol / L，Fg↓＜1.5g / L（影响因素较多）。

⑥ 噬血现象（HLH 诊断的非充分必要条件）。

⑦ NK 细胞活性↓（检测方法 / 标准尚未统一）。

⑧ sIL2R（sCD25）↑≥2400IU / mL 或 6400pg / mL。

⑨ HLH 相关细胞因子谱检测（有助提高诊断的敏感性 / 特异性）。

（4）病因诊断：（病史 / 查体）职业 / 婚育 / 家族史，用药 / 过敏 / 旅游史，皮疹 / 淋巴结肿大。

（原发性）NK / CTL 细胞功能学（流式检测细胞表面 ΔCD107a）。

缺陷基因的蛋白表达 / 功能（穿孔素 / Munc13-4 / SAP / 颗粒酶 B）。

基因测序［上述原发性检查 / 家族史（+）/ 病因不明 / 反复发作］。

（继发性）感染（病毒尤 EBV / 细菌 / 真菌 / 原虫检查 → NGS）。

风湿免疫（自身抗体 / 免疫球蛋白 / 补体等）。

恶性肿瘤（PET-CT / 淋巴结活检 / 骨髓活检 / 染色体检查等）。

三、治疗

1. 一线治疗

推荐 HLH-1994 方案（VP-16+DXM）＞ HLH-2004 方案（VP-16+DXM+ 环孢素）。

（1）依托泊苷（VP-16）75～150mg / m^2（＜15 岁）/ 75～100mg / m^2（15～40 岁）/ 50～ 75mg / m^2（＞40 岁）biw× 第 1～2 周 → qw× 第 3～8 周。

（2）地塞米松（DXM）10mg /（m^2·d）× 第 1～2 周 → 5mg /（m^2·d）× 第 3～4 周 → 2.5mg /（m^2·d）× 第 5～6 周 → 1.25mg /（m^2·d）× 第 7～8 周。

注：部分轻型 HLH / 风湿免疫相关 HLH → 单用激素治疗即可缓解，特殊感染相关 HLH（如布鲁菌病 / 黑热病等）→ 单用抗病原体治疗即可缓解，大部分继发性 HLH → 疗程≤8 周 / 酌情停药 / 及时转入病因治疗。

2. 挽救治疗

推荐难治性 HLH（初始诱导 2 周 → 未达部分应答及以上），亦可用于复发性 HLH（治疗后已达部分应答及以上 → 再次活动）。

（1）DEP 方案：多柔比星脂质体 + 依托泊苷 + 甲泼尼龙。

多柔比星脂质体 25mg / m^2 st（第 1 天）。
依托泊苷（VP-16）剂量同上 st（第 1 天）。
甲泼尼龙 2mg /（kg·d）× 第 1～3 天 → 0.2mg /（kg·d）× 第 4～14 天
（以上合计）14 天 / 疗程 × 重复

注：难治性 EBV-HLH → DEP 方案 + 培门冬酶 1800U / m^2 st（第 3 天）× 重复 / 间隔 28 天。

（2）芦可替尼 2.5mg（<10kg）5mg /（10～20kg）10mg（>20kg / ≥14 岁）bid。

注：芦可替尼 +HLH-1994 方案 / 激素 / DEP 方案 → 可能提高疗效。

（3）IFN-γ 单抗（依帕伐单抗）1mg / kg → 3～6mg / kg（max 10mg / kg）1 次 / 3 天 × ≥4～8 周。

注：依帕伐单抗 +DXM［5～10mg /（m^2·d），提前 1 天给药］→ 可能提高疗效。

（4）其他：CD52 单抗（阿仑单抗），IL-1 受体拮抗剂（阿那白滞素）。

3. 维持治疗

仅推荐暂不能 allo-HSCT 的原发性 HLH，而继发性 HLH 应及时转入病因治疗。

（1）依托泊苷 剂量同上 q2w。
（2）地塞米松 10mg /（m^2·d）×3 天。 } 14 天 / 疗程 × 重复

4. 异基因造血干细胞移植 allo-HSCT

推荐原发性 HLH / 难治性 / 复发性 HLH / 严重 CNS-HLH。

注：尽可能达临床缓解后进行 allo-HSCT，风湿免疫相关 HLH 通常不推荐。

5. CNS-HLH 治疗

（1）MTX 6mg（<1 岁）/ 8mg（1～2 岁）/ 10mg（2～3 岁）/ 12mg（>3 岁）鞘注 qw。
（2）DXM 2mg（<1 岁）/ 2mg（1～2 岁）/ 4mg（2～3 岁）/ 5mg（>3 岁）鞘注 qw。 } 直至症状 / CSF 恢复正常≥1 周

6. 支持治疗

（1）感染：防治真菌 / PCP，升白细胞，广谱抗菌药物，静脉注射免疫球蛋白（IVIG）。

（2）出血：升血小板，输血小板 / 血浆 / 冷沉淀，凝血酶原复合物。

（3）脏器：密切监测肝 / 肾 / 心功能。

7. 分层治疗（图 3-3）

8. 疗效评估

复查血常规 / 铁蛋白 / TG / 噬血现象 / sIL2R（sCD25）/2 周。

（1）完全应答：上述指标均恢复正常。

（2）不全应答：PMN ↑ >100% 且 PMN >0.5×10^9 / L（若治疗前<0.5×10^9 / L）/ 恢复正常（若治疗前<2.0×10^9 / L），铁蛋白 ↓ >25%，TG ↓ >25%，sIL2R（sCD25）↓ >1 / 3，转氨酶 ↓ >50%（若治疗前>400U / L）。

（3）无应答：未达上述标准。

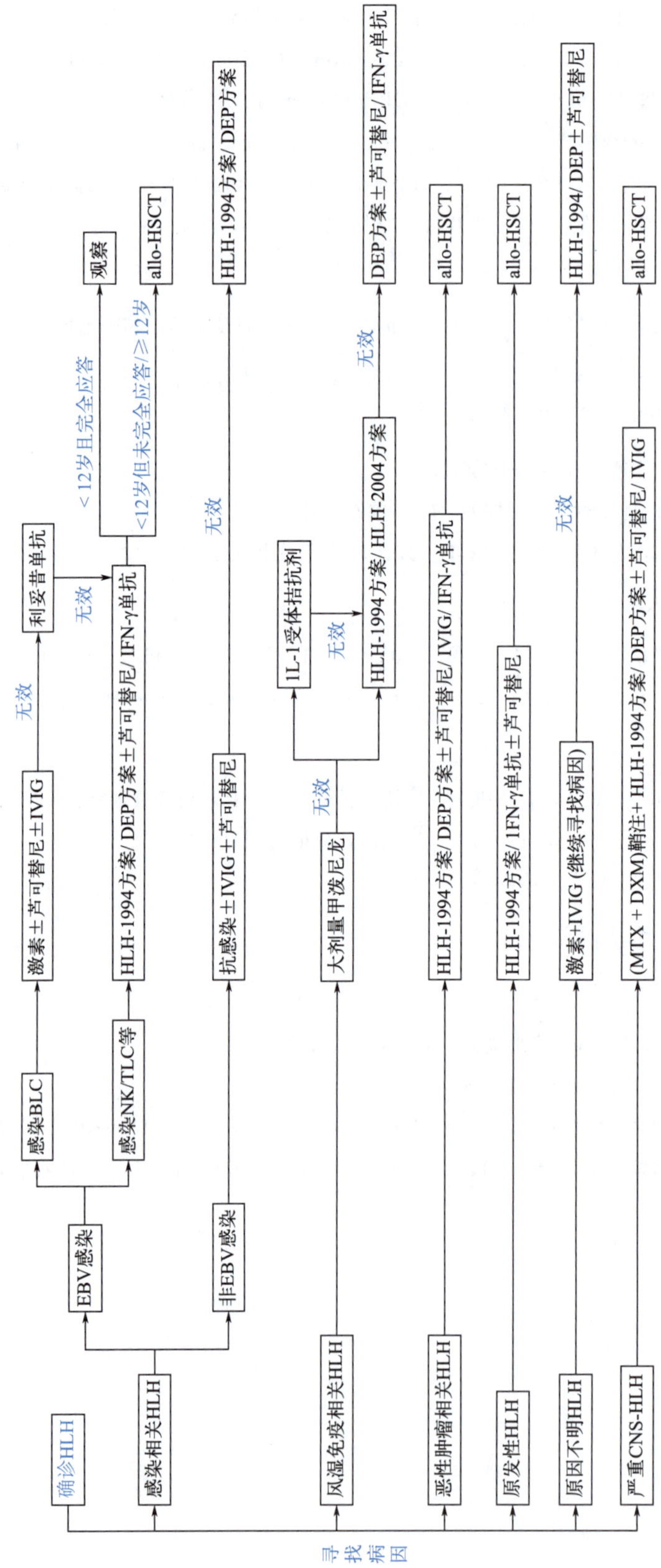

图3-3 HLH分层治疗路径图

3-03 专题

感染标志物

一、传统炎症指标

1. WBC 及分类

（1）WBC ↑ +PMN% ↑：（生理）新生儿，妊娠 / 分娩 / 月经，情绪因素。
（常见）细菌（尤 G^+ 球菌）。
（少数）病毒（如出血热 / 乙脑）。
（其他）血管炎 / 成人 Still 病，肿瘤，激素使用。

（2）WBC ↑ +LC% ↑：（急性）病毒，（慢性）血液系统疾病（如白血病）。

（3）WBC ↑ + 嗜酸粒 % ↑：（常见）寄生虫，（另见）结核 / 变态反应 / 药物 / 肿瘤。

（4）WBC ↓：（细菌）沙门菌（尤伴嗜酸粒 ↓ ）/ 结核杆菌 / 布鲁杆菌，细菌严重感染 / 脓毒症。
（其他）病毒，支原体 / 衣原体 / 立克次体，疟疾 / 黑热病。

2. ESR

风湿性疾病（尤活动性），感染性疾病（尤结核），妊娠 / 贫血 / 恶性肿瘤。

3. CRP

6～8h 开始 ↑ / 24～48h 达峰（∝炎症程度），敏感性 +/ 特异性 ++。

（1）CRP 正常 / ↑（10～50mg / L）：病毒。

（2）CRP ↑↑（＞50mg / L）：细菌，风湿免疫活动期，恶性肿瘤，外伤 / 手术 / 心肌梗死等应激。

（3）CRP ↑↑↑（＞100mg / L）：脓毒症。

4. PMN-ALP（NAP）积分

油镜观察 0～4 分或 cell×100 个，正常值 40～80 分。

（1）鉴别“（感染 / 中毒 / 药物 / 大出血 / 急性溶血 / 过敏性休克）→ 类白血病反应（NAP ↑↑ ）” vs “慢性粒细胞白血病（NAP ↓↓ ）”。

（2）鉴别“细菌感染（NAP ↑↑ ）” vs “非细菌感染 / 风湿免疫 / 肿瘤 / CSF 使用（NAP 正常 / ↑ ）”。

5. LPS（鲎试剂）

G^- 菌释放 LPS → 激活鲎试剂中的凝固酶原 → 凝集反应 / 形成凝胶（但特异性 ↓ ）。

二、新近炎症指标

1. PCT

2～3h 开始↑/12～24h 达峰（∝炎症程度），敏感性 ++/特异性 +++。

（1）检测方法（表 3-7）

表 3-7 PCT 检测方法

检测方法	电化学发光法（瑞士罗氏）	酶联免疫荧光法（法国梅里埃）	胶体金比色法（美国赛默飞）
范围	0.02～100ng/mL	0.05～200ng/mL	±
特点	全自动/通量大/检验科	半自动/通量小/检验科	手动/床旁检测

（2）检测意义（图 3-4）

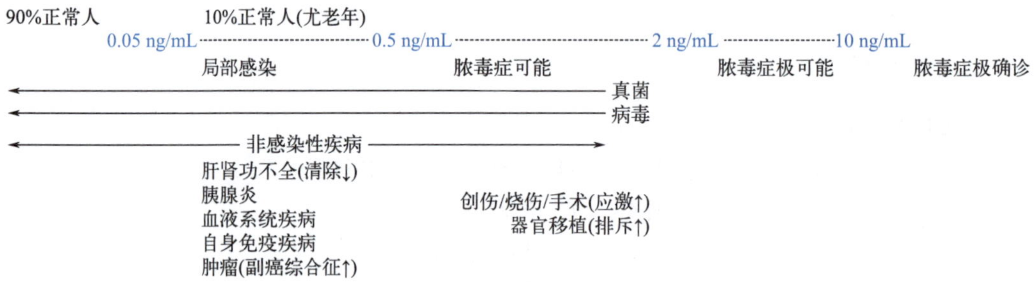

图3-4 PCT检测意义

注：下呼吸道细菌感染的 PCT 临界值为 0.25ng/mL，血流感染的 PCT 水平为 G^- 菌＞ G^+ 菌。

2. IL-6

立即开始↑/2h 达峰（∝炎症程度），敏感性 +++/特异性 +。

➔ 优势：早期发现急性感染。

（1）IL-6↑（＞7pg/mL）：轻微感染，轻微炎症。

（2）IL-6↑↑（＞150pg/mL）：细菌感染，全身炎症反应。

（3）IL-6↑↑↑（＞250pg/mL）：脓毒症。

3. 肺炎链球菌尿抗原

➔ 缺点：不能鉴别现症感染/既往感染（∵抗原持续存在/甚至 1 年）。

4. 嗜肺军团菌尿抗原

➔ 缺点：只能检测血清型 1 型感染，对较常见的其他血清型（尤 6 型）不能检测。

5. γ-IFN 释放试验（如 T-SPOT）

原理：结核分枝杆菌特异性抗原（ESAT-6/CFP10）→ 刺激被结核分枝杆菌致敏的 TLC → 产生 γ-IFN → 结合 γ-IFN 抗体并产生斑点（1 个斑点代表 1 个产生 γ-IFN 的 TLC）→ A/B 孔斑点分别计数（=A/B 孔实际斑点数 – 阴性对照孔斑点数）。

（1）A 孔＞6+B 孔＞6
（2）A 孔＞6+B 孔＜6
（3）A 孔＜6+B 孔＞6

} T-SPOT（+）：既往感染结核/结核潜伏感染/活动性结核。

三、未来炎症指标

（1）可溶性髓细胞表达触发受体 1（sTREM-1）。

（2）肾上腺髓质素前体（pro-ADM）。

（3）可溶性 uPA 受体（suPAR）。

（4）脂多糖结合蛋白（LBP）+ mCD14（受体）。

（5）可溶性 CD14 亚型（sCD14 / Presepsin）∝ mCD14（受体）。

四、真菌感染指标

1. 1,3-β-D 葡聚糖检测 / G 试验（各种真菌，除隐球菌 / 毛霉菌外）

假阳性：血液制品 / 白蛋白 / 免疫球蛋白，血液透析 / 接触纱布，头孢噻肟 / 头孢吡肟 / 磺胺类 / 多黏菌素，多糖药物 / 尤抗肿瘤药 / 部分中成药，溶血 / 黄疸 / 高脂血症（包括输注脂肪乳），链球菌败血症，黏膜损伤 → 定植菌移位入血。

2. 半乳甘露聚糖检测 / GM 试验（曲霉菌 / 隐球菌）

假阳性：血液制品 / 免疫球蛋白，血液透析，半合成青霉素 / 尤哌拉西林他唑巴坦，黏膜损伤 → 污染牛奶 / 食物吸收入血。

3. 隐球菌荚膜多糖抗原检测

附：SAA、CRP、PCT 在感染性疾病诊断中的临床意义

指标	上升时间	达峰时间	半衰期	病毒感染	细菌感染
SAA	4～6h	5～6h	50min	显著升高	显著升高
CRP	6～8h	24～48h	18h	正常或轻度升高	显著升高
PCT	2～4h	12～48h	20～24h	正常或轻度升高	显著升高

3-04 专题

宏基因组学测序（mNGS）

宏基因组学测序（mNGS）：一种非靶向的广谱病原学筛查技术，在新发 / 罕见 / 疑难 / 重症感染诊断中发挥关键作用，可作为一线检测手段。

一、概述

（1）感染性疾病诊断最重要环节 → 病原学诊断。

（2）病原学诊断的困境：病原体高达万种 + 传统检测方法局限（即培养 / 血清学 / 特异性 PCR）+ 依赖临床医生判断水平 → 临床＞2 / 3 感染性疾病无法鉴定病原体。

（3）mNGS 技术在临床感染应用中的开启：国外 2008 年 Palacios 等 → 宏基因组学测序（mNGS）→ 发现新发病原体即沙粒病毒。国内 2011 年 Xu 等 → RNA 宏基因组学测序（mtNGS）→ 发现新发病原体即新型布尼亚病毒。

（4）mNGS 技术在临床感染应用中的受限：费用昂贵 + 检测设备大型化 + 实验条件标准高 + 临床医生认识度 / 接受度不足 + 检测结果判读的证据 / 逻辑尚待证实 → 目前应用主要集中于重大疾病 / 突发公共卫生事件 / 特定病例人群（尚未纳入常规临床检测）。

二、流程与质控

1. 样本采集

包括静脉血、咽拭子 / 痰液 / 支气管肺泡灌洗液、胸腔积液 / 腹水、CSF，穿刺物 / 组织等。

（1）尽量采集（疑似）感染部位标本 / 准确性↑，亦可采集血标本替代 / 但准确性↓。

（2）无菌操作采集，一般收集第 2 管标本，置于无菌容器，尽量避免引入正常菌群。

（3）及时 / 冷链 / 无菌送检，亦可暂存 –20℃备用检测。

2. 样本处理

（1）降低传染感染：灭活。

（2）提高核酸提取：液化（痰液），离心（血液），切碎（组织）。

（3）去除人源细胞：差异离心，过滤。

3. 核酸提取

建立完整 / 规范的核酸检测流程，若 mtGNS 则需先行逆转录为 cDNA。

4. 文本构建

建立完善 / 规范的文库制备流程，包括核酸片段化 / 末端修复 / 标签接头连接 / PCR 文库等。

5. 上机测序

（1）引入内参 / 阴性 / 阳性对照。

（2）根据样本人源核酸含量（CSF ＜支气管肺泡灌洗液＜血浆＜痰液＜胸水 / 腹水）→ 采用不同测序数据量（2000 万条 → 4000 万条 → 5000 万条 → 8000 万条 → 1 亿条）。

（3）测序序列单端读长≥50bp。

6. 数据比对

（1）采用临床级别数据库，包括人源数据库 + 病原体数据库。

（2）生物信息学分析统一标准，自动化为主，人工纠错为辅。

7. 结果判读

（1）剔除实验环境 / 检测试剂 / 数据比对等流程中引入的假阳性病原体信息。

（2）相关概念

① 检出序列数：某微生物的序列的检出数目。

② 检出深度：某微生物的某段序列的检出次数。

③ 检出离散度：某微生物的检出所有序列在其基因组上的分布随机性。

④ 检出覆盖度：某微生物的检出所有序列在其基因组上的覆盖百分比。

⑤ 检出丰度：某微生物在整个标本中检出的相同类型微生物中的所占比重。

（3）分类设定可信阈值

① 细菌（+）：（胞外菌）检测平台提供各自参考阈值（∵同源相似性 / 环境差异性），（胞内菌）阈值≥1 / 100 万。

② 真菌（+）：阈值≥5 / 100 万（∵真菌壁厚 / 破壁困难 → 核酸提取效率较低）。

③ 病毒（+）：（与人源序列差异大的病毒如腺 V / 流感 V）阈值≥3 / 100 万，（与人源序列差异小的病毒如 HIV）阈值≥1000 / 100 万。

④ 寄生虫（+）：阈值≥10 / 100 万（∵属于真核生物 / ≈人源序列 → 对序列特异性要求高）。

（4）报告病原体信息应精确到属 / 种（检出序列数极少 / 相似度极高的病原体复合群除外）。

（5）单独呈现临床高度关注 / 罕见 / 特定部位常见 / 定植菌的病原体信息。

（6）引用权威文献 → 注释病原体关键信息 → 以便临床快速判断。

三、临床应用

1. 检测时机

（1）一般病人怀疑感染 → 传统病原学检测（−）/ 经验性抗感染无效 → mNGS / mtGNS。

注：标本可以同时采集两份，一份先送检传统病原学检测，另一份 −20℃留存备用。

（2）病重 / 病危 / 免疫抑制 / 免疫缺陷病人怀疑感染 → 传统病原学检测 + mNGS / mtGNS。

2. 类型选择

（1）怀疑细菌 / 真菌 / DNA 病毒 / 寄生虫 / 不典型病原体 → mNGS。

（2）怀疑 RNA 病毒 → mtGNS。

（3）排除感染性疾病 → mNGS + mtNGS。

3. 结果解读

（1）mNGS / mtGNS+ 临床表现 + 传统病原学检测 → 综合解读与验证。

（2）mNGS / mtGNS（–）：无感染，mNGS 假阴性（RNA 病毒感染 / 需完善 mtNGS）。

（3）mNGS / mtGNS（+）：特定感染，假阳性（定植 / 污染 × 常存在多种微生物）。

（4）mNGS / mtGNS 结果≠临床表现 / 传统病原学检测结果：先复检，必要时指导靶向抗感染。

4. 诊断效能

（1）呼吸道感染：病毒 / 少见病原体＞胞外菌（且不能鉴别定植 / 感染）＞胞内菌（如分枝杆菌 / 沙门菌 / 布鲁菌等）/ 真菌（且不能鉴别定植 / 感染）。

（2）血流感染：推荐传统病原学检测 + mNGS / mtNGS → 提高检出率。

（3）CNS 感染：细菌 / 病毒 / 寄生虫＞真菌。

（4）局灶感染：细菌 / 病毒 / 寄生虫＞真菌。

四、存在问题

（1）无法区别定植菌 / 致病菌：结合样本类型及其微生物背景、疾病临床特征、传统病原学检测以及其它辅助检查等进行综合判断。

（2）胞内菌 / 真菌检出率偏低：分枝杆菌 / 军团菌 / 布鲁菌等胞内菌 → 体液含量↓，真菌壁厚 → 核酸提取↓。

（3）RNA 病原体检测尚需优化：人体 RNA 转录本身具有高丰度 / 复杂度，RNA 易降解 / 样本转运与保存要求高。

（4）病原体耐药检测存在局限：耐药基因型与耐药表型之间的相关性存在差距，成本考虑耐药基因检测覆盖度较低。

3-05 专题

抗菌药物临床应用

第一节　抗菌药物临床应用的基本原则

一、治疗性应用的基本原则

1. 诊断为细菌性感染 → 方可应用抗菌药物

2. 先推测可能病原菌 + 当地细菌耐药数据 → 经验用药 → 待检测结果 → 调整用药

3. 应尽早查明病原菌 + 药敏试验 → 精准用药

4. 抗菌药物药效学 / 药动学 → 临床适应证 → 科学用药

5. 综合病情 / 病原菌 / 药物特点 → 制定方案

（1）品种：病原菌 + 药敏试验 + 耐药数据 → 针对性强 / 窄谱 / 安全 / 价格适当的抗菌药物。

（2）剂量：按剂量范围给药。①重症感染（如血流感染 / 感染性心内膜炎）→ 剂量上限；②药物不易到达部位感染（如 CNS 感染）→ 剂量上限；③尿药浓度>>血药浓度（如单纯下尿路感染）→ 剂量下限。

（3）途径：①轻中度感染 → 口服。②不能或不耐受口服（如吞咽困难）/ 口服依从性差 / 影响口服吸收（如呕吐腹泻）/ 需快速高浓度以达杀菌目的 / 重症感染需紧急治疗 / 抗菌药物无口服剂型等 → 注射（肌注只适合轻中度感染而不适合重症感染）→ 病情好转及早转为口服。③眼耳部感染 / 皮肤表层及黏膜表面感染 / 作为辅助治疗 → 局部用药（选用吸收 / 刺激 / 耐药 / 过敏↓ → 故青霉素类 / 头孢类常不用于局部用药，另氨基糖苷类禁用于局部滴耳）。

（4）次数：按药效学 / 药动学给药。①β 内酰胺类（短 PAE 为主 / 除碳青霉烯类为长 PAE）/ 大环内酯类（短 PAE 为主 / 除阿奇霉素为长 PAE）/ 林可酰胺类（短 PAE）/ 糖肽类（短 PAE 为主 / 除替考拉宁为长 PAE）/ 噁唑烷酮类（短 PAE）/ 四环素类（长 PAE）/ 甘氨酰环素类（长 PAE）/ 磺胺类（短 PAE）等时间依赖性抗菌药物 → 一日多次。②氨基糖苷类 / 氟喹诺酮类 / 环脂肽类 / 多黏菌素类等浓度依赖性抗菌药物 → 一日一次。

（5）疗程：因感染不同而异，一般用至体温正常 / 症状消退后 3～4 天，有时用至感染病灶控制或完全消散，而血流感染 / 感染性心内膜炎 / 化脓性脑膜炎 / 骨髓炎、B 组链球菌所致咽炎或扁桃体炎 / 伤寒 /

结核病 / 布鲁菌病 / 侵袭性真菌病等需较长疗程。

（6）联合：协同或相加联合，一般 2 种（如 β- 内酰胺类 + 氨基糖苷类）/ 少数≥3 种（如抗结核）。参考第 23 页“科学联合”。

常应用于：①病原菌不详且单药不能控制的严重感染。②较长疗程但易耐药 / 含有多种不同生长特点菌群感染（如结核）。③多重 / 泛耐药菌感染。④多种复数菌染 / 需氧菌 + 厌氧菌混合感染。⑤抗菌药物毒性大 / 需联合用药以减少不良反应（如两性霉素 B+5-FC）。

二、预防性应用的基本原则

1. 一般病人

（1）暴露于感染的高危人群。

（2）适应证及药物选择 → 基于循证医学证据。

（3）针对 1～2 种最有可能的致病菌进行预防用药 → 不宜应用广谱抗菌药物 / 多药联合。

（4）针对特定时间段进行预防用药 → 不宜长期应用抗菌药物。

（5）积极纠正原发疾病或基础状态 → 能则预防治疗价值大 / 不能则需权衡利弊。

（6）以下情况原则上不用预防用药：病毒性感染，昏迷 / 休克 / 中毒 / 心衰 / 肿瘤 / 激素，留置导尿管 / 深静脉导管 / 人工气道。

➔ 预防方案：视情况而定。

2. 特殊操作

➔ 预防方案：一 / 二代头孢为主，ERCP 则二 / 三代头孢，TIPS 则青霉素类，泌尿系统操作可氨基糖苷类 / 氟喹诺酮类，厌氧菌则联合甲硝唑 / 改用头霉素类，头孢过敏 G^+ 菌则克林霉素 / 万古霉素 / 替考拉宁（尤医院 MRSA 检出率↑ / 人工材料置入手术）、G^- 菌则氨曲南 / 氨基糖苷类，操作前 0.5h 静脉给药 × 应用 1 次 / 不超过 24h。

注：有循证医学证据的一 / 二 / 三代头孢 → 头孢唑林 / 头孢呋辛 / 头孢曲松，我国大肠埃希菌对氟喹诺酮类耐药率高 → 预防应用需严加限制。

3. 围手术期

（1）清洁手术 / Ⅰ类切口（无菌部位）：无需预防用药，但以下情况除外。①手术范围大 / 时间长。②涉及重要器官 / 一旦感染后果严重。③异物移植。④有感染高危因素如高龄 / DM / 免疫力低下 / 营养不良等。

（2）清洁 - 污染手术 / Ⅱ类切口（呼吸道 / 消化道 / 泌尿生殖道 / 开放性创伤）：需预防用药。

（3）污染手术 / Ⅲ类切口（有急性炎症但无临床感染）：需预防用药。

（4）感染手术 / Ⅳ类切口（有临床感染）：术前已开始治疗用药 → 术中 / 术后继续（非预防）。

➔ 预防方案：一 / 二代头孢为主，消化系统手术则二 / 三代头孢，泌尿系统操作另可氨基糖苷类 / 氟喹诺酮类，厌氧菌则联合甲硝唑 / 改用头霉素类，头孢过敏 G^+ 菌则克林霉素 / 万古霉素（尤 MRSA）、G^- 菌则氨曲南 / 氨基糖苷类，术前 1h 静脉给药 × 应用 1 次 / 术中追加 1 次（时间＞3h / 出血＞1500mL）/ 延长至 48h（心脏 / 污染手术）。

注：有循证医学证据的一 / 二 / 三代头孢 → 头孢唑林 / 头孢呋辛 / 头孢曲松，我国大肠埃希菌对氟喹诺酮类耐药率高 → 预防应用需严加限制。

三、特殊病理 / 生理状况的用药基本原则（表 3-8）

表 3-8 特殊病理 / 生理状况的用药基本原则

药物	肾功能减退	肝功能减退	FDA 分级
抗菌药物			
青霉素类	↓（半合成类 N- ↓）	N（半合成类 N- ↓）	B 级
头孢类	↓（头孢曲松 N / 头孢哌酮 N- ↓）	N（头孢曲松 / 头孢哌酮等 N- ↓）	B 级
碳青霉烯类	↓	N	B 级（亚胺培南 C 级）
单环 β 内酰胺类	↓	N- ↓	B 级
氨基糖苷类	×	N（注意 HRS）	D 级
喹诺酮类	N- ↓（莫西沙星 N）	N- ↓	C 级
大环内酯类	N- ↓（阿奇霉素 N）	×（尤红霉素酯化物）	B 级（克拉霉素 C 级）
林可酰胺类	N	↓	B 级
糖肽类	×	N（LC 宜监测血药浓度）	C 级
环脂肽类	N- ↓	N	B 级
恶唑烷酮类	N	N- ↓	C 级
多黏菌素类	×	N	C 级
四环素类	N	↓（替加环素 N- ↓）	D 级
磺胺类	↓	×	C 级
硝基咪唑类	N- ↓（替硝唑 N）	↓（奥硝唑 N 但频次 ↓）	C 级（甲硝唑 B 级）
抗结核药	N- ↓（利福喷丁 N）	×（尤 PZA ＞ RFP ＞ INH）	C 级（利福布汀 B 级）
抗真菌药			
多烯类	×（尤 AmB-D）	×	B 级
嘧啶类	N- ↓	N- ↓	C 级
三唑类	N- ↓（伊曲康唑 / 伏立康唑口服剂 N）	N- ↓（伊曲康唑 / 泊沙康唑 N）	C 级（伏立康唑 D 级）
棘白菌素类	N	N- ↓（米卡芬净 N）	C 级
抗病毒药			
抗流感 V 类	N- ↓	N	利巴韦林为 X 级
抗疱疹 V 类	N- ↓	N	泛 / 阿 / 伐昔洛韦为 B 级
抗肝炎 V 类			LdT/TDF 为 B 级
抗艾滋 V 类			大多数为 C 级

注：N 示正常剂量，↓示减量，N- ↓示轻中度损伤正常剂量 / 重度损伤减量，× 示禁用 / 慎用。

附：新生儿 / 小儿抗菌药物不良反应

抗菌药物	发生机制	不良反应
氨基糖苷类 / 糖肽类	肾排泄有限	肾毒性、耳毒性
喹诺酮类	不详	骨发育不全
四环素类	药物与钙络合沉积于齿	牙齿黄染
磺胺类	竞争性结合蛋白上的胆红素结合位点 红细胞葡萄糖 -6- 磷酸脱氢酶 ↓	脑性核黄疸 溶血性贫血
氯霉素	肝代谢不足、肾排泄有限 → 血氯离子 ↑	骨髓抑制、灰婴综合征

第二节 抗菌药物临床应用的管理

1. 医疗机构建立抗菌药物临床应用管理体系

2. 抗菌药物临床应用实行分级管理

（1）非限制使用级：长期临床应用证明安全性↑、疗效↑，对细菌耐药影响↓、价格↓。

（2）限制使用级：长期临床应用证明安全性↑、疗效↑，但对细菌耐药影响↑、价格↑。

（3）特殊使用级：不良反应↑、疗效方面临床研究资料↓，对细菌耐药影响↑、价格↑。

3. 病原微生物检测

4. 注重综合措施，预防医院感染

5. 培训、评估和督查

第三节 抗菌药物的特点及用法

详见“1-04 专题 抗菌药物”。抗菌药物主要抗菌谱及不良反应总结见表 3-9。

表 3-9 抗菌药物主要抗菌谱及不良反应总结记忆简表

抗菌药物	抗菌谱	不良反应
青霉素类 （繁殖期杀菌剂）	G^+球菌，G^+杆菌，G^-球菌，厌氧菌 → 半合成类（另G^-杆菌）	过敏反应、赫氏反应、CNS 反应、其他
	肠球菌 → 首选氨苄西林，PA → 优选哌拉西林	
头孢类 （繁殖期杀菌剂）	一代 二代 三代 四代 G^+菌 →→→→→→ G^-菌 / PA / 厌氧菌	过敏反应、肾毒性（头孢曲松 / 头孢哌酮↓）、双硫仑反应、凝血↓
	社区感染 / 肺炎链球菌 → 优选头孢噻肟 / 头孢曲松，医院感染 / PA / 厌氧菌 → 优选头孢他啶 / 头孢哌酮 / 四代头孢 胆道感染 → 优选头孢曲松 / 头孢哌酮，颅内感染 → 优选头孢曲松 / 头孢他啶	
头霉素类 氧头孢烯类	≈二代头孢（但厌氧菌↑） ≈三代头孢（但厌氧菌↑）	皮疹 / 药物热、嗜酸粒↑（头霉素类）/ PMN↓ / PLT↓、肝毒性 / 肾毒性 胃肠道反应（头孢西丁慎用结肠炎）/ 凝血↓（拉氧头孢）
（碳）青霉烯类 （繁殖期杀菌剂）	美罗培南 亚胺培南 帕尼培南 G^-菌 / 厌氧菌＞G^+菌 → G^-菌 / 厌氧菌＝G^+菌 → G^-菌 / 厌氧菌＜G^+菌	皮疹 / 药物热、PMN↓ / PLT↓、肝毒性 / 肾毒性、抽搐 / 癫痫（亚胺培南）
	嗜麦芽窄食单胞菌 / MRSA → 碳青霉烯类疗效↓，PA / 不动杆菌等非发酵菌 → 青霉烯类疗效↓	
单环内酰胺类	≈四代头孢（但厌氧菌 / G^+菌无效）	交叉过敏反应、肾毒性等不良反应↓
氨基糖苷类 （静止期杀菌剂）	G^-菌 / 厌氧菌（耐药率↓），G^+菌（尤葡萄球菌），分枝杆菌	耳毒性、肾毒性、神经肌肉阻滞
	常联合（+广谱β-内酰胺类）	
喹诺酮类 （快速杀菌剂）	G^-菌 / 厌氧菌（耐药率↑），G^+菌（尤链球菌），分枝杆菌，不典型病原体	光敏反应 / 骨关节（尤左氧氟沙星） CNS 反应 / QT 间期↑ / 肝毒性（尤莫西沙星）
	可单用（但大肠埃希菌耐药率高达 50%） 尿路感染 / PA → 优选左氧氟沙星，腹腔感染 / 不典型病原体 / 分枝杆菌 / 厌氧菌 → 优选莫西沙星	
大环内酯类 （快速抑菌剂）	≈喹诺酮类（尤链球菌 / NTM / 不典型病原体）	胃肠道反应、肝毒性
	G^-杆菌 / 支原体 → 优选阿奇霉素，军团菌 / 幽门螺旋杆菌 / G^+球菌 / 鸟型分枝杆菌复合体 / 衣原体 → 优选克拉霉素	
林可酰胺类 （快速抑菌剂）	葡萄球菌＞链球菌耐药率↑＞肠球菌，但艰难梭菌耐药	肠道菌群失调 / 假膜性肠炎、神经肌肉阻滞（尤尿潴留）
	适应证：[骨]↑，[CSF]↓	

续表

抗菌药物	抗菌谱	不良反应
糖肽类 （快速杀菌剂）	MRSA / MRCNS / PRSP / 肠球菌（尤万古霉素），VRSA / PRSP / VRE（尤替考拉宁） G^+ 杆菌（含李斯特菌 / 放线菌），厌氧菌（含艰难梭菌）	红人综合症、肾毒性 / 耳毒性、骨髓抑制
	适应证：[CSF]万古霉素＞＞替考拉宁	
环脂肽类 （快速杀菌剂）	≈糖肽类（尤 MRSA / VRSA）	CK ↑ / 嗜酸性粒细胞肺炎、长期应用则二重感染
	适应证：血流感染，皮肤软组织感染，[肺]↓	
噁唑烷酮类 （快速抑菌剂）	≈糖肽类（尤 VRE / 分枝杆菌）	乳酸 ↑ / 肝毒性、交感亢进、长期应用则骨髓抑制 / 神经炎 / 二重感染
	适应证：肺部感染，皮肤软组织感染，[CSF]↑，肾功不全无需调整剂量	
多黏菌素类 （慢速杀菌剂）	MDR-PA / MDR-AB / 碳青霉烯类天然耐药的嗜麦芽窄食单胞菌（非发酵菌） CRE，但厌氧菌天然耐药	过敏反应、肾毒性＞肝毒性、神经毒性、色素沉着
	多黏菌素 B：直接抗菌 → 抗菌疗效与剂量正相关，肾外排泄 → 肾功不全无需减量，[CSF]↓ 多黏菌素 E：间接抗菌 → 抗菌疗效与肾功能呈反比，肾脏排泄 → 肾功不全需减量，[CSF]↓	
四环素类 甘氨酰环素类 （快速抑菌剂）	广谱，G^+ 菌（肠球菌常耐药）＞ G^- 菌（PA 常耐药），厌氧菌，不典型病原体 甘氨酰环素类：≈四环素类，但肠球菌敏感 / PA 仍耐药，另快速生长 NTM	假膜性肠炎、肝毒性＞肾毒性、神经毒性 皮疹 / 四环素牙、PMN / PLT ↓、纤维蛋白原 ↓ / 胰腺炎
	适应证：MDR-AB / CRE（除 MDR-PA），重症肺炎（不推荐 HAP / VAP），复杂性腹腔感染（cIAI）（除肠穿孔 / ∵易诱发真菌等二重感染），复杂性皮肤软组织感染（cSSTI）（除 DM 足 / ∵ PA 感染为多），[CSF]↓	
利福霉素类 （杀菌剂）	广谱，G^+ 菌（肠球菌弱）＞ G^- 菌（肠杆菌科 / PA 耐药），分枝杆菌，不典型病原体	胃肠道反应、肝毒性、超敏反应（流感样症状 / 皮疹 / 溶血）
	适应证：MRSA 重症感染，MDR-AB，结核 / NTM 病	
磺胺类 （慢速抑菌剂）	广谱，G^+ 菌 / G^- 菌（普遍耐药），肺孢子菌，弓形虫	过敏反应、肝毒性＞肾毒性、骨髓抑制、溶血（尤 G-6-PD ↓）
	适应证：呼吸道感染（除扁桃体炎），尿路感染（除前列腺炎），肠道感染，李斯特菌 / 诺卡菌感染，肺孢子菌肺炎（首选），弓形虫脑病（首选）	

注：PA 示铜绿假单胞菌，NTM 示非结核分枝杆菌，MRSA 示耐甲氧西林金黄色葡萄菌球，MRCNS 示耐甲氧西林凝固酶阴性葡萄球菌，PRSP 示耐青霉素肺炎链球菌，VRSA 示耐万古霉素金黄色葡萄球菌，VRE 示耐万古霉素肠球菌，CRE 示耐碳青霉烯类肠杆菌科，MDR-PA 示多重耐药铜绿假单胞菌，MDR-AB 示多重耐药鲍曼不动杆菌，G-6-PD 示葡萄糖 -6- 磷酸脱氢酶。

第四节 抗菌药物在内科领域的经验治疗

【循环系统】

一、血流感染（BSI）

1. 病因

（1）多为 G^- 杆菌 / 需氧菌，近年来 G^+ 球菌↑ / 厌氧菌↑ / 念珠菌↑ / 分枝杆菌↑，另有少见 / 需特殊培养的军团菌 / 布鲁杆菌 / 支原体等。

（2）医院获得性 BSI：金葡菌（尤 MRSA）/ 表葡菌等凝固酶阴性葡萄球菌（尤 MRCNS）/ 肠球菌（尤 VRE），克雷伯菌属（尤产 ESBLs）/ 肠杆菌属如阴沟 / 产气肠杆菌 / 柠檬酸菌属 / 沙雷菌属（尤产 AmpC 酶）等肠杆菌科，铜绿假单胞菌 / 不动杆菌属 / 嗜麦芽窄食单胞菌等非发酵菌（尤 CR-PA / CR-AB / 碳青霉烯类天然耐药），脆弱拟杆菌 / 消化链球菌等厌氧菌，念珠菌等真菌。

（3）社区获得性 BSI：金葡菌 / 链球菌 / 肠球菌，大肠埃希菌 / 变形杆菌属 / 沙门菌属等肠杆菌科，脆弱拟杆菌 / 消化链球菌 / 梭状芽孢杆菌等厌氧菌。

（4）诱因：粒缺 / 放化疗 / 激素 / 免疫抑制剂 / 广谱抗菌药物，严重基础疾病如 LC / 尿毒症 / DM / 结缔组织病 / 肿瘤，静脉置管 / 气管插管 / 导尿管。

2. 诊断

（1）菌血症 / 败血症 / 脓毒症

① 菌血症：病原体侵入血液并迅速被清除，症状轻微 / 无明显毒血症状 × 多呈一过性。

② 败血症：病原体血中繁殖并释放毒素，畏寒寒战 / 发热 / 毒血症状 → 部分 MODS / 甚至 MOF。

③ 脓毒症：感染（细菌＞真菌 / 病毒等）→ 全身炎症反应综合征（SIRS）（T ＞38℃ 或＜36℃ / HR ＞ 90bpm / R ＞ 20 次 / 分或 $PaCO_2$＜32mmHg / WBC ＞12×10^9 / L 或＜4×10^9 / L 或幼稚型＞10% → ≥2 / 4 项）。

（2）非复杂性 BSI / 复杂性 BSI

① 非复杂性 BSI：有效治疗 3 天后退热 / 血培养转阴 + 无心内膜炎 / 无植入物 / 无迁徙病灶。

② 复杂性 BSI：血培养阳性 + 不符合非复杂性 BSI 标准。

（3）血培养：尤抗菌药物前 / 抗菌药物后亦可，采血 10mL / 部位 × 多个部位 / 次 × ≥2 次 / 通常 3～4 次，必要时加送厌氧菌 / 真菌培养。

注：血培养（–）依然可以做出临床诊断，血培养（+）亦可非血流感染，故需综合判断。

3. 治疗

两种联合 / 亦可单药，初期静脉，疗程宜长 × 直至体温正常后 7～10 天（非复杂性）/4～6 周（复杂性），部分需拔除导管 / 清创引流 / 外科手术。

（1）葡萄球菌（尤金葡菌 / 凝固酶阴性葡萄球菌）∝ SSTI / 肺部感染 + 静脉置管 / 气管插管

① MSSA / MSCNS：耐酶青霉素类，若过敏（非休克）则一 / 二代头孢。

② MRSA / MRCNS：糖肽类（若 MRCNS 则万古霉素＞替考拉宁）± 利福平，若万古霉素 MIC ＞ 1mg / L 则剂量↑，若万古霉素 MIC ＞2mg / L 则达托霉素 / 利奈唑胺。

（2）肠球菌（尤粪肠球菌）∝ 泌尿生殖道 / 胃肠道 / 腹盆腔 / 褥疮感染 + 静脉置管 / 导尿管

① 氨苄西林敏感：广谱青霉素类（氨苄西林）。

② 万古霉素敏感 VSE：糖肽类 ± 氨基糖苷类（注意监测耳毒性 / 肾毒性）。

③ 万古霉素耐药 VRE：达托霉素 / 利奈唑胺，若 VanB 型耐药另可替考拉宁。

（3）链球菌（肺炎链球菌＞溶血性链球菌＞草绿色链球菌）∝ 肺部（尤肺炎链球菌）/ 呼吸道感染 / SSTI（尤溶血性链球菌）+ 血液病 / 脾切除 / 放化疗 / 糖尿病 / 肿瘤 / 免疫力↓

① PSSP / 其他链球菌：青霉素，若过敏（非过敏性休克）则一 / 二代头孢。

② PRSP：糖肽类 ± 利福平，三 / 四代头孢 / 碳青霉烯类（若并发细菌性脑膜炎则优选头孢曲松 / 头孢吡肟 / 美罗培南 / 帕尼培南）。

（4）肠杆菌科（大肠埃希菌＞克雷伯菌属＞肠杆菌属＞变形杆菌属）∝ 泌尿生殖道 / 胃肠道 / 胆道 / 腹腔 / 肺部感染（尤克雷伯菌属 / 肠杆菌属）+ 导尿管 / 气管插管

① ESBLs（–）大肠埃希菌 / 克雷伯菌属等：三代头孢 / 氨曲南 / 氟喹诺酮类 ± 氨基糖苷类。

② ESBLs（+）大肠埃希菌 / 克雷伯菌属等：碳青霉烯类 /β 内酰胺酶抑制剂合剂 ± 氨基糖苷类。

③ AmpC 酶（+）肠杆菌属 / 柠檬酸菌属 / 沙雷菌属等：四代头孢 / 碳青霉烯类 / 环丙沙星 ± 氨基糖苷类。

（5）非发酵菌（铜绿假单胞菌＞不动杆菌属＞嗜麦芽窄食单胞菌）∝ 肺部 / 泌尿生殖道（尤铜绿假单胞菌）/ 胃肠道 / 胆道 / 腹腔感染（尤不动杆菌属）+ICU / 严重基础疾病 / 免疫力↓ / 导尿管 / 气管插管

① 铜绿假单胞菌：抗 PAβ 内酰胺类 / 抗 PA 喹诺酮类 ± 氨基糖苷类，多黏菌素。

② 不动杆菌属：舒巴坦制剂 / 碳青霉烯类 / 多黏菌素 / 替加环素 → 联合 /+ 氨基糖苷类或氟喹诺酮类。

③ 嗜麦芽窄食单胞菌：磺胺类，头孢哌酮舒巴坦 / 替卡西林克拉维酸 / 多黏菌素 / 替加环素 → 联合 /+ 氨基糖苷类或氟喹诺酮。

（6）厌氧菌（脆弱拟杆菌＞消化链球菌＞梭状芽孢杆菌）∝ 腹盆腔（尤脆弱拟杆菌）/ 肺部（尤消化链球菌）/ 创伤感染（尤梭状芽孢杆菌）（常与需氧菌混合感染）

脆弱拟杆菌：硝基咪唑类，头霉素类 / β 内酰胺类抑制剂合剂 / 碳青霉烯类 / 林可酰胺类。

（7）真菌（尤念珠菌）∝ 粒细胞缺乏症 / 激素 / 免疫抑制剂 / 广谱抗菌药物 / 静脉置管

念珠菌：氟康唑 / 卡泊芬净（尤 PMN↓ / 病情较重 / 三唑类疗效↓），若兼顾霉菌则伏立康唑。

二、感染性心内膜炎（IE）

1. 病因

（1）自身瓣膜心内膜炎（NVE）

链球菌（尤草绿色链球菌）＞金葡菌＞肠球菌＞ G^- 杆菌＞真菌（静脉药瘾则葡球菌 / G^- 杆菌多见）。

（2）人工瓣膜心内膜炎（PVE）

① 早发（术后 2 月内）：凝固酶阴性葡球菌＞金葡菌＞ G^- 杆菌＞肠球菌＞真菌（链球菌罕见）。

② 迟发（术后 2 月～1 年）：≈早发，但 G^- 杆菌↓↓ / 链球菌↑。

③ 术后 1 年以上：≈ NVE，另有 HACEK 组细菌。

（3）血培养（–）心内膜炎（约占 20%）

① 血培养时已应用抗菌药物。

② 血培养时已处于发病 3 个月以后。

③ 病原体为生长缓慢 / 培养条件高 / 需 CO_2 环境的 HACEK 组细菌（嗜血杆菌属 H / 放线菌属 A / 心杆菌属 C / 艾肯菌属 E / 金氏菌属 K）∈ 口咽 / 呼吸道 / 泌尿生殖道的正常菌群（均为 G^- 杆菌）。

④ 病原体为少见的胞内感染菌如立克次体（尤贝纳柯克斯体 / 巴尔通体）/ 衣原体 / 病毒。

⑤ 非感染性心内膜炎。

2. 诊断（Duke 修正标准）

（1）确诊病例：（病理确诊）赘生物 / 心肌脓肿 → 培养（+）/ 活检（+）。

（临床确诊）2 项主要标准，或 1 项主要标准 +3 项次要标准，或 5 项次要标准。

① 主要标准：血培养（+），经胸腔超声心动图（TTE）/ 经食管超声心动图（TEE）（+）。

注：血培养（+）是指 2 次血培养示心内膜炎特有细菌如草绿色链球菌 / 牛链球菌 / HACEK 组细菌以及在无感染灶情况下示金黄色葡萄球菌 / 肠球菌，或 2 次血培养示其他细菌但间隔＞12h，

或 3 次以上血培养示其他细菌但首尾间隔＞1h；TTE / TEE（+）是指发现摆动块状物 / 脓肿 / 瓣膜裂开 / 新发瓣膜返流。

② 次要标准：基础心脏病 / 静脉吸毒 / 瓣膜手术史，发热≥38℃ / 脾大 / 贫血，动脉栓塞 / 动脉瘤 / 器官梗死，周围体征 / 微血管炎［皮肤黏膜淤点 / 结膜出血 / Roth 斑（视网膜卵圆形出血斑）/ Janeway 损伤（手掌 / 足底 ϕ1～4mm 出血斑）/ Osler 结节（趾垫豌豆大小紫色痛性结节）］，血培养（+）但未达到上述标准。

（2）疑似病例：1 项主要标准 + 1 项次要标准，或 3 项次要标准。

（3）排除病例：有其它明确诊断可以解释心内膜炎临床表现，或有效抗感染 4 天内心内膜炎临床表现完全消失，或手术 / 尸解未发现心内膜炎确切证据。

（4）静脉药瘾心内膜炎：20～40 岁男性为主 / 常无基础心脏病 / 长期反复静脉注射毒品 → 金黄色葡萄球菌 / 铜绿假单胞菌为主 → 累及三尖瓣为主 → 右心内膜炎。

3. 治疗

予杀菌剂，剂量较大 / 分次静脉（尤青霉素 G），联合治疗，疗程 4～6 周（NVE）/ 6～8 周（PVE），部分需清创引流 / 外科手术。

（1）链球菌（尤草绿色链球菌 / 牛链球菌）：多有基础心脏病（尤风心病）。

① 青霉素 MIC ≤0.12mg / L：青霉素 G 1200 万 U～1800 万 U / d（分 4～6 次）或头孢曲松 2g / d×4 周 ± 庆大霉素 3mg /（kg · d）×2 周。

② 青霉素 MIC ＞0.12mg / L：青霉素 G 2400 万 U / d（分 6 次）或头孢曲松 2g / d×4 周 + 庆大霉素 3mg /（kg · d）（分 3 次）×2 周。

注：若过敏（非休克）则头孢曲松，若过敏性休克 / 耐药则万古霉素 30mg /（kg ·d）（分 2 次）。

③ 青霉素 MIC ＞0.5mg / L：同“肠球菌”。

（2）肠球菌（尤粪肠球菌）：入侵门户多见胃肠道 / 泌尿道。

① 敏感：青霉素 G 1800 万 ～3000 万 U / d（分 6 次）/ 氨苄西林 12g / d×4～6 周 + 庆大霉素 3mg /（kg · d）（分 3 次）×2 周。

② 过敏 / 耐药：万古霉素 30mg /（kg · d）（分 2 次）×4～6 周 + 庆大霉素 3mg /（kg · d）（分 3 次）×2 周。

（3）葡球菌（尤金葡菌 / 凝固酶阴性葡球菌）：前者多见于社区 / 医院感染，后者多见于医院感染。

① MSSA / MSCNS：苯唑西林 12g / d（分 4～6 次）/ 头孢唑啉 6g / d×4～6 周 + 庆大霉素 3mg /（kg · d）（分 3 次）×1～2 周。

注：若过敏（非休克）则头孢唑林，若过敏性休克 / 耐药则万古霉素 30mg /（kg ·d）（分 2 次）。

② MRSA / MRCNS：［万古霉素 30mg /（kg · d）（分 2 次）+ 利福平 0.45g / 0.6g（＜ / ＞50kg）qd～q12h］×4～6 周。

注：MRSA 所致右心内膜炎 → 另有达托霉素 6mg /（kg · d）×4～6 周。

（4）G^- 杆菌（尤肠杆菌科 / PA）：前者多见于 PVE，后者多见于静脉药瘾。

① 肠杆菌科 / PA：［抗 PAβ 内酰胺类（如哌拉西林 / 头孢他啶 / 头孢哌酮）+ 氨基糖苷类］×6～8 周。

② HACEK 组细菌：三代头孢（如头孢噻肟 / 头孢曲松）× 4～6 周。

（5）真菌（尤念珠菌）：多有瓣膜手术 / 免疫抑制或缺陷 / 广谱抗菌药物 / 静脉置管 / 静脉吸毒。

［两性霉素 B 0.6～1.0mg /（kg · d）或脂质体 3～5mg /（kg · d）+ 氟胞嘧啶 100mg / kg（分 4 次）］/ 卡泊芬净 × 直至病情稳定 / 血培养转阴 →（瓣膜置换术）→ 氟康唑 400～800mg / d × 总疗程 6～8 周（已换瓣）/ 终身服用（未换瓣）。

（6）巴尔通体

多西环素 200mg / d（分 2 次）×6 周 + 头孢曲松 2g / d×6 周 + 庆大霉素 3mg /（kg · d）（分 3 次）×2 周。

（7）人工瓣膜心内膜炎（PVE）：早发则医院感染为主，迟发则医院感染＞社区感染，术后 1 年以上则社区感染为主。

分别参见上述相关病原菌所致 NVE 的治疗方案，但疗程较长（6～8 周），必要时联合手术。

（8）外科治疗（手术指征）

急性反流 → AHF，心脏超声 → 瓣膜穿孔 / 破裂 / 心肌脓肿等，抗菌疗效有限（如耐药菌 / 肠球菌属 / 真菌）→ 持续发热 / 血培养（+）＞1 周，赘生物 ϕ ＞10mm（尽早手术）。

三、细菌性脑膜炎 / 脑脓肿

1. 病因

（1）社区感染：脑膜炎奈瑟菌，肺炎链球菌↑，流感嗜血杆菌↓（∵疫苗），李斯特菌（G^+ 菌）。

（2）医院感染：金葡菌，凝固酶阴性葡萄球菌（尤表皮葡萄球菌），肠杆菌科，非发酵菌，常混合感染。

（3）脑脓肿：厌氧链球菌 / 拟杆菌属等厌氧菌，流感嗜血杆菌 / 肠杆菌科 / 非发酵菌等 G^- 杆菌，常混合感染，颅脑创伤另葡萄球菌，免疫缺陷另诺卡菌属 / 放线菌属 / 曲霉菌 / 弓形虫等。

（4）入侵途径：血流途径（呼吸道 / 肺部感染），直接扩散（中耳炎 / 鼻窦炎 / 颅脑创伤），上行途径（海绵窦血栓性静脉炎），CSF 途径（腰椎穿刺 / 脑室引流）。

2. 诊断

入侵途径，发热 / 头痛 / 意识障碍 + 颅内高压症 / 脑膜刺激征 +CSF 检查异常 + 头颅 CT / MRI，若冬春季 / 伴皮肤黏膜瘀点瘀斑则可能为脑膜炎奈瑟菌，若继发于呼吸道 / 肺部感染 / 中耳炎 / 鼻窦炎则可能为肺炎链球菌（儿童亦多见流感嗜血杆菌），若老年 / 免疫缺陷 / 脑室引流则可能为 G^- 杆菌（尤克雷伯菌属 / 大肠埃希菌 / 铜绿假单胞菌 / 鲍曼不动杆菌）/ 葡萄球菌（尤耐药菌 MRSA / MRSE），另李斯特菌多见于老年。

几种常见脑膜炎的 CSF 检查比较见表 3-10。

表 3-10 几种常见脑膜炎的 CSF 检查比较

指标（单位）		正常	化脓性脑膜炎	结核性脑膜炎	隐球菌脑膜炎	病毒性脑膜炎
压力（mmH_2O）		70～180	↑↑↑	↑↑	↑↑↑	↑
一般形状		无色 / 透明 / 水样	乳白 / 混浊 / 凝块	黄色 / 毛玻璃 / 薄膜	黄色 / 微浊 / 薄膜	黄色 / 微浊 / 薄膜
细胞学（10^6/L）		＜8	＞1000（尤 PMN）	＜500（尤 LC）	＜500（尤 LC）	＜1000（尤 LC）
生化学	Pro（g/L）	0.25～0.45	↑↑↑	↑↑	↑	↑
	Glu（mmol/L）	2.5～4.5	↓↓↓	↓↓	↓	N
	Cl^-（mmol/L）	120～130	↓↓	↓↓↓	↓	N
	LDH/ADA（U/L）	＜40/8	LDH↑↑	ADA↑↑		
病原学		（–）	革兰染色	抗酸染色	墨汁染色	核酸 / 抗原

3. 治疗

予分子量↓/ 脂溶性↑/ 蛋白结合率↓/ BBB 通过率↑的杀菌剂，尽早治疗 / 联合治疗 / 剂量较大，疗程 5～7 天（脑膜炎奈瑟菌）/ 直至体温正常后 10～14 天（肺炎链球菌）/ 4 周（G^- 杆菌）/ 4～6 周（继发于 IE / 尤链球菌 / 肠球菌），若 CSF 中［药物］↓↓则鞘内注射，部分治疗早期需联合小剂量激素（DXM 10mg / d，泼尼松 30～40mg / d），部分脑脓肿（尤 φ ＞2.5cm）需清创引流 / 外科手术。

抗菌药物 BBB 通透性分类见表 3-11。

表 3-11 抗菌药物 BBB 通透性分类

BBB 通透性	常见抗菌药物（细菌性脑膜炎成人剂量推荐）
正常↑炎症↑↑	美罗培南（2.0g q8h），复方磺胺甲噁唑（2～3 粒 tid），硝基咪唑类（0.5g q6h）
正常↓炎症↑	青霉素 G（300～600 万 U q6h），氨苄西林（3.0g q6h），阿莫西林，哌拉西林 头孢呋辛，头孢吡肟（2.0g q8h），厄他培南，氨曲南（2.0g q8～6h） 头孢噻肟（2.0～3.0g q6h），头孢曲松（2.0g q12h），头孢他啶（2.0g q8h） 庆大霉素（1.5mg / kg q8h），阿米卡星（5.0mg / kg q8h） 环丙沙星，左氧氟沙星，莫西沙星（0.2g q12h） 万古霉素（10～15mg / kg q8h），利奈唑胺（0.6g q12h） 多西环素（100～200mg bid），利福平（0.6g qd）
正常↓炎症↓	一 / 二代头孢（除头孢呋辛）/ 头霉素类，其他氨基糖苷类 / 大环内酯类 林可酰胺类 / 替考拉宁 / 达托霉素，多黏菌素类，四环素类（除多西环素）

注：头孢呋辛杀菌效率偏低（尤流感嗜血杆菌），亚胺培南 / 氟喹诺酮类有 CNS 不良反应，多黏菌素类推荐鞘内注射。

（1）经验治疗

① 社区获得：氨苄西林 + 头孢噻肟 / 头孢曲松，若李斯特菌则氨苄西林 + 氨基糖苷类。

② 医院获得：万古霉素 + 头孢他啶 / 头孢吡肟 / 美罗培南，若铜绿假单胞菌则抗 PA 治疗。

③ 鞘内注射：注射用水 2mL+ 万古霉素 10～20mg / 庆大霉素 1～8mg 鞘注（CSF 边稀释边注射）。

④ 脑脓肿：头孢噻肟 / 头孢曲松 / 头孢他啶 / 头孢吡肟 + 甲硝唑 / 万古霉素，美罗培南。

（2）抗菌治疗

① 脑膜炎奈瑟菌：好发冬春季，多见于青年。

治疗：青霉素 G / 氨苄西林，若过敏（非休克）/ 耐药则头孢噻肟 / 头孢曲松，亦可选用莫西沙星。

② 肺炎链球菌：好发冬春季，多见于儿童 / 老年 + 中耳炎 / 鼻窦炎 / 肺炎 / 颅脑创伤 / 免疫低下者，脑膜炎症反应剧烈 → 渗出↑/ 易粘连 → 脑水肿。

治疗：青霉素 G / 氨苄西林，若过敏（非休克）/ 耐药则头孢噻肟 / 头孢曲松 / 头孢吡肟 ± 万古霉素（尤青霉素 MIC ＞2mg / L），亦可选用莫西沙星。

③ 流感嗜血杆菌：好发秋冬季，多见于幼儿 + 中耳炎 / 鼻窦炎 / 肺炎 / 免疫低下者。

治疗：氨苄西林，若过敏（非休克）/ 耐药则头孢噻肟 / 头孢曲松 / 头孢吡肟。

④ 李斯特菌：多见新生儿 / 老年 + 酗酒 / HIV / 肿瘤 / 激素应用。

治疗：氨苄西林 + 氨基糖苷类（头孢类均无效），若过敏则磺胺类，亦可选用美罗培南。

⑤ 葡萄球菌：多见颅脑创伤（金葡菌）/ 脑室分流（表皮葡萄球菌）/ 其他感染灶。

治疗：万古霉素 ± 利福平。

⑥ G^- 杆菌：多见医院感染 + 颅脑术后 / 脑室分流 / 免疫低下 / 广谱抗菌药物耐药。

治疗：头孢噻肟 / 头孢曲松 / 头孢吡肟 / 美罗培南 ± 氨基糖苷类，若铜绿假单胞菌则头孢他啶 / 美罗培南 / 莫西沙星 + 氨基糖苷类。

⑦ 其他：厌氧菌 → 甲硝唑（尤拟杆菌属）/ 万古霉素（尤青霉素耐药 G^+ 厌氧菌），诺卡菌属 → 磺胺类，放线菌属 → 青霉素 G。

【呼吸系统】

一、急性上呼吸道感染

1. 病因

（1）病毒（70%～80%）：呼吸道病毒（腺病毒 + 疱疹病毒科 + 流感病毒 + 副流感病毒 / 呼吸道合胞病毒 / 麻疹病毒 / 腮腺炎病毒 + 鼻病毒 + 冠状病毒等），肠道病毒（柯萨奇病毒 / 埃可病毒等）→ 可继发细菌感染。

（2）细菌（20%～30%）：G^+ 球菌（化脓性链球菌 / 肺炎链球菌 / 金葡菌），G^- 杆菌（流感嗜血杆菌）。

2. 诊断

鼻咽部症状 / 体征 / 扁桃体肿大 / 脓性分泌物，WBC 正常 / L% ↑（若继发细菌感染 / 急性咽扁桃体炎则 WBC ↑），X 线（–），若化脓性链球菌可在 2～4 周后出现风湿热 / 肾小球肾炎等非化脓性并发症。

3. 治疗

（1）抗感染：奥司他韦 / 利巴韦林，青霉素类 / 一二代头孢（若过敏则大环内酯类 / 氟喹诺酮类 / 四环素类），若化脓性链球菌则疗程偏长 ×10 天。

（2）其他：休息 / 饮水 / 消化饮食 / 空气流通，退热 / 止咳。

二、急性支气管炎

1. 病因

（1）感染：≈急性上呼吸道感染，近年来支原体 / 衣原体等不典型病原体 / 继发细菌感染 ↑。

（2）其他：理化因素（冷空气 / 粉尘 / 烟雾等），过敏因素。

2. 诊断

起病急，全身症状轻（可有发热），咳嗽 / 咳痰为主，可因支气管痉挛而出现胸闷 / 气促，双肺散在干湿啰音，血常规正常 / WBC ↑ N% ↑，痰培养（±），X 线示肺纹理增粗。

3. 治疗

（1）抗感染：≈急性上呼吸道感染，若症状持续＞1 周则继发细菌感染可能性 ↑，若不典型病原体则大环内酯类 / 氟喹诺酮类 / 四环素类。

（2）其他：休息 / 饮水 / 消化饮食 / 空气流通，退热 / 止咳 / 祛痰 / 平喘。

三、慢性阻塞性肺疾病急性加重期（AECOPD）

1. 病因

（1）细菌：流感嗜血杆菌（G^- 杆菌）/ 卡他莫拉菌（G^- 球菌）/ 肺炎链球菌 / 不典型病原体（尤衣原体）等，若病情较重则可能合并肠杆菌科，若病情严重 / 有结构性肺病（如支气管扩张症）/ 经常住院 / 近 3 个月应用过抗菌药物 / 接受激素治疗 / 既往分离（+）则可能合并铜绿假单胞菌（PA）。

（2）其他：病毒，理化因素（空气 / 吸烟 / 粉尘 / 化学物质），免疫功能紊乱 / 气道高反应性 / 自主神经功能失调。

2. 诊断

（1）COPD：慢性支气管炎 / 肺气肿，咳痰喘 / 劳力性胸闷 / 呼吸困难 + 桶状胸 / 呼吸音 ↓ / 呼气相 ↑ / 干湿啰音，肺功能示持续气流受限，排除其他气流受限疾病。

（2）AECOPD：COPD，咳 ↑ 痰 ↑ 喘 ↑，临床分级如下（表 3-12）。

表 3-12 AECOPD 临床分级

分级	呼吸频率	辅助呼吸肌群	呼吸衰竭	缺氧 /PaO_2	CO2 潴留 /$PaCO_2$	意识障碍
Ⅰ级	≤ 30 次 / 分	无	无	鼻导管吸氧能改善	无	无
Ⅱ级	> 30 次 / 分	有	有	面罩吸氧能改善	50～60mmHg	无
Ⅲ级				面罩吸氧不能改善	> 60mmHg	有

3. 治疗

（1）抗感染：广谱青霉素类 / 头孢类 / 大环内酯类（尤轻症）/ 呼吸喹诺酮类，若 PA 则抗 PAβ 内酰胺类 / 抗 PA 喹诺酮类 ± 氨基糖苷类（[肺]↓）。

注：轻症则一二代头孢 / 较重则三代头孢（肺炎链球菌倾向头孢噻肟 / 头孢曲松，PA 倾向头孢他啶 / 头孢哌酮），大环内酯类 → 肺炎链球菌 / 不典型病原体耐药率↑，呼吸喹诺酮类主要包括左氧氟沙星 / 莫西沙星 / 吉米沙星，抗 PA 喹诺酮类主要包括环丙沙星 / 左氧氟沙星，抗 PAβ 内酰胺类主要包括哌拉西林 / 头孢他啶 / 头孢哌酮 / 四代头孢 / 碳青霉烯类，氟喹诺酮类 → 大肠埃希菌耐药率↑。

（2）其他：吸氧（低流量鼻导管 / 面罩 → 机械通气），平喘（沙丁胺醇 1000μg+ 异丙托溴铵 250～500μg 雾化吸入 bid～tid），激素（甲泼尼龙 40～80mg 静滴 qd～q12h）。

四、支气管扩张伴感染

1. 病因

（1）细菌：流感嗜血杆菌 / 铜绿假单胞菌＞肺炎链球菌 / 金黄色葡萄球菌，另有 TB / NTM / 曲霉感染。

（2）其他：病毒感染，气道阻塞＞解剖缺陷 / 先天遗传 / 免疫异常。

2. 诊断

反复咳嗽 / 脓痰 / 咯血，HRCT 示支气管柱状 / 囊状扩张 / 黏液栓 / 双轨征（水平走向）/ 印戒征（垂直走向）/ 蜂窝状改变。

3. 治疗

（1）抗感染：广谱青霉素类 / 三代头孢 / 呼吸喹诺酮类，若 PA 则抗 PAβ- 内酰胺类 / 抗 PA 喹诺酮类 ± 氨基糖苷类（[肺]↓），抗 TB / NTM 治疗，抗曲霉治疗（伊曲康唑 / 伏立康唑）。

（2）其他：改善气流（长效 β_2 受体激动剂 / 抗胆碱药吸入剂），排痰祛痰（体位引流 + 乙酰半胱氨酸 3mL 雾化吸入 qd～bid），免疫调节，咯血治疗。

五、肺炎 [社区获得性肺炎（CAP）+ 医院获得性肺炎（HAP）/ 呼吸机相关性肺炎（VAP）]

1. 病因

（1）CAP：肺炎链球菌 / 流感嗜血杆菌 / 不典型病原体等，若老年 / 有基础疾病则可能合并 G^- 杆菌 / 金葡菌 / 军团菌（∝中央空调 / 供水系统 / 医用湿化器等经气溶胶感染）/ 厌氧菌，若病情严重 / 有结构性肺病（如支气管扩张症）/ 经常住院 / 近 3 个月应用过抗菌药物 / 接受激素治疗 / 既往分离（+）则可能合并铜绿假单胞菌，另有病毒感染。

（2）HAP / VAP：肠杆菌科 / 流感嗜血杆菌 / MSSA 等，若住院 / 机械通气≥5 天则可能为产 ESBLs 肠杆菌科（尤肺炎克雷伯菌 / 大肠埃希菌）/ 多重耐药非发酵菌（尤铜绿假单胞菌 / 不动杆菌属）/ MRSA / 厌氧菌。VAP 多为复数菌感染，另有病毒 / NTM / 真菌 / 原虫感染（∝免疫缺陷）。

2. 诊断

（1）诊断标准

① 临床表现：可轻可重，发热/咳嗽/咳痰（铁锈色痰/脓血痰）/胸痛/呼吸困难/呼吸窘迫+肺实变体征。

② X线：肺叶肺段实变影（大叶性肺炎）/沿肺纹理斑片影（支气管肺炎）/磨玻璃样影（病毒性肺炎）+假空洞征（肺炎链球菌）/无空洞（流感嗜血杆菌/大肠埃希菌）/有空洞（金葡菌/肺炎克雷伯菌/铜绿假单胞菌）。

③ 排除其他肺实质浸润疾病：如间质性肺炎/肺血管炎/肺水肿/肺不张等。

（2）重症肺炎：主要标准≥1项+次要标准≥3项 → 需要ICU住院治疗。

① 主要标准（2项）：需要机械通气，需要血管活性药物。

② 次要标准（6项）：R≥30次/分，SBP＜90mmHg，氧合指数 $PaO_2/FiO_2 \leqslant 250mmHg$，意识障碍，BUN≥7.14mmol/L，多肺叶浸润。

（3）病原学

① 痰涂片：WBC/鳞状上皮细胞＞2.5倍/低倍视野 → 视为合格标本。

② 痰培养：细菌≥10^7cfu/mL或连续2次≥10^6cfu/mL（咳痰）、≥10^5cfu/mL（纤支镜/人工气道吸引采集）、≥10^4cfu/mL（支气管肺泡灌洗BAL采集）、≥10^3cfu/mL（防污染毛刷PSB/支气管肺泡灌洗PBAL采集）→ 视为致病菌。

③ 其他：血/胸水培养、尿抗原检测（肺炎链球菌/军团菌）、血清学检测（支原体/衣原体/军团菌/病毒）。

3. 治疗

（1）CAP：（青年/无基础疾病/院外治疗）青霉素类/一二代头孢/呼吸喹诺酮类。（老年/有基础疾病/住院治疗）（广谱青霉素类/三代头孢/青霉烯类 ± 大环内酯类）/呼吸喹诺酮类，若PA则抗PAβ内酰胺类+抗PA喹诺酮类 ± 氨基糖苷类（[肺]↓）。

（2）HAP/VAP：（早发/住院/机械通气2～4天）广谱青霉素类/三代头孢/青霉烯类/呼吸喹诺酮类。（迟发/住院/机械通气≥5天）抗PAβ内酰胺类+抗PA喹诺酮类 ± 氨基糖苷类（[肺]↓）。若MRAS则糖肽类/利奈唑胺。

附：CURB-65（CAP/急性呼吸道感染风险评分）

（1）Confusion 意识障碍（1分）
（2）Uremia 尿素氮＞7mmol/L（1分）
（3）Respiratory rate 呼吸频率≥30次/分（1分）
（4）Blood pressure 血压＜90/60mmHg（1分）
（5）年龄≥65岁（1分）

→
- 0～1分：门诊治疗。
- 2分：留察治疗/住院治疗。
- 3～5分：住院治疗/ICU。

附：常见病原体肺炎的发病机制与诊断

（1）肺炎链球菌肺炎（CAP约50%）

① 机制：肺炎链球菌 → 荚膜多糖 → 肺泡壁水肿（充血期）→ RBC渗出（红肝变期）→ WBC渗出（灰肝变期）→ 向外浸润引起渗出性胸膜炎/脓胸，向内浸润经Cohn孔扩展至肺段肺叶 → 经淋巴入血 → 败血症（感染性休克）/肺外感染（脑膜炎/心包炎/关节炎等）→ WBC吞噬细菌，渗出物吸收 → 极少数形成机化性肺炎。

② 表现：受凉 / 淋雨 / 疲劳 / 醉酒等 → 上呼吸道感染 → 起病急骤，寒战 / 高热，咳嗽 / 铁锈色痰，胸痛，偶有急腹症样表现。

③ 检查：WBC ↑ / N80% 以上 / 核左移，免疫力 ↓ 则 WBC 正常 / N ↑。

④ 影像：肺段肺叶实变影 / 少量胸水 → 假空洞征 → 完全消散 / 机化性肺炎。

⑤ 治疗：青霉素 G 80 万 U 肌注 q8h → 80 万 ~ 160 万 U 静滴 q8h → 240 万 ~ 720 万 U 静滴 q6h，若耐药 / 过敏则呼吸喹诺酮类 / 头孢噻肟 / 头孢曲松，若 MDR 则万古霉素 / 替考拉宁 / 利奈唑胺。

（2）葡萄球菌肺炎（HAP 11% ~ 25%、CAP ↑）

① 机制：葡萄球菌 → 溶血毒素 / 杀白细胞毒素 / 肠毒素 / 凝固酶 → 侵袭支气管 / 肺泡 → 化脓性炎症 → 肺脓肿 / 脓气胸。

② 表现：慢性基础疾病 → 起病隐匿 / 若 CAP 则急骤，寒战 / 高热，咳嗽 / 脓血痰，胸痛，感染中毒症状明显 / 早期容易循环衰竭。

③ 检查：WBC ↑ ↑ / N ↑ ↑ / 核左移，部分产杀白细胞毒素则 WBC ↓。

④ 影像：肺段肺叶实变影 → 形成空洞，或小叶状浸润影 → 含液气囊腔，病灶变化 / 游走性。

⑤ 治疗：清创引流原发病灶，耐酶半合成青霉素 / 头孢菌素 ± 氨基糖苷类（青霉素 G 耐药率高达 90%），若 MRSA 则万古霉素 / 替考拉宁 / 利奈唑胺。

（3）病毒性肺炎（CAP 第二大病原体）

① 机制：呼吸道病毒（尤流感病毒 / 副流感病毒 / 腺病毒 / 呼吸道合胞病毒 / 冠状病毒）/ 若免疫抑制则疱疹病毒科 → 自上而下引起气管 - 支气管 - 细支气管 - 肺炎 → 肺泡内形成纤维蛋白透明膜 / 弥散功能障碍，肺泡细胞 / 巨噬细胞内可见病毒包涵体，炎症介质释放至支气管痉挛。

② 表现：冬春季节 → 上呼吸道感染 → 起病较急，发热 / 头痛 / 肌肉酸痛，咳嗽 / 白色黏液痰，肺部体征不明显，小儿 / 老人易重症肺炎。

③ 检查：WBC 正常 / ↑ / ↓，血清病毒特异性抗体 IgM（+）/ IgG ↑ ≥4 倍。

④ 影像：磨玻璃样影 → 片状 / 结节性浸润影。

⑤ 治疗：（广谱）利巴韦林 0.2 ~ 0.25g qid / 0.25 ~ 0.5g 慢滴 q12h / 10 ~ 30mg 雾化吸入 bid × 5~7 天，（流感病毒）奥司他韦 75mg bid × 5 天，（疱疹病毒科）阿昔洛韦 5mg / kg 慢滴 q8h × 1 周、更昔洛韦 5mg / kg 慢滴 q12h × 1 ~ 2 周、阿糖腺苷 5 ~ 10mg / kg 慢滴 qd × 1 ~ 2 周。

（4）支原体肺炎 / 衣原体肺炎［CAP（5% ~ 30%）/（10% ~ 20%）］

① 机制：肺炎支原体（可独立生存 / 但感染宿主后则胞内寄生）→ 黏附并移至呼吸道上皮细胞纤毛基底部 → 逃避纤毛系统清除，同时释放过氧化物以及诱发免疫损伤 → 支气管肺炎 / 间质性肺炎 / 细支气管炎 / 肺外并发症，肺炎衣原体 / 鹦鹉热衣原体（胞内寄生）。

② 表现：儿童 / 青年 → 起病隐匿，通常症状轻，有 / 无发热，干咳突出，常伴咽喉炎 / 鼻窦炎 / 中耳炎 / 支气管炎 / 肺炎，肺部体征不明显。

③ 检查：WBC 正常 / ↑，血清支原体 / 衣原体抗体 IgM ≥1:64 / 1:32、IgG ↑ ≥4 倍。

④ 影像：肺下野浸润影。

⑤ 治疗：呼吸喹诺酮类 > 大环内酯类（∵耐药率 ↑）> 四环素类（∵不良反应 ↑ 尤 <8 岁）× 2 ~ 3 周，青霉素类 / 头孢菌素无效（∵支原体无细胞壁 / 衣原体胞内寄生）。

（5）军团菌肺炎（CAP 约 5%、HAP 10%～50%）

① 机制：水环境 / 潮湿土壤（尤热水管道 / 空调冷却塔等）→（寄生原虫体内）→ 气溶胶空气传播 / 污染水吸入传播 + 机体免疫力↓ → 黏附并侵入宿主细胞 → 逃避灭活 / 繁殖并破坏宿主细胞 / 释放多种酶及毒素 → 肺损伤 + 远处播散 / 肺外损伤。

② 表现：（发病季节）好发于夏秋季，（高危环境）多见于建筑工地 / 淋浴喷头 / 空调系统，（高危人群）老人幼儿 / 嗜烟嗜酒 / 基础肺病 / DM / 透析 / 肿瘤 / 移植 / 免疫缺陷。大多数呈轻微症状的一过性感染（又称为庞提阿克热），仅 5%～15% 出现肺炎（感染中毒症状 / 咳嗽咳痰 / 甚至肺梗死）、肺外表现（尤相对缓脉 / 腹泻 / 意识模糊等）。

③ 检查：WBC↑ / N↑ / 核左移，重则 WBC↓ / PLT↓，ESR↑，PCT↑；肝酶↑ / 肝功能不全，血尿 / 肾功能不全，低 Na 低 P；血清军团菌特异性抗体 → 早期阳性率↓（不能用于早期诊断），痰军团菌抗原 → 早期检出率↓（需要存在大量菌体），尿军团菌抗原 → 早期检出率↑ / 特异性↑（目前普遍采用），痰涂片 → 革兰染色困难（常用吉姆萨染色 / 镀银染色），痰培养 → 生长缓慢（常用 BCYE 培养基），PCR → 不推荐常规应用。

④ 影像：≈细菌性肺炎（无特异性）。

⑤ 治疗：大环内酯类 / 呼吸喹诺酮类 > 四环素类 ×1～2 周（重症肺炎 / 免疫缺陷则 3 周），若无法排除军团菌感染的肺炎 → β-内酰胺类 + 大环内酯类 / 呼吸喹诺酮类。

六、肺脓肿 / 脓胸

1. 病因

（1）吸入性：定植菌 / 牙龈脓肿 / 化脓性扁桃体炎 / 鼻窦炎（尤厌氧菌如消化链球菌 / 拟杆菌属 / 梭杆菌属）经口咽鼻吸入 + 受凉 / 疲劳 / 意识障碍（如醉酒 / 昏迷 / 脑血管意外 / 癫痫 / 麻醉）。

（2）继发性：细菌性肺炎（尤金黄色葡萄球菌 / 肺炎克雷伯菌 / 铜绿假单胞菌），支气管扩张 / 囊肿 / 肺癌 / 空洞型肺结核 + 继发感染，膈下 / 肾周 / 脊柱 / 阿米巴肝脓肿 / 食管穿孔 + 穿破累及。

（3）血源性：皮肤感染 / 疖 / 痈 / 中耳炎 / 骨髓炎 → 菌血症，静脉吸毒伴右心内膜炎 → 赘生物。

（4）脓胸：多继发于肺炎 / 肺脓肿 / 腹腔感染 / 食管穿孔等，慢性脓胸则以厌氧菌多见。

2. 诊断

吸入性 / 继发性 / 血源性病因，起病急 / 高热 / 咳嗽 / 咳痰 → 大量脓臭痰 ± 咯血（若累及胸膜则胸痛 / 脓气胸），WBC / N↑↑，X 线示大片浓密模糊浸润影 / 其中薄壁空洞（液平面），若慢性则厚壁空洞（内壁不规则）/ 周围散在炎症 / 纤维显著增生，痰 / BALF / 血培养（+）。

3. 治疗

（1）抗感染：广谱青霉素类 /（三代头孢 + 甲硝唑）/ 呼吸喹诺酮类 × 直至病灶消失（6～10 周），若拟杆菌属则林可酰胺类，若 MRSA 则糖肽类 / 利奈唑胺，若阿米巴原虫则硝基咪唑类。

（2）其他：改善气流（长效 β_2 受体激动剂 / 抗胆碱药吸入剂），排痰祛痰（体位引流 + 雾化吸入 + 纤支镜吸引 / 冲洗），手术治疗（慢性肺脓肿 + 内科治疗不佳 / 脓腔 ϕ >5cm，大咯血 + 内科治疗无效，支气管胸膜瘘 / 脓气胸 → 引流不佳，支气管阻塞 → 限制引流）。

【泌尿系统】

一、尿路感染（UTI，简称尿感）

1. 病因

（1）特异性尿道炎：淋病奈瑟球菌 / 沙眼衣原体（筛查梅毒 / 性伴侣）。

（2）急性单纯性上 / 下尿感（包括尿道炎 / 膀胱炎 / 肾盂肾炎）：大肠埃希菌>>其他肠杆菌科 / 肠球菌属，另有腐生葡萄球菌多见于性活跃年轻女性 / 下尿路感染表现为主。

（3）复杂性尿感（包括男性尿感）：肠杆菌科 / 非发酵菌 / 肠球菌属 / 凝固酶阴性葡萄球菌 / 真菌，若尿路结构异常可为复数菌感染。

（4）反复发作尿感：≈急性单纯性上 / 下尿感。

（5）无症状细菌尿：凝固酶阴性葡萄球菌 / 肠球菌属＞肠杆菌科 / 非发酵菌（尤留置尿管）。

（6）医院相关尿感：大肠埃希菌＞其他肠杆菌科 / 非发酵菌 / 肠球菌属＞凝固酶阴性葡萄球菌 / 念珠菌（尤留置尿管 / 免疫缺陷）。

（7）诱因：老年女性（尿道短宽 / 邻近肛门 / 雌激素↓→ 阴道上皮糖原↓→ 菌群改变），泌尿系统解剖 / 功能异常（如畸形 / 结石 / 囊肿 / 前列腺增生 / 肿瘤 / 膀胱输尿管反流 / 神经源性膀胱），器械操作（如留置尿管 / 膀胱镜），免疫低下（如 DM / 肿瘤 / 化疗 / 激素变化 / 免疫抑制剂）。

（8）入侵途径：上行感染，血行感染，直接感染。

2. 诊断

（1）急性单纯性下尿感：尿频 / 尿急 / 尿痛等尿路刺激征，无发热等全身症状，除外复杂因素。

（2）急性单纯性上尿感：尿频 / 尿急 / 尿痛等尿路刺激征，有寒战 / 发热等全身症状，部分肾区叩击痛，部分血培养（+）且与尿培养一致，除外复杂因素。

（3）复杂性尿感：存在复杂因素，包括泌尿系统解剖 / 功能异常、免疫低下，另男性尿感、导尿相关尿感亦可归入复杂性尿感 ➔ 矫正复杂因素（包括拔除 / 更换尿管）否则难以完全控制 / 易转为慢性。

附：复杂性尿感

（1）诊断标准：尿培养（+）+ 复杂因素≥1 / 8 项（①尿路梗阻如膀胱出口梗阻 / 神经源性膀胱 / 结石 / 肿瘤；②尿流改道；③功能异常如膀胱输尿管反流；④留置尿管 / 支架 / 间歇性导尿；⑤围术期 / 术后尿感；⑥残余尿＞100mL；⑦化放疗损伤尿路上皮；⑧肾功能不全 / 移植肾 / 糖尿病 / 免疫缺陷等）。

（2）结石性尿感分类：①代谢性结石 → 尿感（如肠杆菌科 / 非发酵菌 / 肠球菌属 / 凝固酶阴性葡萄球菌 / 真菌）；②尿感（尤变形杆菌 → 尿素酶 → 尿素分解 / 尿液 pH↑）→ 感染性结石。

（4）反复发作尿感：一年内发作≥3 次 / 半年内发作≥2 次；（复发）停药 2 周内再发 / 相同细菌 / 多见肾盂肾炎；（再感染）停药 2 周后再发 / 不同细菌 / 多见膀胱炎。绝经后妇女需关注有无妇科疾病。

（5）无症状细菌尿：无临床表现，连续两次尿培养（+）/ 相同细菌（高倍视野）。

（6）病原学：（尿常规）WBC ≥5（男）/10（女）个（高倍视野）→ 可疑尿感；（尿培养）细菌≥10^4（G^+）/ 10^5（G^-）cfu / mL（清洁中段尿 / 导尿留取尿）、≥10^3cfu / mL（膀胱穿刺尿）→ 诊断尿感。

3. 治疗

多饮水 / 勤排尿 / 保持会阴部清洁，性生活后立即排尿 / 尽量避免尿路器械操作（必要时复方磺胺甲噁唑 2 片 st），膀胱输尿管反流则应二次排尿。

（1）特异性尿道炎：三代头孢 / 四环素类 / 大环内酯类（尤孕妇）。

（2）急性单纯性下尿感：磷霉素氨丁三醇 ×1 天，呋喃妥因 ×5～7 天（禁用孕 38 周以上），广谱青霉素类（尤肠球菌属）/ 头孢类 ×3 天 / 14 天（尤男性 / 孕妇），氟喹诺酮类 / 磺胺类 → 大肠埃希菌耐药率↑。

（3）急性单纯性上尿感：广谱青霉素类（尤肠球菌属）/ 头孢类 × ≥14 天（体温正常后 2～3 天改为口服），若重症 / 伴血流感染则碳青霉烯类，氟喹诺酮类 → 大肠埃希菌耐药率↑。

（4）复杂性尿感：广谱青霉素类 / 三代头孢 / 氟喹诺酮类（除大肠埃希菌），若耐药肠杆菌科则青霉烯类，若铜绿假单胞菌则抗 PAβ 内酰胺类 / 抗 PA 喹诺酮类，若耐药肠球菌属 / MRSA 则万古霉素，若念珠菌则氟康唑 / 两性霉素 B。

（5）反复发作性尿感：广谱青霉素类（尤肠球菌属）/ 头孢类 ×6 周，呋喃妥因 50～ 100mg / 左氧氟沙星 0.2g / 复方磺胺甲噁唑 1～2 片 qn（排尿后 / 交替换药 1 次 / 7～10 天）× 6 个月（小剂量长程抑菌治疗）。

（6）无症状细菌尿：一般不用抗菌治疗，除孕妇 / 儿童 / 曾有症状 / 复杂因素 / 肾移植外。

二、肾（周）脓肿

1. 病因

肠杆菌科等 G^- 杆菌（多继发于肾盂肾炎 / 多表现为肾周脓肿），葡萄球菌等 G^+ 球菌（多继发于菌血症 / 多表现为肾脓肿），约 25% 为复数菌感染（部分合并念珠菌）。

2. 诊断

≈肾盂肾炎，腹部 B 超 / CT 示肾周模糊 / 肿块，30%～40% 尿常规 / 尿培养（–）。

3. 治疗

广谱青霉素类 / 头孢类，若 MRSA 则万古霉素，脓肿 φ ＞3cm（尤＞5cm）需穿刺 / 手术引流。

三、细菌性前列腺炎

1. 病因

（1）急性：（≤35 岁 / 有冶游史）淋病奈瑟菌 / 沙眼衣原体（需筛查梅毒 / HIV / 性伴侣）。（＞35 岁 / 无冶游史 / 导尿）肠杆菌科 / 肠球菌属。

（2）慢性：肠杆菌科＞＞铜绿假单胞菌 / 肠球菌属，而表皮葡萄球菌 / 金黄葡萄球菌 / 棒状杆菌等多为污染菌（非致病菌）。

2. 诊断

（1）急性：发热 / 会阴部疼痛 ± 尿路刺激征，直肠指检示前列腺肿大 / 压痛，尿涂片 / 培养（+）（急性不宜取前列腺液检查 / 以防感染扩散）。

（2）慢性：临床表现多样化 ± 急性病史 + 反复发作尿感史，前列腺液涂片 / 培养（+），超声可见病灶。

3. 治疗

治疗困难 / 疗程较长，急性 1 个月 / 慢性 1～3 个月。

（1）淋病奈瑟菌 / 沙眼衣原体：头孢曲松（单剂）/ 四环素类（序贯），氟喹诺酮类耐药率↑。

（2）肠杆菌科：广谱青霉素类 / 三四代头孢 / 碳青霉烯类，氟喹诺酮类 / 磺胺类耐药率↑。

（3）铜绿假单胞菌：抗 PAβ 内酰胺类 / 抗 PA 喹诺酮类。

（4）肠球菌属：广谱青霉素类 / 糖肽类 ± 氨基糖苷类。

第五节　抗菌药物在外科领域的经验治疗

【皮肤 / 软组织感染（SSTI）】

一、疖 / 痈（毛囊及其周围组织）

1. 病因

凝固酶阳性金葡菌>>表葡菌 / 链球菌 / 肠杆菌科 / 假单胞菌属等。

2. 诊断

硬结 / 硬块伴红肿热痛 → 中央化脓 / 顶部脓栓 → 脓栓脱落 / 脓液排出 → 消退 / 愈合。

3. 治疗

（1）局部：早期（未化脓）则热敷 / 理疗 / 3% 碘酊 / 20% 鱼石脂软膏 / 莫匹罗星软膏，后期（已化脓）则踢出脓栓 / 切开引流（切忌挤捏 / 尤危险三角区）。

（2）抗感染：耐酶青霉素类 / 头孢类，若过敏则喹诺酮类 / 大环内酯类，若 MRSA 则四环素类，若合并 G^- 杆菌则广谱青霉素类 ± 氨基糖苷类。

二、丹毒（真皮浅层淋巴管网）/ 蜂窝织炎（皮下 / 筋膜 / 肌间隙等疏松结缔组织）

1. 病因

（1）丹毒：A 组 β 溶血性链球菌 / 化脓性链球菌（非化脓性）。

（2）蜂窝织炎：链球菌（非化脓性）＞金葡菌（化脓性），另有肠杆菌科 / 厌氧菌。

2. 诊断

（1）丹毒：好发于四肢 / 面部，红斑 / 界限清楚 / 周围扩散，部分可出现水疱，常伴局部淋巴结肿痛 / 发热等全身症状，易复发 → 淋巴管阻塞 → 象皮肿。

（2）蜂窝织炎：好发于四肢 / 面部 / 会阴部，红肿热痛 / 界限不清 / 周围扩散（链球菌易扩散 / 金黄色葡萄球菌易局限），部分可出现水疱，常伴局部淋巴结肿痛 / 发热等全身症状，特殊类型如下。

① 产气蜂窝织炎 → 多见于会阴部 / 肠杆菌科（如产气肠杆菌）/ 厌氧菌（如产气荚膜杆菌）感染。

② 口底 / 颌下蜂窝织炎 → 易压迫气管 / 食管导致呼吸 / 吞咽困难。

3. 治疗

（1）局部：抬高患肢 / 50%$MgSO_4$ 湿敷，蜂窝织炎另 20% 鱼石脂软膏 / 莫匹罗星软膏 → 切开引流（尤口底 / 颌下蜂窝织炎）± 隔离 / 过氧化氢冲洗湿敷（尤产气性蜂窝织炎）。

（2）抗感染：青霉素 G（尤链球菌）/ 耐酶青霉素类（尤金葡菌）/ 头孢类，若过敏则喹诺酮类 / 大环内酯类，若 MRSA 则四环素类 / 糖肽类 / 利奈唑胺，若合并厌氧菌则联合甲硝唑。

三、淋巴管炎 / 淋巴结炎

1. 病因

链球菌 / 金葡菌，常有原发感染灶如疖 / 痈 / 丹毒 / 蜂窝织炎等。

2. 诊断

（1）淋巴管炎：浅层表现为网状淋巴管炎（丹毒）/ 管状淋巴管炎（红色线条 / 触痛 / 近心端延伸），深层表现为无红色线条 / 有触痛条带，可伴畏寒 / 发热等全身症状。

（2）淋巴结炎：淋巴结肿痛 → 粘连融合 / 表面皮肤红肿热痛 → 形成脓肿 / 破溃 / 全身症状。

3. 治疗

（1）局部：（粗针头点刺 → ）呋喃西林湿敷 → 切开引流。

（2）抗感染：重点治疗原发感染灶，耐酶青霉素类 / 头孢类，若过敏则喹诺酮类 / 大环内酯类，若 MRSA 则四环素类 / 糖肽类 / 利奈唑胺。

四、坏死性筋膜炎（NF）

1. 病因

（1）混合感染 Ⅰ 型：金葡菌 / 链球菌 / 肠杆菌科等需氧菌 + 厌氧菌，多见有基础疾病，好发于头颈 / 手足 / 会阴。

（2）单一感染 Ⅱ 型：A 组 β 溶血性链球菌 / MRSA，多见无基础疾病，好发四肢 / 躯干。

（3）入侵途径：开放性伤口，肌肉挫伤 / 拉伤等 → 自发性感染（尤 A 组 β 溶血性链球菌）。

2. 诊断

（1）表现：起病隐匿 / 进展迅速，红肿热痛硬 / 与皮肤症状不平行的剧痛 / 皮肤坚硬 / 可有水疱 → 皮肤淡紫色 / 肿胀范围扩大 / 感觉麻木 / 感染中毒症状 → 持续高热 / DIC / 休克 / MODS。

（2）检查：WBC↑，ESR↑，CK↑，代谢性酸中毒，DIC，B 超示皮下组织增厚 / 部分积气 + 筋膜积液（特异性↑敏感性↓）。敏感性 → MRI ＞ CT ＞ X 线。

（3）探查：手指可深入皮肤 / 筋膜之间且易分离，病理示坏死 / 炎症 / 血栓，培养（+）。

3. 治疗

（1）局部：尽早切开减压 / 彻底清创 / 负压引流，创面换药 / 植皮。

（2）抗感染：广谱青霉素类 / 碳青霉烯类 + 硝基咪唑类，若 MRSA 则糖肽类 / 利奈唑胺，若真菌（尤曲霉）则伏立康唑，若梭状芽孢杆菌则破伤风抗毒素。

（3）其他：LWMH 抗凝（尤血栓），免疫球蛋白（尤急性期），高压氧（尤厌氧菌）。

五、糖尿病足感染（DFI）

1. 病因

（1）浅部：G^+ 球菌（尤金葡菌 / 无乳链球菌 / 化脓链球菌）＞ G^- 杆菌＞真菌（单一感染为主）。

（2）深部：G^- 杆菌（尤肠杆菌科 / 铜绿假单胞菌）+G^+ 球菌（尤金葡菌 / 无乳链球菌 / 肠球菌属）± 厌氧菌（尤消化链球菌 / 拟杆菌属）/ 真菌（混合感染为主）。

2. 诊断

（1）轻度：红肿热痛，脓性分泌物，皮肤炎症 $\phi \leqslant 2$cm，感染局限皮肤 / 皮下组织。

（2）中度：皮肤炎症 $\phi > 2$cm，感染累及深层组织（如脓肿 / 筋膜炎 / 骨髓炎 / 关节炎）。

（3）重度：全身感染中毒症状（如 SIRS）。

3. 治疗

（1）局部：清创术 / 截除术，原则上不推荐创面直接应用抗菌药物（∵耐药率↑→ 打破创面微环境 → 不利于组织再生修复）。

（2）抗感染：经验性广谱类抗菌药物 → 药敏试验 → 若疗效好则继续 / 若疗效差则调整，疗程 1～2 周（轻度）/2～3 周（中重度）/ ≥6 周（骨髓炎），若患肢严重缺血则延长 1～2 周。

① 轻度：耐酶青霉素类 / 头孢类 / 氟喹诺酮类（口服为主）。

② 中重度：广谱青霉素类（尤哌拉西林）/ 碳青霉烯类 + 糖肽类 / 利奈唑胺 / 达托霉素（静脉）→（广谱青霉素类 + 磺胺类）/（氟喹诺酮类 + 利奈唑胺）（口服）。

六、烧伤创面感染

1. 病因

随病程 / 治疗而不断变迁，金葡菌 / 凝固酶阴性葡萄球菌 / 链球菌为主 → 肠杆菌科 / 铜绿假单胞菌 / 不动杆菌属为主 → 并发念珠菌 / 曲霉 / 毛霉等，多为医院感染 / 机会感染（尤肠源性）/ 混合感染（含厌氧菌）。

2. 治疗

（1）局部：磺胺嘧啶银乳膏（尤 G^- 杆菌）/ 莫匹罗星（G^+ 球菌）/ 制霉素甘油混悬液。

（2）抗感染：哌拉西林 / 头孢哌酮 + 阿米卡星，若重症则碳青霉烯类 + 糖肽类 / 利奈唑胺。

七、手术切口感染

1. 病因

金葡菌为主，若腹盆腔手术则肠杆菌科 / 非发酵菌 / 肠球菌属等，若口咽部 / 下消化道 / 生殖道手术则厌氧菌（尤消化链球菌 / 拟杆菌属）/ 真菌（尤念珠菌）。

2. 治疗

（1）局部：切开引流 / 清除全部坏死组织与异物 / 开放切口。

（2）抗感染：广谱青霉素类 / 头孢类 ± 甲硝唑，若重症则碳青霉烯类 + 糖肽类 / 利奈唑胺 / 替加环素。

八、动物咬伤感染（表 3-13）

表 3-13 动物咬伤感染的病因及治疗

类型	病因	治疗
犬咬伤	金黄色葡萄球菌 / 多杀巴斯德菌 / 厌氧菌 / 犬口蹄疫菌	（首选）阿莫西林 / 克拉维酸，氨苄西林 / 舒巴坦 （替代）克林霉素 + 磺胺类 / 氟喹诺酮类
猫咬伤	多杀巴斯德菌 / 金黄色葡萄球菌 / 厌氧菌	≈"犬咬伤"，若汉赛巴尔通体感染（猫抓病）则多西环素 + 利福平 / 阿奇霉素
人咬合伤（被牙咬伤）	草绿色链球菌 / 金黄色葡萄球菌 / 流感嗜血杆菌 / 厌氧菌	（首选）阿莫西林 / 克拉维酸，氨苄西林 / 舒巴坦 （替代）大环内酯类 / 氟喹诺酮类
人握拳伤（击牙受伤）	≈"人咬合伤"+ 啮蚀艾肯菌（G^- 杆菌）	（首选）氨苄西林 / 舒巴坦，亚胺培南 （替代）头孢西丁
啮齿类咬伤（如鼠咬伤）	念珠状链杆菌（G^- 杆菌）/ 多杀巴斯德菌 / 钩端螺旋体	（首选）青霉素 V （替代）多西环素

注：多杀巴斯德菌（G^- 杆菌）→ 尤局部化脓性炎症，犬口蹄疫菌（G^- 杆菌）→ 尤暴发性血流感染，犬 / 猫咬伤 → 预防狂犬病，猫咬伤 → 评估骨髓炎 / 关节炎（∵咬伤部位深）。

【骨/关节感染】

一、化脓性骨髓炎

1. 病因

(1) 细菌：金葡菌>凝固酶阴性葡球菌，另有化脓性链球菌（尤儿童）、G^-杆菌（尤老年/免疫缺陷）、铜绿假单胞菌（尤内固定术/异物植入术），若糖尿病足/慢性骨髓炎另见链球菌属/肠球菌属/G^-杆菌/铜绿假单胞菌/厌氧菌（混合感染/分泌物培养不准确/需骨组织培养）。

(2) 入侵途径：血流感染，开放骨折/骨科术后，邻近扩散（如周围软组织感染/硬膜外脓肿）。

2. 治疗

疗程4～6周，若MRSA则8周以上，后期可采用注射/口服序贯治疗，若抗菌治疗无效/慢性骨髓炎则需手术引流/清除全部坏死组织与异物。

(1) 急性骨髓炎：广谱青霉素类（尤MSSA）/（万古霉素 ± 利福平）（尤MRSA）/利奈唑胺（尤过敏）+头孢他啶（尤G^-杆菌），若铜绿假单胞菌则抗PAβ内酰胺类/抗PA喹诺酮类 ± 氨基糖苷类，若厌氧菌则甲硝唑（尤拟杆菌）/林可酰胺类（尤G^+菌）。

(2) 慢性骨髓炎：骨组织培养→药敏结果→联合用药（不宜经验治疗）。

二、化脓性关节炎

1. 病因

(1) 细菌：金葡菌>化脓性链球菌，另有G^-杆菌（尤老年/免疫缺陷），若人工关节感染另见凝固酶阴性葡萄球菌/铜绿假单胞菌/厌氧菌（混合感染）。

(2) 入侵途径：血流感染，关节术后，关节穿刺。

2. 治疗

疗程2～4周，若MRSA则6周以上，后期可采用注射/口服序贯治疗，若抗菌治疗无效/人工关节感染则需手术引流/清除全部坏死组织与异物，用药参考“化脓性骨髓炎”。

【腹腔感染】

一、自发性细菌性腹膜炎（SBP）（原发性）

1. 病因

(1) 基础疾病：儿童多见肾病综合征，成人多见于肝硬化腹水。

(2) 细菌：儿童多见肺炎链球菌↓/A组溶血性链球菌↓/肠杆菌科↑/葡萄球菌↑，成人多见肠杆菌科>链球菌属/肠球菌属>葡球菌（尤脐疝感染），需氧菌（常伴菌血症）>厌氧菌。

(3) 入侵途径：血行感染（呼吸道/泌尿系），直接感染（泌尿系），透壁感染（肠道），上行感染（女性生殖道）。

2. 诊断

(1) 表现：发热/腹痛/恶心/呕吐/腹泻+腹膜刺激征(+)/肠鸣音↓+排除腹腔原发感染灶。

(2) 检查：腹水WBC $>300\times10^6$/L（85%以上$>1000\times10^6$/L），PMN >80%，蛋白↑，涂片/培养(+)。

（3）鉴别：若腹水蛋白＜10g / L、抗菌治疗 2～3 天后病情改善 → 原发性 / 继发性可能性↑/↓。

3. 治疗

广谱青霉素类 / 三四代头孢 ± 氨基糖苷类 → β内酰胺酶抑制剂合剂 → 碳青霉烯类，必要时抗 PA 治疗 / 万古霉素（尤耐药 / MRSA）/ 甲硝唑（尤拟杆菌属）。

附：腹膜透析相关腹膜炎

（1）病因：G^+ 菌（尤表葡菌 / 金葡菌 / 链球菌等皮肤菌群）>> G^- 菌（尤肠杆菌科）。

（2）检查：透析液（腹腔留置 > 4h）WBC > 100×10^6 / L（85% 以上 > 500×10^6 / L）、PMN > 50%。

（3）治疗：万古霉素 + 氨基糖苷类 / 三四代头孢 / 碳青霉烯类，亦可加入透析液 → 腹腔内给药。

二、急性化脓性腹膜炎（继发性）

1. 病因

（1）基础疾病：穿孔（阑尾 / 消化性溃疡），破裂（创伤 / 脓肿 / 吻合口），扩散（胆管炎 / 胰腺炎 / 肠梗阻 / 肠坏疽），手术污染。

（2）细菌：多为内源性寄生菌 / 呈混合感染，兼性厌氧菌如肠杆菌科 / 肠球菌属（尤结肠）等，专性厌氧菌如消化链球菌（尤胃）/ 拟杆菌属（尤结肠）等。

2. 诊断

（1）表现：剧烈持续腹痛 / 恶心 / 呕吐 + 发热 / 感染性休克 + 腹膜刺激征（+）/ 肠鸣音↓。

（2）检查：X 线 / B 超 / CT 示膈下游离气体 / 肠麻痹 / 腹水 / 腹腔原发感染灶。

3. 治疗

（1）抗感染：广谱青霉素类 / β内酰胺酶抑制剂合剂 → 碳青霉烯类 → 替加环素，必要时联合甲硝唑（尤三代头孢 / 氟喹诺酮类）/ 万古霉素（尤耐药 / MRSA）。

（2）手术：处理原发感染灶，彻底清洁腹腔，充分引流。

（3）其他：体位（半卧位），禁食 / 胃肠减压，维持水电解质酸碱平衡，补充热量 / 营养，对症治疗。

三、腹腔脓肿

1. 病因

（1）基础疾病：急性化脓性腹膜炎 → 膈下脓肿（尤阑尾炎 / 消化性溃疡穿孔 / 肝胆系统感染）/ 盆腔脓肿（尤阑尾 / 输卵管脓肿）/ 肠间脓肿。

（2）细菌：多见肠杆菌科 / 铜绿假单胞菌 / 金葡菌 / 肠球菌属等，多呈混合感染 / 厌氧菌占 60%～70%（尤拟杆菌属）。

2. 诊断

（1）膈下脓肿：发热 / 呃逆 / 腹痛（呼吸↑）+ 叩击痛 + 胸膜反应，影像学（X 片 / B 超 / CT）。

（2）盆腔脓肿：直肠 / 膀胱刺激症状 + 直肠指检（+），影像学（X 片 / B 超 / CT）。

（3）肠间脓肿：发热 / 腹痛 + 腹部肿块 + 粘连性肠梗阻 / 瘘管形成，影像学（X 片 / B 超 / CT）。

3. 治疗

抗菌药物同“急性化脓性腹膜炎”，穿刺 / 切开引流。

四、肝脓肿

1. 病因

（1）细菌：（社区获得）常见肺炎克雷伯菌；（医院获得）复数菌感染为主，常见大肠埃希菌 / 肠球菌属 / 草绿色链球菌 / 金黄色葡萄球菌 + 厌氧菌（尤脆弱拟杆菌 / 厌氧链球菌），亦可见念珠菌。

（2）入侵途径：①胆道梗阻如结石 / 肿瘤 / 胆道术后 / 蛔虫等 → 化脓性胆管炎 →（经胆道）→ 细菌性肝脓肿（多见医院获得）；②腹腔内感染如阑尾炎 / 胃肠道憩室炎 / 炎症性肠病等 → 突破肠道屏障 →（经门静脉）→ 细菌性肝脓肿（多见社区获得）；③任何化脓病变如肺炎 / 心内膜炎 / 骨髓炎等 → 菌血症 →（经肝动脉）→ 细菌性肝脓肿；④毗邻组织 / 器官感染如胆囊炎 / 膈下脓肿 / 肾周脓肿等 →（经淋巴系统 / 直接扩散）→ 细菌性肝脓肿；⑤开放性肝损伤 / 肝脏有创操作 →（经创口）→ 细菌性肝脓肿；⑥隐源性肝脓肿（多见社区获得），即致病菌来源不明（近年来发生率↑），有研究显示隐源性肝脓肿 → 结直肠癌发病率↑，推测“肺炎克雷伯菌等条件致病菌在肠黏膜屏障破坏基础上 →（经门静脉）→ 细菌性肝脓肿”可能是其主要发病机制。

（3）阿米巴肝脓肿：阿米巴滋养体 →（经门静脉）→ 小静脉炎 / 静脉周围炎 / 栓塞 → 局部肝组织缺血 / 缺氧 + 滋养体逸出 / 溶组织作用 → 肝组织局灶性坏死 → 液化形成微小脓肿 → 融合形成肝脓肿（中央为巧克力酱样坏死物质）→ 继发细菌感染 / 甚至脓毒血症。

2. 诊断

（1）表现：起病急，寒战高热（可达 39～40℃）/ 肝区疼痛（多呈持续性钝痛 / 胀痛）/ 肝大（常伴肝区叩击痛），可伴乏力 / 纳差 / 恶心 / 呕吐 / 右肩牵涉痛，若位置表浅则右上腹肌紧张 / 触痛，若体积巨大则右季肋区饱满 / 隆起 / 甚至局部皮肤红肿 / 梗阻性黄疸，若向上穿破则膈下脓肿 / 右侧脓胸，若向下穿破则腹膜炎，少数穿破心包（尤左叶）/ 血管 / 胆管（胆道出血）。阿米巴肝脓肿则起病缓慢 / 病程数月、体温逐渐升高（多呈弛张热 / 清晨体温正常 / 黄昏体温↑ / 夜间热退 / 盗汗）。

（2）检查：WBC / PMN↑↑，CRP / ESR↑，转氨酶 / ALP↑，慢性则贫血 / 低蛋白血症。阿米巴肝脓肿则 WBC / PMN↑（急性期，若 WBC $>30\times10^9$ / L 则可能继发细菌感染）/ 正常或↓（慢性期）、大便滋养体 / 包囊（+）（滋养体另见组织活检）、阿米巴抗原 / 抗体（+）（肠外阿米巴病），B 超（首选）/ CT（尤多发小脓肿）。

（3）鉴别（表 3-14）

表 3-14 肝脓肿的鉴别

鉴别	细菌性肝脓肿	阿米巴肝脓肿
病史	多见中老年（尤 DM），常继发于胆道等腹部化脓性感染 / 败血症	多见中青年（尤男），常继发于阿米巴痢疾
表现	起病急，寒战高热等全身中毒症状，部分黄疸，肝大 / 压痛↑	起病缓慢 / 病程数月，体温逐渐升高 / 常伴盗汗，少见黄疸，肝大 / 压痛↑↑
血液	WBC / PMN↑↑，血培养细菌（+）	WBC / PMN↑，阿米巴抗原 / 抗体（+）
大便	无特殊异常	滋养体 / 包囊（+）
脓肿	多个 / 较小 / 易融合 → 脓液少 / 黄白色 / 细菌（+）	单个 / 较大 / 尤右叶 → 脓液多 / 棕褐色 / 无臭味 / 滋养体（+）
治疗	抗菌有效	抗阿米巴有效

3. 治疗

（1）抗感染：[广谱青霉素类（尤哌拉西林 [肝/胆] ↑）/ 三四代头孢（尤头孢曲松 / 头孢哌酮 [肝/胆] ↑）/ 氨基糖苷类（厌氧菌无效）/ 氟喹诺酮类（大肠埃希菌耐药率 ↑）+ 硝基咪唑类] → 碳青霉烯类 → 替加环素（尤耐药），必要时联合糖肽类（尤肠球菌属）→ 利奈唑胺（尤耐药），剂量较大，疗程＞1 个月（部分多发性肝脓肿则＞4 个月）。

（2）穿刺：单个 /ϕ ＞3cm 脓肿 → B 超 / CT 引导下穿刺抽液 →（置管引流 ±NS 冲洗 / 注射抗菌药物）× 直至无脓液引出 / 冲洗液清亮 / 脓腔显著缩小 → 拔管。

（3）手术：较大 / 分隔 / 穿破 / 慢性脓肿 → 经腹腔镜切开引流 / 切除 ± 胆道 / 胸腔引流。

（4）其他：热量 / 蛋白 / 维生素 / 营养，维持水电解质酸碱平衡，必要时输血 / 血浆 / 白蛋白。

（5）抗阿米巴：通常内科治疗为主，穿刺引流仅用于内科治疗效果差 / 脓肿大易发生穿破，且宜在抗阿米巴治疗 3 天后进行，亦可注射甲硝唑 0.5g / 次。

① 甲硝唑 0.4g tid 或 0.5g 慢滴 q8h，×10 天 / 疗程（必要时重复）。
② 替硝唑 2.0g qd 或 0.8g 慢滴 qd，×5 天 / 疗程（必要时重复）。
③ 磷酸氯喹 0.5g bid×2 天 → 0.25g bid×2～3 周 / 疗程（必要时重复）。

} 若继发细菌感染则联合抗菌药物。

附：肝脓肿的介入治疗

（1）适应证及禁忌证

① 适应证：抗菌药物疗效不佳，病灶 Φ ＞3cm，影像学提示存在液化区。

② 相对禁忌证：严重凝血功能障碍（PLT ≤50×10^9 / L、INR ≥1.5），严重心肺功能不全 / 血流动力学不稳定，缺乏相对安全的穿刺通道，病人不配合 / 围术期体位不达标。

（2）术前准备

① 检查：血常规，肝肾功能 / 电解质，凝血象，ECG，肝脏超声 / 增强 CT / 增强 MRI（评估脓肿位置 / 大小 / 液化程度 / 内部分隔等）。

② 知情同意：手术目的、方法、疗效、并发症、引流管护理等。

（3）手术方式

① 经皮穿刺引流术（PCD）：主要方式，尤适用于 ϕ ＞5cm 的肝脓肿。

方法：局麻 → 影像学介导下（推荐超声引导下穿刺 + 透视引导下置管）选择合适穿刺点及最短穿刺路径 → 嘱病人穿刺过程中屏气 → 穿刺针刺入脓腔 → 拔出针芯 → 脓液引出 → 引入导丝 → 退出穿刺针 →（必要时扩张器）→ 引流管沿导丝置入脓腔 → 影像学下确认引流管位于脓腔内（尤大脓腔 / 最低点）→ 尽可能抽吸足量脓液（送检细菌培养 / 减轻脓腔压力）→ 注入适量对比剂（脓腔造影 / 观察脓腔大小 / 是否相通）→ 置管期间记录引流量 / 性质 / 颜色等 →（若短期内引流量↓↓）→ NS 5～10mL 冲洗引流管 / 必要时复查影像学并调整引流管位置。

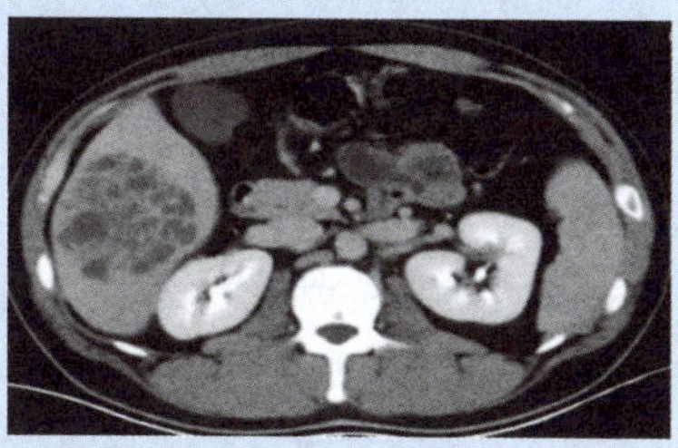

▲ 液化不良的肝脓肿

② 经皮穿刺抽吸术（PNA）：适用于 ϕ ＜5cm 且液化良好的肝脓肿，可多次抽吸且避免置管不适。

（4）特殊情况

① 液化不良：影像学表现为病灶实性成分

（CT 值≥20HU）>50%/ 呈多发分隔或簇状改变，常导致引流不畅，建议超声造影 / 增强 CT / 增强 MRI 准确评估，建议只要存在液化区则尽早穿刺引流（有研究表明液化区不会随病程延长而显著扩大）。

② 巨大脓肿：通常呈多房，单根引流管引流不充分，建议置入多根引流管。

③ 凝血障碍：通常不增加出血风险，建议纠正凝血障碍同时尽早穿刺引流。

④ 脓肿破裂：通常外科手术，亦可穿刺引流，建议同时引流原发脓肿和破裂后包裹积液。

⑤ 迁徙感染：多见肺炎克雷伯菌，常累及肺 / 眼 / 脑 / 肌肉软组织 → 脓毒症，建议尽早穿刺引流。

（5）并发症防治

① 出血：需警惕穿刺时损伤肋间动脉 / 胸膜 → 肋骨上缘穿刺 / 嘱病人屏气。

② 感染：多见于穿刺置管时损伤脓肿内部血管、注入对比剂时造成脓腔内压力过大。

③ 破裂：穿刺路径时应尽可能保证脓肿与肝被膜之间足够厚度的正常肝实质（>1cm）。

（6）拔管指征

体温正常≥3 天，WBC / CRP 等炎症指标基本正常，影像学示脓腔明显缩小（Φ <2cm），引流量<10mL / d ≥3 天。若临床症状显著改善但未达拔管指征 → 带管出院 → 门诊随访 → 达标后再行拔管。

五、急性胆囊炎——参考《急性胆道系统感染的诊断和治疗指南（2021）》

1. 病因

（1）急性结石性胆囊炎（95%）：胆囊结石嵌顿于胆囊颈 → 黏膜损伤 → 胆汁淤积 → 胆汁酸浓度↑/细胞毒性 → 黏膜损伤加重，肠杆菌科（尤大肠埃希菌 / 克雷伯菌属 / 阴沟肠杆菌）/ 铜绿假单胞菌 / 鲍曼不动杆菌 / 肠球菌属 + 厌氧菌（尤脆弱拟杆菌）→（经胆道逆行 / 血液循环 / 淋巴系统）胆囊感染。

（2）急性非结石性胆囊炎（5%）：病因不详，通常在严重创伤 / 烧伤 / 腹部手术后发生，亦可为长期肠外营养所致，胆汁淤积 / 胆囊壁缺血 → 细菌繁殖 → 更易发生胆囊坏疽 / 穿孔，常被严重原发疾病掩盖 → 易漏诊 / 误诊。

（3）高危因素：肥胖，妊娠，蛔虫，艾滋病，糖尿病。

2. 诊断

（1）表现：多见于女性（结石性）/ 男性（非结石性），上腹胀痛不适 → 阵发性绞痛 → 持续性疼痛伴阵发性加重，饱餐/进食油腻食物易诱发/夜间发作常见，可伴发热/厌食/恶心/呕吐/便秘及右肩/肩胛/背部牵涉痛，胆囊区压痛 / Murphy 征（+），部分有轻度黄疸。

并发症：（近期）胆囊穿孔 / 胆汁性腹膜炎 / 胆囊周围脓肿 / 肝脓肿等；（远期）胆囊 - 结肠 / 十二指肠 / 胆管瘘等。

（2）检查：WBC↑/ 正常（尤老年），转氨酶 / ALP↑，部分胆红素 / 淀粉酶↑，B 超（首选）示胆囊增大（宽≥4cm）/ 胆囊壁增厚（厚度 >4mm）/ 胆囊周围积液（低回声带 / 胆囊壁“双边征”）/ 胆囊内强回声（结石伴 / 不伴颈部嵌顿），CT / 增强 CT 尤用于诊断坏疽性胆囊炎 / 气肿性胆囊炎 / 术前评价解剖结构，MRI / MRCP 尤用于诊断坏疽性胆囊炎 / 术前评价胆管系统走行。

（3）程度分级

① Grade-Ⅰ级 / 轻度：急性胆囊炎 + 无 Grade-Ⅱ / Ⅲ级表现。

② Grade-Ⅱ级 / 中度：急性胆囊炎 +（≥2 / 3 项）右上腹触及痛性肿块、显著局部炎症（坏疽性胆囊炎 / 气肿性胆囊炎 / 近期并发症）、WBC ＞8×10^9 / L。

③ Grade-Ⅲ级 / 重度：急性胆囊炎 +（≥1 / 6 项）氧合指数＜300mmHg、BP↓且需血管活性药物维持、意识障碍、INR＞1.5、Cr＞176.8μmol / L、PLT↓（排除呼吸 / 循环 / CNS / 肝硬化 / 慢性肾功能不全 / 血液系统疾病）。

（4）鉴别：与消化性溃疡穿孔 / 急性胰腺炎 / 高位阑尾炎、肝炎 / 肝脓肿、右侧肺炎 / 胸膜炎等鉴别。

3. 治疗

（1）抗感染：抗菌药物同"肝脓肿"。

（2）手术：原则上争取择期手术，急诊手术仅用于发病≤3 天 / 内科治疗效果差 / 出现胆囊穿孔 / 并发急性化脓性胆管炎 / 急性坏死性胰腺炎等，手术方式多见胆囊切除术，若病情危重不宜手术则选经皮经肝胆囊引流术（PTGD）/ 外科手术引流（经皮胆囊造瘘术）。

（3）其他：禁食，对症治疗（解痉止痛 + 消炎利胆），支持治疗（维持水电解质酸碱平衡 + 热量 / 蛋白 / 维生素 / 营养）。

六、急性胆管炎——参考《急性胆道系统感染的诊断和治疗指南（2021）》

1. 病因

（1）胆管结石 / 肿瘤 / 支架 / 术后 / 寄生虫
（2）胆管狭窄 / 反流性胆管炎 / 硬化性胆管炎
→ 胆道梗阻 / 胆道内压↑ → 细菌随胆汁反流入血 → 败血症 / 感染性休克 / MODS

2. 诊断

（1）表现：起病急骤 / 进展迅速，Reynolds 五联征即 Charcot 三联征（寒战高热 + 上腹部绞痛 + 梗阻性黄疸）+ 休克 + CNS 症状（意识障碍）。

（2）标准：全身炎症 1 项 + 胆汁淤积 / 影像学 1 项 → 疑诊，全身炎症 1 项 + 胆汁淤积 1 项 + 影像学 1 项 → 确诊。

① 全身炎症：寒战 / 发热（＞38℃），炎症指标异常（WBC ＞10×10^9 / L 或＜4×10^9 / L、CRP↑）。

② 胆汁淤积：黄疸（TB ≥34.2μmol / L），肝功能指标异常（ALP / GGT / AST / ALT ＞1.5 倍）。

③ 影像学（B 超初筛 → CT 首选 → MRI 补充）：胆管扩张，结石 / 肿瘤 / 支架 / 寄生虫 / 狭窄等病因。

（3）程度分级

① Grade-Ⅰ级 / 轻度：急性胆管炎 + 无 Grade-Ⅱ / Ⅲ级表现。

② Grade-Ⅱ级 / 中度：急性胆管炎 +（≥2 / 5 项）≥75 岁、T ≥39℃、WBC ＞12×10^9 / L 或＜4×10^9 / L、TB ≥85.5μmol / L、Alb ＜0.7 倍。

③ Grade-Ⅲ级 / 重度：急性胆管炎 +（≥1 / 6 项）氧合指数＜300mmHg、BP↓且需血管活性药物维持、意识障碍、INR＞1.5、Cr＞176.8μmol / L、PLT↓（排除呼吸 / 循环 / CNS / 肝硬化 / 慢性肾功能不全 / 血液系统疾病）。

3. 治疗

（1）抗感染：抗菌药物同"肝脓肿"。

（2）手术：原则上必要时 / 尽早 / 急诊胆道引流（轻 / 中 / 重度）→ 择期病因治疗。

① 内镜下胆道引流术（肝外胆道梗阻首选）：内镜下鼻胆管引流术（ENBD）（外引流 / 可以直接观察引流液 / 但耐受性↓）→ 适用于后续不用再次内镜治疗。内镜下胆道支架引流术（ERBD）（内引流 / 耐受性↑/ 但支架堵塞 / 脱落风险↑/ 另需二次内镜操作取出支架）→ 适用于后续需要再次内镜治疗。内镜下十二指肠乳头括约肌切开术（EST）（可以同时取石 / 但出血 / 穿孔 / 胰腺炎风险↑）→ 慎用。

② 经皮肝内胆道引流术（PTCD）（肝内胆道梗阻首选 / 肝外胆道梗阻次选）：疼痛 / 出血 / 胆管炎加重 / 胆瘘风险↑。

③ 外科手术引流：经皮胆道造瘘术 → 腹腔镜下 / 开腹胆道引流术，解除梗阻为主要目的 / 尽量缩短手术时间 / 无需强求术中取石。

（3）其他：禁食，对症治疗（解痉止痛＋消炎利胆），支持治疗（维持水电解质酸碱平衡＋热量/蛋白/维生素 / 营养＋重度则器官支持治疗如血管活性药物 / 激素等）。

第六节 抗菌药物在妇科领域的经验治疗

一、阴道炎

1. 病因

（1）滴虫性阴道炎：毛滴虫。

（2）细菌性阴道病：阴道加德纳菌 / 厌氧菌（普雷沃菌 / 弯曲杆菌 / 消化链球菌等）/ 支原体等。

（3）真菌性阴道炎：单纯性（偶发 / 轻中度感染 / 无免疫缺陷）则白念珠菌为主，复杂性（复发 / 重症感染 / 有免疫缺陷）则非白念珠菌为主，近年来光滑念珠菌↑（唑类耐药↑）。

2. 诊断

（1）滴虫性阴道炎：生殖道分泌物涂片 / 培养示毛滴虫。

（2）真菌性阴道炎：阴道分泌物 pH 正常 / Whiff（胺）试验（–）/ 镜检示念珠菌 / 无其他病原体。

（3）细菌性阴道病：阴道分泌物 pH ＞4.5 / Whiff（胺）试验（+）/ 镜检示线索细胞（即覆盖有取代正常粗大杆菌的球杆菌的阴道上皮细胞）。

3. 治疗（表 3-15）

表 3-15 阴道炎的治疗

治疗	全身（根治方案）	局部（栓剂 / 阴道内 / 尤缓解症状）
滴虫	甲硝唑 / 替硝唑 2g st	甲硝唑 0.5g qn×7～10 天
细菌	甲硝唑 / 替硝唑 0.5g / 1g bid / qd×7 天 克林霉素 0.3g bid×7 天	甲硝唑凝胶 5g qd×3～5 天 克林霉素 0.1g qn×3～5 天
真菌	（单纯性）氟康唑 150mg st （复杂性）氟康唑 150mg q72h×3 次	制霉素 ×14 天，克霉唑 / 咪康唑 ×3 天 制霉素 ×14 天，咪康唑 / 克霉唑 ×7 天
	（复发性）在复杂性基础上 → 氟康唑 150mg qw×6 个月	

注：无症状者亦需治疗（除真菌性阴道炎），性伴侣亦需治疗（尤滴虫 / 真菌复发性阴道炎）。

二、宫颈炎

1. 病因

性传播病原体为主，淋病奈瑟菌 / 沙眼衣原体感染，另有单纯疱疹病毒（HSV）/ 生殖道支原体感染等。

2. 治疗

（1）轻症：局部为主，0.5%～1% 新霉素棉塞 qd×5～10 天。

（2）重症：全身为主，若淋病奈瑟菌则三代头孢 ×7 天，若合并沙眼衣原体则四环素类/大环内酯类/氟喹诺酮类（耐药率↑）×7 天。

三、子宫内膜炎

1. 病因

混合感染为主，阴道加德纳菌/肠杆菌科/链球菌属/肠球菌属等+厌氧菌（普雷沃菌/拟杆菌属/消化链球菌等），部分有支原体/衣原体等。

2. 治疗

（1）轻症：广谱青霉素类，若支原体/衣原体则四环素类。

（2）重症：克林霉素+庆大霉素，若支原体/衣原体则四环素类。

四、盆腔炎

1. 病因

淋病奈瑟菌/沙眼衣原体，阴道加德纳菌/肠杆菌科/链球菌属/肠球菌属/厌氧菌，部分有 CMV/支原体/衣原体等。

2. 治疗

（广谱青霉素类/三代头孢+硝基咪唑类+四环素类）× 14 天，［头孢西丁/氟喹诺酮类（耐药率↑）+四环素类］×14 天，（克林霉素+庆大霉素）× 14 天，若盆腔脓肿必要时手术。

第七节　抗菌药物在五官科领域的经验治疗

一、口腔感染

1. 病因

链球菌属，G^+ 厌氧菌（消化链球菌/乳酸杆菌/放线菌属），G^- 厌氧菌（韦荣球菌/普雷沃菌/梭杆菌属），若免疫低下则肠杆菌科/真菌。

2. 治疗

青霉素 G+ 甲硝唑，广谱青霉素类，克林霉素。

二、颌面部感染

1. 病因

混合感染为主，葡球菌/链球菌/肠杆菌科+厌氧菌（消化链球菌/普雷沃菌/梭杆菌属），另有分枝杆菌/放线菌属等特殊感染。

2. 治疗

广谱青霉素类（尤 MSSA）/一代头孢 → 糖肽类/利奈唑胺（尤 MRSA），三四代头孢/氟喹诺酮类（耐药率↑）→ 碳青霉烯类（尤产 ESBL 肠杆菌科），林可霉素（尤 G^+ 厌氧菌）/甲硝唑（G^- 厌氧菌）。

三、急性细菌性中耳炎 / 鼻窦炎

1. 病因

常继发于病毒性上呼吸道感染，肺炎链球菌 / 流感嗜血杆菌＞卡他莫拉菌（G^- 球菌）≫金黄色葡萄球菌 / 链球菌 / 肠杆菌科 / 厌氧菌。

2. 治疗

广谱青霉素类 / 一代头孢 ×7～10 天（中耳炎）/10～14 天（鼻窦炎）。

四、结膜炎 / 角膜炎 / 眼内炎（表 3-16）

表 3-16 结膜炎 / 角膜炎 / 眼内炎的病因和治疗

病因		治疗
结膜炎		
（1）病毒性	腺病毒	（自愈）无需抗病毒
（2）衣原体	沙眼衣原体	（口服）大环内酯类 / 四环素类
（3）细菌性	金黄色葡萄球菌 / 肺炎链球菌 / 流感嗜血杆菌	（滴眼）左氧氟沙星 / 莫西沙星
（4）化脓性	淋病奈瑟菌	（静滴）头孢曲松
角膜炎		
（1）病毒性	单纯 / 水痘带状疱疹病毒（HSV / VZV）	（滴眼）曲氟尿苷 /（口服）抗疱疹病毒药
（2）细菌性	葡萄球菌属 / 链球菌属 / G^+ 杆菌 / 肠杆菌科 铜绿假单胞菌（尤隐形眼镜）	（滴眼）左氧氟沙星 / 莫西沙星 （滴眼）妥布霉素 / 庆大霉素
（3）真菌性	念珠菌属 / 镰刀霉属 / 曲霉	（滴眼）纳他霉素 / 两性霉素 B
眼内炎		
（1）眼手术后	葡萄球菌属 / 链球菌属 / 肠球菌属 / G^- 杆菌	（玻注）万古霉素 / 头孢他啶
（2）穿透伤后	表皮葡萄球菌 / 杆菌属	（玻注）同上 +（滴眼）妥布霉素 +（静滴）万古霉素
（3）血流感染	金黄色葡萄球菌 / 肺炎链球菌 / 脑膜炎奈瑟菌	（玻注）同上 +（静滴）头孢曲松 +（静滴）万古霉素
（4）真菌感染	念珠菌属 / 曲霉	（玻注）两性霉素 B+（静滴）抗真菌药

第八节 特殊使用级抗菌药物的适应证——参考《中国医师药师临床用药指南（MCDEX）》

一、头孢吡肟

1. 国内批准适应证

（1）用于治疗敏感菌所致的下呼吸道感染（支气管炎 / 肺炎）、泌尿系感染（单纯性 / 复杂性）、复杂性腹腔感染、妇科感染、非复杂性皮肤软组织感染、败血症、粒细胞减少性发热的经验治疗。

（2）用于预防腹腔手术感染。

2. 其他临床应用参考

（1）用于支气管扩张症急性加重期感染的经验治疗。

(2)用于治疗革兰阴性杆菌引起的人工关节感染。

二、亚胺培南 / 西司他丁

1. 国内批准适应证

(1)用于治疗敏感菌所致的下呼吸道感染、泌尿系感染、腹腔感染、妇科感染、皮肤软组织感染、骨关节感染、心内膜炎、败血症、多重混合感染。

(2)用于预防外科手术的潜在污染或术后感染。

2. 其他临床应用参考

(1)用于粒细胞减少性发热的经验治疗。

(2)用于耐药结核病(包括重症 / 难治性结脑)的替代治疗。

三、美罗培南

1. 国内批准适应证

(1)用于治疗敏感菌所致的肺炎(CAP+HAP / VAP)、尿路感染、妇科感染、皮肤软组织感染、脑膜炎、败血症。

(2)用于粒细胞减少性发热的经验治疗(可单用或联合抗病毒药 / 抗真菌药)。

(3)用于治疗多重混合感染(可单用或联合其他抗微生物药)。

2. 其他临床应用参考

(1)用于治疗腹腔感染(FDA 批准适应证)。

(2)用于治疗血流感染。

(3)用于治疗多重耐药革兰阴性杆菌(包括铜绿假单胞菌)所致的人工关节感染。

(4)用于感染诱发的老年 MODS 综合征的经验治疗。

(5)用于耐药结核病(包括结核性脑膜炎)的替代治疗。

四、万古霉素

1. 国内批准适应证

(1)用于治疗甲氧西林耐药葡萄球菌所致的严重感染。

(2)用于青霉素类 / 头孢类过敏或无效,或伴其他抗生素耐药但对本药敏感的细菌感染。

(3)用于防治血液透析患者葡萄球菌属所致的动静脉分流感染。

(4)口服用于治疗艰难梭菌所致的假膜性肠炎(尤甲硝唑无效时)。

2. 其它临床应用参考

(1)用于治疗脑膜炎、脑脓肿(常联合头孢类 / 碳青霉烯类)。

(2)用于治疗甲氧西林耐药凝固酶阴性葡萄球菌感染(需联合利福平)。

(3)用于对甲氧西林敏感葡萄球菌属感染引起的心内膜炎的替代治疗。

(4)用于预防甲氧西林耐药葡萄球菌院感高发医疗机构的术后(包括植入术)感染。

五、替考拉宁

国内批准适应证

(1)用于治疗多重革兰阳性菌所致的严重感染(包括青霉素类 / 头孢类过敏或耐药或无效的严重葡萄球菌感染),现已证实对下列感染有效:呼吸道感染、泌尿道感染、皮肤和软组织感染、骨关节感染、心内膜炎、败血症。

（2）用于预防革兰阳性菌感染风险高的骨科手术。

（3）口服用于治疗艰难梭菌所致的假膜性肠炎。

六、利奈唑胺

1. 国内批准适应证

用于治疗敏感菌所致的肺炎（CAP / HAP / VAP）、皮肤软组织感染（包括不伴骨髓炎的糖尿病足感染）、耐万古霉素屎肠球菌所致的感染（包括伴发菌血症）。

2. 其他临床应用参考

（1）用于治疗葡萄球菌（包括甲氧西林耐药葡萄球菌）所致的中枢神经系统感染。

（2）用于治疗青霉素 / 氨基糖苷类 / 万古霉素耐药的肠球菌所致的感染性心内膜炎。

（3）用于治疗耐药结核病（包括重症 / 难治性结核性脑膜炎）。

（4）用于骨髓炎、椎间盘炎的替代治疗。

（5）用于化脓性关节炎、人工关节感染的替代治疗。

七、替加环素

1. 国内批准适应证

用于治疗敏感菌所致的复杂性腹腔感染、复杂性皮肤软组织感染、CAP。

2. 其他临床应用参考

（1）用于治疗继发性菌血症。

（2）用于治疗伴骨髓炎的糖尿病足感染。

（3）用于治疗 HAP / VAP。

（4）用于治疗脓肿分枝杆菌病。

八、伊曲康唑

1. 国内批准适应证

（1）用于治疗系统性真菌感染（如念珠菌 / 隐球菌 / 曲霉病、胞浆菌 / 芽生菌 / 球孢子菌病）。

（2）用于治疗皮下软组织真菌感染（如着色芽生菌 / 孢子丝菌病、曲霉病）。

（3）用于治疗皮肤黏膜真菌感染（如手 / 足 / 股癣、外阴 / 阴道念珠菌病、真菌性角膜炎）。

（4）用于治疗免疫功能低下的口腔 / 食管念珠菌病。

（5）用于预防粒细胞减少患者侵袭性真菌感染。

2. 其他临床应用参考

（1）用于治疗变应性支气管肺曲菌病、球孢子菌病、暗色丝状菌病。

（2）用于预防高危患者组织胞浆菌病、侵入性曲霉病。

九、伏立康唑

1. 国内批准适应证

（1）用于治疗侵袭性曲霉病。

（2）用于治疗非粒细胞减少患者的念珠菌血症。

（3）用于治疗氟康唑耐药念珠菌（包括克柔念珠菌）所致的严重感染。

（4）用于治疗放线菌属和镰刀菌属所致的严重感染。
（5）用于预防异基因造血干细胞移植术后感染。

2. 其他临床应用参考

（1）用于治疗食管念珠菌病（FDA 批准适应证）。
（2）用于治疗皮肤播散性、深部组织念珠菌感染（FDA 批准适应证）。
（3）用于治疗镰刀菌属 / 赛多孢子菌所致的严重感染（FDA 批准适应证）。
（4）用于治疗口咽念珠菌病（氟康唑耐药）、念珠菌血流感染、眼内炎。
（5）用于治疗慢性肺曲霉病（空洞坏死型）、曲霉病性角膜炎、眼内炎。
（6）用于治疗 AIDS 患者马尔尼菲篮状菌感染。
（7）用于治疗中枢神经系统芽生菌病。
（8）用于粒细胞减少性发热的经验治疗。
（9）用于预防移植物抗宿主病真菌感染。

十、卡泊芬净

1. 国内批准适应证

（1）用于治疗食管假丝酵母菌病。
（2）用于治疗假丝酵母菌血症、假丝酵母菌所致的胸腹腔感染 / 脓肿。
（3）用于治疗其它药物不耐受 / 无应答的侵袭性曲霉病。
（4）用于粒细胞减少性发热的经验治疗。

2. 其他临床应用参考

（1）用于治疗念珠菌所致的骨髓炎 / 椎间盘炎 / 关节炎、心内膜炎 / 心肌炎 / 心包炎。
（2）用于治疗 AIDS 患者非白色 / 耐药假丝酵母菌感染。
（3）用于口咽部念珠菌病、念珠菌眼内炎的替代治疗。
（4）用于曲霉性腹膜炎的经验治疗。
（5）用于治疗毛霉病（常联合两性霉素 B 脂质体）。
（6）用于治疗肺孢子菌肺炎（常联合复方磺胺甲噁唑）。
（7）用于预防侵袭性真菌感染。

3-05 专题 - 附 1:

β- 内酰胺类抗菌药物的皮肤试验

一、药物过敏反应（表 3-17）

表 3-17 β- 内酰胺类抗菌药物过敏反应

类型	机制		时间	表现
Ⅰ型	IgE 介导的速发型过敏反应		给药后数 min～1h	典型表现为荨麻疹 / 血管神经性水肿 / 支气管痉挛 / 过敏性休克
Ⅱ型	抗体介导的溶靶细胞过程	非 IgE 介导的迟发型过敏反应	给药后1h～数天	如药物诱发的 ITP 等
Ⅲ型	免疫复合物介导			如血清病 / 药物相关性血管炎等
Ⅳ型	T 细胞介导			如药物接触性皮炎 / 药疹等

注：皮试目的 → 检测体内针对药物及其代谢 / 降解产物的特异性 IgE 抗体 → 预测Ⅰ型过敏反应。

二、抗原决定簇

1. 青霉素类

代谢 / 降解产物（青霉噻唑基＞青霉酸 / 青梅噻唑酸 / 青霉烯酸 / 青霉胺等），半合成青霉素类另有侧链结构 → 皮试阳性预测值为 50% / 阴性预测值为 70%～97%。

2. 头孢类

侧链结构 → 皮试阳性 / 阴性预测值尚未确定。

3. 交叉过敏

青霉素类与一代 / 二代 / 三四代头孢类的交叉过敏发生率分别约 10% /（2%～3%）/（0.17%～0.7%）。

（1）青霉素类与头孢类之间 ∝ 青霉素类 C6 位侧链结构≈头孢类 C7 位侧链结构。

阿莫西林 / 氨苄西林≈头孢氨苄 / 头孢拉定（一代）≈头孢克洛 / 头孢丙烯（二代），哌拉西林≈头孢哌酮（三代）。

（2）头孢类之间 ∝ 头孢类 C7 位侧链结构相同 / 类似。

头孢氨苄 / 头孢拉定（一代）≈头孢克洛 / 头孢丙烯（二代），头孢噻吩（一代）≈头孢西丁。

头孢克肟/头孢唑肟/头孢噻肟/头孢曲松（三代）≈头孢吡肟/头孢匹罗（四代），头孢他啶（三代）≈氨曲南（单环β内酰胺类）。

三、皮试适应证

1. 青霉素类

推荐常规皮试。

2. 头孢类

不推荐常规皮试，但既往有明确Ⅰ型过敏史、药品说明书明确规定则除外。

注意：过敏性疾病（如过敏性鼻炎/哮喘/皮炎及食物/其它药物过敏）→头孢类过敏率不高于普通人群→无需常规皮试/但应密切观察（∵一旦发生过敏则表现可能更重）。

3. 其他β-内酰胺类

无需常规皮试，但药品说明书明确规定则除外。

四、皮试操作原则

1. 皮试方法

（1）青霉素G/头孢类+NS→稀释至500U/mL或2mg/mL→0.02～0.03mL皮内注射/至皮丘ϕ3mm。

（2）同时设立阴性+阳性对照组（NS+0.01mg/mL磷酸组胺）。

2. 结果判读

（1）皮试（+）：即皮丘ϕ扩大↑≥3mm±红晕/痒感（不能记录“皮试过敏”）。

（2）皮试（–）：不能排除迟发型过敏反应（∵皮试仅预测Ⅰ型过敏/皮试液品种不全面，尤未做阳性对照）。

3. 注意事项

（1）既往皮试（+）→可在密切监测基础上重复皮试。

（2）假（–）性→见于4～6周内有严重过敏反应（∵IgE耗竭）、1周内应用抗组胺/激素/抗精神病药。

（3）哮喘则在控制期皮试，必要时皮试前停用β受阻剂/ACEI等，皮试液应现配现用（＜24h）。

五、严重过敏救治

（1）立即停用过敏药物/更换输液器。

（2）严密监测生命体征/血氧饱和度，保持呼吸道通畅/吸氧→必要时气管插管/切开。

（3）0.1%肾上腺素（1mg/1mL）0.3～0.5mL肌注（尤大腿中部外侧）→必要时5～15min重复。

（4）建立≥2个静脉通道，晶体液±多巴胺（升压），$β_2$受体激动剂雾化吸入（解痉）。

（5）抗组胺药：苯海拉明20mg/异丙嗪（非那根）25～50mg肌注st。

（6）激素：NS 100mL+甲泼尼龙40mg/琥珀酸氢化可的松100～200mg静滴st。

（7）心肺复苏。

3-05 专题 - 附 2:

β- 内酰胺类抗生素 / β- 内酰胺酶抑制剂复方制剂的临床应用

一、概述

（1）G^- 菌及少数 G^+ 菌 → 产生各种 β- 内酰胺酶 → 水解 β- 内酰胺类抗生素致使耐药。

（2）β- 内酰胺酶抑制剂 → 抑制部分 β- 内酰胺酶 → 保护 β- 内酰胺类抗生素发挥作用。

（3）我国 β- 内酰胺类抗生素 /β- 内酰胺酶抑制剂复方制剂（简称 β- 内酰胺酶抑制剂复方制剂）种类 / 规格繁多，临床工作者对其制剂特点了解参差不齐。

（4）常见的 β- 内酰胺酶及其抑制剂抑酶活性（表 3-18）

表 3-18　常见的 β- 内酰胺酶及其抑制剂抑酶活性

Bush 分类	Ambler 分类	分解抗生素	克拉维酸	舒巴坦	他唑巴坦	阿维巴坦	雷利巴坦	法硼巴坦
青霉素酶	A 类	青霉素类	√	√	√	√	√	√
超广谱酶（ESBLs）	A 类	青霉素类 + 头孢类 + 单环酰胺类	√	√	√	√	√	√
头孢菌素酶（AmpC）	C 类	青霉素类 + 头孢类	—	—	—	√	√	√
碳青霉烯酶	A 类	青霉素类 + 头孢类 + 碳青霉烯类	√	√	√	√	√	√
	D 类	青霉素类 + 头孢类 + 碳青霉烯类	—	—	—	—	—	—
	B 类	青霉素类 + 头孢类 + 碳青霉烯类	—	—	—	—	—	—

注：A / C / D 类∈丝氨酸酶，B 类∈金属酶。

二、组成原则

（1）选择临床价值大且被广泛应用的 β- 内酰胺类抗生素。

（2）选择抑菌谱相似且能保护 β- 内酰胺类抗生素免遭水解的 β- 内酰胺酶抑制剂。

（3）确定 β- 内酰胺类抗生素与 β- 内酰胺酶抑制剂的有效剂量及其配比。

（4）确保 β- 内酰胺酶抑制剂复方制剂的药代学吻合、药效学最佳、不良反应无显著增加。

三、主要种类及抗菌谱（表 3-19）

表 3-19 β-内酰胺类主要种类及抗菌谱

细菌	青霉素类				头孢类			碳青霉烯类	
	氨苄西林舒巴坦	阿莫西林克拉维酸	替卡西林克拉维酸	哌拉西林他唑巴坦	头孢哌酮舒巴坦	头孢他啶阿维巴坦	头孢洛扎他唑巴坦	亚胺培南雷利巴坦	美罗培南法硼巴坦
G⁺菌									
链球菌/金葡菌	++	+++	+	+	+	+	+	++	++
肠球菌	+	+	+	+	–	–	–	–	–
G⁻菌									
流感嗜血杆菌	+++	+++	++	+++	+++	+++	+++	+++	+++
卡他莫拉菌	+	++	+	+	+	+	+	++	++
肠杆菌科									
大肠埃希菌	++	++	++	+++	+++	+++	+++	+++	+++
克雷伯菌属	+	+	+	+++	+++	+++	+++	+++	+++
肠杆菌属	–	–	+	++	++	+++	+++	+++	+++
非发酵菌									
铜绿假单胞菌	–	–	++	+++	+++	+++	+++	+++	+++
不动杆菌属	++	–	–	+	+++	+	+	+++	+++
嗜麦芽窄食单胞菌	–	–	++	–	++	–	–	天然耐药	天然耐药

注：氨苄西林舒巴坦/阿莫西林克拉维酸：G^+菌为主（尤链球菌/葡萄球菌）。
哌拉西林他唑巴坦：兼顾G^+菌+G^-菌（但嗜麦芽窄食单胞菌无效）。
头孢哌酮舒巴坦：肠杆菌科/非发酵菌为主（尤嗜麦芽窄食单胞菌有效）。
碳青霉烯类：兼顾肠杆菌科/非发酵菌（但嗜麦芽窄食单胞菌无效）+G^+菌（仅链球菌/葡萄球菌）。

四、临床应用

1. 肺部感染

（1）CAP

① 肺炎链球菌/金葡菌/流感嗜血杆菌/卡他莫拉菌+非典型病原体：氨苄西林舒巴坦/阿莫西林克拉维酸+大环内酯类。

② 铜绿假单胞菌感染高危人群（反复住院、应用抗菌药物≥4次/年、病情严重、激素>2周）：哌拉西林他唑巴坦/头孢哌酮舒巴坦。

（2）HAP/VAP

① 肺炎克雷伯菌/铜绿假单胞菌/鲍曼不动杆菌/金葡菌：哌拉西林他唑巴坦/头孢哌酮舒巴坦。

② 重症/VAP/耐药高危人群：哌拉西林他唑巴坦+头孢哌酮舒巴坦。

注：肺部感染存在吸入因素时需要考虑覆盖厌氧菌/链球菌。

2. 腹腔感染

(1) 社区感染轻中症

大肠埃希菌 / 肺炎克雷伯菌 / 铜绿假单胞菌 / 鲍曼不动杆菌：哌拉西林他唑巴坦 / 头孢哌酮舒巴坦 / 碳青霉烯类。

(2) 社区感染重症 / 医院感染

大肠埃希菌 / 肺炎克雷伯菌 / 铜绿假单胞菌 / 鲍曼不动杆菌 + 肠球菌 / 金葡菌：哌拉西林他唑巴坦 / 头孢哌酮舒巴坦 / 碳青霉烯类 ± 糖肽类。

注：腹腔感染存在穿孔因素时需要考虑覆盖厌氧菌 / 真菌。

3. 尿路感染

(1) 单纯性 / 下尿路感染

大肠埃希菌：阿莫西林克拉维酸（口服）。

(2) 复杂性 / 上尿路感染

大肠埃希菌 / 肠球菌 / 克雷伯菌属 / 变形杆菌属 / 铜绿假单胞菌：氨苄西林舒巴坦 / 阿莫西林克拉维酸（静脉）→ 哌拉西林他唑巴坦 / 头孢哌酮舒巴坦。

注：尿路感染存在长期应用广谱抗菌药物 / 激素 / 免疫抑制剂 / 留置尿管时需要考虑覆盖真菌。

4. 血流感染

(1) 原发感染灶处理

(2) 经验治疗：感染部位 + 感染程度 + 流行病学（肠杆菌科↑非发酵菌↑）+ 前期用药情况及疗效 → 哌拉西林他唑巴坦 / 头孢哌酮舒巴坦 / 碳青霉烯类（若重症感染 / 粒细胞缺乏 / 免疫力低下则经验性覆盖 MDR）。

(3) 目标治疗：产超广谱 β- 内酰胺酶肠杆菌科（ESBLs）→ 首选碳青霉烯类，耐碳青霉烯类肠杆菌科（CRE）［大肠埃希菌（CREC）/ 肺炎克雷伯菌（CRKP）］/ 铜绿假单胞菌（CRPA）/ 鲍曼不动杆菌（CRAB）→ 药敏选药（常联合治疗）。

注：CREC / CRKP → 分别产生 B 类金属酶 / A 类 KPC 酶 → 头孢他啶阿维巴坦无效 / 有效。

5. CNS 感染

(1) 克拉维酸 / 他唑巴坦 CSF 浓度↓↓（＜10% 血液）→ 阿莫西林克拉维酸 / 哌拉西林他唑巴坦不用于治疗 CNS 感染。

(2) 舒巴坦 CSF 浓度↑（∝血液浓度↑↑）+ 不动杆菌属疗效好 → 高剂量氨苄西林舒巴坦 / 头孢哌酮舒巴坦可用于治疗 CRAB 的 CNS 感染。

(3) 阿维巴坦的兔子 CSF 浓度↑（≈ 38% 血液）+ 成功治疗 CRKP 临床病例 → 头孢他啶阿维巴坦用于治疗 CNS 感染值得期待。

3-05 专题 - 附 3:

达托霉素的临床应用

G^+ 球菌 → 糖肽类耐药↑/ MIC 高漂移、药敏敏感但治疗失败↑→ 新型抗 G^+ 球菌药物（尤菌血症/心内膜炎）→ 达托霉素（∈环脂肽类抗菌药物/全新靶点/快速杀菌/穿透生物膜/不引起菌体溶解而避免炎症介质进一步释放所致炎症加重）。

一、G^+ 球菌的治疗现状

1. 致病情况

G^+ 球菌≈（葡萄球菌属＋链球菌属＋肠球菌属）→ 菌血症/心内膜炎＋皮肤软组织感染/骨关节感染＋肺炎/CNS 感染＋尿路感染/腹腔感染等。

2. 耐药现状

（1）WHO 优先关注：耐甲氧西林金葡菌（MRSA）、耐方古霉素肠球菌（VRE）。

（2）我国监测显示：耐甲氧西林凝固酶阴性葡球菌（MRCNS）、MRSA 平均检出率分别为 80.3%、35.3%，耐青霉素/青霉素不敏感肺炎链球菌（PRSP/PNSP）主要见于儿童，耐大环内酯类肺炎链球菌（MRSP）耐药率高达 93.3%，VRE 检出率较低，近五年万古霉素耐药率波动于 1.4%～3.0%（屎肠球菌）＞0.1%～0.8%（粪肠球菌）。

3. 药物选择

（1）甲氧西林敏感金葡菌（MSSA）：广谱耐酶青霉素类，头孢类（尤头孢唑林），林可霉素类。
MRSA：糖肽类（若 MIC ≥2mg/L 宜避免），环脂肽类，噁唑烷酮类。

（2）青霉素敏感肺炎链球菌（PSSP）：青霉素类，头孢类（尤头孢曲松/噻肟），氟喹诺酮类。
PNSP：头孢类（尤头孢曲松/噻肟），氟喹诺酮类，糖肽类，噁唑烷酮类。

（3）氨苄西林敏感肠球菌（粪肠球菌为主）：广谱耐酶青霉素类。
耐氨苄西林肠球菌（屎肠球菌为主）：糖肽类（若为 VRE 常耐药），环脂肽类，噁唑烷酮类。

二、达托霉素的药物特点

1. 菌谱

甲氧西林不耐药/耐药葡萄球菌，万古霉素不耐药/耐药肠球菌，草绿色/β 溶血性链球菌等。

2. 机制

达托霉素＋Ca^{2+} 辅助 → 转化为离子化活性构象 → 亲脂端插入 G^+ 菌胞膜磷脂分子的脂肪酸链中（非

共价键 / 不可逆结合）→ 寡聚化并形成“离子通道”→ G^+ 菌胞膜去极化 → 胞内 RNA / DNA / 蛋白质合成受阻 → G^+ 菌死亡（非溶解 / 故炎症反应轻）。

注：抗菌活性∝［Ca^{2+}］，Ca^{2+} 缺乏时几乎无活性，［Ca^{2+}］达 1.25mmol / L 时活性最大。

3. PK/PD

（1）组织穿透性↓/ 主要分布细胞外液，不易穿透 BBB → 故不推荐用于治疗 CNS 感染。

（2）肝脏无代谢 / 约 80% 以原型随尿液排出 → 轻中度肝损伤无需减量 / 重度肾损伤需要减量。

（3）$T_{1/2} \approx 8h$，透析能清除。

（4）∈浓度依赖性，∝ AUC / MIC，∵肺泡表面活性物质 → 抗菌活性↓故不推荐用于治疗肺炎。

三、达托霉素的临床应用

1. 菌血症（金葡菌）

（1）MSSA：β 内酰胺类 → 若过敏则糖肽类 / 达托霉素（无肺部 / CNS 迁徙病灶）。

（2）MRSA：糖肽类 → 若 MIC ≥2mg / L 或失败则达托霉素（无肺部 / CNS 迁徙病灶）。

NS+ 达托霉素 6mg / kg（常规剂量）静滴 qd× ≥2 周（非复杂性）/ ≥4～6 周（复杂性）。

注：非复杂性即为血培养（+）/ 治疗 3 天转阴且病情好转 + 无植入物 / 心内膜炎 / 迁徙病灶。

2. 心内膜炎（金葡菌）

NS+ 达托霉素 8～12mg / kg（高剂量）静滴 qd× ≥4～6 周。

注：∵迁徙 / 栓塞病灶 → 常需联合广谱耐酶青霉素类 / 利福霉素类 / 噁唑烷酮类。

3. 皮肤软组织感染（金葡菌）

（1）蜂窝织炎 / 丹毒：糖肽类 → 达托霉素［4mg /（kg · d）］/ 噁唑烷酮类。

（2）糖尿病足：糖肽类 / 达托霉素［4mg /（kg · d）］/ 噁唑烷酮类 + 碳青霉烯类。

（3）烧伤脓毒症：糖肽类 / 达托霉素［6～10mg /（kg · d）］+ 碳青霉烯类 + 氟康唑。

4. 超说明书使用（知情同意 / 批准备案）

（1）骨髓炎（金葡菌 / 肠球菌）：达托霉素（常规剂量）。

（2）人工关节感染（金葡菌 / 肠球菌）：达托霉素（常规剂量）。

（3）VRE 感染（菌血症 / 心内膜炎 / 皮肤软组织感染 / 尿路感染 / 腹腔感染）：达托霉素（高剂量）。

四、达托霉素的注意事项

1. 不良反应

（1）CK↑/ 肌病 / 横纹肌溶解症（尤谷浓度＞24.3mg / L）：若 CK↑＞10 倍、CK↑＞5 倍 + 肌无力 / 肌痛 → 停药。

（2）嗜酸性粒细胞肺炎：达托霉素结合肺泡表面活性物质 → 诱发机体过度免疫应答。

（3）二重感染（尤 G^- 菌感染）：长期应用 → 出现腹泻 / 感染加重时需考虑。

2. 剂量调整

（1）肾功能不全：CLcr ≥30mL / min 则 4～6mg / kg q24h，CLcr ＜30mL / min 或透析则 4～6mg / kg q48h。

（2）肝功能不全：CTP-A / B 级无需调整，CTP-C 级尚缺评价。

3-05 专题 - 附 4:

多黏菌素的临床应用

多黏菌素：∈多肽类抗生素。不良反应↑→ 已被其他抗菌药物取代，然而近年来抗菌药物大规模使用 → G^- 多重耐药菌↑，尤耐碳青霉烯类细菌（如铜绿假单胞菌 / 鲍曼不动杆菌 / 肠杆菌等），虽然新近开发的替加环素对 G^- 多重耐药菌尤鲍曼不动杆菌有一定疗效，但再无针对 G^- 多重耐药菌的新药研发，因此多黏菌素又被重新启用。

一、种类与结构

多黏菌素 A / B / C / D / E（基本结构：类环状十肽序列 = 脂肪酸尾链 + 三环侧链 + 七肽环）→ 用于临床仅为多黏菌素 B / E（基本结构仅有 1 个氨基酸差异），详见图 3-5。

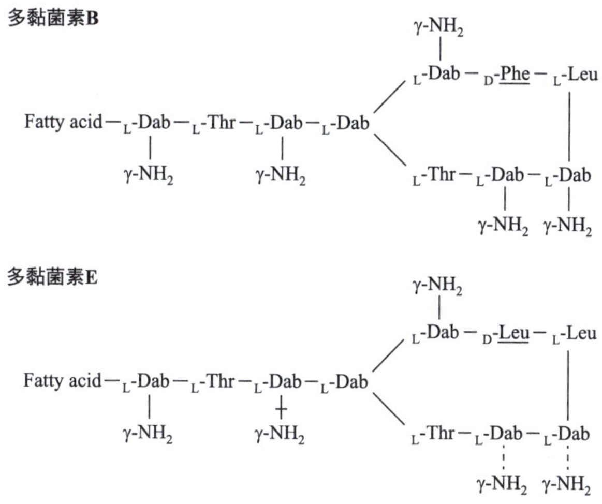

图3-5　多黏菌素B/E结构

二、剂型与计量

（1）多黏菌素 B：硫酸多黏菌素 B（1 万 IU ≈ 1mg）。

（2）多黏菌素 E：硫酸黏菌素（仅我国临床应用，1 万 IU ≈ 1mg），黏菌素甲磺酸盐（CMS）[3 万 IU ≈ 2.4mg ≈ 1mg 黏菌素活性基质（CBA）]。

三、菌谱与机制

1. 菌谱

大部分需氧 G^- 菌，尤多重 / 泛耐药的铜绿假单胞菌（M / XDR-PA）、鲍曼不动杆菌（M / XDR-AB）和碳青霉烯类天然耐药的嗜麦芽窄食单胞菌等非发酵菌，以及耐碳青霉烯类肠杆菌科（CRE）等，高浓度亦可抗真菌（如酵母菌 / 隐球菌等）。

注：药敏试验通常评价的是多黏菌素 E 硫酸盐制剂 / 而不能评价 CMS。

2. 杀菌机制

（1）自发摄取原理：多黏菌素的聚阳离子环 + G^- 菌细胞膜上脂蛋白的带负电荷磷酸基 → 外膜通透性 ↑ → 小分子尤嘌呤 / 嘧啶等外漏 → 细菌膨胀 / 溶解死亡。

（2）羟自由基累积损害原理：多黏菌素 → 氧化应激 → 羟自由基 ↑ → 细菌 DNA 破坏。

（3）中和内毒素原理：多黏菌素的阳离子环形肽 + 内毒素活性中心的硫酸根离子 → 内毒素活性 ↓ → 炎症因子释放 ↓ → 炎症反应 ↓ 。

注：研究示多黏菌素治疗脓毒血症疗效为多黏菌素 B 硫酸盐＞多黏菌素 E 硫酸盐＞ CMS。

3. 耐药机制

（1）外膜脂多糖结构的修饰改造。

（2）广谱外排泵系统活化。

（3）存在药物降解蛋白。

（4）药物压力（尤多黏菌素单独应用）→ 细菌（尤鲍曼不动杆菌 / 铜绿假单胞菌）发生异质性耐药。

四、药代动力学（图 3-6）

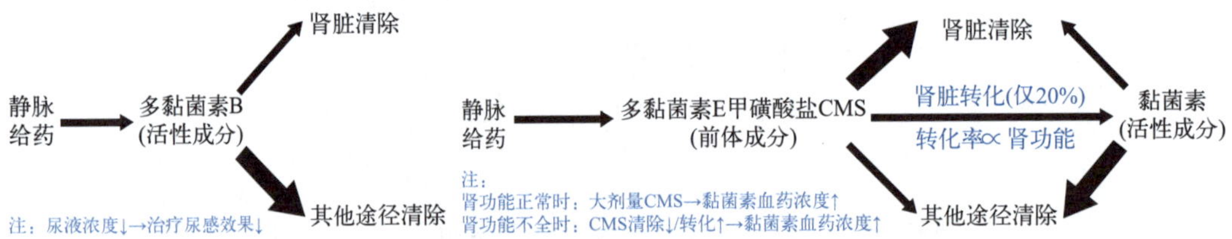

图3-6　多黏菌素B/E药代动力学

五、剂量与用法

（1）硫酸多黏菌素 B 2 万～2.5 万 IU / kg 静滴（负荷）→ 2.5 万～3 万 IU /（kg·d）（分 2 次 / 维持）。

硫酸黏菌素 2 万 IU / kg 静滴（＞1h / 负荷）→ 2 万 IU /（kg · d）（分 2 次 / 维持）。

注：无需根据肾功能调整剂量。

（2）CBA 5mg / kg（max 300mg）静滴（＞1h / 负荷）→ 5mg /（kg · d）（分 2 次 / 维持）。

注：需要根据肾功能调整剂量。

① 肾功能不全（表 3-20）

② 透析（表 3-21）

表 3-20　肾功能不全的 CBA 剂量

内生肌酐清除率	CBA 剂量
CLcr ＜ 5mL / min	130mg/d（分 2 次）
CLcr 5～10mL / min	145mg/d（分 2 次）
CLcr 10～20mL / min	160mg/d（分 2 次）
CLcr 20～30mL / min	175mg/d（分 2 次）
CLcr 30～40mL / min	195mg/d（分 2 次）
CLcr 40～50mL / min	220mg/d（分 2 次）
CLcr 50～60mL / min	245mg/d（分 2 次）
CLcr 60～70mL / min	275mg/d（分 2 次）
CLcr 70～80mL / min	300mg/d（分 2 次）
CLcr 80～90mL / min	340mg/d（分 2 次）
CLcr ＞ 90mL / min	360mg/d（分 2 次）

表 3-21　透析的 CBA 剂量

透析	CBA 剂量
持续性肾脏替代治疗（CRRT）	440mg/d（分 2 次）
连续性血液滤过（CVVT）	2～3mg/kg q12h
间歇性血液透析（IHD）	130mg/d（分 2 次）（+40～50mg/ 透析后 3～4h）
持续性低效透析（SLED）	日给剂量 +10%/h

（3）雾化吸入：硫酸多黏菌素 B 50 万 IU + 注射用水 5mL 雾化 q12h。
硫酸黏菌素 50万IU + NS 10mL 雾化 q8～12h。
CBA 30～60mg + NS 2～4mL 雾化 q8～12h。

（4）脑室＞鞘内注射（∵脑膜刺激症状）：硫酸多黏菌素 B 5 万 IU 鞘注 qd。
硫酸黏菌素 5 万 IU 鞘注 qd。
CBA 4.1mg 鞘注 qd。

（5）血药浓度：∝抗菌疗效 / 肾毒性 → 监测血药浓度（尤重症病人）→ 维持稳态血药浓度 2～4mg / L（多黏菌素 B）、2mg / L（多黏菌素 E）。

六、应用与建议

（1）多黏菌素一般不单独应用，常与其他抗菌药物联合应用。

（2）肺部感染（HAP / VAP）：抗菌药物（静脉）+ 多黏菌素（雾化吸入 ± 静脉）。

注：研究示雾化吸入疗效不亚于静脉给药，同时还能减少急性肾衰竭发生率。

（3）血流感染：药敏敏感或 MIC 靠近折点的 1～2 种抗菌药物（静脉）+ 多黏菌素（静脉）。

注：研究示多黏菌素联合碳青霉烯类 / 利福霉素 / 磷霉素等较单用降低病死率或提高治愈率。

（4）CNS 感染（脑室炎 / 脑膜炎）：抗菌药物（静脉）+ 多黏菌素（脑室＞鞘内注射）× ≥2 周。

注：研究示多黏菌素静脉给药后 CSF 浓度仅为血清浓度的 5%。

（5）泌尿感染：多黏菌素 E（CMS）。

注：CMS 经肾脏转化 → 尿液活性成分↑，多黏菌素 B 以其他途径清除为主 → 尿液浓度↓。

七、禁忌与不良反应

（1）绝对禁忌：过敏。

（2）相对禁忌：孕妇，联合肾毒性（氨基糖苷类 / 万古霉素等）/ 神经毒性（筒箭毒碱等）药物。

（3）不良反应

① 肾毒性（多黏菌素 E ＞多黏菌素 B）：肾血管阻力↑ / 肾血流量↓ / 肾小球滤过率↓ → 肾脏线粒体障碍 / 抗氧化能力↓ / 自由基↑ → 肾小管扩张 / 坏死 → 氮质血症 / 蛋白尿 / 管型尿 / AKI。

② 神经毒性：面部潮红 / 头晕 / 嗜睡 / 共济失调 / 外周感觉异常 → 呼吸困难 / 呼吸暂停。

③ 其他：药物热 / 药物疹，嗜酸粒↑，气道痉挛（雾化吸入），色素沉着（多黏菌素 B）。

3-06 专题

中性粒细胞缺乏伴发热

一、定义及特点

（1）定义：PMN 缺乏（＜0.5×10^9/L，严重缺乏者＜0.1×10^9/L）+ 发热（≥38.3℃ ×1h 以上）。

注：由于病情危险，即使未达上述标准（如无发热 / 低热）+ 综合判断 → 抗菌药物。

（2）特点：临床表现不典型 + 感染部位不明显（常见于肺部＞上呼吸道＞肛周＞血流感染）+ 病原菌培养阳性率低（仅 13% / G^- 菌＞ G^+ 菌）。

二、人群和致病菌

（1）人群：血液肿瘤（80%）/ 实体肿瘤（10%～50%）+ 化疗。

（2）致病菌（表 3-22）

表 3-22　致病菌

G^- 菌		G^+ 菌
大肠埃希菌 肺炎克雷伯菌 铜绿假单胞菌 鲍曼不动杆菌 嗜麦芽窄食单胞菌 （铜绿假单胞菌、鲍曼不动杆菌、嗜麦芽窄食单胞菌）非发酵菌	产超广谱 β- 内酰胺酶（ESBLs）细菌 产碳青霉烯酶肠杆菌 (CRE) 产碳青霉烯酶鲍曼不动杆菌（CRAB) 耐药非酵母菌	表葡菌 金葡菌→ MRSA 凝固酶阴性葡球菌 链球菌 肠球菌→ VRE

（3）部位：（血流感染）大肠埃希菌 / 肺炎克雷伯菌 / 铜绿假单胞菌，表葡菌，念珠菌。

（肺部感染）非发酵菌（铜绿假单胞菌 / 鲍曼不动杆菌 / 嗜麦芽窄食单胞菌），曲霉菌。

三、诊断与评估

（1）诊断

① 详细病史 + 细致查体。

② 血常规 + 肝肾功能 / 电解质 + CRP / PCT（复查 / 3 天）。

③（血 / 体液 / 导管）细菌培养 3 套（复查 / 3 天）。

（2）高危因素

① PMN 缺乏＜0.5×10^9/L× 预计 7 天以上，或 PMN 严重缺乏＜0.1×10^9/L。

② 口腔黏膜炎（吞咽困难），或胃肠道症状（恶心 / 呕吐 / 腹痛 / 腹泻），或肺部感染（浸润影 / 低氧

血症），或血流动力学不稳定，或神经精神症状，或导管感染。

③ 肝功能不全（转氨酶>5 倍），或肾功能不全（eGFR <30mL / min）。

（3）耐药评估

① 细菌种类？老年？重症疾病？

② 院内感染（尤 ICU）？广谱抗菌药物（尤长期使用）？留置导管？

四、经验用药（表 3-23）

表 3-23　经验用药

低危：三 / 四代头孢、西林类、喹诺酮类 高危：碳青霉烯类 → + 哌拉西林（PA）/ 替加环素（嗜麦芽窄食单胞菌 / AB）/ 糖肽类（G^+ 菌）/ 利奈唑胺（G^+ 菌耐药株）			
头孢曲松 2.0～4.0g 静滴 qd 头孢哌酮 / 舒巴坦 1.5～3.0g 静滴 q8～12h（尤 PA） 头孢吡肟 1.0～2.0g 静滴 q12h	阿莫西林 / 克拉维酸 1.2g 静滴 q8h 氨苄西林 / 舒巴坦 3.0g 静滴 q8h（尤肠球菌）	左氧氟沙星 0.5g 静滴 qd 莫西沙星 0.4g 静滴 qd	美罗培南 0.5～1g 静滴 q8～12h 亚胺培南 0.5～1g 静滴 q6～8h 帕尼培南 0.5～1g 静滴 q12h
铜绿假单胞菌	哌拉西林 / 他唑巴坦 4.5g 静滴 q8h		多黏菌素
嗜麦芽窄食单胞菌 / 鲍曼不动杆菌	替加环素 100mg 静滴 st → 50mg 静滴 q12h（18 岁以上）		多黏菌素
G^+ 菌（耐药）	万古霉素（稳可信）0.5～1.0g 慢滴> 1h q12h 替考拉宁（加立信）0.4g st / 0.4g q12h×3 次 → 0.2g / 0.4g 静滴 qd 达托霉素（克必信）6mg / kg（0.3～0.4g）NS 静滴 qd×2 周以上 利奈唑胺（斯沃）0.6g 静滴 q12h → 0.6g bid× 总疗程 1～2 周		
厌氧菌	头孢西丁 1.0～2.0g 静滴 q8h 甲硝唑 / 替硝唑 / 奥硝唑分别 0.5g / 0.8g / 0.5g 静滴 q8h / qd / q12h		

五、调整用药

（1）根据药敏结果调整。

（2）耐药菌：联合哌拉西林（铜绿假单胞菌）、替加环素（嗜麦芽窄食单胞菌 / 鲍曼不动杆菌）、糖肽类（G^+ 菌）、利奈唑胺（G^+ 耐药菌）。

（3）结核 / 真菌 / 其他病原菌。

六、用药疗程

用至症状体征消失 + 感染指标正常（一般 2～3 周）→ 高危另需预防用药。

七、预防用药

（1）低危：不推荐预防用药。

（2）高危：喹诺酮类 / 磺胺类（不推荐三代头孢）× 疗程尚无定论（推荐用至 PMN > $0.5×10^9$ / L）。

3-07 专题

多重耐药（MDR）防控

一、MDR 概述

1. 定义

（1）多重耐药（MDR）：常用敏感抗菌药物≥3 类耐药。

（2）泛耐药（XDR）：除多黏菌素 / 替加环素（G^- 菌）、糖肽类 / 利奈唑胺（G^+ 菌）之外均耐药。

（3）全耐药（PDR）：常用抗菌药物全部耐药。

2. 类型

（1）G^- 耐药菌

① 产超广谱 β- 内酰胺酶（ESBLs）肠杆菌科：大肠埃希菌（CE）50%～60%，肺炎克雷伯菌（KP）35%～45%，奇异变形杆菌 20%～35%。

② 耐碳青霉烯类肠杆菌科（CRE）：肺炎克雷伯菌（CR-KP）10%～25%，大肠埃希菌（CR-EC）2%。

③ 耐碳青霉烯类铜绿假单胞菌（CR-PA）（25%），多重耐药铜绿假单胞菌（MDR-PA）（12%）。

④ 耐碳青霉烯类鲍曼不动杆菌（CR-AB）（75%），多重耐药鲍曼不动杆菌（MDR-AB）（15%）。

⑤ 嗜麦芽窄食单胞菌（碳青霉烯类天然耐药）。

（2）G^+ 耐药菌

	对应敏感菌：
耐青霉素肺炎链球菌（PRSP）→	青霉素敏感肺炎链球菌（PSSP）
耐甲氧西林金葡菌（MRSA）（30%）→	甲氧西林敏感金葡菌（MSSA）
耐甲氧西林表葡菌（MRSE）→	甲氧西林敏感表葡菌（MSSE）
耐甲氧西林凝固酶阴性葡球菌（MRCNS）→	甲氧西林敏感凝固酶阴性葡球菌（MSCNS）
耐万古霉素金葡菌（VRSA）→	万古霉素敏感金葡菌（VSSA）
耐万古霉素肠球菌（VRE）（3.5% / 屎肠球菌＞粪肠球菌）→	万古霉素敏感肠球菌（VSE）

（3）其他耐药菌

① 多重耐药艰难梭菌（40%，喹诺酮类 / 大环内酯类 / 林可酰胺类为主）。

② 多重耐药耳念珠菌（30%，国内少见且仅以氟康唑为主）。

3. 机制

（1）细菌产生灭活酶［β- 内酰胺酶（头孢菌素酶 / 超广谱酶 / 金属酶 / 碳青霉烯酶）/ 氨基糖苷修饰酶］→ 抗菌药物生物活性↓。

（2）细菌膜孔蛋白表达↓/ 外排泵表达↑→ 抗菌药物靶位剂量↓。

（3）细菌靶位改变（青霉素结合蛋白 / 拓扑异构酶 / 16SrRNA 甲基酶）→ 抗菌药物作用靶位↓。

（4）细菌形成生物被膜（铜绿假单胞菌 / 嗜麦芽窄食单胞菌）：细菌附着惰性物体表面 → 繁殖并分泌一些多糖基质 + 纤维蛋白 → 粘连包裹细菌并形成膜样物 → 细菌以生物被膜的形式生存 + 逃避机体免疫 + 抵制抗菌药物杀伤。

（5）其他：细菌质粒 / 染色体 / 转座子上存在一种基因捕获和表达的遗传单位（整合子）→ 通过接合 / 转化 / 转导 / 转座等方式在细菌间转移 → MDR 迅速发展。

4. 传播

（1）传播源：MDR 感染者 / 携带者，MDR 污染器械 / 环境。

（2）传播途径：接触（媒介）传播，飞沫 / 空气传播。

（3）易感人群：老年、反复 / 长期住院（尤 ICU）、免疫功能低下（COPD / 肝硬化 / 尿毒症 / DM / 免疫抑制治疗 / 放化疗）、机械通气 / 留置尿管 / 中心静脉置管、近期（90 天内）≥3 种抗菌药物治疗、MDR 感染既往史 → 肺炎 / 泌尿 / 血流感染、腹腔 / 皮肤软组织 / 手术部位感染 → 抗菌药物剂量↑频次↑疗程↑不良反应↑、住院（ICU）时间↑费用↑病死率↑、成为传播源。

二、MDR 监测

（1）方法：日常监测，主动筛查，暴发监测。

（2）指标：MDR 感染 / 定植现患率，MDR 感染 / 定植发病率。

（3）注意：区分感染 / 定植 / 污染，避免高估。

三、MDR 防控

（1）手卫生：（时刻）接触病人前 / 无菌操作前，体液暴露后 / 接触病人后 / 接触病人环境后。（方式）洗手液 / 流动水洗手（有可见污染物），速干消毒剂擦手（无可见污染物）。

（2）隔离：单间隔离 → 同室隔离，直至 MDR 培养（–）× 连续 2 次。

（3）设备 / 环境消毒：擦拭 / 浸泡 / 照射＞30min。

（4）院内暴发：同种 MDR ≥ 3 株 + 药敏相同 → 疑似 + 基因型检测相同 → 确定。主动筛查，手卫生 / 隔离衣 / 面罩 / 消毒 → 关闭病区。

（5）特殊措施：去定植，如洗必泰擦浴 / 莫匹罗星涂抹鼻腔等。

四、抗菌药物应用原则与治疗方案

（1）应用原则：严格掌握应用指征，尽早实施目标治疗，正确解读检查结果，科学选择抗菌药物，规范把握预防用药。

（2）治疗方案：详见表 3-24。

表 3-24　常见易耐药细菌及其多重耐药的治疗方案选择

药物	ESBLs	铜绿假单胞菌	鲍曼不动杆菌	嗜麦芽窄食单胞菌	MRSA	VRE
青霉素类	×	×	×	×		优先（仅氨苄西林）
三/四代头孢类	×	首选（头孢吡肟＞头孢他啶）	×	×		
头霉素类/氧头孢烯类	降阶梯	×	×	×		
β- 内酰胺类酶抑制剂合剂	首选（轻中度）	首选（轻中度）	首选（仅头孢哌酮/舒巴坦）	首选（仅头孢哌酮/舒巴坦）		
碳青霉烯类	首选（重症）	首选（重症）	首选（混合感染）	×（天然耐药）		
单环内酰胺类	×	联合（窄谱）	×	×		
氨基糖苷类	联合（毒性↑）	联合（毒性↑）	联合（毒性↑）	联合（耐药↑）		
氟喹诺酮类	联合（耐药↑）	联合（环丙沙星＞左氧氟沙星）	联合（耐药↑）	联合（耐药↑）		
大环内酯类	×	抑制生物被膜形成	×	×		
林可酰胺类					备选	×
糖肽类					优先	优先（仅替考拉宁）
环脂肽类					备选	优先
噁唑烷酮类					备选	备选
多黏菌素类	MDR	MDR	MDR	MDR		
四环素类	联合（口服）		联合（口服）	联合（口服）	备选	备选
甘氨酰环素类	MDR		MDR	MDR	备选	备选
利福霉素类	×		×	×	联合（耐药↑）	×
磺胺类	×		×	首选	备选	×

注：参考《中国产超广谱 β- 内酰胺酶肠杆菌科细菌感染应对策略专家共识（2014）》《铜绿假单胞菌下呼吸道感染诊治专家共识（2014）》《中国鲍曼不动杆菌感染诊治与防控专家共识（2012）》《中国嗜麦芽窄食单胞菌感染诊治和防控专家共识（2013）》《耐甲氧西林金黄色葡萄球菌感染防治专家共识（2011）》《耐万古霉素肠球菌感染防治专家共识（2010）》。

3-08 专题

败血症

败血症：病原菌（致病菌 / 条件致病菌）→ 侵入血流 / 生长繁殖 → 大量毒素 + 代谢产物 → 严重毒血症 ± 诱发全身炎症反应综合征 SIRS → 急性全身性感染。疾病进展过程见图 3-7。

原发局部感染	➔	败血症	寒战高热/心动过速/呼吸急促 皮疹/肝脾肿大/WBC ↑	➔	脓毒症	（病理）迁徙性炎症/脓肿 （表现）SIRS/器官功能障碍	➔	感染性休克 脓毒性休克

图3-7　败血症疾病进展过程

附：全身炎症反应综合征（SIRS）

(1) 病因：感染因素 (如脓毒症), 非感染因素 (如应激 / 创伤 / 烧伤 / 胰腺炎等)。

(2) 诊断标准 :(≥2 / 4 项)T > 38 ℃或 < 36 ℃，HR > 90bpm，R > 20 次 / 分或 $PaCO_2$ < 32mmHg，WBC > 12 × 10^9 / L 或 < 4 × 10^9 / L 或幼稚型 > 10%。

附 : 易混淆的相关概念

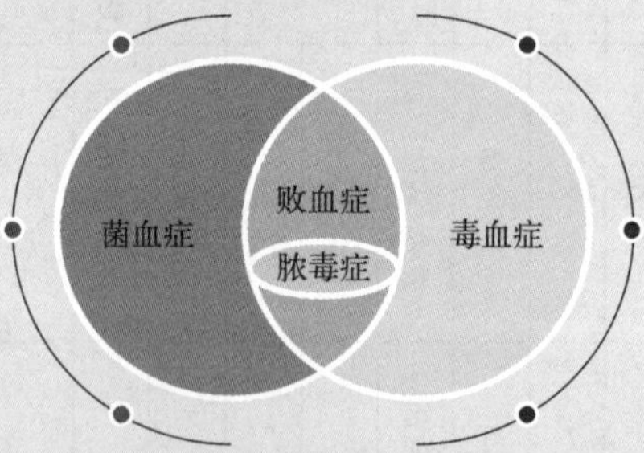

相关概念的相互关系示意图

(1) 菌血症：致病菌入血 → 被人体免疫控制 / 血中不生长繁殖 → 到达适宜部位才繁殖致病 / 通常不引起明显毒血症表现 (如伤寒)。

(2) 毒血症：感染灶内致病菌不入血 / 但产生外毒素入血 → 常导致特定部位的特殊症状 (如破伤风)。

(3) 内毒症：感染灶内 / 血液中 G^- 菌因死亡崩解后释放内毒素入血 → 常导致休克 / DIC 等 (如菌痢)。

(4) 血流感染：=(菌血症 + 败血症), 菌血症基础上出现毒血症即为败血症 (∈严重血流感染)。

(5) 脓毒症：败血症患者存在原发性 / 迁徙性化脓性病灶即为脓毒症 (败血症的一种严重表现形式)。

一、病原学

1. 常见致病菌种类

(1) G^+球菌：葡球菌（金葡菌尤MRSA），链球菌（肺炎链球菌尤老年/B组溶血性链球菌尤婴幼儿），肠球菌。

(2) G^-杆菌：大肠埃希菌，肺炎克雷伯菌，铜绿假单胞菌，鲍曼不动杆菌。

(3) 厌氧菌：脆弱拟杆菌（无芽孢），梭状芽孢杆菌（产气荚膜 > 破伤风/肉毒/艰难杆菌），消化链球菌。

(4) 真菌：白色念珠菌（假丝酵母菌），曲霉菌，毛霉菌，隐球菌，马尔尼菲青霉菌。

(5) 其他：单核细胞增多性李斯特菌，鼠伤寒沙门菌。

注：近年来，（G^+菌 + G^-菌）/（需氧菌 + 厌氧菌）/（细菌 + 真菌）等多种病原菌混合感染↑，复数菌败血症，即同一血标本或3天内不同血标本≥2种致病菌。

2. 致病菌种类的取决因素

(1) 原发病灶/入侵途径：皮肤软组织感染 → 葡球菌，泌尿系感染 → 肠杆菌科/葡球菌/肠球菌属，留置导尿 → 另铜绿假单胞菌/真菌，腹腔/胆道感染 → 肠杆菌科/厌氧菌，CAP → 肺炎链球菌/流感嗜血杆菌/金葡菌，HAP → G^-杆菌，吸入性肺炎 → 另厌氧菌。

(2) 年龄/性别/基础疾病/免疫功能等：成人 → 肠杆菌科/肠球菌属/厌氧菌，儿童 → 肺炎链球菌/金葡菌/大肠埃希菌，女性尿感多见 → 大肠埃希菌较男性多见，有基础疾病/免疫缺陷者 → 复数菌/耐药菌/真菌。

3. 致病菌的分布变迁

(1) 社区获得性败血症：变化不大，仍以大肠埃希菌/金葡菌/肺炎链球菌为主。

(2) 医院获得性败血症：不断变化，多见于凝固酶阴性葡球菌/大肠埃希菌/肺炎克雷伯菌/肠球菌/金葡菌/鲍曼不动杆菌。

(3) 厌氧菌败血症：下降后近年来又开始增多，除了“腹腔感染、外科手术、妇产科疾病等”过去常见因素外，又呈现出“老年人居多、半数为恶性肿瘤”等新的特点（∝大量应用免疫抑制剂），仍以脆弱拟杆菌为主，但消化链球菌开始增多。

(4) 真菌败血症：近年来医院感染真菌败血症显著增多，仍以白念珠菌为主，但非白念珠菌（如光滑/近平滑/热带念珠菌等）的构成比正在显著上升（如骨髓移植等危重症病人的非白念珠菌 >> 白念珠菌）。

(5) 其他败血症：过去相对少见细菌（如单核细胞增生性李斯特菌/布鲁菌属/分枝杆菌/诺卡菌属等）所致败血症在局部地区有明显增多趋势。

4. 致病菌的耐药性

(1) 克雷伯菌属/大肠埃希菌/其他肠杆菌：超广谱-内酰胺酶（ESBLs）→ 大多数β内酰胺类耐药，同时氨基糖苷类/喹诺酮类等交叉耐药。

(2) 肠杆菌属/枸橼酸菌属/沙雷菌属/不动杆菌属/铜绿假单胞菌：头孢菌素酶如AmpC酶 → 三代头孢类/头霉素类/氨曲南等耐药，同时酶抑制剂对其抑制作用很弱。

(3) 铜绿假单胞菌/不动杆菌属等非发酵菌：碳青霉烯类耐药↑（嗜麦芽窄食单胞菌天然耐药）。

(4) 金葡菌：万古霉素中介敏感/耐药（MRSA基本对万古霉素敏感）。

(5) 肠球菌属VRE（尤屎肠球菌）：万古霉素耐药。

(6) 链球菌属：青霉素（尤肺炎链球菌）/大环内酯类敏感↓，部分草绿色链球菌 → 万古霉素耐药。

(7) 非白念珠菌：氟康唑敏感↓（克柔念珠菌天然耐药）。

二、机制和病理

1. 机制

（1）病原菌因素（病因）

① 种类及数量。

② 毒力：外毒素，内毒素，荚膜。

外毒素：多见G^+菌，如金葡菌 → 血浆凝固酶/杀白细胞素/肠毒素 → 促繁殖/扩散/中毒休克综合征。

内毒素：多见G^-杆菌，如EC裂解 → LPS → 炎症介质 → 损伤内皮 → 微循环障碍/ DIC /休克。

荚膜：如肺炎链球菌/肺炎克雷伯菌等 → 抗吞噬作用。

（2）人体因素（诱因）

① 皮肤黏膜屏障。

② 机体免疫功能：非特异性细胞免疫，特异性细胞免疫，体液免疫。

发育期：婴幼儿。

先天性：低丙球蛋白血症。

获得性：基础疾病（肝硬化 / 尿毒症 / DM / SLE /恶性肿瘤），免疫受损（AIDS /大剂量激素/免疫抑制剂），菌群失调（滥用广谱抗菌药物），侵入途径（长期留置导管）。

2. 病理

（1）病原学毒素 → 全身组织细胞变性 / 坏死 + 炎症细胞浸润。

（2）毛细血管损伤 → 皮肤黏膜皮疹 / 瘀点 / 瘀斑。

（3）单核巨噬细胞系统增生活跃 → 肝脾肿大。

（4）病原菌随血流至全身 → 迁徙病灶（皮下 / 骨关节 / 肺 / 肝 / 肾脓肿 + 骨髓 / 心内膜 / 脑膜炎）。

三、临床表现

1. 共同表现

（1）毒血症状

① 寒战 / 高热 (尤 G^+ 菌 / 弛张热)，畏寒 / 低热 / 体温不高 (尤 G^- 菌 / 间歇热)。

② 全身乏力，肌肉酸痛，关节疼痛，头痛。

③ 呼吸心跳加快，可伴恶心 / 呕吐 / 腹痛 / 腹泻 / 腹胀等消化道症状。

④ 重则可有中毒性肠麻痹 / 心肌炎 / 脑病，甚至感染性休克 / DIC / MODS(尤 G^- 菌)。

（2）皮肤黏膜皮疹 / 瘀点 / 瘀斑

① 瘀点多见，多分布于躯干 / 四肢 / 口腔黏膜 / 眼结膜等。

② G^+ 球菌 → 瘀斑融合，金葡菌 / B 组溶血性链球菌 → 猩红热样皮疹（弥漫充血性针尖大小 / 压之褪色 / 可伴瘙痒），铜绿假单胞菌 → 坏死性皮疹。

（3）关节损害

多见 G^+ 球菌，常表现为膝关节等大关节红 / 肿 / 热 / 痛，少数可见关节腔积液 / 积脓。

（4）肝脾大

多轻度肿大，若并发中毒性肝炎 / 肝脓肿时可显著肿大，常伴压痛 / 叩击痛，可有黄疸。

（5）原发病灶

皮肤软组织 / 呼吸道 / 消化道胆道 / 泌尿生殖道。

（6）迁徙病灶

① 多见病程较长的 G^+ 球菌败血症、厌氧菌败血症。

② 常于第 2 周出现，如皮下软组织 / 肺 / 肝 / 肾脓肿、骨髓 / 关节 / 心包 / 心内膜 / 脑膜炎。

2. 不同种类致病菌败血症的临床特点（表3-25）

表3-25 不同种类致病菌败血症的临床特点

种类	常见致病菌	发病基础	发病特点
G^+菌败血症	金葡菌为代表	通常病前身体状况较好，多见严重的痈、蜂窝织炎、化脓性骨关节炎以及大面积烧伤等	毒血症状重，部分伴大关节感染，迁徙病灶多见于腰背、四肢以及肺、肝脓肿，感染性休克少见
G^-菌败血症	常为大肠埃希菌、铜绿假单胞菌、肺炎克雷伯菌等	常有严重的基础疾病、免疫抑制、滥用广谱抗菌药物以及长期留置导管等	毒血症状轻，部分毒血症状重则易发生感染性休克，而迁徙病灶多见肺炎克雷伯菌
厌氧菌败血症	80%以上为脆弱拟杆菌，其次为厌氧链球菌、产气荚膜杆菌等	多见免疫低下，入侵途径以腹腔、女性生殖道为主，其次为压疮、呼吸道	常发热＞38℃，约30%可发生感染性休克，可出现黄疸、脓毒性血栓性静脉炎及迁徙病灶
真菌败血症	白念珠菌为代表	多见年老体弱，类同“G^-菌败血症”	类同“G^-菌败血症”，常被细菌感染掩盖，易漏诊，病情重，病死率可达20%～40%

3. 特殊类型败血症的临床特点（表3-26）

表3-26 特殊类型败血症的临床特点

败血病	入侵途径	常见致病菌	迁徙感染/预后
新生儿败血症	以产道感染、吸入感染羊水、皮肤破损为主	大肠埃希菌、B组溶血性链球菌为主	颅内感染↑
老年人败血症	以肺部感染等局部感染为主、其次为压疮	大肠埃希菌、克雷伯杆菌等G^-杆菌及厌氧菌为主	心内膜炎↑
烧伤后败血症	组织液由外渗开始回吸收时随之而入	金葡菌、铜绿假单胞菌、大肠埃希菌、变形杆菌为主（早期单菌/后期复菌）	病情重/并发症↑
医院感染败血症	机会性感染、医源性感染	G^-菌（耐药菌）、真菌为主	预后差/死亡率↑

四、检查（图3-8）

（1）血常规：WBC↑↑，常为（10～30）×10^9/L，PMN%↑，可见核左移/细胞内中毒颗粒，免疫反应差及少数G^-菌败血症→WBC正常/↓+PMN%↑。

（2）降钙素原（PCT）：特异性↑→有利于诊断/鉴别，快速↑→有利于早期诊断/病情评估，快速↓→有利于快速评估病情变化/治疗效果。

①鉴别细菌感染与病毒感染。
②诊断脓毒症的生物标志物。
③评价抗菌药物的治疗效果。
④监测创伤术后的感染风险。

}有助于败血症的早期诊断/严重程度评估。有肋于败血症的抗菌疗效评价/治疗调整。

（3）凝血象：少数见凝血障碍伴PLT↓→警惕DIC。

（4）生化学：见于感染性休克 / DIC → 心 / 肝 / 肾等器官功能障碍。

（5）影像学：X 线（骨髓炎 / 化脓性关节炎）、CT / MRI、超声等。

（6）病原学

① 形态：各种标本的染色涂片。

② 培养 / 药敏：血培养（确诊主要依据）、骨髓培养（阳性率较高）、体液培养（参考价值）、导管 / 植入物培养等，药敏试验（体外药敏与临床疗效的符合率约为 80%）。

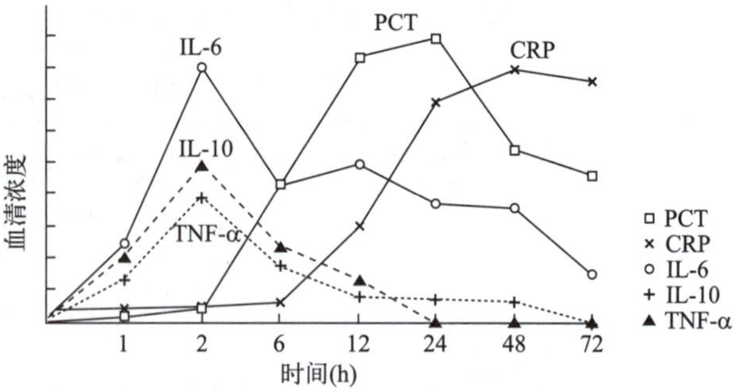

图3-8 不同指标的时间敏感性

附：血培养（参考《临床微生物实验室血培养操作规范（WS / T503-2017）》）

① 时机：抗菌药物应用前及寒战 / 高热时。

② 操作：双侧各采血 20 ~ 30mL（间隔 <10min）→（需氧菌 + 厌氧菌 ± 真菌）培养 → 必要时 4 ~ 6h 后重复。

注：若已应用抗菌药物 → 宜选含树脂 / 活性炭的中和抗生素培养瓶收集血液。若导管相关败血症 → 拔管并剪下 5cm 头端半定量培养 / 经导管和外周静脉同时采血定量培养。

③ 结果

血培养（+）→ 需要结合临床来判断。

（污染）类白喉棒状杆菌 / 微球菌 / 丙酸杆菌属等，多次血培养中仅 1 次阳性。

（措施）穿刺部位严格消毒。

血培养（-）→ 不能完全排除败血症。

（原因）采血前已应用抗菌药物，特殊病原体感染（如 L 型细菌 / 军团菌 / 分枝杆菌 / 巴尔通体 / 真菌等）。

（措施）多次血培养可增加阳性检出率，采用特殊培养基。

③ 免疫：支原体 / 衣原体 / 军团菌抗体，肥达 / 外斐试验，真菌 G / GM 试验等。

④ 核酸：细菌 16S rRNA，分枝杆菌 HSP65 基因，真菌 ITS 序列扩增等。

（7）鲎试剂反应：检测 G^- 杆菌内毒素（鲎试验）、念珠菌 1，3-β-D 葡聚糖（G^- 试验）。

五、诊断依据（四问四答）

1. 什么情况下需要考虑败血症?

急性发热伴 WBC / PMN ↑↑，同时又没有局限于某一系统的急性感染时。即使有原发感染灶如尿路 / 胆道 / 呼吸道等，但却不能完全解释全身严重毒血症状时。

2. 什么情况下需要怀疑败血症?

新近存在如皮肤（尤挤压疮疖）/ 尿路 / 胆道 / 呼吸道等局部感染，并经有效抗菌治疗后体温仍未控制时。

3. “临床败血症”的诊断依据是什么？

若病程中出现皮疹/瘀点/瘀斑、肝脾肿大、迁徙脓肿，甚至感染性休克时，就可以给予诊断“临床败血症”，即使血培养结果未出或是阴性。

4. “确诊败血症”的依据又是什么？

血/骨髓培养（+）。

六、鉴别

1. 成人 Still 病（变应性亚败血症）

（1）表现：高热（>40℃）/关节痛（无毒血症状），皮疹（短暂/反复），淋巴结/肝脾肿大（数周－数月/期间有缓解期）。

（2）检查：WBC↑/PMN%↑，ESR↑，铁蛋白↑，血/骨髓培养（-）。

（3）治疗：NSAID/激素有效（抗菌药物无效）。

2. 伤寒 vs G^- 菌败血症

（1）表现：起病缓慢，发热/相对缓脉/表情淡漠/反应迟钝（无寒战），玫瑰疹，肝脾肿大。

（2）检查：WBC↓/PMN%↓/嗜酸粒↓，肥达试验（+），血/骨髓/大便/刮出液培养>1周（+）。

3. 粟粒型结核病 vs 败血症伴呼吸道感染

（1）表现：TB 病史，长期发热（午后低热为主），乏力/盗汗/纳差/体重↓，咳嗽/咳痰/咯血。

（2）检查：X 线示粟粒状病灶，血/骨髓培养（–）。

（3）治疗：抗 TB 药有效（抗菌药物无效）。

4. 恶性组织细胞病 vs 败血症病程长致全身情况差

（1）表现：青壮年，发热，淋巴结/肝脾肿大，进行性消瘦。

（2）检查：WBC↓/RBC↓/PLT↓，血/骨髓培养（–），淋巴结/骨髓活检（+）。

5. 疟疾

（1）表现：间歇发作性“寒战→高热→大汗/体温骤降”，脾大/贫血。

（2）检查：WBC 正常/RBC↓，血/骨髓培养（–），血液/骨髓涂片疟原虫（+）。

七、治疗

1. 一般治疗

卧床休息，消化饮食，加强口腔护理，防治继发性肺炎/压疮等。

2. 支持治疗

补充热量/维生素，维持水/电解质/酸碱平衡，白蛋白/血浆/其他血制品等。

3. 对症治疗

（1）高热：物理降温为主，短期糖皮质激素（免疫介导炎症反应↓），冬眠合剂（老年慎用）。

1 号：哌替啶 100mg + 异丙嗪 50mg + 氯丙嗪 50mg（最常用）	冬眠合剂0.5~1个剂量
2 号：哌替啶 100mg + 异丙嗪 50mg + 安得静 0.6mg（弱/尤心动过速）	+5%GS 100~250mL
3 号：哌替啶 100mg + 异丙嗪 50mg + 乙酰丙嗪 20mg（强/尤持续癫痫）	静滴 q6~12h

（2）休克：目标 MAP ≥65mmHg、尿量≥0.5mL/（kg·h）、乳酸<2mmol/L、CVP 8~12cmH_2O 等。

补液：（初始复苏 3h）拟诊脓毒性休克 → 晶体液≥30mL / kg。

（容量替代 3h）评估反应性 (BP / 尿量 / 乳酸？) / 耐受性（肺水肿？）→ 晶体液 ± 胶体液。

注：胶体液酌情应用 → 优推荐白蛋白 / 不推荐羟乙基淀粉（∵肾损伤）/ 右旋糖酐（∵过敏 / 凝血障碍）。

（维持补液）钠钾镁钙葡萄糖注射液 1000mL（最安全最接近细胞外液的替代液）+ GS500mL。

升压：去甲肾上腺素 > 多巴胺 → + AVP → + 多巴酚丁胺。

注：AVP → 腹痛/头痛/心绞痛，多巴酚丁胺 → 房室传导↑/禁用于AF伴快速心室率。

（3）器官功能障碍：吸氧 / 机械通气，保肝 / ALSS，护肾 / CRRT，防治 DIC 等。

4. 感染病灶的处理

穿刺 / 切开引流（脓肿），手术（腔道感染梗阻），拔管 / 重新置管。

5. 病原治疗的原则

（1）时机：临床诊断初步确定 → 留取血 / 其它标本送培养 → 病原学结果回示之前 → 尽早用药。

（2）种类：原则上宜选杀菌剂（除大环内酯类 / 林可酰胺类 / 四环素类 / 磺胺类等抑菌剂）。

（3）联合：必要时需联合协同，繁殖期杀菌剂（如 β 内酰胺类）+ 静止期杀菌剂（如氨基糖苷类），胞外杀菌剂（如 β 内酰胺类 / 糖肽类）+ 胞内杀菌剂（喹诺酮类 / 氨基糖苷类），抗 G^- + 抗 G^+ + 抗真菌。

（4）经验：（基础疾病 / 原发病灶 / 入侵途径 / 临床特征 + 致病菌流行 / 耐药情况）→ 经验用药。

（常用方案）广谱青霉素类 / 三四代头孢 ± 氨基糖苷类 / 氟喹诺酮类。

（免疫低下 / 医院感染）铜绿假单胞菌？ → 肠球菌属？

（粒细胞缺乏）金黄色葡萄球菌 / MRSA？ → 真菌？

（5）药敏：病原学结果回示之后 → 药敏用药（包括调整 / 降阶梯）。

（6）其他：剂量充分，静脉给药，疗程足够（直至症状体征消失后 5～10 天 / 一般约 2 周 / 若有迁徙病灶或脓肿则↑/ 如心内膜炎 4～6 周）。

6. 抗菌药物的选择

（1）G^+ 菌败血症

① 葡萄球菌：（敏感菌）半合成青霉素类 / 一代头孢，（耐药菌）糖肽类 → 利奈唑胺 / 达托霉素。

② 链球菌属：（溶链菌）青霉素类 / 一代头孢 ± 氨基糖苷类，（肺链菌）三四代头孢 / 氟喹诺酮类 / 糖肽类。

③ 肠球菌属：（耐药菌）糖肽类 + 氨基糖苷类 → 利奈唑胺 / 达托霉素。

（2）G^- 菌败血症

① 常用：广谱青霉素类 / 三四代头孢 / β 内酰胺酶抑制剂复方制剂 / 碳青霉烯类 ± 氨基糖苷类 / 氟喹诺酮类。

② β 内酰胺酶：（AmpC 酶）四代头孢 / 碳青霉烯类，（ESBLs）β 内酰胺酶抑制剂复方制剂 / 碳青霉烯类。

③ 非发酵菌：（铜绿假单胞菌）抗 PA β 内酰胺类 / 抗 PA 喹诺酮类 ± 氨基糖苷类 / 多黏菌素。（鲍曼不动杆菌）舒巴坦制剂 / 碳青霉烯类 / 多黏菌素 / 替加环素（联合）± 氨基糖苷类 / 氟喹诺酮类。（嗜麦芽窄食单胞菌）磺胺类 / 头孢哌酮舒巴坦 / 多黏菌素 / 替加环素（联合）± 氨基糖苷类 / 氟喹诺酮类。

（3）厌氧菌败血症

① 消除厌氧环境：消除病灶 / 引流脓肿。

② 抗厌氧菌药物；硝基咪唑类 / 头霉素类 / β 内酰胺酶抑制剂复方制剂 / 碳青霉烯类 / 林可酰胺类。

③ 混合感染居多：同时抗需氧菌治疗。

（4）真菌败血症

念珠菌：首选棘白菌素类（卡泊芬净），其次三唑类（氟康唑 / 伏立康唑）/ 多烯类（两性霉素 B）。

（5）少见细菌败血症

① 单核细胞增多性李斯特菌：常对青霉素类高度敏感，青霉素 G / 氨苄西林 + 氨基糖苷类。

② 鼠伤寒沙门菌：易耐药 / 宜药敏用药，二三代头孢 / 氟喹诺酮类。

3-09 专题

脓毒症 & 脓毒性休克

一、脓毒症的认识与进展

1. 1991 Sepsis 1.0（图 3-9）

（1）淡化“败血症”这一传统概念。

（2）首次更新“脓毒症”概念，并提出“严重脓毒症”“脓毒性休克”等诊断标准。

（3）未对“感染”做出新的定义，直至 2012 年《脓毒症休克指南》将感染分为“确定感染”和“可能感染”。

脓毒症（确定/可能感染+SIRS）

- 宿主对感染的适应性反应
- 机制：炎症反应→SIRS
- 严重水肿/血糖↑/CRP↑↑/PCT↑↑

严重脓毒症（脓毒症+组织灌注不足/器官功能障碍）

- 神志异常/少尿或肾损
- 心肌缺血/氧合指数<300mmHg
- 肝损/肠梗阻/
- PLT↓/凝血障碍
- Cap充盈缺损/瘀斑/乳酸>1mmol/L

脓毒性休克（严重脓毒症+循环衰竭/持续性低血压）

- SBP<90mmHg/MAP<70mmHg
- 充分液体复苏无效/需血管活性药物维持
- 排除其它低血压原因
- 乳酸>2mmol/L

图3-9　Sepsis 1.0诊断标准

2. 2001 Sepsis 2.0

（1）不再强调“脓毒症”与“严重脓毒症”的边界。

（2）弱化“SIRS”在脓毒症诊断中的地位（∵敏感性↑↑）。

（3）突出“器官功能障碍”对脓毒症的诊断价值（∴扩展并细化器官功能障碍指标）。

➔ 诊断标准：确定 / 可能感染 + 诊断指标≥2 项（包括一般指标 / 炎症指标 / 血流动力学指标 / 器官功能障碍指标 / 组织灌注指标）→ 诊断过于复杂 / 病人预后的预测价值不高 → 未被临床广泛认可及应用（图 3-10）。

一般指标

- T>38.3℃或T<36℃
- HR>90bpm或年龄校正后>正常值的2倍标准差
- 呼吸急促
- 意识改变
- 严重水肿或液体正平衡
- 血糖>7.7mmol/L

炎症指标

- WBC>12×10^9/L或WBC<4×10^9/L或未成熟细胞>10%
- CRP>正常值2倍标准差
- PCT>正常值2倍标准差

血流动力学指标

- 收缩压SBP<90mmHg或年龄校正后↓>正常值的2倍标准差，或平均动脉压MAP<70mmHg

器官功能障碍指标

- 尿量<0.5ml/kg×2h以上或Cr↑>44.2μmol/L
- 氧合指数PaO_2/FiO_2<300mmHg
- TB>70μmol/L
- 肠梗阻
- PLT<100×10^9/L
- INR>1.5或APTT>60s

组织灌注指标

- Cap充盈受损或瘀斑
- 乳酸>1mmol/L

图3-10　Sepsis 2.0诊断标准

附：基于 SIRS 的诊断标准的局限性

（1）对脓毒症的病理生理学认识不足：SIRS 只反映机体对感染产生的适应反应 → 不具有损伤性，脓毒症是要强调宿主对感染的反应失控 → 产生器官损害。

（2）缺乏特异性：SIRS 不仅由感染引起，另有应激 / 创伤等非感染因素。

（3）缺乏敏感性：研究显示感染伴器官功能障碍者 → 约 1 / 8 不符合 SIRS 诊断标准。

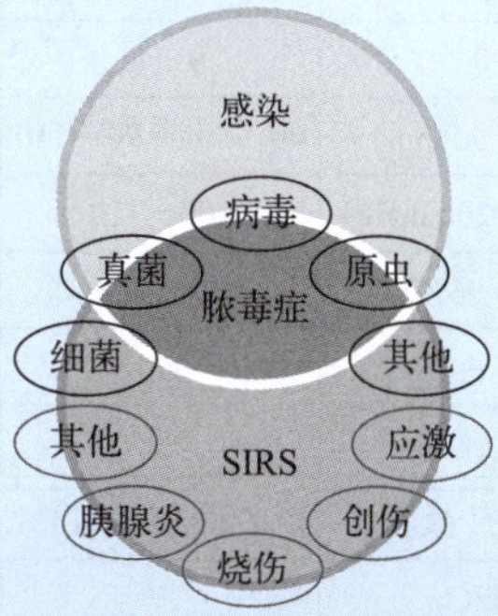

感染/SIRS/脓毒症的相互关系

3. 2016 Sepsis 3.0

（1）废除“严重脓毒症”的概念。

（2）不再沿用“SIRS”，重新定义脓毒症，引入序贯性器官功能衰竭评分（SOFA），并制定新的诊断标准（包括脓毒性休克）。

① 脓毒症新的定义：宿主对感染的失控反应 → 器官功能障碍（机制：更为复杂）。

② 脓毒症诊断标准：感染 +SOFA ≥2 分（更适用于 ICU 病人）。

③ 脓毒性休克标准：充分液体复苏后仍持续性低血压，需要血管活性药物维持 MAP ≥65mmHg 且血清乳酸 >2.0mmol / L。

（3）推荐快速 SOFA（qSOFA）作为院外、急诊室、普通病房的床旁脓毒症筛查工具。

➔ 疑诊脓毒症：感染 + qSOFA ≥2 分（更侧重于早期识别）。

二、机制及血流动力学

1. 机制

内皮损伤（血管通透性↑，WBC / PLT 滚动 / 黏附 / 聚集 + 胶原暴露 / 激活凝血 / DIC，儿茶酚胺 / 缩血管药物敏感性↓）→ 微循环障碍（Cap 渗出↑/ 血液黏稠，微血栓形成，血管容积↑/ 血液容量↓/ 心输出量↓）→ 组织灌注不足 / 缺氧 → 乳酸堆积 / 代酸 → 细胞代谢 / 功能障碍 → 器官功能障碍。（关键词：内皮损伤、Cap 渗出、DIC、血流动力学异常。）

2. 血流动力学

（1）血管扩张 / 通透 → 低容量状态 + 补液 → 高动力状态（心输出量正常 / ↑ + 外周阻力↓）→ 高氧输送。

（2）炎症反应 → 内皮损伤 / 外渗 / 凝血 / 微循环血流量↓ + 线粒体功能 / 氧利用障碍 → 组织缺氧。

三、识别 / 评估 / 监测

1. 早期识别

感染 / 疑似感染 → 快速序贯器官衰竭评分（qSOFA）≥2 项 → SOFA ≥2 分 → 确诊脓毒症。

2. 病情评估——参考《感染诱发的老年多器官功能障碍综合征（i-MODSE）诊治中国专家共识（2018）》。

英国国家早期预警评分（NEWS）（表 3-27）：1～3 分一般急症，4～6 分立即评估，≥7 分考虑脓毒性休克。

表 3-27 NEWS 评分、qSOFA 评分及 SOFA 评分

NEWS 评分	1 分	2 分	3 分	qSOFA
体温（36～38℃）	35～36 或 38～39	≥ 39	≤ 35	/
呼吸（12～20 次 / 分）	9～11	21～24	≤ 8 或≥ 25	呼吸≥ 22
心率（50～90bpm）	40～50 或 90～110	110～130	≤ 40 或≥ 130	/
SBP（110～220mmHg）	100～110	90～100	≤ 90 或≥ 220	SBP ≤ 100
SaO_2（≥ 96%）	94%～95%	92%～93%	≤ 91%	/
吸氧（否）	/	是	/	/
意识（清醒）	/	/	声音 / 疼痛反应 / 无反应	CNS-GCS < 13 分
SOFA 评分（微修）	**1 分（受损期）**	**2 分（障碍前期）**	**3 分（障碍期）**	**4 分（衰竭期）**
PaO_2/FiO_2（≥ 400mmHg）	300～400	200～300 PaO_2 < 60/$PaCO_2$ > 50	< 200+ 机械通气	/
MAP（≥ 70mmHg）	< 70	DA < 5μg /（kg·min）或多巴酚丁胺	DA 5～15μg /（kg·min）或 NE/E 0.1μg /（kg·min）	DA > 15μg /（kg·min）或 NE/E > 0.1μg /（kg·min）
尿量（24h）	/	/	< 500mL	< 200mL
Cr（< 110μmol/L）	< 2 倍	2～3 倍	3～4 倍	> 4 倍
TB（< 17.1μmol/L）	< 2 倍	2～6 倍	6～12 倍	> 12 倍
PLT（≥ 150×10^9/L）	< 150	< 100	< 50	< 20
CNS-GCS（0～15 分）	13～14 分	10～12 分	6～9 分	< 6 分

注：DA 示多巴胺，NE 示去甲肾上腺素，E 示肾上腺素，CNS-GCS 示中枢神经系统 Glasgow 昏迷评分。

i-MODSE 诊断：脓毒症（尤肺部感染）+ 单个系统 SOFA ≥2 分（障碍前期）× 两个及以上系统。

3. 动态监测——参考《成人严重感染与感染性休克血流动力学监测与支持指南（2007）》

（1）临床表现（∝组织灌注）：MAP ≥65mmHg，神志，尿量≥30mL / h，Cap 充盈 / 瘀斑等。

（2）中心（上腔）静脉导管 CVP / $ScvO_2$（∝$\frac{\text{右心室舒张末压/}}{\text{上半身组织灌注}}$）：CVP=8～12cm$H_2O$，$ScvO_2$≥70%。

（3）肺动脉漂浮导管 PAWP / SvO_2（∝$\frac{\text{左心室舒张末压/}}{\text{全身组织灌注}}$）：PAWP=12～15mmHg，$SvO_2$≥65%。

（4）乳酸：6h 乳酸清除率≥10%，高乳酸时间（>2mmol / L 持续时间），乳酸<2mmol / L。

（5）其他监测

① 体循环监测：CVP（前负荷参数 +）、BP / 体循环阻力（SVR）（左心室后负荷参数）。

② 心脏监测：心室舒张末容积（前负荷参数 +++）、每搏出量 / EF（心肌收缩力参数）×HR。

③ 肺循环监测：PAP / 肺动脉楔压（PAWP）（前负荷参数 ++）、肺循环阻力（PVR）（右心室后负荷参数）。

④ 氧动力监测：氧输送（DO_2）、氧消耗（VO_2）。

⑤ 氧代谢监测：氧饱和度、乳酸。

四、治疗

1. 补液 + 升压——参考《脓毒症液体治疗急诊专家共识（2018）》

（1）补液：（初始复苏 ×3h）拟诊脓毒症休克 → 晶体液≥30mL / kg。

（容量替代）{ 评估反应性（BP ↑ 尿量 ↑ 乳酸 ↓ 被动抬腿试验）；评估耐受性（防止肺水肿） } → 晶体液 / 白蛋白。

（维持补液）钠钾镁钙葡萄糖注射液（乐加）1000mL + GS 500mL。

① 晶体液（首选）（表 3-28）

表 3-28　常见晶体液种类比较

晶体液	Na^+	Cl^-	K^+	Mg^{2+}	Ca^{2+}	HCO_3^-	渗透压	备注
细胞外液（mmol / L）	142	117	5	1	3	23～27	310	
生理 NS	↑	↑	↓	↓	↓	易酸中毒	≈	
林格液	≈	↑↑	≈	↓	≈	易酸中毒	≈	
乳酸林格液 /LRS	≈	≈	≈	↓	≈	乳酸盐 / ≈	↓	乳酸 → 肝肾负担↑干扰乳酸监测
醋酸林格液 /ARS	≈	↓	≈	≈	↓	醋酸盐 / ≈	≈	醋酸 → 肝脏负担↓肝代谢快
最新林格液 / 乐加	≈	≈	≈	≈	≈	醋酸盐 / ≈	≈	★

② 胶体液（酌情）

天然（白蛋白）：仅低蛋白血症。

人工（羟乙基淀粉）：不推荐（∵可致肾功能不全）。

人工（右旋糖酐）：不推荐（∵可致过敏 / 干扰凝血）。

（2）升压（初始复苏 / 容量替代<6h）：NE > DA → + 加压素 → + 多巴酚丁胺。

① NE（2mg∶1mL）+NS 补齐至 50mL 微泵 0.1～1.0μg/（kg · min）（1～10mL / h）。

注：α 受体激动剂 → 缩血管，注意局部坏死（宜深静脉）/HR↑［尤缺氧 / >1.0μg /（kg·min）时］。

② DA（20mg∶2mL）3mg / kg +NS 补齐至 50mL 微泵 5～10μg/（kg · min）（5～10mL / h）或 10～20μg/（kg · min）（10～20mL / h）。

注：DA / β_1 / α 受体激动剂 → 强心↑HR↑↑+ 缩血管，注意胃肠道反应 / 头痛 / HR↑。

③ 血管加压素 0.01～0.03U / min（不单独作为升压药用于脓毒血症 / 常小剂量联合 NE）。

注：V_1 受体激动剂 → 缩血管（尤肠系膜 / 肝 / 脾等），注意腹痛 / 头痛 / 心绞痛。

④ 多巴酚丁胺（20mg∶2mL）3mg/kg 补齐至 50mL 微泵 2～20μg/（kg · min）（2～20mL / h）。

注：β_1 受体激动剂 → 强心↑↑HR↑，注意房室传导↑↑/ 禁用于房颤伴快速心室率。

⑤ 参附注射液

注：升压 / 稳压 / 血管活性药物减量。

（3）目标（初始复苏 / 容量替代<6h）

① NEWS ≤3 分 +qSOFA ≤1 项。

② MAP ≥65mmHg+ 尿量≥0.5mL /（kg · h）+ 乳酸<2mmol / L+CVP 8～12cm H_2O + $ScvO_2$ ≥70%。

③ 维持电解质 / 酸碱平衡：Na^+↑ Cl^-↑ K^+↓ Ca^{2+}↓ Mg^{2+}↓，pH <7.15 时予 $NaHCO_3$ / pH >7.15 时补液 / 纠正高氯即可。

2. 抗感染——参考《重症感染诊疗流程（2017）》

（1）筛查部位：三大常规 + 血培养 +PCT（立即 / 6～24h 后复查）。

① 肺部：咽拭子 / 呼吸道 V 抗体（腺 V / 疱疹 V / 流感 V / 副流感 V / 呼吸道合胞 V / 冠状 V），痰 / 灌洗液涂片 / 培养，支原体 / 衣原体 / 立克次体抗体，CT。

② 血流：血 / 骨髓培养［寒战 / 发热前 1h 采集 10mL，（需氧 + 厌氧）× 两个部位（含外周 + 导管）］。

③ 腹腔：腹水 / 大便涂片 / 培养，B 超 / CT。

④ 泌尿：中段尿培养，B 超 / CT。

⑤ CNS：CSF 常规 / 涂片 / 培养，CT。

⑥ 真菌：G 试验（尤念珠菌），GM 试验（曲霉菌）。

（2）经验治疗（3 天）

① 抗病毒：流感 V（奥司他韦），HSV / EBV（阿昔 / 伐昔洛韦），CMV（更昔洛韦），广谱 / 呼吸道 V（利巴韦林）。

② 尽早（＜1～3h）/ 广谱（碳青霉烯类 /β- 内酰胺酶抑制剂复方制剂 ± 三四代头孢）/ 静脉 / 单药（尤无休克 / PMN↓）或联合（尤脓毒性休克）。

注：依 PD / PK 合理应用 { 青霉素类 / 头孢类 / 碳青霉烯类（时间依赖性）→ 剂量↑频次↑。
氨基糖苷类/喹诺酮类（浓度依赖性）→ 剂量↑浓度↑（注不良反应）。

③ 尽早（＜12h）控制感染源：穿刺引流，拔出导管。

④ 推荐血必净注射液 → 拮抗内毒素 / 控制炎症（体温↓WBC↓）/MODS↓。

（3）方案评估（3 天后）

① 若病原学 / 药敏结果明确 / 症状充分改善 → 降阶梯窄谱抗菌药物。

② 耐药：ESBLs 如大肠埃希菌 / 克雷伯杆菌（β- 内酰胺酶抑制剂复方制剂 / 碳青霉烯类 → 替加环素 / 多黏菌素）。非发酵菌如铜绿假单胞菌（β- 内酰胺酶抑制合剂 / 四代头孢 / 碳青霉烯类 → 多黏菌素）。非发酵菌如鲍曼不动杆菌 / 嗜麦芽窄食单胞菌（头孢哌酮舒巴坦 → 替加环素 / 多黏菌素）。MRSA / VRE（糖肽类 / 达托霉素 → 利奈唑胺 / 替加环素）。

③ 真菌：念珠菌（氟康唑），曲霉菌（伏立康唑）。

④ 疗程：一般 7～10 天 / PCT ＜0.1～0.5ng / mL，若血流感染 / 骨髓感染 / 心内膜炎 / CNS 感染 / 耐药 / 真菌则↑。

3. 激素

（1）氢化可的松 100mg 静滴 bid～tid。

（2）血管活性药物敏感性↑+ 免疫介导炎症反应↓（Cap 通透性↓）。

4. 呼吸 + 泌尿

（1）机械通气

① 推荐低潮气量（6mL / kg）肺保护（平台压≤$30cmH_2O$）策略。

② 若 PaO_2 / FiO_2≤200mmHg → 推荐呼气末正压通气（PEEP）。

③ 若 PaO_2 / FiO_2≤150mmHg → 推荐俯卧位通气（＞16h）/ 不推荐高频振荡通气。

④ 推荐神经肌肉阻滞剂时间≤48h。

⑤ 推荐短效 / 镇痛药（阿片类）/ 间断应用＞长效 / 镇静药 / 连续应用。

⑥ 若无组织低灌注 → 推荐限制性补液策略（∵肺水肿↓）。

⑦ 若无支气管痉挛 → 不推荐 β_2 受体激动剂（∵心律失常↑）。

（2）肾脏替代

① AKI → 推荐 CRRT（尤血流动力不稳定）/ 间歇性 RRT（流量 / 时机无差异）。

② 若仅有少尿 / Cr↑（无其他透析指标）→ 不推荐 RRT。

5. 消化 + 肝脏

（1）PPI / 微生态制剂。

（2）保肝 / 人工肝。

6. 血液 + 代谢

（1）贫血：仅 Hb ＜70g / L+ 排除严重低氧 / 心肌缺血 / 急性出血 → 输 RBC（≥70～90g / L）。促红细胞生成素（EPO）10000U ih tiw。

（2）DIC：**参考《脓毒症并发弥散性血管内凝血诊治急诊专家共识（2017）》**。

① ISTH DIC 积分系统（表 3-29）

表 3-29　ISTH DIC 积分系统

参数（正常值）	1分	2分	3分	诊断
PLT（≥ 100×10^9/L）	50～100	＜ 50	/	＜5 分：代偿型 DIC ≥5 分：失代偿 DIC
PT ↑（≤ 3s）	3～6s	＞ 6s	/	
纤维蛋白原（≥ 1g/L）	＜ 1g/L	/	/	
D- 二聚体（≤ 0.4mg/L）	/	0.4～4mg/L	＞ 4mg/L	

② 治疗脓毒症（首要）

③ 抗凝：受益不大且出血风险 ↑ → 不推荐。LWMH 早期应用出血风险小的脓毒症 → 有潜在价值。

④ 替代：仅纤维蛋白原＜1.5g / L / 活动性出血 / 有创操作前 → 输血浆（≥1g / L）。

仅 PLT ＜20×10^9 / L / 活动性出血 / 有创操作前 → 输 PLT（≥50×10^9 / L）。

重组人血小板生成素（TPO）15000U ih qd。

⑤ 中药：血必净注射液 100mL 静滴 bid×1 周 → 改善凝血指标 / 血流动力学 / DIC ↓。

（3）血糖：q1～2h 监测 → 若连续两次＞10mmol / L 则胰岛素控制至≤10mmol / L 避免低血糖 → 平稳后 q4h 监测（具体视血流动力学情况 / 血管活性药物应用而定）。

（4）电解质：防治 Na^+ ↑ Cl^- ↑、K^+ ↓ Mg^{2+} ↓ Ca^{2+} ↓（尤大量输注血制品时）。

（5）酸中毒：pH ＞7.15 时补液 / 纠正高氯即可，pH ＜7.15 时 $NaHCO_3$。

7. CNS

（1）体温：冰袋 / 冰枕 / 冰毯 / 冰帽 → 人工冬眠（老年慎用）（表 3-30）。

表 3-30　人工冬眠

人工冬眠合剂	药物联合方案	计量用法
人工冬眠 1 号	哌替啶 100mg+ 异丙嗪 50mg+ 氯丙嗪 50mg（最常用）	5%GS 100～250mL+ 1 个剂量 肌注 / 静滴 q6～8h → 1/2 个剂量 肌注 / 静滴 q12h。
人工冬眠 2 号	哌替啶 100mg+ 异丙嗪 50mg+ 安得静 0.6mg（弱 / 尤心动过速）	
人工冬眠 3 号	哌替啶 100mg+ 异丙嗪 50mg+ 乙酰丙嗪 20mg（强 / 尤癫痫持续）	

注：确保无循环衰竭 / 呼吸道通畅，禁用于脑梗死 / 心动过缓者。

（2）谵妄：喹硫平 25mg bid → +50mg → 150mg bid。

右旋美托咪啶 200μg + NS 补齐至 50mL 静脉（＞10min）st。

（3）癫痫：地西泮，咪达唑仑，拉莫三嗪。

3-10 专题

多器官功能障碍综合征（MODS）

MODS：严重感染 / 创伤 / 休克 → 短时间内同时或相继出现≥2 个器官系统功能障碍 → 以致机体内环境稳定必须依靠临床干预才能维持的综合征。

一、病因

（1）感染性因素：多见于重症感染。
（2）非感染因素：多见于大手术 / 大创伤 / 急性坏死性胰腺炎。

（以上）常与休克有关。

二、分类 / 机制

1. 原发型 / 速发单相型（MODS）

损伤因子直接引起 → ≥2 个器官系统功能障碍（进展快 / 病程单相 / 器官功能损伤一个高峰）。

2. 继发型 / 迟发双向型（MODS）

感染 / 损伤 / 失血等原发因子导致一次打击 → 经过一定时间或经支持疗法（甚至休克复苏后）→ 炎症因子导致二次打击 → 多器官功能障碍 / 衰竭（进展慢 / 病程双相 / 器官功能损伤两个高峰）。

（1）全身炎症反应失控

① WBC（PMN / 单核）→ 沿血管壁滚动（∵血流速度↓）—黏附（∵黏附分子↑）—穿出血管（∵释放弹性蛋白酶 / 胶原酶）→ 进入组织（PMN / 巨噬）→ 释放炎症介质 / 进一步激活 WBC → 炎症瀑布反应（自我持续放大的级联反应）→ 播散性炎症细胞活化 / 炎症介质泛滥并溢至血浆 → 全身炎症性反应。

② 全身炎症反应综合征（SIRS）：炎症介质过多 → 炎症反应过强 / 容易发生炎症损伤。

（2）促炎 - 抗炎介质失衡

① 代偿抗炎反应综合征（CARS）：抗炎介质过多 → 免疫功能下降 / 容易发生机会感染。

② 发展阶段：SIRS ＞ CARS → SIRS ＜ CARS → SIRS=CARS（即混合性拮抗反应综合征）。

（3）其他环节紊乱

① 器官微循环灌注障碍。

② 高代谢状态。

③ 缺血 - 再灌注损伤。

3-11 专题

弥散性血管内凝血（DIC）

DIC：许多疾病基础上 + 凝血因子 / PLT 被激活 → 微循环形成广泛微血栓 + 消耗大量凝血因子 / PLT→继发性纤溶亢进 → 导致出血 / 休克 / 器官功能障碍 / 溶血性贫血等临床综合征。

一、病因 / 诱因 / 机制

1. 病因

（1）感染疾病（31%～43%）：细菌 / 组织胞浆菌 / 病毒，立克次体 / 钩端螺旋体，疟疾。

（2）恶性肿瘤（24%～34%）：白血病 / 淋巴瘤，消化系统肿瘤（尤胰腺癌），泌尿系统肿瘤（尤前列腺癌），妇科肿瘤（尤宫颈癌）。

（3）产科疾病：流产 / 死胎 / 胎盘早剥 / 羊水栓塞，严重妊高征 / 先兆子痫。

（4）手术创伤：富含组织因子 TF 的组织器官手术，大面积烧伤 / 严重挤压伤 / 蛇咬伤。

（5）医源因素：药物 / 放疗 / 化疗 / 异型输血 / 操作 / 手术。

2. 诱因

（1）单核吞噬细胞系统功能受损 → 促凝物质清除↓。

（2）肝功能受损 → 促凝物质灭活↓抗凝物质合成↓。

（3）高凝状态（如缺氧 / 酸中毒 / 孕妇）。

（4）微循环障碍（如低血压 / 休克）。

3. 机制

（1）血管内皮细胞损伤 - 抗凝 / 凝血调控失调

感染疾病 / 缺氧 / 酸中毒 → 血管内皮细胞损伤 → ①～⑤。

① TF 释放 → TF / Ⅶa 复合物形成并激活外源性凝血系统及Ⅸ因子 → 启动凝血。

② 肝素样物质 / AT-Ⅲ↓ α2 巨球蛋白↓血栓调节蛋白 TM / PC 系统↓ TFPI↓等 → 抗凝作用↓。

③ NO↓ PGI2↓ ADP 酶↓ → 抗 PLT 作用↓。

④ 组织型纤溶酶原激活物（tPA）↓肾型尿激酶（uPA）↓纤溶酶原激活物抑制剂 -1（PAI-1）↑ → 纤溶作用↓。

⑤ 胶原暴露 → 激活 PLT → 提供磷脂表面 / 激活内源性凝血系统 + 相继激活激肽系统 / 补体系统。

（2）TF 释放 - 激活外源性凝血系统 - 启动凝血

恶性肿瘤 / 产科疾病 / 手术创伤 → 组织损伤伴 TF 释放（同上）。

（3）血细胞大量破坏 -PLT 激活

① 放化疗 / 白血病等 → WBC 大量破坏 → TF 释放（同上）。

② 异型输血 / 疟疾等 → RBC 大量破坏 → ADP 释放 → 激活 PLT（同上）。

（4）促凝物质入血

急性坏死性胰腺炎 / 蛇咬伤等 → 促凝物质胰蛋白酶 / 蛇毒等入血 → 启动凝血。

二、临床表现 / 分期分型 / 检查

1. 临床表现

（1）出血（∵凝血因子 /PLT 消耗＋纤溶系统激活＋纤维蛋白降解产物 FDP↑）：自发性 / 多发性，皮肤黏膜 / 内脏出血。

（2）休克 / 微循环衰竭（∵出血 / 血容量↓＋累及心肌 / 心搏出量↓＋微血栓 / 血管活性物质↑/ 回心血量↓）：一过性 / 持续性，苍白湿冷 / 脉搏细速 / 血压下降 / 尿量减少 / 烦躁不安。

（3）微血管栓塞（∵微血栓脱落 / 器官缺血）：皮肤黏膜发绀 / 坏死 / 溃疡，器官功能障碍 / 衰竭（尤肾 / 肺 / 脑）。

（4）微血管溶血（∵ RBC 通过纤维蛋白网时破坏）：进行性，溶血性贫血 / 皮肤黏膜黄染。

2. 分期分型

（1）分期：高凝期 → 消耗性低凝期 → 继发性纤溶亢进期。

（2）分型

① 进展速度：急性（出血 / 休克 / 多器官急性功能衰竭），亚急性，慢性（某器官慢性功能不全）。

② 代偿能力：代偿型 (ISTH 积分＜5 分)，失代偿型 (ISTH 积分≥5 分)，ISTH DIC 积分系统见表 3-29（见 3-09 专题 脓毒症 & 脓毒性休克）。

3. 检查

（1）高凝期：PT 缩短＞3s，纤维蛋白原＞4g / L。

（2）消耗性低凝期：PT 延长＞3s（肝病＞5s），纤维蛋白原＜1.5g / L（肝病＜1g / L）或进行性↓，PLT ＜100×10^9 / L（肝病＜50×10^9 / L）或进行性↓↓。

（3）继发性纤亢期：FDP ＞20mg / L（肝病 FDP ＞60mg / L），DD↑。

三、治疗——参考《弥漫性血管内凝血诊断与治疗中国专家共识（2012）》

（1）病因 / 诱因：感染，肿瘤，产科，手术创伤，缺氧 / 酸中毒等。

（2）抗凝：LMWH 5000U ih q12h×3～5 天。

① 适应证：DIC 高凝期，PLT / 凝血因子进行性下降＋微血管栓塞显著，DIC 消耗性低凝期替代治疗基础上，除外病因所致的顽固性休克。

② 禁忌证：活动性出血，蛇毒所致 DIC，严重凝血因子缺乏，继发性纤亢期。

（3）替代：输血浆 / 冷沉淀（纤维蛋白原）/ 血小板 ± 抗凝治疗。

（4）抗纤：如氨甲环酸 → 仅用于病因控制 / 诱因去除＋显著纤亢证据（检查 / 纤亢性出血）。

（5）激素：仅用于病因治疗，感染中毒性休克有效抗感染基础上并发肾上腺皮质功能不全。

3-12 专题

结核病 & 肺结核（TB）

一、病原学

结核分枝杆菌（MTB）（人型＞牛 / 非洲 / 鼠型）：无芽孢，有微荚膜，无菌毛，需氧。其特点如下。

（1）多形性：典型为细长 / 稍弯 / 端圆杆菌 → 痰中呈 T / V / Y 型、丝 / 球 / 棒状。

（2）抗酸性：抵抗盐酸 - 酒精的脱色作用，又称抗酸杆菌。

（3）生长缓慢：增代时间为 14～20h，培养时间为 2～8 周。

（4）抵抗力强：干燥 / 冷 / 酸 / 碱等抵抗力强，乙醇 / 紫外线敏感。

（5）成分复杂：类脂质（∝干酪坏死），蛋白质（∝皮肤变态反应），多糖类（∝血清反应）。

二、流行病学

（1）传染源：病人 / 带菌者（尤开放性 / 痰涂片 + ＞痰培养 +），病动物 / 带菌动物（尤牛）。

（2）传播途径：飞沫传播。

（3）易感人群：普遍易感（隐性感染为主），尤婴幼儿 / 老年人 / HIV / 免疫抑制剂 / 慢性疾病等。

（4）流行特征：肺结核 450 万，痰涂片（+）150 万。老年肺结核 → 免疫功能减退 / 合并基础疾病 / 临床表现不典型 / 影像学特征复杂 →“四高（发病率↑患病率↑构成比↑病死率↑）/ 二低（病原学阳性率↓治疗成功率↓）/ 一易（延误诊治）”。

三、发病机制

（1）原发性结核：MTB 能抵抗溶酶体破坏 / 肺泡巨噬细胞内外生长繁殖（原发病灶）→ 沿着肺内淋巴管 → 肺门淋巴结肿大 → 直接浸润 / 血流播散。

（2）细胞免疫：肺泡巨噬细胞分泌 IL-1 / IL-6 / TNF-α 等细胞因子 → 趋化淋巴细胞 / 单核细胞聚集 → 形成结核肉芽肿 → 限制扩散并杀死 MTB，其中 $CD4^{+}$T 细胞在淋巴因子作用下分化成辅助性 T 细胞（Th1 / 2）→ 分泌 IFN-γ 等 → 促进巨噬细胞杀灭能力↑。

（3）Koch 现象：初感染 → 局部皮肤红肿 / 深溃疡 / 不愈合 → 易播散 / 死亡。

再感染 → 局部皮肤红肿 / 浅溃疡 / 易愈合 → 不播散 / 存活。

⇩

迟发性变态反应 vs 细胞免疫 → 关系复杂 / 尚不清楚

（4）继发性结核：原发性感染遗留的内源性复发或外源性重染 → ①进展慢 + 症状轻 +X 线示肺尖或

锁骨下病变 + 痰涂片（−）；②进展快 + 症状重 +X 线示肺部广泛病变 / 播散 / 空洞 + 痰涂片（+）。

四、病理学（表 3−31）

表 3−31　TB 基本病理变化

基本病理变化	转归
（1）渗出（见于初期 / 恶化 / 复发时）：PMN 浸润 → Mφ/ LC 浸润	完全吸收 / 仅留少许纤维条索
（2）增生（见于抵抗力↑ / 恢复期时）：Mφ 吞噬 MTB 形成上皮样细胞 → 融合形成朗格汉斯巨细胞 +LC+ 成纤维细胞 + 中心可有干酪样坏死 → 共同组成结核结节（0.1mm）→ 结节融合（肉眼可见）	吸收缩小 / 纤维化 / 结节 / 钙化
（3）干酪样坏死（见于毒力强 / 菌量多 / 超敏反应↑ / 抵抗力↓时）：富含脂质的颗粒状物 / 肉眼呈淡黄色奶酪状	液化 → 破溃播散 → 空洞

五、临床表现

（1）全身症状：起病缓慢，长期发热（午后低热为主），乏力 / 盗汗 / 纳差 / 体重↓，结核性风湿病表现（关节肿痛 / 结节性红斑），月经不调。

（2）呼吸系统：咳嗽（支气管结核则刺激性咳嗽），少量黏液痰（空洞形成 / 继发感染则痰量↑），咯血（约 1 / 3），胸痛（结核性胸膜炎），呼吸困难（干酪样肺炎 / 大量胸腔积液），如渗出范围大 / 干酪样坏死则肺实变体征（语颤↑ / 浊音 / 支气管呼吸音 / 干湿啰音）。

（3）其他系统：淋巴结 / 肠 / 肾 / 骨关节结核，结核性腹膜炎 / 脑膜炎 / 心包炎。

六、检查

（1）血常规：WBC 正常 / ↑，ESR↑

（2）影像学：超声，X 片 / CT，MRI，PET-CT。

（3）免疫学

① 结核抗体（参考价值较弱 / 诊断价值有限）。

② 结核菌素皮肤试验（TST）：结核菌素纯蛋白衍生物（PPD）0.1mL（5U）于前臂掌侧皮内注射 → 观察 48～96h 皮肤硬结直径（表 3-32）。

表 3−32　TST 结果及其临床意义

硬结	Φ＜5mm（−）	Φ≥5mm（+）	Φ≥10mm（++）	Φ≥15mm / 水疱 / 坏死（+++）
临床意义	未感染 / 感染早期（4～8 周）/ 重症 / 免疫功能↓	结核	结核	活动性结核

注：假阳性∝卡介苗接种 / NTM 感染，假阴性∝感染＜4 周 / 粟粒型结核 / 结核性脑膜炎等。

③ 重组结核杆菌融合蛋白（ESAT6-CFP10 / EC）皮肤试验（C-TST）：EC 0.1mL（5U）于前臂掌侧皮内注射 → 观察 48～72h 皮肤红晕 / 硬结直径（≥5mm 则阳性，水疱 / 坏死则强阳性）。

注：MTB 感染的敏感性 / 特异性＞ PPD（∵卡介苗 / 大多数 NTM 不含上述抗原）。

④ γ-IFN 释放试验（IGRA）（如 T-SPOT）：MTB 特异性抗原 → 刺激受感染 T 细胞产生 γ-IFN → 通过斑点计数间接反映 T 细胞受感染及其数量。

注：有助于鉴别MTB感染与卡介苗接种/NTM感染（避免假阳性），假阴性∝高龄/BMI ≥25/病程>6月，价格昂贵/多用于科研。

（4）病原学（金标准）：涂片抗酸染色（即时/清晨/夜间痰 3份/次×反复多次）（+）→ 仅示抗酸杆菌/不能区分MTB/NTM，分离培养（2～8周）/药敏试验，特异性核酸（MTB-DNA/Xpert/mNGS）/菌种鉴定，菌体抗原等。

（5）病理学（金标准）：穿刺/纤维支气管镜/胸腔镜/肠镜/腹腔镜/膀胱镜等 → 病理/抗酸染色/PCR检测MTB特异性基因片段（分子病理学）。

七、诊断

➔ 接触史+临床表现+影像学+病原学/病理学（确诊）+免疫学+抗菌无效/抗结核有效。

➔ 诊断格式：结核分类，病变部位，涂/培（+/–/无痰/未查），初/复治。

1. 结核潜伏感染

参考“3-12专题-附2：潜伏结核感染（LTBI）”。

2. 活动性结核病

有临床表现，病原学（+），病理学/影像学示活动性，活动性肺外结核。

（1）原发性肺结核：多见于儿童/青少年（常有接触史），多位于通气良好的上叶下部/下叶上部，症状无/轻，PPD（+++）。

① 原发综合征（原发灶-淋巴管炎-肺门淋巴结肿大）：X线示哑铃形阴影。

② 胸内淋巴结结核：X线示肺门淋巴结肿大（呈边缘清晰团块影/边缘模糊浸润影）。

（2）血行播散性肺结核：多见于儿童/青少年尤免疫力↓（常并原发性肺结核）/成人。

① 急性：起病急/持续高热/结核中毒症状严重，全身浅表淋巴结/肝脾肿大/皮疹，肺外转移/脑膜刺激征/眼底脉络膜结核结节，X线示大小/密度/分布均匀的粟粒状阴影（ϕ2mm）。

② 亚急性/慢性：起病缓/症状较轻，X线示大小/密度/分布不均的结节状阴影。

（3）继发性肺结核：多见于成人，多位于上叶尖后段/下叶背段，病程长，易反复/进展，痰涂片/培养（+）。

① 浸润性：X线示斑点状/小片状阴影。

② 干酪样肺炎：∝免疫力↓↓/菌量↑↑，X线示大/小叶性磨玻璃状阴影。

③ 空洞性：∝浸润性肺结核/干酪样肺炎溶解吸收，X线示薄壁虫蚀空洞+播散病灶。

④ 结核球：X线示球形阴影（ϕ2～4mm/含钙化灶/液化空洞）。

⑤ 纤维空洞性：∝空洞性肺结核纤维增生，X线示厚壁纤维空洞+肺纹理呈垂柳样/肺门抬高/纵隔患侧移位。

（4）气管/支气管结核：X线示（支）气管壁不规则增厚、管腔狭窄或阻塞 → 远端肺不张/肺实变/支气管扩张/播散病灶。

（5）结核性胸膜炎：包括结核性干性胸膜炎/结核性渗出性胸膜炎/结核性脓胸。

（6）肺外结核：如淋巴结/肠/肾/骨关节结核、结核性腹膜炎/脑膜炎/心包炎。

3. 非活动性结核病

无临床表现，病原学（–），病理学/影像学示非活动性（孤立/多发性钙化灶、边缘清晰的条索灶、硬结灶、净化空洞、胸膜增厚/粘连 ± 钙化），非活动性肺外结核。

八、鉴别（肺结核）

（1）浸润性肺结核

① 细菌性肺炎：受凉史，起病急，WBC↑，抗菌治疗体温迅速下降 / 1～2 周病灶明显吸收。肺脓肿则高热 / 大量脓臭痰、WBC / PMN↑↑、X 线示空洞 / 液平 + 周围伴浓密炎症影。

② 肺真菌病：免疫力低下 / 长期应用抗菌药物 / 免疫抑制剂史，痰真菌培养（+），G / GM 试验（+），抗菌 / 抗结核治疗无效 / 抗真菌治疗有效。

③ 肺寄生虫病：流行地区居住 / 食污染食物 / 饮生水史，痰检虫卵（+），特异性抗体（+）。

（2）空洞性肺结核

① 癌性空洞：分叶状肿块影伴毛刺 / 切迹 → 壁厚偏心空洞，空洞增大速度较快。

② 肺囊肿：多见于肺上野，多年无症状 / 病灶无变化，并发感染时可见液平。

③ 囊性支扩：多见于双肺中下野，大量脓痰 / 咯血，HRCT / 碘油支气管造影可助诊。

（3）肺结核球

① 周围型肺癌：咳嗽 / 胸痛 / 体检发现，呈分叶状肿块影伴毛刺 / 切迹，痰脱落细胞（+），活检确诊。

② 炎性假瘤：慢性肺部感染史，抗菌治疗病灶缩小。

③ 肺错构瘤：常为孤立病灶，呈爆米花样阴影。

（4）血行播散性肺结核

① 肺泡细胞癌：胸闷气短 / 泡沫样痰，多见于双肺中下野 / 分布不均，痰脱落细胞（+），活检确诊。

② 肺含铁血黄素沉着症：反复咳嗽 / 咯血 / 缺铁性贫血，多见肺中下野，痰 Mφ 内见含铁血黄素颗粒，活检确诊。

③ 弥漫性肺间质病：病史较长 / 部分有粉尘接触史 / 进行性呼吸困难 / 低氧血症，多见肺中下野，活检确诊。

（5）支气管淋巴结结核

① 中央型肺癌：40 岁以上 / 刺激性咳嗽 / 痰中带血，痰脱落细胞（+），活检确诊。

② 淋巴瘤：单 / 双侧肺门淋巴结肿大，活检确诊。

③ 结节病：双侧肺门 / 纵隔淋巴结肿大，激素治疗有效，活检确诊。

（6）结核性胸膜炎：参考“2-08 专题 临床技能操作”。

（7）非结核分枝杆菌肺病：临床表现 / 影像学≈肺结核，痰抗酸染色涂片（+）→ 分枝杆菌菌种鉴定，病理学≈肺结核 / 但以肉芽肿为主 / 无明显干酪样坏死。

九、治疗

1. 原则

早期、联合、适量、规律、全程。

2. 药理

（1）A 群（位于 Mφ 外碱性环境 / 干酪样坏死组织中 → 快速繁殖）：INH >> Sm > RFP > EMB。

（2）B 群（位于 Mφ 内酸性环境 / 空洞壁坏死组织中 → 间歇繁殖）：PZA >> RFP > INH。

（3）C 群（间歇繁殖）：RFP >> INH。

（4）D 群（休眠状态 / 不繁殖）：无效。

➔ 用药方法：联合 → 针对变异耐药，间歇 → 针对生长期延缓，顿服 → 提高血药浓度。

3. 药物（表 3-33）——参考《肺结核基层诊疗指南（2018）》

表 3-33 肺结核的药物治疗

药物		每日用药	间歇用药	不良反应
一线口服	异烟肼(INH，H) 帕司烟肼(Pa)	0.3～0.6g / d 0.8～1.0g / d	0.6g qod	肝毒性(+)/ 周围神经炎 INH+PAS
	利福平(RFP，R) 利福布汀(Rfb) 利福喷丁(Rft)	0.45～0.6g / d(空腹) 0.15～0.3g / d(空腹)	0.6g qod 0.45～0.6g qw / biw	胃肠反应 / 肝毒性(++)/ 超敏 / 红色体液 ↓ ↓↓
	吡嗪酰胺(PZA，Z)	1.5～1.75g / d	1.5～2.0g qod	胃肠反应 / 肝毒性(+++)/ 光敏 / 尿酸↑
	乙胺丁醇(EMB，E)	0.75～1.0g / d	1.0～1.5g qod	胃肠反应 / 球后视神经炎 / 过敏 / 尿酸↑
	卫非宁 =INH+RFP 3#/ d，卫非特 =INH+RFP+PZA 4～5#/ d			
氟喹诺酮	氧氟沙星(Ofx) 左氧氟沙星(Lfx) 莫西沙星(Mfx)	0.6g / d(另静滴) 0.5g / d(另静滴) 0.4g / d(另静滴)		胃肠反应 / 光敏 / CNS / 软骨肌腱 / QT 间隙↑
二线注射	链霉素(Sm，S) 卡那霉素(Km) 阿米卡星(Am)	0.75～1.0g / d(皮试 / im) 0.75～1.0g / d(im) 0.4～0.6g / d(im)	0.75～1.0g biw / tiw	耳毒性 / 肾毒性 / 神经肌肉阻滞 / K↓ Mg↓ ↓ ↓↓
	卷曲霉素(Cm)	0.75～1.0g / d(im)		血尿 / 尿量↑ / 口渴＞耳毒性 / 肾毒性 / K↓
二线口服	乙 / 丙硫异烟胺(E / Pto)	0.5～0.8g / d		胃肠反应 / 肝毒性＞抑郁 / 神经毒性 / 致畸
	对氨基水杨酸(PAS)	4～5g bid(另避光静滴)		胃肠反应 / 肝毒性 / 超敏 / 肾毒性 / 甲减
	环丝氨酸(Cs)	0.25g bid～tid(空腹)		头痛 / 精神异常 / 意识障碍
	利奈唑胺(Lzd)	0.3g qd～bid(另静滴)		胃肠反应 / 交感亢进 / 骨髓抑制 / 神经病变
	特立齐酮(Trd)	0.3g bid～tid(空腹)		↓(多用于科研)
新药	贝达喹啉 德拉马尼	0.4g qd×2 周 → 0.2g tiw×22 周 0.1g bid×24 周		QT 间隙↑(主要用于耐药结核)
其他：碳青霉烯类，氨硫脲(50mg bid～tid)，阿莫西林 / 克拉维酸(现已弃用)，克拉霉素(现已弃用)				

注：抗结核药物性肝损伤（ATB-DILI）发生率为高频药（深蓝色）＞低频药（中蓝色）＞罕见药（浅蓝色）。

4. 方案

（1）初治方案：未治疗 / 不正规治疗＜1 月 / 正规治疗疗程未满。

2HRZE / 4HR（每日用药），$2H_3R_3Z_3E_3$ / $4H_3R_3$（间歇用药）。

HRZE×2 月 →
- 痰菌（-）：HR×4 月（总疗程 6 个月）
- 痰菌（+）：HRZE×1 月 → HR×2 月 →
  - 痰菌（-）：HR×1 月（总疗程 6 个月）
  - 痰菌（+）：HR×3 月（总疗程 8 个月）

注：粟粒型疗程↑，痰菌（-）不用 EMB / SM，肺外结核参照执行（骨关节 / 脑膜炎疗程↑）。

（2）复治方案：初治失败 / 不正规治疗＞1 月 / 正规治疗疗程已满但痰菌（+）/ 慢性排菌者。

2HRZSE / 6～10HRE（每日用药），$2H_3R_3Z_3S_3E_3$ / 6～$10H_3R_3E_3$（间歇用药）。

（3）耐药方案：多重耐药结核病（MDR-TB）（即耐药≥ INH+RFP），广泛耐药结核病（XDR-TB）（即耐药≥ INH+RFP+ 二线药）。

详细了解病人用药史及耐药流行情况 → 药敏试验选药 → PZA + 卡那霉素或阿米卡星（100% 交叉耐药改用卷曲霉素）+ 氟喹诺酮类（尤莫西沙星）+ 乙 / 丙硫异烟肼 + PAS，剂量按体重计算 / 强化期至少 8 个月 / 总疗程至少 20 个月。

5. 止血

卧床休息 / 消除紧张 → 药物止血 → 支气管动脉栓塞。

（1）降低 Cap 通透性

卡巴克洛（安络血）5～10mg 肌注 bid～tid。

GS / NS 100mL+ 卡络磺钠 60～80mg 静滴 qd（慎用于精神病 / 癫痫者）。

（2）促凝血

GS / NS 250mL+ 酚磺乙胺（止血敏）0.25～0.75g 静滴 bid～tid（禁与氨基己酸混用）。

（3）抗纤溶

GS / NS 100mL+ 氨基己酸 4～6g 静滴 qd～bid（禁用于泌尿 / 生殖道出血者）。

GS / NS 250mL+ 氨甲苯酸（止血芳酸）0.1～0.3g 静滴 qd～bid（禁用于泌尿 / 生殖道出血者）。

GS / NS 250mL+ 氨甲环酸 0.25～0.5g 静滴 qd～bid（作用强 / 维持长 / 不良反应少）。

（4）缩血管

25%GS 40mL+ 垂体后叶素 6～12U 静推（15min）→ 5%GS 500mL+6～12IU 静滴（20 滴 / 分）。

6. 激素

用于有效抗结核基础上结核中毒症状严重者。

泼尼松 20mg qd×1～2 周 → –5mg / 周 → 直至停药。

7. 手术

用于厚壁空洞、大块干酪灶、结核性脓胸、支气管胸膜瘘、大咯血保守治疗无效者。

8. 免疫治疗

包括母牛分枝杆菌菌苗 / 草分枝杆菌疫苗、重组人 IL-2、IFN-α / IFN-γ、卡介苗多糖核酸、胸腺肽 α1 / 胸腺五肽等。

3-12 专题 - 附 1：

浅表淋巴结结核

一、流行病学

（1）部位：结核病 → 10%～25% 为肺外结核 → 最常见为浅表淋巴结结核 → 多见于颈部>>腋下 / 腹股沟等。

（2）人群：青壮年 / 女性（尤 20～45 岁）＞儿童（受益于卡介苗接种）。

二、发病机制

免疫力↓ → MTB → 淋巴管引流 / 血行播散 / 直接蔓延 → 淋巴系统（如浅表淋巴结）。

三、临床表现

（1）症状：慢性起病，轻则无任何症状，仅有局部肿块、组织压迫等表现（如咳嗽 / 声嘶 / 呼吸困难）；急性起病，重则发热、盗汗、消瘦、纳差、乏力等全身结核中毒症状。

（2）体征：（早期）颈部 / 腋下 / 腹股沟浅表淋巴结（尤单侧 / 多发）触及肿大，质地略硬 / 表面光滑 / 可活动 / 无压痛 / 沿血管成串分布；（中期）肿大淋巴结相互粘连 / 融合成团 / 边界不清 / 不易推动 / 可有压痛；（严重）皮肤红肿 / 液化坏死 / 波动感，甚至破溃 / 窦道形成。

四、影像学检查

（1）超声（首选）：淋巴结中央无回声伴边缘环状低回声 / 串状分布 / 窦道形成 → 高度疑诊。

根据超声图像表现分为以下四型。

① Ⅰ型 / 急性炎症型：淋巴结↑，回声↓ / 髓质回声↓ / 结构不清，多普勒示血流丰富 / 呈淋巴门型分布。

② Ⅱ型 / 干酪坏死型：淋巴结↑ / 串状分布 / 融合成块，回声↓↓ / 髓质回声消失 / 结构消失 / 粘连皮肤，多普勒示少 / 无血流。

③ Ⅲ型 / 脓肿型：淋巴结↑↑ / 形态不规则 / 边缘模糊，回声杂乱不均 / 紧贴皮肤 / 穿破 / 窦道，多普勒示周边血流。

④ Ⅳ型 / 愈合钙化型：淋巴结↓ / 边缘模糊，回声↓ / 部分钙化灶，多普勒示无血流。

（2）CT（常用）：淋巴结中心明显坏死 / 增强后边缘环状 / 分隔强化 → 高度助诊。

根据 CT 图像表现分为以下四型。

① Ⅰ型 / 结节肉芽肿型：淋巴结↑/ 内无坏死，平扫呈均匀软组织密度影，增强后均匀一致强化。

② Ⅱ型 / 干酪坏死型：淋巴结↑/ 内有坏死，平扫呈病变中心低密度影，增强后边缘环状强化 / 周围脂肪间隙尚存。

③ Ⅲ型 / 浸润型：淋巴结↑/ 周围炎症伴粘连，平扫呈多个中心低密度影，增强后边缘环状 / 分隔样强化 / 周围脂肪间隙消失。

④ Ⅳ型 / 脓肿型：淋巴结↑/ 中心软化 / 融合成片，平扫呈融合大片低密度影，增强后边缘不规则环状强化 / 周围脂肪间隙消失。

（3）MRI：更好地显示淋巴结结构、排除脂肪组织干扰、提示病变性质。

（4）PET-CT：^{18}F-FDG 高摄取影，坏死则呈环状高摄取影。

五、其它检查

（1）免疫学：参考“3-12 专题 结核病 & 肺结核（TB）”。

（2）病原学：参考“3-12 专题 结核病 & 肺结核（TB）”。

（3）病理学：典型病理改变为慢性肉芽肿性炎伴干酪样坏死，即外周为 Mφ 吞噬 MTB 形成上皮样细胞 → 融合形成朗格汉斯巨细胞、伴 LC / 成纤维细胞，中心为干酪样坏死。另可抗酸染色 / PCR 检测 MTB 特异性基因片段（分子病理学）。

六、诊断标准（图 3-11）

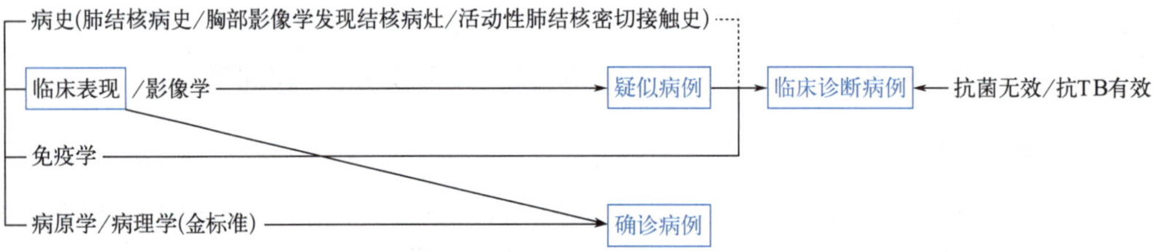

图3-11 浅表淋巴结结核诊断标准

七、鉴别

（1）良性浅表淋巴结肿大：急 / 慢性淋巴结炎［EBV / HIV、金葡菌 / 链球菌 / 奴卡菌（抗酸染色 +）/ 伤寒杆菌 / 布鲁氏菌 / NTM（抗酸染色 +）、马尔尼菲青霉菌 / 念珠菌、猫抓病 / 弓形体病等］、自身免疫性疾病（类风关 / SLE / 干燥综合征、成人 Still 病、结节病 / 变应性肉芽肿性血管炎 / 嗜酸粒细胞增生性淋巴肉芽肿等）、反应性淋巴结增生。

（2）恶性浅表淋巴结肿大：淋巴结转移癌、淋巴瘤 / 白血病 / 多发性骨髓瘤 / 骨髓增生异常综合征等血液系统肿瘤。

八、治疗

1. 全身化疗（基础治疗）

采用肺结核方案 × 直至症状消失 / 淋巴结 φ <1cm / 内无液化 / 出现钙化 / 结构较正常 / 窦道愈合且连续 3 个月无变化（通常 9 个月 / 若复发 / 深部 / 多发病灶则疗程↑），耐药率↓/ 但 HIV 感染则耐药率↑（采用肺结核耐药方案）。

2. 局部治疗（提高局部药物浓度）

在全身化疗基础上，若有脓肿则抽吸脓液 → 局部注入 INH / RFP / 氨基糖苷类等。

3. 手术治疗（非常规治疗）

（1）病灶局限 / 较大 / 无液化 → 切除术（缝合切口）。

（2）脓肿破溃 / 窦道形成 →（继发感染则切开引流 / 待感染控制后）→ 刮除术（伤口不缝合 / 换药）。

4. 中医治疗

辨证论治分期治疗、中医外治法、针灸治疗。

5. 免疫治疗（提高免疫力）

母牛分枝杆菌菌苗、草分枝杆菌疫苗。

3-12 专题 - 附 2：

潜伏结核感染（LTBI）

一、定义与现状

（1）定义：指机体对结核分枝杆菌（MTB）抗原刺激产生的持久性反应，临床上没有任何活动性结核病征象。

（2）现状：估算全球近 1 / 3 人感染 MTB（约 20 亿），我国 LTBI 人数逾 2 亿。

（3）LTBI 发展为活动性肺结核的危险因素：年龄≥60 岁、COPD / 肺尘埃沉着病 / 近期 TB 感染（尤 2 年内）、贫血 / 低蛋白、严重基础疾病如肝硬化 / 肾衰竭 / DM / SLE / 肿瘤、长期激素 / 免疫抑制剂、AIDS、淋巴细胞减少。

二、诊断标准

（1）PPD 硬结平均 Φ ≥5mm（无卡介苗 / NTM 干扰）/10mm（卡介苗 / NTM 感染地区）
（2）PPD 硬结平均 Φ ≥5mm（HIV / 免疫抑制剂>1 月 / 密切接触活动性肺结核）
（3）EC 硬结平均 Φ ≥5mm，或 IGRA 如 T-SPOT（+）

以上 → MTB 感染

三、预防治疗

1. 治疗方案

（1）INH 300mg qd×6～9 个月。

（2）INH 500～600mg biw×3 个月 +Rft 450～600mg biw×3 个月。

（3）INH 300mg qd×3 个月 +RFP 450～600mg qd×3 个月。

（4）RFP 450～600mg qd×4 个月。

2. 相对禁忌证

（1）活动性病毒性肝炎或肝功能异常。

（2）癫痫、精神疾病、血液系统疾病或 PLT $<50\times10^9$ / L 或 WBC $<3\times10^9$ / L。

（3）过敏体质或正处于变态反应期。

（4）依从性差或不能坚持规定疗程。

（5）既往结核病且完成规范抗结核治疗 5 年内。

3. 停药指征

完成规定疗程，出现药物不良反应（原则上应停止治疗），发现依从性差 / 不能完成规定疗程，出现活动性结核病表现（立即改为标准抗结核方案）。

4. 免疫预防

母牛分枝杆菌菌苗 1 瓶（含菌体蛋白 22.5μg）臀部深部肌注 q2w×6 次。

注：发热等急性疾病暂缓，慎用于过敏、神经系统疾病、伴并发症的 DM、有症状艾滋病、恶性肿瘤、肝肾功能不全、PLT↓/ 凝血障碍等人群。

3-13 专题

肠结核

一、病因 / 机制 / 病理

1. 病因

人型结核杆菌为主，少数牛型结核杆菌（饮用未消毒乳制品）。

2. 机制

（1）吞咽感染：开放性肺结核痰液（人型结核杆菌）/ 未消毒污染乳制品（牛型结核杆菌）→ 吞咽经胃（∵抗酸）→ 到达肠道 / 尤回盲部病变多见（∵停留时间↑/ 淋巴组织↑）。

（2）血行播散：粟粒性肺结核。

（3）直接蔓延：腹盆腔结核病灶（如肠系膜淋巴结结核 / 输卵管结核等）。

3. 病理

（1）溃疡型：淋巴组织充血水肿 → 干酪样坏死 → 环行溃疡 / 边缘不整 / 深浅不一 → 局限性结核性腹膜炎 / 肠系膜淋巴结结核 → 急性肠穿孔↓（∵进展慢 / 与周围组织粘连）+ 肠大出血↓（∵进展慢 / 闭塞性动脉内膜炎）。

（2）增生型：黏膜下层 / 浆膜层大量结核肉芽肿 / 纤维组织增生（尤回盲部）→ 局部肠壁增厚僵硬 / 肿块突入 → 肠腔狭窄 → 肠梗阻。

（3）混合型：兼而有之。

二、临床表现

（1）腹部表现：腹痛（右下腹 / 脐周，间歇性痉挛痛，进餐↑/ 排便↓），腹泻（多见溃疡型，糊状便 / 无脓血 / 无里急后重），便秘（多见增生型），有时腹泻 / 便秘交替，可见右下腹部肿块［增生型（∝肉芽肿）＞溃疡型（∝粘连）］。

（2）全身症状：溃疡型＞增生型，长期不规则低热，盗汗 / 乏力 / 纳差 / 贫血 / 体重↓。

（3）并发症：肠梗阻 / 结核性腹膜炎＞肠穿孔 / 肠出血 / 腹腔脓肿 / 瘘管。

三、检查

（1）常规：WBC 正常，RBC↓，ESR↑↑（∝活动性），大便 OB（+）。

（2）结核：PPD 强阳性（≥20mm / 水泡 / 坏死），结核抗体（+），T-SPOT（+）。

（3）影像学

① CT 肠道显像（CTE）：病变多见回盲部，累及空肠 / 节段性分布少见，腹腔淋巴结坏死 / 钙化。

② X 线钡餐（禁用于肠梗阻者）：（溃疡型）激惹征，即病变肠段充盈不佳 / 排空很快，上下肠段充盈良好。（增生型）病变肠段结节状改变 / 缩短变形，肠腔狭窄，回盲肠弯曲角度消失。

（4）结肠镜 / 活检：回盲部肠黏膜充血 / 水肿 / 溃疡 / 息肉 / 狭窄，干酪样坏死 / 肉芽肿 / 抗酸（+）。

四、诊断

（1）中青年 + 肠外结核（尤肺结核）。

（2）腹痛 / 腹泻 / 便秘等消化道症状，右下腹压痛 / 肿块 / 肠梗阻，伴发热 / 盗汗等全身症状。

（3）PPD（+++），或 T-SPOT（+）。

（4）X 线钡餐示溃疡 + 激惹征，或肠段变形 + 肠腔狭窄。

（5）结肠镜 / 活检示回盲部炎症 / 溃疡 / 息肉 / 狭窄、干酪性坏死 / 肉芽肿 / 抗酸（+）。

（6）抗结核试疗 → 数周内（2～6 周）症状 ↓↓ / 2～3 个月后病变 ↓↓ 。

五、鉴别

（1）Crohn 病：酷似 / 鉴别非常困难，必要时诊断性试疗 / 剖腹探查（表 3-34）。

表 3-34　肠结核与 Crohn 病的鉴别

鉴别要点	肠结核	Crohn 病
① 肠外结核 / 病程特点	多见 / 复发少见	少见 / 复发与缓解交替
② 腹腔脓肿 / 瘘管 / 肛周病变	少见	可见
③ PPD 试验	（+++）	（–）/（+）
④ 病变 / 溃疡	回盲部，环行溃疡 / 边缘不整 / 深浅不一，激惹征	全部消化道（尤回肠末端 / 邻近结肠）/ 节段性分布，纵行溃疡 / 裂沟状，鹅卵石征
⑤ 干酪样病变 / 抗酸染色	可见	无
⑥ 抗结核治疗	好转	无效

（2）阿米巴痢疾：发热等全身症状轻，腹痛（右下腹）/ 腹泻（暗红色果酱便）等消化道症状轻，大便 OB / 滋养体（+），肠镜示盲肠 / 升结肠为主 / 肠壁散在糜烂 / 小脓肿 / 深烧瓶样溃疡。

（3）右侧结肠癌：40 岁以上，肠镜 / 活检确诊。

（4）其他：肠恶性淋巴瘤、伤寒等。

六、治疗

（1）抗结核：2HRZE（S）→ 4HR。

（2）对症：腹痛（抗胆碱能药物），腹泻（维持水电解质酸碱平衡），肠梗阻（胃肠减压）。

（3）手术：肠梗阻 / 肠穿孔 / 肠出血 / 腹腔脓肿 / 瘘管形成 + 内科无效，诊断困难 / 不能排除肿瘤 → 剖腹探查。

3-14 专题

结核性腹膜炎

一、病因 / 机制 / 病理

1. 病因

结核杆菌。

2. 机制

（1）直接蔓延：腹盆腔结核病灶（如肠系膜淋巴结结核 / 输卵管结核等）。

（2）血行传播：粟粒性肺结核。

3. 病理

（1）渗出型：腹膜充血水肿 + 纤维蛋白渗出 ± 细小 / 融合结节，腹水少中量 / 草黄色或淡血性。

（2）粘连型：纤维增生 + 蛋白沉积 → 腹膜 / 肠系膜增厚，肠粘连 / 肠梗阻。

（3）干酪型：上述两型演变而来，干酪样坏死为主 → 腹腔脓肿 → 瘘管。

二、临床表现

（1）全身症状：渗出型 / 干酪型＞粘连型，多数起病缓慢 / 少数起病急骤，低中热 / 高热，盗汗 / 乏力 / 纳差 / 贫血 / 体重↓。

（2）腹部表现：腹痛（脐周 / 下腹 / 全腹，持续 / 阵发性隐痛，少数呈急腹症∝干酪样坏死病灶破溃 / 肠结核急性穿孔 / 肠梗阻），腹泻 / 腹胀（∵肠功能紊乱），有时腹泻 / 便秘交替，腹壁揉面感（∵慢性炎症致腹膜增厚 / 腹肌紧张 / 腹壁与脏器粘连），腹膜刺激征较轻（干酪型明显），可见脐周腹部肿块（∵增厚大网膜 + 肿大肠系膜淋巴结 + 粘连肠管 + 干酪样坏死脓肿），腹水少中量。

（3）并发症：肠梗阻＞腹腔脓肿 / 瘘管。

三、检查

（1）常规：WBC 正常 / ↑（干酪型），RBC↓，ESR↑↑。

（2）结核：PPD（强阳性 +++）（≥20mm / 水疱 / 坏死），结核抗体（+），T-SPOT（+）。

（3）腹水：（一般性检查）草黄色（少数淡血性），混浊，易凝固，比重＞1.018。

（细胞学）WBC＞500×10^6 / L（LC / 单核细胞为主）。

（生化学）pH ＜7.3，Pro ＞30g / L 或与血清比值＞0.5，Glu / 血糖比值＜1。

LDH ＞200U / L，ADA ＞40U / L（排除恶性肿瘤）→ 尤 ADA2 ↑ ∝结核特异性 ↑。

（病原学）抗酸染色涂片 / 培养（+）。

（4）影像学

① B 超 / CT / MRI：腹膜增厚，腹腔积液，腹腔肿块，瘘管形成。

② X 线钡餐（禁用于肠梗阻）：肠结核，肠粘连，瘘管形成，肠系膜淋巴结钙化。

（5）腹腔镜 / 活检（禁用于广泛腹膜粘连）：腹膜 / 大网膜 / 脏器表面灰白色结节，病理可确诊。

四、诊断

（1）中青年 + 结核病史。

（2）长期不明原因发热，伴腹痛 / 腹胀 + 腹壁揉面感 / 腹部肿块 / 腹水。

（3）PPD（+++），或 T-SPOT（+）。

（4）腹水呈渗出液，LC / 单核细胞为主，ADA 尤 ADA2 ↑↑。

（5）影像学示腹膜增厚 / 腹腔积液 / 肠粘连 / 肠系膜淋巴结钙化等征象。

（6）典型病例 + 抗结核试疗有效 → 确诊，不典型病例 + 腹腔镜 / 活检 → 确诊。

五、鉴别

与 FUO、急腹症、腹部肿块（如腹腔肿瘤 / Crohn 病）、腹水相等鉴别。

六、治疗

（1）抗结核：2HRZE（S）→ 4HR，若粘连型 / 干酪型则疗程 ↑（∵药物不易进入病灶）。

（2）对症：腹痛（抗胆碱能药物），腹泻（维持水电解质酸碱平衡），腹胀（调节肠道功能），大量腹水（放腹水）。

（3）手术：适用于肠梗阻 / 腹腔脓肿 / 瘘管形成 + 内科治疗无效者，诊断困难 / 不能排除肿瘤 → 剖腹探查。

3-15 专题

耐药结核病

第一节 总 论

一、耐药定义

（1）单耐药结核病（MR-TB）：耐药 1 种一线口服。

（2）多耐药结核病（PDR-TB）：耐药≥ INH 或 RFP+ 其他一线口服。

（3）耐多药结核病（MDR-TB）：耐药≥ INH+RFP。

（4）准泛耐药结核病（Pre-XDR-TB）：耐药 → MDR-TB+1 种二线注射或 1 种氟喹诺酮。

（5）泛耐药结核病（XDR-TB）：耐药 → MDR-TB+ ≥1 种二线注射 + ≥1 种氟喹诺酮。

（6）利福平耐药结核病（RR-TB）：耐药 → RFP。

二、耐药类型

（1）获得耐药性（为主）：天然耐药菌株在抗 TB 治疗（如单药 / 不当联合）过程中由于未被覆盖 → 随着敏感菌群被杀灭 → 致使天然耐药菌株从极少量转为优势菌群。

（2）原发耐药性（较少）：天然耐药菌株在未接受抗 TB 治疗或疗程不足 1 个月所致的耐药。

三、耐药特征

（1）RFP 耐药率：我国 6.7%～7.1%（初治）/ 24%～29.4%（复治）＞全球 3.6%（初治）/ 17%（复治）。

（2）交叉耐药（通常发生在同类药物之间）

① 单向交叉：如链霉素耐药但阿米卡星敏感，阿米卡星耐药 → 链霉素耐药。

② 双向交叉：如利福霉素类之间 / 氟喹诺酮类之间等。

（3）耐药稳定性

① 强：链霉素，氟喹诺酮，乙 / 丙硫异烟肼，环丝氨酸，氨硫脲。

② 中：利福平（复敏率 4.2%）。

③ 差：异烟肼（复敏率 88.5%），对氨基水杨酸（复敏率 83.3%）。

四、耐药机制

（1）胞壁结构组成 → 选择性吸附阳离子的孔蛋白 / 富含类脂质 → 疏水性↑药物渗透↓。

（2）编码基因突变 → DNA / RNA / 蛋白合成改变 → 药物标靶↓。

（3）药物外排系统 → 将菌体内药物泵出 → 胞内药物浓度↓。

第二节　抗结核药物（表 3-35）

表 3-35　抗结核药物

药物	机制	特点	肺 TB（耐药不宜间歇用药）		CNS-TB（推荐强度 / 证据质量）		不良反应	MDR-TB
			每日用药	间歇用药	每日用药	BBB 通透比		
一线口服								
异烟肼	分枝菌酸合成↓	Mφ 内外杀菌 / 一线最强	0.3g / d	0.6g qod	0.3～0.6g / d（A Ⅰ）	80%～90%	肝毒（+）/ 周围神经炎	0.6g / d
帕司烟肼	INH 血药浓度↑		0.8～1.0g / d				INH+PAS	
利福平	RNA 合成↓	Mφ 内外杀菌（尤 C 群）/ 广谱抗菌	0.45～0.6g / d（空腹）	0.6g qod	0.45g / d（A Ⅰ）→ **重症 0.6g / d 静滴**	10%～20%	胃肠反应 / 肝毒（++）/ 超敏 / 红色体液	
利福布汀		应用鸟型分枝杆菌 / FDA-B 级	0.15～0.3g / d（空腹）				↓	
利福喷丁		应用 RFP 耐药 / 间歇用药		0.45～0.6g qw / biw			↓↓	
吡嗪酰胺	吡嗪酸+能量代谢↓	Mφ 内酸性环境杀菌 / NTM 无效	1.5～1.75g / d	1.5～2.0g qod	25mg / kg•d（A Ⅰ）	90%～100%	胃肠反应 / 肝毒（+++）/ 光敏 / 尿酸↑	
乙胺丁醇	RNA 合成↓	生长繁殖期抑菌 / 静止期无效	0.75～1.0g / d	1.0～1.5g qod	15mg / kg•d（B Ⅱ）	20%～30%	胃肠反应 / 球后视神经炎 / 过敏 / 尿酸↑	
氟喹诺酮								
氧氟沙星	DNA 复制 / 转录↓		0.6g / d（另静滴）					
左氧氟沙星			0.5g / d（另静滴）		10mg / kg•d → **重症 15mg / kg·d 静滴**	70%～80%	胃肠反应 / 光敏 / CNS / 软骨肌腱 / QT 间期↑	核心药
莫西沙星			0.4g / d（另静滴）		0.4g / d→ **重症 0.8g / d 静滴**	70%～80%		核心药
二线注射								
链霉素	Pro 合成↓	Mφ 外碱性环境杀菌 / 二线最强	0.75～1.0g / d（皮试 / im）	0.75～1.0g biw / tiw		10%～20%	耳毒 / 肾毒 / 神经肌肉阻滞 / K↓ Mg↓	
卡那霉素			0.75～1.0g / d（im）		15mg / kg•d（≤ 0.8g / d）（B Ⅱ）	10%～20%	↓	
阿米卡星			0.4～0.6g / d（im）		15mg / kg•d（≤ 0.8g / d）（B Ⅱ）	10%～20%	↓↓	核心药
卷曲霉素		∈多肽类抗菌药物	0.75～1.0g / d（im）		15mg / kg•d（≤ 0.8g / d）（B Ⅱ）		血尿 / 尿量↑ / 口渴＞耳毒 / 肾毒 / K↓	

续表

药物	机制	特点	肺 TB（耐药不宜间歇用药）		CNS-TB（推荐强度 / 证据质量）		不良反应	MDR-TB
			每日用药	间歇用药	每日用药	BBB 通透比		
二线口服								
乙 / 丙硫异烟胺	霉菌酸合成↓		0.5～0.8g / d		0.5～0.75g / d	80%～90%	胃肠反应 / 肝毒＞抑郁 / 神经毒 / 致畸	
对氨基水杨酸	叶酸合成↓	抑菌 / 余分枝杆菌无效	4～5g bid（另避光静滴）		0.2～0.3mg / kg		胃肠反应 / 肝毒 / 超敏 / 肾毒 / 甲减	
环丝氨酸	胞壁合成↓		0.25g bid～tid（空腹）		10～15mg / kg·d（≤ 1g / d）	80%～90%	头痛 / 精神异常 / 意识障碍	
利奈唑胺	Pro 合成↓		0.3g qd～bid（另静滴）		0.6g / d→ **重症 1.2g / d**	40%～70%	乳酸↑ / BP ↑ / 骨髓抑制 / 周围视神经病变	
特立齐酮	2 个分子环丝氨酸		0.3g bid～tid（空腹）				↓（多用于科研）	

注：复方制剂有卫非宁（IHN+RFP）3#/ d、卫非特（IHN+RFP+PZA）4～5#/ d，其他抗 TB 药还有阿莫西林 / 克拉维酸（2.5～3.0g / d）+ 碳青霉烯类、克拉霉素（0.5～1.0g / d）、氨硫脲（50mg bid～tid），数据引自《抗结核药物超说明书用法专家共识（2018）》《中国中枢神经系统结核病诊疗指南（2019）》，NTM 即非结核分枝杆菌，抗结核药物性肝损伤（ATB-DILI）发生率为高频药（深蓝）＞低频药（中蓝）＞罕见药（浅蓝）。

第三节 耐药结核病治疗方案

一、制定原则

（1）药物有效：未使用过，药敏试验，药敏不确定 → 传染源治疗 / 交叉耐药 / 地区耐药流行。

（2）药物种类：≥4 种（强化期）→ ≥3 种（巩固期）。

（3）药物剂量：按体重计算 / 兼顾年龄，若不良反应大则小剂量快速递增至足量（1～2 周内）。

（4）用药方法：每日用药（不推荐间歇用药），一次给药。

（5）化疗分期：强化期 × 痰菌转阴，巩固期 × 补满总疗程。

（6）疗程设定：标准短程（9～12 个月）→ 标准常规（18～24 个月）→ 个体化方案（9～30 个月）。

（7）治疗管理：全程督导。

二、RFP 敏感的耐药结核病

（1）MR-TB（单耐 INH）：（RFP+PZA+EMB+Lfx）×6～9 月。

（2）PDR-TB（耐 INH 等 2 种一线口服）：（RFP+PZA+EMB+Sm+Lfx）×3 月 →（RFP+PZA+EMB+Lfx）×9 月。

（3）PDR-TB（耐 INH 等 3-4 种一线口服）：（RFP+PZA+Sm+Lfx+Pto）×3 月 →（RFP+PZA+Lfx+Pto）×15 月。

三、RFP 耐药结核病（5+4）

1.MDR-TB

➔（PZA / EMB / Pto+Lfx / MfX+Cs+ 利奈唑胺 / 贝达喹啉 + 氯法齐明）×6 月 →（PZA / EMB / Pto+Lfx / Mfx+Cs+ 氯法齐明）×12～14 月。

2.Pre-XDR-TB

➔（PZA / Pto+Lfx / Mfx+Cs+ 利奈唑胺 / 贝达喹啉 + 氯法齐明）×6 月 →（PZA / Pto+Lfx / Mfx+Cs+ 氯法齐明）×12～14 月。

➔（PZA / Pto+Cs+ 利奈唑胺 + 贝达喹啉 + 氯法齐明）×6 月 →（PZA / Pto+Cs+ 利奈唑胺 + 氯法齐明）×14～18 月。

3.XDR-TB（个体化方案）

四、特殊人群（略）

针对妊娠 / 哺乳 / 避孕、儿童 / 老年、DM / HIV 等特殊调整。

第四节 耐药结核病方案调整

（1）病人依从性差：信心↑，胃肠道反应↓（晚上服药 / 分次服药 / 食药同服），注射部位疼痛↓（缩短疗程 / 隔日用药）。

（2）药物不良反应严重：严重不良反应包括超敏反应、肝毒性、肾毒性、耳毒性、低钾、QT↑、甲减、精神 / 神经异常、骨髓抑制等。

（3）药敏提示方案缺陷：∵始于经验性治疗 / 治疗期间耐药谱变化 → ∴后期需根据药敏试验结果进行动态调整。

（4）疗效差或治疗失败：评价指标以细菌学检查为主，同时结合临床表现 / 影像学客观判断。

（5）特殊情况：针对特殊人群，如妊娠 / 哺乳 / 避孕者、儿童 / 老年、DM / HIV 等特殊调整。

第五节　耐药结核病治疗转归（表 3-36）

表 3-36　耐药结核病治疗转归

<table>
<tr><th colspan="2">治疗转归</th><th>RFP 敏感的耐药结核病</th><th>RFP 耐药结核病</th></tr>
<tr><td rowspan="2">成功治疗</td><td>（1）治愈</td><td>完成疗程（终止）+ 最后 2 个月连续 2 次（间隔≥ 30 天）痰涂片 / 培养（–）</td><td>完成疗程（终止）+ 强化期后获得连续≥ 3 次（间隔≥ 30 天）痰培养（–）</td></tr>
<tr><td>（2）完成治疗</td><td>完成疗程（终止）+ 但无最后 1 个月痰涂片 / 培养结果，此前痰涂片 / 培养（–）</td><td>完成疗程（终止）+ 强化期后未获得连续≥ 3 次（间隔≥ 30 天）痰培养（–）</td></tr>
<tr><td colspan="2">（3）失败</td><td>治疗 5 月（中止）/ 疗程结束（终止）时痰涂片 / 培养（+）</td><td>治疗 8 月（MR-TB / PDR-TB / 中止）/ 12 月（MDR-TB / 中止）/ 16 月（XDR-TB / 中止）/ 疗程结束（终止）时痰培养（+），或巩固期复阳（中止），或严重不良反应（中止），或二线注射 / 氟喹诺酮耐药（中止）</td></tr>
<tr><td colspan="2">（4）死亡</td><td colspan="2">任何原因所致死亡</td></tr>
<tr><td colspan="2">（5）失访</td><td colspan="2">中断连续≥ 2 个月</td></tr>
<tr><td colspan="2">（6）不能评价</td><td colspan="2">转诊或不知</td></tr>
</table>

注：终止即完成疗程 / 达到或未达到成功治疗标准 / 未达到者需重新调整方案重启，中止即治疗过程中停止 / 需重新调整方案继续。

3-15 专题 - 附：

利奈唑胺的抗结核治疗

利奈唑胺：∈噁唑烷酮类抗菌药物。是继磺胺类、喹诺酮类后上市的第三类全新合成抗菌药物 → 近年研究示具有抗结核分支杆菌作用（尤 MDR-TB / XDR-TB），已列入抗结核、耐药结核病核心药物。

一、抗 TB 机制

利奈唑胺 + 结核分枝杆菌核糖体 50S 亚基 → 抑制 mRNA 与核糖体结合 → 阻止 70S 起始复合物形成 → 抑制细菌蛋白质合成（翻译早期）。

注：与其他蛋白质合成抑制剂、常用抗 TB 药物均无交叉耐药，体外实验示不易诱导耐药产生。

二、PK/PD

（1）组织穿透性强 / 肺渗透性好 / 可进入 CSF → 药物浓度［血清］＞［CSF］＞ MIC，AUC_{CSF} / $AUC_{血清}$=50%～70%。

（2）$T_{1/2}$=3.5～6h，约 30% 以原型随尿液排出 + 约 70% 通过吗啉环氧化（非酶代谢途径）随尿液 / 粪便排出 → 对肝肾功能影响不大。

（3）抗分枝杆菌作用强 → 抗结核分枝杆菌（MIC）=0.125～1mg / L、敏感菌 = 耐药菌、快速增殖期菌群 = 静止期菌群。

（4）∈单胺氧化酶抑制剂 → 肾上腺素能 / 5-HT 能神经元中儿茶酚胺 / 5-HT 氧化脱氨↓ / 累积↑ → 交感神经亢进 / 5-HT 综合征（详见不良反应）。

三、适应证

（1）耐药 TB：RR-TB，MDR-TB，XDR-TB。

（2）重症 TB：结脑脑膜炎型伴持续高热 / 意识障碍 / 反复惊厥 / 顽固性高颅内压，结脑脑膜脑炎型，结脑脊髓型。

（3）难治 TB：常规抗 TB 方案不佳 / 无效。

四、禁忌证 / 不良反应

（1）绝对禁忌证：过敏，正在使用 / 近 2 周使用过单胺氧化酶抑制剂。

（2）相对禁忌证：三系（红系 / 粒系 / 巨核系）↓，视力↓，高血压未控制 / 嗜铬细胞瘤 / 类癌综合征 / 甲亢，妊娠期 / 哺乳期，癫痫等。

（3）不良反应

① 胃肠道反应 / 乳酸酸中毒 / 肝肾功能损害。

② 疗程＞2 周 → 骨髓抑制（PLT ↓ ＞ WBC ↓ / 贫血）→ 监测血常规（1 次 / 周 → 1 次 / 2 周）。

③ 疗程＞4 周 → 周围神经炎 / 视神经病变 → 监测视力 1 次 / 月（尤联合 INH / EMB 时）。

④ 长期应用 → 二重感染（尤口腔念珠菌病 / 伪膜性肠炎）。

⑤ 5-HT 综合征（交感神经亢进）：非选择性可逆性抑制单胺氧化酶 → NE / 5-HT 等灭活 ↓ → 精神行为异常（焦虑 / 狂躁 / 意识模糊 / 定向障碍等）+ 自主神经亢进（发热 / 大汗 / 皮肤潮红 / 呼吸心跳 ↑ / 血压 ↑ / 呕吐 / 腹泻等）+ 神经肌肉兴奋（肌强直 / 震颤 / 反射亢进）等三大临床表现 → 慎用于未控制高血压 / 甲亢 / 类癌综合征者 + 避免拟交感神经药 / 抗抑郁药等。

五、剂量 / 用法 / 方案

1. 耐药 TB

（降阶）0.6g 口服 / 静滴 bid / q12h×4～6 周 → 0.6g / d×9～24 个月（若严重不良反应则 0.3g / d 甚至停用）。

（常规）0.6g 口服 / 静滴 qd×9～24 个月（若严重不良反应则 0.3g / d 甚至停用）。

（12 岁以上儿童）10mg / kg 口服 / 静滴 tid / q8h（总剂量≤900mg / d）×9～24 个月。

（10～12 岁儿童）10mg / kg 口服 / 静滴 bid / q12h（总剂量≤600mg / d）×9～24 个月。

注：通常联合 Vit B_6 → 预防 / 减轻骨髓抑制（尤贫血）等不良反应。

2. 重症 / 难治 TB

（12 岁以上）0.6g 口服 / 静滴 bid / q12h× ≤2 个月。

（12 岁以下）10mg / kg 口服 / 静滴 tid / q8h（总剂量≤600mg / d）× ≤2 个月。

3. 抗 TB 方案

3 种（药敏敏感）/ 4 种（推测敏感）抗 TB 药物 + 利奈唑胺（禁单用 / 禁与失败药联用）。

3-16 专题

非结核分枝杆菌病（NTM）

一、定义与分类

1. 定义

（1）NTM：除结核分枝杆菌复合群（MTC）、麻风分枝杆菌以外的分枝杆菌总称。

特点：≈ MTB，需氧菌，胞壁富含脂质 → 抗酸染色（+）/ 水溶性营养物质 / 去污剂 / 药物不易进入 → 抵抗性↑（耐饥饿 / 耐温度 / 耐受含氯消毒剂等）/ 易形成生物被膜 / 易发生耐药。

（2）NTM 感染：感染 NTM → 但未发病。

（3）NTM 病：感染 NTM → 组织脏器病变（肺 / 淋巴结 / 皮肤软组织 / 骨关节等为主）→ 可全身播散。

2. 分类

（1）Runyon 分类

① Ⅰ组：固体培养基中菌落 → 无光时呈淡黄色 + 光照时呈黄 / 橙色，如堪萨斯 / 猿 / 海 NTM。

② Ⅱ组：固体培养基中菌落 → 无光时呈黄 / 红色，如瘰疬 / 戈尔登 / 苏尔加 NTM。

③ Ⅲ组：固体培养基中菌落 → 无论光照与否均呈灰白 / 淡黄色（不产生色素），如鸟 - 胞内分枝杆菌复合群（MAC）、嗜血 / 蟾 / 土 / 玛尔摩 / 溃疡 / 胃 NTM。

④ Ⅳ组：快速生长分枝杆菌 → 3～5 天（≤1 周）可见肉眼菌落，如脓肿 / 偶发 / 龟 / 耻垢 NTM。

（2）伯杰氏细菌手册

① 快速生长型（RGM）：固体培养基培养≤1 周出现肉眼可见菌落，最常见 / 有临床价值的有脓肿 / 偶发 / 龟 NTM（≈Ⅳ组），常用药物为新大环内酯类 +1～2 种（利福霉素类 / 氨基糖苷类 / 氟喹诺酮类 / 头孢西丁等）。

② 缓慢生长型（SGM）：固体培养基培养＞1 周出现肉眼可见菌落，最常见 / 有临床价值的有堪萨斯 / 瘰疬 / MAC / 蟾 NTM（≈ Ⅰ + Ⅱ + Ⅲ组），常用药物为新大环内酯类 + 利福霉素类 +EMB± 氨基糖苷类 / 氟喹诺酮类 / INH。

注：NTM 的 16S-rRNA 高度保守 → 若分子生物学检测发现存在＞1% 差异则定位为新菌种 → NTM 种类会越来越多。

二、流行病学

（1）传染源：水 / 土壤 / 灰尘等自然环境广泛存在 NTM（某些耐受消毒剂 / 大部分为腐物寄生菌）。

（2）传播途径：饮水/气溶胶/腐生物 → 消化道/呼吸道/接触传播，尚未发现动物-人、人-人传播证据。

（3）易感人群：人/动物均可感染。

（4）流行特征：NTM分离率逐年升高，发达国家NTM分离率＞MTC，NTM菌种分布存在地域性，欧美多见玛尔摩/蟾NTM，东亚多见MAC；我国尚缺全国数据，但现有流行病学调查显示NTM分离率呈现快速上升趋势（2010年约为22.9%）、南方/温热/沿海地区＞北方/寒冷/内陆地区（潮热地区多见），我国胞内NTM最为多见，快速生长型亦相对较多。

三、机制与病理

1. 机制

NTM → 呼吸道/消化道/皮肤 → 大部分被PMN杀灭、残余被巨噬细胞吞噬并在其内生长繁殖 → 溶酶体酶溶解NTM并释放菌体成分/抗原 → 达到局部淋巴结并产生$CD4^+$T细胞等介导的免疫反应和迟发型变态反应 → 严重则发生播散性NTM病。

2. 病理

（1）NTM肺病：渗出（淋巴/巨噬细胞浸润＞干酪样坏死）/增生（类上皮样细胞/朗格汉斯巨细胞肉芽肿）/硬化（浸润消退/肉芽肿萎缩/胶原纤维增生）→ 纤维空洞型/支扩型/结节型/其他型（纤维化/肺气肿/肺不张等）。

（2）NTM淋巴结病：肉芽肿 → 肿大质韧/黏连成串/纤维化钙化，干酪样坏死 → 破溃/慢性窦道。

（3）NTM皮肤病：真皮/皮下脂肪/深层肌肉组织 → 急性渗出 → 硬结/脓肿/窦道形成等。

（4）播散性NTM病：淋巴结/肝脏/胃肠道＞心/肺/肾/骨关节/骨髓。

四、筛查与鉴定

1. 筛查流程（图3-12）

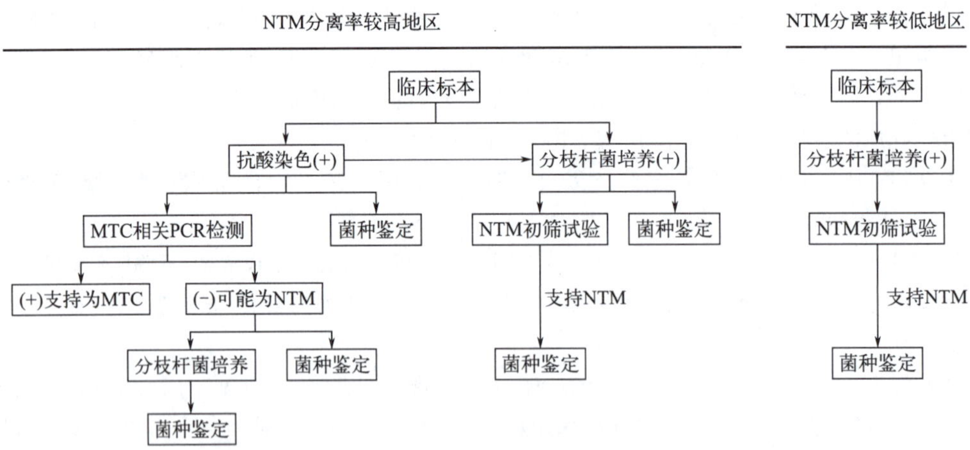

图3-12 NTM筛查流程

2. 培养分离+初步鉴定

液体培养（如Bactec 960）+固体培养（罗氏/琼脂培养基）→ 分枝杆菌（+）→ 对硝基苯甲酸PNB选择性培养基法（MTC不耐受）、MPT64抗原检测法（MTC分泌蛋白）、PCR法（MTC特异性DNA序列扩增）→ 鉴别MTC与NTM。

3. 菌种鉴定

（1）同源基因 / 序列鉴定

① 直接法（数据库比对）：常用基因 / 序列有 16S-rRNA 编码基因（*16S DNA*）、16S-23S-rRNA 基因间区（*ITS*）、RNA 聚合酶 β 亚基编码基因（*rpoB*）、热休克蛋白 65 编码基因（*hsp65*）。

注：16S DNA 鉴别能力最弱 / 但鉴于其相关数据库最为完整 → 推荐常规使用，ITS / rpoB / hsp65 鉴别能力较强 → 建议至少选择一种与 16S DNA 平行使用。

② 间接法（试剂盒探针）：目前商业化探针是基于特定同源基因 / 序列的特定单核苷酸多态性位点而设计，主要用于临床最常见 NTM 菌种的培养分离株鉴定，不能鉴定临床少见菌种，对涂片标本检测易失败（∵菌量少）。

（2）细菌结构 / 成分鉴定

① 高效液相色谱法（图谱库比对）：分析分枝菌酸碳链结构。

② 质谱分析法（图谱库比对）：分析菌体蛋白成分与比例。

五、药敏与耐药

1. 药敏试验

（1）常规方法：NTM → 快速生长型药敏试验（参照普通细菌选择临界药物浓度），缓慢生长型药敏试验（参照结核杆菌选择临界药物浓度）。

*注：堪萨斯 / 海 NTM、苏尔加 NTM、蟾 / 溃疡 NTM 等 → 药敏指导疗效↑
MAC、快速生长型 NTM → 药敏指导疗效↓*
} → *疗效主要∝菌种。*

（2）推荐方法：NTM → 不同菌种药敏试验（采用药物浓度梯度检测）。

注：菌种鉴定基础上且明确其与疾病存在相关性 → 药敏试验。

2. 耐药机制

药物靶位 NTM ≈ MTC，但 NTM 对大多数抗结核药物天然耐药。

（1）NTM 细胞壁通透性↓ / 药物外排系统↑ / 药物与靶位亲和力↓。

（2）NTM 特定基因突变。

（3）NTM 某些基因单核苷酸多态性。

六、临床表现

1.NTM 肺病（最常见）

（1）菌种：MAC（Ⅲ）、脓肿 NTM（Ⅳ）>堪萨斯 / 猿 NTM（Ⅰ）、戈尔登 / 苏尔加 NTM（Ⅱ）、嗜血 / 蟾 / 玛尔摩 NTM（Ⅲ）、偶发 / 龟 NTM（Ⅳ）。

（2）多见于老年（尤肺部基础疾病）/ 女性（尤绝经后）。

（3）表现：≈肺结核，全身中毒症状较轻，个人差异大（无症状 / 体检发现 → 肺空洞 / 病情重），多数起病缓 / 进展慢，表现为慢性肺部疾病恶化，CT 示上叶尖段前段斑片（肺泡炎症）/ 磨玻璃样（间质炎症）/ 支气管扩张 / 结节 / 条索样 / 薄壁空洞等。

2.NTM 淋巴结病

（1）菌种：MAC / 嗜血 NTM（Ⅲ）>堪萨斯 / 猿 NTM（Ⅰ）、瘰疬 / 戈尔登 NTM（Ⅱ）、玛尔摩 NTM（Ⅲ）、偶发 / 龟 NTM（Ⅳ）。

（2）多见于儿童（尤 1～5 岁）。

（3）表现：颈部 / 颌下淋巴结>耳部 / 腋下 / 腹股沟淋巴结（单侧为主），无 / 轻压痛 → 破溃 / 慢性窦道，皮肤试验 PPD（+）→ NTM 抗原试验（+++），CT 示非对称性肿大淋巴结 / 中央密度低 / 边缘强化 / 周围组织炎症反应较轻。

3.NTM 皮肤病

（1）菌种：海 NTM（Ⅰ）、溃疡 NTM（Ⅲ）、脓肿 / 偶发 / 龟 NTM（Ⅳ）＞堪萨斯 NTM（Ⅰ）、MAC / 嗜血 / 土 NTM（Ⅲ）、耻垢 NTM（Ⅳ）。

（2）表现：皮肤 / 皮下组织感染 / 脓肿 / 肉芽肿 / 结节病灶等。

4. 播散性 NTM 病

（1）菌种：堪萨斯 NTM（Ⅰ）、瘰疬 / 戈尔登 NTM（Ⅱ）、MAC / 嗜血 NTM（Ⅲ）、脓肿 NTM（Ⅳ）＞猿 / 海 NTM（Ⅰ）、蟾 / 玛尔摩 NTM（Ⅲ）、偶发 / 龟 NTM（Ⅳ）。

（2）多见于 HIV 感染 / 白血病 / 器官移植 / 长期应用免疫抑制剂等免疫功能低下者。

（3）表现：不明原因的持续性 / 间歇性发热伴盗汗 / 体重↓，（病灶）淋巴结 / 肝脏 / 胃肠道＞心 / 肺 / 肾 / 骨关节 / 骨髓，活检 / 体液涂片 / 培养示抗酸染色（+）。

七、诊断

1.NTM 感染

皮肤 NTM 抗原试验（+）+ 无 NTM 侵犯组织器官依据。

2. 疑似 NTM 病

（1）痰涂片 / 培养示抗酸染色 / 分枝杆菌（+）+ 菌落形态 / 生长不符 MTB 复合群 + 临床表现不符肺结核。

（2）抗结核治疗无效 + 反复排菌 +CT 以支气管扩张 / 多发性小结节 / 薄壁空洞为主。

（3）气道卫生净化处理 → 痰分枝杆菌不能转阴。

（4）免疫功能低下者 → 肺部疾病 + 排除肺结核。

（5）皮肤 / 软组织伤口 → 原因不明性迁延不愈。

3.NTM 病

（1）NTM 肺病：呼吸道症状 / 全身中毒症状（较轻）+CT 示多灶性支气管扩张 / 多发性小结节 / 薄壁空洞（排除其他疾病）+ 痰 NTM 培养（+）×2 次（同一细菌），或 BALF NTM 培养（++），或 BALF NTM 培养（+）+ 抗酸杆菌涂片（++），或痰 / BALF / 肺活检 NTM 培养（+）+ 肺活检肉芽肿性病变 / 抗酸杆菌涂片（+）。

（2）肺外 NTM 病：临床表现 + 肺外组织器官病变（排除其他疾病）+ 活检培养 NTM（+）。

（3）播散性 NTM 病：临床表现 + 肺 / 肺外组织器官病变 + 血 / 活检培养 NTM（+）。

八、治疗

大多数 NTM 常耐药 / 治疗效果不确切 / 费用昂贵 / 不良反应大 → 症状轻微 / 病灶局限 / 进展缓慢 / 广泛耐药以及耐受性差的高龄 NTM 肺病 → 暂不予抗 NTM 治疗。

1. 治疗原则

（1）治疗前药敏试验 → 3～5 种药物联合治疗 × 直至 NTM 转阴后 12 个月以上。

（2）NTM 菌种不同 → 药物种类 / 疗程不同（详见下述）。

（3）NTM 肺病不推荐试验性治疗、慎用外科手术治疗。

2. 治疗药物

（1）新大环内酯类（尤 MAC / 快速生长型）：克拉霉素 0.5g qd～bid，阿奇霉素 0.25～0.3g qd。

（2）利福霉素类（尤堪萨斯 / MAC / 快速生长型）：RFP 0.45～0.6g qd，Rfb 0.15～0.3g qd。

注：Rfb → 新大环内酯类血药浓度↓/ 疗效↓，新大环内酯类 → Rfb 血药浓度↑/ 不良反应↑，故 Rfb 减量 / 停用；Rfb → NNRTIs / PIs 血药浓度↓/ 抗 HIV↓，故 Rfb 酌情减量。

（3）EMB（尤堪萨斯 / 瘰疬 / MAC）：15mg /(kg · d) → 0.75～1.0g qd（嗜血 NTM 耐药）。

（4）氨基糖苷类：链霉素 0.75～1.0g 肌注 tiw，阿米卡星 0.4g 静滴 tiw（尤 MAC），妥布霉素 3～4.5mg /(kg · d)（分三次）肌注 / 静滴 tiw（尤龟 NTM）。

（5）氟喹诺酮类：加替沙星 / 莫西沙星 0.4g 口服 / 静滴 qd（尤 MAC / 快速生长型）。

（6）INH：5mg /(kg · d) → 0.3g qd（海 NTM 耐药）。

（7）其他（尤快速生长型）：头孢西丁 3～4g 静滴 q8h（龟 NTM 耐药），复方新诺明 2～3 粒 tid，多西环素 / 米诺环素 0.1g bid，替加环素 50～100mg 静滴 q12h。

3. 缓慢生长型 NTM

常用新大环内酯类 + 利福霉素类 +EMB± 氨基糖苷类 / 氟喹诺酮类 / INH。

（1）MAC：（感染部位）肺 / 淋巴结＞皮肤软组织 / 骨关节。

［新大环内酯类 + 利福霉素类 +EMB± 氨基糖苷类（2～3 个月后）］× 直至 NTM 转阴后 12 个月以上。

注：若新大环内酯类耐药，则利福霉素类 +EMB+ 氨基糖苷类 +INH。

（2）堪萨斯 NTM：（感染部位）肺＞淋巴结 / 皮肤软组织 / 骨关节。

（利福霉素类 +EMB+INH）× 直至 NTM 转阴后 12 个月以上。

注：若利福霉素类耐药，则新大环内酯类 +EMB+ 氨基糖苷类 + 氟喹诺酮类。

（3）嗜血 NTM：（感染部位）淋巴结＞肺 / 皮肤软组织 / 骨关节。

（新大环内酯类 + 利福霉素类 + 氟喹诺酮类）×12 个月以上。

（4）海 NTM：（感染部位）皮肤软组织 / 骨关节。

（新大环内酯类 + 利福霉素类 +EMB）×4～6 个月以上。

（5）溃疡 NTM：（感染部位）皮肤软组织 / 骨关节。

（新大环内酯类 + 利福霉素类）×2 个月以上。

（6）玛尔摩 NTM：（感染部位）肺 / 淋巴结。

（新大环内酯类 + 利福霉素类 +EMB+INH± 氟喹诺酮类）× 直至 NTM 转阴后 12 个月以上。

（7）蟾 NTM：（感染部位）肺。

（新大环内酯类 + 利福霉素类 +EMB）× 直至 NTM 转阴后 12 个月以上。

（8）瘰疬 NTM：（感染部位）淋巴结。

（新大环内酯类 + 利福霉素类 +EMB+ 氟喹诺酮类）×18～24 个月以上。

4. 快速生长型 NTM

常用新大环内酯类 +1～2 种（利福霉素类 / 氨基糖苷类 / 氟喹诺酮类 / 头孢西丁等）。

（1）脓肿 NTM：（感染部位）肺 / 皮肤软组织 / 骨关节。

<table><tr><td rowspan="2">（新大环内酯类 + 氨基糖苷类 + 头孢西丁）</td><td>× 直至 NTM 转阴后 12 个月以上（肺）。</td></tr><tr><td>×4～6 个月以上 / 必要时外科手术（皮肤软组织 / 骨关节）。</td></tr></table>

（2）偶发 NTM：（感染部位）皮肤软组织 / 骨关节＞肺 / 淋巴结。

（新大环内酯类 + 利福霉素类 ± 氟喹诺酮类）| ×4～6 个月以上 / 必要时外科手术（皮肤软组织 / 骨关节）。
| × 直至 NTM 转阴后 12 个月以上（肺）。

（3）龟 NTM：（感染部位）皮肤软组织 / 骨关节＞肺 / 淋巴结。

（新大环内酯类 + 妥布霉素 ± 氟喹诺酮类）| ×4～6 个月以上 / 必要时外科手术（皮肤软组织 / 骨关节）。
| × 直至 NTM 转阴后 12 个月以上（肺）。

九、预防

（1）严格消毒饮用水 / 避免饮用自来水 → 预防 NTM 从环境传播至人。

（2）严格消毒医疗器械 / 避免自来水污染 → 预防 NTM 院内感染。

（3）预防性治疗（HIV 感染 / 尤 $CD4^{+}T < 50 \times 10^{6}/L$）：阿奇霉素 1.2g qw（首选），克拉霉素 0.5g bid，Rfb 0.3g qd。

3-17 专题

麻　疹

一、病原学

（1）副黏病毒科→麻疹病毒：球状/丝状，ϕ150～200nm，有包膜，单负链 RNA（16000nt）。

（2）病毒蛋白：血凝素 H，融合蛋白 F，基质蛋白 M，血清型 1 个。

（3）理化性质：热/消毒剂/紫外线敏感，56℃ ×30min 灭活。

二、流行病学

（1）传染源：病人（唯一）。

传染期：发病前 2 天～出疹后 5 天（前驱期最强/出疹后减弱）。

（2）传播途径：飞沫传播/气溶胶传播为主，亦可接触传播，少见垂直传播（新生儿麻疹）。

（3）易感人群：普遍易感（尤 6 个月～5 岁/未接种疫苗/未再复种）→可获得持久免疫力。

（4）流行特征：冬春季为主。

三、机制和病理

（1）机制：口咽部/呼吸道/眼结膜上皮细胞内增殖 → 病毒血症 → 单核吞噬细胞系统内增殖 → 病毒血症 → 全身播散 → 口咽部/呼吸道/眼结膜/皮肤为主。

（2）病理：（大体）口腔黏膜斑，斑丘疹，出血性皮疹。

（镜下）多核巨细胞/华弗细胞（ϕ15～100μm/嗜酸性包涵体），表皮细胞坏死，浅表内皮细胞肿胀/渗出。

四、临床表现

潜伏期 7～21 天（常 10～14 天）。

1. 前驱期（2～4 天）

起病急，发热/上感症状/消化道症状，眼结膜炎（充血/畏光/流泪），口腔黏膜斑/柯氏斑（第二磨牙颊黏膜针尖样小白点伴周围红晕→迅速融合并扩散→3 天内消失）→特征性体征/具有临床诊断意义。

2. 出疹期（3～5 天）

高热 40℃/感染中毒症状↑，淋巴结/肝/脾肿大，可出现肺炎/HF 等并发征，皮疹（自上而下，

耳后 / 发际 → 面颈部 → 躯干 / 四肢 → 手掌 / 足底，斑丘疹 / 大小不一 / ϕ2～5mm / 压之褪色 / 疹间皮肤正常 → 皮疹融合成片 / 部分出血疹 / 压之不褪色）。

3. 恢复期（1～2 周）

体温 / 症状 / 体征↓，皮疹按出疹顺序消退 / 脱屑（∵表皮细胞坏死）/ 色素沉着（∵ RBC 崩解）。

4. 并发症

肺炎（病毒 → 细菌），心肌炎 / HF（病毒＋肺炎），咽喉炎 / 喉梗阻，中耳炎（病毒 / 细菌），脑炎 / 脑水肿（病毒 / 预后好），亚急性硬化性全脑炎（SSPE）（麻疹病毒变异 → 免疫逃避 / 潜伏脑细胞 → 2～17 年后发病 / 表现为智力低下 / 性格改变 / 运动不协调 / 语言听力障碍 / 癫痫发作 / 甚至意识障碍），肝炎（病毒 / 多见成人）。

5. 非典型麻疹

（1）轻型：见于部分免疫人群，低热 / 卡他症状↓，无黏膜斑，皮疹稀疏色淡，无并发症。

（2）重型：见于免疫低下人群 / 继发重症感染，包括中毒型（感染中毒症状重）、休克型（感染中毒症状＋循环衰竭）、出血型（出血疹＋内脏出血）、疱疹型（感染中毒症状＋疱疹）。

（3）异型：见于疫苗接种后 5 年左右，发热 / 头痛 / 肌痛，卡他症状↓，无黏膜斑，皮疹由远及近 / 多形性，常伴四肢水肿，虽病情较重 / 但多为自限，检查病毒分离（–）/IgG 抗体（+）。

五、检查

（1）血常规：WBC 正常或↓ / L↓，继发细菌感染则 WBC↑N↑，重型则 PLT↓。

（2）生化学：ALT / AST↑，LDH↑，CK / CK-MB↑。

（3）血清学：特异性抗体 IgM（＋）×6～8 周，特异性抗体 IgG↑≥4 倍。

（4）病原学：鼻咽分泌物 / 唾液 / 尿液（尤出疹 5 天内）→ 核酸（＋）/ 人胚肾细胞接种分离（＋）。

六、诊断

1. 流行病学（史）

出疹前 1～3 周有病人接触史 / 流行地区旅居史。

2. 疑似病例

流行病学＋发热 / 上感症状 / 结膜炎 / 斑丘疹等。

3. 临床诊断病例

疑似病例＋口腔黏膜斑 / 典型皮疹特征。

4. 确诊病例

疑似病例 / 临床诊断病例＋麻疹病毒抗体 IgM（＋）/ 抗体 IgG↑≥4 倍 / 核酸（＋）/ 分离（＋）。

七、鉴别

（1）风疹（风疹病毒）：俗称“三日麻疹”，低热 / 上呼吸道感染症状轻微，发热 1～2 天后出疹（自上而下，面颈部稀 → 躯干密 / 四肢稀，斑丘疹 / ϕ2～3mm → 融合成片 → 消失 / 不留痕迹，持续短暂 / 1～2 天），淋巴结（尤耳后 / 枕后 / 颈后）/ 肝 / 脾轻度肿大，风疹病毒抗体 / 核酸（+）。

（2）幼儿急疹（疱疹病毒 6 型）：突起高热，上感症状轻微，体温骤降后出疹（散在分布 / 躯干为主，红色斑疹 / 斑丘疹 → 消失 / 不留痕迹，持续短暂 / 1～3 天），疱疹病毒 6 型抗体 / 核酸（+）。

（3）猩红热（A 组 β 型溶血性链球菌 / 化脓性链球菌）：发热 / 咽痛显著，发热 24h 内出疹（自上而下，耳后 → 颈部（无面部但充血有口周苍白圈 / 杨梅舌）→ 躯干 / 四肢，针尖样丘疹 / 伴脓点 → 出血疹 → 3 天内大片脱屑 / 脱皮），WBC↑PMN↑，A 组 β 型溶血性链球菌抗原 / 核酸 / 培养（+），抗 O 阳转 / ↑≥2 倍。

（4）肠道病毒感染：多见 3 岁以下儿童，全身性丘疱疹 ×1 周→不留痕迹，可见口腔溃疡 / 但无口腔黏膜斑，肠道病毒核酸（＋）。

（5）传单（EBV）：多见学龄前 / 学龄儿童，发热 / 咽峡炎 / 扁桃体炎 / 淋巴结肝脾肿大，可见麻疹样皮疹 / 但无出疹顺序和口腔黏膜斑，WBC↑LC↑异型 LC↑，ALT↑AST↑，EBV-CA-IgM / EBV-DNA（＋）。

（6）川崎病（皮肤黏膜淋巴结综合征）：多见 5 岁以下儿童（尤亚裔儿童），持续高热 / 眼结膜口腔黏膜充血 / 肢端红肿 → 脱皮 / 颈部淋巴结肿大，可见皮疹（尤多形性红斑 / 躯干会阴为主），属于全身性血管炎 / 抗菌药物无效 / 自限性疾病 / 部分累及冠脉风险较大。

（7）药物疹：近期服药史（尤氨苄西林 / 阿莫西林），低热 / 不发热，皮疹伴瘙痒，停药后退疹，嗜酸粒↑/ IgE↑。

八、治疗

（1）一般 / 对症：隔离（至出疹后 5 天 / 若并发肺炎则至出疹后 10 天），休息，饮水 / 消化饮食 / 营养（尤补充 VitA），皮肤 / 口腔卫生（漱口），退热 / 止咳祛痰。

（2）并发症：（继发细菌性肺炎）抗菌药物，（心肌炎 / HF）营养心肌 / 抗 HF / 必要时激素，（喉炎 / 喉梗阻）激素雾化 / 静脉 / 必要时气管切开，（脑炎 / 脑水肿）降颅内压 / 甘露醇。

3-18 专题

水痘和带状疱疹

一、病原学

1. 疱疹病毒科 → 水痘 - 带状疱疹病毒（VZV）：球状，ϕ150～200nm，有包膜，双链 DNA。
2. 病毒蛋白：DNA-Pol（属共有），胸腺嘧啶激酶（HSV / VZV），血清型 1 个。
3. 理化性质：热 / UV / 乙醇 / 碘伏 / 含氯消毒剂敏感。

二、流行病学（表 3-37）

表 3-37 水痘和带状疱疹的流行病学

流行病学	水痘	带状疱疹
传染源	病人（唯一）→ 传染期：发病前 2 天～皮疹完全结痂	病人自己
传播途径	飞沫 / 接触传播为主，另可母婴传播	潜伏感染再激活
易感人群	普遍易感（含胎儿）→ 可获得持久免疫力（再发极少）	普遍易感 → 易复发
流行特征	冬春季为主	/

三、机制和病理（表 3-38）

表 3-38 水痘和带状疱疹的机制和病理

内容	水痘	带状疱疹
机制	呼吸道黏膜细胞内增殖 → 病毒血症 → 单核吞噬细胞系统内增殖 →（间歇性）病毒血症 → 全身播散：免疫 N 时皮肤为主（呈分批皮疹），免疫↓时皮肤 + 内脏 → 痊愈 / 潜伏感染	潜伏感染（脊神经胸段 / 三叉神经节为主）→ 免疫↓时激活并累及皮肤 + 神经
病理	（大体）水痘 / 带状疱疹 （镜下）表皮细胞气球样变性（含大量病毒），多核巨细胞（含病毒包涵体）	

四、临床表现（表 3-39）

表 3-39 水痘和带状疱疹的临床表现

临床分期	水痘	带状疱疹
潜伏期（10～21 天，多为 14 天）		
前驱期（1～2 天）	低热 / 上感症状 / 消化道症状	低热 / 瘙痒 / 疼痛
出疹期（1 周）	皮疹（从内向外，躯干 → 面颈部 / 四肢，斑丘疹 → 水痘疱疹伴周围红晕 / 瘙痒 → 结痂 → 1 周脱落 / 不留痕迹，分批出现 / 同时存在） 部分口腔 / 咽喉 / 结膜黏膜疱疹 → 溃疡妊娠期 → 胎儿畸形 / 早产 / 死胎	皮疹（神经分布区域尤脊神经胸段成簇斑丘疹 → 带状疱疹 → 结痂 → 2～3 周脱落 / 不留痕迹，单侧分布 / 很少超中线） 疱疹后神经痛（尤中老年 / 胸痛为主 × 持续数月）
重症水痘	多见于婴儿 / 免疫力↓，感染中毒症状（体温可达 40℃以上），出血性皮疹 / 大疱型疱疹，重则出血 / 脓毒血症	
并发症	继发局部 / 全身感染（细菌），肺炎（病毒 / 细菌），脑炎 / 心肌炎 / 肝炎 / 肾炎（病毒），PLT ↓ / DIC（病毒）	角膜炎（三叉神经），面瘫 / 听力↓（脑神经），肺炎（病毒），脑膜脑炎（病毒）

五、检查

（1）血常规：WBC 正常 / 轻↑/ LC%↑，若 WBC↑/ PMN%↑则考虑继发细菌感染。

（2）血清学：VZV-IgM（+/ 排除近期接种疫苗）/ IgG 阳转、VZV-IgG 恢复期 / 急性期≥4 倍。

注：VZV 抗体与 HSV 抗体存在交叉免疫 / 假阳性。

（3）病原学：疱疹液等 → 特异性抗原（+）/ 核酸（+）/ 人胚成纤维细胞接种分离（+）。

六、诊断

（1）流行病学（史）：发病前 3 周内接触过水痘 / 带状疱疹病人。

（2）临床诊断病例：典型临床表现，不典型临床表现 + 流行病学。

（3）确诊病例：临床诊断病例 + 血清学（+）/ 病原学（+）。

七、鉴别

（1）手足口病（肠道病毒尤 EV-A71）：口腔黏膜疹，皮疹多见手足臀 / 四肢 / 躯干，斑丘疹 / 疱疹（液体较少）/ 周围红晕 → 不结痂 / 不留痕迹。

（2）单纯疱疹（HSV）：皮疹多见口唇周围（唇疱疹），另可见生殖器 / 外阴 / 大腿 / 臀部等，水疱 × 成簇（但不融合）。

（3）脓疱疹（化脓性链球菌）：皮疹多见鼻唇周围 / 四肢暴露部位，疱疹 → 脓疱 → 结痂，非分批出现。

（4）丘疹样荨麻疹（过敏）：皮疹多见四肢伸面，丘疹 / 丘疱疹 / 周围无红晕 / 瘙痒，分批出现。

（5）猴痘（猴痘病毒）：皮疹首先出现在面部 → 四肢（尤手脚掌）→ 躯干（离心性分布），水疱疹 → 脓疱疹 → 结痂 → 脱落 / 留有痕迹，另可见于口腔黏膜 / 消化道 / 生殖器 / 结膜 / 角膜等。

八、治疗

（1）一般 / 对症：隔离，休息，饮水 / 消化饮食 / 营养，皮肤 / 口腔卫生（漱口），碘伏 / 抗菌药物软膏（破溃），解热镇痛药（慎用阿司匹林 / ∵瑞氏综合征）→ 罗通定 / 加巴喷丁 / 普瑞巴林 → 阿片类 /

三环类 / 卡马西平等。

（2）抗病毒：阿昔洛韦 10～20mg / kg（0.8g）qid×5 天。若免疫力↓/ 严重并发症 / 围产期 / 新生儿则 NS / GS 250ml+10～20mg / kg（0.5g）慢滴 q8h×1 周 / 直至无新发皮疹 48h 后。

注：带状疱疹抗病毒适应证为＞50 岁 / 面颈部疱疹 / 躯干四肢严重疱疹 / 免疫缺陷等，疗程 7～10 天，另可阿昔洛韦 / 喷昔洛韦软膏外涂。

（3）并发症：（继发细菌感染）抗菌药物，（脑水肿）甘露醇，不宜使用激素。

3-19 专题

传染性单核细胞增多症（IM）

一、病原学

（1）疱疹病毒科 → EB 病毒（EBV）：球状，ϕ150～180nm，有包膜，双链 DNA（170kb / 线性主要整合至细胞染色体 / 环形主要游离存在）。

（2）病毒蛋白：含衣壳抗原（VCA），早期抗原（EA），EBV 核抗原（EBNA），膜抗原（MA），淋巴细胞检出膜抗原（LYDMA）。

（3）相关疾病：EBV+LC（尤 BLC / ∵ EBV 受体 CD21）→ IM（半数）/Burkitt 淋巴瘤 / 鼻咽癌。

（4）理化性质：热 / 消毒剂 / 紫外线敏感，56℃ ×30min 灭活。

二、流行病学

（1）传染源：病人 / 携带者。

传染期：数周～数月 / 甚至数年。

（2）传播途径：口口密切接触传播（如接吻）为主，飞沫 / 血液传播虽有可能 / 但意义不大。

（3）易感人群：儿童 / 青少年为主 + 部分青年 → 可获得持久免疫力。

（4）流行特征：四季散发（尤秋末春初）。

三、机制和病理

1. 机制

EBV → 口咽部淋巴组织内增殖 → 病毒血症 → 累及淋巴组织及器官。

EBV → 感染 BLC → BLC 产生多种抗体（其中特异性强的有嗜异性抗体）+BLC 表达抗原至胞膜 → TLC 转化为细胞毒性 CTL（即异型 LC）→ 破坏受感染 / 累及的 BLC / 淋巴组织及器官。

2. 病理

（大体）淋巴组织良性增生
（镜下）淋巴细胞 / 单核吞噬细胞增生 } → 异型淋巴细胞浸润 —累及→ { 上呼吸道 / 肺；肝脏 / 脾脏；皮肤 / 黏膜；CNS / 肾脏 / 心脏

四、临床表现

起病急缓不一，症状呈多样性，病程 2～3 周，典型表现为三联征（发热 / 咽峡炎 / 淋巴结肿大）。

（1）发热（90%～100%）：中高热（38～40℃），热型不固定，热程数天～数周，部分伴畏寒 / 寒战。

（2）淋巴结肿大（80%～90%）：尤颈部淋巴结＞腋下 / 腹股沟淋巴结等，不对称分布，ϕ1～4cm，硬度中等，无压痛 / 粘连，若肠系膜淋巴结受累则有腹痛。

（3）咽峡炎 / 扁桃体炎（约 50%）：咽痛 / 吞咽困难，咽喉部 / 悬雍垂充血肿大 / 扁桃体有灰白色分泌物，可继发细菌感染（尤溶血性链球菌）。

（4）肝脏 / 脾脏（约 50%）：消化道症状，肝大 / 肝功能异常（ALT↑＞TB↑），脾大 / 脾破裂。

（5）皮肤 / 黏膜（10%～20%）：发病后 1～2 周内 → 皮疹 / 黏膜疹（躯干为主 / 多形性）→ 3～7 天消退。

（6）不典型表现 / 并发症：轻者无症状 / 上感，上气道梗阻 / 间质性肺炎，脑膜炎 / 心肌炎。

五、检查

1. 血常规

WBC 正常 → ↑，常（10～20）×10^9 / L / 甚至（30～50）×10^9 / L；异型 LC↑↑（若＞10% 或 1.0×10^9 / L 则具有诊断价值；PLT↓。

2. 血清学

（1）抗体测定

① 衣壳抗原（VCA）→ 抗体 IgM×1～2 月（新近早期感染）＋紧随低亲和力抗体 IgG×10 天（新近早期感染）→ 高亲和力抗体 IgG× 终身（新近晚期感染 / 既往感染）。

② 早期抗原（EA）→ 抗体 IgG×3～6 月（新近晚期感染 / 病毒增殖活跃）。

③ EBV 核抗原（EBNA）/ 膜抗原（MA）/ 淋巴细胞检出膜抗原（LYDMA）→ 抗体 IgG× 终身（既往感染）。

注：抗 VCA-IgM（+）是原发 EBV 感染的诊断依据 → 但部分病例出现假阴性 / 长时间持续（+）→ 故联合低亲和力抗 VCA-IgG（+）＋抗 EBNA-IgG（−）→ 敏感性↑↑特异性↑↑。

（2）嗜异性凝集试验

① 用于诊断：IM 血清之嗜异性抗体 → 能使绵羊 / 马 RBC 凝集。若效价＞1∶64 或逐周↑＞4 倍 → 具有诊断价值。

② 用于鉴别：IM 血清之嗜异凝集素 → 能被牛 RBC 吸附＋不能被豚鼠 RBC 吸附。其他血清之嗜异凝集素 → 能被牛 RBC 吸附＋能够被豚鼠 RBC 吸附。

3. 病原学

EBV-DNA（+）×3 周（原发感染 / 既往感染再激活）。

六、诊断

临床表现＋血常规＋EBV 抗体测定 / 嗜异性凝集试验 / EBV-DNA。

七、鉴别

（1）其他病毒感染所致单核细胞增多症：CMV＞腺病毒 / 风疹病毒 / 肝炎病毒等。

（2）其他感染 / 疾病所致异型 LC↑：CMV / HIV / 弓形虫、急性淋巴细胞白血病等。

附：IM的诊断标准（《儿童EB病毒感染相关疾病的诊断和治疗原则专家共识2021》）

- 临床表现（6项）：发热，咽峡炎，颈部淋巴结肿大，肝大，脾大，眼睑水肿。
- 非特异性检查（2项）：异型LC ≥10%，LC >5.0×10^9/L或50%（6岁以上）。
- 原发感染检查（2项）：抗VCA-IgM（+）+抗VCA-IgG（+）+抗EBNA-IgG（-），抗VCA-IgM（-）+抗VCA-IgG（+）且为低亲和力抗体。

➔ 临床诊断病例：临床表现≥3/6项+非特异性检查≥1/2项。

➔ 确诊病例：临床表现≥3/6项+原发感染检查≥1/2项。

八、治疗

IM为良性自限性疾病，多数预后良好，以对症/支持治疗为主。

（1）一般/对症：隔离，休息/限制运动，饮水/消化饮食/营养，皮肤/口腔卫生（漱口），退热（避免阿司匹林/∵诱发PLT↓/脾破裂），保肝（详见“4-01专题　病毒性肝炎”）。

（2）抗病毒：抑制病毒复制/缩短排毒时间/降低传染性 → 但不能减轻病情程度/缩短病程/降低并发症 → 不推荐常规应用/推荐用于重症［热退后停用/脑膜（脑）炎者可延长至2～3周］。

阿昔洛韦0.8g 5次/d×1周 → NS/GS 250mL+5～10mg/kg慢滴q8h×1周。

伐昔洛韦0.25g tid×1周（阿昔洛韦前体药/口服吸收↑/不良反应↓）。

（3）抗细菌：仅用于继发/合并细菌感染（如上呼吸道继发链球菌感染）。

NS 100mL+青霉素80万U～640万U静滴q8h×7～10天（慎用西林类/∵超敏反应或多形皮疹）。

（4）重症/并发症：泼尼松1mg/(kg·d)或等效激素×3～5天。

3-19 专题 - 附：
EBV 感染的检测及其临床应用

一、概述

1.EBV 病原学

（1）分类：疱疹病毒科，疱疹病毒Ⅳ型，一种嗜人类淋巴细胞的疱疹病毒。

（2）基因：dsDNA 病毒，基因组长约 172kb，病毒颗粒中呈线性，感染细胞后环化并自我复制。

（3）表达：不翻译成蛋白的 EBV 编码 RNAs（EBER1+EBER2 → 抑制 IFN 介导的抗病毒效应），EBV 核抗原（EBNA1+EBNA2+EBNA3s），潜伏期膜蛋白（LMP1+LMP2）。

2.EBV 感染学

（1）流行：唾液传播为主，也可输血传播。人群普遍感染，约 90% 以上成人血清 EBV 抗体（+）。

（2）疾病

① EBV 原发感染：传染性单核细胞增多症（IM）、EBV 肺炎 / 心肌炎 / 脑膜（脑）炎、EBV-HLH。

② EBV 持续 / 再激活感染：慢性活动性 EBV 感染（CAEBV）、EBV 相关噬血细胞综合征（EBV-HLH）。

③ EBV 感染相关肿瘤：鼻咽癌、淋巴瘤。

④ 免疫缺陷病人 EBV 感染：移植后淋巴细胞增殖症、AIDS 相关淋巴瘤。

（3）潜伏：原发感染 → 记忆 BLC → 终身潜伏 / 携带者（分型见表 3-40）→ 不定期排毒（重要传染源）。

表 3-40　EBV 基因分型

分型	EBV 基因							疾病
	EBERs	BARTs	EBNA1	EBNA2	EBNA3s	LMP1	LMP2	
0 型	+	±	−	−	−	−	−	健康携带者
Ⅰ型	+	+	+	−	−	−	−	Burkitt 淋巴瘤
Ⅱ型	+	+	+	−	−	+	+	CAEBV / 鼻咽癌 / 淋巴瘤
Ⅲ型	+	+	+	+	+	+	+	IM / 移植后淋巴细胞增殖症

注：BARTs 为 *BamHI-A* 右侧片段。

二、实验室检查

1.EBV 特异性抗体检测

（1）EBV 感染 → 首先抗病毒衣壳抗原（VCA-IgM）↑→ 继而抗病毒衣壳抗原（VCA-IgG）↑→ 急性后期抗早期抗原（EA-IgG）↑→ 恢复晚期抗 EBV 核抗原（EBNA-IgG）↑。EBV 感染抗体滴度变化见图 3-13。

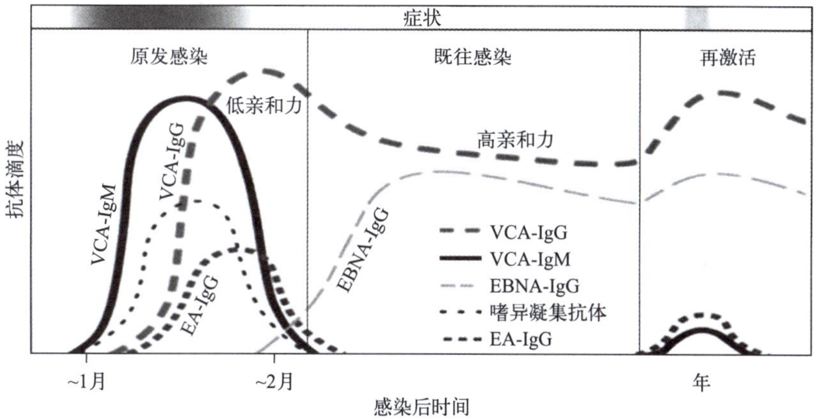

图3-13 EBV感染抗体滴度变化

注：抗 VCA-IgG 亲和力检测有助于鉴别原发感染（亲和力↓）和既往感染（亲和力↑）。嗜异凝集抗体∈ IgM 型抗体，感染早期↑→ 数月内达峰 → 随后↓↓，成人感染阳性率高达 85%～90%，而儿童感染阳性率较低（尤<2 岁仅约 20%），且特异性差，故不推荐用于 IM 的诊断。

（2）标本与方法：血清 → 酶联免疫法 / 化学发光法等。

（3）临床意义（表 3-41）

表 3-41 EBV 特异性抗体的临床意义

EBV 特异性抗体			临床意义
抗 VCA-IgM	抗 VCA-IgG	抗 EBNA-IgG	
+	−	−	急性感染 / 非特异性（假阳性如 CMV 感染）
+	+	−	急性感染
+	+	+	原发感染后期 / 再激活
−	+	−	急性感染 / 既往感染
−	+	+	既往感染
−	−	+	既往感染 / 非特异性（假阳性）

注：抗 EA-IgG（+）示原发感染后期 / 再激活，抗 VCA-IgA（+）/ 抗 EA-IgA（+）示慢性活动性感染 / 相关肿瘤。

2.EBV-DNA 核酸检测

（1）标本与方法：血清 / 全血 / 外周血单核细胞（PBMC）/ BALF / CSF 等 → qRT-PCR 法。

（2）临床意义：EBV-DNA（+）示感染，PBMC 中 EBV-DNA >$10^{2.5}$ 拷贝 / μgDNA 示慢性活动性感染。

3.EBERs 原位杂交试验

（1）标本与方法：病理组织切片 / 细胞涂片 → 原位杂交法。

（2）临床意义：确定 EBV 感染的细胞类型，是明确疾病与 EBV 相关的金标准。

三、临床应用

1.EBV 原发感染相关疾病

（1）IM：发热 / 咽峡炎，淋巴结肿大 / 肝脾肿大，LC↑/ 异型 LC / 肝功能异常。

① 特异性抗体：诊断金标准，抗 VCA-IgM（+）+ 抗 VCA-IgG（+）+ 抗 EBNA-IgG（−），或抗 VCA-IgM（−）+ 抗 VCA-IgG（+）且为低亲和力抗体。

② EBV-DNA：血清（不宜全血 / PBMC）→ EBV-DNA（+）。

（2）EBV 肺炎 / 心肌炎 / 脑膜（脑）炎：EBV 可以感染几乎各种器官。

① 特异性抗体：参考“3-19 专题　传染性单核细胞增多症（IM）”。

② EBV-DNA / EBERs：BALF / CSF → EBV-DNA（+），肺组织 / 心肌组织 / CSF → EBERs（+）。

2.EBV 持续 / 再激活感染相关疾病

（1）CAEBV：IM 样临床表现 × 持续 / 反复 → 多器官慢性损害。

① 特异性抗体：抗 VCA-IgG ≥1∶640（免疫荧光法）+ 抗 EA-IgG ≥1∶160（免疫荧光法）± 抗 VCA-IgA（+）/ 抗 EA-IgA（+）。

② EBV-DNA / EBERs：血清 → EBV-DNA（+）或 PBMC → EBV-DNA ＞$10^{2.5}$ 拷贝 / μgDNA，组织 / PBMC → EBERs（+）。

（2）EBV-HLH：发热，肝脾肿大，血细胞↓/ 甘油三酯↑/ 纤维蛋白原↓。

① 特异性抗体：呈现为原发感染 / 既往感染 / 再激活。

② EBV-DNA / EBERs：血清 → EBV-DNA（+），组织 / PBMC → EBERs（+）。

3.EBV 感染相关肿瘤

（1）鼻咽癌：尤Ⅲ型非角质化未分化亚型。

① 特异性抗体：呈现为既往感染 / 再激活，抗 VCA-IgA（+），抗 EA-IgA（+），抗 EBNA-IgA（+）。

② EBV-DNA / EBERs：血清 → EBV-DNA（+），肿瘤组织 → EBERs（+）。

（2）淋巴瘤：尤霍奇金淋巴瘤之混合细胞型 / 非霍奇金淋巴瘤之 Burkitt 淋巴瘤。

① 特异性抗体：呈现为既往感染 / 再激活。

② EBV-DNA / EBERs：血清 → EBV-DNA（+），肿瘤组织 → EBERs（+）。

4. 免疫缺陷病人 EBV 感染

移植后淋巴细胞增殖症：移植后因持续免疫缺陷 → 淋巴系统由增生性转为肿瘤性增殖。

① 特异性抗体：∵免疫抑制治疗 + 免疫球蛋白治疗 → 特异性抗体检测价值不大。

② EBV-DNA / EBERs：血清 → EBV-DNA ≥1000 拷贝 / mL 或全血 → EBV-DNA ≥20000 拷贝 / mL，组织 → EBERs（+）。

附：CAEBV（《儿童 EB 病毒感染相关疾病的诊断和治疗原则专家共识 2021》）

（1）诊断标准：①+②+③→进一步确定分型（T / NK / B细胞型→T细胞型预后最差）。

① IM 样临床表现（发热 / 淋巴结肿大 / 肝脾肿大）× 持续 / 反复 > 3 个月 → 多器官慢性损害（腹泻 / 出血 / 肝功异常、蚊虫叮咬过敏 / 牛痘样水疱、PLT↓/ 贫血、视网膜炎等）→严重并发症［EBV-HLH / 淋巴瘤 / DIC、肝衰竭 / 消化道溃疡 / 穿孔、心肌炎 / 瓣膜病 / 动脉瘤、脑膜（脑）炎、间质性肺炎等］。

② 血清 EBV-DNA（+）或 PBMC 中 EBV-DNA $>10^{2.5}$ 拷贝 / μgDNA + 组织 EBERs（+）/LMP1（+）。

③ 排除能引起上述临床表现的其它感染性疾病 / 自身免疫性疾病 / 肿瘤 / 免疫缺陷等。

（2）治疗原则：抗病毒无效，尚无统一方案，主要参考日本 EBV 协作组提出的“三步疗法”。

① 免疫抑制（控制高细胞因子血症）：泼尼松龙＋环孢素 ± 依托泊苷（仅用于 HLH）。

② 联合化疗（清除被 EBV 感染的 LC）：改良 CHOP 方案（一线）> ESCAP 方案（二线）。

③ 异基因造血干细胞移植（Allo-HSCT）。

3-20 专题

巨细胞病毒感染

一、病原学

（1）疱疹病毒科→巨细胞病毒（CMV）：球状，φ200nm，有包膜，双链 DNA ［（150～160）×10^6kD］。

（2）分离培养：人成纤维细胞中增殖→细胞肿胀 / 核变大 / 嗜酸性包涵体。

（3）理化性质：热 / 酸 / 消毒剂 / 紫外线敏感，56℃ ×30min / pH ＜5×30min / 紫外线 ×5min 灭活。

二、流行病学

（1）传染源：病人 / 隐性感染者（唯一）。

（2）传播途径：水平传播（血液 / 唾液 / 尿液 / 精液 / 宫颈阴道分泌物 / 乳汁），垂直传播（宫内感染 / 分娩时 / 哺乳时），医源传播（输血 / 移植 / 体外循环）。

（3）易感人群：普遍易感（隐性感染为主 / 胎儿最易感 / 免疫功能↓易发病）。

（4）流行特征：绝大多数既往感染 / 抗体阳性率 80%～100%，散发，四季均可。

三、机制和病理

（1）机制：免疫细胞内增殖→出现异型淋巴细胞 + 免疫功能↓/ 二重感染。

单核吞噬细胞系统内增殖→炎症反应 / 尤肝脏（肝功能异常）。

（2）病理：细胞体积↑，胞浆内嗜碱性包涵体，胞核内嗜酸性包涵体（酷似猫头鹰眼）。

（3）免疫应答：CMV 感染→机体产生抗体 IgM、抗体 IgA、抗体 IgG→体液免疫应答。

CMV 感染→免疫细胞（单核 / Mφ / TLC / BLC）内复制→细胞免疫抑制。

CMV 感染→效应细胞（NK 细胞 / CTL）被激活→受感染细胞被破坏。

CMV 感染→受感染细胞表面 MHC-Ⅰ/ Ⅱ类抗原表达↓→持续感染。

四、临床表现

（1）先天性感染（出生后 2 周内感染）：多系统器官受损（尤 CNS），如先天畸形 / 视力听力↓/ 运动失调 / 颅内钙化，以及肝脾肿大 / 瘀点瘀斑紫癜 / 肺炎等。

（2）围生期感染（出生后 2 周～3 个月感染）：大多无症状，若早产儿 / 体弱儿则表现较重（神经肌肉受损为主）。

（3）后天获得性感染：儿童多无症状，成人多为隐性感染 / 少数呈 IM 表现，若免疫功能↓（尤器官移植接受免疫抑制治疗 / AIDS）则表现多样（肺炎 / 肝炎 / 心肌炎 / 视网膜炎 / 脑膜脑炎等）。

五、检查

（1）血常规：WBC↑，LC↑/ 异型 LC＞10%。

（2）血清学：CMV-IgM（+），CMV-IgG↑≥4 倍。

（3）病原学：CMV 早期抗原（+）/ 白细胞中 CMV 基质磷蛋白 pp65（+），CMV-DNA（+）。

六、诊断

（1）婴幼儿母亲妊娠期有 CMV 感染史（异型 LC↑/ 肝炎 / 肺炎等），先天畸形，脑部症状，颅内钙化，新生儿黄疸消退延迟 / 肝脾肿大 / 甚至溶血，WBC↑/ 异型 LC↑。

（2）儿童 / 成人单核细胞增多症 + 嗜异性凝集试验（–），不明原因肝炎，间质性肺炎。

（3）免疫功能↓（尤器官移植接受免疫抑制治疗 / AIDS）+ 不明原因肝炎 / 间质性肺炎。

七、鉴别

（1）先天性感染：弓形虫病，HSV 等病毒感染，新生儿败血症等。

（2）后天获得性感染：传染性单核细胞增多症，病毒性肝炎，（间质性）肺炎。

八、治疗

1. 适应证

（1）先天性感染 / 有临床表现 → 抗病毒治疗。

（2）免疫抑制治疗 / AIDS → 定期监测 / 若再激活 → 抗病毒治疗。

（3）孕妇活动性感染 → 通常不建议抗病毒治疗（∵不能预防 / 减轻宫内感染）。若合并免疫抑制治疗 / AIDS → 建议抗病毒治疗（∵减轻 CMV 对孕妇损害）。

2. 抗病毒（早期）

GS 250mL+ 更昔洛韦 0.25g 慢滴 q12h×1～2 周 → qd×1 周。

膦甲酸钠 3g∶250mL 慢滴 q12h×2～3 周。

3-21专题

流行性腮腺炎

一、病原学

（1）副黏病毒科 → 腮腺炎病毒：球状，φ100～200nm，有包膜，单负链 RNA → 基因型 A-J 型。

（2）病毒蛋白：血凝素 H，神经氨酸酶 N，融合蛋白 F（又称 V 抗原），基质蛋白 M，核蛋白 NP / 多聚酶 P / 蛋白 L（统称 S 抗原），血清型 1 个。

（3）理化性质：热 / 甲醛 / 紫外线敏感，56℃ ×30min 灭活。

二、流行病学

（1）传染源：病人 / 隐性感染者（唯一）

传染期：腮腺肿大前 1 周～后 9 天（约 2 周以上）。

（2）传播途径：飞沫传播为主。

（3）易感人群：普遍易感（隐性感染为主 / 儿童易发病）→ 可获得持久免疫力。

（4）流行特征：80% 成人既往感染 / 抗体阳性，四季均可（尤冬春季）。

三、机制和病理

（1）机制：呼吸道上皮细胞 / 淋巴结内增殖 → 病毒血症 → 腮腺 / CNS 内增殖 → 病毒血症 → 全身播散 → 颌下腺 / 睾丸卵巢 / 胰腺为主。

（2）病理：（大体）非化脓性炎症，腮腺肿胀 / 发红。（镜下）出血病灶 / WBC 浸润 / 间质水肿 / 导管阻塞。

四、临床表现

（1）颧骨 / 耳部疼痛 → 唾液腺肿大 → 发热 / 可达 40℃ + 腮腺肿大（先单侧后双侧 / 以耳垂为中心向前后下方发展 / 表面灼热但不发红）/ 肿痛（进食酸性食物时 ↑）+×4～5 天后逐渐消退，亦可累及颌下腺 / 舌下腺等。

（2）并发症（按照出现时间 / 发生率顺序）。

① 胰腺炎：多见腮腺肿大开始时，中上腹痛 / 恶心 / 呕吐，淀粉酶 ↑ → ↑↑，脂肪酶 N → ↑。

② 睾丸炎 / 卵巢炎：多见腮腺肿大消退时，睾丸肿胀 / 疼痛（单侧＞双侧）→ 鞘膜积液 / 阴囊水肿＞＞卵巢炎则下腹痛 / 酷似阑尾炎，通常不影响生育。

③ 脑膜炎 / 脑炎：多见腮腺肿大消退时，头痛 / 脑膜刺激征（+）/CSF 示细胞数约 25×10^6 / L（LC 为主）＞＞脑炎则高热 / 谵妄 / 抽搐 / 昏迷 / 颅神经损伤后遗症（视力↓听力↓）。

④ 心肌炎 / 肾炎 / 甲状腺炎：心肌酶↑，蛋白尿 / 管型尿 / 血尿，甲状腺功能异常。

五、检查

（1）血常规 / 尿常规：WBC 正常 /↑，蛋白尿 / 管型尿 / 血尿。

（2）淀粉酶 / 脂肪酶：血 / 尿淀粉酶↑（∝腮腺肿大程度），若并发胰腺炎则血脂肪酶↑。

（3）CSF：细胞数约 25×10^6 / L（LC 为主），蛋白质 / 葡萄糖 / 氯化物等正常 / 轻度异常。

（4）血清学：抗 NP 抗体 IgM（+）→ 腮腺炎病毒特异性抗体（+）。

（5）病原学：腮腺炎病毒抗原（+），腮腺炎病毒 RNA（+）。

六、诊断

发热 + 耳垂为中心的腮腺肿大 + 并发症 + 检查，若不伴有腮腺肿大的睾丸炎 / 脑膜（脑）炎等需依靠检查确诊。

七、鉴别

（1）其他病毒性腮腺炎：流感病毒，副流感病毒，肠道病毒之柯萨奇 A 组病毒等。

（2）化脓性腮腺炎：单侧腮腺肿大，无睾丸炎 / 卵巢炎，挤压腮腺有脓液流出，WBC / PMN↑↑。

（3）其他：DM / 慢性肝病 / 结节病等 → 腮腺肿大，耳前 / 耳后 / 颌下淋巴结炎 → 淋巴结肿大。

八、治疗

（1）一般 / 对症：隔离，休息，饮水 / 消化饮食（避免酸性食物）/ 营养，皮肤 / 口腔卫生（漱口），退热 / 止痛药 → 睾丸托垫 / 甘露醇 1～2g / kg 静滴 q4～6h。

（2）抗病毒（早期试用）：GS 250～500mL+ 利巴韦林 0.5g 慢滴 q12h×1 周。

（3）重症：NS / GS 500mL+ 氢化可的松 200～300mg 静滴 qd×3～5 天（逐渐减量）。
NS / GS 250mL+DXM 5～10mg 静滴 qd×3～5 天（逐渐减量）。

3-22 专题

手足口病（HFMD）

一、病原学

（1）微小病毒科 → 肠道病毒：球状，ϕ20～30nm，无包膜，单正链 RNA（7.4～7.5kb）。

（2）致病血清型：柯萨奇病毒 CV-A 组 4～7 / 9～10 / 16 型、CV-B 组 1～3 / 5 型、埃可病毒部分血清型、肠道病毒 EV-A71 型等 → CV-A16 / EV-A71 最常见 → EV-A71 易重症 / 死亡。

（3）理化性质：热 / 干燥 / 甲醛 / 碘伏 / 氧化剂（1% 高锰酸钾 / 1%H_2O_2 / 含氯消毒剂）/ 紫外线敏感。

二、流行病学

（1）传染源：病人（尤流行期间）/ 隐性感染者（尤散发期间）。

传染期：发病后 1 周内最强。

（2）传播途径：密切接触传播，飞沫传播，消化道传播（饮用 / 食入污染水 / 食物）。

（3）易感人群：普遍易感（隐性感染为主 / 儿童易发病）→ 重症多见年龄≤3 岁 / 病程≤3 天 / EV-A71 型感染等高危人群。

（4）流行特征：血清型众多 / 无交叉免疫，排毒期长 / 传染性强 / 传播途径多样 / 控制难度大，流行期间可出现托儿所 / 幼儿园 / 家庭聚集性发病，四季均可（尤夏秋季）。

三、机制和病理

（1）机制：肠道病毒 + 呼吸道 / 肠道上皮细胞相应受体［如 CV-A16 / EV-A71 的主要受体为人类清道夫受体（SCAR-B2）和 P 选择素糖蛋白配体（PSGL-1）］→ 内吞入胞 → 胞内转录复制产生大量子代病毒 → 病毒血症 → 淋巴结 / 肝 / 脾 / 骨髓大量繁殖 → 病毒血症 → 全身播撒 → 其中 CV-A 组不引起细胞病变 / 症状较轻、CV-B 组 / 埃可病毒 / EV-A71 引起细胞病变 / 症状较重 → 其中 EV-A71 具有嗜神经性 / 经神经末梢沿轴突逆行至 CNS。

（2）病理：（皮疹）表皮内水疱，上皮细胞水肿，真皮 WBC 浸润。

（脑膜脑炎）嗜神经现象，神经元凋亡 / 坏死，LC 浸润，小胶质细胞增生，脑水肿 / 出血。

（心肌炎）心肌细胞坏死，心肌水肿 / 断裂。

（肺炎）肺泡损伤，透明膜形成，淋巴细胞浸润，肺水肿 / 淤血 / 出血。

（其他）坏死性肠炎，肾脏 / 肾上腺 / 肝脏 / 脾脏变性坏死。

四、临床表现

潜伏期2～10天（平均3～5天），根据疾病发展过程/严重程度，将其分期/分型如下。

1. 1期/出疹期：∈轻症即普通型（绝大多数此期痊愈）

起病急，（前驱症状）发热伴感冒样/消化道症状→口咽痛/拒食→口腔黏膜疹（尤舌/颊/唇）→手足臀/四肢躯干皮疹，部分仅有皮疹/疱疹性咽峡炎。

注：典型皮疹为成簇出现斑丘疹/疱疹（液体较少）/周围红晕/不痛不痒/1周左右逐渐消退/不结痂不留疤，不典型皮疹则通常小/厚/硬/少/时有瘀点瘀斑/偶见大疱样皮疹伴疼痛瘙痒（尤CV-A6/A10型）。

2. 2期/神经系统受损期：∈重症之重型（大多数此期痊愈）

少数病例→皮疹后2～4天→脑脊髓炎/脑膜炎/脑炎（脑干脑炎最严重），高热，头痛/呕吐，肢体抖动/急性迟缓性瘫痪，精神萎靡/嗜睡/易激惹，脑膜刺激征（+）/腱反射↓/病理征（+）。

3. 3期/心肺功能衰竭前期：∈重症之危重型（降低病死率的关键期）

（儿茶酚胺风暴）呼吸/心率↑，皮肤花纹/四肢发凉/出冷汗，BP↑。

4. 4期/心肺功能衰竭期：∈重症之危重型（此期病死率较高）

发绀/粉红色泡沫样痰，BP↓/休克，部分以严重脑功能衰竭为主要表现（抽搐/昏迷）。

5. 5期/恢复期

体温/CNS/心肺功能逐渐恢复正常，少数有后遗症，部分出现脱甲现象。

五、检查

（1）血常规：轻症正常/WBC↑L%↑，重症WBC↑↑/↓↓（尤$\geqslant 15\times10^9$/L）。

（2）生化学：部分CRP↑/肝功能异常/心肌酶↑，重症血糖↑（尤≥8.3mmol/L）/pH↓ PaO_2↓ $PaCO_2$↑乳酸↑（尤≥2mmol/L）。

（3）脑脊液：压力↑，外观清亮，WBC↑（多核为主→单核为主），Pro正常/↑，Glu/Cl^-正常。

（4）血清学：肠道病毒抗体IgM（+），肠道病毒抗体IgG↑≥4倍。

（5）病原学：咽拭子/肛拭子/粪便/血液/疱疹液/CSF/淋巴结→病毒核酸/分离培养（+）。

（6）其他：影像学（肺炎/肺水肿），ECG/心脏超声（心肌炎），脑电图（脑膜脑炎）。

六、诊断

1. 流行病学（史）

流行季节（尤夏秋季），托儿所/幼儿园聚集性发病，学龄前儿童（尤婴幼儿），有直接/间接接触史。

2. 临床诊断病例

流行病学+临床表现（少数为不典型皮疹/仅有脑膜脑炎）。

3. 确诊病例

临床诊断病例+肠道病毒抗体IgM（+）/抗体IgG↑≥4倍/核酸（+）/分离培养（+）。

七、鉴别

（1）轻症病例（皮疹）：荨麻疹/水痘/不典型麻疹/幼儿急疹/风疹等其他小儿发疹性疾病。

（2）重症病例（高热 / 惊厥 / 昏迷 / 弛缓性瘫痪 / 心肺衰竭）：中毒性菌痢，乙型脑炎 / 化脓性脑炎 / 结核性脑炎，脊髓灰质炎，重症肺炎，暴发性心肌炎，感染性休克等。

（3）散发 / 不典型病例：口蹄疫（多见牧民 / 口咽掌等部位大水疱 / 易破溃感染呈脓疱），疱疹性口炎（多见幼儿 / HSV / 口腔黏膜成簇小水疱），脓疱疮（多见儿童 / G^+ 菌感染 / 颜面四肢皮疹水疱 → 脓疱 / 瘙痒 / 重则败血症）。

八、治疗

1. 一般治疗

隔离，休息，饮水 / 消化饮食 / 营养，皮肤 / 口腔卫生（漱口）。

2. 对症治疗

吸氧，退热（>38.5℃）/ 止惊，止咳 / 祛痰，补液 / 纠正水电解质酸碱紊乱。

（1）布洛芬 5～10mg / kg，或对乙酰氨基酚 10～15mg / kg 口服 st（小儿用药间隔>6h）。

（2）咪达唑仑 0.1～0.3mg / kg（<40kg / >40kg 时 max 5 / 10mg）肌注 st。

（3）地西泮 0.3～0.5mg / kg（max 10mg）静推（1～2mg / min）st。

（4）水合氯醛 灌肠 st。

3. 病因治疗

尚无特异性抗病毒药物，酌情选用利巴韦林。

利巴韦林 10～15mg/(kg·d) 口服 / 静脉（分 3～4 次）×5～7 天。

4. 重症治疗

（1）液体疗法：限制入量［60～80mL/(kg·d)］，若休克则血管活性药物 + 液体复苏（避免加重脑水肿 / 肺水肿 / 心力衰竭）。

（2）降颅内压：甘露醇 0.5～1.0g / kg 静滴（<30min）q4～8h，高渗盐水（3%NaCl），呋塞米。

（3）丙球激素：静脉丙种球蛋白（IVIG）1.0g / kg 静滴 qd×2 天，氢化可的松 3～5mg/(kg·d) 或甲泼尼龙 1～2mg/(kg·d) 或 DXM 0.2～0.5mg/(kg·d)×3～5 天。

（4）循环支持：3 期以强心（米力农）/ 扩血管（酚妥拉明 / 硝普钠）为主，4 期以升压（NE / DA → 血管加压素）/ 强心（多巴酚丁胺 → 左西孟旦）为主。

米力农 50μg / kg+NS 补齐至 10mL 静推（10min）→ 0.3mg / kg+NS 补齐至 50mL 微泵 0.25～1μg / (kg·min)（2.5～10mL / h）×3 天。

注：磷酸二酯酶抑制剂 → 心肌 cAMP ↑ / Ca^{2+} 内流 ↑ / 强心 + 血管 cGMP ↑ / PKG 途径 / 扩血管，注意 HR ↑ / BP ↓。

酚妥拉明 50mg+NS 补齐至 50mL 微泵 1～20μg /(kg·min)［kg 体重 ×（0.06～1.2）mL / h］。

注：α 受体阻滞剂 → 扩血管，注意 BP ↓ / 反射性 HR ↑。

硝普钠 50mg+NS 补齐至 50mL 微泵 0.5～5μg /(kg·min)［kg×（0.03～0.3）mL / h］。

注：血管扩张剂 → NO ↑ / 扩张动静脉，注意氰中毒 / BP ↓ / 反射性 HR ↑

NE 0.3mg / kg+NS 补齐至 50mL 微泵 0.05～2μg /(kg·min)（0.5～20mL / h）。

注：α 受体激动剂 → 缩血管，注意局部坏死（宜深静脉）/ HR ↑［尤缺氧时或>1.0μg / (kg·min) 时］。

DA 3mg / kg+NS 补齐至 50mL 微泵 5～20μg /(kg·min)（5～20mL / h）。

注：DA / $β_1$ / α 受体激动剂 → 强心 ↑ HR ↑↑ + 缩血管，注意胃肠道反应 / 头痛 / HR ↑。

血管加压素 0.01～0.03U / min（不单独作为升压药应用于脓毒血症 / 常小剂量联合 NE）。

注：V_1 受体激动剂 → 缩血管（尤肠系膜 / 肝 / 脾等），注意腹痛 / 头痛 / 心绞痛。

多巴酚丁胺 3mg / kg+NS 补齐至 50mL 微泵 2.5～20μg /（kg · min）（2.5～20mL / h）。

注：β_1 受体激动剂 → 强心 ↑↑ HR ↑，注意房室传导 ↑↑ / 禁用于房颤伴快速心室率。

5%GS 500mL+ 左西孟坦 12.5mg → 取 6～12μg / kg［kg 体重 ×（0.24～0.48）mL］静推（>10min）→ 余静滴 0.1μg /（kg · min）（kg 体重 × 0.24mL / h）。

注：Ca^{2+} 增敏剂 → 增强肌钙蛋白 -Ca^{2+} 复合物构象稳定性 / 强心，注意头痛 / HR ↑ / BP ↓。

（5）呼吸支持：机械通气（参考 3-24 专题 - 附：机械通气），若为肺水肿 / 肺出血则按 ARDS 处理，若为脑干脑炎所致中枢性呼吸衰竭则 FiO_2 / 压力等参数设置不宜过高。

（6）其他治疗：儿茶酚胺风暴（血液净化），高血糖（胰岛素），继发感染（抗菌药物），胃黏膜病变（PPI）。

九、预防

（1）一般措施：注意个人卫生，物品消毒，避免接触。

（2）疫苗接种：6 个月～5 岁 → EV-A71 型灭活疫苗 ×2 针（间隔 1 个月）。

（3）院感防控：预检分诊，专门诊室，标准预防，手卫生，环境 / 物品消毒。

3-23 专题

流行性感冒

一、病原学

（1）正黏病毒科 → 流感病毒：球状 / 丝状，ϕ80～120nm，有包膜，分节段单负链 RNA。

（2）核蛋白（NP）/ 基质蛋白（M）：抗原性稳定 → 甲型（大流行 / 易变异 / 划分亚型 / 可感染动物）、乙型（小流行 / 少变异 / 未分亚型）、丙型（少流行 / 无变异 / 症状轻微）。

（3）包膜蛋白：血凝素（HA）+ 神经氨酸酶（NA）（仅甲 / 乙型）+ 基质蛋白 M2（仅甲型）→ 甲型分为 H1-16 / N1-9 不同亚型。

① HA：先合成单多肽链 HA0 → 水解生成重链 HA1＋轻链 HA2 → 二硫键共价结合（感染性＋抗原性）→ 结合宿主细胞膜表面 α-2,6- 糖苷唾液酸受体＋刺激机体产生中和抗体。

② NA：水解宿主细胞膜表面唾液酸受体之特异性糖蛋白末端的 N- 乙酰神经氨酸 → 促进在宿主细胞内新合成的病毒颗粒释放 → 感染新的细胞。

③ M2：H^+ 通道 → 调节甲型流感病毒颗粒内的 pH 值 → 参与病毒复制。

注：流感病毒结构示意图见图 3-14。动物流感病毒在结构上与甲型流感病毒相似，但不能称作甲型流感病毒。

（4）显著特征：基因突变 → 抗原变异（甲型为主）→ 易反复流行。

① 抗原漂移：H / N 抗原基因 → 点突变 → 抗原位点改变（∈量变）。

② 抗原转变：整个基因组 → 基因重排 → 出现新的亚型（∈质变）。

（5）理化性质：热 / 乙醇 / 碘伏 / 紫外线敏感，56℃ ×30min 灭活。

二、流行病学

（1）传染源：病人 / 隐性感染者

传染期：潜伏期末 - 急性期（3～7 天）。

（2）传播途径：飞沫传播，接触传播，气溶胶传播（尤密集人群 / 密闭环境 / 密切接触）。

（3）易感人群：普遍易感 → 重症 / 危重多见幼童 / 老年 / 肥胖 / 孕产妇 / 慢性基础疾病 / 免疫力低下等高危人群。

（4）流行特征：发生突然 / 传播迅速。甲型 → 大流行 / 2～3 年（∵抗原漂移）或 10～15 年（∵抗原转变）；乙型 → 小流行 / 5～6 年；丙型 → 散发，四季均可（尤秋冬季）。

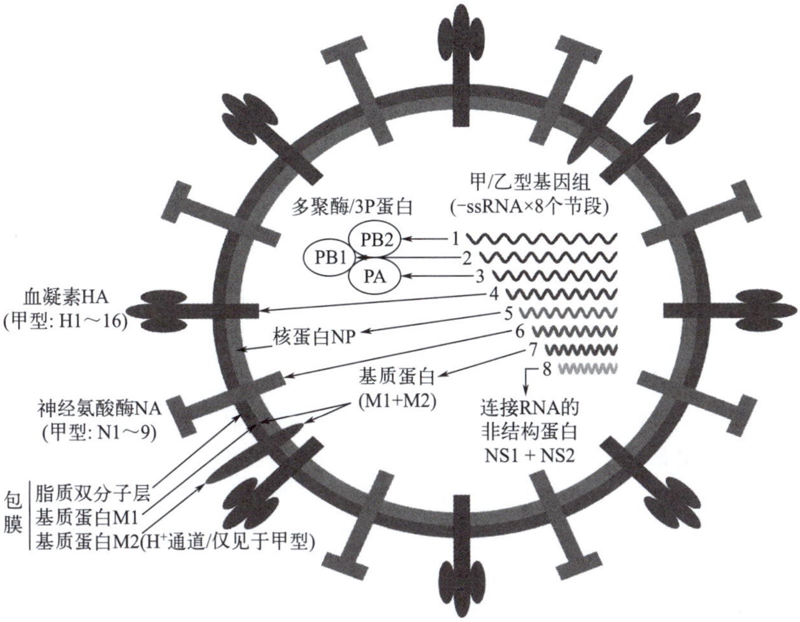

图3-14 流感病毒结构示意图

三、机制和病理

1. 机制

流感病毒血凝素＋上呼吸道纤毛柱状上皮细胞 α-2,6- 糖苷唾液酸受体 → 内吞入胞 → 胞内转录 / 复制产生大量子代病毒 → 借助神经氨酸酶作用释放 → 感染其他细胞 → 严重则诱发细胞因子风暴 / SIRS / MODS。

2. 病理

(1) 镜下：纤毛上皮细胞簇状脱落伴化生，固有层黏膜细胞充血 / 水肿伴单核细胞浸润。

(2) 重症 / 危重：肺炎 / 弥漫性肺泡损害、脑组织充血 / 水肿 / 坏死（尤丘脑）、心肌炎等。

四、临床表现

➔ 潜伏期 1～7 天（常 2～4 天），起病急，鼻咽部症状轻 / 全身症状重，常自限。

(1) 全身症状：寒战 / 高热，乏力 / 头痛 / 肌肉关节酸痛。

(2) 局部表现：鼻塞 / 流涕 / 喷嚏，咽部充血 / 咽喉痛 / 干咳，颜面潮红 / 结膜充血，肺部干湿啰音，消化道症状（多见儿童乙型流感）。

(3) 并发症

① 病毒性肺炎 → 继发细菌 / 真菌性肺炎 → ARDS（低氧血症 / 呼吸衰竭）。

② 脑膜脑炎 / 脊髓炎 / 吉兰 - 巴雷综合征。

③ 心包炎 / 心肌炎 → 急性心衰。

④ 肌炎 / 横纹肌溶解 → 急性肾衰。

⑤ 继发感染 → 脓毒症 → 脓毒性休克 → MODS。

⑥ 瑞氏（Reye）综合征：多见于儿童，呼吸道 / 消化道感染（病毒 / 尤流感＞细菌）＋水杨酸类退热

药（如阿司匹林）→ 线粒体严重损伤 → 累及全身多器官损害（尤弥漫性脑水肿 / 肝脂肪变性 → CNS 症状 / 肝功能损伤 / 转氨酶↑为主 / 常无黄疸）。

五、检查

（1）血常规：WBC 正常 / ↓ PMN% ↓ LC% ↑（重症 / 危重则 LC ↓↓），若 WBC ↑ PMN% ↑ 考虑继发细菌感染。

（2）生化学：肝肾功能异常 / LDH ↑，少数 CK ↑ / 低钾，休克则乳酸↑。

（3）动脉血气：重症 / 危重则低氧血症（PaO_2 ↓ SaO_2 ↓ 氧合指数↓）/ 酸碱失衡。

（4）病原学：（病毒抗原）速度快 / 但敏感性＜病毒核酸 →（+）支持诊断 /（–）不排除。

（病毒核酸）敏感性↑↑特异性↑↑。

（病毒分离培养）诊断金标准 / 但不推荐常规诊疗（∵周期长 / 需生物安全实验室）。

（5）血清学：（病毒抗体）IgM 敏感性↓ / 常规不推荐，IgG 恢复期 / 急性期≥4 倍 / 回顾性诊断。

（6）影像学：磨玻璃影 / 斑片状影 + 多叶段渗出性病灶 → 双肺弥漫性渗出或实变 / 偶有胸水。

六、诊断

1. 流行病学（史）

发病前 7 天内与流感疑似 / 确诊病例密切接触（未采取有效防护情况下共同生活 / 居住 / 护理 / 接触分泌物 / 体液等），或属于流感相关聚集发病者之一，或有明确传染他人证据。

2. 临床诊断病例

流行病学 + 临床表现 + 排除引起流感样症状的其他疾病。

3. 确诊病例

临床表现 + 流感病毒抗原（+）/ 核酸（+）/ 分离培养（+）/ 抗体 IgG ↑ ≥4 倍。

4. 重型 / 危重病例

（1）重型：（≥1 / 7 项）持续高热＞3 天 + 伴有剧烈咳嗽 / 脓痰 / 血痰 / 胸痛，呼吸急促 / 呼吸困难 / 口唇发绀，神志改变如迟钝 / 嗜睡 / 躁动 / 惊厥等，严重呕吐 / 腹泻 / 脱水表现，并发肺炎，原有基础疾病显著加重，需住院治疗的其它情况。

2025 版方案调整如下：（≥1 / 4 项）RR ≥30 次 / 分，静息状态 / 吸空气时指脉氧饱和度 SpO_2≤93%，氧合指数即动脉血氧分压 PaO_2 / 吸氧浓度 FiO_2≤300mmHg，症状进行性加重 / 影像学示 24～48h 内病灶进展＞50%。

（2）危重：（≥1 / 4 项）呼吸衰竭（需要机械通气），休克（尤脓毒性休克），急性坏死性脑病（多见儿童），MODS（需要 ICU 监护）。

七、鉴别

（1）普通感冒 / 急性病毒性鼻（窦）炎：鼻病毒（50%）＞冠状病毒 / 副流感病毒（25%）＞呼吸道合胞病毒 / 腺病毒 / 人偏肺病毒 / 肠道病毒 / 支原体 / 衣原体等 → 鼻咽部症状重（尤鼻塞↑流涕↑）/ 全身症状轻（如发热↓头痛↓）×2～3 天达峰 / 5 天后逐渐↓ / 持续＜10 天。

（2）其他上呼吸道感染：急性咽喉炎，急性咽扁桃体炎，急性病毒感染后鼻（窦）炎（感冒症状 5 天后↑ / 持续＞10 天）→ 急性细菌性鼻（窦）炎（T ＞38℃ / 鼻涕性状颜色改变 / 单侧颌面部疼痛 / CRP ↑ PCT ↑ ESR ↑）。

(3) 下呼吸道感染：急性气管 / 支气管炎，细菌性 / 支原体 / 衣原体 / 其他病毒性肺炎，肺真菌病，肺结核。

八、治疗

1. 一般治疗

(1) 隔离：居家隔离 / 住院隔离（尤高危人群 / 重症 / 危重），单间隔离（疑似）/ 同室隔离（确诊）。

(2) 监测：病情变化，生命体征 / 血氧饱和度，三大常规 / 炎症指标（含细胞因子）/ 生化检查（电解质 / 肝肾功能 / 血糖血脂 / 心肌酶）/ 凝血象 / 动脉血气（含乳酸）/ 肺部影像学等。

(3) 其他：通风 / 戴口罩，休息 / 饮水，营养 / 消化饮食，注意皮肤 / 口腔卫生。

2. 氧疗 / 对症治疗

(1) 氧疗：鼻导管 / 面罩吸氧（1～3L / min）→ 经鼻高流量供氧（HFNC）（≥50L / min）。

(2) 对症治疗：物理降温 / 解热镇痛药（儿童禁用水杨酸类），止咳 / 祛痰。

3. 抗病毒药

高危人群 / 重症 / 危重（尽早≤48h）。

(1) 神经氨酸酶抑制剂（甲 / 乙型）：奥司他韦 75mg bid×5 天（儿童减量 / 重症疗程↑/ 注意肾功能）。
扎那米韦喷剂 10mg bid×5 天（≥7 岁 / 注意支气管痉挛）。
帕拉米韦 300～600mg 静滴 qd×5 天（儿童减量 / 重症疗程↑）。

(2) RNA 聚合酶抑制剂（甲 / 乙型）：玛巴洛沙韦 40mg st（＜20kg 则 3mg / kg / ≥80kg 则 80mg）。
法维拉韦 1600mg bid×1 天 → 600mg bid×4 天（禁用于儿童 / 孕妇，仅用于其他药物无效）。

(3) 血凝素抑制剂（甲 / 乙型）：阿比多尔 200mg tid×5 天（禁用于儿童）。

(4) M2 离子通道阻滞剂（甲型 / 易耐药）：金刚烷胺 / 金刚乙胺 100mg bid×5 天。

注：重症 / 危重根据病毒核酸检测水平酌情延长疗程，但不推荐神经氨酸酶抑制剂双倍剂量 / 联合应用。

4. 抗菌药物

避免盲目应用，仅用于继发细菌 / 真菌感染时。

5. 重症 / 危重

(1) 呼吸支持：经鼻高流量供氧（HFNC）×1～2h 无效 → 无创正压通气（NIPPV）×1～2h 无效 → 有创正压通气（IPPV）→ 俯卧位通气（PPV）（＞12h / 天）→ 体外膜肺氧合（ECMO）。

(2) 循环支持：液体复苏（ARDS 时提倡限制性补液）→ 血管活性药物，监测 HR / BP / 尿量 / 血气 / 乳酸 → 必要时监测血流动力学（CVP / 有创血压 / 射血分数），注意心衰 / 消化道出血 / 脓毒性休克。

(3) 抗感染：抗菌药物、激素等。

(4) 器官保护 / 支持：（脑）降颅内压 / 若急性坏死性脑病则糖皮质激素 / 丙种球蛋白。（心）营养心肌（辅酶 Q10 / 维生素 C / 极化液）/ 抗心衰 / 抗心律失常。（肾）CRRT。（肝）保肝 / ALSS。

6. 中医治疗（略）

3-23 专题 - 附 1:

人感染禽流感

一、病原学

（1）正黏病毒科 → 甲型流感病毒属 → 禽流感病毒：多形性 → 球形 ϕ80～120nm，有包膜，分节段单负链 RNA。

（2）包膜蛋白：血凝素（HA）+ 神经氨酸酶（NA）→ 至今发现感染人的亚型有 H3N8、H5N1（病情重 / 病死率高 / 不同于甲型流感 / 呈现偶然感染而非稳定传播）、H5N2、H5N6、H5N8、H6N1、H7N2、H7N3、H7N4、H7N5、H7N7、H7N9（禽类致病力弱 / 难发现 → 禽类间传播性强 → 人感染机会大）、H9N2、H10N3、H10N5、H10N7、H10N8 等。H5N1 与甲型流感病毒的区别如下。

① 病毒基因组：H5N1 无甲型流感病毒基因节段。

② 病毒 HA1-HA2 连接肽组成及其裂解酶分布：H5N1 富含 4-8 个碱性氨基酸 / 其裂解酶类胰蛋白酶由人呼吸道上皮细胞分泌产生，而甲型流感病毒仅含 1 个碱性氨基酸 / 其裂解酶类福林蛋白酶在人呼吸道上皮细胞中不存在。

③ 病毒唾液酸受体类型及其分布：H5N1 受体包括 α-2,3- 糖苷唾液酸（分布在下呼吸道Ⅱ型肺泡上皮细胞）＞ α-2,6- 糖苷唾液酸（分布在上呼吸道纤毛柱状上皮细胞），而甲型流感病毒受体仅为 α-2,6- 糖苷唾液酸（分布在上呼吸道纤毛柱状上皮细胞）。

（3）理化性质：乙醚 / 含氯消毒剂 / 碘剂 / 紫外线敏感，65℃ ×30min 或 100℃ ×2min 灭活。

二、流行病学

（1）传染源：病禽 / 病毒携带禽为主，其他受感染禽类 / 哺乳动物（包括人）也有可能。

（2）传播途径：飞沫 / 接触传播为主，气溶胶传播（尤密集群体 / 密闭环境 / 密切接触）。

（3）易感人群：普遍缺乏预存免疫，但禽流感病毒具有较严格的宿主特异性 → 一般认为普通人群不易感 / 仅可造成少数特殊人群感染或发病（尤家禽养殖 / 运输 / 加工 / 交易等人群）。

（4）流行特征：2003 年下半年多国暴发禽类感染、人禽流感病例，截至 2008 年全球病例共计 350 例，死亡 217 例，死亡率高达 62%，主要亚型为 H5N1 / H7N7 / H9N2 等。H7N9 等其他亚型多为散发病例，有数起家庭聚集性发病，尚无持续人 - 人传播证据。四季均可（尤冬春季）。

三、机制和病理

1. 机制

H5 / H7 亚型血凝素主要识别下呼吸道Ⅱ型肺泡上皮细胞 α-2,3- 糖苷唾液酸受体、H9N2 亚型血凝素主要识别上呼吸道纤毛柱状上皮细胞 α-2,6- 糖苷唾液酸受体、部分 H7 / H3 / H10 亚型血凝素则双识别上述两种受体 → 复制产生大量子代病毒并释放 → 经血液单核细胞为载体 → 累及心 / 肝 / 肾 / 肠 / CNS / 胎盘等肺外组织器官 → 严重则诱发细胞因子风暴 / ARDS / MODS。

2. 病理（主要靶细胞为 Ⅱ 型肺泡上皮细胞）

（1）呼吸系统：弥漫性肺泡损伤，急性渗出期表现为支气管 / 肺泡上皮细胞变性 / 坏死 / 脱落，肺泡腔内大量浆液渗出 / 肺透明膜，肺 Cap 扩张 / 肺充血，增生期 + 纤维化期表现为支气管 / 肺泡上皮细胞增生 / 磷化，肺泡腔内纤维素渗出 / 机化，肺间质纤维化，严重病例可见广泛微血栓。

（2）淋巴造血系统：重症则全身淋巴组织（脾脏 / 淋巴结）萎缩伴明显噬血现象，LC ↓↓ 。

（3）其他系统：心肌细胞变性 / 间质性心肌炎，肝细胞小泡状脂肪变性，急性肾小管坏死，神经元嗜酸性变 / 脑充血 / 脑水肿，胎盘绒毛滋养叶细胞变性坏死等。

四、临床表现

潜伏期 1～7 天 / 个别可达 12 天以上，传染期为感染后 2 周以内（∵中和抗体滴度达峰），临床表现轻重∝感染亚型。

（1）通常：起病急，流感样症状，发热＞39℃，伴头痛 / 肌肉关节酸痛 / 咳嗽，还可伴恶心 / 腹痛 / 腹泻等消化道症状。

（2）轻症：咽痛 / 流涕 / 鼻塞等轻微上呼吸道感染症状（尤 H9N2），结膜炎（尤 H7N7）。

（3）重症：进展快，短时间内（＜1 周）出现显著肺炎 / 呼吸急促 / 呼吸衰竭，辅助通气效果差 / 易发生气胸 / 皮下气肿 / 纵隔气肿，死亡率高（尤 H5N1 / H5N6 / H7N9 / H10N8）。

注：绝大多数确诊病例来自“不明原因肺炎”而非“上呼吸道感染”。

（4）并发症：重症肺炎 / ARDS，心肌炎 / 急性心衰，横纹肌溶解 / 急性肾损伤，DIC / 噬血细胞综合征，脓毒性休克 / MODS，瑞氏（Reye）综合征（尤脑损伤 / 肝损伤）。

五、检查

（1）血常规：WBC 正常 / ↓，重症则 WBC ↓↓ LC ↓↓，部分 PLT ↓ 。

（2）生化学：转氨酶 ↑（尤 AST ↑↑），LDH ↑，乳酸 ↑，Cr ↑，CK ↑ 。

（3）动脉血气：ARDS 则低氧血症（PaO_2 ↓ SaO_2 ↓ 氧合指数 ↓）/ 酸碱失衡。

（4）病原学：支气管肺泡灌洗液＞痰＞鼻咽拭子 → 病毒核酸（+）/ 分离培养（+）。

（5）血清学：病毒抗体 IgG 阴转阳或恢复期 / 急性期≥4 倍。

（6）影像学：肺炎则多灶性 / 斑片状 / 弥漫性浸润影，也可节段性 / 小叶实变 / 间质性浸润。重症则短时间快速进展为双肺多叶段弥漫性磨玻璃影 / 实变，可见空气支气管征 / 胸水。

六、诊断

1. 流行病学（史）

（1）发病前 14 天内接触过病 / 死禽或其分泌物 / 排泄物。

（2）发病前 14 天内与疑似 / 确诊病例密切接触（未采取有效防护情况下共同生活 / 居住 / 护理 / 接触分泌物 / 体液等）。

（3）发病前 14 天内曾到过病 / 死禽地区或活禽交易 / 宰杀市场。

（4）高危职业人群：从事禽类相关工作、禽流感病毒研究、人禽流感诊治护理的职业人群。

2. 疑似病例

流行病学（+）+ 临床表现（如不明原因肺炎）。

3. 确诊病例

疑似病例 + 禽流感病毒核酸（+）/ 分离培养（+）/ 抗体 IgG 阴转阳或↑≥4 倍。

4. 重型 / 危重病例

（1）重型：（≥1/5 项）RR ≥30 次 / 分，静息状态 / 吸空气时指脉氧饱和度 SpO_2≤93%，氧合指数即动脉血氧分压 PaO_2 / 吸氧浓度 FiO_2≤300mmHg，症状进行性加重 / 影像学示 24～48h 内病灶进展＞50%，严重呕吐 / 腹泻 / 出现脱水表现。

（2）危重：（≥1/4 项）呼吸衰竭（需要机械通气），休克（尤脓毒性休克），急性坏死性脑病（多见儿童），MODS（需要 ICU 监护）。

七、鉴别

（1）呼吸道感染：流感病毒、腺病毒、呼吸道合胞病毒、冠状病毒、肺炎支原体等。

（2）感染性腹泻：腺病毒、轮状病毒、诺如病毒等。

（3）脑膜脑炎：流行性乙型脑炎、单纯疱疹病毒脑炎、肠道病毒感染等。

（4）发热伴血小板减少综合征。

八、治疗

1. 一般治疗（≈流感）

2. 氧疗对症（≈流感）

重视早期氧疗

3. 抗病毒药

疑似病例 / 确诊病例（尽早≤48h）。

（1）神经氨酸酶抑制剂：奥司他韦 75mg bid×5 天（儿童减量 / 重症疗程↑/ 注意肾功能）。
扎那米韦喷剂 10mg bid×5 天（≥7 岁 / 注意支气管痉挛）。
帕拉米韦 300～600mg 静滴 qd×5 天（儿童减量 / 重症疗程↑）。

注：诊断较晚亦给药（∵复制能力强），病情进展迅速推荐剂量↑疗程↑（注意胃肠道反应）。

（2）RNA 聚合酶抑制剂：玛巴洛沙韦 40mg st（＜20kg 则 3mg / kg / ≥80kg 则 80mg）。
法维拉韦 1600mg bid×1 天 → 600mg bid×4 天（禁用于儿童 / 孕妇，仅用于其他药物无效）。

（3）血凝素抑制剂：阿比多尔 200mg tid×5 天（禁用儿童）。

（4）M_2 离子通道阻滞剂：易耐药 / 不推荐。

4. 抗菌药物（≈流感）

5. 重症 / 危重（≈流感）

（1）免疫治疗：不推荐常规应用激素 / 胸腺肽 / 干扰素 / 丙种球蛋白等，若短期肺炎进展迅速 / 氧合指数＜300mmHg，或合并脓毒症伴肾上腺皮质功能不全，则考虑短期 / 适量应用激素［氢化可的松 4mg/（kg·d），甲泼尼龙 0.5～1mg/（kg·d）］，一旦病情控制好转应及时减量停用。

（2）血浆治疗：近期康复者恢复期血浆 / 疫苗接种者免疫血浆 100～200mL 静脉（必要时重复 / 注意过敏反应）。

（3）噬血细胞综合征：推荐依托泊苷 / 激素 / 丙种球蛋白等经验性治疗。

6. 中医治疗（略）

3-23 专题 - 附 2:

甲型 H1N1 流感

一、病原学

H1N1：人流感病毒 + 猪流感病毒 + 禽流感病毒 → 感染猪 / 基因重组 → 新型甲型流感病毒。

二、流行病学

（1）传染源：病人 / 无症状感染者，尚无动物 - 人传播证据。

（2）传播途径：飞沫 / 接触传播为主，气溶胶传播尚待确证。

（3）易感人群：普遍易感 → 重症 / 危重多见幼童 / 老年 / 肥胖 / 孕产妇 / 慢性基础疾病 / 免疫力低下等高危人群。

（4）流行特征：2009 年 3 月墨西哥暴发“人感染猪流感”→ WHO 更名“甲型 H1N1 流感”→ 同年 6 月 WHO 宣布全球大流行。

三、机制和病理（≈流感）

四、临床表现

潜伏期 1～7 天（常 1～3 天）。

（1）典型：起病急，流感样症状，发热＞38℃ ×2～3 天（稽留热 / 弛张热 / 不规则热），伴咽痛 / 流涕 / 鼻塞、咳嗽 / 咳痰、头痛 / 全身酸痛 / 乏力，部分有呕吐 / 腹泻 / 球结膜充血。

（2）少数：轻症仅有轻微上呼吸道症状 / 无发热 / 咽部充血 / 扁桃体肿大（常自限），重症 / 危重则发热＞39℃ ×3 天以上 / 呼吸道症状加重 / 呼吸急促 / 呼吸衰竭 / MODS。

（3）原有慢性基础疾病加重。

（4）并发症：肺炎＞＞肌炎 / 心肌炎＞肌红蛋白（Mb）尿 / 肾衰竭。

五、检查

（1）血常规：WBC 正常 / ↓，重症 / 危重则 PMN ↓ LC ↓，部分 PLT ↓ 甚至＜30×10^9 / L。

（2）生化学：部分低钾，少数肝功能异常 / LDH ↑ / CK ↑。

（3）病原学：鼻咽拭子 / 痰 / 呼吸道标本 → 病毒抗原（IF / ELISA）/ 核酸（RT-qPCR）/ 分离培养（+）。

（4）血清学：病毒抗体 IgG 恢复期 / 急性期≥4 倍。

（5）影像学：磨玻璃影 / 斑片状影（尤中下肺野中外带）→ 肺段 / 肺叶片状实变影。

六、诊断

1. 疑似病例

（1）发病前 7 天内与甲型 H1N1 流感确诊病例密切接触（未采取有效防护情况下共同生活 / 居住 / 护理 / 接触分泌物 / 体液等）+ 出现流感样临床表现。

（2）发病前 7 天内曾到过甲型 H1N1 流感流行地区（存在持续人际传播 / 基于社区水平的流行和暴发）+ 出现流感样临床表现。

（3）出现流感样临床表现 + 甲型流感病毒检测（+）/ 但尚未进行 H1N1 亚型鉴定。

2. 临床诊断病例

身处甲型 H1N1 流感暴发疫情之中（相同区域短时间内出现异常增多的甲型 H1N1 流感确诊病例）+ 出现流感样临床表现 + 排除引起流感样临床表现的其他疾病。

3. 确诊病例

出现流感样临床表现 + 甲型 H1N1 流感病毒核酸（+）/ 分离培养（+）/ 抗体 IgG↑≥4 倍。

4. 重症 / 危重病例

（1）重症：（≥1 / 8 项）持续高热＞3 天，剧烈咳嗽 / 脓痰 / 血痰 / 胸痛，呼吸急促 / 呼吸困难 / 口唇发绀，神志改变如迟钝 / 嗜睡 / 躁动 / 惊厥等，严重呕吐 / 腹泻 / 脱水表现，并发肺炎，心肌酶↑↑，原有基础疾病显著加重。

（2）危重：（≥1 / 4 项）呼吸衰竭，感染 / 脓毒性休克，MODS，需监护治疗的其他严重情况。

七、治疗

1. 一般治疗（≈流感）

2. 氧疗对症（≈流感）

3. 抗病毒药（≈流感）

（1）神经氨酸酶抑制剂：推荐奥司他韦 / 扎那米韦喷剂，但未推荐帕拉米韦。

注：病情进展迅速推荐剂量↑疗程↑（注意胃肠道反应）。

（2）血凝素抑制剂：未推荐。

（3）M_2 离子通道阻滞剂：不推荐（∵易耐药）。

4. 抗菌药物（≈流感）

5. 重症 / 危重（≈流感）

血浆治疗：近期康复者恢复期血浆 / 疫苗接种者免疫血浆 100～200mL 静脉（必要时重复 / 注意过敏反应）。

6. 中医治疗（略）

3-24 专题

传染性非典型肺炎（SARS）

一、病原学

1. 鉴定

香港大学首先分离培养出冠状病毒 → 加拿大完成全基因序列测定 → 荷兰证实该冠状病毒感染猴子可出现人类相似表现 → WHO 正式命名“SARS 冠状病毒（SARS-CoV）”。

2. 分类

（1）经典 CoV= Ⅰ群（∈哺乳动物 CoV）+ Ⅱ群（∈哺乳动物 CoV）+ Ⅲ群（∈禽 CoV）→ 人 CoV（血清型 2 个）=HCoV–229E+HCoV–OC43 → 人呼吸道感染尤普通感冒 / 慢性支气管炎急性加重（主要发生在冬春季节 / 世界广泛分布）。

（2）SARS-CoV ∈冠状病毒科 → 基因组学研究证实 SARS-CoV 基因与已知经典 CoV（Ⅰ / Ⅱ / Ⅲ 群）基因序列同源性差异较大，血清学研究显示Ⅰ群病毒血清可与 SARS-CoV 反应 / 但 SARS-CoV 血清却不能与Ⅰ / Ⅱ / Ⅲ群病毒反应，编码蛋白亲缘关系研究表明 SARS-CoV 在冠状病毒进化早期即已分离出来并长期单独进化 → SARS-CoV 倾向归为新的Ⅳ群。

3. 来源

果子狸 / 猫等动物体内发现类似 SARS-CoV，但 SARS-CoV 自然宿主尚未定论，仅推测很可能来源动物（蝙蝠可能为储存宿主 / 果子狸等可能为中间宿主），生态环境改变 / 人与动物接触增多 / 病毒适应性改变 → SARS-CoV 跨域种系屏障 → 传染人类 → 人 - 人传播。

4. 形态结构（图 3–15）

（1）未成熟病毒颗粒形态多样 / ϕ400nm / 易与细胞器混淆，成熟病毒颗粒呈（椭）圆形 / ϕ60～120nm / 类似经典 CoV（表面突起 / 间隙较宽 / 形似皇冠）。

（2）外有包膜 / 内为核衣壳，单正链 RNA（基因组 29206-29736nt）→ 5’端约 2 / 3 区域编码 RNA-Pol+3’端约 1 / 3 区域依次（5’ → 3’）编码刺突蛋白 S（∝黏附 / 膜融合 / 诱导抗体）- 包膜蛋白 E（∝病毒组装）- 膜蛋白 M（∝病毒核心稳定）- 核衣壳蛋白 N 等结构蛋白 → 总体上变异率较低 / 遗传较稳定 → 再次感染风险↓ / 疫苗开发可行性↑。

注：≠经典 CoV。SARS-CoV 基因组存在 5 段额外编码序列，分别是位于 S～E 之间的 *X1-274aa*、*X2-154aa* 以及位于 M～N 之间的 *X3-63aa*、*X4-122aa*、*X5-84aa* → 这些潜在多肽与其他病毒蛋白序列无相似性 / 功能有待进一步研究。

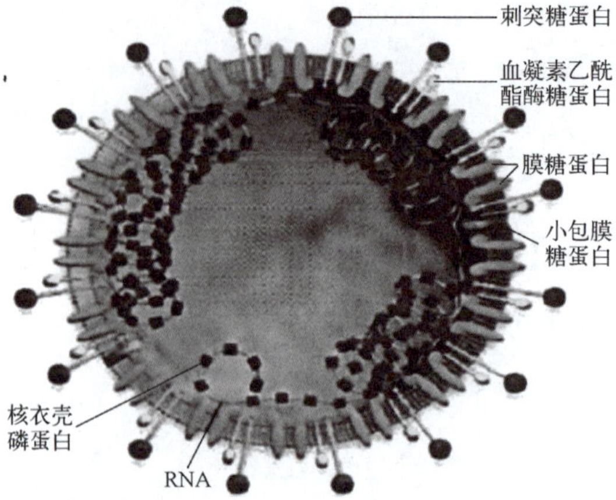

图3-15 SARS-CoV 结构示意图

5. 分离培养

≠经典 CoV。SARS-CoV 在 Vero 细胞（绿猴肾细胞）37℃生长良好 / 稳定传代 / 易分离培养 → 24h 即可出现病变 → 早期病毒滴度可达 1×10^{6}pfu / mL，另外也可在 RD 细胞（人横纹肌肿瘤细胞）、MDOK 细胞（狗肾细胞）、293 细胞（人胚肾细胞）、2BS 细胞（人胚肺细胞）等分离培养 / 但病毒滴度较低。

6. 理化性质

稳定性 / 抵抗力＞经典 CoV，痰 / 粪便存活＞5 天，尿液存活＞10 天，血液存活约 15 天，塑料 / 玻璃 / 金属 / 布料 / 纸张等物体表面存活 2～3 天，热 / 乙醇 / 乙醚 / 含氯消毒剂 / 紫外线敏感，56℃ ×90min / 75℃ ×30min / 75% 乙醇 ×5min / 含氯消毒剂 ×5min / 紫外线 ×60min 灭活。

二、流行病学

（1）传染源：病人为主（病程↑传染性↑→ 进展期 / 起病第 2 周最具传播力 → 热退后传染性↓↓），有些可传播致数十人甚至数百人感染（超级传播者）/ 有些却未传播任何人感染，潜伏期传染性↓，隐性感染者尚未确证，果子狸 / 猫等动物尚待证实。

注：老年 / 慢性基础疾病（COPD / 心脑血管 / 肝肾功能不全 / DM / 肿瘤等）→ 更容易感染 SARS / 成为超级传播者。

（2）传播途径：短距离飞沫 / 气溶胶 / 接触传播（手 - 黏膜）为主，消化道传播不排除，血液传播 / 性传播 / 垂直传播 / 昆虫媒介传播尚无证据。

（3）易感人群：普遍易感（尤青壮年 / 家属 / 医务人员）→ 可获得较久免疫力（尚无再发报道）。

（4）流行特征：2002 年 11 月广东首发 → 2003 年 2 月底至 3 月初达峰 / 蔓延至内地 24 个省市及香港 → 迅速波及中国台湾及亚洲 / 美洲 / 欧洲等的 32 个国家和地区，全球累计 8422 例 / 死亡 916 例，我国内地 5327 例 / 死亡 349 例（广东 / 北京约占 75%），本次流行发生于冬末初春，有明显家庭 / 医院聚集发病现象。

三、机制和病理

1. 机制

（1）直接损伤：SARS-CoV+ 呼吸道上皮细胞血管紧张素转化酶 2（ACE2）→ 内吞入胞 → 胞内转录 /

复制产生大量子代病毒 → 短暂病毒血症 → 感染支气管上皮 / 肺泡上皮 / 血管内皮 / 肠道上皮 / 肾小管上皮细胞、巨噬 / 淋巴细胞等。

（2）呼吸道上皮细胞内复制 → 短暂病毒血症 → 感染支气管上皮 / 肺泡上皮 / 血管内皮 / 肠道上皮 / 肾小管上皮细胞、巨噬 / 淋巴细胞等。

（3）免疫损伤：SARS 常伴淋巴细胞↓↓ + 肺部病变≈自身免疫性疾病 + 激素治疗可改善肺部炎症。

2. 病理

（1）肺部病变：（肉眼）肺膨胀 / 肺实变，似大叶性肺炎肝样变期 / 红褐色，继发感染时可见脓肿，肺血栓 / 局部肺梗死；（光镜）弥漫性肺泡损害表现为主，肺泡腔浆液 / 纤维蛋白渗出 / 透明膜形成 / 巨噬细胞聚集（内含病毒包涵体）、肺泡壁Ⅱ型肺泡上皮细胞增生（内含病毒包涵体）伴脱落至肺泡腔内、肺泡隔充血 / 水肿、肺组织灶性出血 / 坏死等 → 肺泡腔渗出物 / 透明膜机化 / 肺泡间隔纤维母细胞增生 → 肺泡闭塞 / 萎缩 → 肺实变，部分病例出现显著纤维增生 → 肺纤维化，肺小血管微血栓形成；（电镜）肺泡上皮细胞 / 血管内皮细胞肿胀，线粒体 / 内质网空泡变性（可见病毒颗粒）。

（2）免疫器官损伤：（肉眼）部分脾大 / 部分脾小 / 部分淋巴结肿大；（镜下）脾白髓萎缩 / LC↓，脾红髓充血 / 出血 / 坏死，淋巴结淋巴滤泡萎缩 / 消失 / LC↓，部分出血 / 坏死。

（3）全身性小静脉炎（微血栓）。

（4）继发感染 / 脓毒性休克。

四、临床表现

潜伏期<2 周（常 2～10 天），典型分为 3 期，轻型症状轻 / 病程短，重症病情重 / 进展快 / 易 ARDS。

（1）早期（1～7 天）：起病急，发热>38℃ ×1～2 周（退热药有效 / 少数无发热），伴头痛 / 全身酸痛 / 乏力，部分有干咳 / 腹泻，常无上呼吸道卡它症状，肺部体征不明显 / 少数湿啰音。

（2）进展期（1 周）：上述症状加重 / 高热（退热药难控制）→ 咳嗽 / 胸闷 / 气促 / 呼吸困难 / 肺实变体征 → 继发感染 / ARDS。

（3）恢复期（2 周）：上述症状 / 体征↓ / 消失，肺部炎症吸收缓慢（体温正常后仍需 2 周）。

（4）并发症：继发感染，肺间质改变（纤维化 / 牵拉性支扩），气胸 / 皮下气肿 / 纵隔气肿，胸膜病变（增厚 / 少量胸水），心肌病变（心影增大），骨质缺血性改变（关节疼痛 / 活动受限 / 多见膝关节 / 长骨骨干）。

五、检查

1. 血常规

WBC 正常 / ↓，LC↓［<0.9×10^9/L 为辅助诊断指标，（0.9～1.2）$\times10^9$/L 为可疑］，$CD3^+$/ $CD4^+$/ $CD8^+$ 百分比↓ / 正常，$CD3^+$/ $CD4^+$/ $CD8^+$ 绝对值↓（尤 $CD4^+$↓↓），部分 PLT↓。

注：需排除 HIV / 免疫抑制剂 / 自身免疫 / 血液系统 / 肿瘤等所致的 $CD3^+$/ $CD4^+$/ $CD8^+$ 改变。

2. 生化学

肝功能异常 / LDH↑。

3. 动脉血气

重症则低氧血症（PaO_2↓ SaO_2↓）。

4. 病原学

呼吸道分泌物 / 血液 / 粪便（采集部位≥2 处 / 间隔时间≥2 天）→ 病毒抗原（单克隆抗体技术）/ 核酸（RT-qPCR）/ 分离培养（Vero 细胞）（检测方法≥2 种）（+）。

注：漱口液标本采集方法为先咳嗽数声 → 5mL 无菌 NS 漱口（头部后仰 / 发出“噢”声）→ 吐至 15mL 无菌离心管中 → 置于冰上 / 2h 内尽快送检。

5. 血清学

病毒 IgM 抗体（+），病毒抗体 IgG 恢复期 / 急性期≥4 倍。

注：IgM 抗体发病 7 天内出现（急性期达峰）×3 个月，IgG 抗体发病 7～10 天出现（3～4 周达峰）× 长期（6～12 个月时仍保持高效价）。

6. 影像学

（1）基本表现

① 磨玻璃影：密度＜血管，单发 → 多发，小片状 → 大片状 / 弥漫分布，内含血管影 / 小叶间隔增厚（呈网状结构 → 碎石路征）/ 空气支气管征。

② 肺实变影：密度＞血管，单发 → 多发，小片状 → 大片状 / 弥漫分布，内无血管影 / 部分含空气支气管征。

（2）动态表现

① 早期：单发小片状磨玻璃影为主，少数为多发小片状实变影，多见于两肺下叶 / 肺周围。

② 进展期：单发 → 多发，小片状 → 大片状 / 弥漫分布，磨玻璃影为主 / 合并肺实变影，部分两侧肺野密度↑↑/ 心影消失 / 仅在肺尖肋膈角有少量透光区（“白肺”），多见于两肺下叶。

注：病变范围 / 形态变化快，短则 1 天，原病灶吸收 + 新病灶出现，重视动态复查。

③ 恢复期：病灶范围↓/ 密度↓→ 病变逐渐吸收 → 较为缓慢 / 残存纤维条索影（随访）。

六、诊断

1. 流行病学（史）

近 2 周内与 SARS 疑似 / 确诊病例密切接触（未采取有效防护情况下共同生活 / 居住 / 护理 / 接触分泌物 / 体液等），或属于 SARS 相关聚集发病者之一，或有明确传染他人证据。

注：前向性流行病学依据调查 + 后向性流行病学依据跟踪。

2. 疑似病例

临床表现 + 流行病学 / 影像学。

3. 临床诊断病例

流行病学 + 临床表现 + 影像学 + 排除其他疾病。

4. 确诊病例

临床诊断病例 +SARS-CoV 核酸（+）/ 抗体 IgM（+）/ 抗体 IgG↑≥4 倍。

5. 重症病例（≥1/3 项）

（1）R≥30 次 / 分 + 胸片示病灶总面积 / 双肺总面积＞1 / 3 或 48h 内病灶增大 50% 以上且病灶总面积 / 双肺总面积＞1 / 4。

（2）氧合指数（PaO_2 / FiO_2）＜300mmHg。

（3）休克 / MODS。

七、鉴别

（1）普通感冒 / 流感 / 病毒性肺炎，细菌性 / 军团菌 / 支原体 / 衣原体肺炎，真菌性肺炎，免疫抑制合并肺部感染［尤肺孢子菌肺炎（PCP）/ CMV 感染］。

流感：冬春季流行 / 病初传染性最强 / 传播速度快，起病急 / 局部症状轻 / 全身症状重 / 少数有消化道症状，急性病容 / 颜面潮红 / 结膜充血 / 咽部充血 / 口腔疱疹，WBC 正常或↓/ LC% ↑ / 流感病毒检测（+），影像学无显著变化或呈多灶性炎症浸润影（多见肺野中内带）。

（2）肺结核 / 间质性肺疾病 / 流行性出血热，肺水肿 / 肺栓塞，肺血管炎 / 嗜酸粒细胞肺炎。

八、治疗

1. 一般治疗

（1）隔离：居家隔离 / 住院隔离（尤高危人群 / 重症），单间隔离（疑似）/ 同室隔离（确诊）。

（2）监测：病情变化，生命体征 / 血氧饱和度，三大常规（含 TLC 亚群）/ 炎症指标（含细胞因子）/ 生化检查（电解质 / 肝肾功能 / 血糖血脂 / 心肌酶）/ 凝血象 / 动脉血气（含乳酸）/ 肺部影像学等。

（3）其他：通风 / 戴口罩，休息 / 饮水，营养 / 消化饮食，皮肤 / 口腔卫生。

2. 氧疗对症

（1）氧疗：鼻导管 / 面罩吸氧（1～3L / min）→ 经鼻高流量供氧 HFNC（≥50L / min）。

（2）对症：物理降温 / 解热镇痛药（儿童禁用水杨酸类），止咳 / 祛痰。

3. 抗病毒药

尚无特异性抗病毒药，利巴韦林无显著疗效 / IFN-α 疗效尚未证实，可试用蛋白酶抑制剂类如咯匹那韦 / 利托那韦等。

4. 抗菌药物

（1）试验治疗：喹诺酮类 /β 内酰胺类 + 大环内酯类 → 鉴别细菌性肺炎 / 非典型肺炎。

（2）继发感染：选用针对性抗菌药物 → G^- 菌 / G^+ 菌 / 分枝杆菌 / 真菌等。

5. 激素应用

（1）指征：严重中毒症状（T ＞39℃ ×3 天以上），重症 + 急性肺损伤（ALI）/ ARDS。

注：ALI / ARDS 诊断标准，即急性起病 + 氧合指数（PaO_2 / FiO_2）≤300 / 200mmHg+ 影像学示双肺斑片状阴影 + 肺动脉楔压（PAWP）≤18mmHg / 左心房压正常。

（2）剂量：甲泼尼龙 80～320mg / d× 直至病情缓解 / 病灶开始吸收（少数重症需 500mg / d×3～5 天冲击疗法）→ 逐渐减量（1 / 3 减量 / 3～5 天）→ 停药（总疗程≤1 月）。

注：减轻肺渗出 → 氧合功能↑ / 肺纤维化↓。

6. 重症治疗

（1）呼吸支持

经鼻高流量供氧（HFNC）×1～2h 无效 → 无创正压通气（NIPPV）（意识清醒、自主呼吸、自主咳痰、血流动力学稳定、能够耐受）×1～2h 无效 → 有创正压通气（IPPV）（意识障碍、气道分泌物↑ / 排痰能力↓、呕吐 / 消化道出血、血流动力学不稳定 / MODS / 需气管插管紧急抢救、不能耐受 NIPPV）。

① NIPPV 模式 / 参数：压力支持通气（PSV）/10～18cmH_2O+ 呼吸末正压（PEEP）/4～10cmH_2O，持续气道正压（CPAP）/4～10cmH_2O。

② IPPV 模式 / 参数：容量 / 压力控制通气（VCV / PCV）+PEEP → 同步间歇指令通气（SIMV）+

PSV+PEEP（好转后）→ PSV+PEEP（脱机前），参数设置符合肺保护性通气策略，即小潮气量 V_T（6～8mL / kg）→ 限制（吸气末）平台压（Pplat）（＜35cmH_2O）/ 避免气压伤、适当增加通气频率（f）→ 确保分钟通气量、加用适当 PEEP（5～20cmH_2O / 平均 10cmH_2O）→ 复张萎陷肺泡 / 避免呼吸时反复牵拉损伤 / 但需注意过高会导致胸内压↑/ 影响循环系统。

（2）免疫治疗

胸腺肽 / 丙种球蛋白疗效尚未证实，激素应用见上述。

（3）血浆治疗

近期康复者恢复期血浆疗效尚未证实。

（4）营养支持

肠内营养（EN）+ 肠外营养（PN），热量 25～30kcal /（kg・d）（适当增加脂肪比例 → 减轻心肺负荷），蛋白质 1.0～1.5g /（kg・d）（避免过多 → 影响肝肾功能），水溶性 / 脂溶性维生素。

7. 心理治疗（略）

8. 中医治疗（略）

3-24 专题 - 附:

机械通气

一、人工气道的选择与管理

1. 选择

（1）气管插管（表 3-42）

表 3-42　气管插管

内容	经口（首选）	经鼻	逆行
① 特点	导管长 / 较粗 固定性↓ / 耐受性↓ 若声门未暴露 → 易失败 / 并发症	导管长 / 较细 固定性↑ / 耐受性↑ 鼻窦炎↑∝呼吸机相关性肺炎	环甲膜穿刺 → 送入导丝 → 经咽喉部 → 口 / 鼻引出 → 导管沿导丝插入气管
② 适应证	呼吸停止需紧急抢救（禁经鼻插管），呼吸衰竭需机械通气 呼吸道分泌物 / 出血且自主清除↓，呼吸道损伤 / 狭窄 / 阻塞 消化道反流物 / 出血且误吸风险↑		
③ 禁忌证	张口困难 无法后仰（如颈椎骨折）	紧急抢救 鼻咽部梗阻 鼻 / 颌面 / 颅底骨折 凝血功能障碍	张口困难 穿刺点感染 甲状腺肿大 / 气管肿瘤 严重凝血功能障碍

（2）气管切开

① 特点：导管短 / 粗 → 气道阻力↓ / 通气死腔↓ / 气道分泌物清除↑ / 呼吸机相关性肺炎（VAP）↓。

② 时机：尚存争议，多在气管插管后 1～2 周内考虑气管切开。

③ 适应证：上呼吸道 / 喉部狭窄 / 梗阻，颈部 / 颈椎骨折 / 手术，机械通气效率↓ / 时间↑。

④ 慎重：切开部位感染，甲状腺肿大 / 气管肿瘤，严重凝血功能障碍。

2. 管理

（1）气囊压监测：维持气囊压 =25～30cmH_2O → 有效封闭气道 + 气道黏膜缺血↓ / 气管食管瘘↓ / 拔管后气管狭窄或塌陷↓。

（2）持续声门下吸引：经侧孔清除声门至气囊之间气道分泌物 → VAP 发生延缓 / ↓。

（3）主动 / 被动气道湿化：加热型湿化器 / 人工鼻 → 近端气道气体温度 37℃ + 湿度 100% → 保护气道黏膜 / 维持纤毛运动 / 促进气道分泌物排出 / VAP↓。

（4）呼吸机管路更换：不必频繁更换，若污染则立即更换。

二、机械通气的目的与指征

1. 目的

机械通气 → 提供分钟通气量（潮气量 V_T× 频率 f）+ 吸气末压（平台压 Pplat）/ 吸气末肺容积 + 呼气末压（PEEP）/ 呼气末肺容积 → 改善肺泡通气 / 氧合 → 纠正急性呼吸性酸中毒 / 低氧血症、降低呼吸肌做功 / 缓解呼吸肌疲劳、防止肺不张、稳定胸壁、为镇静药 / 肌松药等安全用药提供保障。

2. 指征

病情恶化 / 意识障碍 → 呼吸频率 / 幅度 / 节律异常 → 通气 / 氧合↓↓ → PaO_2＜50mmHg（尤充分氧疗后）/$PaCO_2$ 进行性↑ / pH 进行性↑↑或↓↓。

注：机械通气 → 气胸 / 纵隔气肿未引流、低血容量性休克未补液、肺大疱 / 肺囊肿 / 肺出血、气管食管瘘等 → 病情可能加重 / 应同时积极处理原发病。

三、无创正压通气（NIPPV）——参考《无创正压通气急诊临床实践专家共识（2018）》

1. 适应证

意识清醒，自主呼吸，自主咳痰，血流动力学稳定，能够耐受。

注：NIPPV 治疗不同病因所致急性呼衰的疗效研究 → COPD 急性加重期 / 急性心源性肺水肿（首选一线）＞免疫抑制（首先试用）＞支气管哮喘持续状态（可以试用）＞肺炎 / ARDS（轻则试用 / 重则 IPPV）。

2. 禁忌证

意识障碍，气道分泌物↑ / 排痰能力↓，呕吐 / 消化道出血，血流动力学不稳定 / MODS / 需气管插管紧急抢救，不能耐受 NIPPV。

3. 模式

（1）双相气道正压 BiPAP- 自主呼吸 S / 时间控制 T 模式（Ⅰ/ Ⅱ型呼衰）：吸气时 IPAP ＞呼气时 EPAP，吸呼自主转换（≈ IPPV 时 PSV+PEEP）/ 时间控制转换（≈ IPPV 时 PCV+PEEP）。

参数：V_T=6～15mL / 理想体重 kg，吸气时间 = 0.8～1.2s，备用频率（T 模式）=10～20 次 / 分，IPAP=10～30cmH_2O，EPAP（≈ PEEP）= 4～8cmH_2O（若Ⅰ型呼衰则 6～12cmH_2O）。

（2）持续气道正压 CPAP（Ⅰ型呼衰）：吸气时 IPAP= 呼气时 EPAP，吸呼自主转换。

参数：CPAP=IPAP=EPAP=6～15cmH_2O。

注：吸气正压 → 克服气道阻力 / 减少呼吸肌做功，呼气正压 → 防止肺泡塌陷 / 改善氧合，胸腔正压 → 减少回心血量（对肺水肿有利）→ 降低心排出量（对低血压不利）。IPAP 吸气相压力，EPAP 呼气相压力，PSV 压力支持通气，PCV 压力控制通气，PEEP 呼气末正压，V_T 潮气量，理想体重 kg=50（男）/ 45.5（女）+ 0.91×（身高 cm−152.4）。

4. 基本操作

（1）病人教育：消除恐惧 / 争取配合，会有不适 / 调整呼吸，紧急情况（咳嗽 / 咳痰恶心 / 呕吐）/ 迅速拆除。

（2）连接选择：鼻罩（幽闭恐惧症↓误吸↓/ 但张口呼吸时漏气↑/ 需闭口呼吸）→ 口鼻罩（通气效果↑尤急性呼衰 / 但排痰↓医患交流↓）→ 全面罩（舒适度↑面部皮肤损伤↓）→ 头罩（尚存争议）。

（3）参数调节：IPAP / EPAP=（8～10）/（4～5）cmH_2O → 逐渐增加 →（10～30）/（4～8）（Ⅰ型呼衰则 6～12）cmH_2O（20～30min 内），CPAP=4～5cmH_2O → 逐渐增加 → 6～15cmH_2O（20～30min 内）。

（4）疗效判断：临床表现（气促↓ R↓ HR↓辅助呼吸肌运动↓反常呼吸消失），血气分析（PaO_2↑氧合指数↑ $PaCO_2$↓ pH 改善）。

（5）停用撤机：治疗时间尚无明确标准 / 视情况而定，撤机方法应逐渐降低压力支持 / 逐渐减少通气时间等直至停用撤机。

四、机械通气的分类与常用模式

1. 分类

（1）定容型（V）通气：恒量送气→（优点）通气量稳定 / 不受肺顺应性↓气道阻力↑的影响。

（2）定压型（P）通气：恒压送气→（优点）人机对抗↓ / 气压伤↓ / 呼吸肌疲劳↓ / 镇静肌松剂↓ / 气体交换↑。

（3）控制通气（CV）：呼吸机完全替代自主呼吸（预设潮气量 V_T / 呼吸频率 f / 吸气流速 / 吸呼比）→（适应证）麻醉 / 药物过量 / CNS 障碍 / 神经肌肉疾病等所致的严重呼吸抑制 / 暂停→（缺点）通气↓ / ↑、镇静肌松剂↑ / 分泌物清除↓、自主呼吸丧失 / 呼吸肌萎缩↑ / 呼吸机依赖↑、血流动力学影响↑→若呼吸中枢 / 神经肌肉正常则尽早采用 AV。

（4）辅助通气（AV）：自主呼吸通过压力 / 流速触发呼吸机送气（预设 V_T / IPAP / 呼吸频率 f / 吸呼比）→（优点）通气合适、镇静肌松剂↓ / 分泌物清除↑、自主呼吸保留 / 呼吸肌萎缩↓ / 呼吸机依赖↓、血流动力学影响↓。

2. 常用模式

（1）辅助控制通气（ACV）：AV（能够触发）+ CV（不能触发），吸呼容量（V）/ 压力（P）转换。

参数：（V-ACV）触发敏感度，V_T，吸气流速 / 波形，f。

（P-ACV）触发敏感度，压力，吸气时间，f。

注：ICU 常用通气模式，AV→呼吸肌休息，CV→保证通气量。

（2）同步间歇指令通气（SIMV）：自主呼吸 ±PSV（触发窗外）+ 同步容量 / 压力 CV（触发窗内）。

参数：（容量控制 SIMV）触发敏感度，V_T，吸气流速 / 波形，f。

（压力控制 SIMV）触发敏感度，压力，吸气时间，f。

注：ICU 常用撤机方式，自主呼吸→呼吸肌锻炼，同步→人机对抗↓，CV→保证通气量。

AV、CV、SIMV、SIMV+PSV 波形见下图（图 3-16～图 3-19）。

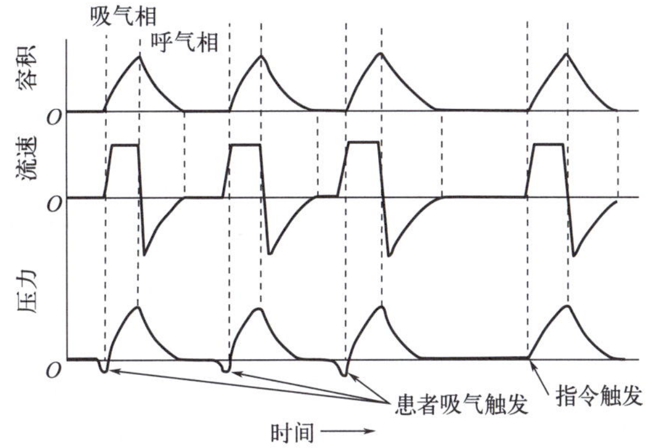

图3-16　辅助通气AV波形

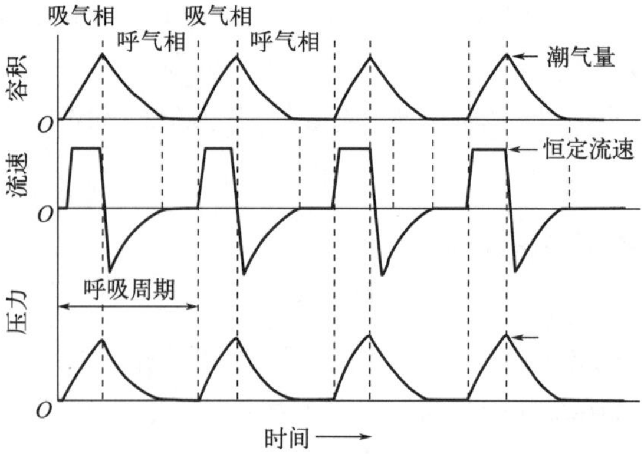

图3-17 控制通气CV波形

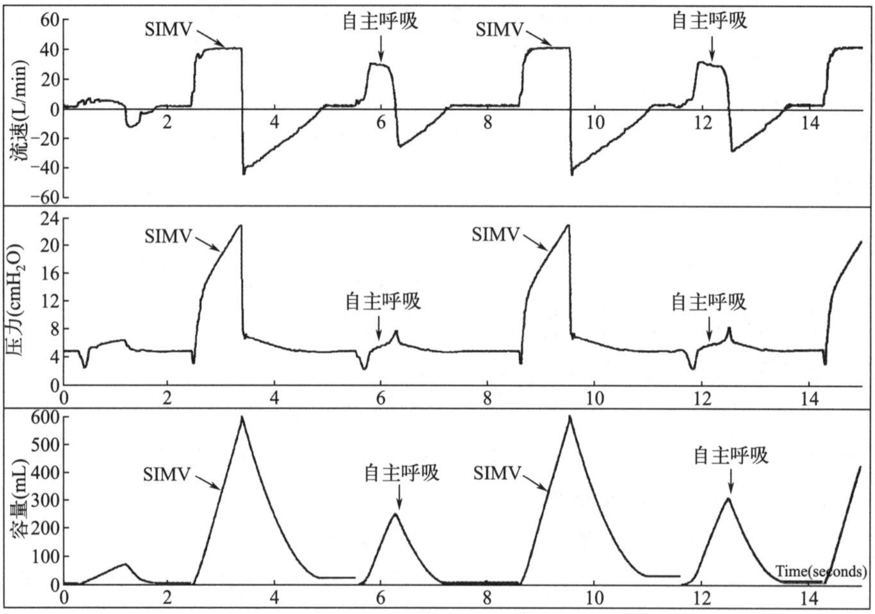

图3-18 SIMV波形

（3）压力支持通气（PSV）：自主呼吸 + 吸气相恒正压，吸呼容量转换。

参数：触发敏感度，压力。

注：适合呼吸驱动正常 + 通气功能↓的病人，ICU 常用撤机方式，自主呼吸 → 人机对抗↓，吸气相恒正压 → 克服管道阻力 / 助力呼吸肌无力 / 适当增加 V_T（但 V_T 不恒定）。

（4）持续气道正压（CPAP）：吸气时 IPAP= 呼气时 EPAP，吸呼自主转换。

参数：CPAP=IPAP=EPAP。

注：适合通气功能正常 + 氧合功能↓的病人，自主呼吸条件下 PEEP 的特殊技术。

（5）双相气道正压（BiPAP）：吸气时高压（Phigh）+ 呼气时低压（Plow），吸呼定时 / 自主转换。

参数：触发敏感度，Phigh，吸气时间（Tinsp），Plow（PEEP），f。

注：适合通气功能↓/ 氧合功能↓的病人，该模式可实现 CV → 自主呼吸 → 撤机整个过程。

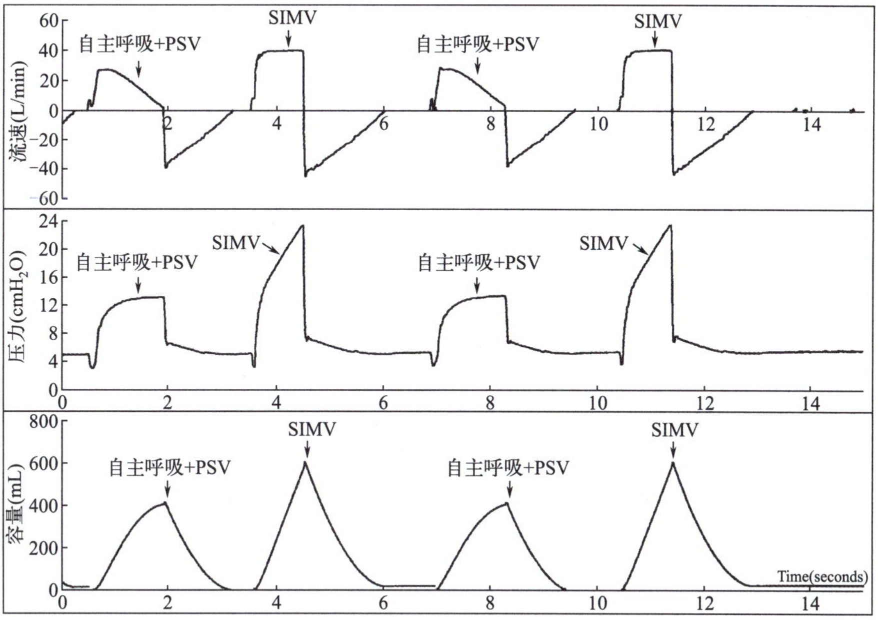

图3-19　SIMV+PSV波形

（6）高频振荡通气（HFOV）：极小潮气量 × 极高频率送气 → 气压伤↓/ FiO_2↓/ CO_2 排出↑。

注：适合重症ARDS，避免高气道压所致气压伤、高浓度氧所致氧中毒。

（7）比例辅助通气（PAV）：与病人呼吸用力成比例送气 → 舒适性↑/血流动力学影响↓。

注：适合撤机困难/呼吸机依赖病人的撤机方式。

五、机械通气的参数调节

（1）潮气量（V_T）：5～12mL/理想体重kg → Pplat ＜30～35cmH_2O，通常8～10mL/kg，ARDS则6～8mL/kg。

（2）呼吸频率（f）：阻塞性通气障碍则12～18次/分，限制性通气障碍则15～25次/分。

（3）吸气时间/吸呼比（I∶E）：吸气时间0.8～1.2s，吸呼比1∶1.5～2（COPD则1∶3～5）。

（4）吸气流速（Flow）/波形：吸气流速40～60L/min，方波/减速波。

（5）吸入氧浓度（FiO_2）：起初100%（迅速纠正低氧血症）→ 酌情下调至50%以下。

（6）触发敏感度：流速触发则2～5L/min（病人呼吸功↓↓），压力触发则–0.5～–1.5cmH_2O。

（7）呼吸末正压（PEEP）：5～10cmH_2O×1h → +2～3cmH_2O/次×1h → 很少超过15cmH_2O。

六、机械通气的并发症

1. 气管插管相关并发症

（1）插管过深/固定不佳 → 导管易位（尤右支气管）→ 对侧肺不张/同侧气胸。

（2）困难/急诊插管/长期置管 → 气道损伤（尤声带）/松弛，气囊压↑↑ → 气道黏膜缺血/坏死/溃疡/出血。

（3）导管扭曲/远端嵌顿/气囊疝嵌顿/痰栓/异物阻塞 → 人工气道梗阻。

（4）气道抽吸/气道腐蚀 → 气道出血。

2. 气管切开相关并发症

（1）早期（气切 24h 内）：出血（气切损伤血管），气胸，空气栓塞，皮下 / 纵膈气肿。

（2）后期（气切 24～48h 后）：感染，出血（感染累及血管），梗阻，吞咽困难，气管食管瘘，气管软化。

3. 正压通气相关并发症

（1）呼吸机相关性肺损伤（VILI）：气压伤（气道压力↑↑→肺泡破裂→肺间质气肿 / 皮下 / 纵隔气肿 / 心包积气 / 气胸），容积伤（吸气末容积↑↑→肺泡上皮 / 血管内皮损伤→气压伤 / 肺水肿），萎陷伤（肺泡开放 / 塌陷产生剪切力所致），生物伤（炎症反应激活所致）。

注：V_T↓ / Pplat↓→气压伤↓ / 容积伤↓，合适 PEEP→萎陷伤↓。

（2）呼吸机相关性肺炎（VAP）（机械通气 48h 后 / 发生率约 28%）：气管插管 / 切开→声门关闭丧失 / 胃内容物反流误吸→VAP。

注：半卧位 / 镇静时间程度↓ / 防止误吸 / 尽早撤机→VAP↓。

（3）氧中毒：长时间吸入高浓度氧（FiO_2＞60%）所致。

（4）膈肌功能不全 / 呼吸肌疲劳无力：长时间机械通气 / 肌松剂 / 激素等所致。

4. 肺外器官相关并发症

（1）心血管：机械通气→胸内压↑→静脉回流↓→CO↓→低血压 / 休克，机械通气→肺血管阻力↑→肺动脉高压→右心功能↓，低血压 / 休克 / 电解质酸碱紊乱 / 精神障碍→心律失常（尤早搏）。

（2）消化道：人工气道 / 机械通气→呕吐 / 腹胀，卧床 / 镇静肌松剂→肠蠕动↓ / 便秘，黏膜缺血 / 应激刺激→消化道溃疡 / 出血。

（3）肾功能不全：低血压 / 休克→肾灌注↓→肾功能不全。

（4）肝功能异常：机械通气→胸内压↑→静脉回流↓→肝淤血→肝功能异常。

（5）精神障碍：紧张 / 焦虑 / 恐惧。

5. 镇静剂 / 肌松剂相关并发症

（1）不能耐受气管插管 / 人机对抗影响氧合→应用镇静剂→血管扩张 / 血压下降＋抑制咳痰 / 肺部感染。

（2）充分镇静基础之上→联合应用肌松剂→抑制自主呼吸 / 完全依靠呼吸机 / 故障时窒息风险＋抑制咳痰 / 肺部感染＋释放组胺 / 气管痉挛。

七、撤机

1. 撤机失败原因

（1）呼吸因素：呼吸中枢 / 外周神经功能障碍（如结构性 / 代谢性 / 药物性），呼吸肌无力（如废用性 / 代谢性 / 药物性），肺顺应性↓（如肺水肿 / 肺纤维化），气道阻力↑（如支气管炎症 / 痉挛 / 狭窄）。

（2）其他因素：心肌缺血 / 心力衰竭，通气需求↑（如发热 / 感染），心理因素。

2. 撤机筛查试验

（1）机械通气病因好转 / 消除。

（2）PEEP $\leqslant$ 5～8cmH_2O+FiO_2 $\leqslant$ 40%+PaO_2 / FiO_2 $\geqslant$ 150～300mmHg+pH $\geqslant$ 7.25（若 COPD 则 FiO_2＜35%+PaO_2＞50mmHg+pH＞7.3）。

（3）血流动力学稳定＋无心肌缺血动态变化＋无显著低血压（无 / 小剂量血管活性药物）。

（4）自主呼吸。

3. 自主呼吸试验（SBT）

（1）方法：T 管试验（断开呼吸机自主呼吸 / 连接加温湿化器），低水平 CPAP（呼吸机自主模式 / CPAP=5cmH_2O），低水平 PSV（呼吸机自主模式 / PS=5～8cmH_2O+PEEP $\leqslant$5cmH_2O）。

（2）筛查：SBT×3min → 通过标准（下列指标全部符合）。

① R ＜35 次 / 分，V_T ＞4mL / kg，R / V_T（L）＜105［浅快呼吸指数（RVR）］。

② HR ＜140 次 / 分或 Δ ＜20%，无新发心律失常。

③ SaO_2 ≥90%。

（3）正式：SBT×30～120min → 成功标准（下列指标全部符合）。

① R ≤30～35 次 / 分或 Δ ≤50%。

② HR ＜120～140 次 / 分或 Δ ＜20%，SBP=90～（180～200）mmHg 或 Δ ＜20%（无血管活性药物）。

③ FiO_2 ＜40%，SaO_2 ≥85%～90%，PaO_2 ≥50～60mmHg，$PaCO_2$ ↑ ≤10mmHg，pH ≥7.32。

④ 无精神状态恶化（无兴奋 / 焦虑 / 嗜睡 / 昏迷），无出汗，无呼吸做功增加（未使用辅助呼吸肌 / 无矛盾呼吸）。

（4）失败：充分通气支持 → 查找原因（镇痛镇静剂剂量↓ / 血容量↓ / 支气管痉挛 / 心肌缺血）并加以纠正 → 每日 1 次 SBT（不推荐每日多次）。

注：目前有些通气模式可以自动化撤机，但尚无与 SBT 对比研究，其效果有待证实。

4. 拔管失败原因

（1）气道通畅程度：气囊漏气试验 → 若漏气量↑示通畅 / 若漏气量↓示梗阻（水肿 / 分泌物）。

（2）气道保护能力：咳嗽力度 / 分泌物量 / 吸痰频率。

5. 术后机械通气的撤机（术后≤ 24h）

方案：适当镇痛镇静。

6. 长期机械通气的撤机（撤机失败＞ 3 个月）

方案：机械通气水平逐步↓ + 自主呼吸时间逐步↑，必要时制定终身机械通气方案。

3-25 专题

新型冠状病毒感染（COVID-19）

一、病原学

（1）冠状病毒 / 哺乳动物冠状病毒 /β 属 → 新型冠状病毒 SARS-CoV-2：（椭）圆形，ϕ60～140nm，有包膜，单正链 RNA（29.9kb）→ 与蝙蝠 SARS 样冠状病毒 / 人类 SARS / MERS 病毒同源性分别为 84% / 78% / 50%。冠状病毒系统发生树见图 3-20。新型冠状病毒的命名及疾病命名过程见图 3-21。

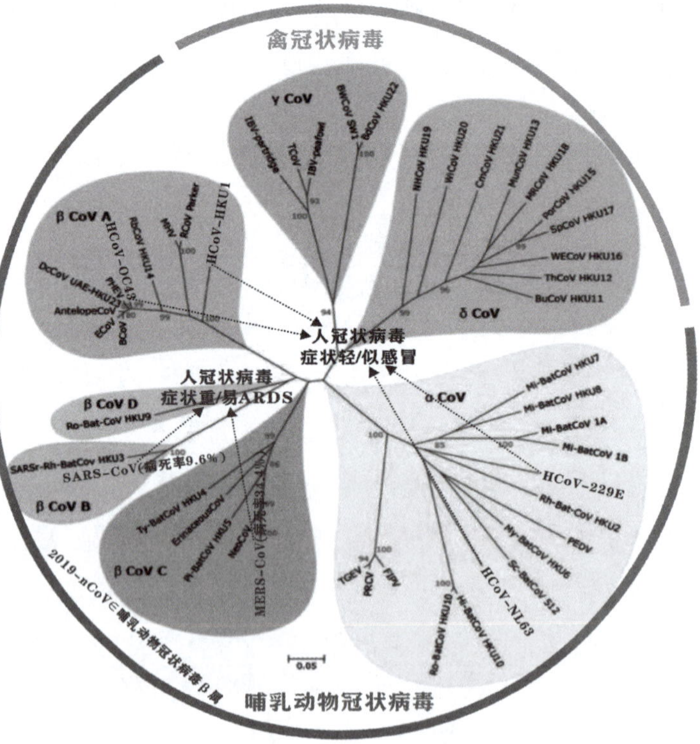

图3-20 冠状病毒系统发生树

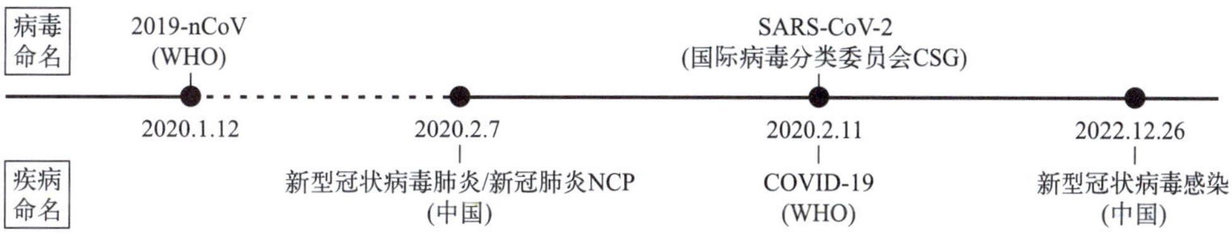

图3-21 病毒及疾病命名过程

（2）结构蛋白：刺突蛋白 S / 包膜蛋白 E / 膜蛋白 M（镶嵌在包膜上），核壳蛋白 N（包裹病毒 RNA 形成病毒颗粒的核心结构——核衣壳）。

（3）来源：蝙蝠 → 某种半野生状态的哺乳动物（据报道穿山甲分离 CoV 与 SARS-CoV-2 同源性高达 99%）→ 传播至人类并引发疾病。

（4）分离培养：人呼吸道上皮细胞培养需 96h，Vero 细胞 / Huh7 细胞培养需 6 天。

（5）理化性质：有机溶剂（乙醇 / 乙醚 / 含氯消毒剂）/ 紫外线敏感，56℃ ×30min 灭活。

二、流行病学

（1）传染源：新冠病毒感染者，潜伏期即有传染性 / 发病 3 天内传染性最强。

（2）传播途径：飞沫 / 接触传播（手 - 黏膜）为主，封闭环境下亦可气溶胶传播，接触病毒污染物品也可感染，粪便 / 尿液均检测到病毒，警惕粪口传播或通过污染环境而导致的气溶胶 / 接触传播。

（3）易感人群：普遍易感（尤老年 / 家属 / 医务人员），感染后 / 接种疫苗后可获得一定免疫力，老年 / 严重基础疾病感染后重症率↑病死率↑（疫苗可降低）。

（4）流行特征：2019 年 12 月湖北武汉首次发现 → 国内其他地区 / 国外也相继发现。

① 传播动力学：流行初期 425 例 COVID-19 回顾性研究 → 平均潜伏期为 5.2 天（P_{95} 为 12.5 天）/ 流行加倍时间为 7.4 天（即感染人数翻倍天数）/ 基本再生数 R_0 为 2.2（即每例病人平均传播人数）。变异快，能够持久人际传播。

② 发病至诊断间隔时间：截止 2020 年 1 月全国 4021 例 COVID-19 回顾性研究 → 发病至诊断平均间隔时间为 5 天 / 且随发病时间后移而缩短 → 提示 COVID-19 发现 / 诊断能力↑。

③ 传播阶段：局部暴发阶段 → 社区传播阶段 → 大范围传播阶段。

（5）变异：流行 / 传播过程中频繁基因突变 / 重组 → 病毒生物学特征改变（受体 ACE2 亲和力↑ / 胞内复制↑ / 免疫逃避↑ / 传播↑ / 疫苗保护↓）。

① WHO 提出“关切的变异株”：Alpha，Beta，Gamma，Delta，Omicron。

② Omicron：已成为全球绝对优势流行株 → 已演变 5 个亚型及其一系列的子代亚分支 → 免疫逃逸↑↑ / 传播力↑↑，但肺部致病力↓↓ / 以上呼吸道感染为主。

三、机制和病理

1. 机制

相比 SARS-CoV-1，虽然 SARS-CoV-2 之刺突蛋白 S 与 ACE2 结合的 5 个关键氨基酸有 4 个发生变化，但并未影响 SARS-CoV-2 之刺突蛋白 S 与 ACE2 之间的结合构象，因此 SARS-CoV-2 的刺突蛋白 S+ 呼吸道上皮细胞受体之血管紧张素转化酶 2（ACE2）→ 感染宿主细胞。

2. 病理

（1）肺部：（肉眼）肺不同程度实变。（光镜）肺泡腔浆液 / 纤维蛋白渗出 / 透明膜形成 / 巨噬细胞聚集（内含病毒包涵体）、肺泡壁Ⅱ型肺泡上皮细胞增生（内含病毒包涵体）伴脱落至肺泡腔内、肺泡隔充血 / 水肿、肺组织灶性出血 / 坏死等 → 肺泡腔渗出物 / 透明膜机化 / 肺泡间隔纤维母细胞增生 → 肺泡闭塞 / 萎缩 → 肺实变，部分病例出现显著纤维增生 → 肺纤维化，肺小血管微血栓形成。（电镜）支气管上皮细胞 / 肺泡上皮细胞可见病毒颗粒。（IHC / RT-PCR）2019-nCoV 抗原 / 核酸（+）。

（2）脾脏 / 淋巴结：（肉眼）脾脏显著缩小。（镜下）脾脏内 LC↓/ 出血 / 坏死 / 巨噬细胞↑伴吞噬现象，淋巴结内 LC↓/ 出血 / 坏死。（IHC）脾脏 / 淋巴结内 $CD4^{+}$↓ $CD8^{+}$↓。

（3）心血管：心肌细胞变性 / 坏死伴炎症细胞浸润，部分血管血栓形成。

（4）肝胆肾：肝细胞变性 / 坏死伴炎症细胞浸润，胆囊高度充盈，肾小管上皮细胞变性 / 坏死 / 脱落。

（5）其他：脑组织充血 / 水肿，肾上腺灶性坏死，消化道黏膜上皮细胞变性 / 坏死 / 脱落。

四、临床表现

（1）潜伏期多为 2～4 天，以咽干 / 咽痛 / 咳嗽 / 发热为主，发热多为中低热 / 部分高热（常≤3 天）。

（2）可伴肌肉酸痛、流涕 / 鼻塞、腹泻 / 结膜炎、嗅觉 / 味觉↓等。

（3）少数发热持续 → 肺炎 → 呼吸困难 / 低氧血症 → ARDS / 脓毒性休克 / 凝血功能障碍 / MODS 等。

（4）儿童感染：高热较多，症状可不典型（如呕吐 / 腹泻等），极少数有 CNS 并发症。

注：低血压 / 休克时应仔细鉴别。①原有心脏病加重 / 病毒性心肌炎 → 心源性；②分解代谢↑/ 入量↓/ 脱水利尿过度 → 低容量性；③继发肺部感染 / 血流感染 → 感染性；④机械通气所致气胸 / 静脉血栓栓塞 → 梗阻性；⑤气管插管时麻醉过度 / 机械通气时镇静过度等。

五、检查

（1）一般：WBC 正常 / ↓ ±LC↓，部分 CRP↑/ ESR↑/ 铁蛋白↑，PCT 正常。

部分肝酶↑/ CK↑/ 肌钙蛋白 cTn↑。

若重型 / 危重 → LC 进行性↓/ DD↑/ 炎症因子如 IL-6↑等。

（2）病原学：呼吸道分泌物（灌洗液＞痰＞鼻咽拭子）/ 血液 / 粪便，RT-qPCR / 新一代测序 NGS → 病毒核酸（+/ 高度同源），胶体金 / 免疫荧光 → 病毒抗原（+）/ 但（–）不能排除。

（3）血清学：病毒抗体 IgM（+）/IgG（+）（发病 1 周内阳性率↓），病毒抗体 IgG 恢复期 / 急性期≥4 倍（回顾性诊断）。

（4）影像学（首选 HRCT / 厚度≤1mm）（图 3-22）：参考《新型冠状病毒肺炎影像诊断指南 2 版（2020）》。

双肺多发小斑片影 + 间质改变（尤肺外带 / 但胸腔积液少见）→ 进展至双肺多发磨玻璃影 / 浸润影 → 严重则肺实变。

① 早期：（数量）单发 / 多发；（部位）中下肺外周 / 胸膜下（背段 / 外侧段）为主；（形态）多呈胸膜下小叶性 / 尖端指向肺门的楔形或扇形（也可斑片状 / 类圆形）；（密度）磨玻璃影（可见支气管血管束增粗）。

② 进展期：（数量 / 部位 / 形态）双侧非对称性肺底 / 背侧胸膜下楔形或扇形；（密度）磨玻璃影范围↑/ 密度↑→ 融合成小叶性 / 大片状高密度影（支气管血管束显著增粗），无胸腔积液 / 纵膈及肺门淋巴结肿大。

③ 重症期：双肺弥漫性病变（少数呈“白肺”）/ 肺实变影为主，合并磨玻璃影 / 空气支气管征，双侧少量胸腔积液。

④ 转归期：病灶范围↓/ 密度↓→ 病变逐渐吸收 → 完全消失 / 残存纤维条索影（随访）。

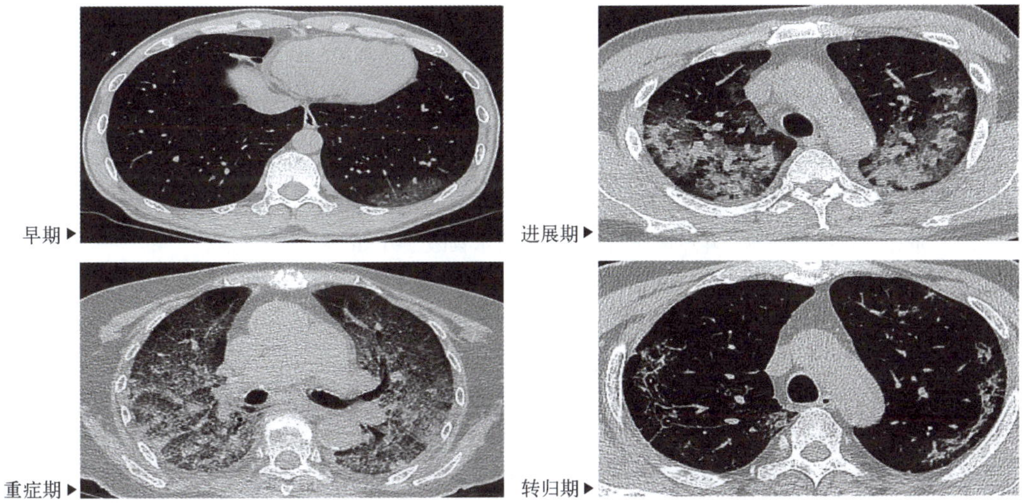

图3-22　COVID-19影像学示例图

六、诊断

1. 诊断标准

临床表现＋病毒核酸（+）/ 病毒抗原（+）/ 病毒分离培养（+）/ 病毒抗体 IgG 恢复期 / 急性期≥4 倍。

2. 临床分型

（1）轻型：上呼吸道感染为主，如咽干 / 咽痛 / 咳嗽 / 发热等。

（2）中型：持续高热＞3 天 / 咳嗽 / 气促，但 R＜30 次 / 分、SaO_2＞93%，影像学可见特征性肺炎。

（3）重型（≥1 / 4 项）：R≥30 次 / 分，SaO_2≤93%，氧合指数（PaO_2 / FiO_2）≤300mmHg，临床症状进行性加重 / 影像学显示 24～48h 内病灶进展＞50%。

（4）危重（≥1 / 3 项）：呼吸衰竭＋需机械通气，休克，MODS+ 需 ICU 监护治疗。

附：COVID-19 重型 / 危重的高危因素及预警指标

（1）重型 / 危重的高危因素：＞65 岁（尤未全程接种疫苗），心脑血管 / 肺 / 肝 / 肾 / DM / 肿瘤等慢性基础疾病，AIDS / 激素 / 免疫抑制剂等免疫功能低下，肥胖，妊娠晚期 / 围产期，重度吸烟。

（2）重型 / 危重的预警指标：呼吸窘迫↑↑，低氧血症↓↓ / 氧合指标↓↓ / 乳酸↑↑，LC↓↓ / CRP / 铁蛋白 / IL-6 等炎症指标↑↑，D- 二聚体（DD）↑↑，肺部病灶↑↑。

七、鉴别

参考“3-24 专题　传染性非典型肺炎（SARS）”。

八、治疗

1. 一般治疗

（1）隔离：居家隔离 / 住院隔离（尤高危人群 / 重症 / 危重），单间隔离（疑似）/ 同室隔离（确诊）。

（2）监测：病情变化，生命体征 / 血氧饱和度，三大常规 / 炎症指标（含细胞因子）/ 生化检查（电解质 / 肝肾功能 / 血糖血脂 / 心肌酶）/ 凝血象 / 动脉血气（含乳酸）/ 肺部影像学等。

（3）其他：通风 / 戴口罩，休息 / 多饮水，保证营养 / 易消化的饮食，注意皮肤 / 口腔卫生。

2. 氧疗及对症治疗

（1）氧疗：鼻导管 / 面罩吸氧（1～3L / min）→ 经鼻高流量供氧（HFNC）（≥50L / min）。

（2）对症治疗：物理降温 / 解热镇痛药（儿童禁用水杨酸类），止咳 / 祛痰。

3. 抗病毒药（表 3-43）

表 3-43 抗病毒药

内容	奈玛特韦 / 利托那韦（俗称 P 药）	阿兹夫定（俗称 A 药）	莫诺拉韦（俗称 M 药）
（1）药理	奈玛特韦：抑制 3CL 蛋白酶活性 利托那韦：减缓奈玛特韦代谢	核苷类似物：抑制 RNA 聚合酶 → 误掺入 RNA 新链而终止	
（2）应用	轻中型 + 高危因素 （尤重型 / 危重）	中型 （尤症状明显但病情较轻）	轻中型 + 高危因素 （尤肝肾功能不全）
（3）用法	300 / 100mg q12h×5 天	5mg qd×5 天（≤ 14 天）	800mg q12h×5 天
（4）注意	中 / 重度肝肾损则减半 / 慎用 妊娠慎用 / 哺乳期者不推荐 警惕与依赖 CYP3A 代谢的心血管药物的相互作用	中重度肝肾损伤者慎用 妊娠 / 哺乳期者不推荐 警惕存在的骨 / 软骨毒性	重型 / 危重疗效弱于 P 药 妊娠 / 哺乳期者不推荐 Ⅲ期临床数据尚未公布

4. 抗菌药物

（1）试验治疗：喹诺酮类 / β 内酰胺类 + 大环内酯类 → 鉴别细菌性肺炎 / 非典型肺炎。

（2）继发感染：选用针对性抗菌药物 → G^- 菌 / G^+ 菌 / 分枝杆菌 / 真菌等。

5. 抗凝治疗

（1）应用：中型 + 高危因素，重型 / 危重。

（2）用法：低分子肝素 / 普通肝素 预防剂量 / 治疗剂量（DD ↑↑ / 血栓事件）。

6. 免疫治疗

（1）单克隆抗体：安巴韦单抗 1000mg → NS 冲管 → 罗米司韦单抗 1000mg 序贯慢滴 st。

注：应用于轻中型 + 高危因素（包括≥12 岁 / ≥40kg 的青少年）。

（2）静注 COVID-19 免疫球蛋白：100 / 200 / 400mg / kg（轻型 / 中型 / 重型）慢滴 qd（≤5 次）。

注：应用于病毒载量高 / 高危因素 / 病情进展快的重型 / 危重。

（3）康复者恢复期血浆：200～500mL（4～5ml / kg）慢滴 st（必要时重复）。

注：应用于病毒载量高 / 高危因素 / 病情进展快的重型 / 危重。

（4）激素：地塞米松 / 甲泼尼龙 5mg / 40mg 静滴 qd× 短期（≤10 天）。

注：应用于炎症反应 ↑↑ / 氧合指标 ↓↓ / 肺部病灶 ↑↑ 的重型 / 危重。

（5）IL-6 抑制剂：托珠单抗 400mg（4～8mg / kg）慢滴 st（必要时 12h 后重复 1 次）。

注：应用于 IL-6 ↑↑ 的重型 / 危重，注意过敏反应，禁用活动性结核。

（6）其他：胸腺肽（尤 LC ↓ / 细胞免疫 ↓），丙种球蛋白（尤儿童重型 / 成人危重）。

7. 重症 / 危重

（1）呼吸支持：经鼻高流量供氧（HFNC）（PaO_2 / FiO_2=200～300mmHg 时首选）×1～2h。无效 → 无创正压通气（NIPPV）（PaO_2 / FiO_2=150～200mmHg 时首选）×1～2h。无效 → 有创正压通气（IPPV）（PaO_2 / FiO_2≤150mmHg 时首选）→ 体外膜肺氧合（ECMO）［启动时机：最优机械通气条件下 → PaO_2 / FiO_2＜50mmHg×3h 以上，或 PaO_2 / FiO_2＜80mmHg×6h 以上，或（pH＜7.25+$PaCO_2$＞60mmHg）×6h 以上 +R＞35 次 / 分，或 R＞35 次 / 分 +pH＜7.25+Pplat＞30cmH_2O，或心源性休克 / 心脏骤停］。

注：建议尽早同时实施俯卧位通气（＞12h / 天）。

① HFNC 参数：流量 =40～50L / min，FiO_2=100%。

② NIPPV 参数：吸气相压力（IPAP）=8～10cmH_2O，呼气相压力（EPAP）=5～8cmH_2O。

③ IPPV 参数：符合肺保护性通气策略，即首先设置小潮气量 V_T=6～8ml / 理想体重 kg，然后观察（吸气末）平台压（Pplat）、驱动压［ΔP（Pplat-PEEP）］是否达标（Pplat ≤30cmH_2O、ΔP ≤15cmH_2O，避免气压伤），若未达标则需下调 V_T-1mL / kg（每次）直至达标，同时为了保证分钟通气量，又需相应上调通气频率（f）+5bpm / 次，最后观察呼吸机流速时间曲线的呼气时间流速是否达到 0，若未达到 0 则需下调 f 或调整吸呼比（吸气项↓呼气项↑）。此外，还需评估肺可复张性，依据最佳氧合确定最佳 PEEP，即上调 PEEP（5cmH_2O → 15cmH_2O）→ 15min 后氧合指数↑/ $PaCO_2$↓/ 肺顺应性↑ → 肺具有可复张性 → 实施肺复张（PEEP 递增法 / 高水平 CPAP 法等）→ PEEP 滴定（PEEP 递减法即 -2cmH_2O / 2min 直至氧合↓↓）→ 确定最佳 PEEP（即氧合↓↓之前的 PEEP）。

④ ECMO 模式：仅需呼吸支持则选股静脉 - 颈内静脉之 VV 模式，若需呼吸循环双支持则选股静脉 - 股动脉之 VA 模式。

（2）循环支持：液体复苏（ARDS 时提倡限制性补液）→ 血管活性药物，监测 HR / BP / 尿量 / 血气 / 乳酸 → 必要时监测血流动力学（CVP / 有创血压 / 射血分数），注意心衰 / 消化道出血 / 脓毒性休克。

（3）CRRT：高钾血症，严重酸中毒，利尿剂无效的肺水肿 / 水负荷过重，MODS 时液体管理。

① 缓慢连续超滤（SCUF）：超滤（压力差）→ 清除水，无需置换液 / 透析液。

② 连续性静脉 - 静脉血液透析（CVVHD）：弥散（布朗运动）→ 清除小分子物质，需要透析液。

③ 连续性静脉 - 静脉血液滤过［CVVH（F）］：对流 / 超滤（压力差）→ 清除中＞小分子物质 / 水，需要置换液（前稀释置换 → 凝血事件↓肝素用量↓，后稀释置换 → 清除效率↑）。

④ 连续性静脉 - 静脉血液透析滤过（CVVHDF）：CVVHD+CVVH（F），需要透析液（50%）+ 置换液（50%）。

⑤ 血液灌流（HP）：吸附（活性炭 / 树脂）→ 清除大分子物质 / 脂溶性物质（如乙醇 / 有机磷农药等）/ 特异性物质（如胆红素 / 内毒素等）。

注：小分子物质（＜500D）如电解质、尿素氮 / 肌酐、胍类 / 酚类、磷酸 / 尿酸等。
中分子物质（500～10000D）如激素类 / 多肽类等。
大分子物质（＞10000D）如肝素 / 凝血因子、β_2 微球蛋白、Mb / Alb / Hb / Ig、细胞因子如 IL-1 / IL-6 / INF-α 等。

（4）ALSS：炎症因子≥5 倍或↑≥1 倍 / 天 + 影像学进展≥10%/ 天，肝衰竭。

① 血浆置换（PE）（清除大分子物质为主）+ 血液滤过（HF）（清除水 / 中 / 小分子物质为主）。

② 血浆灌流（PP）（清除中分子物质为主）+ 血液滤过（HF）（清除水 / 中 / 小分子物质为主）。

（5）营养支持：营养风险筛查（NRS2002 评分）→ 血流动力学稳定后尽早开始肠内营养（EN）（经口＞鼻胃管＞鼻肠管）＞肠外营养（PN）（仅 EN 不能耐受时才考虑）→ 低剂量开始 / 1 周内达标 → 热

量 25～30kcal /(kg·d)（适当增加脂肪比例 → 减轻心肺负荷)、蛋白质 1.5～2.0g /(kg·d)、水溶性 / 脂溶性维生素。

注：营养支持时需监测电解质 / 血糖 / 胃内储留量 → 避免电解质紊乱 / 血糖↑↑ / 呕吐返流，若出现呕吐返流 → 减慢输注速度 / 抬高床头 / 减量镇静剂 / 加用促胃肠动力药，若出现腹泻 → 减慢输注速度 / 稀释营养配方 / 停用 PPI / 加用消化酶。

(6) 其他治疗：血必净 100mL 静滴 q12h（抗内毒素 / 提高体液免疫)，肠道微生态制剂。

8. 心理治疗（略）

9. 中医治疗（略）

10. 康复治疗（略）

3-25 专题 - 附:

肺脏超声及其在 COVID-19 中的应用

一、肺脏超声成像基础

（1）超声波→反射界面（两种介质存在声阻抗差）→反射波，声阻抗差大小→反射波强弱。

（2）超声波→多个平行反射界面→多重反射，如 A 线（= 胸膜线伪像）。

（3）超声波→薄层强反射界面→内部多次反射 / 直至衰减，如彗星尾征。

（4）超声波→气体包绕的液体→之间共振反射 / 不会衰减，如 B 线（= 彗星尾征伪像）。

（5）M 型超声：纵轴为深度 + 横轴为时间，不同深度组织回声随时间展开的时间 - 运动曲线。

二、肺脏超声正常声像（图 3-23）

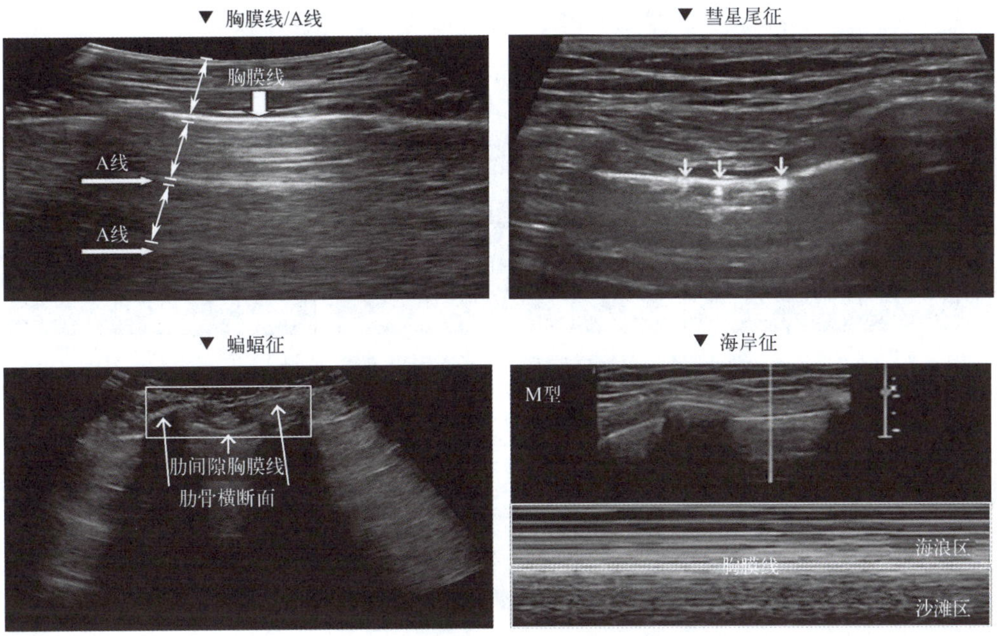

图3-23　肺脏超声正常声像部分示例

（1）胸膜线：超声波 → 胸膜脏层 / 肺表面反射界面 → 强回声影。

（2）彗星尾征：超声波 → 胸膜腔内正常少量胸腔液 → 强回声影。

（3）A 线：胸膜线重复伪像（水平线 / 会衰减），胸膜线与胸壁 / A 线、A 线之间构成等距。

（4）蝙蝠征：相邻肋骨横断面强回声影伴后方声影 + 肋间隙胸膜线强回声影。

（5）肺滑动征：实时超声时胸膜线随呼吸进行往返滑动。

（6）海岸征：M 型超声时相对静止胸壁层状线样强回声影 + 实时运动肺脏颗粒状中回声影。

三、肺脏超声常见异常声像（图 3-24 ~ 图 3-26）

（1）肺滑动征消失：气胸 / 胸膜粘连 / 重度肺纤维化 / 完全肺不张 → 胸膜线运动相对静止 / 强回声影掩盖下方可能存在的肺滑动征。

（2）条码征：肺滑动征消失的 M 型超声表现，海岸征的沙滩区被密集平行线取代。

（3）肺点征：气胸 → 游离气体与肺组织交界处（即肺点）随呼吸交替出现正常声像（肺滑动征 / 海岸征）/ 异常声像（肺滑动征消失 / 条码征）。

（4）B 线：肺水肿 / 肺间质炎症 / 纤维化 → 累及脏层胸膜 → 彗星尾征伪像（垂直线 / 不衰减）。

B7 线（B 线间距≈肺小叶间隔≈ 7mm）：提示小叶间隔增厚 / 间质性肺水肿。

B3 线（B 线间距≈肺泡直径≈ 3mm）：提示肺泡性肺水肿。

B 线密集分布并融合（白肺）：提示严重肺水肿。

（5）碎片征：胸膜下局部肺实变（肺泡内气体消失 / 充满液体）→ 碎片样低回声影 / 边界不清。

（6）实性组织征：累及肺段 / 叶肺实变（肺泡内气体消失 / 充满液体）→ 实性软组织低回声影（≈肝）/ 边界清楚。

（7）（细）支气管充气征：肺实变 → 内部出现点状 / 线状强回声影。

（8）四边形征：胸腔积液 → 分离胸膜线壁层 / 脏层 + 上下肋骨声影 → 四边形无回声影。

（9）正弦波征：胸腔积液 → M 型超声时胸膜线壁层 / 脏层间距随呼吸循环变化声像。

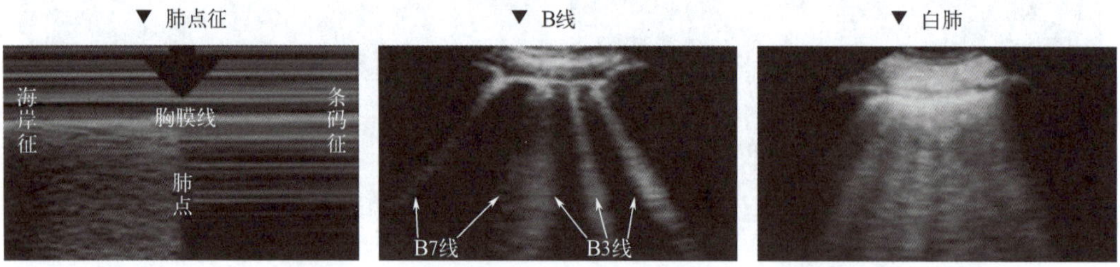

图3-24 肺脏超声异常声像（肺点征、B线、白肺）

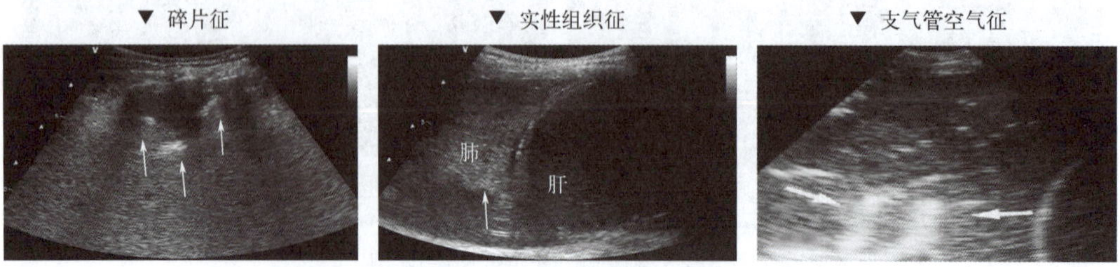

图3-25 肺脏超声异常声像（碎片征、实性组织征、支气管空气征）

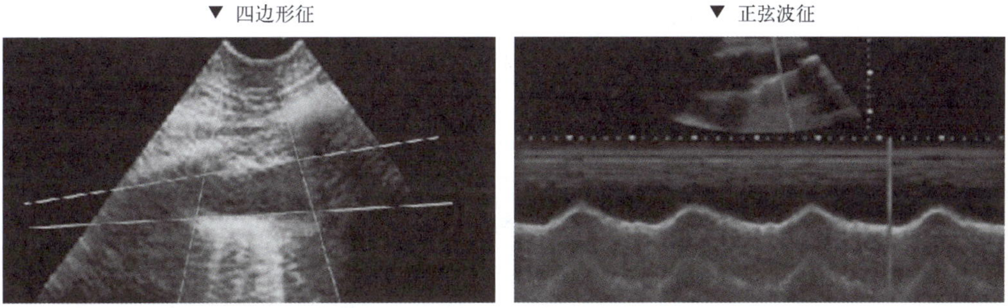

图3-26 肺脏超声异常声像（四边形征、正弦波形）

四、COVID-19 肺脏超声

1. 特征表现

（1）胸膜线：模糊 / 中断 / 消失，A 线消失，肺滑动征减弱 / 消失。

（2）B 线：↑（炎症渗出）→ B7 线（间质性肺水肿）→ B3 线（肺泡性肺水肿）→ 白肺（严重肺水肿）。

（3）肺实变：碎片征（碎片样低回声影 / 边界不清）→ 实性组织征（肝样低回声影 / 边界清楚），（细）支气管充气征（点状 / 线状强回声影）。

（4）胸腔积液：四边形征（无回声影），正弦波征（M 型超声）。

2. 分期表现（图 3-27）

（1）早期：胸膜线欠光滑 / 模糊 / 中断，胸膜线下小斑片状低回声影，病灶下出现 B 线，单个 / 多个肺区局部受累。

（2）进展期：胸膜线中断，胸膜线下碎片样低回声实变影 + 内含细支气管充气征，病灶下 B 线增多融合（瀑布征），单个 / 多个肺区受累（尤后下肺野），可见胸水 / 胸膜增厚。

（3）重症期：胸膜线中断 / 消失，胸膜线下大片样低回声实变影 + 内含（细）支气管充气征，病灶下 B 线弥漫分布（白肺），多个肺区受累（尤后下肺野），可见胸水 / 胸膜增厚。

注：单侧 6 分区方案 → 腋前线 / 腋后线为界 → 分为前上 / 前下 / 侧上 / 侧下 / 后上 / 后下共 6 个区。

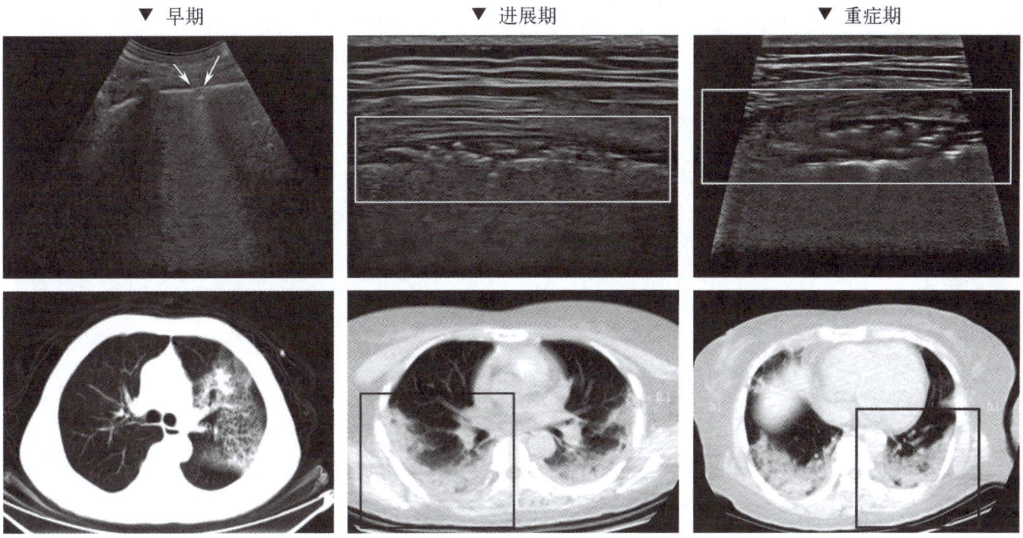

图3-27 COVID-19肺脏超声分期表现

五、COVID-19心血管超声

（1）评估左心功能：左心扩大，室壁节段性 / 弥漫性运动↓（Simpson 方法 / M 型方法），射血分数 EF↓。

（2）评估右心功能：右心扩大，三尖瓣环收缩期偏移 TAPSE↓（M 型方法），右心室面积变化率 RV-FAC↓（二维方法）。

（3）评估肺动脉压：肺动脉主干增宽，三尖瓣返流压↑，右心扩大。

（4）评估心包积液：心脏摆动，舒张期右心室壁塌陷，吸气相室间隔左心室移位。

（5）评估容量状态：左心室舒张末内径（LVEDD）＜35mm、下腔静脉直径＜9mm → 提示容量不足。

（6）评估容量反应：每搏出量变异度（SVV）≥10%～15%、下腔静脉塌陷指数（cIVC）＞40% → 提示容量反应性好 / 补液扩容有效。

（7）评价静脉血栓：静脉内径增宽，腔内实性低回声影，彩色多普勒超声示血流信号↓ / 消失。

3-26 专题

肾综合征出血热（HFRS）

一、病原学

（1）布尼亚病毒科 → 正汉坦病毒属 → 汉坦病毒：（椭）圆形，ϕ78～210nm，双层包膜（纤突），单负链 RNA。

（2）病毒蛋白：L 段 → RNA 聚合酶，M 段 → 包膜糖蛋白 G1 / G2（血凝抗原 / 中和抗原），S 段 → 核衣壳蛋白（补体结合抗原 / 无中和抗原），血清型现已发现 24 个 → 我国主要是汉滩病毒 / Ⅰ型 / 野鼠型（病情重）、汉城病毒 / Ⅱ型 / 家鼠型（病情轻）。

（3）理化性质：热 / 酸 / 乙醇 / 碘伏 / 乙醚 / 氯仿 / 去氧胆酸盐 / 紫外线敏感，60℃ ×10min 灭活。

二、流行病学

（1）传染源：啮齿类如鼠＞猫 / 犬 / 猪 / 兔 / 蝙蝠等，虽病人早期血液 / 尿液携带病毒但不重要。

（2）传播途径：排泄物污染环境 / 形成气溶胶 → 呼吸道 / 消化道 / 接触传播为主，流产胎儿 / 螨虫亦检测到病毒 → 垂直 / 虫媒传播存在可能。

（3）易感人群：普遍易感 → 可获得持久免疫力。

（4）流行特征：∝鼠类活动，除西藏 / 青海外均有非输入性病例报道 → 东北 / 华北 / 陕西最严重，春季 + 秋季两个高峰，青壮年男性 / 农民较多。

三、机制和病理

（1）机制：汉坦病毒 → 血管内皮细胞 / 肝脾淋巴结 / 骨髓 / 肺 / 肾等内增殖 → 病毒血症 → 全身播散 → 几乎所有组织 / 脏器（直接破坏 / 免疫损伤）。

休克：（原发性休克）血管通透性↑→ 血容量↓→ 血液黏稠度↑→ DIC / 微血栓 → 有效血容量↓↓。（继发性休克）出血，多尿期，继发感染。

出血：血管壁损伤，PLT 损伤，DIC。

ARF：肾血流↓，肾小球微血栓，肾小管阻塞，肾间质水肿 / 出血。

（2）病理：（小血管）内皮细胞肿胀 / 变性 / 坏死，微血栓形成。

（肾脏）肾小球充血，肾小管阻塞，肾间质单核细胞 / 淋巴细胞浸润。

四、临床表现

潜伏期4～45天（常1～2周），多有五期经过→轻度可越期（发热期直跨多尿期）/重度可重叠（前三期）。

1. 发热期（一般3～6天→若T↑↑热程↑↑则病情↑↑）

（1）感染中毒：畏寒/发热（典型则寒战/高热→38～40℃/弛张热/稽留热为主）→常伴乏力/肌肉关节酸痛/消化道症状（甚至急腹症）/三痛（眼眶痛+头痛+腰痛）（∝渗出水肿）。

（2）充血出血：三红（球结膜+面颈部+上胸部充血潮红/似醉酒貌），腋下/前胸/肩背皮肤出血，软腭/悬雍垂/咽后壁黏膜出血，甚至鼻衄/咯血/呕血/便血/尿血/脑出血等。

（3）渗出水肿：全身性（尤眼睑/颜面部等组织疏松部位→其中球结膜水肿是早期特征性表现），甚至可出现胸水/腹水/心包积液。

（4）肾脏损伤：蛋白尿/血尿，肾区叩击痛，部分有肝脾肿大/肝功能异常/黄疸。

2. 低血压休克期（一般24h→若BP↓↓持续↑↑则病情↑↑）

（1）苍白湿冷/脉搏细速/血压下降/尿量减少/烦躁不安。

低血压倾向：SBP ≤100mmHg，MAP ≤70mmHg。
低血压：SBP ≤90mmHg，MAP ≤60mmHg。
休克：SBP ≤70mmHg，MAP ≤50mmHg。
（以上均）CVP <6cmH_2O

（2）渗出显著/DIC→MODS。

3. 少尿期（一般2～5天/严重可达2周）

（1）少尿/无尿（<400/100mL/d）→电解质紊乱（低钠多见/高钾较轻）/酸中毒（较轻）/尿毒症。

（2）高血容量综合征（尤低血压休克期补液过度）→颜面部肿胀/浅表静脉怒张/血压增高/脉压增大/心音亢进/血液稀释→心衰/肺水肿/脑水肿。

（3）出血加重。

4. 多尿期（一般1～2周/少数可达数月）

多尿→脱水/电解质紊乱（低钾低钠）/继发性休克（∵多尿+继发感染）。

（1）移行阶段：未使用利尿剂时尿量400～2000mL/d。

（2）多尿早期：尿量>2000mL/d。

（3）多尿后期：尿量>3000mL/d。

5. 恢复期（一般1～3月/严重可达6月）

6. 并发症（多见于低血压休克期－少尿期－多尿早期）

DIC/腔道出血，高血容量综合征（心衰/肺水肿/脑水肿），肾破裂/脑出血，继发感染。

7. 特殊人群

（1）儿童：全身中毒症状轻，出血/低血压少见，恢复快/预后好。

（2）老人：早期表现不典型，常因合并基础疾病→并发症↑/（危）重型↑，恢复慢/预后差。

（3）妊娠：病情较重，并发症多，流产/死胎。

五、检查

（1）血常规：正常→（发热期末/低血压休克期）三高一低［WBC↑ N%↑ Hb↑（∝血液浓缩）+PLT↓（∝骨髓巨核细胞↓/DIC消耗↑/免疫破坏↑）］+异型LC。

（2）尿常规：蛋白尿，血尿。

（3）生化学：肾功能，肝功能，心肌酶，凝血象，电解质，血气。

（4）血清学：病毒特异性抗体 IgM（+），病毒特异性抗体 IgG↑≥4 倍。

（5）病原学：病毒核酸（+）（尤发病 1 周内 / 即发热期 - 低血压休克期阳性率↑↑），病毒分离（+）（耗时 / 需 2～4 周 / 仅用于科研）。

（6）其他：超声（肾脏肿大 / 形态饱满 / 肾实质回声增粗增强 / 肾髓质椎体回声减低 / 肾包膜与肾实质分离 / 包膜下积液），X 线（肺水肿）/CT（脑出血），ECG（窦性心律失常 / ST-T 改变）。

六、诊断

1. 流行病学（史）

发病前 2 个月内有疫区旅居史 / 鼠类或其排泄物接触史。

2. 疑似病例

流行病学 + 三大主症（发热 / 出血 / 肾损害）+ 特异性三痛（眼眶痛 / 头痛 / 腰痛）+ 特异性三红（球结膜 / 面颈部 / 上胸部充血潮红 / 似醉酒貌）。

3. 临床诊断病例

疑似病例 + 血常规（WBC↑/ 异型 LC↑/ PLT↓/ 血液浓缩）/ 尿常规（蛋白尿 / 血尿）/ 肾功能（BUN↑/ Cr↑/ eGFR↓）/ 典型五期病程。

4. 确诊病例

疑似 / 临床诊断病例 + 汉坦病毒核酸（+）/ 分离（+）/ 抗体 IgM（+）/ 抗体 IgG↑≥4 倍。

5. 早期分度（≥ 3/6 项确诊）（预判病情进展走势→提前干预 / 避免重症化）（表 3-44）

表 3-44 HFRS 早期分度

项目	轻度	中度	重度
发热 ×3 天	＜39℃	39～40℃	＞40℃
消化道症状	不明显 / 仅有恶心	恶心 + 呕吐	恶心 + 频繁剧烈呕吐
CNS 症状	头晕 / 轻微头痛	严重头痛 / 兴奋失眠	烦躁不安 / 意识障碍
出血 / 渗出	皮肤黏膜细小出血点 渗出不明显	皮肤黏膜显著出血点 球结膜轻度水肿	皮肤黏膜瘀斑 球结膜中高度水肿
WBC	＜15×10^9/L	15～30×10^9/L	＞30×10^9/L
PLT	＞50×10^9/L	20～50×10^9/L	＜20×10^9/L

6. 临床分型（评价病情严重程度→明确诊断 / 判断预后）（表 3-45）

表 3-45 HFRS 临床分型

项目	轻型	中型	重型	危重型
中毒症状	＜39℃/ 较轻	39-40℃/ 较重	40℃上下 / 严重	在重型基础上出现心衰 / 肺水肿 / 脑水肿，肾破裂 / 脑出血，继发感染，难治性休克，MODS 等
出血 / 渗出	皮肤黏膜出血点	皮肤黏膜瘀斑 / 球结膜水肿	瘀斑 / 腔道出血	
肾脏损伤	尿蛋白（+～++）	尿蛋白（++～+++）		
低血压休克期	无	SBP ≤ 90mmHg	SBP ≤ 70mmHg	
少尿期	无	存在	严重	

七、治疗

主要是围绕五期病理生理学变化进行综合性 / 预防性治疗，抓好“三早一就（早发现 / 早休息 / 早治疗 / 就近原则）”，把好“四关（休克 / 少尿 / 出血 / 脏器损害）”。

1. 发热期

（1）抗病毒：10%GS 250mL+ 利巴韦林 5～7.5mg / kg 慢滴 q12h×1 周。

（2）抗渗出 / 防休克：Vit C 2～4g / d，葡萄糖酸钙，甘草酸制剂 / 激素，甘露醇 125mL 静滴 qd～q6h。低分子右旋糖酐，输血浆，输白蛋白。

（3）抗出血 / 防 DIC：卡巴克洛（安络血），酚磺乙胺（止血敏），氨甲苯酸（止血芳酸）。双嘧达莫 0.1g tid，低分子右旋糖酐 250～500mL 静滴 qd，输血小板。

（4）对症：退热（物理降温为主 / 慎用 NSAID，∵出汗 → 有效循环血量↓ / 抗 PLT → 出血风险↑），止吐，激素（抗炎）。氢化可的松 100mg ＞甲强龙 20～40mg / DXM 5～10mg 静滴 qd～bid。

2. 低血压休克期

（1）补液：（种类）晶体液为主，血浆 / 白蛋白 / 胶体液为辅。

（速度）1000mL（1h 内）→ 1000mL（1～2h 内）→ 综合 SBP / MAP、末梢循环 / 组织灌注 / 尿量、Hb / HCT 等调整补液直至血压回升至基本正常 → 再继续补液 200～300ml / h 直至血压稳定 6h，亦可参考《成人严重感染与感染性休克血流动力学监测与支持指南（2007）》（参考“3-09 专题 脓毒症 & 脓毒性休克”）。

（总量）低血压倾向 / 低血压 / 休克分别补液 3000 / 4000 / 5000mL / d，以 Hb 150g / L 为基线，Hb↑10g / L ≈血浆丢失 300mL ≈需补液 1000mL（同时还要补充持续丢失 + 出量）。

（2）纠酸：$NaHCO_3$（仅用于 pH ＜7.25 时）。

（3）升压：NE（2mg∶1mL）0.3mg / kg +NS 补齐至 50mL 微泵 0.1～1.0μg /（kg • min）（1～10mL / h）。

注：多巴胺易致 HR↑↑ / 快速性心律失常 → 不作为首选。

（4）强心：去乙酰毛花苷（西地兰）0.2～0.4mg 静推，毒毛花苷 K 0.125～0.25mg 静推，多巴酚丁胺（20mg∶2mL）3mg / kg +NS 补齐至 50mL 微泵 2～20μg /（kg • min）（2～20mL / h）。

（5）激素：氢化可的松 100mg ＞甲泼尼龙 20～40mg / DXM 5～10mg 静滴 bid～tid（CA 敏感性）。

（6）DIC：（高凝期）LMWH 2500U ih q12h×1～3 天，低分子右旋糖酐。

（消耗性低凝期）输血浆 / 冷沉淀（纤维蛋白原）/ 血小板 ± 抗凝治疗。

（继发性纤亢期）氨基己酸，氨甲苯酸（止血芳酸），氨甲环酸。

（7）难治性休克：连续性肾脏替代治疗（CRRT）（尤枸橼酸体外抗凝 / 无抗凝剂方案）。

3. 少尿期

（1）维持水电解质酸碱平衡

① 限制补液：补液量 / d=500～800mL+ 尿量 + 吐泻量。

② 纠正低钠：3%～5%NS（仅用于 Na^+ ＜125mmol / L 时）。

公式：补钠量 =（142– 实测钠）×20% 体重（细胞外液量）→ 每天仅补 1 / 3～1 / 2 量。

举例：补钠量 =（142–120）×20%×50kg=170mmol → 暂补 57～85mmol=3.4～5g。

配制：NS 100mL+10% 浓氯化钠 10mL×3.4～5 支 静滴 st。

③ 纠正高钾：10%GS 20mL+10% 葡萄糖酸钙 10～20mL 静推，10%GS 250mL+ 胰岛素 5U 静滴。

④ 酸中毒：5%$NaHCO_3$（仅用于 pH＜7.25 时）。

（2）利尿：呋塞米 20～40mg 静推 → 100～200mg / 次（max 800mg / d）（血压稳定 12～24h 后进行）。

（3）血液净化

① 指征：少尿＞3 天 / 无尿＞1 天，高血容量综合征，Na^+＜125mmol / L 或＞160mmol / L，K^+＞6～6.5mmol / L，BUN＞30mmol / L。慎用于内脏出血（∵常规透析需要使用肝素抗凝）。

② 方式：间歇性血液透析（IHD）（最常用），CRRT（尤适合血流动力学不稳定 / 清除炎症因子 / 但存在营养丢失及药物清除）。

（4）导泻 ± 放血疗法：现已少用，已被"透析 / CRRT"取代。

4. 多尿期

（1）维持水电解质酸碱平衡：防治脱水 / 休克 / 低钠 / 低钾。

（2）防治继发感染：（预防）青霉素类 / 头孢类；（治疗）G^- 菌则头孢类 / 碳青霉烯类（禁用氨基糖苷类）、G^+ 菌则利奈唑胺（慎用糖肽类）、真菌则氟康唑（慎用两性霉素 B）。

（3）补充热量 / 营养：脂肪乳，氨基酸 / 蛋白质 / 血浆。

5. 恢复期

避免劳累，加强营养，定期复查。

6. 并发症

保肝，营养心肌，防治肺水肿 / 脑膜脑炎，止血，抗感染。

八、预防

双价灭活疫苗：（基础免疫 2 针）0d → 14d；（强化免疫 1 针）6 个月后或 12 个月后。

九、待解决问题

（1）血管损伤 / 血管渗漏的机制？凝血紊乱的机制？肺损伤机制？

（2）汉坦病毒的快速检测方法？

（3）难治性休克的治疗？肾损伤的治疗？

（4）＜16 岁 / ＞60 岁人群的疫苗接种？

3-26 专题 - 附 1:

埃博拉出血热（EHF）

一、病原学

（1）丝状病毒科 → 埃博拉病毒：丝状，大小 1000×100nm，有包膜（突起），单负链 RNA（18.9kb）→ 基因型（基因组差异大 / 但同型较稳定）：扎伊尔型（毒力最强）/ 苏丹型（毒力次之）/ 塔伊森林型 / 本迪布焦型 / 莱斯顿型（对人不致病）。

（2）病毒蛋白：结构蛋白 7 个，非结构蛋白 1 个。

（3）分离培养：人 / 猴 / 鼠等哺乳动物细胞中增殖（尤 Vero / Hela 细胞敏感）。

（4）理化性质：热中度抵抗力，室温 / 4℃ ×1 月则感染性无改变，热 / 甲醛 / 酚类 / 次氯酸 / 紫外线 /γ 射线敏感，60℃ ×60min / 100℃ ×5min 灭活。

二、流行病学

（1）传染源：病人 / 其他灵长类动物（如猩猩 / 猴）为主，自然宿主可能为果蝠。

（2）传播途径：接触传播为主（血液 / 体液 / 分泌物 / 排泄物 / 其它污染物），有研究示气溶胶 / 精液 / 乳汁检测到病毒 → 空气 / 性 / 垂直传播应予以警惕。

（3）易感人群：普遍易感（尤成年 / 医护人员 / 家属 / 尸体处理员）。

（4）流行特征：1976 年在非洲首次发现 → 2014 年源自西非致全球感染 8399 例 / 死亡 4033 例（截至 2014 年 10 月）→ 目前死亡率高达 50%～90%。全年发病 / 无明显季节性。

三、机制和病理

（1）机制：埃博拉病毒 → 局部淋巴结 / 感染单核细胞 → 释放入淋巴 / 血液 → 感染肝 / 脾 / 全身巨噬细胞 → 巨噬细胞被激活 / 释放大量细胞因子（如 IL-2 / IL-6 / TNF）→ 血管内皮损伤 / 血管壁胶原暴露 → DIC → 休克 / MODS。

（2）病理：皮肤 / 黏膜 / 脏器出血。

四、临床表现

潜伏期 2～21 天（常 8～10 天），部分不发病 / 轻型 → 2 周内恢复。

（1）初期（3～5 天）：起病急，高热伴头痛 / 肌痛 / 结膜充血 / 相对缓脉 → 恶心 / 呕吐 / 腹痛 / 腹泻，可伴咽痛 / 皮疹。

（2）极期：感染中毒症状 / 消化道症状进一步加重 → 皮肤黏膜出血 / 咯血 / 呕血 / 血便 / 血尿 → DIC

致出血进一步加重 → 意识障碍 / 休克 / MODS → 通常在发病后 7～14 天死亡。

（3）恢复期：病程超过 2 周后 → 症状逐渐↓ + 常有游走性 / 非对称 / 大关节痛。

五、检查

（1）血常规：WBC↓ LC↓ → PMN↑ / 核左移，部分 PLT↓。

（2）尿常规：蛋白尿 → 血尿。

（3）生化学：肝功能异常（尤 AST↑↑ > ALT↑），PT↑ APTT↑ FDP↑（DIC）。

（4）血清学：病毒抗体 IgM（+），病毒抗体 IgG 恢复期 / 急性期≥4 倍。

（5）病原学：病毒抗原（ELISA）（+），病毒核酸（RT-qPCR / 必要时 3 天后复查）（+），病毒分离培养（Vero / Hela 细胞）（+）。

注：血清学 / 病原学检测的所有标本 → BSL-3 级 / 4 级实验室 → 首先应 60℃ ×1h 灭活 → 然后再进行检测 / 其中分离培养必须在 BSL-4 级实验室完成。

六、诊断

1. 流行病学（史）

（1）发病前 21 天内有埃博拉传播活跃地区的居住史 / 旅行史。

（2）发病前 21 天内在无恰当个人防护情况下与埃博拉病人（血液 / 体液 / 分泌物 / 排泄物 / 尸体）有接触史。

（3）发病前 21 天内在无恰当个人防护情况下与来自疫区的其他灵长类动物 / 蝙蝠有接触史。

2. 留观病例

（1）流行病学（1）+ T >38.5℃。

（2）流行病学（2）/（3）+ T >37.3℃。

3. 疑似病例

（1）流行病学（2）/（3）+ T >38.5℃伴头痛 / 肌痛 / 呕吐 / 腹痛 / 腹泻。

（2）流行病学（2）/（3）+ 发热伴不明原因出血。

（3）流行病学（2）/（3）+ 不明原因猝死。

4. 确诊病例

留观 / 疑似病例 + 埃博拉病毒抗原（+）/ 核酸（+）/ 分离培养（+）/ 抗体 IgM（+）/ 抗体 IgG↑≥4 倍。

七、鉴别

与其他病毒性出血热、伤寒、恶性疟疾、病毒性肝炎等相鉴别。

八、治疗

尚无特异性治疗措施，支持 / 对症治疗为主，防治休克 / DIC / 继发感染 / 肾衰 / 呼衰等。

（1）补液：尽早补液（平衡液 / 白蛋白 / 低分子右旋糖酐），维持水电解质酸碱平衡。

（2）保肝：甘草酸制剂。

（3）治疗 DIC：止血 / 输血，血浆 / 冷沉淀。

（4）抗感染：尽早经验性应用抗菌药物。

（5）治疗肾衰：血液净化。

（6）治疗呼衰：氧疗 / 机械通气。

（7）病原治疗：三联单克隆抗体（ZMapp），恢复期血浆。

3-26 专题 - 附 2:

发热伴血小板减少综合征

一、病原学

（1）布尼亚病毒科 → 白蛉病毒属 → 新型布尼亚病毒（SFTSV）：球形，ϕ80～100nm，有包膜（刺突），分节段单负链 RNA。

（2）病毒蛋白：L 段 → 聚合酶，M 段 → 糖蛋白前体，S 段 → 核蛋白 / 非结构蛋白。

（3）理化性质：热 / 酸 / 消毒剂 / 去氧胆酸盐 / 紫外线敏感，60℃ ×30min 灭活。

二、流行病学

（1）传染源：主要是感染动物（可能为牛 / 羊 / 猫 / 犬等啮齿类动物），病人亦可。

（2）传播途径：主要经蜱等媒介生物叮咬传播，也可通过接触感染动物 / 病人的血液 / 分泌物 / 排泄物及其污染物造成感染。

（3）易感人群：普遍易感（尤丘陵 / 山地 / 林区居民 / 野外作业 / 旅游）。

（4）流行特征：自 2006 年以来，我国河南 / 湖北 / 山东 / 安徽 / 辽宁 / 江苏 / 浙江 / 云南等省的丘陵 / 山地 / 林区的农村相继发现，呈高度散发，春夏季为主，青壮年较多，鉴于表现相似，早期被认为可能是人嗜粒细胞无形体病，但并未检测相应病原体，直至 2010 年在我国被首次确认为新型布尼亚病毒，随后在日本 / 韩国 / 美国等国家也相继出现报道。

三、机制和病理

（1）机制：SFTSV → 淋巴结 → 淋巴结肿大 / 坏死性淋巴结炎；SFTSV → 淋巴结 / 脾脏快速复制 → 病毒血症 → 多器官功能损伤；SFTSV → 免疫功能失调 → 细胞因子风暴 → 内皮损伤 → 出血 / 多器官功能衰竭。

（2）病理：损伤广泛，主要表现为心肌细胞结构紊乱 / 空泡变性、肺泡出血 / 间质纤维增生、肝脏汇管区增大 / 肝窦充血 / 嗜酸性变、脾脏明显充血 / 局灶性出血 / 缺血性损伤、肾小管弥漫性扩张 / 肾小管上皮细胞肿大、桥脑局灶性神经元细胞变性、骨髓造血功能减低等。

四、临床表现

潜伏期可能 1～2 周，绝大多数预后良好，若不及时诊治 → 病死率可高达 20%。

1. 分期

（1）初期 / 发热期：起病急，发热（常 38～40℃）伴乏力 / 纳差 / 恶心 / 呕吐，部分肌肉酸痛 / 腹泻，少数神志淡漠；查体单侧腹股沟 / 颈部 / 腋窝等浅表淋巴结肿大伴触痛，较大则局部红 / 肿 / 热 / 痛显著。

（2）极期 / 多器官功能损害期：持续高热（呈稽留热）伴极度乏力 / 消化道症状加重，部分不自主抖动伴肌张力↑，重症则皮肤瘀斑 / 腔道出血、烦躁不安 / 谵妄，甚至抽搐 / 昏迷、呼吸循环衰竭。

（3）恢复期：体温正常，症状逐渐缓解，病程约 2 周（若有并发症则病程↑）。

2. 分型

（1）轻型：多见于儿童 / 青壮年，T <38.0℃，乏力 / 消化道症状（无极期 / 常 1 周内自限）。

（2）中型：多见于中老年，T 38～39℃，乏力 / 消化道症状↑+肌肉酸痛明显。

（3）重型：多见于老年 / 基础疾病，T >39℃，乏力 / 消化道症状↑↑+出血 / CNS 症状。

（4）危重型：重型 +CNS 严重症状（谵妄 / 抽搐 / 昏迷）/ 休克 / MODS。

五、检查

（1）血常规：WBC↓［（1.0～3.0）×10^9/L，重症则<1.0×10^9/L］，PMN% 正常，LC% 正常，PLT↓［（30～60）×10^9/L，重症则<30×10^9/L］，常 WBC↓先于 PLT↓。

（2）尿常规：半数蛋白尿，少数血尿。

（3）生化学：常有低钠，不同程度肝功能异常（尤 AST↑↑ > ALT↑）/LDH↑/ CK↑（尤 CK-MB↑），重症则 CRP / 铁蛋白 / D- 二聚体 / 淀粉酶 / 脂肪酶 / 炎症因子如 IL-6 等显著升高。

（4）血清学：SFTSV-IgM（+），SFTSV-IgG 阳转或恢复期 / 急性期≥4 倍。

（5）病原学：SFTSV 核酸（RT-qPCR）（+），SFTSV 分离培养（Vero 细胞）（+）。

六、诊断

1. 流行病学（史）

春夏流行季节+丘陵 / 山地 / 林区工作 / 生活 / 旅游史，或发病前 2 周有蜱叮咬史，或与感染动物 / 确诊病例有接触史。

2. 疑似病例

流行病学+临床表现 +WBC↓PLT↓。

3. 临床诊断病例

疑似病例 +SFTSV-IgM（+）/ 多器官功能损伤。

4. 确诊病例

疑似病例 / 临床诊断病例 +SFTSV 核酸（+）/ 分离培养（+）/ SFTSV-IgG 阳转或恢复期 / 急性期≥4 倍。

七、鉴别

（1）蜱传病：人嗜粒细胞无形体病等立克次体病，回归热 / 莱姆病等螺旋体病。

（2）出血热：肾综合征出血热，登革出血热。

（3）WBC↓PLT↓：（感染性）EBV 感染、伤寒、败血症、流行性 / 地方性斑疹伤寒（虱 / 蚤叮咬）/ 恙虫病（恙螨叮咬）等立克次体病、黑热病；（非感染性）淋巴瘤、噬血细胞综合征、SLE 等血液 / 结缔组织病。

八、治疗

尚无特异性治疗措施。

（1）一般治疗：隔离（出血则单间隔离），休息，饮水 / 消化饮食 / 营养，皮肤 / 口腔卫生。

（2）对症治疗：退热，输血浆 / PLT（尤 PLT $<30\times10^9$ / L），G-CSF（尤 PMN $<1.0\times10^9$ / L），补液 / 纠正水电解质酸碱紊乱（尤低钠血症）。

（3）并发症治疗：心肌炎（控制出入量 / 营养心肌），脑炎（降颅内压 / 保护气道 / 机械通气），细菌 / 真菌感染（经验用药 → 药敏用药）。

3-27 专题

登革热

一、病原学

（1）黄病毒科 → 登革病毒（DENV）：球状，ϕ45～55nm，有包膜，单正链 RNA（11kb）。

（2）病毒蛋白：结构蛋白 3 种（衣壳蛋白 C+ 包膜蛋白 prM / M+ 包膜蛋白 E），非结构蛋白 7 种（NS1+NS2A+NS2B+NS3+NS4A+NS4B+NS5）→ NS1 在感染早期大量胞外分泌至血清 / 作为早期诊断的特异性指标，血清型 4 个（DENV1～4）→ 我国以 DENV1 / 2 多见。

（3）理化性质：热 / 酸 / 0.05% 甲醛 / 洗涤剂 / 紫外线敏感，56℃ ×30min / 100℃ ×2min 灭活。

二、流行病学

（1）传染源：病人 / 隐性感染者为主（无慢性感染 / 携带者）。

传染期：潜伏期末 + 发热期。

（2）传播途径：蚊虫叮咬，东南亚 / 我国海南以埃及伊蚊为主，太平洋岛屿 / 我国广东广西以白纹伊蚊为主。伊蚊吸入带病毒血液 → 病毒在唾腺 / 神经细胞内复制 ×10 天 → 即达传播能力 × 传染期长达 174 天。

（3）易感人群：普遍易感（新流行区以成人为主 / 地方流行区以儿童为主）→ 同型可获得持久免疫力 / 异型或其他黄病毒属成员（如乙脑病毒）可能存在部分交叉免疫 / 但也有可能出现抗体依赖感染增强作用（ADE）。

注：地方流行即登革热病毒在人群 / 蚊虫之间循环传播 → 疫情连年不断 → 成人多已感染 / 新发病例多为儿童；ADE 即再次感染异型 → 非中和性交叉反应抗体↑→ 重型登革热（严重出血 / 休克 / 严重脏器损伤），也是登革热疫苗研发的重要障碍之一。

（4）流行特征：∝蚊虫活动，北纬 25°～南纬 25°的热带 / 亚热带地区（尤东南亚 / 太平洋岛屿 / 加勒比海，我国海南 / 港澳台 / 广东 / 广西），夏秋雨季为主，地方流行区多在国外 / 呈周期性流行 / 可出现登革出血热，而我国显著特点为东南沿海向北方内陆蔓延趋势 / 成人为主 / 重型多见基础疾病老年 / 登革出血热少见。

三、机制和病理

（1）机制：蚊虫叮咬 / 登革病毒 → Cap 内皮细胞 / 单核吞噬细胞系统内增殖 → 第一次病毒血症 → 单核吞噬细胞系统 / 淋巴组织内增殖 → 第二次病毒血症 → 临床表现，机体产生抗体 + 登革病毒抗原 →

免疫复合物 → 激活补体系统+凝血系统 → Cap通透性↑/血浆外渗/血液浓缩/休克+DIC/出血/加重休克，登革病毒 → 抑制骨髓WBC/PLT → WBC↓/PLT↓/加重出血，重型∝ADE/细胞因子风暴/病毒变异等。

（2）病理：肝/肾/心/脑退行性变，多组织器官出血。

四、临床表现

潜伏期1～14天（常5～9天），隐性感染+登革热（典型/轻型/重型）+登革出血热（少见）。

1. 典型

（1）发热：起病急，骤起高热（>39℃）×3～5天 → 骤降正常（部分1～3天后再次发热/呈双峰热/马鞍热），头痛/眼眶痛/肌痛/骨关节痛/极度乏力，恶心/呕吐/腹痛/腹泻，查体颜面潮红/结膜充血/浅表淋巴结肿大。

（2）皮疹：病程3～7天后出现。（部位）颜面/四肢/躯干/全身；（形态）充血性皮疹 → 针尖样出血点 → 融合成片的红色斑疹+正常皮岛，常伴瘙痒/不脱屑。

（3）出血（倾向）：病程3～7天后出现（<50%），皮肤黏膜瘀点瘀斑/鼻衄/牙龈出血，Cap脆性试验（+）。

注：Cap脆性试验又称束臂试验，前臂屈侧肘弯下4cm处画ϕ5cm圆圈 → 血压计同侧先测血压 → 再将袖带压保持在SBP/DBP之间×8min → 待皮肤颜色恢复正常时/计数圆圈内新发出血点 → 若>10个则（+）。

（4）其他：轻度肝大（25%），脾大少见。

2. 轻型

起病较缓/发热及毒血症较轻/皮疹少或无/无出血（倾向）/恢复较快，≈流感/常被忽视。

3. 重型

典型/发热×3～7天 → 腹部剧痛/持续呕吐/球结膜水肿/胸水/腹水 → 低血容量性休克（∵Cap通透性↑/血浆外渗）→ 代谢性酸中毒 → DIC/严重出血（皮下血肿/肺出血/消化道出血/肉眼血尿/阴道出血/颅内出血等）→ 失血性休克 → MODS（常1～2天内死亡）。

4. 并发症

急性肝损伤，急性肾损伤，心肌炎/心包炎，脑膜脑炎/吉兰-巴雷综合征，急性血管内溶血（尤G-6-P脱氢酶缺乏）/横纹肌溶解/急性胰腺炎。

五、检查

（1）血常规：WBC↓（2×10^9/L），PLT↓（∝严重程度），HCT↑（∵血液浓缩），若出血则Hb↓。

（2）尿常规：部分蛋白尿/血尿。

（3）生化学：半数轻中度肝功能异常（AST↑↑>ALT↑），部分心肌酶↑/BNP↑/肾功能异常/CK↑。

（4）凝血象：PT↑/APTT↑，凝血因子↓，纤维蛋白降解产物FDP↑/D-二聚体↑。

（5）脑脊液：压力↑，WBC正常/↑，Pro正常/↑，Glu/Cl^-正常。

（6）血清学：病毒抗体IgM（+），病毒抗体IgG阳转或恢复期/急性期≥4倍。

（7）病原学：病毒抗原NS1（+），病毒核酸（+），病毒分离培养（C6/36白纹伊蚊细胞）（+）。

（8）影像学：肝脾肿大，心脏搏动↓，胸腔/腹腔/心包积液，脑水肿/脑出血等。

六、诊断

1. 流行病学（史）

发病前 14 天内曾到过登革热流行区，或居住地 / 工作地 1 个月内出现过登革热病例。

2. 疑似病例

流行病学＋高热 / 皮疹 / 出血（倾向）等临床表现或 WBC↓/ PLT↓。

3. 临床诊断病例

疑似病例＋登革病毒抗体 IgM（＋）/ 抗原 NS1（＋）。

4. 确诊病例

疑似病例 / 临床诊断病例＋登革病毒抗体 IgG 阳转或恢复期 / 急性期≥4 倍 / 核酸（＋）/ 分离（＋）。

5. 重型病例

（≥1 / 3 项）严重出血，休克，严重器官损害≥1 / 5 项［① ALT / AST ＞1000U / L 或 TB ＞85.5μmol / L；② Cr ＞176.8μmol / L 或尿量＜0.5ml /（kg · h）×24h 以上；③心律失常 / 心力衰竭 / 心源性休克；④脑膜脑炎 / 吉兰 - 巴雷综合征；⑤横纹肌溶解 / 急性胰腺炎］。

6. 登革出血热（DHF）/ 登革休克综合征（DSS）

（1）DHF：（≥2/ 3 项）登革热 / 多器官较大量出血 / 肝肿大 + PLT ＜$100×10^9$ / L + HCT↑＞20%。

（2）DSS：DHF + 休克。

七、鉴别

（1）发热 + 皮疹：风疹 / 麻疹 / 猩红热，斑疹伤寒 / 恙虫病，流脑。

（2）发热 + 出血：肾综合征出血热，发热伴 PLT 减少综合征，黄疸出血型钩体病。

（3）重型：其他感染性休克，黄热病，乙脑。

八、治疗

1. 一般治疗

隔离（至病程>5 天且体温正常>1 天）/ 防蚊，休息 / 住院（尤基础疾病老年），饮水 / 消化饮食 / 营养等。

2. 对症治疗

（1）退热：物理降温为主（温水擦浴），若高热 / 毒血症严重则酌情应用苯胺类如对乙酰氨基酚（0.25～0.5g tid），避免应用水杨酸类等其他 NSAID（∵急性血管内溶血↑尤 G-6-P 脱氢酶缺乏时 / 消化道出血↑）。

注：《登革热诊疗方案（2024）》已不再推荐短期小剂量泼尼松（5mg tid），需谨慎应用。

（2）补液：口服补液为主（口服补液盐），若频繁呕吐 / 血压低则及时静脉补液（0.9%NS），避免碳酸饮料 / 高糖液体（∵诱发高血糖）。

（3）止痛：地西泮（安定）。

3. 重型 /DHF/DSS 治疗

（1）监测：生命体征，神志，出入量，WBC / PLT / HCT，电解质 / 肝肾功能 / 血糖 / 乳酸。

（2）补液：根据血压 / 尿量 / HCT / 乳酸等 → 动态调整静脉补液量 / 种类 → 保证组织器官有效灌注 / 尿量＞0.5mL /（kg • h），避免补液不足（低血压 / 休克）/ 过量（大量胸腹水 / 脑水肿）。

（3）休克：液体复苏，血管活性药物。

（4）出血：慎用侵入性操作 / 有创检查 / 肌内注射，鼻衄填塞止血，卡巴克洛 / 酚磺乙胺 / Vit K，PPI / 口服去甲肾上腺素，若出血严重伴 Hb ＜70g / L、PLT ＜30×10^9 / L 则输 RBC / PLT。

注：若 PLT ↓↓ 但无出血则输 PLT 不能预防出血 / 改善预后。

（5）器官：（肝）保肝 / ALSS；（肾）避免肾毒药物 / CRRT；（心）抗心律失常 / 抗心衰 / 必要时激素或丙种球蛋白；（脑）降颅内压 / 必要时激素 / 若中枢性呼衰则机械通气。

4. 中医治疗（略）

3-27 专题 - 附 1:

黄热病

一、病原学

（1）黄病毒科 → 黄热病毒：球状，ϕ40～60nm，有包膜（棘突），单正链 RNA（11kb）。

（2）病毒蛋白：血清型 1 个。

（3）理化性质：热 / 酸 / 乙醇 / 次氯酸钠 / 脂溶剂 / 紫外线敏感，60℃ ×30min 灭活。

二、流行病学

（1）传染源：城市型以病人 / 隐性感染者为主。

传染期：发病 5 天内，丛林型以猴 / 其他灵长类动物为主。

（2）传播途径：蚊虫叮咬，城市型以埃及伊蚊为主，丛林型蚊虫种类复杂。蚊虫吸入带病毒血液 → 体内复制 ×8～12 天 → 即达传播能力 × 终身携带 / 甚至传代。

（3）易感人群：普遍易感 → 可获得持久免疫力。

（4）流行特征：∝蚊虫活动，热带地区（尤非洲 / 中南美洲），四季均可（尤夏秋季），2016 年 3 月我国首次发现 6 例境外输入病例，均来自安哥拉。

三、机制和病理

1. 机制

蚊虫叮咬 / 黄热病毒 → 叮咬部位增殖 → 淋巴 / 血液 → 其他组织器官增殖 → 病毒血症 → 全身播散（尤肝脏 / 脾脏 / 肾脏 / 心肌 / 骨骼肌 / 骨髓）。

病毒直接作用 → 靶器官损害。

细胞因子↑ / 氧自由基↑ → 内皮损伤 → 微血栓 → DIC → 休克 / MODS。

骨髓生成 PLT↓ + 肝脏合成 Vit K 依赖性凝血因子 2 / 7 / 9 / 10↓ + DIC → 出血。

2. 病理

（肝脏）肝脏肿大，小叶中央肝细胞肿胀 / 脂肪样变 / 凝血性坏死 / 嗜酸小体 → 累及整个肝小叶，无显著炎症反应 / 纤维增生。

（脾脏）脾脏充血，淋巴细胞↓↓。

（肾脏）肾脏肿大，肾小管（尤近曲小管）上皮细胞脂肪样变 / 脱落 / 坏死，肾小球基底膜 Schiff 染色（+），近曲小管 / 肾小球囊腔内有蛋白样物质沉积。

（心肌）心肌肿胀，脂肪样变。

四、临床表现

潜伏期 3～6 天 / 也可长达 10 天，大多数无症状感染 / 轻症，典型分为 4 期。

（1）感染期 / 病毒血症期（3～5 天）：起病急，寒战 / 高热（39～41℃），头痛 / 肌痛 / 腰骶部痛 / 膝关节痛 / 乏力，恶心 / 呕吐，查体结膜充血 / 舌边尖红伴白苔 / 相对缓脉 / 肝大 / 上腹压痛。

（2）缓解期：体温↓ / 症状↓→ 大多数进入恢复期 + 约 15% 在 2 天内再次加重进入中毒期。

（3）中毒期 / 肝肾损害期（死亡率约 50%）：再次发热，肝损表现（黄疸 / 出血），肾损表现（少尿 / 无尿），其他器官损害表现（DIC / 心肌损伤 / CNS 损伤）。

（4）恢复期（2～4 周）：体温正常 / 症状消失 / 器官功能正常，疲乏 × 数周，肝功能异常 × 数月，亦有恢复期死于心律失常的报道。

五、检查

（1）血常规：WBC↓ PMN%↓，PLT↓。

（2）尿常规：蛋白尿，血尿。

（3）生化学：AST↑↑ > ALT↑ / TB↑↑，凝血因子 2 / 7 / 9 / 10↓，PTA↓ / DIC，Cr↑，心肌酶↑ / Mb↑ / 淀粉酶↑ / 脂肪酶↑。

（4）脑脊液：压力↑，WBC↑，Pro↑↑，Glu / Cl^- 正常。

（5）血清学：病毒抗体 IgM（+），病毒抗体 IgG 恢复期 / 急性期≥4 倍。

注：与其他黄病毒属成员（如登革病毒 / 寨卡病毒）存在较强交叉反应 → 鉴别假阳性。

（6）病原学：病毒抗原（+），病毒核酸（+），病毒分离培养（C6 / 36 白纹伊蚊细胞）（+）。

六、诊断

1. 流行病学（史）

发病前 14 天内有黄热病流行地区的居住史 / 旅行史。

2. 疑似病例

流行病学 + 难以解释的发热 / 黄疸 / 肝肾损害 / 出血等临床表现。

3. 临床诊断病例

疑似病例 + 黄热病毒抗体 IgM（+）。

4. 确诊病例

疑似病例 / 临床诊断病例 + 黄热病毒核酸（+）/ 分离培养（+）/ 抗体 IgG↑≥4 倍且排除登革病毒 / 寨卡病毒等其他黄病毒属成员。

七、鉴别

与流行性感冒、伤寒、肝病、肾综合征出血热、黄疸出血型钩体病等相鉴别。

八、治疗

（1）一般治疗：隔离 / 防蚊，休息，饮水 / 消化饮食 / 营养等。

（2）对症治疗：退热（物理降温 → 对乙酰氨基酚 / 禁用水杨酸类 NSAID），保肝 / 降酶 / 退黄 / Vit K / ALSS，CRRT，止血 / 输血浆 / 冷沉淀 / PLT / 必要时输 RBC，降颅内压。

（3）中医治疗（略）

3-27 专题 - 附 2:

寨卡病毒病

一、病原学

（1）黄病毒科 → 寨卡病毒：球状，ϕ40～70nm，有包膜，单正链 RNA（10794nt）。

（2）理化性质：热 / 酸 / 乙醇 / 次氯酸钠 / 脂溶剂 / 紫外线敏感，60℃ ×30min 灭活。

二、流行病学

（1）传染源：可能为病人 / 隐性感染者 / 其他灵长类动物。

（2）传播途径：蚊虫叮咬（我国以埃及伊蚊 / 白纹伊蚊为主），垂直传播（宫内感染 / 分娩时为主 / 虽乳汁检测到病毒 / 但尚无哺乳感染报道），血液 / 性传播罕见。

（3）易感人群：普遍易感 → 可获得一定免疫力。

（4）流行特征：∝蚊虫活动，热带 / 亚热带地区，四季均可（尤夏秋季），截止 2016 年 1 月已有非洲 / 亚洲 / 美洲等 45 个国家报告出现寨卡病毒传播证据，其中巴西疫情最为严重。

三、临床表现

潜伏期可能 3～12 天，80% 无症状感染 +20% 出现症状且较轻。

（1）主要表现为发热（多为中低度热）+ 皮疹（多为斑丘疹），可伴结膜炎、头痛 / 肌痛 / 关节痛 / 乏力，少数出现消化道症状，一般持续 2～7 天缓解，预后良好，重症 / 死亡罕见。

（2）循证医学研究显示寨卡病毒感染∝吉兰 - 巴雷综合征 / 新生儿小头畸形。

四、检查

（1）血常规：部分 WBC ↓ / PLT ↓ 。

（2）血清学：病毒抗体 IgM（+），病毒抗体 IgG 恢复期 / 急性期≥4 倍。

注：与其他黄病毒属成员（如登革病毒 / 黄热病毒）存在较强交叉反应 → 鉴别假阳性。

（3）病原学：病毒抗原（+），病毒核酸（+），病毒分离培养（C6 / 36 白纹伊蚊细胞）（+）。

五、诊断

1. 流行病学（史）

发病前 14 天内有寨卡病毒感染病例报告 / 流行地区的居住史 / 旅行史。

2. 疑似病例

流行病学 + 难以解释的发热 / 皮疹 / 结膜炎 / 关节痛等临床表现。

3. 临床诊断病例

疑似病例 + 寨卡病毒抗体 IgM（+）。

4. 确诊病例

疑似病例 / 临床诊断病例 + 寨卡病毒核酸（+）/ 分离培养（+）/ 抗体 IgG ↑ ≥4 倍且排除登革病毒 / 黄热病毒等其他黄病毒属成员。

六、鉴别

与登革热、麻疹、风疹、肠道病毒、立克次体病等相鉴别。

七、治疗

（1）一般治疗：隔离 / 防蚊，休息，饮水 / 消化饮食 / 营养等，若孕妇需监测胎儿发育。

（2）对症治疗：高热不退 → 对乙酰氨基酚 0.25～0.5g tid（水杨酸类等其他 NSAID 应用需排除登革热），关节痛 → 布洛芬 0.2～0.4g qid，结膜炎 → 重组人 IFN-α 滴眼液 1～2 滴 qid。

3-28 专题

狂犬病

一、病原学

（1）弹状病毒科 → 狂犬病毒：子弹形，大小 180nm×75nm，有包膜，单负链 RNA。

（2）病毒蛋白：糖蛋白 G（结合 Ach 受体 / 嗜神经性 / 中和抗原），磷蛋白 P，基质蛋白 M，核蛋白 N，多聚酶 L。

（3）病毒株：①从自然感染的机体中分离出的病毒株→野毒株 / 街毒株；②野毒株连续在动物脑内传代 → 固定毒株（潜伏期逐渐↓并最后定在 4～6 天、致病力↓ / 不侵犯唾液 / 不侵入脑组织 / 不形成内基小体、但保留抗原性 / 可用于制备减毒活疫苗）。

（4）理化性质：热 / 甲醛 / 乙醇 / 碘伏 / 消毒剂 / 紫外线敏感，56℃×30～60min / 100℃×2min 灭活。

二、流行病学

（1）传染源：病犬（我国 95%）＞＞猫（我国 5%）＞蝙蝠（欧美多见），家畜非宿主但可发病。

（2）传播途径：咬伤 / 抓伤传播，直接接触传播（暴露源为唾液等分泌物 + 尿液等排泄物），人 - 人传播罕见。

（3）易感人群：普遍易感（尤兽医 / 动物饲养员）。

（4）流行特征：犬咬伤全球发病率近亿人次 / 年，我国＞1200 万 / 年。狂犬病病死率几乎 100%，全球 5.9 万 / 年，我国 2007 年 3300 例 → 随后逐年下降 → 2020 年为 202 例，但仍为 WHO 认定的狂犬病高风险国家之一，华南 / 西南 / 华东较严重，夏秋季为主，农民 / 男性 / 儿童 / 老人较多。

三、机制和病理

（1）机制：伤口小量增殖 → 侵入神经末梢 → 侵入脊髓大量增殖 → 侵入大脑（尤脑干 / 小脑）→ 周围神经 → 全身播散 → 咽喉肌 / 呼吸肌 / 全身肌肉为主（∝咬伤部位 / 咬伤程度 / 局部处理 / 及时疫苗 / 免疫力）。

（2）病理：（大体）急性弥漫性脑脊髓炎（尤脑干 / 小脑）。

（镜下）神经细胞变性，炎症细胞浸润，嗜酸性包涵体 / 内氏小体（特征性病理）。

四、临床表现

潜伏期 1～3 个月（极少 1 周内 / 1 年以上），病程一般＜6 天，死亡率 100%。

1. 前驱期（2～4 天）

低热 / 乏力 / 头痛，烦躁 / 声光风敏感 / 皮肤异样感觉（蚁走 / 发麻 / 疼痛）。

2. 兴奋期（1～3天）

（狂躁型＞80%）极度恐惧，怕声光风，交感亢进（流涎 / 大汗 / HR ↑ BP ↑ / 排尿排便困难），咽喉肌痉挛（恐水 / 吞咽困难）→ 呼吸肌痉挛（呼吸困难）→ 全身肌肉痉挛（抽搐）。

（麻痹型＜20%）高热 / 头痛 / 呕吐 / 伤口疼痛 → 肢体软弱 / 共济失调。

3. 麻痹期（6～18小时）

渐趋安静，迟缓性瘫痪（尤肢体软瘫），呼吸循环衰竭，昏迷。

五、检查（病原学）

（1）病毒抗原：组织标本（如脑组织 / 颈后部皮肤毛囊）→ IF / IHC / ELISA（金标准）。

（2）病毒核酸：组织标本（同上）/ 体液标本（如唾液 / CSF）→ RT-qPCR / 病毒分离（早期诊断）。

（3）病毒抗体：血清 / CSF（发病 1 周后）→ 小鼠脑内中和试验（MNT）/ 快速荧光灶抑制试验（RFFIT）。

六、诊断

病犬咬伤史 + 典型临床表现 → 临床病例 + 病原学检查（+）→ 确诊病例。

七、鉴别

（1）类狂犬病性癔症：可出现部分狂犬病相似症状，但无典型怕声光风 / 流涎 / 恐水 / 瘫痪，精神诱发 / 反复发作，抗精神药物 / 安慰治疗可缓解 / 消失，神经体征（–），病原学（–）。

（2）破伤风：牙关紧闭 / 苦笑面容 + 疼痛性肌肉痉挛 / 强直，但无恐水，神志清楚，压舌板试验（+），病原学示 G^+ 厌氧菌。

（3）病毒性脑（膜）炎：多见于乙脑病毒 / 麻疹病毒 / 单纯疱疹病毒（HSV）/ 水痘带状疱疹病毒（VZV）（尤脑炎）/ 腮腺炎病毒（尤脑膜炎）/ 肠道病毒等，表现为发热 / 头痛 / 精神神经症状（尤脑炎）/ 颈项强直（尤脑膜炎），但无典型怕声光风 / 恐水，CSF 示压力 ↑ / 细胞 ↑（PMN ↑ → LC ↑）/ 蛋白轻度 ↑ / 糖和氯化物正常，病原学示相应病毒核酸 / 培养 / 抗体（+）。

（4）脊髓灰质炎：多见于儿童，发热后出现肢体 / 躯干非对称性弛缓性瘫痪（脊髓前角运动神经元损害），CSF 示细胞 - 蛋白分离现象（细胞 ↑ + 蛋白正常），病原学示脊髓灰质炎病毒。

（5）吉兰 - 巴雷综合征（GBS）：多见于消化道感染（尤空肠弯曲菌）/ 呼吸道感染（尤 EBV / CMV / 肺炎支原体）之后，进行性上升性对称性肢体麻痹伴感觉障碍（自限性），CSF 示细胞 - 蛋白分离现象（细胞正常 + 蛋白 ↑），病原学（–）。

八、暴露预防

1. 相关生物制品

（1）主动免疫：狂犬病疫苗（细胞培养）。

① 暴露前：（2 剂方案）1 剂 im 0d—7d。
（免疫力 ↓）1 剂 im 0d—7d—（21～28）d。

② 暴露后：（简化方案）1 剂 im 0d—3d—7d—（14～28）d。
（2-1-1 方案）1 剂 im 0d（左 + 右）—7d—21d。
（免疫力 ↓）1 剂 im 0d—3d—7d—14d—28d。

③ 再暴露：（完成全程免疫后＜6 个月）无需接种。
（完成全程免疫后 6 个月～1 年）1 剂 im 0d—3d。
（完成全程免疫后 1 年～3 年）1 剂 im 0d—3d—7d。
（完成全程免疫后＞3 年）重新全程免疫接种。

部位：大腿前外侧肌（＜2 岁）/ 上臂三角肌（＞2 岁）。
皮内注射：APC 密集 / 免疫应答强烈 / 节省疫苗 25%。
免疫记忆：几乎终身。

（2）被动免疫：被动免疫制剂（第 1 剂疫苗后立即～7 天内）。

① 狂犬病人免疫球蛋白（HRIG / 不用皮试）20IU / kg 伤口局部浸润注射 st。

② 抗狂犬病血清 / 马源 $F(ab')_2$ 片段（ERIG / 需要皮试）40IU / kg 伤口局部浸润注射 st。

③ 抗狂犬病单克隆抗体（mAb）：我国单抗制剂 NM57 正在进行三期临床试验。

2. 暴露前预防（PrEP）

（1）人群：一般人群并无必要（仅当地犬伤发生率＞5%+ 被动免疫制剂难以获得），主要适用频繁暴露于狂犬病危险环境的人群，如实验人员 / 医护人员 / 兽医 / 猎人 / 动物驯养师 / 农学院师生 / 偏远旅行者等。

（2）基础：（2 剂方案）1 剂 im 0d—7d；（免疫力↓）1 剂 im 0d—7d—（21～28）d。

（3）加强：监测抗体 / 若＜0.5IU / mL 则加强 1 剂，一般人群无需监测抗体 / 加强免疫。

3. 暴露后预防（PEP）（表 3-46）

表 3-46 狂犬病暴露后预防

暴露分级	暴露后处置
Ⅰ级：完好皮肤接触暴露源	清洗（无其他特殊处理）
Ⅱ级：无明显出血 / 已闭合但未痊愈的伤口接触暴露源	伤口处理 + 疫苗接种 + 被动免疫（仅免疫力↓）
Ⅲ级：① 穿透性 / 明显出血 / 未闭合的伤口接触暴露源 ② 黏膜接触暴露源 ③ 接触蝙蝠（∵携带的病毒具有嗜皮肤性）	伤口处理 + 疫苗接种 + 被动免疫

注：狂犬病风险：儿童＞成人，头颈部咬伤＞四肢咬伤，多处 / 严重咬伤＞单一 / 轻微咬伤，流浪犬＞家犬，疯犬＞健康犬，未免疫犬＞免疫犬。

破伤风风险：Ⅰ级无风险，Ⅱ级低风险，Ⅲ级①类高风险 / ②③类无风险。

（1）伤口处理

① 彻底清创：肥皂水 / 流动清水交替冲洗 15min → 棉球 / 纱布擦拭（尤污染严重 / 就诊延迟＞6h）→ 生理盐水冲洗 → 碘伏消毒（包括伤口内部）（不推荐酒精消毒 / ∵灭活效果欠佳 / 强烈刺激伤口）→ 清创 →（被动免疫制剂局部浸润注射）→ 依伤口情况进行Ⅰ期缝合 / 松散缝合 / 延迟缝合 / 置引流管。

② 抗菌药物：仅用于手足部伤口、有坏死组织 / 深部伤口、免疫力↓等感染高风险病例。

③ 破伤风预防（表 3-47）

表 3-47 破伤风预防

免疫史		低风险伤口		高风险伤口	
		主动免疫	被动免疫	主动免疫	被动免疫
无 / 不详		全程免疫	无需	全程免疫	需要
全程免疫未完成		加强 1 次 继续免疫	无需	加强 1 次 继续免疫	需要
加强免疫未完成		无需 / 加强 1 次 （时间已近）	无需	无需 / 加强 1 次 （时间已近）	无需
免疫计划完成	但最近加强免疫＜5 年	无需	无需	无需	无需
	但最近加强免疫 5～10 年	无需	无需	加强 1 次	无需 / 需要
	但最近加强免疫＞10 年	加强 1 次	无需	加强 1 次	无需 / 需要

（2）主动免疫：Ⅱ～Ⅲ级暴露 → 主动免疫（狂犬病疫苗）。

（3）被动免疫：Ⅱ级暴露且免疫力↓/Ⅲ级暴露 → 被动免疫（被动免疫制剂）。

九、治疗

1. 隔离/监测

单间隔离，避免声光风等刺激，密切监测生命体征，定期监测相关指标/评估神经功能，严格消毒分泌物/排泄物，医护人员标准预防/必要时戴护目镜或面屏。

2. 对症/支持

（1）镇静镇痛：苯二氮䓬类（地西泮/咪达唑仑），阿片类（吗啡/芬太尼）。

（2）减少唾液：东莨菪碱。

（3）降温退热：物理降温，解热镇痛药物（对乙酰氨基酚/布洛芬），冬眠合剂。

（4）营养支持：维持水/电解质/酸碱平衡，补充能量/营养。

（5）其他：心理支持，防治压疮/深静脉血栓等。

3. 脏器支持

（1）脑水肿：甘露醇，3%～5% 盐水＋呋塞米，腰大池/脑室置管减压。

（2）呼吸衰竭：气管插管/切开，呼吸机辅助正压通气。

（3）循环衰竭：充分补液 ± 血管活性药物（多巴胺/去甲肾上腺素），防治心衰。

4. 抗病毒/免疫调节

尚无有效抗病毒药物/酌情考虑干扰素，不推荐应用激素/狂犬病疫苗及其免疫球蛋白。

3-29 专题

艾滋病（AIDS）

一、病原学

（1）HIV 结构（图 3-28）：包膜（外膜糖蛋白 gp120 / 跨膜糖蛋白 gp41 / 多种宿主蛋白如 MHC Ⅱ类抗原）+ 基质（蛋白 P17）+ 衣壳（蛋白 P6 / P24）+ 内含 2 条单正链 RNA（结合核心蛋白 P7）、复制相关酶（反转录酶 RT / 整合酶 IN / 蛋白酶 PR 等）及其产物 cDNA。

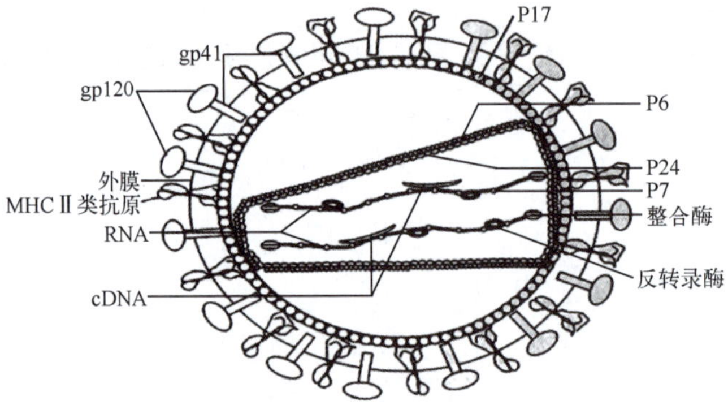

图3-28　HIV结构示意图

（2）HIV 基因：基因组全长约 9.7kb，内含 3 个结构基因（*gag* 组抗原基因 / *pol* 多聚酶 / *env* 包膜蛋白）、2 个调节基因（*tat* 反式激活因子 / *rev* 病毒蛋白调节因子）、4 个辅助基因［*vif* 病毒颗粒感染因子 / *nrf* 负调节因子 / *vpr* 病毒蛋白 r / *vpu* 病毒蛋白 u（HIV-1 型特有）或 *vpx* 病毒蛋白 x（HIV-2 型特有）］。反转录酶无校正功能 + 内源性宿主免疫 / 外源性不规范用药所致选择压力 + 病毒之间或病毒宿主之间基因重组 → HIV 变异率 ↑↑（尤 env 变异）。

（3）HIV 分型：HIV-1 型 → 我国主要流行株 → 亚型主要为流行重组型 CRF07-BC、CRF01-AE、CRF08-BC 和 B 亚型（近年来 CRF55-01B 亚型呈扩大态势），HIV-2 型 → 主要集中在非洲西部 / 尚未形成全球扩散。

（4）HIV 抵抗力：外环境生存能力↓ / 理化抵抗力↓，56℃ ×30min → 丧失 TLC 感染性，100℃ ×20min / HBV 消毒剂 / 70% 乙醇 → 灭活，但紫外线不能灭活 HIV。

（5）HIV 感染过程：HIV 包膜之 gp120 / gp41 + TLC / 单核巨噬细胞 / DC 主要受体 CD4 + 辅助受体

CCR5 / CXCR4 等 → gp120 / gp41 分离并介导核心颗粒入胞 → 胞质内 HIV-RNA 经反转录酶生成 cDNA、再经 DNA 聚合酶合成双链线性 DNA → 双链线性 DNA 进入细胞核、在整合酶作用下整合到宿主基因组中（称之前病毒）→ 前病毒在 RNA 聚合酶催化下自身转录生成 RNA → 部分经加帽加尾成为子代病毒基因组 + 部分经拼接成为 mRNA 并翻译成病毒结构 / 非结构蛋白前体、再经加工 / 裂解产生子代病毒蛋白 / 酶类 → 病毒包装 / 成熟 / 出芽 → 子代病毒颗粒。

二、流行病学

（1）流行现状

① 全球 HIV / AIDS 病人 3900 万（截至 2022 年底），我国近 76 万（携带者约占 90%+AIDS 约占 10%）。

② 过去采取 90-90-90 策略，HIV / AIDS 病人 → 90% 被检出 + 90% 接受规范 HAART + 90% 实现病毒抑制。2021 年联合国艾滋病规划署承诺"2025 年前 → 消除 HIV 母婴传播 / 每年新增 HIV 感染病例数＜37 万 / 每年 AIDS 死亡病例数＜25 万，2030 年前 → 实现 3 个 95% 目标，即 95% 的 HIV 感染者得到确诊 / 95% 的确诊者接受抗反转录病毒治疗（ART）/ 95% 的治疗者体内病毒得到抑制"。

（2）传染源：HIV / AIDS 病人，HIV 主要存在于血液 / 精液 / 阴道分泌物 / 胸水 / 腹水 / 脑脊液 / 羊水 / 乳汁等体液中。

（3）传播途径：性传播［尤多个性伴侣 / 男男性行为（MSM）］，血液传播（尤不安全静脉注射毒品 / 血制品 / 未消毒器械 / 文身），母婴传播（宫内感染 / 分娩时 / 哺乳时）。

（4）易感人群：普遍易感。

三、机制和病理

（1）HIV 感染人体 → 24～48h 到达局部淋巴结 → 5～10 天产生病毒血症→急性感染（$CD4^+T$ 快速↓↓ / 可自行恢复）→ 宿主免疫系统不能完全清除病毒 / 存在病毒储存库 → 慢性感染之无症状期 × 持续数月～数 10 年 / 平均 8 年（$CD4^+T$ 缓慢↓ / 常 350～800 个 /μL）/ 但我国 MSM 则进展较快 / 平均 4～5 年 → 慢性感染之有症状期（$CD4^+T$ 快速↓↓ / 常＜350 个 /μL）。

（2）$CD4^+T$ 减少机制：直接杀伤作用，细胞凋亡 / 细胞焦亡，抗体依赖性细胞介导的细胞毒效应（ADCC），$CD8^+$ 细胞毒性 T 淋巴细胞（CTL）介导的细胞毒效应，感染骨髓干细胞 / 胸腺组织。

（3）其他免疫细胞功能异常：单核巨噬细胞抗感染能力↓ / 凋亡↓成为 HIV 储存库，DC 抗原提呈功能↓，NK 免疫监测功能↓，BLC 抗原刺激反应↓。

（4）病理：炎症反应↓机会感染↑，淋巴结呈反应性滤泡增生 / 肿瘤性病变，胸腺萎缩 / 退变。

四、检查

（1）$CD4^+T$ 计数（流式 / WBC 计数换算）：用于判断疾病进展 / 临床用药 / 疗效 / 预后。

$CD4^+T$↓，$CD4^+$/ $CD8^+$↓ / 倒置，细胞免疫功能↓。

（2）HIV（抗原）抗体筛查试验（ELISA / 化学发光 / 免疫荧光 / 凝集试验）：用于疾病诊断。

（–）→ 排除 HIV 感染（除窗口期 / 感染＜2 周）。

（+）→ 双份试剂重复检测结果：（–）/（–），或（+）/（+），或（–）/（+）→ 需补充试验。

（3）HIV 补充试验：①②用于疾病诊断，③用于判断疾病进展 / 临床用药 / 疗效 / 预后。

① HIV 抗体确证试验（免疫印迹）：（–），或（+），或（±）→ 2～4 周后随访 / 核酸试验。

② HIV-RNA 定性试验（普通 PCR）：（–），或（+）。

③ HIV-RNA 定量试验（RT-qPCR）：低于检测线，或≤1000cp / mL → 重复检测，或＞1000cp / mL。

（4）HIV 耐药检测：启动 ART 之前，ART 之后病毒载量↓不满意 / 病毒学失败需要调整方案，若考虑存在整合酶抑制剂（INSTI）耐药则需进行整合酶基因突变检测。

五、临床表现

1. 急性期（发生在 HIV 感染≤ 6 个月 × 可有可无 / 持续 1～3 周）

（1）症状较轻，发热为主，可伴盗汗、咽痛 / 消化道症状、皮疹 / 关节痛、淋巴结肿大等。

（2）$CD4^+T$ 一过性↓，$CD4^+/CD8^+$ 一过性↓/ 倒置。

2. 无症状期（急性期 / 直接进入此期 × 持续 4～8 年）

（1）症状无 / 轻微，可伴淋巴结肿大。

（2）$CD4^+T$ 持续性↓↓（多为 350～800 个 / μL），$CD4^+/CD8^+$ 持续性↓↓/ 倒置。

3. 艾滋病期（HIV 感染后的疾病终末阶段）

（1）症状：持续发热（＞38℃）＞1 个月，腹泻（＞3 次 / 天）＞1 个月，半年内体重↓＞10%，部分有神经精神症状（精神淡漠 / 性格改变 / 头痛 / 癫痫 / 痴呆）。

（2）体征：全身性（除腹股沟外≥2 处）淋巴结肿大（φ ≥1cm / 无压痛 / 无粘连）＞3 个月。

（3）机会性感染：反复 HSV / VZV 感染，反复细菌性肺炎 / 败血症，活动性 CMV 感染 / 结核病 / NTM 病，反复口腔真菌感染（念珠菌），深部真菌感染（念珠菌 / 隐球菌），马尔尼菲篮状菌感染，肺孢子菌肺炎（PCP），弓形虫脑病。

（4）机会性肿瘤：恶性淋巴瘤（尤 NHL），卡波西肉瘤（皮肤 / 黏膜 / 内脏），宫颈癌。

（5）$CD4^+T$ 进行性↓↓↓（常＜200～350 个 / μL），$CD4^+/CD8^+$ 进行性↓↓↓/ 倒置。

六、诊断标准（≥ 15 岁 / 成人）

HIV 感染：（≥1 / 3 项）①筛查试验（+）+ 补充试验（+）；②有流行病学史 / AIDS 临床表现 +2 次 HIV 核酸（+）；③ HIV 分离（+）。

1. 急性期

HIV 感染 +（≥1 / 3 项）①半年内有流行病学史或急性期临床表现；② 2 次 HIV 核酸（+）；③ 1 年内出现 HIV 抗体阳转。

2. 无症状期

HIV 感染 +（≥1 / 2 项）①无症状期临床表现；② $CD4^+T$=200～500 个 /μL。

3. 艾滋病期

HIV 感染 +（≥1 / 2 项）①艾滋病期临床表现；② $CD4^+T$ ＜200 个 /μL。

注：流行病学史包括不安全性行为 / 静脉注射毒品 / 不安全血制品 / 职业暴露 / 父母 HIV（+）等。

七、机会性感染

1. HSV/VZV 感染（皮肤 / 黏膜 / 生殖器）

（1）HSV / 一般：阿昔洛韦 0.4g tid×1～2 周。

（2）HSV / 严重：阿昔洛韦 5mg / kg 静滴 q8h× 开始愈合 → 阿昔洛韦 0.4g tid× 直至愈合。

（3）HSV / 耐药：膦甲酸钠 40mg / kg 静滴 q8h× 直至愈合。

（4）VZV / 局部：阿昔洛韦 5mg / kg 静滴 q8h×1 周。

（5）VZV / 严重：阿昔洛韦 10mg / kg 或膦甲酸钠 40mg / kg 静滴 q8h× 直至稳定 → 伐昔洛韦 1.0g tid× 直至愈合。

2.CMV 感染（CMV 视网膜炎 / 肺炎 / 食管炎 / 胃肠炎 / 脑炎）

（1）治疗

① 更昔洛韦 5mg / kg 静滴 q12h×2～3 周 → 5mg / kg 静滴 qd（或 1.0g tid）。
② 膦甲酸钠 60mg / kg 静滴 q8h×2～3 周 → 90mg / kg 静滴 qd（或更昔洛韦 1.0g tid）。
（①②：重症联合治疗）

③ ART：抗 CMV 治疗 2 周内尽早启动。

（2）预防

① 一级：不推荐。

② 二级：仅限 CMV 视网膜炎复发 → 更昔洛韦 1.0g tid× 直至 $CD4^{+}T$ ＞100 个/μL 并持续≥3～6 个月。

3. 结核病（尤肺外结核）

（1）治疗

① 标准方案（2HRZE / 4HR）：具体参照肺结核执行，若抗结核反应延迟（抗结核 ×2 个月后仍有相关临床表现 / 结核分枝杆菌阳性）/ 骨关节结核 → 疗程延长至 9 个月，若 CNS-TB→疗程延长至 9～12 个月。

② 短程方案［（异烟肼 + 利福喷丁 + 吡嗪酰胺 + 莫西沙星）×2 个月 →（异烟肼 + 利福喷丁 + 莫西沙星）×2 个月］：研究表明该短程方案治疗敏感肺结核疗效 ≈ 标准方案。

③ ART：抗结核治疗 2 周内尽早启动，若耐药结核则二线药物治疗后 8 周内尽早启动，若 CNS-TB 则抗结核治疗 4～8 周内尽早启动（联合激素治疗则抗结核治疗 2 周内尽早启动）。2024 版新指南首选方案推荐为替诺福韦 / 齐多夫定 + 拉米夫定 / 恩曲他滨 + 依非韦伦 / 多替拉韦（TDF / AZT+3TC / FTC+EFV / DTG），若有利福平合用则多替拉韦剂量加倍（50mg bid）。

（2）预防

① 一级：不推荐。

② 二级：INH 0.3g qd 或 0.9g biw+Vit B_6 25mg / d ×9 月（2024 版新指南不再推荐）。

4.NTM 感染［尤鸟型分枝杆菌复合群（MAC）（全身性播散 / 累及多脏器）］

（1）治疗

① 克拉霉素 0.5g bid 或阿奇霉素 0.5g qd + 乙胺丁醇 15mg/（kg·d）+ 利福布汀 0.3～0.6g / d× ≥ 12 月 → 若 $CD4^{+}T$ ＜50 个 /μL 则加用阿米卡星 / 氟喹诺酮类。

② ART：抗 MAC 治疗 2 周内尽早启动。

（2）预防

克拉霉素 0.5g bid 或利福布汀 0.3g qd× 直至 $CD4^{+}T$ ＞100 个 /μL 并持续≥3 个月（2024 版新指南不再推荐）。

5. 念珠菌病（口腔 / 食管）

（1）口腔：制霉菌素外用 +$NaHCO_3$ 漱口 → 氟康唑 100～200mg / d×1～2 周。

（2）食管：氟康唑 100～400mg / d 或伏立康唑 200mg bid ×2～3 周。

（3）ART：抗真菌治疗同时启动。

6. 新型隐球菌病（肺炎 / 脑膜炎）

（1）脑膜炎（首选方案）

① 诱导期：AmB-D［0.02～0.1mg /（kg·d）→ +5mg / 1～2d → 0.5～0.7mg /（kg·d）］或两性霉素

B 脂质体［3～4mg /（kg · d）］+5-FC［100mg /（kg · d）］× ≥4 周 / 直至 CSF 培养（–）。

注：研究显示→单次两性霉素 B 脂质体 10mg / kg st+5-FC 100mg /（kg · d）×2 周 + 氟康唑 1200mg / d［儿童 12mg /（kg · d），max 800mg / d］×2 周 → 临床效果↑↑，已被写入国内外最新指南。

② 巩固期：氟康唑（600～800mg / d）或 AmB-D［0.5～0.7mg /（kg · d）］或两性霉素 B 脂质体［3～4mg /（kg · d）］±5-FC［100mg /（kg · d）］× ≥6 周。

③ 维持期：氟康唑 200mg / d× ≥1 年 / 直至 $CD4^{+}T$ ＞100 个 /μL 并持续≥6 个月。

（2）肺炎：（局灶性）氟康唑 400～800mg / d× ≥10 周 → 200mg / d× 维持（总疗程 6 个月），（弥漫性）≈脑膜炎。

（3）隐球菌抗原血症：氟康唑 400～800mg / d×10 周 → 200mg / d× 维持（总疗程 6～12 个月）。

（4）ART：抗隐球菌治疗 2 周内（肺炎）/ 4～6 周后（脑膜炎）尽早启动。

7. 马尔尼菲篮状菌感染

（1）治疗

① 首选：AmB-D［0.02～0.1mg /（kg · d）→ +5mg / 1～2d → 0.5～0.7mg /（kg · d）］或两性霉素B 脂质体［3～4mg /（kg ·d）］）×2 周 → 伊曲康唑 / 伏立康唑 200mg bid×10 周。

② 替代：伏立康唑 6mg / kg 静滴 q12h / bid×1 天（负荷）→ 4mg / kg 静滴 q12h / bid×≥2 周 → 伊曲康唑 / 伏立康唑 200mg bid×10 周。

③ ART：抗真菌治疗 1～2 周内尽早启动。

（2）预防

① 一级：不推荐。

② 二级：伊曲康唑 200mg qd× 直至 $CD4^{+}T$ ＞100 个 / μL 并持续≥6 个月。

8. 肺孢子菌肺炎（PCP）

（1）诊断

① 表现：起病亚急，发热 / 干咳 / 活动后气促 / 甚至呼衰 + 肺部体征↓（严重不成比例）。

注：PCP 另可见长期应用免疫抑制剂患者 → 激素剂量↓则 PCP 症状↑（∵炎症反应↑）。

② 影像：双肺弥漫性网状结节样间质浸润影 / 毛玻璃样改变（常滞后于症状）。

③ 其他：PaO_2↓，$CD4^{+}T$ ＜200 个 /μL，LDH↑，G 试验（+），痰 / BALF → 包囊（尤六胺银染色）/ 滋养体（尤吉姆萨染色）/ 肺孢子菌核酸（PCR）（+）。

（2）治疗

① 首选：复方新诺明 3# tid～qid×3 周（重症则静脉用药 ± 卡泊芬净）。

② 替代：克林霉素 0.6～0.9g 静滴 q8h+ 伯氨喹 15～30mg qd ×3 周。

注：重症（如 PaO_2＜70mmHg）则早期加用激素（泼尼松 40mg bid ×5 天 → 20mg bid ×5 天 → 20mg qd × 直至总疗程 3 周）。

③ ART：抗 PCP 治疗 2 周内尽早启动。

（3）预防

① 一级：复方新诺明 1# qd
② 二级：复方新诺明 1# bid
} × 直至 $CD4^{+}T$ ＞200 个 / μL 并持续≥3～6 个月。

9. 弓形虫脑病

（1）诊断

① 表现：发热伴局灶性 / 弥漫性 CNS 损伤。

② 影像：单个 / 多个低密度影 + 环状 / 结节样增强 + 周围水肿带。

③ 病原：弓形虫抗体（+），确诊依赖脑活检。

（2）治疗

① 首选：乙胺嘧啶 100mg / d（负荷）→ 50～75mg / d + 磺胺嘧啶 1～1.5g qid ×6 周。

② 替代：复方新诺明 3# tid + 克林霉素 0.6g 静滴 q6h 或阿奇霉素 0.5g / d ×6 周。

③ ART：抗弓形虫治疗 2 周内尽早启动。

（3）预防

① 一级：复方新诺明 2# qd × 直至 $CD4^{+}T$ >200 个 / μL 并持续≥3 个月。

② 二级：乙胺嘧啶 25～50mg / d＋磺胺嘧啶 2～4g / d× 直至 $CD4^{+}T$ >200 个 / μL 并持续≥6 个月。

10. 隐孢子虫病

（1）诊断

① 表现：腹泻病人 / 动物接触史（粪口传播为主）→ 潜伏期 1～30 天（平均 7 天）→ 水样泻 / 腹胀 / 腹痛 / 恶心 / 呕吐等消化道症状 + 胆胰系统（炎症 / 硬化）+ 呼吸系统 / 反应性关节炎，若免疫正常病人呈自限性水样泻（病程常 1～2 周 / 短则 1～2 天）。

② 病原：大便 / 组织（反复送检 / 浓集送检）→ 直接镜检（最简便）/ 单克隆抗体免疫荧光检测（金标准）→ 隐孢子虫卵囊（+）。

（2）治疗

① 首选：硝唑尼特 0.5g bid×3 个月，若免疫正常病人则 0.5g qd×3 天。

② 替代：巴龙霉素 0.5g tid× ≥10 天 → 3 个月（第 1 个月联合阿奇霉素），大蒜素。

③ ART：抗隐孢子虫治疗同时启动。

注：重视支持治疗，包括无乳糖饮食、补液 / 维持电解质酸碱平衡、止泻等。

（3）预防：目前无证据表明预防性治疗可降低感染风险，优先 ART → 免疫重建（$CD4^{+}T$ >100 个 /μL）。

八、抗反转录病毒治疗（ART）

1. 药物（表 3-48）

表 3-48 AIDS 鸡尾酒疗法常用药物

药物	不良反应 / 注意事项
（1）核苷类反转录酶抑制剂（NRTI）	
拉米夫定（3TC）300mg qd	不良反应↓
恩曲他滨（FTC）200mg qd	不良反应↓ / 色素沉着
富马酸替诺福韦（TDF）300mg qd	Cr ↑ eGFR ↓（肾小球）/ [P] ↓骨病（肾小管）
丙酚替诺福韦（TAF）25mg qd	同 TDF
阿巴卡韦（ABC）300mg bid	胃肠道反应 / 超敏反应（尤 HLA-B*5701 阳性）
齐多夫定（AZT）300mg bid	胃肠道反应 / 脂肪肝 / 骨髓抑制 / CK ↑ / 乳酸↑
（复合制剂）3TC-AZT 1# bid，3TC-TDF 1# qd，FTC-TDF 1# qd，FTC-TAF 1# qd	
（2）非核苷类反转录酶抑制剂（NNRTI）	
利匹韦林（RPV）25mg qd，600mg 肌注 qm	失眠 / 抑郁 / 头痛 / 皮疹（口服制剂为 FDA-B 级）
依非韦伦（EFV）400mg qd	CNS 毒性 / 肝毒性 / 高脂血症 / 皮疹
奈韦拉平（NVP）200mg qd×2 周 → bid	肝毒性 / 皮疹（PI 类血药浓度↓）
艾诺韦林（ANV）150mg qd	肝毒性（尚未开展妊娠 / 儿童安全性评估）
多拉韦林（DOR）100mg qd	不良反应↓

续表

药物	不良反应 / 注意事项
（复合制剂）3TC-AZT-NVP 1# bid，3TC-TDF-ANV 1# qd，3TC-TDF-DOR 1# qd	
（3）蛋白酶抑制剂（PI）	
洛匹那韦 / 利托那韦（LPV / r）2# bid	胃肠道反应 / 高脂血症
达芦那韦 / 考比司他（DRV / c）1# qd	胃肠道反应 / 皮疹（尚未开展妊娠安全性评估）
（4）整合酶抑制剂（INSTI）	
拉替拉韦（RAL）400mg bid	胃肠道反应 / 肝毒性 / CK ↑
多替拉韦（DTG）50mg qd	胃肠道反应 / CNS 毒性 / 肝毒性 / 皮疹 / 致畸
卡普拉韦（CAB）300mg qd，400mg 肌注 qm	头痛 / 发热
（复合制剂）3TC-ABC-DTG 1# qd	
（5）膜融合抑制剂（FI）	
艾博韦泰 320mg 静注 第 1—2—3—8 天 → qw	过敏性皮炎 / 发热
（6）CCR5 抑制剂 / 衣壳抑制剂（国内尚无）	

注：用法用量均为成人剂量。

2. 时机

（1）HIV 感染确诊（无论 $CD4^+T$ 水平）。

（2）知情同意 + 良好依从性 + 机会性感染控制稳定。

（3）终身治疗。

3. 方案（表 3-49）

表 3-49 ART 方案

方案	2 种 NRTI（骨干药物）	联合 1 种 NNRTI / PI / INSTI（第三类药物）
首选	TDF+3TC / FTC，或 TAF+FTC	＋ RPV / EFV，或＋ LPV / r / DRV / c，或＋ RAL / DTG
替代	3TC+ABC / AZT TDF+3TC / FTC TDF+ 阿兹夫定	+RPV / EFV / NVP / ANV / DOR，或 +LPV / r / DRV / c，或 +RAL / DTG +NVP +EFV

注：RPV 仅用于 HIV-RNA ＜ 10^5cp / mL+$CD4^+T$ ＞ 200 个 /μL 的轻症病人。

EFV 仅用于 HIV-RNA ＜ 5×10^5cp / mL 的低病毒载量病人。

ABC 仅用于 HLA-B*5701 阴性病人（∵超敏反应）。

NVP 仅用于 $CD4^+T$ ＜ 250 个 /μL 的重症病人且禁用于合并丙肝者（∵不良反应大 / 有肝毒性）。

4. 监测

（1）疗效评估：（病毒指标）HIV-RNA → 4 周内 ↓ ＞1 个 log 值、3～6 月时低于检测线。

（免疫指标）$CD4^+T$ → 1 年时较治疗前 ↑ ＞30% 或 100 个 /μL。

（临床表现）体重 ↑ / 营养发育改善，机会性感染 ↓（前 3 个月可能因 IRIS 而加重 / 需加以鉴别）。

（2）不良反应：有利于提高依从性 / 治疗效果。

（3）耐药检测：主要针对 ART 疗效不佳 / 治疗失败病人。

（4）药物浓度：主要针对儿童 / 孕妇 / 老年 / 肾功能不全等特殊人群。

5. 结果定义及其处理

（1）病毒学抑制：ART 半年以上 → HIV-RNA ＜检测线（＜20 或 50cp / mL）。

（2）一过性病毒反跳（blips）：病毒学抑制后 → 出现 1 次 HIV-RNA（+） → 随后又恢复病毒学抑制。

处理：∈正常的生物学波动 / 实验室假象，与后续病毒学失败无关。

（3）低病毒血症（LLV）：病毒学抑制后 → 出现连续 2 次 HIV-RNA 50～200cp / mL。

处理：评估药物耐受性 / 不良反应 / 相互作用以及病人依从性，通常不需要改变治疗方案，但需加强监测 HIV-RNA / 3 个月。

（4）病毒学失败（治疗失败）：ART 半年以上 → HIV-RNA 持续＞200cp / mL，或出现病毒学反弹（HIV-RNA 完全抑制后又出现＞200cp / mL）。

处理：评估病人依从性 / 药物相互作用，更换治疗方案（药物替换至少 2 种，第三类药物至少包含 PI / INSTI / FI / 新药）。

九、免疫重建炎症反应综合征（IRIS）

（1）定义：AIDS 病人在 ART 后，免疫功能恢复过程中出现的一组临床综合征，主要表现为发热 / 原有感染加重 / 潜伏感染活动。

（2）危险因素：首次 ART / HIV-RNA 基线↑ / CD4⁺T 基线↓ → ∴ ART 常在机会性感染控制后启动。

（3）诊断

① ART（常 3 个月内）→ 机会性感染（如结核病 / 隐球菌脑膜炎等）的临床表现加重（尤查体 / 检查 / 影像学发现）。

② 该临床表现加重 → 与新发机会性感染 / 机会性肿瘤 / 药物不良反应 / 耐药 / 治疗失败等无关。

③ ART → HIV-RNA↓ / $CD4^+T$↑。

（4）处理

① 通常继续 ART（除严重 / 危及生命的 IRIS）。

② 若为原有感染加重 → 无需特殊处理（∵自限性），若为潜伏感染活动 → 相应病原学治疗。

③ 重症则 NSAID、短期激素（尤重症结核 / 结核性脑膜炎，慎用 CMV 感染加重）。

十、免疫功能重建不全（INR）

（1）定义：AIDS 病人在 ART 后，部分病毒控制良好的病人 $CD4^+T$ 无法恢复（发生率 10%～40%）。

（2）危险因素：$CD4^+T$基线↓ /年龄↑（最明确），另有HIV-RNA基线↑ /疾病晚期/ ART启动时间迟等。

（3）诊断

① ART× ≥4 年→HIV-RNA ＜检测线（50cp / mL）× ≥3 年。

② $CD4^+T$ 仍持续＜350 个 / μL。

③ 排除其他原因所致（如其他类型免疫缺陷 / 血液肿瘤 / 长期应用免疫抑制剂等）。

（4）处理

① 目前缺乏有效治疗，重在预防（尤 ART 尽早启动）。

② 重新评估 ART 疗效（若病毒学抑制则不建议更改方案），排查其他疾病 / 药物 / 检测干扰。

③ 根据 $CD4^+T$ 水平进行机会性感染 / 肿瘤的预防 / 筛查 / 治疗。

十一、单阳家庭生育和阻断垂直传播

1. 单阳家庭生育

（1）男阴女阳：女方 ART（达到病毒持续控制）→ 自然受孕 / 体外受精。

（2）男阳女阴：男方 ART（达到病毒持续控制）→ 自然受孕，男方 ART（未达到病毒学抑制）+ 女方（TDF+3TC / FTC）暴露预防治疗（无套性交前 20 天～后 1 个月）→ 自然受孕（女方同时在无套性交后 1 个月 / 3 个月检测 HIV 抗体）。

2. 阻断垂直传播

（1）妊娠：（首选）（TDF / TAF+3TC / FTC）/（ABC+3TC）+RAL / DTG。

（替代）（TDF / TAF+3TC / FTC）/（ABC / AZT+3TC）+RPV / EFV /（LPV / r）。

（2）分娩：避免会阴侧切 / 人工破膜 / 吸引器 / 助产钳等有创操作。

（3）哺乳：哺乳期继续 HAART，提倡人工喂养，母乳喂养＜6 个月。

（4）预防：（普通暴露）AZT / NVP× 出生后 4 周。

（高危暴露）（3TC+AZT+NVP）× 出生前 2 周 →（3TC+AZT+LPV / r）× 出生后 4 周。

（5）监测：检测 HIV-RNA 出生后 48h—6 周—12 周 → 检测 HIV 抗体 出生后 12 个月—18 个月（必要时 24 个月）。

十二、HIV 暴露

1. 暴露后预防（PEP）

（1）暴露源

① 血液 / 精液 / 阴道分泌物 → 具有传染性 / 存在感染风险。

② 胸水 / 腹水 / 心包积液、脑脊液 / 关节液、羊水 → 具有传染性 / 感染风险尚不明确。

③ 唾液 / 痰液 / 呕吐物、鼻分泌物 / 泪液、尿液 / 粪便 / 汗液 → 通常认为不具传染性。

（2）暴露途径：经损伤皮肤 / 黏膜暴露于 HIV 血液的感染风险性＜0.3%。

（3）暴露后处理

① 局部处理：肥皂液/流动清水冲洗皮肤，等渗盐水冲洗黏膜，挤出伤口血液，酒精/碘伏消毒/包扎。

② 预防用药：（暴露后立即启动＜24h / 尤＜2h / 不宜＞72h）（TDF / TAF+FTC）+［RAL / DTG＞（LPV / r）/（DRV / c）］×4 周。

③ 随访监测：检测 HIV 抗体暴露后立即—4 周—8 周—12 周（必要时 24 周）。

2. 暴露前预防（PrEP）

（1）适合人群：静脉吸毒、药物 / 酒精成瘾、性伴侣为 HIV 感染者 / MSM / 性活跃人群 / 性工作者。

（2）预防用药

① TDF / TAF+FTC 每日服用 × 直至最后 1 次暴露后持续 7 天。

② TDF / TAF+FTC 暴露前 2～24h 服用 2#—暴露后继续服用 1#/ d× 直至最后 1 次暴露后 48h。

附：“HAART”到“ART”的演变

术语 HAART（高效联合抗反转录病毒治疗）简化为 ART（抗反转录病毒治疗）的演变，反映了艾滋病治疗目标、药物革新及管理理念的全面升级，两者具体差异如下。

（1）核心目标：HAART → 高效抑制病毒复制，ART → 病毒抑制 + 慢性病综合管理。

（2）药物方案：HAART → 三联为主 / 不良反应↑ / 依从性↓，ART → 双药 / 长效制剂 / 安全性↑。

（3）启动时机：HAART → CD4+T ＜350 个 / μL，ART→确诊后立即启动。

（4）社会意义：HAART → 降低死亡率，ART → 消除传染性 + 去污名化。

3-30专题

伤　寒

一、病原学

（1）伤寒沙门菌（伤寒杆菌）：G^-，杆菌，无芽孢，无荚膜，有鞭毛 / 菌毛，兼性厌氧，胞内菌。

（2）抗原：菌体 O 抗原 / 鞭毛 H 抗原 → 抗原性↑→ 肥达试验 / 制备疫苗，表面 Vi 抗原 → 抗原性↓ × 持续时间↓→ 临床价值不大。

（3）致病：侵袭力，内毒素。

（4）培养：营养要求不高，普通培养基生长，含胆汁培养基生长更好。

（5）理化：生存能力较强，水中 2～3 周，粪便中 1～2 个月，牛奶中不仅生存还可繁殖，热 / 干燥 / 消毒剂较敏感，60℃ ×30min、有效氯 0.2～0.4mg / L 死亡。

二、流行病学

（1）传染源：病人 / 带菌者（唯一），带菌者 = 潜伏期带菌者（潜伏期粪便排菌）+ 暂时带菌者（恢复期粪便排菌＜3 个月）+ 慢性带菌者（恢复期粪便排菌＞3 个月 / 多见于有胆石症 / 慢性胆囊炎的老年女性）。

传染性：病人整个病程（尤第 2～4 周）/ 带菌者（尤慢性）。

（2）传播途径：粪口传播（粪便直接 / 经苍蝇等媒介污染手 / 食物 / 水源等）如喜食凉拌菜，密切接触传播。

（3）易感人群：普遍易感（尤未患过伤寒 / 未接种疫苗）→ 可获得持久免疫力（再次发病极少 / 但与副伤寒无交叉免疫）。

（4）流行特征：四季均可（尤夏秋季），儿童 / 青年多见。

三、机制和病理

1. 机制

消化道 → 胃酸杀灭 → 存活菌到达回肠下段 / 淋巴结内增殖 → 原发菌血症（无症状 / 相当于潜伏期）→ 单核吞噬细胞系统内增殖 → 二次菌血症（伴释放强烈内毒素 / 毒血症状）→ 全身播散 → 胆囊 / 肝 / 脾 / 骨髓 / 皮肤为主。

2. 病理

（1）大体：肠道淋巴结肿大（尤回肠末端）→ 组织坏死 / 结痂 / 脱落 → 肠溃疡（椭圆形 / 沿肠纵轴排

列 / 愈合无疤痕 / 无狭窄）/ 若累及血管则肠出血 / 若侵及肌浆膜层则肠穿孔（肠道病变与临床毒血症状不一定平行），另有全身单核吞噬细胞系统增生及组织化脓性炎症。

（2）镜下：伤寒细胞（Mφ 吞噬伤寒杆菌 / LC / RBC / 坏死组织）→ 伤寒小结 / 肉芽肿（伤寒细胞聚集成团）。

四、临床表现

潜伏期平均 1～2 周（∝感染菌量），食物型暴发流行可短至 2 天。

1. 典型伤寒

（1）初期（1 周）：起病缓慢，发热（呈阶梯上升 / 1 周内达 39～40℃ / 热前畏寒为主 / 寒战少见 / 热后出汗不明显），常伴乏力 / 头痛 / 干咳 / 消化道症状。

（2）极期（2 周）：①高热 39～40℃（呈稽留热）。②玫瑰疹（胸腹部为主 / 散在分布 / 分批出现 / ϕ2～4mm / 淡红色 / 压之褪色的斑丘疹 ×2～4 天）。③相对缓脉（副交感神经兴奋 → 体温升高时而脉搏增快不成比例）。④肝脾肿大（可伴触痛）。⑤ CNS 症状（表情淡漠 / 反应迟钝 / 甚至脑膜刺激征）。⑥消化道症状（食欲不振 + 腹胀＞腹痛 + 便秘＞腹泻 + 尤右下腹压痛）。

（3）缓解期（1 周）：体温波动下降，症状 / 体征减轻，肝脾回缩，此期仍处于肠道溃疡期 → 故仍需高度警惕肠出血 / 肠穿孔。

（4）恢复期（1 周）：体温恢复正常，症状 / 体征消失，少数转为带菌者（1%～4% / 尤胆石症者）。

（5）并发症

① 肠道并发症：多见极期，常有诱因（过早起床活动 / 饮食不合理 / 用力排便 / 灌肠等），肠出血（体温突然↓ / 消化道出血 / 休克），肠穿孔（右下腹痛突然↑ / 恶心呕吐 / 休克 / 腹膜炎 / 膈下游离气体）。

② 内毒素相关：中毒性肝炎（转氨酶 / 胆红素轻度↑），中毒性心肌炎（心律失常 / 心肌酶↑ / ST-T 改变），PLT 血栓为主 / PLT ↓↓ → HUS，纤维蛋白血栓为主 / 凝血因子↓↓ → DIC。

③ 菌血症相关：胆囊炎 / 尿路感染 / 骨髓炎，支气管肺炎（早期伤寒杆菌 → 后期继发感染），其他化脓性炎症（如心内膜炎 / 脑膜炎 / 脊柱炎 / 脓肿）。

2. 不典型伤寒

（1）轻型：感染中毒症状轻 / 病程短 / 恢复快，多见已接收疫苗 / 有效抗菌药物，易被误 / 漏诊。

（2）暴发型：起病急 / 感染中毒症状重，多伴显著皮疹 / 严重并发症 / 甚至 DIC。

（3）迁延型：≈典型，病程迁延 / 发热持续数月（呈弛张热 / 间歇热）/ 肝脾显著肿大，多见于免疫力↓者（尤有慢性肝胆基础疾病的老年人）。

（4）逍遥型：临床表现不明显 / 可照常工作，部分直至肠出血 / 肠穿孔才被诊断。

3. 特殊人群

（1）小儿伤寒：不典型 / 轻型为主，玫瑰疹 / 相对缓慢↓，肠道病变↓→肠出血 / 肠穿孔↓但支气管肺炎↑，可波及多器官系统，易误诊。

（2）老年伤寒：体温不高，症状不典型 / 虚弱疲乏明显，支气管肺炎 / 心功能不全↑，病程迁延，病死率↑。

4. 再燃与复发

免疫力↓ / 疗程不足 → 体温逐渐下降过程中再度升高（再燃）/ 症状完全消失后再次发作（复发）（∝胆囊等单核吞噬细胞系统中潜伏病菌再次大量繁殖并入血）。

五、检查

（1）血/尿/大便常规：WBC↓［$(3 \sim 4) \times 10^9$/L］，PMN↓（∝骨髓抑制/PMN破坏/分布异常），嗜酸粒↓（若比值>2%或绝对值>4×10^9/L基本可以排除伤寒），若PLT↓↓+凝血功能N→考虑HUS，若凝血功能↓↓+PLT↓+D-二聚体↑→考虑DIC，轻度蛋白尿，大便OB（+）。

（2）血清学/肥达试验：发病后阳性率为1周↓→2周↑→3周约50%→4周达90%×持续数月。

①伤寒杆菌O抗原→测定O抗体>1∶80或↑>4倍→伤寒/副伤寒/其他沙门菌感染。

②伤寒杆菌H抗原→测定H抗体>1∶160或↑>4倍→伤寒/疫苗后。

③甲型副伤寒杆菌H抗原→测定H抗体>1∶80→甲型副伤寒/疫苗后。

④乙型副伤寒杆菌H抗原→测定H抗体>1∶80→乙型副伤寒/疫苗后。

⑤丙型副伤寒杆菌H抗原→测定H抗体>1∶80→丙型副伤寒/疫苗后。

注：假阴性→轻症/早期抗菌治疗/免疫力↓，假阳性→急性感染/风湿免疫/自身炎症/肿瘤。

（3）病原学：（发病第1～2周）骨髓>血培养（+），（发病第3～4周）大便>>尿培养（+）。

六、诊断

（1）临床诊断：夏秋季/伤寒接触史，持续高热（39～40℃×1周以上）/玫瑰疹/相对缓脉/肝脾肿大/表情淡漠，WBC↓PMN↓嗜酸粒↓。

（2）确诊标准：肥达试验示O抗体>1∶80/H抗体>1∶160/双份抗体↑>4倍（+），骨髓/血/尿/玫瑰疹刮取物培养示伤寒杆菌。

七、鉴别

（1）上呼吸道感染：发热/头痛/WBC↓等（≈伤寒），起病急，病程短，上呼吸道症状明显，呼吸道病毒血清学（+）。

（2）菌痢：发热/消化道症状等（≈伤寒），左下腹痛，里急后重/脓血便，WBC↑，大便培养示痢疾杆菌。

（3）疟疾：发热/肝脾肿大/WBC↓等（≈伤寒），寒战-间歇热-大汗，RBC↓Hb↓，血/骨髓涂片示疟原虫。

（4）G^-杆菌败血症：发热/肝脾肿大/WBC↓等（≈伤寒），原发感染灶，弛张热，瘀点瘀斑，血培养示G^-杆菌。

（5）血型播散性结核病：长期发热/WBC↓等（≈伤寒），结核既往史/接触史，盗汗/消瘦，影像学示粟粒性结核病灶。

八、治疗

1. 一般治疗

（1）隔离：消化道隔离→待症状消失后大便培养（-）/周×2次→解除隔离。

（2）休息：卧床休息→热退后3天床上活动→热退后2周轻度活动。

（3）饮食：流质少渣/少食多餐/慎食豆/奶制品→热退后2周正常饮食。

2. 对症治疗

（1）发热：物理降温（冰袋冷敷/酒精擦浴）→药物降温（注意大汗/补液）。

（2）便秘：低压灌肠（NS 300～500mL→50%甘油60mL），禁用促胃肠动力药/泻药（尤腹胀时）。

（3）腹泻：小檗碱/黄连素0.2～0.3g tid，禁用阿片类止泻药如洛哌丁胺（∵肠胀气↑）。

（4）重症：足量有效抗菌基础上应用激素，氢化可的松25～50mg/DXM 1～2mg静滴qd×3天，

若伴明显腹胀 / 鼓肠则慎用（∵肠出血 / 肠穿孔↑）。

3. 抗菌治疗（药敏选药为主）

（1）氟喹诺酮类：体内分布↑/胞内浓度↑/杀菌作用↑→首选，但近年来→耐药率↑。

左氧氟沙星 0.5g 慢滴 qd×2 周，环丙沙星 0.2～0.4g 慢滴 q12h×2 周。

（2）三代头孢类：杀菌作用↑/胆道浓度↑/不良反应↓→多用于儿童/妊娠哺乳期。

NS 100mL+ 头孢曲松 1.0～2.0g 静滴 qd～q12h×2 周［儿童则 100mg/（kg·d）］。

NS 100mL+ 头孢噻肟 1.0～2.0g 静滴 q8～6h×2 周［儿童则 100～150mg/（kg·d）］。

（3）半合成青霉素类：疗效不理想/容易复发或转为带菌者→多用于儿童/妊娠哺乳期。

氨苄西林 4～8g/d（q6h）×2 周，阿莫西林 2～4g/d（q8h）×2 周。

（4）磺胺类：耐药率↑/不良反应↑。

复方新诺明 2 粒 bid×2 周。

4. 带菌者治疗（手术处理胆石症）

（1）氨苄西林 4～8g/d×6 周，阿莫西林 2～4g/d×6 周。

（2）左氧氟沙星 0.5g qd×6 周，环丙沙星 0.5g bid×6 周。

附：副伤寒

（1）病原学：包括甲/乙/丙型副伤寒杆菌，≈伤寒，但 O 抗原/H 抗原成分不同→无交叉免疫。

（2）流行病学：≈伤寒，但近年来我国甲型副伤寒发病率↑，部分地区发病率＞＞伤寒，可能原因如下。①无交叉免疫→人群普遍易感；②临床表现不典型→易误诊/漏诊/流行暴发；③另与菌种传播力↑/环境有关。

（3）治疗：≈伤寒，近年来耐药株↑，但多数对氟喹诺酮类/三代头孢类敏感。

3-30 专题 - 附：

非伤寒沙门菌感染（NTS）

一、病原学

（1）NTS：除伤寒 / 非伤寒以外的沙门菌（数千种不同血清型），G^-，杆菌，无芽孢，无荚膜 / 但外膜有黏稠多糖层（抗吞噬作用 / 逃避免疫），多数有鞭毛 / 菌毛，兼性厌氧，胞内菌。

（2）抗原：菌体 O 抗原（∈胞壁脂多糖）→ IgM 抗体，鞭毛 H 抗原（∈蛋白质）→ IgG 抗体。

（3）致病：∝血清型（致病力差异很大），侵袭力，内毒素，少数可产生肠毒素。

二、流行病学

（1）传染源：家禽家畜＞鼠类等野生动物，另有带菌者（尤屠宰 / 肉类加工人员）。

（2）传播途径：污染水 / 食物 / 用具传播，经苍蝇等媒介传播，空气 / 输血 / 人 - 人传播亦有报道。

（3）易感人群：多见婴幼儿童 / 免疫低下病人 → 病后免疫力不强 / 可反复感染。

（4）流行特征：急性起病，潜伏期短，限于进食污染食物，集体用餐可暴发流行，四季均可（尤夏秋季），菌种分布呈地区性，对抗菌药物易产生耐药（包括氟喹诺酮类 / 头孢菌素类）。

三、机制和病理

消化道 → 急性胃肠炎（小肠＞结肠）/ 无胃肠炎前驱症状 → 侵入血流 → 肠外化脓性炎症（如支气管肺炎 / 胸膜炎、心内膜炎 / 心包炎、脑膜炎、肾盂肾炎、骨关节感染等）。

四、临床表现

（1）胃肠炎型★：≈急性胃肠炎，多见于肠炎 / 鼠伤寒沙门菌。

（2）伤寒型：≈轻型伤寒。

（3）败血症型：≈败血症，多见于鼠伤寒沙门菌。

（4）局部化脓感染型：≈肠外化脓性感染，多见于鼠伤寒 / 肠炎沙门菌。

（以上（1）～（4）型：不易明确区分，通常相互重叠。）

（5）无症状感染。

五、检查

（1）血 / 大便常规：WBC 正常，若有局部化脓感染则 WBC↑/ 甚至可达（20～30）×10^9/L，大便多呈水样便，部分可有黏液脓血 / 镜下 WBC↑。

（2）血清学 / 肥达试验：诊断价值不大。

（3）病原学：呕吐物 / 大便培养（+）且与可疑食物污染菌一致，血 / 体液 / 骨髓 / 脓液培养（+）。

六、治疗

（1）对症：止泻，解痉。

（2）支持：补液，维持水电解质酸碱平衡。

（3）抗菌：（胃肠炎型）通常不用抗菌药物，严重 / 免疫缺陷则加用抗菌药物。

（其他类型）必须加用抗菌药物。

注：抗菌药物≈伤寒，即氟喹诺酮类（首选）＞三代头孢类 / 半合成青霉素类（尤儿童 / 妊娠哺乳期）＞磺胺类。

3-31专题

弯曲菌肠炎

一、病原学

（1）弯曲菌：G^-，螺菌，无芽孢，无荚膜，有鞭毛，微氧菌。

（2）致病：空肠弯曲菌 / 结肠弯曲菌为主，侵袭力，内毒素，外毒素。

二、流行病学

（1）传染源：带菌家禽 / 家畜 / 鸟类为主。

（2）传播途径：粪口传播（粪便直接 / 经苍蝇等媒介污染手 / 食物 / 水源等），密切接触传播。

（3）易感人群：普遍易感（尤儿童 / 青少年）→ 可获得短期免疫力。

（4）流行特征：四季均可（尤夏秋季）。

三、机制和病理

（1）机制：消化道 → 胃酸杀灭 → 存活菌十二指肠 / 空肠内大量增殖（微氧）→ 侵袭回肠 / 结肠 → 感染肠上皮细胞 / 破坏肠黏膜 ± 菌血症 / 感染其他脏器。

（2）病理：（大体）空肠 / 回肠 / 结肠黏膜水肿 / 渗出 / 出血 ± 溃疡 / 隐窝脓肿。

（镜下）空肠 / 回肠 / 结肠黏膜内 PMN / 浆细胞 / LC 浸润。

四、临床表现

（1）病情轻重不一，大部分呈胃肠炎，25% 呈无症状带菌者。

（2）典型：发热（可达 40℃）/ 乏力 / 头痛 / 肌肉酸痛 → 腹痛（脐周 / 下腹，间歇性痉挛痛，便后↓）/ 腹泻（水样便 / 可达 20+ 次 / 量多 / 恶臭 → 黏液脓血便 / 里急后重）± 恶心 / 呕吐。

（3）部分：弯曲菌菌血症 → 肠外病变，吉兰 - 巴雷综合征（GBS）。

五、检查

（1）血 / 大便常规：WBC / PMN↑，大便示少量 WBC + 大量 RBC / 脓细胞。

（2）血清学：弯曲菌 O 抗体 / H 抗体 / K 抗体（+）/ ↑>4 倍。

（3）病原学：大便，暗野镜检示运动 / 螺旋形细菌，培养（+）（Campy-BAP 培养基 / 微氧条件 / 42℃ ×48h），PCR 检测核酸。

六、诊断

带菌家禽 / 家畜 / 鸟类接触史 + 发热 / 腹痛 / 腹泻（水样便 → 黏液脓血便）需考虑，若血清学（+）+ 大便涂片 / 培养 / PCR（+）则确诊。

七、治疗

1. 一般治疗

隔离，休息，饮水 / 消化饮食 / 营养（运动饮料 / 苏打饼干 / 肉汤 / 禁高渗果汁牛奶），皮肤 / 口腔卫生（漱口）。

2. 补液治疗

ORS → 静脉乳酸林格液，纠正电解质紊乱 / 酸中毒（补锌 → 使腹泻程度 / 病程↓）。

3. 对症治疗

（1）退热：物理降温（冰袋冷敷 / 酒精擦浴）→ 药物降温（注意大汗 / 补液）。

（2）保护胃肠黏膜：PPI + 蒙脱石散 3g tid。

（3）止吐：甲氧氯普胺（胃复安）5～10mg tid（餐前）/ 10～20mg 肌注 st，GS / NS 100mL+ 昂丹司琼 4mg 静滴 st。

（4）止痛：阿托品 / 654-Ⅱ（尤痉挛痛），颠茄片。

（5）止泻：小檗碱 / 黄连素 0.2～0.3g tid，禁用阿片类止泻药如洛哌丁胺（∵毒素吸收↑）。

4. 抗菌治疗

大环内酯类（首选）/ 氨基糖苷类 / 喹诺酮类（耐药↑）×5～7 天（败血症则＞4 周）。

3-31 专题 - 附：

吉兰 - 巴雷综合征（GBS）

吉兰 - 巴雷综合征（GBS）：又称急性炎性脱髓鞘性多发性神经根炎，是以周围神经（根）脱髓鞘及炎症细胞浸润为病理特点的自身免疫性疾病。

一、病因和机制

空肠弯曲菌 / EBV / CMV / 肺炎支原体 / HBV 等感染 → 异常细胞免疫应答（Mφ / TLC → 细胞因子 TNF / IL）+ 异常体液免疫应答（BLC 活化 → 致病性抗体）→ 周围神经（根）脱髓鞘。

二、诊断

（1）前驱感染：消化道感染（尤空肠弯曲菌），呼吸道感染（尤 EBV / CMV / 肺炎支原体），HBV。

（2）起病急，进行性加重 → 2 周达峰 → 数周～数月缓解，呈自限性。

① 对称肢体运动障碍：肌无力 / 肌张力↓ / 腱反射↓ / 软瘫（下肢 → 上肢），但病理征（–）。

② 对称肢体感觉障碍：感觉异常 / 麻木 / 疼痛。

③ 脑神经支配肌无力：张口 / 伸舌 / 吞咽 / 呼吸困难。

④ 自主神经功能障碍：HR↑/↓，BP↑/↓，恶心 / 呕吐 / 腹痛 / 腹泻 / 腹胀 / 便秘，尿潴留。

（3）CSF 检查：细胞 - 蛋白分离现象，即细胞数正常［$(0\sim8)\times10^6$ / L］+ Pro↑（$>0.25\sim0.45$g / L）+ Glu 正常（2.5～4.5mmol / L）+ Cl^- 正常（120～130mmol / L）。

（4）神经电生理检查：运动 / 感觉神经传导异常等。

三、鉴别

与急性脊髓炎、脊髓灰质炎、周期性麻痹、癔症性瘫痪、末梢神经炎等相鉴别。

注：若四肢同时 / 不对称性 / 持久性肌无力、CSF 示细胞数↑PMN↑→ 基本可以排除 GBS。

四、治疗

（1）一般治疗：心电监护、呼吸道管理、导尿等。

（2）营养神经

（3）免疫治疗：激素 → 过去广泛应用 / 目前存有争议 / 研究示不能阻止病情发展。
静脉丙种球蛋白（IVIG）→ 400mg /（kg · d）×3～5 天（大剂量 / 短疗程）。
免疫抑制剂 → 环磷酰胺（CTX）（尤严重 GBS / ∵细胞毒性大）/ 硫唑嘌呤（Aza）（尤慢性 GBS / ∵起效缓慢）。

（4）血浆置换

（5）康复锻炼

3-32 专题

细菌性痢疾

一、病原学

（1）志贺菌（痢疾杆菌）：G^-，杆菌，无芽孢，无荚膜，有菌毛，无鞭毛，兼性厌氧。

（2）致病：内毒素（发热 / 毒血症 / 休克），外毒素即志贺毒素（肠毒性 / 神经毒性 / 细胞毒性）。

（3）理化：常用消毒剂敏感，60℃ ×10min 杀灭，但污染物品 / 瓜果 / 蔬菜中可存活 10～20 天。

①A 群 / 痢疾志贺菌：内 / 外毒素 + 抵抗力最弱 → 病情重。

②B 群 / 福氏志贺菌：内毒素 → 慢性腹泻。

③C 群 / 鲍氏志贺菌：内毒素。

④D 群 / 宋内志贺菌：内毒素 + 抵抗力最强 → 病情轻。

二、流行病学

（1）传染源：病人 / 带菌者。

（2）传播途径：粪口传播（粪便直接 / 经苍蝇等媒介污染手 / 食物 / 水源等），密切接触传播。

（3）易感人群：普遍易感 → 同型可获得短期免疫力（无交叉免疫）。

（4）流行特征：∝经济水平 / 卫生状况（水源安全）/ 生活习惯，四季均可（尤夏秋季）。

三、机制和病理

（1）机制：消化道 → 胃酸杀灭 → 存活菌乙状结肠 / 直肠内增殖 → 乙状结肠 / 直肠黏膜严重病变（中毒性肠麻痹）→ 脓毒血症 → 休克 / DIC / MODS。

（2）病理：（急性）乙状结肠 / 直肠黏膜弥漫性水肿 / 出血 / 坏死 → 假膜 → 浅地图状溃疡。

（慢性）乙状结肠 / 直肠黏膜反复溃疡修复 → 疤痕 / 息肉 → 肠腔狭窄。

四、临床表现

潜伏期 1～7 天（常 1～2 天）。

1. 急性菌痢

（1）普通型（典型）：起病急，发热（可达>39℃）/ 乏力 / 头痛 / 肌肉酸痛，腹痛（左下腹）/ 腹泻（稀便 → 黏液脓血便，可达 10+ 次 / 天）/ 里急后重，左下腹压痛 / 肠鸣音亢进。

（2）轻型（非典型）：低热 / 毒血症状↓，消化道症状↓（稀便 / <10 次 / 天，有黏液 / 无脓血 / 无里急后重）。

（3）重型：多见年老体弱，发热，消化道症状↑（稀便 → 黏液脓血便，>30+ 次 / 天，里急后重 → 腹胀 / 中毒性肠麻痹），甚至严重脱水 / 电解质失衡 / 酸中毒 → 循环衰竭 / 肾功能不全。

（4）中毒型：多见儿童，高热 / 毒血症状↑，消化道症状轻微，表现为休克型（感染性休克为主）/ 脑型（脑水肿为主）/ 混合型，病死率↑。

2. 慢性菌痢

急性菌痢反复发作 / 迁延不愈 ×2 个月以上。

（1）慢性迁延型：急性菌痢发作后 → 迁延不愈（长期腹泻 / 营养不良）。

（2）急性发作型：慢性菌痢基础上 → 急性发作（消化道症状为主）。

（3）慢性隐匿型：急性菌痢发作后 → 症状消失（仅大便培养示志贺菌 / 肠镜示炎症 / 溃疡）。

3. 并发症

溶血性尿毒综合征（HUS）（溶血 / PLT↓ / 肾功能不全），瑞特（Reiter）综合征（结膜炎 / 尿道炎 / 关节炎三联征）→ 反应性关节炎（∝变态反应），儿童 → 肠套叠 / 中毒性巨结肠，孕妇 → 流产 / 早产，慢性菌痢 → 营养不良 / 贫血 / 维生素缺乏 / 神经官能症。

五、检查

（1）血常规：WBC↑［（10～20）$\times 10^9$ / L］/ PMN↑，慢性则有贫血。

（2）大便常规：（外观）黏液脓血便；（镜检）WBC ≥15 个 / HP，脓细胞 / RBC±Mφ。

（3）病原学：大便，抗原（+）（假阳性率↑），培养（+）（尤脓血），PCR 检测核酸（+）。

六、诊断

1. 疑似病例

腹泻（稀便 / 黏液便 / 脓血便）+ 里急后重。

2. 临床诊断病例

不洁饮食 / 密切接触史 + 临床表现 + 大便镜检（WBC ≥15 个 / HP，脓细胞 / RBC±Mφ）。

临床表现：（急性）发热，腹痛 / 腹泻（黏液脓血便）/ 里急后重，左下腹压痛。

（中毒型）多见于儿童，高热 / 毒血症状↑，消化道症状轻微，休克 / 脑水肿。

（慢性）急性菌痢反复发作 / 迁延不愈 ×2 个月以上。

3. 确诊病例

疑似病例 / 临床诊断病例 + 大便培养示志贺菌 / PCR 检测核酸（+）。

七、鉴别

（1）阿米巴痢疾（表 3-50）。

表 3-50 细菌性痢疾与阿米巴痢疾鉴别

项目	细菌性痢疾	阿米巴痢疾
表现	发热 / 毒血症状↑，腹痛↑（左下腹）/ 腹泻↑（10+ 次 / 黏液脓血便）/ 有里急后重	发热 / 毒血症状↓，腹痛↓（右下腹）/ 腹泻↓（数次 / 暗红色果酱便）/ 无里急后重
大便	（外观）黏液脓血便 / 量少 （镜检）WBC↑ / RBC↓ / 脓细胞 ±Mφ （培养）志贺菌	（外观）暗红色果酱便 / 量多 / 腥臭味 （镜检）WBC↓ / RBC↑ ± 夏科 - 莱登晶体 （培养）溶组织内阿米巴滋养体
肠镜	乙状结肠 / 直肠为主，肠黏膜弥漫性充血 / 水肿 → 出血 / 坏死 → 假膜 / 地图状浅溃疡	盲肠 / 升结肠为主，肠壁散在糜烂 → 小脓肿 → 烧瓶样深溃疡

(2) 其他感染性腹泻：侵袭性大肠埃希菌(EIEC)/耶尔森菌/变形杆菌/空肠弯曲菌/艰难梭菌，轮状病毒/诺如病毒。

(3) 胃肠型食物中毒：不洁饮食/集体发病，大便镜检 WBC <5 个/HP，培养示沙门菌/副溶血性弧菌/大肠埃希菌/葡萄球菌等。

(4) 中毒性菌痢：休克型 vs 其他细菌所致感染性休克，脑型 vs 乙脑。

(5) 慢性菌痢：溃疡性结肠炎、结直肠癌、慢性血吸虫等。

八、治疗

1. 急性菌痢

(1) 一般：隔离，休息，饮水/消化饮食/营养(运动饮料/苏打饼干/肉汤/禁高渗果汁牛奶)，皮肤/口腔卫生(漱口)。

(2) 补液：ORS → 静脉乳酸林格液，纠正电解质紊乱/酸中毒(补锌 → 腹泻程度/病程↓)。

(3) 对症：退热，保护胃肠黏膜，止痛(颠茄/山莨菪碱/阿托品)，止泻(小檗碱)。

(4) 抗菌：喹诺酮类(首选)/复方新诺明/三代头孢，口服>静脉 ×3～5 天。

2. 重型/中毒性菌痢

(1) 高热：物理降温+药物降温，若伴烦躁/惊厥则亚冬眠疗法。

(2) 休克：扩容纠酸，改善微循环(山莨菪碱/多巴胺)，保护心脑肾，必要时激素，若 DIC 则予肝素。

(3) 脑水肿：降颅内压(甘露醇)，改善脑循环，必要时激素，若呼衰则呼吸兴奋剂/呼吸机。

(4) 抗菌：喹诺酮类(首选)/三代头孢，静脉 → 口服 ×3～5 天。

3. 慢性菌痢

抗菌：两种药物联合 × 疗程↑ × 重复治疗，菌群失调则微生态制剂。

3-33 专题

感染性腹泻

急性腹泻：次数≥3 次 / 天、总量＞250g、时间≤2 周的腹泻，性状可为稀便 / 水样便 / 黏液便 / 脓血便 / 血样便，可伴恶心 / 呕吐 / 腹痛及发热等全身症状。

感染性腹泻：霍乱（甲类），细菌性/阿米巴痢疾（乙类），伤寒/副伤寒（乙类），其他感染性腹泻（丙类）。

一、病原学

1. 病毒性腹泻

（1）轮状病毒（双链 RNA）：A / C 组婴幼儿为主，B 组成人为主。

（2）诺如病毒（单正链 RNA）：成人为主。

（3）肠腺病毒（双链 DNA）：儿童为主。

2. 细菌性腹泻

（1）沙门菌：参考“3-30 专题 伤寒”。

（2）弯曲菌：参考“3-31 专题 弯曲菌肠炎”。

（3）志贺菌：参考“3-32 专题 细菌性痢疾”。

（4）霍乱弧菌：参考“3-33 专题 - 附：霍乱”。

（5）大肠埃希菌
- 侵袭性大肠埃希菌（EIEC）：≈菌痢，多见青少年 / 成人。
- 产毒性大肠埃希菌（ETEC）：≈霍乱，多见儿童 / 旅行者。
- 出血性大肠埃希菌（EHEC）：血性腹泻 / HUS（尤 O157：H7）。
- 致病性大肠埃希菌（EPEC）：多见婴幼儿。
- 黏附性大肠埃希菌（EAEC）：多见儿童 / HIV 感染者。

（6）其他：耶尔森菌、艰难梭菌、气单胞菌（尤水产品）。

3. 真菌性腹泻

最常见为白色念珠菌。

4. 寄生虫性腹泻

（1）溶组织内阿米巴。

（2）蓝氏贾第虫。

（3）隐孢子虫。

5. 特殊感染性腹泻

(1) 抗生素相关性腹泻：抗生素（尤长期 / 大量 / 广谱抗生素）×5～10 天 → 艰难梭菌（厌氧菌 / 假膜性肠炎）/ 产气荚膜杆菌（厌氧菌）/ 克雷伯菌 / 金葡菌 / 念珠菌。

(2) 医院获得性腹泻：大肠埃希菌 / 肠球菌 / 金葡菌 / 铜绿假单胞菌（常 MDR）。

(3) 旅行者腹泻：感染性腹泻的特殊类型，即旅行期间 / 结束后（尤 2 周内）排便不成形≥3 次 / 天 → 细菌 / 病毒 / 真菌 / 寄生虫。

附：食物中毒类型及其常见细菌（毒素）

（1）胃肠型：多见于沙门菌、金黄色葡萄球菌、变形杆菌、副溶血弧菌（尤腌制品 / 海产品）、致病性大肠埃希菌（EPEC）、蜡样芽孢杆菌（尤隔夜剩饭）。

（2）神经型：多见于肉毒杆菌（尤豆瓣酱 / 罐头食品）。

二、流行病学

(1) 传染源：病人 / 隐形感染 / 携带者，携带家禽 / 畜（尤轮状病毒）。

(2) 传播途径：粪口传播＞接触传播＞呼吸道传播（尤病毒）。

(3) 易感人群：普遍易感，病毒多见婴幼儿＞成人，细菌多见老年 / 儿童 / 免疫力↓、抗生素应用 / 旅行者。

(4) 流行特征：季节（病毒多见秋季/细菌多见夏季），旅行（贫穷/卫生条件差地区），饮食（污染水/食物）。

三、机制

1. 机制比较（表 3-51）

表 3-51 感染性腹泻的机制比较

病毒性腹泻	细菌性腹泻
① 胃肠道天然防御屏障↓：胃酸↓胆盐↓正常菌群↓淋巴组织↓蠕动↓	
② 吸收障碍性腹泻：肠黏膜细胞破坏 → 吸收↓ ③ 渗出性腹泻：肠黏膜细胞通透性↑→ 被动排出↑ ④ 渗透性腹泻：肠黏膜细胞乳糖酶↓→肠道渗透压↑→被动排出↑ ⑤ 分泌性腹泻：肠黏膜细胞破坏→取代分泌细胞↑→主动排出↑	② 侵袭力：黏附因子（菌毛 / 荚膜 / 细胞壁），荚膜 / 抗原，侵袭酶，致病基因产物，鞭毛 ③ 内毒素（G^- 菌为主）：上消化道吸收入血 → 作用于 CNS / 外周神经 →Ach 释放↓→ 肌肉运动障碍 / 软瘫 ④ 外毒素（G^+ 菌为主）

附：大肠埃希菌的腹泻机制

（1）EIEC：侵入结肠黏膜上皮 → 内毒素破坏 → 菌痢样腹泻（多见于成人）。

（2）ETEC：产生耐热 / 不耐热肠毒素（ST / LT）→ 霍乱样腹泻（多见于儿童 / 旅行者）。

（3）EHEC：抗菌药物 → 诱导志贺毒素（Stx）→ 出血性结肠炎 / HUS（尤 0157：H7 菌株）。

（4）EAEC：黏附肠黏膜上皮 + 产生肠毒素 → 持久性腹泻（多见于儿童 / HIV 感染者）。

（5）EPEC：黏附小肠的肠黏膜上皮 → 细胞骨架改变 / 微绒毛脱落 / 吸收障碍 → 水样腹泻（多见于婴幼儿）。

2. 机制分类

（1）渗透性腹泻：轮状病毒 → 破坏肠绒毛 / 双糖酶↓ / 肠腔渗透压↑ → 蛋花汤样便（治疗重点：调整饮食 / 对症治疗）。

（2）动力性腹泻：诺如病毒 → 产生神经毒素 / 炎症介质 / 肠蠕动↑ → 糊状便（治疗重点：调整饮食 / 对症治疗）。

（3）侵袭性腹泻：志贺菌 / 侵袭性 EIEC / 沙门菌 / 耶尔森菌 / 弯曲菌 → 侵及大肠 / 导致黏膜炎症（沙门菌 / 耶尔森菌同时侵及小肠 / 而弯曲菌仅侵及小肠）→ 黏液便 /（脓）血便 / 大便炎症细胞↑＋腹痛 / 感染中毒症状 / 里急后重↑（治疗重点：抗菌药物 / 慎用止泻药）。

（4）分泌性 / 肠毒素性腹泻：霍乱弧菌 / 产毒性 ETEC / 副溶血弧菌 / 气单胞菌 / 金葡菌 → 黏附小肠 / 产生肠毒素 → 水样便 / 大便炎症细胞↓＋腹痛 / 感染中毒症状 / 里急后重↓（治疗重点：纠正水电解质酸碱失衡 / 重症则需抗菌药物）。

四、临床表现

（1）潜伏期短（病毒性 1～3 天 / 细菌性数小时～数天），起病急，发热 / 乏力 / 头痛 / 肌肉酸痛（病毒性感染部分可能存在上呼吸道感染前驱症状）。

（2）恶心 / 呕吐 + 腹痛 / 腹泻 / 腹胀 → 脱水 / 电解质紊乱 / 酸碱失衡（尤细菌性）。

① 病毒性：10 余次，水样便 / 黏液便，无黏液脓血 / 里急后重。

② 细菌性：10～20 余次 / 甚至更多，水样便（细菌毒素）/ 黏液脓血便（菌痢）/ 米泔水样便（霍乱），可里急后重。

（3）并发症（细菌性）

① 溶血性尿毒综合征（HUS）：大肠埃希菌（尤 EHEC 之 O157∶H7 菌株）＞伤寒杆菌 / 志贺菌＋抗菌药物诱发 → PLT↓↓ / PLT 血栓为主 → 微血管病性血管内溶血 → 发热 / 贫血 / 黄疸 / Hb 尿（酱油尿）/ 腰痛 / 急性肾衰竭。

② 吉兰 - 巴雷综合征（尤弯曲菌）：四肢对称性弛缓性瘫痪。

③ 其他：反应性关节炎 / 虹膜炎，肠穿孔 / 中毒性巨结肠 / 败血症等。

④ 神经型食物中毒：头痛 / 眼肌瘫痪 / 吞咽呼吸困难 / 四肢软瘫。

五、检查（表 3-52）

表 3-52 感染性腹泻的检查

检查	病毒性腹泻	细菌性腹泻
血常规	WBC / PMN 正常为主	WBC / PMN ↑为主
大便常规	水样便 / 黏液便 少量 WBC / 无 RBC / 脓细胞	水样便 / 黏液便 / 脓血便 / 血样便等（霍乱则米泔水样便） WBC ↑ / 少量 RBC / 脓细胞
血清学	病毒抗体（＋）	细菌抗体（＋）
病原学	电镜示病毒颗粒（＋） 病毒抗原 / 核酸（＋）	镜检示染色 / 形态 / 运动（霍乱则弧菌 / 运动，弯曲菌则螺旋菌 / 运动） 细菌培养 / 核酸（＋）

六、诊断

（1）病毒性腹泻：冬季 / 住院患者 + 临床表现 + 检查。

（2）细菌性腹泻：不洁饮食史 / 滥用抗生素 / 疫区旅游 + 临床表现 + 检查。

七、鉴别

（1）其他感染性腹泻（表 3-53）。

（2）非感染性腹泻：胃炎（Hp）/ 肠结核（TB 杆菌），肠易激综合征（IBS）/ 炎症性肠病（IBD）/ 胃肠道肿瘤，肝胆胰疾病，甲亢 / DM / 尿毒症。

八、治疗

1. 一般治疗

隔离，休息，饮水 / 消化饮食 / 营养（运动饮料 / 苏打饼干 / 肉汤 / 禁高渗果汁牛奶），皮肤 / 口腔卫生（漱口）。

2. 补液治疗

ORS［替代品有（饮用水 1L+1 平勺盐 +5 满勺糖）/（米汤 500mL+ 盐 2g）］→ 静脉乳酸林格液，纠正电解质紊乱 / 酸中毒（补锌 → 使腹泻程度 / 病程↓）。

3. 对症治疗

（1）退热：物理降温（冰袋冷敷 / 酒精擦浴）→ 药物降温（注意大汗 / 补液）。

（2）保护胃肠黏膜：PPI+ 蒙脱石散 3g tid。

（3）止吐：甲氧氯普胺（胃复安）5～10mg tid（餐前）/ 10～20mg 肌注 st，GS / NS 100mL+ 昂丹司琼 4mg 静滴 st。

（4）止痛：阿托品 / 654-Ⅱ（尤痉挛痛），颠茄片。

（5）止泻：小檗碱 / 黄连素 0.2～0.3g tid，消旋卡多曲 100mg tid（∈阿片类肠分泌抑制剂），洛哌丁胺 2～4mg bid（∈阿片类肠动力抑制剂 → 肠蠕动↓↓ → 毒素吸收↑ → 禁用于细菌性腹泻）。

4. 病原治疗

（1）病毒性：无特效抗病毒药。

（2）细菌性：一般不用抗菌药物（尤轻度腹泻 / 产肠毒素细菌如 EHEC 之 O157∶H7 菌株等），氟喹诺酮类 / 氨基糖苷类（尤大肠埃希菌）＞大环内酯类 / 四环素类 / 磺胺类 ×3～5 天（尤重度腹泻 / 老年 / 严重基础疾病 / 免疫缺陷 / 脓血便 / 发热等全身症状 / 沙门菌 / 弯曲菌 / 志贺菌 / 其他大肠埃希菌）。

（3）艰难梭菌：甲硝唑 0.5g tid → 若无效则 NS 10mL+ 万古霉素 0.125～0.5g qid → 若肠梗阻则 NS 100mL+0.5g 灌肠 q6h（∵万古霉素肠道不吸收），疗程均 10～14 天；若多次复发则万古霉素 0.125g qid×10～14 天 → bid×1 周 → qd×1 周 → qod×2～8 周；亦可联合利福平 / 利福昔明等。

（4）寄生虫：硝基咪唑类。

5. 微生态治疗

益生菌（与抗菌药间隔 2h）。

表 3-53 常见病原体所致感染性腹泻的临床特点比较

病原体	流行病学	粪便特征	伴随症状	确诊检查
病毒性腹泻				
轮状病毒	秋冬季高发，多见于6月～2岁婴幼儿 托幼机构易暴发	水样便，量较多	先呕吐后腹泻，易脱水 常伴发热、呼吸道症状	粪便抗原/核酸检测
诺如病毒	秋冬季高发，多见于学龄儿童/成人 集体机构易暴发	水样便，量中等	剧烈呕吐（首发），成人腹泻为主 无热/低热，病程较短（1～3天）	粪便抗原/核酸检测
肠腺病毒	全年散发，多见于5岁以下儿童	水样便，量较多	呕吐腹痛，常伴鼻炎/咽炎 无热/低热，病程较长（1～2周）	粪便抗原/核酸检测
细菌性腹泻				
沙门菌	夏秋季多见，集体发病（污染食物） 多见于婴幼儿	水样便→黏液血便	中高热，先呕吐后腹泻 重症可致败血症	粪便/血培养
空肠弯曲菌	夏秋季高发，多见于儿童/青少年	水样便→黏液脓血便	高热，痉挛性腹痛，部分并发GBS	粪便暗野镜检/微氧培养
志贺菌	夏秋季高发，不洁饮食史，多见于儿童	黏液脓血便，量少	高热，左下腹痛/里急后重 重症可致中毒性休克	粪便培养
霍乱弧菌	夏秋季高发，疫区接触史	米泔/洗肉水样便，量大	无发热，无腹痛，喷射状呕吐 脱水/肌痉挛/循环衰竭	粪便/呕吐物暗野镜检/培养
耶尔森菌	冬春季高发，人畜共患，多见于儿童	水样便→黏液便	发热，右下腹痛（似阑尾炎）	粪便特殊培养
艰难梭菌	长期广谱抗生素应用史 多见于老年/住院患者/免疫低下	水样便→假膜便	发热，腹痛，重症可致中毒性巨结肠	粪便毒素检测
EIEC	散发/暴发，多见于青少年/成人	黏液脓血便	高热，左下腹痛/里急后重（似菌痢）	粪便培养
ETEC	夏秋季高发，多见于旅行者	水样便	无热/低热，痉挛性腹痛	粪便肠毒素检测
EHEC	夏秋季高发，O157：H7为主	水样便→血便	无热/低热，剧烈痉挛性腹痛 重症可致HUS（尤其抗生素诱发）	粪便O157：H7抗原检测
EPEC	多见于婴幼儿	蛋花样水样便	无热/低热，呕吐，腹胀，纳差	粪便培养
EAEC	多见于儿童/HIV感染者	持续性水样便	无热/低热，营养不良，生长迟缓	粪便毒力基因检测

续表

病原体	流行病学	粪便特征	伴随症状	确诊检查
金黄色葡萄球菌	多见于食物中毒（潜伏期仅 2～6h），集体发病（污染食物）	水样便	无热 / 低热，剧烈呕吐，腹痛	呕吐物 / 食物肠毒素检测
真菌性腹泻				
白色念珠菌	长期广谱抗生素应用史、免疫低下	稀便 / 糊便 / 豆腐渣样便	低热，腹胀腹痛，可伴鹅口疮	粪便镜检或培养
寄生虫性腹泻				
溶组织内阿米巴	多见于青壮年	暗红色果酱样便	无热 / 低热，右下腹痛，并发肝脓肿	粪便镜检（滋养体 / 包囊）
蓝氏贾第虫	多见于儿童 / 旅行者 / 露营者 / 免疫低下	脂肪便，恶臭味	无热 / 低热，中上腹痛，营养不良	粪便镜检（滋养体 / 包囊）
隐孢子虫	多见于免疫缺陷（如艾滋病）	持续性水样便	无热 / 低热，并发胆管炎 / 胰腺炎	粪便镜检（卵囊）

注：EIEC 侵袭性大肠埃希菌，ETEC 产毒性大肠埃希菌，EHEC 出血性大肠埃希菌，EPEC 致病性大肠埃希菌，EAEC 黏附性大肠埃希菌，GBS 吉兰 - 巴雷综合征，HUS 溶血尿毒综合征。

3-33 专题 - 附：

霍 乱

一、病原学

（1）霍乱弧菌：致病菌主要为O1群［古典生物型（CVC）+埃尔托生物型（EVC）］/ O139群，G^-，杆菌，无芽孢，O139群有荚膜，有菌毛（又称定居因子），有鞭毛，兼性厌氧。

（2）致病性：鞭毛运动、霍乱肠毒素（CT）、内毒素（LPS）、黏蛋白溶解酶、黏附素、代谢产物等。

（3）理化性质：常用消毒剂敏感，沸水 ×1min 杀灭，干热消毒 ×2h 杀灭，但自然环境存活较久。

二、流行病学

（1）传染源：病人 / 带菌者（粪便排菌5天～2周以上），尤轻型 / 隐性感染者（∵诊断 / 隔离不及时）。

（2）传播途径：污染水源 / 食物（尤鱼虾等水产品），接触 / 苍蝇媒介。

（3）易感人群：普遍易感（隐性感染较多）→ 可获得一定免疫力 × 半年～2年以上。

（4）流行特征：沿海地区为主，夏秋季为主（尤7～10月）。

（5）O139群流行特征：主要经污染水 / 食物传播，普遍易感（成人为主 / 男＞女 / 无家庭聚集现象），与O1群无交叉免疫，现有疫苗无保护作用。

三、机制和病理

（1）机制：消化道 → 胃酸杀灭 → 存活菌到达小肠 / 黏附在肠黏膜上皮细胞刷状缘 / 碱性环境致使大量繁殖 → 霍乱肠毒素（CT）→ 结合并进入肠黏膜上皮细胞内 → GTP酶活性↓ → 腺苷酸环化酶（AC）活性↑ → 胞内cAMP↑ → 肠黏膜分泌↑ → 剧烈水样腹泻伴大量黏液 → 米泔样水便（∵严重脱水 → 胆汁 / 黏液分泌↓）。

（2）病理：脱水严重，脏器缩小但损伤不重，唯独小肠严重水肿。

四、临床表现

潜伏期数小时～5天（常1～3天），起病急，CVC型 / O139群较重，EVC型较轻 / 隐性感染。

1. 泻吐期

（1）腹泻：常无腹痛 / 里急后重 / 呈无痛性剧烈腹泻，数次 → 10+次（＞1000mL / 次），水样便（含

粪质 / 黏液）→ 米泔水样便 / 洗肉水样血便（无粪质），O139 群可有发热 / 腹痛 / 菌血症等表现。

（2）呕吐：常无恶心 / 呈喷射性呕吐，呕吐物为胃内容物 → 水样 → 米泔水样（≈腹泻）。

2. 脱水期（数小时～3 天）

（1）脱水：口渴，皮肤弹性↓ / 黏膜干燥 / 眼眶凹陷 / 体重↓，脉搏↓ / 血压↓ / 尿量↓等。

（2）低钠钾钙：肌痉挛（尤腓肠肌 / 腹直肌），肌张力↓ / 腱反射↓，肠麻痹，心律失常。

（3）肾功能不全：尿量↓，尿毒症。

（4）循环衰竭：苍白湿冷 / 脉搏细速 / 血压下降 / 尿量减少 / 烦躁不安。

3. 恢复期

症状 / 体征逐渐消失，约 1 / 3 病人出现短暂发热（∵循环改善致肠道内毒素吸收入血）。

4. 分型

（1）轻型：腹泻≤10 次 / 天 → 无脱水表现 → 尿量正常 +BP 正常。

（2）中型：典型泻吐症状 → 轻中度脱水 → 可有少尿 +BP↓。

（3）重型：
- 腹泻＞10 次 / 天或不可计数 → 重度脱水 → 少尿 / 无尿 + 低血容量性休克。
- 干性霍乱 → 起病急骤 / 泻吐尚未出现即已进入中毒性休克。

5. 并发症

（1）代谢性酸中毒（Kussmaul 呼吸）：腹泻 → HCO_3^-丢失↑，肾功能不全 → H^+ 排泄↓，组织灌注不足 → H^+ 累积↑。

（2）急性肾衰竭：低血容量 → 肾缺血，低钾 → 肾损害。

（3）急性肺水肿：代酸 → 肺血管收缩，补液 → 肺循环负荷。

五、检查

（1）三大常规：脱水时血常规示 RBC↑ WBC↑，尿常规示少量 RBC / WBC / 蛋白 / 管型，大便常规示黏液 / 少量 RBC / 少量 WBC。

（2）生化学：BUN↑ / Cr↑，HCO_3^-↓（∵碱性肠液大量丢失）/pH↓，K^+ 正常（∵ H^+-K^+ 交换↑ / K^+ 胞外转移）→ 纠酸后 → K^+↓（∵ H^+-K^+ 交换↓ / K^+ 胞内转移）。

（3）血清学：抗菌抗体 / 抗肠毒素抗体（+）（常用于流行病学溯源）。

（4）病原学：大便 / 呕吐物 / 肛拭子，涂片革兰氏染色（G^- 弧菌 / 鱼群样排列），胶体金 ELISA 检测抗原（+）（常用于快速辅助诊断），暗野镜检动力 - 制动试验（+）（穿梭运动 / 滴 O1 或 O139 抗血清则运动停止），培养（+）（增菌培养基如 pH8.6 碱性蛋白胨水 / 一般培养基如庆大霉素 / 碱性营养琼脂），PCR 检测 CT 基因 / O1 或 O139 群 LPS 特异性基因（+）。

六、诊断

1. 疑似病例

典型表现（泻吐 → 迅速严重脱水 / 肌肉痉挛 / 循环衰竭）+（≥1 / 2 项）①发病 5 天内有疫区旅居史 / 不洁饮水饮食史 / 密切接触史，②大便 / 呕吐物 / 肛拭子抗原（+）/ 动力 - 制动试验（+）。

2. 临床诊断病例

疑似病例 + 生活用品 / 家居环境培养（+）。

3. 确诊病例

疑似病例 / 临床诊断病例 +（≥1 / 2 项）①大便 / 呕吐物 / 肛拭子培养（+），②大便 / 呕吐物 / 肛拭子CT 基因（+）/ LPS 特异性基因（+）。

4. 带菌者

无典型表现 + 大便 / 呕吐物 / 肛拭子培养（+）。

七、鉴别

（1）病毒性胃肠炎（如轮状病毒）：婴幼儿 / 秋冬季，先吐后泻 / 中毒症状轻 / 部分伴上感 / 常为自限性，稀便 / 水样便（≈轻型霍乱）。

（2）细菌性胃肠炎（如大肠埃希菌）：（致病性 EPEC）腹泻，黄色蛋花样便 / 腥臭味；（产毒性 ETEC）发热 / 恶心 / 呕吐 / 腹痛，水样便 / 无脓血。

（3）食物中毒（如副溶血弧菌 / 葡球菌）：水产品 / 不洁食物史，潜伏期短，起病急骤，先吐后泻 / 常伴阵发性腹痛，黄色水样便 / 偶带脓血。

（4）细菌性痢疾（志贺菌）：不洁饮食史，发热 / 腹痛 / 腹泻 / 里急后重，黏液脓血便。

八、治疗

1. 严格隔离

（1）甲类管理，确诊 / 疑似病例分开隔离，排泄物彻底消毒。

（2）解除隔离：直至症状完全消失后 → 大便培养（-）×2 次（qod），慢性带菌者 → 大便培养（-）×7 次（qd）+ 胆汁培养（-）×2 次（qw）。

2. 补液治疗（为主）

（1）静脉补液：适合剧烈呕吐不能口服、重度脱水。

原则：先盐后糖，先快后慢（儿童 / 老年 / 心肺功能不全者注意 AHF），纠酸补钙，见尿补钾。

541 配方：0.9%NS 550mL+5%$NaHCO_3$ 80mL+10%KCl 10mL+10%GS 360mL。

用法：30mL / kg（起初 0.5h）→ 100mL / kg（随后 2.5h）→ 转口服补液。

（2）口服补液：适合静脉补液病情稳定后、轻 / 中度脱水。

ORS 配方：水 1000mL+NaCl 3.5g+$NaHCO_3$ 2.5g+KCl 1.5g+Glu 20g。

用法：250mL（儿童）～750mL（成人）/h× 起初 6h → 前 6h 泻吐量 ×1.5 倍（以后每 6h）。

目标：12h 内补进“入院前累计损失量 + 入院后继续损失量 + 每天生理需要量”。

3. 抗菌治疗（为辅）

（1）喹诺酮类：环丙沙星 1g st（>8 岁儿童 15mg / kg bid×3 天）。

左氧氟沙星 0.5～0.75g 口服 / 静滴 qd×3 天。

（2）四环素类：多西环素 0.1g bid×3 天（>8 岁儿童 2～3mg / kg bid×3 天）。

（3）大环内酯类：阿奇霉素 1g st（儿童 20mg / kg st）。

阿奇霉素 0.5g 静滴 qd×3 天（儿童 10mg / kg 静滴 qd×3 天）。

4. 对症治疗

（1）严重泻吐：小檗碱 / 黄连素 0.2～0.3g tid，氯丙嗪 12.5～25mg bid～tid。

（2）低钾 / 低血压：补钾 / 血管活性药物（NE）。

（3）急性肾衰竭：纠正酸中毒 / 电解质紊乱，必要时透析。

（4）急性肺水肿 / AHF：镇静（吗啡）/ 利尿（呋塞米）/ 强心（洋地黄类），必要时予激素。

九、预防

（1）饮水 / 饮食卫生：不喝生水 / 不吃生冷未熟的水产品 / 海鲜 / 蔬菜 / 水果（尤流行季节 / 地区）。

（2）霍乱疫苗：流行地区的居住人员，前往流行地区的工作 / 旅行人员（提前 3～4 周接种）。

3-34 专题

链球菌感染

一、概述

（1）链球菌：G^+，球菌 / 链状排列，无芽孢，有荚膜，无鞭毛，多为兼性厌氧（少数专性厌氧）。

（2）分类

① β 溶血性链球菌：产生溶血素 → 完全性溶血 / 无色透明溶血环。致病力强。

② α 溶血性链球菌：产生溶血素 → 不完全性溶血 / 草绿色溶血环。致病力中。

③ γ 溶血性链球菌：不产生溶血素 → 无溶血 / 溶血环，致病力弱。

（以上）按胞壁多糖（C）抗原分类则 A / B 组常见

二、A 组 β 溶血性链球菌（GAS，又称化脓性链球菌）

1. 病原学

（1）生化：C 抗原 → A 组，产生溶血素 → 完全性溶血 / 无色透明溶血环，致病力强。

（2）致病：荚膜（抗吞噬作用），脂壁酸（黏附作用），M 抗原（免疫毒性 → PMN / PLT），C 抗原（∝风湿热），内毒素即溶血素 O / S（O 具有抗原性 / S 溶解 RBC / 均可损伤 WBC / PLT），致热外毒素即红疹毒素（发热 / 皮疹 / 抑制细胞免疫），链激酶（纤溶 / 抗凝作用），透明质酸酶（利于组织内扩散），核酸酶（裂解宿主细胞 DNA）等。

2. 流行病学

（1）传染源：病人，带菌者。

（2）传播途径：呼吸道传播，接触传播。

（3）易感人群：普遍易感 → 同型可获得较久免疫力（M 抗体 / 具有型特异性 / 无交叉免疫）。

（4）流行特征：四季均可（冬季则呼吸道感染为主 / 夏季则皮肤感染为主），儿童多见。

3. 临床表现

（1）急性咽扁桃体炎

起病急骤，高热 / 乏力 / 头痛 / 肌肉酸痛，咽痛 / 充血 / 红肿 / 脓性分泌物，恶心 / 呕吐 / 腹痛，局部淋巴结肿痛。

（2）猩红热

① 典型皮疹：热后 24h 内出现，自上而下，耳后 / 颈部 / 上胸部 → 迅速蔓及全身，针尖样丘疹（部分伴脓点）/ 压之褪色（重则出血疹）/ 可瘙痒 ×48h 达峰 → 片状脱屑 / 脱皮 ×2～3 天。

② 口周苍白圈：颜面部充血明显 + 口鼻周围充血不明显。

③ 帕氏线：腋下 / 肘部 / 腹股沟等皮肤皱褶处 → 线状分布的密集皮疹 / 色深红或伴出血点。

④ 草莓舌（舌面白苔 + 舌乳头红肿凸出）×2～3 天 → 杨梅舌（白苔脱落 + 舌乳头仍凸出）。

（3）皮肤软组织感染

① 脓疱疮：多见于下肢，小疱疹 → 迅速破裂 → 结痂 / 痂厚。

② 丹毒：红肿热痛 / 边界清楚 → 沿着皮下网状淋巴管进展，淋巴管阻塞 / 象皮肿，局部淋巴结肿痛，感染中毒症状。

③ 蜂窝织炎：红肿热痛 / 边界不清 → 沿着皮下疏松结缔组织进展，局部淋巴结肿痛，感染中毒症状。

④ 坏死性筋膜炎：弥漫性蜂窝织炎 / 剧烈疼痛 → 沿着皮下 / 筋膜迅速进展 → 皮肤发紫发黑 / 麻木麻痹，血性水疱 / 奇臭渗液。

（4）并发症

① 直接侵袭：鼻窦炎 / 中耳炎 / 乳突炎，支气管炎 / 肺炎，脓毒血症，中毒性休克综合征（TSS）。

② 迁徙病灶：心内膜炎 / 心肌炎，脑膜炎 / 脑脓肿，化脓性关节炎 / 骨髓炎。

③ 变态反应：反应性关节炎（感染后＜10 天），肾小球肾炎 / 风湿热（感染后 2～3 周）。

4. 检查

（1）血常规：WBC ↑ / N% ↑ / 可见中毒颗粒，猩红热皮疹后则嗜酸粒 ↑（5%～10%），TSS 则 PLT ↓。

（2）尿常规：一般正常，若肾小球肾炎则蛋白尿 / 管型尿 / 血尿。

（3）病原学：咽拭子 / 分泌物 / 脓液，涂片 / 培养 / 核酸 / 抗原（+）。

（4）血清学：抗链球菌溶血素 O 阳转，恢复期 / 急性期≥2 倍，不能用于急性期诊断。

5. 诊断

急性咽扁桃体炎 / 猩红热 / 典型皮疹 / 皮肤软组织感染等 + WBC ↑ / N% ↑ + 病原学（+）/ 血清学（+）。

6. 鉴别

（1）病毒性咽炎 / 扁桃体炎：局部渗出极少，局部淋巴结肿痛不显著，WBC 不高，咽拭子（–）。

（2）传单：发热持续时间长，抗菌药物无效，异型淋巴细胞 ↑，EBV（+）。

（3）白喉：咽部充血不显著，覆以白色假膜 / 不易拭去，咽拭子示白喉杆菌。

（4）药疹：用药史，皮疹时间 / 分布 / 形状呈多样化，无咽炎 / 草莓舌等，中毒症状轻。

（5）麻疹：上感症状，皮疹在发热后 3～4 天出现，面部多，斑丘疹 / 大小不一 / 疹间皮肤正常。

（6）风疹：无咽峡炎，皮疹在发热后 1～2 天出现，躯干多，斑丘疹 → 融合成片 → 1～2 天消退。

（7）金葡菌感染：亦能产生红疹毒素 → 猩红热样皮疹，亦能导致皮肤软组织感染，以病原学鉴别为主。

7. 治疗

（1）首选青霉素类，若过敏则大环内酯类，若无过敏性休克史亦可谨慎应用一 / 二代头孢。

（2）疗程一般 10 天，若脑膜炎则≥2 周，若心内膜炎则≥4 周。

（3）TSS：立即先用广谱类 →（病原体确定后）大剂量青霉素 G / 一代头孢 ± 林可酰胺类。

三、B 组 β 溶血性链球菌（无乳链球菌）

1. 病原学

（1）生化：C 抗原 → B 组，产生溶血素 → 完全性溶血 / 无色透明溶血环，致病力强。

（2）定植：阴道 / 尿道 / 肠道 → 化脓性感染 / 机会感染。

2. 临床表现

（1）新生儿：血流感染，肺炎，脑膜炎。

（2）产妇：子宫内膜炎，子宫切除术后伤口感染，盆腔脓肿，血流感染。

（3）免疫低下人群：肺炎，心内膜炎，血流感染，骨关节感染，皮肤软组织感染，尿路感染。

3. 治疗

（1）青霉素 G（成人）/ 氨苄西林（新生儿）+ 氨基糖苷类（新生儿需监测血药浓度）→（病原体确定后）青霉素 G，若过敏则万古霉素（成人）/ 氯霉素（新生儿），若无过敏性休克史亦可谨慎应用一 / 二代头孢。

注：青霉素类 MIC / 脑脊液菌量 → A 组链球菌＜ B 组链球菌 → 青霉素 G 剂量较大。

（2）疗程一般 10 天，若脑膜炎则≥2 周，若心内膜炎则≥4 周。

四、α 溶血性链球菌（草绿色链球菌）

1. 病原学

（1）生化：产生溶血素 → 不完全性溶血 / 草绿色溶血环，致病力中等。

（2）定植：口腔 / 上呼吸道 / 阴道 → 化脓性感染 / 机会感染。

2. 临床表现

心内膜炎>>血流感染，若为咽峡炎链球菌组则易导致迁徙性脓肿。

3. 治疗

青霉素类 / 头孢类 / 林可酰胺类 + 氨基糖苷类，若耐药则万古霉素 + 三代头孢。

五、肺炎链球菌

1. 病原学

（1）生化：产生溶血素 → 不完全性溶血 /α 溶血环。

（2）培养：营养要求高，需在血培养基才能生长，5%～10% CO_2 环境生长更佳，产生自溶酶 → 菌落中央凹陷呈脐状，可被胆盐溶解 → 用于鉴别其他 α 溶血性链球菌。

（3）定植：上呼吸道。

（4）致病：荚膜（抗吞噬作用），溶血素 / 磷壁酸 / 肽聚糖等胞壁成分（诱发强烈炎症反应）。

（5）耐药：摄取外来 DNA 能力 ↑↑ → 获得耐药基因 ↑↑ 。

（β-内酰胺类）靶位青霉素结合蛋白（PBPs）变异。

（大环内酯类）靶位核糖体 RNA 变异（MLS 表型），主动外排系统 ↑（M 表型）。

（氟喹诺酮类）靶位 DNA 旋转酶 / 拓扑异构酶Ⅳ变异。

2. 流行病学

（1）定植入侵的危险因素：新血清型，儿童 / 老年，吸烟，流感 / COPD / 哮喘，慢性基础疾病，免疫低下 / 缺陷。

（2）耐药率：青霉素＞头孢菌素＞大环内酯类（尤 MLS 表型）＞氟喹诺酮类（尤左氧氟沙星）。

3. 临床表现

（1）化脓性中耳炎 / 鼻窦炎。

（2）慢性支气管炎急性加重 / CAP。

（3）血流感染。

（4）化脓性脑膜炎。

（5）其他：心内膜炎 / 心包炎 / 腹腔感染 / 骨关节炎 / 皮肤软组织感染。

4. 治疗

（1）青霉素敏感肺炎链球菌（PSSP）：青霉素 G / 氨苄西林 / 头孢曲松 / 头孢噻肟（常规剂量）。

（2）青霉素中介肺炎链球菌（PISP）：青霉素 G / 氨苄西林 / 头孢曲松 / 头孢噻肟（大剂量）。

（3）青霉素耐药肺炎链球菌（PRSP）：头孢曲松 / 头孢噻肟（大剂量），氟喹诺酮类 / 万古霉素 / 利奈唑胺。

注：药敏结果回示前先按 PRSP 治疗，另有研究表明重症肺炎 → 联合大环内酯类、脑膜炎 → 联合 DXM×2～4 天。

3-35 专题

葡萄球菌感染

一、病原学

（1）葡萄球菌：G^+，球菌，无芽孢，某些菌株有荚膜，无鞭毛，兼性厌氧。

（2）分类

① 凝固酶阳性葡萄球菌：金黄色葡萄球菌（金葡菌）→ MRSA → 医院获得性 MRSA（HA-MRSA）（杀白细胞素基因常阳性）+ 社区获得性 MRSA（CA-MRSA）（杀白细胞素基因常阴性）。

② 凝固酶阴性葡萄球菌：表皮葡萄球菌（表葡菌），腐生葡萄球菌（腐葡菌）。

（3）定植

① 金葡菌：鼻黏膜 / 会阴部＞口咽部 / 肠道 / 阴道 / 皮肤。

② 表葡菌 / 腐葡菌：皮肤 → 尿路 / 导管 / 植入物感染。

（4）致病

金葡菌最强（感染分为 5 个阶段：定植 → 局部感染 → 血流感染 → 迁徙病灶 → 中毒表现），而凝固酶阴性葡萄球菌∝黏附分子 / 生物被膜 / 假定毒力因子等。

① 毒素：溶血毒素（溶解 RBC / 损伤 WBC / PLT → 局部组织缺血性坏死），杀白细胞素（损伤 WBC / Mφ → 胞内细菌继续生长），肠毒素（呕吐 / 腹泻 / 食物中毒），表皮剥脱素（表皮浅层脱落 / 天疱疮），红疹毒素（猩红热样皮疹），中毒性休克综合征（TSS）Ⅰ型毒素。

② 酶：蛋白酶 / 脂酶 / 透明质酸酶（促进感染周围扩散），血浆凝固酶（抗吞噬作用 / 感染性血栓），β 内酰胺酶 / PBPs（耐药）。

③ 抗原：荚膜抗原，蛋白 A，胞壁磷壁酸。

（5）耐药：几乎具备目前所有已知的耐药机制（除细菌外膜通透性↓/ 多见 G^- 菌耐药）。

① 细菌产生灭活酶：青霉素酶 → 青霉素类，钝化酶 → 氨基糖苷类，乙酰转移酶 → 氯霉素。

② 细菌靶位改变：编码新的 PBP2a → 甲氧西林 / 其他所有 β 内酰胺类，DNA 旋转酶 / 拓扑异构酶Ⅳ变异 → 喹诺酮类，其他靶位改变 → 大环内酯类 / 林可酰胺类 / 利福霉素类 / 磺胺类。

③ 主动排出系统↑：大环内酯类 / 林可酰胺类 / 四环素类。

④ 细菌自溶酶↓：β 内酰胺类。

二、流行病学

（1）传染源：病人，带菌者。

（2）传播途径：呼吸道传播，消化道传播，接触传播。

（3）易感人群：儿童 / 老年，有慢性基础疾病者，免疫低下 / 缺陷者。

三、临床表现

（1）皮肤软组织感染（SSTI）：若有外伤 / 烧伤 / 压疮感染、蜂窝织炎 / 深部软组织感染 / 巨大脓肿则为复杂性，否则为非复杂性。

（2）血流感染：即血培养（+），若无心内膜炎 / 迁徙病灶 / 植入物、有效治疗 3 天后退热 / 血培养转阴则为非复杂性，否则为复杂性。

（3）心内膜炎：金葡菌 → 正常 / 受损心瓣膜（急性），凝固酶阴性葡萄球菌 → 人工瓣膜（亚急性）。

（4）植入物相关感染：凝固酶阴性葡萄球菌 → 导管 / 起搏器 / 人工瓣膜 / 人工关节等植入物。

（5）肺部感染：金葡菌 → HAP / VAP，病毒性肺炎 + 继发金葡菌 → CAP / 肺脓肿 / 脓胸。

（6）CNS 感染：金葡菌 → 脑膜炎，凝固酶阴性葡萄球菌 → 脑脊液分流感染。

（7）其他感染：金葡菌 → 食物中毒 / 骨关节感染，凝固酶阴性葡萄球菌 → 尿路 / 人工关节感染。

（8）中毒性休克综合征（TSS）：金葡菌 / A 组溶血性链球菌等 → 超抗原触发大量 TLC 激活 → 释放大量细胞因子如 TNF-α/ IL-1 / IL-6 等 → 发热 + 猩红热（样）皮疹 / 黏膜充血 + 呕吐 / 腹泻 + 肌痛 / 肌炎 + 低血压 / 休克 → ARDS / 肝肾损害 / DIC 等多器官功能衰竭。

四、治疗

1. 外科处理

清创引流，拔除导管，置换瓣膜。

2. 抗菌治疗

耐酶青霉素 / 一代头孢 → 若过敏 / 疗效↓/ 耐药如 MRSA 则糖肽类 → 若肺部感染↑/ 肾功能↓/ 耐药如 VRSA 则利奈唑胺 / 达托霉素（除肺部感染）。

3.MRSA 治疗

（1）皮肤软组织感染：（复杂性）万古霉素 / 利奈唑胺 / 达托霉素 × ≥3～4 周。

（2）血流感染：（非复杂性）万古霉素 / 达托霉素 × ≥2 周。

（复杂性）万古霉素 / 达托霉素（剂量可↑）× ≥4～6 周。

（3）心内膜炎：（自体瓣膜）万古霉素 / 达托霉素（剂量可↑）× ≥6 周。

（人工瓣膜）（万古霉素 +RFP+ 庆大霉素）×2 周 →（万古霉素 +RFP）× ≥4 周。

（4）肺部感染：万古霉素（若 MIC ≥2mg / L 则联合 RFP 或改用利奈唑胺）× ≥1 周。

（5）CNS 感染：（脑膜炎）（万古霉素 ±RFP）＞利奈唑胺 / 达托霉素 × ≥2 周。

（脑脓肿）（万古霉素 ±RFP）＞利奈唑胺 / 达托霉素 × ≥4～6 周。

（6）骨关节感染：（关节炎）万古霉素 / 达托霉素 × ≥3～4 周。

（骨髓炎）万古霉素 / 达托霉素 × ≥8 周 → 若疑慢性感染则（RFP＋氟喹诺酮类 / 多西环素 / 磺胺类）× ≥1～3 个月。

（植入物）（万古霉素/达托霉素+RFP）×2周 →（RFP＋氟喹诺酮类/多西环素/磺胺类）× ≥3 / 6 个月（膝 / 髋），直至脊柱融合。

3-36 专题

肠球菌属感染

一、病原学

（1）肠球菌属：G^+，球菌 / 链状排列，无芽孢，无荚膜，无鞭毛，兼性厌氧。

注：属链球菌科，与其他链球菌显著不同点在于肠球菌属耐受高盐 / 胆汁酸培养基，且对某些抗菌药物呈现固有耐药。

（2）分类：粪肠球菌≥屎肠球菌。

（3）定植：肠道 / 尿道 / 阴道 → 内源性 / 机会性感染。

（4）耐药：屎肠球菌＞粪肠球菌。

① 固有耐药：胞壁坚厚 → 头孢类 / 氨基糖苷类 / 大环内酯类 / 林可酰胺类耐药。

② 获得耐药：产生新的 PBPs → 青霉素类耐药。

胞壁渗透性↓→ 氨基糖苷类中度耐药（联合治疗时有协同作用）。

产生质粒介导的钝化酶 / 甲基转移酶 → 氨基糖苷类高度耐药（联合时无协同作用）。

耐药基因 *vanA* → 万古霉素高度耐药 + 替考拉宁高度耐药。

耐药基因 *vanB* → 万古霉素中度耐药 + 替考拉宁敏感。

耐药基因 *vanM* → 万古霉素高度耐药 + 替考拉宁中度耐药。

23S-rRNA 基因点突变 / 甲基化修饰 → 利奈唑胺耐药。

二、临床表现

（1）尿路感染：多见于粪肠球菌 → 院内感染（很少伴有血流感染）。

（2）血流感染：多见于凝固酶阴性葡萄球菌＞金葡菌＞肠球菌属 → 院内感染（很少并发感染性休克 / 若有休克则警惕合并 G^- 菌混合感染）。

（3）心内膜炎：多见于粪肠球菌 → 亚急性（起病缓 / 发热 / 消瘦 / 贫血 / 瘀点 / 心脏杂音）。

（4）腹腔 / 盆腔感染：多见于大肠埃希菌＞脆弱拟杆菌＞肠球菌属 → 混合感染。

（5）其他：创口感染、皮肤软组织感染、骨关节感染、CNS 感染等，但呼吸道感染极少见。

三、治疗

（1）尿路感染：青霉素类，磷霉素，氟喹诺酮类（耐药率↑），移除 / 更换导尿管。

（2）其他：青霉素类 + 氨基糖苷类 → 万古霉素 / 替考拉宁 ± 氨基糖苷类。

（3）耐万古霉素肠球菌（VRE）：替考拉宁 ± 氨基糖苷类、利奈唑胺、达托霉素、替加环素等。

3-37 专题

流感嗜血杆菌感染

一、病原学

（1）流感嗜血杆菌：G^-，短小杆菌 / 球杆状，无芽孢，少数毒菌株有荚膜，无鞭毛，兼性厌氧。

（2）分类：有荚膜则分为 a / b / c / d / e / f 型（其中 b 型致病力最强 / 可引起侵袭性感染），无荚膜则为不可分型。

（3）定植：上呼吸道（尤鼻咽部）＞眼结膜。

（4）培养：较为困难，需要 X 因子 +V 因子辅助生长，在巧克力色血平板生长良好，在金葡菌菌落周围亦可生长 / 呈“卫星现象”（∵金葡菌合成较多 V 因子）。

二、临床表现

（1）会厌炎 / 肺炎。
（2）血流感染。
（3）脑膜炎 / 蜂窝织炎 / 骨关节炎。
} 侵袭性感染 ∝ b 型。

（4）中耳炎（尤儿童）/ 鼻窦炎 / 结膜炎 / COPD 急性加重∝不可分型。

三、治疗

（1）首选：氨苄西林 → 近年耐药率↑（∵产生 β 内酰胺酶 / PBPs 变异）。

（2）侵袭性感染 / b 型：头孢噻肟 / 头孢曲松（抗菌活性↑/ [CSF]↑）×7～10 天，若心内膜炎 / 骨髓炎 / 眼内炎则 3～6 周，若脑膜炎则联合激素（后遗症发生率↓）。

（3）不可分型：氨苄西林舒巴坦 / 阿莫西林克拉维酸 / 二三代头孢 / 大环内酯类 / 氟喹诺酮类 ×7～14 天，若心内膜炎 / 骨髓炎 / 眼内炎则 3～6 周。

3-38 专题

肠杆菌科感染

一、病原学

（1）肠杆菌科：G^-，杆菌，无芽孢，个别有荚膜（尤克雷伯菌属），多数有菌毛 / 鞭毛，兼性厌氧。

（2）抗原：菌体抗原 O，鞭毛 H 抗原，荚膜 K 抗原。

（3）分类

① 致病菌：沙门菌属，志贺菌属。

② 肠道正常菌群 / 条件致病菌：埃希菌属（如大肠埃希菌），克雷伯菌属（尤肺炎 / 产气 / 肉芽肿克雷伯菌），肠杆菌属（尤阴沟 / 产气 / 阪崎肠杆菌），变形杆菌属（尤普通 / 奇异变形杆菌），摩根菌属，枸橼酸杆菌属，耶尔森菌属等。

二、大肠埃希菌

1. 病原学

致病：（主要毒力因子）内毒素 / 外毒素 / 溶血素，（次要毒力因子）黏附素 / 鞭毛 / 荚膜。

（肠外致病因子）溶血素 / P 菌毛 / K1 抗原。

注：内毒素 →
- WBC → 致热原↑ / 发热
- 激肽系统 → 缓激肽↑ / 中毒性休克
- 补体系统 → 机体损害
- 内源性凝血系统 → DIC

（早期）WBC↓（∵附集于血管壁）
（后期）WBC↑

2. 流行病学

（1）正常菌群：出生后数小时即存在于肠道 × 持续终生，随粪便排出 → 污染水源 / 食物 / 环境。

（2）感染特点：内源性感染，医院获得性感染。

（3）耐药趋势：CHINET 耐药监测示头孢类 / 喹诺酮类 >> β 内酰胺酶抑制剂复方制剂 / 碳青霉烯类，大部分可产超广谱 β 内酰胺酶（ESBLs）。

3. 临床表现

（1）尿路感染：尿道炎 / 膀胱炎 / 肾盂肾炎 → 脓毒血症。

（2）腹腔感染：腹膜炎 / 腹腔脓肿（常合并厌氧菌感染）。

（3）胆道感染：胆管炎 / 肝脓肿 / 门静脉血栓性静脉炎。

（4）肠道感染：婴幼儿腹泻 / 旅行者腹泻 / 出血性结肠炎 / 持久性腹泻 / 菌痢样腹泻。

（5）肺部感染：多为院内感染，表现为肺下叶支气管肺炎 → 部分脓胸 / 血流感染。

（6）血流感染：多为院内感染，表现为内毒素血症 → 少数迁徙病灶。

（7）脑膜炎：多见于新生儿。

三、肺炎克雷伯菌

1. 病原学

致病：多糖荚膜（抗吞噬作用），菌毛（黏附作用）。

注：肺炎链球菌、肺炎克雷伯菌 → 大叶性肺炎：
- 多见于 CAP。
- 多见于 HAP（严重基础疾病 / 砖红色黏稠痰 / 脓肿）。

2. 流行病学

（1）标本分离：G^- 杆菌阳性率为大肠埃希菌＞不动杆菌属＞肺炎克雷伯菌（尤痰 / 尿 / 血标本）。

（2）耐药趋势：CHINET 耐药监测示头孢类＞喹诺酮类＞ β- 内酰胺酶抑制剂复方制剂＞碳青霉烯类，耐碳青霉烯类肺炎克雷伯菌↑。

3. 临床表现

（1）肺部感染：多见于严重基础疾病 / 接受免疫抑制治疗 / 长时间应用广谱抗菌药物等。

（2）尿路感染：多见于复杂性尿路感染 / 导尿 / 尿路操作 / 手术等。

（3）血流感染：同“肺部感染”，迁徙病灶可见心 / 肺 / 脑 / 肝 / 肾 / 骨关节等。

（4）脑膜炎：近年来日益增多。

四、治疗

（1）原则：肠杆菌科不同菌种 / 同一菌种不同菌株 → 抗菌药物敏感性差异很大 → 尽可能依据药敏结果选择用药，若严重感染则先经验用药 → 再依据药敏结果调整用药。

（2）社区获得性感染：哌拉西林 / 三四代头孢 / 氟喹诺酮类 ± 氨基糖苷类。

（3）医院获得性感染：哌拉西林 / 三四代头孢 + 氨基糖苷类 / 氟喹诺酮类 → 若合并免疫缺陷 / 耐药高发则 β- 内酰胺酶抑制剂复方制剂 / 碳青霉烯类。

（4）ESBLs：（轻症）头霉素类 /β 内酰胺酶抑制剂复方制剂；（重症）碳青霉烯类 / 多黏菌素。

（5）耐碳青霉烯类：（首选）多黏菌素 + 碳青霉烯类；（替代）替加环素 + 碳青霉烯类；（备选）头孢他啶阿维巴坦［尤产碳青霉烯酶（KPC）］。

3-39 专题

非发酵菌感染

一、铜绿假单胞菌（PA）

1. 病原学

（1）铜绿假单胞菌：G^-，小杆菌，无芽孢，有荚膜，有菌毛 / 鞭毛，专性需氧，产生绿色素 → 形成绿色脓液。

（2）致病：菌毛 / 鞭毛（黏附作用），荚膜（抗吞噬作用），内毒素（发热 / 休克 / DIC），外毒素 A（★组织坏死），蛋白分解酶（侵袭扩散），形成生物被膜（阻挡抗菌药物到达靶位）。

2. 流行病学

（1）传染源：感染者 / 污染环境物品＞定植菌（体表 / 腔道）。

（2）传播途径：外源性接触感染，内源性机会感染。

（3）易感人群：免疫力低下（严重基础疾病 / 粒细胞缺乏症 / 接受大剂量激素 / 免疫抑制剂 / 放化疗），滥用广谱抗菌药物，侵袭性操作 / 置管 / 手术。

（4）耐药趋势：CHINET 耐药监测示碳青霉烯类（＞20% / 尤美罗培南）＞β- 内酰胺酶抑制剂复方制剂 / 喹诺酮类（＞10%）＞阿米卡星（9.4%）＞多黏菌素（2.4%）。

3. 临床表现

（1）肺部感染 / 尿路感染。

（2）血流感染：常伴 ARDS / 休克 / DIC，皮肤坏疽性脓疱为特征性表现。

（3）心内膜炎 / 脑膜炎 / 脑脓肿。

（4）骨关节炎 / 皮肤软组织感染。

（5）其他：胃肠炎，眼部感染 / 中耳炎 / 鼻窦炎等。

4. 治疗

（1）药物

（常用）
- 青霉素类（尤哌拉西林 / 替卡西林）
- 头孢类（尤头孢他啶 / 头孢哌酮 / 四代头孢）
- 碳青霉烯类
- 单环 β-内酰胺类
- β-内酰胺酶抑制剂复方制剂

（可选）
- 氨基糖苷类
- 氟喹诺酮类（尤左氧氟沙星）
- 多黏菌素类
- 磷霉素类

（2）方案

（及时抗菌治疗）即肺部 / 血流 / 心内膜炎 / 脑膜炎等严重感染 → 立即经验治疗。

（优化给药方案）即抗菌药物 → 剂量 ↑ + 慢滴 / 给药时间 ↑ + 频次 ↑ 。

（酌情联合用药）即严重感染 / 耐药 → β- 内酰胺类 + 氨基糖苷类 → 多黏菌素类 +β- 内酰胺类等。

二、鲍曼不动杆菌（AB）

1. 病原学

鲍曼不动杆菌：G^-，球杆菌，无芽孢，有荚膜，无菌毛 / 鞭毛，专性需氧，革兰染色不易脱色 + 似球状 / 成对排列 → 极易与 G^+ 脑膜炎奈瑟菌混淆。

2. 流行病学

（1）传染源：感染者 / 污染环境物品（尤医务人员手 / 医疗器械）＞定植菌（体表 / 腔道）。

（2）传播途径：外源性接触感染，内源性机会感染。

（3）易感人群：免疫力低下（严重基础疾病 / 粒细胞缺乏症 / 接受大剂量激素 / 免疫抑制剂 / 放化疗），滥用广谱抗菌药物，侵袭性操作 / 置管 / 手术。

（4）耐药趋势：CHINET 耐药监测示美罗培南（70.5%）＞亚胺培南（62%）。

3. 临床表现

（1）肺部感染 / 尿路感染。

（2）血流感染。

（3）心内膜炎 / 脑膜炎 / 脑脓肿。

（4）骨关节炎 / 皮肤软组织感染。

（5）其他：肝脓肿 / 胰腺炎，眼部感染等。

4. 治疗

（1）原则：经验用药困难 → 药敏选药，常为混合感染 → 兼顾覆盖，若为多重耐药 → 联合用药。选择感染部位浓度高的药物 → 依据肝肾功能+PK / PD 理论 → 制定合理方案。通常 → 剂量 ↑ +慢滴 / 给药时间 ↑ + 频次 ↑ / ↓（剂量 / 浓度依赖性）× 疗程 ↑ 。

（2）药物

（优先）：舒巴坦制剂；碳青霉烯类

（其次）：多黏菌素类；替加环素（耐药 ↑）

（可选）：四环素类；氨基糖苷类（常用于联合）；氟喹诺酮类（尤环丙沙星/左氧沙星）；头孢类（尤头孢他啶/四代头孢）（耐药 ↑）

（3）方案

（敏感 AB）β- 内酰胺类。

（多重耐药 AB）舒巴坦制剂 / 碳青霉烯类 ± 氨基糖苷类 / 氟喹诺酮类。

（泛耐药 AB）见图 3-29。

（全耐药 AB）多黏菌素类＋β- 内酰胺类 / 替加环素 → 剂量 ↑ 给药时间 ↑ 频次 ↑ 。

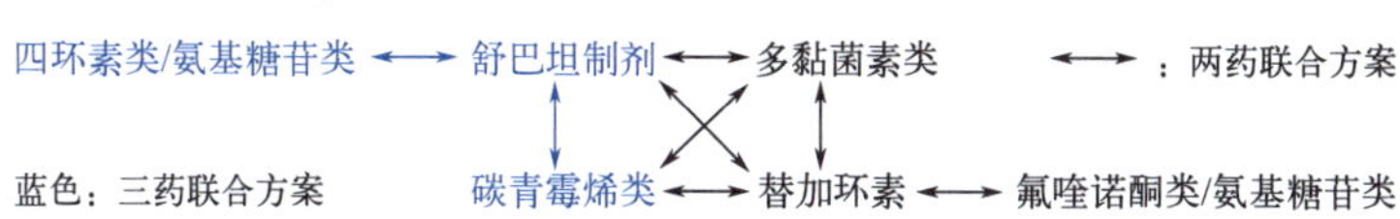

图3-29 泛耐药AB（XDR-AB）治疗方案

三、嗜麦芽窄食单胞菌

1. 病原学

嗜麦芽窄食单胞菌：G^-，杆菌，无芽孢，无荚膜，有丛集鞭毛，专性需氧，营养谱↓/葡萄糖利用↓/但可快速分解麦芽糖→故此得名。

2. 流行病学

（1）传染源：感染者/污染环境物品（尤医务人员手/医疗器械）＞定植菌（口咽部/胃肠道）。

（2）传播途径：外源性接触感染，内源性机会感染。

（3）易感人群：免疫力低下（严重基础疾病/粒细胞缺乏症/接受大剂量激素/免疫抑制剂/放化疗），滥用广谱抗菌药物，侵袭性操作/置管/手术。

（4）耐药趋势：CHINET 耐药监测示 G^- 杆菌→35% 为非发酵菌→10%～12% 为嗜麦芽窄食单胞菌→产生多种 β- 内酰胺酶→灭活多数 β- 内酰胺类（包括碳青霉烯类）。

3. 临床表现

（1）肺部感染。

（2）血流感染。

（3）心内膜炎/脑膜炎/脑脓肿。

（4）骨关节炎/皮肤软组织感染。

（5）其他：肝脓肿/胆管炎，眼部感染/鼻窦炎等。

（以上）若留置尿管时尿培养示嗜麦芽窄食单胞菌（+）则多为定植菌而非感染。

4. 治疗

（1）现状：对多数抗菌药物（包括碳青霉烯类）呈现天然耐药，目前尚无公认的推荐方案。

（2）药物

（常用）
- 磺胺类/四环素类（常用于轻症/序贯）
- 头孢哌酮舒巴坦＞替卡西林克拉维酸
- 多黏菌素类＞替加环素
- 氨基糖苷类/氟喹诺酮类（常用于联合）

（3）方案：联合＞单用。

3-40 专题

李斯特菌感染

一、病原学

（1）李斯特菌：G^+，小杆菌 / 成对排列，无芽孢，可产生荚膜，有鞭毛，兼性厌氧，胞内菌。

（2）致病：仅单核细胞增生李斯特菌 → 溶血素 O（不产生内毒素）→ 对人类致病。

二、流行病学

（1）传染源：广泛存在于自然界（尤土壤 / 水 / 哺乳动物粪便）→ 污染食物。

（2）传播途径：接触感染，消化道感染（包括食用生冷 / 冰箱食物），（新生儿）羊水吸入感染。

（3）易感人群：多见于孕妇 / 新生儿 / 老年 / 免疫低下者（主要指细胞免疫↓/ 而体液免疫无作用）。

三、临床表现

（1）妊娠（后）期感染 → 经羊水吸入 → 新生儿感染（尤脓毒血症 / 脑膜炎）。

（2）血流感染 → 脑膜脑炎 / 脑脓肿（尤脑干）＞心内膜炎 / 心包炎 / 心肌炎。

（3）伴有发热的胃肠炎。

（4）其他：肝炎 / 肝脓肿 / 胆囊炎 / 脾脓肿，骨关节炎 / 皮肤软组织感染，眼部感染等。

四、诊断

易感人群 + 临床表现（尤妊娠后期感染 / 新生儿脑膜炎 / 脑膜与脑实质同时感染）+ 血常规（WBC↑/ N↑/ 单核细胞＞8%）+ 影像学（MRI ＞ CT）+ 病原学（确诊）。

注：血清学检测溶血素 O → 诊断价值不大（∵与链球菌溶血素存在基因同源性）。

五、治疗

（1）药物：（首选）氨苄西林 + 庆大霉素。

（次选）磺胺类（禁用于孕妇）。

（备选）大剂量青霉素 G，大环内酯类（青霉素类过敏），万古霉素（青霉素类耐药）。

注：李斯特菌 → 头孢菌素类耐药 / 对美罗培南仅体外敏感 → 故均不宜选用。

（2）疗程：血流感染≥2 周，脑膜炎≥3 周，心内膜炎 4～6 周，脑干脑炎 / 脑脓肿≥6 周。

3-41 专题

布鲁菌病

一、病原学

（1）布鲁杆菌（羊种 / 牛种＞猪种 / 犬种）：G^-，球杆菌，无芽孢，无荚膜，无鞭毛，专性需氧，胞内菌。

（2）致病：蛋白抗原 20 余种＜脂多糖（内毒素）。

（3）理化：常用消毒剂敏感，但自然环境中生存能力强，乳制品 / 皮毛中长时间存活，病畜分泌物 / 排泄物 / 死畜脏器中生存可达 4 个月。

二、流行病学

（1）传染源：病畜 / 带菌家畜 / 野生动物（尤牛羊猪）。

（2）传播途径：皮肤 / 黏膜接触传播（尤饲养 / 挤奶 / 剪毛 / 接生 / 屠宰 / 加工人员），消化道传播（食用污染乳类 / 水 / 食物），呼吸道传播（气溶胶），苍蝇 / 蜱媒介传播，人 - 人传播罕见。

（3）易感人群：普遍易感 → 可获得持久免疫力。

（4）流行特征：东北 / 内蒙古 / 西北 / 青藏高原等牧区为主 → 近年来出现由牧区向农区转化 / 由聚集暴发向散在发病转化，春夏季为主（∝动物产仔季节）。

三、机制和病理

（1）机制：皮肤 / 黏膜 → Mφ 吞噬 → 存活菌随淋巴液到达淋巴结生长繁殖（局部病灶）→ 菌血症 → 淋巴结 / 肝 / 脾 / 骨髓等单核吞噬细胞系统内繁殖（多发病灶）→ 释放菌体成分 / 内毒素 → 菌血症 / 毒血症 / 败血症 →（免疫功能正常）急性感染（∝菌体 / 毒素）—清除—痊愈，（免疫功能↓ / 感染菌量↑）慢性感染（∝变态反应）—潜伏—复发。

（2）病理：侵犯几乎所有组织器官（尤单核吞噬细胞系统），急性期呈非特异性炎症 / 常伴弥漫性细胞增生，慢性期以迟发型变态反应为主 / 可见由上皮细胞 / 巨噬细胞 / 浆细胞 / 淋巴细胞组成的肉芽肿。

四、临床表现

潜伏期 1～4 周（平均 2 周）/ 少数则数月～数年。

（1）亚临床感染：多见于高危人群，常有高水平抗布鲁杆菌抗体，无明确临床感染史。

（2）急性感染（≤6 个月）：发热（多见午后 / 夜间，弛张热＞特征性波状热）→ 感染中毒症状不明显，多汗（热退后大汗淋漓）→ 紧张 / 烦躁 / 焦虑，肌痛（尤两侧大腿 / 臀部痉挛性疼痛），淋巴结 / 肝 / 脾肿大。

局部感染灶：可累及全身几乎所有器官/系统→并发症（尤骨关节/生殖/CNS）。

①骨/关节：脊柱炎（尤胸椎/腰椎），关节炎（骶髂等大关节游走性刺痛），骨髓炎。

②生殖：睾丸炎/附睾炎/卵巢炎（单侧），流产/早产/死产。

③神经/眼：周围神经炎/脑脊髓膜（脑）炎/脑脓肿，葡萄膜炎/视神经炎。

④心/肺/肾：心内膜炎/心肌炎，肺炎/胸膜炎，肾小球肾炎/肾脓肿。

⑤肝/脾：肝脓肿，脾脓肿。

⑥血液：WBC↑或↓，PLT↓，RBC↓。

⑦皮肤：斑疹/丘疹/结节性红斑/紫癜，皮肤溃疡/局部脓肿。

（3）慢性感染（>6个月）：①全身非特异性症状为主（≈神经官能症/慢性疲劳综合征）；②器质性损害为主（尤骨骼-肌肉系统>外周-中枢神经系统）。

（4）复发：多见于初次治疗结束后3～6个月，∝细菌耐药/胞内定位/抗菌药物治疗不规范。

注：WHO定义病程<3个月/3个月～1年为急性/亚急性感染，病程≥1年为慢性感染，但因临床表现异质性较大，现已较少采用。

五、检查

1. 血常规

WBC正常/↓，LC↑/可见异型LC，少数PLT↓RBC↓/甚至噬血，急性期ESR↑。

2. 血清学

推荐同时采用≥2种方法。

（1）初筛试验

①虎红平板凝集试验（RBPT）/平板凝集试验（PAT）：检测凝集性抗体/方便快捷→尤适用快速筛查（阳性）。流行区高背景抗体效价/G^-菌交叉反应→假阳性，慢性感染/并发症→假阴性。

②ELISA：检测凝集+非凝集性抗体/敏感度高/特异度高→尤适用其他血清学检测阴性时。

③皮肤试验：∵抗原制备不规范→多用于筛查（皮肤红肿浸润范围≥2cm×2cm）。

（2）确诊试验

①血清凝集试验（SAT）：检测凝集性抗体/持续时间短→尤适用急性感染（效价≥1∶100，若病程>1年则≥1∶50，若半年内接种疫苗则≥1∶100）。流行区高背景抗体效价/G^-菌交叉反应→假阳性，病程超早期/慢性期/布鲁杆菌犬种→假阴性。

②布鲁菌病抗-人免疫球蛋白试验（Coomb）：检测凝集+非凝集性抗体/持续时间长→尤适用慢性感染/并发症/复发/持续感染（效价≥1∶400）。

③补体结合试验（CFT）：∵操作复杂/标准化程度不够→多用于动物感染诊断（效价≥1∶10）。

3. 病原学

血液/关节液/CSF/骨髓/乳汁/阴道分泌物/组织/脓液，涂片/培养/核酸（+）。

（1）涂片（+）：革兰氏染色/瑞氏染色，紫色球杆状，形似血小板，位于细胞内。

（2）培养（+）：哥伦比亚血琼脂平板，35℃，18～24h时针尖大小灰色菌落→48h时圆形/凸起/光滑灰色菌落→72h时菌落继续增大（培养至少1周）。

4. 特殊检查

肝功能、CSF检查、X线、心电图、淋巴结活检等。

（1）脑脊髓膜炎：CSF 示细胞↑（尤 LC↑）/ 蛋白↑（≈结核性脑膜炎）。

（2）脊柱炎：X 线示椎体呈虫蚀状破坏 / 椎体边缘多发类圆形低密度影 + 椎间盘低密度影 / 椎间隙轻度狭窄 + 椎旁脓肿。

六、诊断标准

流行病学（★）+ 临床表现（非特异性）+ 血清学（★★）+ 病原学（阳性率偏低）。

（1）疑似病例：流行病学 + 临床表现。

（2）临床诊断病例：疑似病例 + 血清学初筛试验（+）。

（3）确诊病例：疑似病例 / 临床诊断病例 + 血清学确诊试验（+）/ 病原学（+）。

（4）隐性感染病例：流行病学 + 血清学确诊试验（+）/ 病原学（+）。

（5）血清学阴性病例：见于布鲁杆菌犬种。

七、鉴别

（1）伤寒 / 副伤寒：持续高热 / 相对缓脉 / 表情淡漠 + 消化道症状 / 肝脾肿大 + 玫瑰疹，常无多汗 / 肌痛 / 关节痛，肥达试验（+）/ 伤寒杆菌培养（+），布鲁杆菌特异性检查（–）。

（2）风湿热 / 风湿性关节炎：发热 / 结节 / 红斑 / 游走性关节痛 / 心脏损害为主，常无肝脾肿大 / 睾丸炎 / 神经系统损害，抗链球菌溶血素 O（+），布鲁杆菌特异性检查（–）。

（3）结核病：长期低热 / 多汗 / 淋巴结肿大，PPD（+）/ T-SPOT（+）。

（4）其他：败血症、脑膜炎、关节损害疾病、神经官能症等。

八、治疗

1. 一般 / 对症治疗

休息，饮水 / 消化饮食 / 营养，退热 / 激素（睾丸炎 / 卵巢炎）/ 甘露醇（脑膜炎）。

2. 抗菌药物

多西环素 100mg bid（孕妇 / 哺乳期 / 儿童禁用）。

利福平 600～900mg qd（结核未完全排除时慎用 / 不推荐）。

头孢曲松 2g 静滴 q12h（[骨关节]↑ / [CSF]↑）。

链霉素 15mg / kg 肌注 qd，妥布霉素 1～1.5mg / kg 肌注 q8h。

左氧氟沙星 500mg qd，环丙沙星 750mg bid（[骨关节]↑）。

复方新诺明 2#（800 / 160mg）bid（孕妇 / 哺乳期慎用）。

3. 抗菌方案

（1）非复杂性感染（≥8 岁 / 成人）：即无局部感染灶 / 并发症，慢性 / 复发则 2～3 个疗程。

（一线）多西环素 ×6 周 + 利福平 ×6 周 / 链霉素 ×2～3 周。

（二线）多西环素 ×6 周 + 复方新诺明 ×6 周 / 妥布霉素 ×1～2 周。

利福平 ×6 周 + 左氧氟沙星 ×6 周。

（2）脊柱炎 / 关节炎：脊柱不稳定 / 显著后突 / 难以控制的疼痛 / 局灶脓肿但抗菌无缓解 / 复发感染等 → 建议手术。

（一线）多西环素 × ≥3 月 + 利福平 × ≥3 月 + 头孢曲松 ×1 月。

（二线）利福平 × ≥3 月 + 环丙沙星 × ≥3 月。

(3) 脑脊髓膜(脑)炎：CSF 监测 → 直至完全正常 / 方可停药。

(一线) 多西环素 ×4～6 月 + 利福平 ×4～6 月 + 头孢曲松 ×1 月。

(二线) 多西环素 ×4～6 月 + 利福平 ×4～6 月 + 复方新诺明 ×4～6 月。

(4) 心内膜炎：严重瓣膜狭窄返流 / 局灶脓肿 / 赘生物栓塞 / 急性心功能不全 → 建议手术。

多西环素 ×3～6 月 + 利福平 ×3～6 月 + 左氧氟沙星 / 复方新诺明 ×3～6 月 / 头孢曲松 ×1 月。

(5) 特殊人群

① 孕妇 / 哺乳期：利福平 600～900mg / d×6 周 + 头孢曲松 1～2g / d×2～3 周。

② <8 岁 / 儿童：利福平 15～20mg / (kg·d)×6 周 + 复方新诺明 24～36mg / (kg·d) (分 2 次)×6 周 / 头孢曲松 20～80mg /(kg · d)×2～3 周。

九、预防

(1) 措施：牲畜疫苗接种，病畜管理，职业人群个人防护。

(2) 暴露：利福平 600mg / d×21 天 + 多西环素 200mg / d 或复方新诺明 4#/ d×21 天。

3-41 专题 - 附 1:

鼠 疫

一、病原学

（1）耶尔森菌：G^-，短小杆菌（两端浓染），无芽孢，有荚膜，无菌毛，无鞭毛，兼性厌氧。

（2）致病：荚膜抗原 F1（特异性↑），菌体抗原 V / W（产生 / 不产生保护性抗体），外毒素，内毒素。

（3）理化：光 / 热 / 干燥 / 消毒剂敏感，光照 ×4h、沸水 ×1min 杀灭，但低温 / 潮湿存活较久。

二、流行病学

（1）传染源：鼠类等啮齿类动物 / 病人（尤肺型）。

（2）传播途径：蚤叮咬传播＞皮肤黏膜接触传播 / 呼吸道传播（飞沫）/ 消化道传播（污染食物）。

（3）易感人群：普遍易感（部分隐性感染）→ 可获得持久免疫力。

（4）流行特征：19 个省区（尤滇西 / 青藏高原），先鼠间鼠疫 → 后人间鼠疫，∝鼠活动 / 蚤繁殖。

三、机制和病理

（1）机制：皮肤 → 吞噬细胞吞噬 → 转移至淋巴结繁殖 → 淋巴结炎（腺鼠疫）→ 播散至血液循环（败血症鼠疫）→ 进入肺组织（继发性肺鼠疫）→ 飞沫传播 → 进入他人肺组织（原发性肺鼠疫）。不同于大多数细菌，鼠疫杆菌除了荚膜的抗吞噬作用外，还有一系列免疫逃避机制，致使持续感染。

（2）病理：淋巴结 / 组织器官的水肿、渗出、出血、坏死。

四、临床表现

潜伏期 1～6 天（常 2～3 天）/ 个别可达 8～9 天。

（1）腺鼠疫★：起病急，寒战/高热，弥漫性淋巴结肿大/周围显著水肿/剧烈疼痛（尤腹股沟淋巴结/单侧多见）。

（2）肺鼠疫：（原发性）起病急，寒战 / 高热，咳嗽 / 粉红色泡沫样痰 / 剧烈胸痛 / 呼吸困难。

（继发性）腺鼠疫 / 败血症鼠疫基础上 → 出现原发性肺鼠疫的呼吸系统表现。

（3）败血症鼠疫：腺鼠疫基础上 → 出现感染性休克 / DIC → 常 3 天内死亡（俗称“黑死病”）。

（4）脑膜炎鼠疫：败血症鼠疫 / 腺鼠疫基础上 → 剧烈头痛 / 意识障碍 / 脑膜刺激征（+）。

（5）肠鼠疫：起病急，寒战 / 高热，呕吐 / 腹泻 / 出血 / 腹痛，易进展为败血症鼠疫。

（6）眼鼠疫：急性化脓性结膜炎。

（7）皮肤鼠疫：红色丘疹伴疼痛 → 出血性疱疹 / 周边坏死发黑。

五、检查

（1）三大常规：血常规示 WBC ↑↑ [＞（20～30）×10^9 / L，L% ↑ → N% ↑↑] / RBC ↓ / PLT ↓，尿常规示 RBC / WBC / 蛋白 / 管型，大便 OB（+）。

（2）凝血象：（败血症鼠疫 / 肺鼠疫 → 易发生 DIC）纤维蛋白原 ↓↓ / PT ↑↑ / DD ↑↑ / FDP ↑↑ 。

（3）生化学：ALT / AST / LDH ↑，CK ↑ / CK-MB ↑，BUN ↑ / Cr ↑ 。

（4）血清学：抗荚膜抗原 F1 抗体阳转，恢复期 / 急性期≥4 倍。

（5）病原学：淋巴结穿刺液 / 血液 / 痰 / CSF 等，涂片（革兰氏染色示 G^- 短小杆菌 / 两极浓染）/ 抗原（荚膜抗原 F1）/ 培养（鼠疫杆菌）/ 核酸（特异性基因 *caf1* / *pla*）。

（6）其他：（脑膜炎鼠疫）CSF 示压力 ↑，WBC 常＞4000×10^6 / L（多核为主），Pro ↑↑ / Glu ↓↓ / Cl^- ↓↓；（肺鼠疫）X 线示肺内单一 / 多发浸润影 → 迅速进展至双肺大片实变影。

六、诊断

1. 流行病学（史）

（1）发病前 10 天内到达过鼠疫流行区（或鼠疫实验室）。

（2）发病前 10 天内接触过来自鼠疫疫区的疫源动物或其制品（或鼠疫实验用品）。

（3）发病前 10 天内接触过具有鼠疫典型表现 / 鼠疫确诊的病人。

2. 疑似病例

流行病学 + 临床表现。

3. 临床诊断病例

疑似病例 + 涂片（+）/ 抗原（+）。

4. 确诊病例

疑似病例 / 临床诊断病例 + 血清学（+）/ 培养（+）/ 核酸（+）。

七、鉴别

（1）腺鼠疫：与急性淋巴结炎、淋巴结结核、传染性单核细胞增多症等相鉴别。

（2）肺鼠疫：与肺炎链球菌肺炎、肺炭疽、禽流感、钩体病肺出血型等相鉴别。

（3）败血症鼠疫：与其他原因所致的败血症 / 脓毒症等相鉴别。

（4）脑膜炎鼠疫：与其他原因所致的化脓性脑膜炎等相鉴别。

（5）皮肤鼠疫：与皮肤炭疽等相鉴别。

八、治疗

1. 一般治疗

（1）严格隔离，甲类管理，确诊 / 疑似病例分开隔离，排泄物彻底消毒。

（2）解除隔离

① 腺鼠疫：体温正常 + 症状好转 + 淋巴结明显缩小 + 停药观察 48h 病情无反复。

② 肺鼠疫：体温正常 + 症状好转 + 痰培养 / 核酸（–）× 连续 2 次（间隔 24h）。

③ 败血症鼠疫 / 其他类型：体温正常 + 症状好转 + 血培养 / 核酸（–）× 连续 2 次（间隔 24h）。

④ 直接接触者：医学观察 9 天，若曾预防接种则医学观察 12 天。

（3）卧床休息，流质 / 半流质饮食，营养支持 / 静脉补液。

2. 对症治疗

物理降温 / 解热镇痛药，镇痛 / 镇静，抗休克 / 呼吸支持 / 抗 DIC / 靶器官支持，重症则予激素。

注：肿大淋巴结切忌挤压 + 周围注射链霉素 / 皮肤病灶涂抹链霉素软膏 → 待病灶化脓软化后视情况切开引流。

3. 抗菌治疗

（1）腺鼠疫：（首选）链霉素 1g（首剂）→ 0.5～0.75g 肌注 q4～6h → 低热 / 症状好转时逐渐减量 → 体温正常 / 症状消失时继续 3～5 天（疗程约 10～20 天，总剂量≤60g）。

（2）其他类型：（首选）链霉素 2g（首剂）→ 1g 肌注 q4～6h → 低热 / 症状好转时逐渐减量（疗程 10～20 天，总剂量≤90g）。重症 / 脑膜炎型鼠疫则联合氟喹诺酮类。

注：另可选用氨基糖苷类（尤链霉素过敏 / 妊娠）、多西环素等。

九、预防

（1）措施：野外作业时长袖 / 长裤 / 长筒靴，不接触鼠类等动物 / 洞穴，做好个人防护。

（2）暴露后措施：多西环素 100mg bid / 环丙沙星 200mg bid / 左氧氟沙星 250mg bid ×7 天。

3-41 专题 - 附 2：

炭　疽

一、病原学

（1）炭疽杆菌：G^+，粗大杆菌（竹节样排列），有芽孢，有荚膜，无菌毛，无鞭毛，需氧。

（2）致病：荚膜，外毒素［保护性抗原（PA）＋水肿因子（EF）＋致死因子（LF）］。

（3）理化：对热 / 常用消毒剂敏感，但芽孢抵抗力极强（存活数年）。

二、流行病学

（1）传染源：牛羊马等食草动物，病人虽可检出 / 但人 - 人传播极少（仅见于肺炭疽）。

（2）传播途径：皮肤黏膜接触传播，呼吸道传播（粉尘 / 气溶胶），消化道传播（污染肉类 / 乳制品）。

（3）易感人群：普遍易感（尤动物屠宰 / 制品加工 / 饲养 / 兽医等）→ 可获得持久免疫力。

（4）流行特征：西北 / 西南等牧区为主，散发为主，皮肤炭疽为主。

三、机制和病理

（1）机制：皮肤 → 皮下繁殖 → 形成荚膜（抗吞噬）/ 释放外毒素 → 细胞水肿 / 组织坏死（皮肤炭疽）→ 吞噬细胞吞噬 → 转移至淋巴结继续繁殖 → 淋巴结出血 / 坏死（淋巴结炎）→ 播散至血液循环（败血症）。

（2）病理：淋巴结 / 组织器官的水肿、渗出、出血、坏死。

四、临床表现

潜伏期数小时～2 周（皮肤炭疽常 2～7 天）/ 肺炭疽 / 肠炭疽可短至数小时。

（1）皮肤炭疽（＞95%）：多见暴露皮肤，瘙痒性斑丘疹 → 无痛性水疱伴周围组织水肿 → 中心出血性坏死 / 周围成群小水疱 → 破溃形成浅溃疡 / 周围显著水肿 → 黑炭样焦痂 / 不形成脓肿 / 无显著疼痛（∵神经受压）→ 焦痂脱落 / 愈合成疤，常伴低 / 中热。

（2）肺炭疽：持续高热，咳嗽 / 咯血 / 胸痛 / 呼吸困难。

（3）肠炭疽：高热，呕吐 / 腹泻 / 出血 / 腹痛，可继发肺炭疽 / 败血症炭疽 / 脑膜炎炭疽。

（4）败血症炭疽：严重皮肤炭疽 / 肺炭疽 / 肠炭疽基础上 → 出现感染性休克 / DIC。

（5）脑膜炎炭疽：上述各型基础上 → 剧烈头痛 / 意识障碍 / 脑膜刺激征（+）。

五、检查

（1）血常规：WBC ↑↑ ［（10～20）×10^9/L，甚至可达（60～80）×10^9/L，N% ↑↑］/ 部分 PLT ↓。

（2）血清学：抗外毒素 PA 抗体阳转，恢复期 / 急性期≥4 倍，抗荚膜抗体（+）。

（3）病原学：水疱液 / 血液 / 痰 / CSF 等，涂片（革兰氏染色示 G^+ 粗大杆菌 / 竹节样排列）/ 抗原（炭疽杆菌抗原）/ 培养（炭疽杆菌）/ 核酸（特异性核酸）。

（4）其他：（脑膜炎炭疽）CSF 呈血性 / 含大量炭疽杆菌；（肺炭疽）X 线示纵隔增宽 / 支气管肺炎（沿肺纹理分布的点片状影）/ 肺炎（实变影）/ 胸腔积液。

六、诊断

1. 流行病学（史）

（1）发病前 14 天内接触过疑似炭疽的病 / 死畜或其制品。

（2）发病前 14 天内吸入过疑似炭疽芽孢污染的粉尘。

（3）发病前 14 天内食用过疑似炭疽的病 / 死畜或其制品。

2. 疑似病例

流行病学 + 临床表现（典型皮损则可无流行病学）。

3. 临床诊断病例

疑似病例 + 抗荚膜抗体（+）/ 涂片（+）/ 抗原（+）/ 暴露动物或环境标本培养（+）。

4. 确诊病例

（1）疑似病例 / 临床诊断病例 +（≥2/4 项）抗荚膜抗体（+）/ 涂片（+）/ 抗原（+）/ 暴露动物或环境标本培养（+）。

（2）疑似病例 / 临床诊断病例 + 抗外毒素 PA 抗体（+）/ 培养（+）/ 核酸（+）。

七、鉴别

（1）皮肤炭疽：与疖 / 痈、蜂窝织炎、恙虫病等相鉴别。

（2）肺炭疽：与其他细菌性肺炎、肺鼠疫、钩体病肺出血型等相鉴别。

（3）肠炭疽：与食物中毒、出血坏死性肠炎、菌痢等相鉴别。

（4）败血症炭疽：与其他原因所致的败血症 / 脓毒症等相鉴别。

（5）脑膜炎炭疽：与其他原因所致的化脓性脑膜炎等相鉴别。

八、治疗

1. 一般治疗

（1）严格隔离，甲 / 乙类管理（肺炭疽 / 其他类型），确诊 / 疑似病例分开隔离，排泄物彻底消毒。

（2）解除隔离

① 皮肤炭疽：症状缓解 + 皮损全部结痂 + 周围无红肿（出院居家隔离直至结痂脱落）。

② 其它类型：症状缓解 + 培养 / 核酸（–）× 连续 2 次（间隔 24h）。

③ 密切接触者（肺炭疽）：医学观察 14 天。

（3）卧床休息，流质 / 半流质饮食，营养支持 / 静脉补液。

2. 对症治疗

1∶20000 高锰酸钾湿敷 / 2%H_2O_2 清洗 / 四环素软膏纱布覆盖包扎，重症则予激素。

注：皮损切忌触摸/挤压+原则上不切开引流 → 避免感染扩散。

3. 抗菌治疗

附：炭疽的抗菌药物选择

（1）杀菌剂：（氟喹诺酮类）环丙沙星/左氧氟沙星/莫西沙星。
（β-内酰胺类）青霉素类/碳青霉烯类（不推荐头孢类/∵极易诱导耐药）。
（糖肽类）万古霉素。
（2）蛋白合成抑制剂：多西环素/克林霉素/利奈唑胺/利福平。
不推荐磺胺类/∵不敏感。

（1）局灶性皮肤炭疽（水肿不严重/部位非头颈）：单药口服 ×7～10 天。
（一线）氟喹诺酮类/多西环素。
（替代）克林霉素/青霉素类（敏感）。
（2）系统性炭疽：联合静脉 ×2 周以上/直至症状稳定 → 单药口服 × 直至总疗程 60 天/杀死芽孢。
① 联合静脉
➔ 严重皮肤炭疽（水肿严重/部位头颈）/肺炭疽/肠炭疽/败血症炭疽
（一线）环丙沙星+克林霉素/利奈唑胺。
（替代）其他喹诺酮类/青霉素类（敏感）/碳青霉烯类/万古霉素+多西环素/利福平。
➔ 脑膜炎炭疽
（一线）环丙沙星+美罗培南+利奈唑胺（∵［CSF］↑）。
（替代）其他喹诺酮类+青霉素类（敏感）/万古霉素+克林霉素/利福平（不推荐多西环素/∵［CSF］↓）。
② 单药口服
（一线）环丙沙星/多西环素。
（替代）其他喹诺酮类/青霉素类（敏感）（不推荐克林霉素/∵长期用不良反应↑）。

九、预防

（1）措施：风险人群健康教育，重点人群疫苗接种，做好个人防护。
（2）暴露后措施：≈局灶性皮肤炭疽，氟喹诺酮类/多西环素 ×60 天。

3-42 专题

厌氧菌感染

厌氧菌：指只能在低氧分压条件下而不能在空气 / 含 18%O_2 / 含 10%CO_2 浓度下在固体培养基生长的细菌。∈正常菌群，广泛存在于人体皮肤 / 腔道深部黏膜表面。既往对其认识主要集中在 G^+ 梭状芽孢杆菌属（如破伤风 / 气性坏疽 / 肉毒中毒 / 伪膜性结肠炎等特殊疾病），而无芽孢厌氧菌感染常被忽视 / 漏诊。

一、病原学

1. 分类

（1）G^+ 杆菌：（产芽孢）梭状芽孢杆菌属（尤破伤风梭菌 / 产气荚膜梭菌 / 肉毒杆菌 / 艰难梭菌）。
（不产芽孢）放线菌属，真杆菌属，乳酸杆菌属，双歧杆菌属，丙酸杆菌属。

（2）G^- 杆菌：**拟杆菌属（尤脆弱拟杆菌）**，梭杆菌属，普雷沃菌属，卟啉单胞菌属。

（3）G^+ 球菌：消化球菌属，消化链球菌属。

（4）G^- 球菌：韦荣球菌属，巨球型菌属，氨基酸球菌属。

2. 分布

（1）皮肤：丙酸杆菌属为主。

（2）口鼻咽：几乎全有。

（3）上呼吸道：G^+ 杆菌（不产芽孢），G^- 杆菌，G^+ 球菌，G^- 球菌。

（4）全消化道：几乎全有，菌量则胃 / 小肠（∵胃酸↑ / 肠蠕动↑）≪结肠。

（5）宫颈阴道：G^+ 杆菌（不产芽孢），G^- 杆菌，G^+ 球菌，G^- 球菌。

二、发病机制

（1）感染类型：内源性感染为主（梭状芽孢杆菌另可外源性感染），其中不产芽孢 G^+ 杆菌 / G^- 球菌多为条件致病菌。

（2）机体因素：供血不足 / 缺血缺氧 / 组织坏死 / 需氧菌繁殖 / 外伤 / 有创操作 → 皮肤黏膜屏障减退 / 细菌定植位置改变 / 氧化还原电势降低 → 厌氧菌感染（尤 LC / 尿毒症 / 肿瘤 / 激素 / 免疫抑制剂等免疫力↓）。

（3）病原因素：黏附分子、多糖荚膜、内毒素、外毒素、侵袭酶等。

三、临床表现

厌氧菌可引起任何部位感染 → 尤胸 / 腹 / 盆腔感染（70%～90%）→ 其中 1 / 3～2 / 3 为混合感染。

（1）CNS 感染：脑脓肿 >> 脑膜炎（直接蔓延 > 血源播散）。

（2）口鼻咽感染：牙齿 / 鼻窦 / 扁桃体 / 咽峡 / 中耳 / 乳突的炎症 / 脓肿。

（3）胸腔感染：肺炎 / 肺脓肿 / 脓胸（吸入性 > 血源性）。

（4）腹腔感染：腹膜炎 / 腹腔脓肿 / 肝脓肿 / 胆道感染 / 阑尾炎（肠道感染一般为 G^+ 梭状芽孢杆菌属 → 食物中毒 / 伪膜性肠炎）。

（5）盆腔感染：卵巢 / 输卵管 / 子宫 / 阴道 / 盆腔的炎症 / 脓肿。

（6）尿路感染：较少见，常伴尿路梗阻 / 畸形，尿培养（+）→ 常为定植菌 / 而非致病菌。

（7）败血症 / 感染性心内膜炎：败血症易出现脓毒性栓塞性静脉炎 / 迁徙性脓肿 → 感染性休克 / DIC / 黄疸，感染性心内膜炎常无基础心脏病 / 易破坏瓣膜 → 易出现栓塞 / 心肌脓肿。

（8）皮肤 / 软组织感染：多见于手术 / 创伤（尤肠道 / 盆腔）/ 缺血（尤压疮）部位。

（9）骨 / 关节感染：较少见。

四、检查

（1）采集：原则上一切可能污染正常菌群的标本均不宜作厌氧菌检测。

（2）培养：培养基无氧预处理 → 标本接种 → 厌氧培养装置 → 培养 >1 周。

（3）鉴定：（常规鉴定）一级鉴定 → 菌落形态 / 镜下形态 / 溶血反应 / 色素产生。

二级鉴定 → 生长特性 / 生化试验。

三级鉴定 → 代谢产物色谱分析。

（免疫荧光）荧光抗体 → 直接 / 间接检测脆弱拟杆菌 / 产气荚膜杆菌。

五、诊断

1. 特征性临床表现（提示厌氧菌 / 混合感染的线索）

（1）腐败性臭味（感染灶本身或其接触空气后产生）。

（2）组织坏死 / 坏疽、气体形成 / 假膜形成、渗出物排除硫黄颗粒（放线菌属）、血性渗出物呈黑色（产黑色素普雷沃菌属）。

（3）特殊部位感染，如拔牙后蜂窝织炎、吸入性肺炎、肺脓肿 / 脑脓肿、腹膜炎 / 腹腔脓肿、肠道 / 盆腔手术 / 创伤后感染、卵巢 / 输卵管 / 子宫的炎症 / 脓肿、接近黏膜的感染。

（4）特殊厌氧菌感染，如破伤风、气性坏疽、肉毒中毒、伪膜性结肠炎。

（5）败血症 + 脓毒性栓塞性静脉炎 / 迁徙性脓肿。

2. 可靠病原学检查（提示厌氧菌感染的线索）

（1）脓液标本 → 涂片染色见大量细菌 / 但常规培养（–）。

（2）培养基深处的厌氧带 → 菌落（+）。

（3）培养物 → 产气 + 恶臭。

（4）卡那霉素 + 新霉素培养基 → G^- 杆菌（+）。

（5）厌氧琼脂培养基 → 菌落（+）且紫外灯下呈红色荧光（产黑色素普雷沃菌属）。

六、治疗

1. 破坏厌氧环境

（1）局部切开引流，清除坏死组织，产气肿胀减压，甚至截肢切除。

（2）浅表感染 → H_2O_2 冲洗，气性坏疽 → 高压氧治疗。

2. 抗菌治疗

（1）经验用药（∵厌氧菌药敏试验一般不列为常规检查）

① 菌种推断：（CNS）G^+ 为主（直接蔓延）/ G^- 为主（血源播散）；（胸腔）G^++G^-；（腹腔）G^- 为主；（盆腔）G^+ 为主（上行感染）/ G^- 为主（腹腔累及）。

② 选药原则：G^+ 为主选用青霉素类，G^++G^- 选用林可酰胺类，G^-（尤拟杆菌）为主选用硝基咪唑类，若合并肠杆菌科则联合氨基糖苷类。

③ 部位举例：（CNS 感染）青霉素类 + 甲硝唑。

（口咽感染）青霉素类，若轻症则红霉素。

（胸腔感染）克林霉素 → 甲硝唑，若合并肠杆菌科则 + 氨基糖苷类。

（腹腔感染）甲硝唑 → 克林霉素，若合并肠杆菌科则 + 氨基糖苷类。

（盆腔感染）青霉素类 → 克林霉素 / 甲硝唑，若合并肠杆菌科则 + 氨基糖苷类。

（皮肤 / 软组织感染）青霉素类 → 克林霉素。

（骨 / 关节感染）克林霉素 → 甲硝唑。

（2）药物种类

① 硝基咪唑类：大多数厌氧菌有效，部分不产芽孢 G^+ 杆菌（如放线菌）耐药，能够透过 BBB。

甲硝唑 0.4g tid×7～10 天，甲硝唑 7.5mg / kg 静滴 q6～8h（≤4g / d）×7～10 天。

替硝唑 1.0g qd×7～10 天，替硝唑 0.8g 慢滴 qd×7～10 天。

奥硝唑 0.5g bid×7～10 天，奥硝唑 0.5g 慢滴 q12h×7～10 天。

② β- 内酰胺类：大多数厌氧菌有效，部分拟杆菌（产 β- 内酰胺酶）耐药 → 但 β- 内酰胺酶抑制剂复方制剂＞亚胺培南＞头孢西丁可能有效。

阿莫西林 / 克拉维酸 1.2g 静滴 q8h，氨苄西林 / 舒巴坦 3.0g 静滴 q8h。

哌拉西林 / 他唑巴坦 4.5g 静滴 q8h，头孢哌酮 / 舒巴坦 1.5～3.0g 静滴 q8～12h。

头孢西丁 1.0～2.0g 静滴 q8h，亚胺培南 / 西司他丁 0.5～1.0g 静滴 q6～8h。

③ 氯霉素：大多数厌氧菌有效，组织穿透性↑但不良反应↑ → 现已少用（作为备选）。

④ 林可酰胺类：多用于 G^+±G^- 厌氧菌感染，不能透过 BBB。

林可霉素 / 克林霉素 0.6g 静滴 q8～12h → 长期应用可致伪膜性肠炎。

⑤ 糖肽类：仅用于 G^+ 厌氧菌感染，能够透过 BBB。

（去甲）万古霉素 0.5～1.0g（0.4～0.8g）慢滴＞1h q12h → 假膜性肠炎疗效＞甲硝唑。

⑥ 红霉素：仅用于口鼻咽部 / 厌氧球菌感染。

红霉素 0.5g tid。

⑦ 四环素类：仅用于放线菌感染。

多西环素 / 米诺环素 0.1g bid。

⑧ 氨基糖苷类 / 喹诺酮类：大多数厌氧菌耐药。

3-42 专题 - 附 1:

破伤风

一、病原学

（1）破伤风杆菌：G^+，梭杆菌，有芽孢，无荚膜，有鞭毛，专性厌氧。

（2）致病：溶血毒素（血平板培养时可见 β 溶血）<<痉挛毒素（∈神经毒素 / 毒性极强）。

注：痉挛毒素（分子量 150kD / 氨基酸 1315 个）= 重链 + 二硫键 + 轻链，重链 C 末端∝结合突触前膜并内化，重链 N 末端∝协助轻链从包囊转移至胞质，轻链∝肽链内切酶活性 / 阻止抑制性神经递质释放。

（3）理化：生存能力强，广泛分布土壤 / 环境 / 粪便，芽孢可存活数年 → 100℃ ×1h 完全破坏。

二、流行病学

（1）发展中国家发病率↑↑，发达国家发病率↓↓。

（2）估计全世界发病数量约 100 万例 / 年 → 死亡 30 万～50 万例 / 年，无 / 有医疗干预下病死率分别为 100% /（30%～50%）（尤老年人 / 婴幼儿）。

（3）我国尚缺非新生儿破伤风流行病学监测 / 报告体系，多散发于农村地区，误诊 / 漏诊率↑。

三、发病机制

（1）皮肤 / 黏膜外伤破损史（如动物致伤 / 注射毒品 / 流产分娩等）/ 细菌感染史（如慢性中耳炎 / 鼻窦炎 / 牙周 / 肛周感染等）/ 消化道破损史（如穿孔 / 手术等）+ 芽孢侵入 → 缺氧环境中发育为增殖体 → 大量繁殖 → 释放痉挛毒素。

（2）借助重链 C 末端与突触前膜结合并内化 → 形成含痉挛毒素的囊泡 → 沿轴突逆行到达脊髓 / 脑干 → 囊泡与相应受体不可逆结合 → 将痉挛毒素转移至节前神经元 → 借助重链 N 末端将轻链从包囊转移至胞质 → 轻链借助自身的肽链内切酶活性 → 抑制性神经递质释放↓→ 节后神经元兴奋 → 肌肉强直 / 痛性痉挛 / 自主神经功能障碍。

四、临床表现

潜伏期 3～21 天（多数 10 天）/ 少数短则<1 天 / 长则>6 个月 [∝感染部位距离 CNS 远近（如头颈部则潜伏期↓/ 四肢则潜伏期↑）]，新生儿破伤风潜伏期<28 天（多数 5～7 天）。

1. 全身型破伤风（约 88%）

（1）前驱症状：乏力头痛，咀嚼无力，肌肉发紧，反射亢进。

（2）典型表现：诱因（如声/光/接触/饮水等轻微刺激）→ 周期性肌肉紧张性收缩/阵发性痉挛 × 数秒～数分钟 + 神志清楚。

肌肉受累顺序：咀嚼肌等面部肌肉（牙关紧闭/张口困难/苦笑面容）→ 颈/腹/背/四肢肌肉（颈项强直/板状腹/角弓反张）→ 膈肌/肋间肌（面唇青紫/呼吸困难），重则肌断裂/骨折。

（3）自主神经功能障碍（交感亢进）：常发生在肌痉挛后数天 × 持续 1～2 周，心血管表现为主（血压不稳定 + 心动过速/心动过缓/心律失常），出汗，发热。

2. 局部型破伤风（约 12%）

创伤局部/单个肢体发生肌肉紧张性收缩/阵发性痉挛，可发展为全身型破伤风。

3. 头部型破伤风（约 1%）

多见头部创伤/慢性中耳炎/鼻窦炎，吞咽困难 + 颅神经麻痹（面神经＞动眼/滑车/外展/舌下神经等）+ 牙关紧闭，可发展为全身型破伤风。

4. 程度分级/分度（表 3-54）

表 3-54　破伤风程度分级/分度

<table>
<tr><th colspan="4">定性分级（操作简单）</th><th colspan="2">定量分度（∝死亡率）</th></tr>
<tr><td>分级</td><td>牙关紧闭/全身强直</td><td>吞咽困难/呼吸窘迫</td><td>肌痉挛</td><td>分度（评分）</td><td rowspan="5">评分项目（1 分/项 ×7 项）：① 潜伏期＜7 天；② 发作期＜48h（指出现牙关紧闭症状与第一次全身抽搐的相隔时间）；③ 烧伤/手术伤口/复合骨折/脓毒性流产；④静脉毒瘾；⑤全身型破伤风；⑥体温＞40℃；⑦ HR＞120bpm（婴儿 150bpm）
另：头部型破伤风为重度/特重度，新生儿破伤风为特重度</td></tr>
<tr><td>1 级</td><td>+</td><td>—</td><td>—</td><td>轻度（0～1 分）</td></tr>
<tr><td>2 级</td><td>++</td><td>+</td><td>短暂</td><td>中度（2～3 分）</td></tr>
<tr><td>3 级</td><td>+++</td><td>++</td><td>持续</td><td>重度（4 分）</td></tr>
<tr><td>4 级</td><td colspan="3">严重的破伤风症状 + 自主神经功能障碍</td><td>特重度（5～7 分）</td></tr>
</table>

五、检查

（1）血清学：破伤风抗体 IgG（+）/＞0.1U/mL（抗毒素注射前）→ 破伤风可能性↓。

（2）病原学：伤口分泌物，涂片镜检示 G^+ 菌/菌体细长/两端钝圆/无荚膜/周身鞭毛，厌氧菌培养（+），PCR 检测核酸。

六、诊断

（1）典型临床表现（≥1/2 项）：牙关紧闭/苦笑面容，疼痛性肌肉痉挛/强直。

（2）外伤史（±）：诊断非必要条件。

（3）检查（协助）：镜检/培养/核酸（+）→ 协助诊断，破伤风抗体 IgG（+）→ 协助排除。

（4）压舌板试验（敏感性 94%/特异性 100%）：压舌板触及咽后壁 → 咬肌反射性痉挛（而非正常恶心反射）。

七、鉴别

（1）口腔/咽部感染：无其他部位明显肌肉痉挛。

（2）颞下颌关节紊乱：无其他部位明显肌肉痉挛。

（3）狂犬病：犬/猫/蝙蝠等哺乳动物抓伤/咬伤史，“恐水”症状明显，伴大量流延。

（4）脑膜炎：发热/头痛/呕吐/意识障碍，病理征（+），CSF 检查/头颅 MRI 异常。

（5）癫痫/子痫：多伴意识障碍，间歇期无肌肉强直。

（6）药物性（氯丙嗪/胃复安等）肌张力障碍：头颈部肌肉扭转动作/眼球偏斜，间歇期无肌肉强直，阿托品有效。

（7）鼠药（士的宁）中毒：≈破伤风/难以鉴别，疑诊鼠药中毒/缺乏外伤史/已行破伤风免疫/破伤风抗体（+）→ 需要考虑 + 血/尿/组织士的宁检测。

（8）僵人综合征：常有诱因（听觉/触觉/运动/情绪等），无牙关紧闭/苦笑面容，地西泮有效。

（9）癔病：多见于女青年，既往有癔病史/独特性格特征，常有诱因（精神因素），语言暗示/转移注意力有效。

八、预防

1. 伤口处理

（1）彻底清创：清除异物/污物/坏死组织，高压冲洗伤口（冲洗量≥1L），必要时 H_2O_2 冲洗。

（2）抗菌药物：常规不推荐，若无免疫史/感染风险大/免疫预防不及时可考虑青霉素类。

2. 主动免疫

起效慢，维持时间长（全程免疫可达 5～10 年 → 加强免疫可达 10 年以上）。

（1）婴幼儿计划免疫：（全程免疫）百白破疫苗（DTaP）1 剂 肌内注射 出生后 3—4—5—18 个月 →（加强免疫）白破疫苗（DT）1 剂 肌内注射 6 岁。

注：D/d 为白喉类毒素/减毒类毒素，T 为破伤风减毒外毒素，aP 为无细胞型百日咳疫苗。

（2）成人外伤后免疫：（全程免疫）白破疫苗（DT）1 剂 肌内注射 0 天—间隔 1～2 个月—间隔 6～12 个月 →（加强免疫）推荐加强 1 次/10 年。

3. 被动免疫

起效快，维持时间短（HTIG 为 2～3 周，TAT 为 2～4 天/必要时 1 周后追加 1 次），尽早用（尤≤24h，即使>24h 仍有预防作用）。

（1）人破伤风免疫球蛋白（HTIG）250～500IU 肌内注射 st。

注：∈人血清 IgG，过敏反应↓→ 无需皮试，供应↓/价格↑→ 无法完全替代 TAT。

（2）破伤风抗毒素/［TAT/$F(ab')_2$］1500～3000IU 皮内注射 st（皮试阴性），或 10 倍稀释液 0.2mL—0.4mL—0.8mL—剩余 mL 皮内注射 q1/2h（皮试弱阳性）。

注：∈马血清 IgG，有效成分为 $F(ab')_2$，过敏反应↑→ 需皮试（10 倍稀释液 0.05mL/若饮酒则 8h 后皮试/注射）。

4. 免疫建议（表 3-55）

表 3-55 破伤风预防的主动免疫及被动免疫建议

免疫史	清洁伤口		不洁/污染伤口	
	主动免疫	被动免疫	主动免疫	被动免疫
无/不详	全程免疫	无需	全程免疫	需要
全程免疫未完成	加强免疫 1 次/继续免疫	无需	加强免疫 1 次/继续免疫	需要

续表

免疫史		清洁伤口		不洁 / 污染伤口	
		主动免疫	被动免疫	主动免疫	被动免疫
加强免疫未完成		无需 / 加强 1 次（时间已近）	无需	无需 / 加强 1 次（时间已近）	无需
免疫计划完成	但最近加强免疫＜5 年	无需	无需	无需	无需
	但最近加强免疫 5～10 年	无需	无需	加强免疫 1 次	无需 / 需要
	但最近加强免疫＞10 年	加强免疫 1 次	无需	加强免疫 1 次	无需 / 需要

注：（清洁伤口）细菌定植较少的部位，且立即处理的简单伤口。（不洁伤口）细菌定植较多的部位（如腋窝 / 腹股沟 / 会阴等），或＞6h 未处理的简单伤口。（污染伤口）被土壤 / 粪便 / 唾沫等污染，或含有坏死组织，或伴广泛组织损伤，或清创不彻底，或已经感染的伤口，包括穿刺伤 / 抓咬伤 / 枪弹伤 / 挤压伤 / 烧冻伤等。

5. 特殊情况

（1）免疫低下：（HIV）全程免疫 → 加强免疫 1 次 / ＜5 年，有感染倾向则被动免疫。

（CRF / 免疫抑制剂）全程免疫 → 加强免疫 1 次 / ＜10 年。

（移植）DTaP（＜7 岁）/ dT（≥7 岁）1 剂 肌内注射 移植后 12—14—24 个月 → 加强免疫 1 次 / ＜10 年。

（2）妊娠妇女（免疫史无 / 不详 / 全程免疫未完成）：dT ＞ DT 1 剂 肌内注射 0 天—间隔≥4 周或分娩前≥2 周—间隔≥6 个月 → 加强免疫 1 次 / 1 年后或下次妊娠前，谨慎被动免疫。

（3）非外伤损伤（胃肠道穿孔 / 手术 / 肛周脓肿 / 压疮等）：酌情考虑免疫预防。

九、治疗

1. 灭活循环毒素

（1）人破伤风免疫球蛋白（HTIG）3000～6000IU 多点肌注 st（首选）。

（2）破伤风抗毒素［TAT / F(ab')$_2$］10000～60000IU 多点肌注 / 静滴 st（应用前酌情激素）。

注：不推荐鞘内注射，病情恢复期尽早给予 1 次强化免疫。

2. 清创与抗感染

（1）彻底清创：HTIG 或 TAT / F(ab')$_2$ 注射后 1～6h → 适量浸润注射伤口周围后进行（∵避免清创导致毒素扩散），清除坏死组织 / 破伤风杆菌，去除结痂 / 扩大创面，3% H_2O_2 / NS 反复交替冲洗 / 充分引流。

（2）抗菌药物：（一线）甲硝唑＞青霉素（∵青霉素脑病）；（二线）头孢类 / 大环内酯类 / 林可霉素 / 万古霉素。

甲硝唑 0.8g tid / 0.5g 静滴 q6h×7～10 天。

青霉素 80 万～100 万 IU 肌注 q4～6h / 80 万～240 万 IU 静滴 q6～8h×7～10 天。

3. 控制肌肉痉挛

（1）镇静药

地西泮 10～30mg 口服 / 静脉（max 500mg / d）（注射制剂慎用于儿童 / ∵含苯甲醇）。

NS 40mL+ 咪达唑仑 50mg（终浓度 1mg / mL）微泵［0.05～0.13mg /（kg・h） 若体重 50kg 则 2.5～6.5mL / h］（需有创机械通气支持）。

NS 48mL+ 右美托咪定 200ug（终浓度 4μg / mL）微泵［0.2～0.7μg /（kg・h）］×≤3 天（联合使用 / 减少其他镇静镇痛药剂量）。

（2）镇痛药：芬太尼 / 瑞芬太尼（起效最快）/ 舒芬太尼（作用最强）（需有创机械通气支持）。

（3）肌松药：维库溴铵（需有创机械通气支持）。

（4）硫酸镁：辅助用药（不推荐常规使用）。

4. 纠正自主神经功能障碍。

（1）镇痛药：吗啡［0.05～0.1mg /（kg・min）］，芬太尼 / 瑞芬太尼 / 舒芬太尼。

（2）低血压：补充血容量，多巴胺，去甲肾上腺素。

5. 支持治疗与并发症防治

（1）避免刺激：单间暗室，减少不必要操作 / 操作前增加镇静药剂量。

（2）营养支持：高热量 / 高蛋白 / 高维生素，维持水电解质酸碱平衡。

（3）并发症防治：如院内感染、呼吸衰竭、横纹肌溶解 / ARF、应激性溃疡、深静脉血栓、压疮等。

3-42 专题 - 附 2:

气性坏疽

一、病原学

（1）梭状芽孢杆菌：G^+，梭杆菌，有芽孢，专性厌氧，包括产气荚膜杆菌 / 水肿杆菌 / 腐败杆菌 / 溶组织杆菌等 → 通常是≥2 种细菌混合感染 → 以产气荚膜杆菌 / 水肿杆菌为主。

（2）分布：广泛存在于人畜粪便 / 周围环境（尤土壤）中，易进入伤口 / 但不一定致病。

（3）条件：需要具备缺氧环境，如开放性骨折伴血管损伤、挤压伤伴深部肌肉损伤、止血带时间过长、石膏包扎过紧、邻近肛周 / 会阴部位严重创伤等。

二、发病机制

（1）外毒素：破坏细胞膜 → 溶血 / Hb 尿 / 肾坏死 + 出血 / 血压下降 / 循环衰竭等。

（2）酶：分解糖类 / 蛋白质等 → 大量气体（CO_2 / H_2S / N_2）+ 组织坏死 / 大量渗出 / 严重水肿 → 局部急剧膨胀 → 压迫血管 → 进一步加重组织缺血缺氧 / 厌氧菌繁殖感染（恶性循环）。

三、临床表现

潜伏期常 1～4 天 / 短则 8～10h / 长则 5～6 天，起病急，进展快。

（1）局部：伤口胀裂样疼痛（止痛药无效），迅速肿胀 / 蔓延，大量渗出 / 气泡逸出 / 恶臭味，皮肤受压发白 / 静脉回流障碍（呈大理石样斑纹），继而变成暗红色，最后呈紫黑色，皮下捻发音，肌肉组织广泛坏死 / 切面无出血等。

（2）全身：感染中毒症状，突发高热（>40℃），呼吸 / 脉搏↑，面色苍白 / 大量出汗，烦躁不安 / 恐惧感，溶血 / 贫血 / 黄疸 / 肾衰竭 / 休克 / MODS。

（3）检查：RBC↓↓［$(1.0～2.0)\times10^{12}$ / L］，WBC↑［$(12～15)\times10^{9}$ / L］，X 线示软组织间积气，渗出物涂片示 G^+ 粗大杆菌 / 厌氧菌培养示梭状芽孢杆菌，病理活检示肌肉纤维结构紊乱 / 坏死。

四、诊断要点

开放性创伤史（如大血管损伤 / 大块肌肉坏死 / 开放性骨折 / 深部穿入伤 / 异物残留盲管伤）+ 潜伏期常 1～4 天 + 临床表现（局部 / 全身 / 检查）。

五、鉴别

（1）食管 / 气管等脏器手术 / 损伤 / 病变：破溃溢气 / 积气可自行吸收。

（2）大肠埃希菌 / 克雷伯杆菌等兼性需氧菌感染：产可溶性气体 CO_2 / 不易大量积聚 / 无恶臭味。

（3）厌氧性链球菌感染：蜂窝织炎 / 进展较慢 / 感染中毒症状较轻。

六、防治

（1）急诊清创（尤＜6h）：尽早彻底清创（清除失活 / 缺血组织 / 异物），充分敞开引流（避免死腔形成），切开筋膜减张，3% 过氧化氢 / 1∶1000 高锰酸钾冲洗 / 湿敷，甚至截肢。

（2）抗菌药物：首选青霉素 1000 万 U / d+ 硝基咪唑类，亦可头孢类 / 大环内酯类 / 林可酰胺类。

（3）高压氧：组织间含氧量↑→ 厌氧菌生长繁殖↓。

（4）其他：隔离，高热量 / 高蛋白 / 高维生素，补液 / 纠正电解质紊乱，输 RBC / 血浆 / 白蛋白。

3-43 专题

诺卡菌病 & 放线菌病

一、病原学（表 3-56）

表 3-56　诺卡菌与放线菌的病原学

病原学	诺卡菌（∈放线菌目）	放线菌（∈原核微生物）
细菌	G^+，杆菌，无芽孢，无荚膜，无鞭毛，具有弱抗酸性（≈分枝杆菌），专性需氧，胞内菌	G^+，丝状菌/放射状排列/末端膨大（似菊花状），无芽孢，无荚膜，无鞭毛，有孢子/菌丝（≈真菌），厌氧/微需氧
致病	巴西诺卡菌（尤皮肤），星形诺卡菌（尤肺部）	以色列放线菌，牛型放线菌

二、流行病学（表 3-57）

表 3-57　诺卡菌病与放线菌病的流行病学

流行病学	诺卡菌病	放线菌病
感染源	腐生菌，广泛存在自然界（尤土壤）	寄生菌，定植于体腔（尤牙齿/口腔）
感染途径	外源性感染为主	内源性感染为主
易感人群	多见老年/免疫低下者	多见口腔卫生差/拔牙/野外作业者

三、临床表现（表 3-58）

表 3-58　诺卡菌病与放线菌病的临床表现

诺卡菌病（急/慢性化脓性肉芽肿性疾病）	放线菌病（慢性化脓性肉芽肿性疾病）
（1）原发性皮肤诺卡菌病：多有皮肤外伤史（尤接触泥土），皮疹/结节 → 融合形成斑块/多发性脓肿 → 破溃形成瘘管 → 血性脓性分泌物，可累及肌肉/骨骼等	（1）面颈部：好发于面颈交界处/下颌角，多有口腔炎/拔牙史，无痛肿块 → 变大变硬 → 软化形成脓肿 → 破溃形成瘘管 → 臭味脓液/硫磺样颗粒，可累及舌/咽/脑等
（2）原发性肺诺卡菌病：急性/慢性起病，症状无特异性，类似肺结核表现	（2）胸腹部：慢性肺炎/腹部肿块 → 胸/腹膜炎 → 穿透胸/腹壁 → 流脓/硫磺样颗粒
（3）播散性诺卡菌病：可播散至任何部位（尤脑＞肾＞皮肤/胸膜/胸壁等）	（3）其他：可发生于任何部位（尤皮肤＞脑等）

四、治疗（表 3-59）

表 3-59　诺卡菌病与放线菌病的治疗

治疗	诺卡菌病	放线菌病
首选	复方新诺明 4 粒（首剂）→ 2 粒 bid× 直至症状/体征消失后 6 周（通常 6～12 个月）	（青霉素 G 400 万～2000 万 U/d± 磺胺类）×≥2 个月（通常 6～12 个月）
过敏/耐药	阿米卡星＋头孢曲松/头孢噻肟/碳青霉烯类，或单用利奈唑胺	红霉素/四环素/利福平，而抗真菌药无效

3-44 专题

颅内压（ICP）增高

一、ICP 形成 / 正常值

颅腔（容积固定 / 1400～1500mL）+三大主要内容物［脑组织+脑脊液（CSF）+脑血流］→ 颅内压（ICP）（正常值成人为 70～200mmH_2O ≈ 0.7～2.0kPa ≈ 5.0～15mmHg，儿童为 50～100mmH_2O ≈ 0.5～1.0kPa ≈ 3.5～7.5mmHg），单位换算 1mmHg ≈ 13.3mmH_2O ≈ 0.133kPa。

注：ICP 分为脑室内压（CSF 压）/ 硬膜下压 / 硬膜外压 / 脑实质压等，通常 ICP 指的是脑室内压。

二、ICP 调节 / 代偿

（1）生理性波动：血压收缩期 / 呼气相↑，血压舒张期 / 吸气相↓。

（2）颅内压调节：CSF 生成 / 吸收＞颅内静脉血增加 / 减少。

三、ICP↑病因 / 分类

1. 病因

（1）颅腔容积减小：畸形（狭颅症等），占位（血肿 / 出血 / 肿瘤 / 脓肿 / 寄生虫等）。

（2）脑组织体积增大：脑水肿。

（3）CSF 循环障碍：脑积水（畸形 / 感染 / 囊虫 / 出血 / 肿瘤等）。

（4）脑血流灌注增加 / 颅内静脉回流障碍：脑肿胀，静脉窦血栓。

2. 分类（表 3-60）

表 3-60 ICP ↑的分类及严重程度

分类	严重程度
（1）急性 ICP ↑：如脑外伤、脑出血 （2）亚急性 ICP ↑：如颅内恶性肿瘤、脑转移瘤、颅内感染 （3）慢性 ICP ↑：如颅内良性肿瘤、脑囊虫病	（1）轻度 ICP ↑：ICP ＝ 15～20mmHg / 200～270mmH_2O （2）中度 ICP ↑：ICP ＝ 20～40mmHg / 270～540mmH_2O （3）重度 ICP ↑：ICP ＞ 40mmHg / 540mmH_2O

四、ICP↑病理生理

1.ICP↑影响因素

（1）年龄：婴幼儿颅缝未闭合 / 老年脑萎缩 → 颅腔绝对 / 相对容积↑→ ICP 代偿空间↑。

（2）占位病变部位：靠近颅脑中线 / 颅后窝 / 颅内大静脉窦等 → CSF 循环障碍 / 颅内静脉回流障碍 → ICP 早期 ↑↑。

（3）占位病变进展：早期 ICP 缓慢 ↑ → 失代偿 → 后期 ICP 迅速 ↑↑（体积 - 压力曲线）。

（4）脑水肿：肿瘤脑转移 / 炎症反应 / HE / 尿毒症 / 电解质酸碱失衡等 → 脑水肿 ↑ → ICP ↑。

2. ICP↑后果结局

（1）脑水肿：ICP ↑ → Cap 通透性 ↑ / 脑细胞代谢障碍 → 神经细胞 / 胶质细胞间隙 / 胞内水肿（血管源性 / 细胞毒性脑水肿）→ ICP ↑↑。

（2）脑血流量 ↓ / 脑缺血缺氧：脑血流量 = 脑灌注压（正常值 70～90mmHg）/ 脑血管阻力（正常值 1.2～2.5mmHg），ICP ↑ → 脑灌注压＜40mmHg → 脑血管自身调节（脑血管扩张）之代偿功能 ↓ → 脑血流量 ↓ → 脑缺血缺氧 / 甚至脑死亡。

（3）脑移位 / 脑疝：ICP ↑ → 颅内腔室压力不均等 → 脑组织 / 血管 / 神经等重要结构受压 / 移位 → 小脑幕切迹 / 枕骨大孔 / 大脑镰下疝 → 动眼神经 / 脑干 / 延髓受压缺血 → 瞳孔散大 / 对光反射消失 / 肌张力 ↓ / 病理征（+）/ 意识障碍 / 生命中枢衰竭（心脏停搏 / 血压下降 / 呼吸停止）。

（4）Cushing 反应：急性 ICP ↑ → 脑血管自身调节 ↓ → 代偿性自主神经反射 → 心率 ↓（充盈期 ↑ / 每搏出量 ↑ / 脑供血 ↑）+ 呼吸深慢（CO_2 排出 ↑ / 氧饱和度 ↑ / 脑供氧 ↑）+ 血压 ↑（血流重配 / 外周血管收缩）（两慢一高）。

（5）胃肠道功能紊乱 / 出血：ICP ↑ → 下丘脑缺血 / 胃肠道黏膜血管收缩 → 呕吐 / 溃疡出血。

（6）神经源性肺水肿：ICP ↑ → 下丘脑 / 延髓受压缺血 → 肾上腺素能神经 ↑ → 左心负荷过重 → 急性左心衰 / 肺水肿。

五、ICP 监测 / 干预值——参考《难治性颅内压增高的监测与治疗中国专家共识（2018）》

1. 监测

（1）有创监测（金标准）：优选顺序为脑室内压（CSF 压）＞脑实质压＞硬膜下压＞硬膜外压。

（2）无创监测（相关性）：眼内压（眼压计）/ 视神经鞘直径（眼部超声）＞大脑中动脉流速［经颅多普勒超声（TCD）］/ 体感诱发电位 / 闪光视觉诱发电位 / 脑电图（EEG）。

2. 干预值

（1）颅脑外伤（TBI）：术前 / 术后干预值（脑室内压）＞20 / 15mmHg。

（2）大面积半球脑梗死（LHI）：干预值（脑实质压）＞15mmHg。

（3）颅内出血（ICH）：脑出血 / 脑室出血干预值（脑室内压）＞20 / 30mmHg。

（4）蛛网膜下腔出血（SAH）：干预值（脑室内压）＞20mmHg。

注：干预 ICP 时 → 尽可能保证脑灌注压（=MAP–ICP）维持在正常水平（70～90mmHg）。

六、临床表现

（1）头痛：（部位）额部 / 颞部多见，亦可枕部放射至眼眶。（程度）∝ ICP，咳嗽 / 用力 / 低头 / 弯腰 ↑。（性质）胀痛 / 撕裂痛多见。

（2）呕吐：头痛剧烈时常伴恶性 / 呕吐（呈喷射性）→ 水 / 电解质 / 酸碱紊乱。

（3）视乳头水肿：视乳头充血 / 中央凹陷消失 / 视盘隆起 / 静脉怒张 → 视神经萎缩 → 失明。

注：头痛 + 呕吐 + 视乳头水肿（ICP 三主征）。

（4）意识障碍：嗜睡 → 昏睡 → 昏迷。

（5）影像学：脑组织肿胀、脑沟脑裂变浅 / 消失、脑室脑池受压变形、中线结构移位等。

附：意识障碍 & 格拉斯哥昏迷评分（GCS）

【意识水平障碍】

（1）嗜睡（病理性睡眠）：一般刺激 → 唤醒 → 回答正确。

（2）昏睡（接近不省人事）：强烈刺激（如压迫眶上神经）→ 唤醒 → 回答含糊 / 答非所问。

（3）昏迷（不省人事）：任何刺激 → 不能唤醒。

① 浅昏迷：疼痛刺激（+），角膜 / 对光反射正常，有眼球运动。
② 中昏迷：疼痛刺激（±），角膜 / 对光反射减弱，无眼球运动。
③ 深昏迷：任何刺激（-），浅反射 / 深反射（-）。

注：疼痛刺激（+）即强烈刺激 → 表情痛苦 / 肢体退缩等防御反射

【意识内容障碍】

（1）意识模糊：时间 / 地点 / 人物的定向能力障碍。

（2）精神错乱 / 谵妄：意识内容模糊 + 精神运动性兴奋。

（3）朦胧状态：意识内容狭窄 + 精神运动性迟滞。

【格拉斯哥（Glasgow）昏迷评分（GCS）】

（1）睁眼反应（1～4分）
（2）语言反应（1～5分）
（3）肢体运动（1～6分）

15 分，意识清楚；12～14 分，轻度意识障碍；9～11 分，重度意识障碍；≤8 分，昏迷。（分数越低 / 昏迷越重）。

七、治疗——参考《难治性颅内压增高的监测与治疗中国专家共识（2018）》

1. 基本治疗

（1）重症监护：30° 仰卧位，吸氧 / 保持呼吸道通畅 / 必要时人工气道，监测神志 / 瞳孔 / 生命体征 / 必要时 ICP 监测，呕吐者禁食 / 补液。

（2）胸压控制：尽量缩短拍背 / 吸痰等胸部护理时间（<30min）。

（3）腹压控制：软化大便 / 防止便秘，必要时腹腔开放减压术。

（4）镇痛镇静：咪达唑仑 / 丙泊酚，慎用芬太尼（∵ ICP ↑），禁用吗啡 / 哌替啶等（∵呼吸频率 ↓↓）。

2. 药物治疗

（1）渗透利尿：甘露醇 / 高渗盐（注意肾前性肾功不全 / 电解质紊乱），浓缩血浆 / 白蛋白，呋塞米，不推荐甘油（∵ ICP 反弹 ↑）。

（2）巴比妥类（重症）：苯巴比妥 / 硫喷妥钠（注意低血压 / 需血药浓度监测）。

注：不推荐甲泼尼龙 / 地塞米松等激素治疗（∵ ICP 无显著 ↓ 且感染 / 致残率 ↑）。

3. 过度通气（必要时可考虑）

短暂（<60min）过度通气 → $PaCO_2$ 降至 30mmHg（注意脑血流量 ↓ 所致二次脑损伤）。

注：CRRT 亦能降低 ICP → 若具有 CRRT 指征亦能考虑 CRRT。

4. 低温冬眠（TBI）

33～35℃ ×2～3 天以上 → 主动（非被动）缓慢（2～3 天）控制性复温（∵ ICP 反跳 ↓）。

5. 外科手术

（1）颅内血肿清除术（幕上颅内血肿）：注意颅内出血 / 感染 / 癫痫 / 脑积水等并发症。

（2）颅骨切除减压术（TBI ＞ LHI / ICH+ 顽固性 ICP ↑↑ ）→ 同侧颞叶脑组织切除术。

（3）侧脑室 / 腰池 CSF 引流 / 分流术（TBI / SAH）：注意堵管 / 感染等并发症。

6. 治疗流程

病因治疗 → 基本治疗 → 药物治疗 → 过度通气 → 低温冬眠 → 外科手术

3-44 专题 - 附：

脑脊液细胞学的临床应用

一、临床应用

1. CNS 感染性疾病

（1）细菌性脑膜炎

① 细胞学：WBC ↑↑↑（可达 1000×10^6/L 以上）/PMN 为主（可达 90% 以上）→ 经有效治疗后 PMN ↓↓ / LC / 单核（吞噬）细胞为主 → LC / 单核细胞为主（趋于正常）。

② 病原学：脑膜炎奈瑟菌 / 肺炎链球菌 / 流感嗜血杆菌，若李斯特菌 / 布鲁杆菌则呈混合细胞反应（PMN+LC 并存）。

（2）结核性脑膜炎

① 细胞学：WBC ↑↑［可达（100～1000）×10^6/L］/ PMN 为主 → PMN+LC 并存 × 较长时间 → 经有效治疗后 PMN ↓ / LC 和单核细胞为主（抗结核早期部分呈现短暂加重现象）。

② 病原学：结核分枝杆菌 → 改良抗酸染色 / 免疫细胞化学染色（检测结核抗原）/PCR 检测。

（3）病毒性脑膜炎 / 脑炎

① 细胞学：WBC ↑［多在（10～100）×10^6/L，少数可达 500×10^6/L］/ LC 为主（但起病 48h 内可见 PMN 为主 / 尤乙脑），单纯疱疹病毒性脑炎（HSE）常伴 RBC ↑（提示脑组织出血坏死）。

② 病原学：单纯疱疹病毒（HSV）→ 特征性病毒包涵体 / PCR 检测。

（4）真菌性脑膜炎

① 细胞学：WBC ↑［多在（10～100）×10^6/L］/ PMN+LC 并存为主（偶见嗜酸粒 ↑）。

② 病原学：隐球菌 → 墨汁染色 / 隐球菌荚膜多糖抗原检测。

（5）脑寄生虫病

① 细胞学：WBC ↑［多在（10～100）×10^6/L］/ 嗜酸粒 ↑，若线虫则 WBC ↑↑［可达（100～1000）×10^6/L］/ 嗜酸粒 ↑↑（可达 50% 以上）。

② 病原学：（原虫）疟原虫 / 弓形虫，（蠕虫）囊虫 / 丝虫 / 广州管圆线虫。

2.CNS 肿瘤

（1）CNS 转移性肿瘤：肺癌＞消化道肿瘤 / 乳腺癌 → 转移性（软）脑膜癌（∈上皮源性）。

（2）CNS 原发性肿瘤：原发性 CNS 淋巴瘤、生殖细胞瘤 / 髓母细胞瘤、胶质瘤 / 黑色素瘤等。

（3）CNS 白血病 / 淋巴瘤：急性淋巴细胞白血病 / 系统性淋巴瘤 → 侵犯 CNS。

3.CNS 自免性疾病

急性播散性脑脊髓炎、视神经脊髓炎谱系疾病、急性炎性脱髓鞘性多发性神经根神经病、自免性脑炎、白塞病、多发性硬化等 → WBC 正常或↑/ LC 为主（部分 PMN↑/ 嗜酸粒↑）。

4. 脑血管疾病

蛛网膜下腔出血：RBC↑↑↑/ PMN↑→（出血 2～3 天后）单核细胞↑→（出血 5 天后）含铁血黄素吞噬细胞↑→（出血 10 天后）胆红素吞噬细胞↑。

二、检查步骤

（1）CSF 采集：腰穿，取中后段 CSF，1～2mL（若行特殊染色则↑），尽快送检（室温保存<30～60min / 避免高温 / 冷冻 / 震荡）。

（2）细胞收集：玻片离心法，自然沉淀法。

（3）细胞染色：标准染色为 MGG 染色，特殊染色包括改良抗酸染色 / 墨汁染色 / 阿利新蓝染色 / 免疫细胞化学染色等。

（4）细胞分类

① 淋巴细胞：正常 LC（小 / 中 LC），激活 LC（转化型 LC / 大淋巴样细胞），浆（样）细胞。

② 单核细胞：正常单核细胞，激活单核细胞，吞噬细胞及吞噬现象。

③ 多核细胞：嗜中性粒细胞，嗜酸性粒细胞，嗜碱性粒细胞。

④ 肿瘤细胞：转移性癌细胞，CNS 原发性肿瘤细胞，白血病 / 淋巴瘤细胞。

⑤ 其它细胞：RBC、脱落细胞（脉络丛 / 室管膜 / 蛛网膜 / 软骨 / 骨髓细胞）等。

注：目前临床开展较多的为 CSF 细胞计数，采用全自动血球分析仪（不染色），将细胞分为单个核细胞（LC / 单核 / 吞噬细胞为主）、多个核细胞（PMN 为主）以及其他病理性细胞（肿瘤细胞为主）等。

CNS 感染性疾病之 CSF 鉴别见表 3-61。

表 3-61 CNS 感染性疾病之 CSF 鉴别

内容	正常	病毒	结核	细菌	真菌	寄生虫
压力	70～200mmH_2O	↑	↑↑	↑↑↑	↑↑↑	
一般性状	无色 透明 水样	黄色（Pro ↑） 微浊（细胞数数↑） 薄膜（Pro ↑）	黄色（Pro ↑） 毛玻璃（细胞数 ↑↑） 薄膜（Pro ↑）	乳白（WBC ↑） 混浊（细胞数 ↑↑↑） 凝块（Pro ↑↑）	黄色（Pro ↑） 微浊（细胞数 ↑） 薄膜（Pro ↑）	
细胞检查	WBC（0～5）×10^6/L LC 60%～70%	WBC 多在（10～100）×10^6/L （少数可达 500/尤乙脑） PMN（<48h/尤乙脑）→ LC 注：HSV 脑炎 → 另 RBC ↑ （∵脑组织出血坏死）	WBC 可达（100～1000）×10^6/L PMN（初期）→ PMN+LC 注：抗结核早期 → 部分呈短暂加重现象	WBC 可达 1000×10^6 以上 PMN 可达 90% 以上 注：李斯特菌/布鲁杆菌 → PMN+ LC 并存	WBC 多在（10～100）×10^6/L PMN+LC 注：偶有嗜酸粒 ↑	WBC 多在（10～100）×10^6/L 嗜酸粒 ↑ 注：线虫 → WBC 可达 1000×10^6/L、嗜酸粒可达 50%
生化检查	Pandy 试验（−）	+～++	++～+++	≥++++	+～++	
	Pro 0.25～0.45g/L	↑	↑↑	↑↑↑	↑	
	Glu 2.5～4.5mmol/L	N	↓↓	↓↓↓	↓	
	Cl^- 120～130mmol/L	N	↓↓↓ < 100mmol/L	↓↓ > 100mmol/L	↓	
	LDH < 40U/L			↑↑		
	ADA < 8U/L		↑↑			
常见病原		（病毒抗原/核酸） 乙型脑炎病毒 单纯疱疹病毒（HSV）	（抗酸染色） 结核分枝杆菌	（革兰染色） 脑膜炎奈瑟菌 肺炎链球菌 流感嗜血杆菌	（墨汁染色） 新型隐球菌	（直接镜检） 疟原虫/弓形虫 囊虫/丝虫/管圆线虫

注：Pro 示蛋白质，Glu 示葡萄糖，LDH 示乳酸脱氢酶，ADA 示腺苷脱氨酶，N 示正常。

3-45 专题

流行性脑脊髓膜炎

一、病原学

（1）脑膜炎奈瑟菌：G^-（内毒素），双球菌，无芽孢，有荚膜 / 菌毛，无鞭毛，需氧。

（2）致病：荚膜多糖（抗原性分 13 个群 / 90% 以上为 A / B / C 群）＜内毒素。

（3）理化：对光 / 热 / 干燥 / 常用消毒剂极敏感，体外易自溶而死亡。

二、流行病学

（1）传染源：病人 / 带菌者（唯一），隐性感染率高（尤流行期间达 50%）。

（2）传播途径：飞沫传播为主，密切接触传播（尤婴幼儿），间接传播极少（∵体外存活极弱）。

（3）易感人群：普遍易感（隐性感染为主 / 儿童易发病）→ 可获得持久同群免疫 / 不持久群间免疫。

（4）流行特征：地区性（尤温带地区）/ 季节性（冬春季尤 2～4 月）/ 周期性。

三、机制和病理

（1）机制：鼻咽部 → 内毒素血症 → 激活补体 / 炎症介质 ↑↑ + 激活凝血系统 → 微循环障碍 / 休克 ↑↑ → MODS（尤脑 / 脊髓）。

（2）病理：血管内皮损害 / 广泛出血，脑膜充血 / 出血 / 化脓性炎症 → 累及脑神经 / 脑实质。

四、临床表现

潜伏期 1～7 天（常 2～3 天）。

（1）前驱期（1～2 天）：起病急，发热 / 上感症状（∵进展快 / 此期常被忽视）。

（2）败血症期（1～2 天）：高热（40℃），全身中毒症状，皮肤黏膜瘀点瘀斑 → 出血疹（∵ DIC）。

（3）脑膜炎期（2～5 天）：剧烈头痛 / 烦躁不安 / 喷射状呕吐 → 谵妄 / 抽搐 / 意识障碍，脑膜刺激征（+）。

（4）恢复期（1～3 周）：体温 / 症状 / 体征 ↓，期间可能出现 IC 沉积 → 发热 / 心包炎 / 关节炎等。

（5）并发症 + 后遗症（极少见）：（并发症）继发感染 / 迁移性中耳炎 / 眼病 / 心内膜炎 / 肺炎 / 关节炎等。（后遗症）脑积水 / 硬脑膜下积液 / 癫痫 / 精神障碍 / 瘫痪 / 肢端坏死等。

（6）其他分型

① 轻型：病情轻微，低热 / 轻微头痛，少量出血点，CSF 无显著异常。

② 暴发型：多见于儿童 / 进展↑/ 病死率↑。（休克型）休克 / DIC，（脑膜脑炎型）脑水肿 / 呼吸衰竭。

③ 慢性型：多见于成人 / 病程迁延数周～数月。间歇性发热 / 成批出疹，常伴脾大 / 关节痛。

五、检查

（1）血常规：WBC↑↑［>（10～20）×10^9 / L］，PMN%↑↑（>80%～90%），DIC 则 PLT↓。

（2）脑脊液：见“3-44 专题 附：脑脊液细胞学的临床应用”中的表 3-60。

（3）血清学：IgG 抗体阳转，恢复期 / 急性期≥4 倍。

（4）病原学：CSF / 血液 / 瘀点瘀斑，涂片（革兰氏染色示多形核白细胞内外见 G^- 肾形双球菌）/ 抗原（特异性多糖抗原）/ 培养（脑膜炎奈瑟菌）/ 核酸（脑膜炎奈瑟菌 DNA）。

六、诊断

（1）流行病学：当地有流脑发生 / 流行或 1 周内有流脑密切接触史 ± 既往未接种流脑疫苗。

（2）疑似病例：流行病学＋临床表现＋CSF 检查示化脓性脑膜炎。

（3）临床诊断病例：疑似病例＋皮肤黏膜瘀点瘀斑＋病原学涂片示 G^- 肾形双球菌。

（4）确诊病例：疑似病例 / 临床诊断病例＋血清学（+）/ 病原学抗原 / 培养 / 核酸（+）。

七、鉴别

（1）败血症＋感染性休克＋化脓性脑膜炎的其他疾病。

① 呼吸道感染 / 肺炎 / 鼻窦炎 / 中耳炎 → 肺炎链球菌感染（尤成人）/ 流感嗜血杆菌感染（尤幼儿）。

② 皮肤感染 → 金葡菌感染。

③ 腰穿 / 麻醉 / 造影 / 术后 → 铜绿假单胞菌感染。

④ 颅脑术后 → G^- 杆菌感染。

（以上①～④）均为散发 / 无季节性，无皮肤黏膜瘀点瘀斑，病原学可确诊。

（2）结核性脑膜炎：结核病史，起病缓 / 病程长 / 结核中毒症状 / CNS 症状出现晚 / 无皮肤黏膜瘀点瘀斑，CSF 示单核为主 / Pro↑/ Glu↓/ Cl^-↓↓/ ADA↑↑，病原学可确诊。

八、治疗

1. 一般治疗

隔离，休息，饮水 / 消化饮食 / 营养，皮肤 / 口腔卫生（漱口）。

2. 病因治疗

抗菌药物 → 早期＋敏感 / BBB 通透性↑＋足量 ± 联合（暴发型）。

（1）青霉素类

青霉素 G 400 万～600 万 U 静滴 q6h×7 天［儿童 20 万～40 万 U /（kg・d）（分 4 次）×7 天］。

阿莫西林 1g 静滴 q8～6h×7 天［儿童 50～100mg /（kg・d）（分 3～4 次）×7 天］。

氨苄西林 2g 静滴 q6～4h×7 天［儿童 200～300mg /（kg・d）（分 4～6 次）×7 天］。

（2）三代头孢（用于青霉素类过敏 / 耐药 MIC ≥0.1mg / L）

头孢曲松 2g 静滴 qd～q12h×7 天［<12 岁则 50～100mg /（kg・d）（分 1～2 次）×7 天］。

头孢噻肟 2～3g 静滴 q6h×7 天［儿童 200～300mg /（kg・d）（分 4 次）×7 天］。

3. 对症治疗

（1）高热＋头痛

① 物理：冰敷额头 / 枕部 / 颈部 / 腋下 / 腹股沟，温水 / 乙醇擦浴，盐水灌肠。

② 药物：复方氨林巴比妥 2mL / 1 支 肌注 st（≤3 支 / 天，注意大汗补液）。

③ 冬眠（尤抽搐时）：氯丙嗪 0.5～1.0mg / kg + 异丙嗪 0.5～1.0mg / kg 肌注 q4～6h×3～5 天（注意呼吸抑制）。

④ 脱水：呋塞米，甘露醇 1～2g / kg 静滴 q4～6h。

（2）休克←→ DIC

① 休克：扩容 / 升压 / 改善微循环 / 纠酸（参考“3-09 专题　脓毒症 & 脓毒性休克”）。

② DIC：抗凝 / 替代 / 抗纤（参考“3-11 专题　弥漫性血管内凝血”）。

（3）脑水肿←→呼衰

① 脱水：呋塞米，甘露醇，甘油果糖，白蛋白，激素。

② 保持呼吸道通畅：仰卧位 / 头后仰，吸痰，支扩 / 祛痰药物（尤雾化），人工气道（插管 / 切开）。

氨茶碱 0.125～0.25g 静推 → GS / NS 50mL+0.25g 微泵（2.5～5mL / h）（max 1g / d）。

N- 乙酰半胱氨酸（NAC）3mL 雾化吸入 qd～bid。

③ 纠正低氧血症：鼻导管 / 面罩吸氧，辅助 / 机械通气。

④ 改善 CO_2 潴留：呼吸兴奋剂（尤呼二联），辅助 / 机械通气。

NS 39.5mL+ 尼可刹米 / 可拉明 0.375g×5 支 + 山梗菜碱 / 洛贝林 3mg×3 支 微泵（5mL / h）。

（4）激素（抗炎 / 退热 / Cap 通透性↓ / 防粘连+CA 敏感性↑ / 钠水潴留 / BP↑+免疫力↓ / 继发感染↑）

琥珀酸氢化可的松 5～10mg /（kg・d）或甲泼尼龙 1～2mg /（kg・d）或地塞米松 0.15～0.3mg /（kg・d）×3～5 天。

3-46 专题

中枢神经系统结核病（CNS-TB）

中枢神经系统结核病（CNS-TB）：主要是由肺部的结核分枝杆菌（约 1%）→ 经血流播散 → 脑脊髓实质 / 脑脊髓膜及其邻近组织 → 突破 / 未突破蛛网膜下腔 → 脑脊髓膜炎 / 结核瘤（表现特异性↓/ 检测灵敏性↓→ 诊断 / 治疗不及时 → 致残率↑/ 致死率↑）。

一、诊断

1. 临床特征

（1）起病急缓不一：以亚急性 / 慢性为主。

（2）症状非特异性：以发热 / 盗汗 / 精神萎靡 / 纳差 / 恶心 / 呕吐 / 体重↓等全身表现为主，可伴头痛 / 颅内压增高 / 脑膜刺激征（+）等，而癫痫发作 / 脑神经受累 / 肢体运动障碍等局灶性神经系统症状较少见。

（3）CSF 检查异常：CSF 压↑，外观透明 / 毛玻璃样，WBC（100～500）$\times 10^6$ / L（以 LC 为主 / 但疾病早期亦可 PMN 为主），Pro↑（1～2g / L），Glu↓（＜2.2mmol / L 或与血糖比值＜50%）。

2. 病原学诊断

（1）CSF 抗酸染色涂片：快速 / 简便。（改良法）Triton X-100 → 胞膜通透性↑→ 阳性率↑。

注：抗酸染色（+）→ 结核分枝杆菌 / 非结核分枝杆菌 / 奴卡菌等。

（2）CSF 分枝杆菌培养：（罗氏培养法）4～8 周（不利于早期确诊），［分枝杆菌生长指示管（MGIT）培养法］平均 2 周（持续监测荧光强度变化）。

（3）CSF 结核分枝杆菌快速核酸检测：检测结核分枝杆菌特有基因（如 *rpoB*）中的相关片段，快速 / 具有确诊价值，若标本量不足则作为优先送检项目。

3. 影像学诊断

（1）头颅增强 MRI / CT → 助诊 / 评估治疗方式及治疗应答。

① 颅底 / 基底池脑膜强化：最常见于结核性脑膜炎（HIV 感染者少见），特异性↑。

②（新发）脑梗死（尤 MRI）：多见于结核性脑膜炎（约 20%），因闭塞性血管炎常累及基底节。

③ 结核瘤：多见于脑实质结核，常累及皮质 / 髓质交界区和脑室周围。

④ 脑积水：多见于儿童。

（2）胸部 CT / 其它部位影像学检查 → 助诊 / 寻找病原学采样部位。

4. 免疫学 / 病理学诊断

（1）T-SPOT：血液 → 助诊活动性结核，CSF（∵ LC 计数高低不一）→ 灵敏性 / 特异性↓。

（2）PPD：卡介苗普遍接种 → 假阳性率↑

（3）结核抗体 / 抗原检测：灵敏性 / 特异性均不理想。

（4）病理学：慢性增生性肉芽肿 → 中心为干酪样坏死 + 外周为放射状排列上皮样细胞 + 细胞周围有 LC 浸润 / 结缔组织包膜 + 病原学核酸检测（+）→ 结核瘤。

5. 临床诊断

（1）确诊病例：病原学诊断（+）。

（2）临床诊断病例

① 结脑评分≥12 分 / 10 分（无影像学诊断）为高度疑似病例，结脑评分≥6 分为疑似病例。见表 3-62。

② 排除：细菌 / 隐球菌 / 病毒 + 布鲁菌病 / CNS 梅毒 + 脑型疟疾 / 弓形虫脑病 / 囊尾蚴 / 蛔虫等 CNS 感染性疾病（必要时进行 mNGS 检测），脑膜瘤 / 胶质瘤 / 淋巴瘤等 CNS 恶性肿瘤，肺癌 / 乳腺癌等 CNS 转移，及自身免疫性脑炎。

表 3-62　CNS-TB 的临床诊断评分

项　目	评　分
临床表现	**最高计 6 分**
症状持续≥ 5 天	4
咳嗽 / 盗汗 / 体重↓≥ 2 周	2
（儿童≤ 10 岁）1 年内有结核病密切接触史	2
脑神经以外的局灶性神经功能损伤	1
脑神经麻痹	1
意识状态改变	1
CSF 检查	**最高计 4 分**
外观透明 / 毛玻璃样	1
细胞数（10～500）$\times 10^6$ / L	1
LC ＞ 50%	1
Pro ＞ 1g / L	1
Glu ＜ 2.2mmol / L 或与血糖比值＜ 50%	1
影像学检查	**最高计 6 分**
颅底脑膜强化	2
MRI 增强前颅底脑膜高密度 / 高信号	2
（新发）脑梗死	1
结核瘤	2
脑积水	1
其他结核病证据	**最高计 4 分**
活动性肺结核	2
粟粒性肺结核	4

续表

项 目	评 分
影像学提示颅外结核	2
抗酸染色 / 结核分枝杆菌培养(+)	4
CSF 以外的结核分枝杆菌 PCR(+)	4

(3)评估病情：英国医学研究委员会（MRC）结脑分期 → 分期↑病情↑预后↓。见表 3-63。

表 3-63 CNS-TB 的 MRC 分期

分 期	标 准
Ⅰ	GCS = 15 分且无局灶性神经系统损伤表现
Ⅱ	GCS = 11～14 分，或 GCS = 15 分伴有局灶性神经系统损伤表现
Ⅲ	GCS ≤ 10 分

注：GCS 为格拉斯哥（Glasgow）昏迷评分 = 睁眼反应（1～4 分）+ 语言反应（1～5 分）+ 肢体运动（1～6 分）。

二、治疗

1. 抗结核治疗（详见表 3-33 和表 3-35）

(1)遵循肺结核治疗模式（强化期 + 巩固期），强化期≥2 个月，（强化期 + 巩固期）≥12 个月。

(2)强化期方案：≥4 种有效药，推荐 INH（BBB 通透性↑ / 杀菌↑）+ RFP（循证医学证实病死率↓）+ PZA（BBB 通透性↑↑ / 尤杀 Mφ 内潜伏菌）+ EMB（可能混淆 CNS 症状 / 慎用于昏迷者）/ 二线注射（BBB 通透性↓ / 用于早期替代选择）。

注：高剂量的 RFP（静脉）/ 氟喹诺酮（静脉）/ 利奈唑胺 → 用于 CNS-TB 重症病例。

(3)巩固期方案：≥2 种有效药，推荐 INH+RFP。

2. 激素治疗

(1)适应证：CNS-TB 重症病例，抗结核治疗出现矛盾现象（颅内炎症加重 / 结核瘤扩大 → 颅内压↑↑），脊髓压迫。

(2)用法：DXM 0.3～0.4mg / kg → 逐渐减停 ×4～8 周（结核瘤则疗程↑）。

(3)机制：炎症↓→ 脑 / 脊髓水肿↓→ 颅内压↓→ 脑组织血流↑。

(4)注意：炎症↓→ 药物 BBB 通透性↓→ 抗结核疗效↓，免疫↓→ 结核分枝杆菌繁殖 / 机会感染↑，出血 / 血糖↑ / 电解质紊乱 / 骨质疏松。

3. 并发症管理

(1)颅内压增高 / 脑积水 / 脑梗死

① 表现：头痛 / 恶心 / 呕吐 / 视乳头水肿 → 抽搐 / 意识障碍。

② 处理：甘露醇 + 呋塞米 + 控制发热，尽早 CT / MRI 以明确有无严重的脑积水 / 脑梗死，若交通性脑积水内科治疗不佳 / 非交通性脑积水则尽早行 CSF 引流术 / 分流术，若顽固性颅内压增高尽早磁共振静脉造影（MRV）以明确有无颅内静脉窦血栓形成，若阻塞性脑积水 / 压迫脑干则急诊手术。

注：颅内压控制目标为＜270mmH_2O。

(2)低钠血症

① ADH 分泌失调综合征（SIADH）：水重吸收↑→ 稀释性低钠血症 / 常伴血容量↑（处理：限水）。

② 脑性耗盐综合征：尿量↑/尿盐排泄↑→失钠性低钠血症/常伴血容量↓（处理：补钠）。

（3）癫痫发作

① 原因：脑实质结核，颅内压↑↑，低钠，抗结核药物不良反应（如 INH/氟喹诺酮类/环丝氨酸）。

② 处理：（静脉）地西泮，（口服）卡马西平/丙戊酸钠/左乙拉西坦/苯妥英钠等。

三、特殊问题

1. 经验治疗

（1）问题：CNS-TB 确诊困难/滞后，抗结核治疗早期很难作出疗效判断/甚至出现矛盾现象，非有效治疗则病死率↑/致残率↑。

（2）建议：CNS-TB 疑诊时即应及时抗结核治疗，除非诊断变更，否则应完成整个疗程。

2. 鞘内注射

（1）问题：早年链霉素鞘注，后有左氧氟沙星/阿米卡星鞘注。

（2）建议：目前大多数抗结核药物的 BBB 通透性↑↑（除氨基糖苷类↓↓/而 RFP 在炎症时其 BBB 通透性↑）+鞘注的医源性感染风险↑→不推荐常规应用。

3. 不良反应

（1）问题：抗结核药物性肝损伤（ATB-DILI），抗结核治疗中断是 CNS-TB 死亡的独立危险因素。

（2）建议：根据肝功能损伤程度分级停药（表 3-64），尽量保证抗结核治疗的有效连续性（如改为罕见药+氟喹诺酮类尤莫西沙星/左氧氟沙星等），一旦转氨酶恢复正常应立即并逐渐恢复关键抗结核药物（如 INH+RFP）。

表 3-64　ATB-DILI 的分级停药

肝损伤情况	ALT＜3 倍	ALT 3～5 倍	ALT ≥5 倍
TB＜2 倍	继续，酌情停高频药	立即停高频药，酌情停低频药	立即停高频/低频/罕见药
TB 2～3 倍	立即停高频药，酌情停低频药	立即停高频/低频/罕见药	立即停高频/低频/罕见药
TB ≥3 倍	立即停高频/低频/罕见药	立即停高频/低频/罕见药	立即停高频/低频/罕见药

注：高频药=INH/RFP/PZA（一线口服）+乙硫异烟肼/丙硫异烟肼/PAS（二线口服）。
低频药=EMB+氟喹诺酮类+阿莫西林克拉维酸/克拉霉素。
罕见药=氨基糖苷类/卷曲霉素（二线注射）+环丝氨酸/利奈唑胺（二线口服）。

4. 耐药（所有 CNS-TB 均应检测耐药）

（1）方案：（强化期）药物≥4 种 × 疗程≥8 个月，（巩固期）药物≥3 种 × 补满总疗程≥20 个月。

（2）药物：氟喹诺酮类/利奈唑胺（优先/∵杀菌↑交叉耐药↓）→环丝氨酸（∵介于之间）→氨基糖苷类/卷曲霉素（∵ BBB 通透性↓但杀菌↑尤炎症早期）→丙硫异烟胺/PAS（∵交叉耐药↑/肝毒性↑）→碳青霉烯类（尤美罗培南/∵ CNS 不良反应↓）。

5. 儿童

（1）特点：多表现为结核接触史（+）、CNS 症状不典型，CT 以颅底脑膜强化/脑积水更常见。

（2）建议：详细询问病史（包括密切接触史/疫苗接种史），密切临床观察。

6.HIV（所有 CNS-TB 均应检测 HIV）

（1）特点：常合并其他结核病，CSF 病原学检查阳性率↑，CNS 病变性质难鉴别（∵其他感染 / 肿瘤）。

（2）方案：先抗结核 ×2～8 周 → 再联合抗 HIV。

注：若 $CD4^{+}T$ ＜100 个 / μL 则抗 HIV 需尽早进行 → 免疫重建炎症反应综合征（IRIS）风险↑→ 故需密切监测。

（3）药物：抗结核（推荐含 RFP）→ 联合抗 HIV［推荐含非核苷类反转录酶抑制剂（NNRTI）/ 亦可含整合酶抑制剂（INSTI）但其需减量］。

注：若抗 HIV 必须含 INSTI 且不能减量则可考虑用 Rfb 替代 RFP。

3-47 专题

流行性乙型脑炎

一、病原学

（1）黄病毒科 → 乙脑病毒：球形，ϕ40～50nm，有包膜，单正链 RNA（10976bp）。

（2）病毒蛋白：糖基化蛋白 E（血凝抗原 / 中和抗原），非糖基化蛋白 M。

（3）理化性质：对热 / 常用消毒剂敏感，56℃ ×30min 或 100℃ ×2min 灭活。

二、流行病学

（1）传染源：动物（家畜 / 尤仔猪＞家禽 / 鸟类）＞＞病人。

（2）传播途径：蚊虫叮咬（尤三带喙库蚊）→ 蚊虫不仅是传播媒介 / 还是长期宿主。

（3）易感人群：普遍易感（隐性感染为主 / 儿童易发病）→ 可获得持久免疫力。

（4）流行特征：东南亚 / 西太平洋地区为主（∝蚊虫活动），热带四季均可，亚热带 / 温带呈严格季节性（夏秋季 / 尤 7～9 月），高度散发 / 集中发病↓。

三、机制和病理

（1）机制：蚊虫叮咬 / 乙脑病毒 → 单核吞噬细胞系统内增殖 → 病毒血症 → 全身播散 → 若病毒量↓毒力↓免疫力↑则清除 / 隐性感染，若病毒量↑毒力↑免疫力↓则 CNS 感染 → 直接损伤（脂质过氧化 / 凋亡）+ 免疫损伤。

（2）病理：（大体）CNS 灰质为主（尤大脑皮层 / 基底核），脑膜充血 / 水肿 / 出血。

（镜下）神经元变性 / 坏死 / 软化灶，血管充血 / 单核 / 淋巴 / 浆细胞浸润，胶质细胞增生。

四、临床表现

（1）初期 / 病毒血症期（3 天）：起病急，发热为主（∵无明显 CNS 表现 / 此期常被误诊上感）。

（2）极期 / 脑炎期（1 周）：高热 / 头痛，意识障碍（嗜睡 / 昏睡 / 昏迷），惊厥 / 抽搐（∵高热 / 脑水肿 / 脑炎等），呼吸衰竭（∵累及延髓 / 脊髓导致中枢性 / 周围性呼衰等）/ 瘫痪，脑膜刺激征（+）/ 反射↓ / 病理征（+），循环衰竭（∵脑水肿 / 心衰 / 消化道出血等）。乙脑极期三联征的相互作用机制见图 3-30。

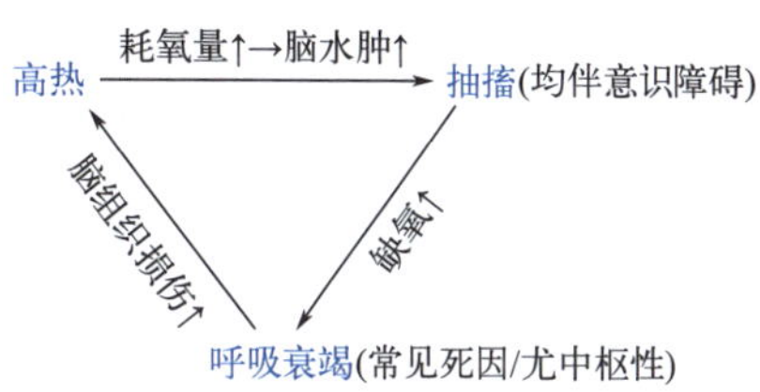

图3-30　乙脑极期三联征的相互作用机制

（3）恢复期（2 周）：体温 / 症状 / 体征↓（低热 / 多汗 + 失语 / 瘫痪 + 痴呆 / 癫痫）。

（4）并发症 + 后遗症（5%～20%）：（并发症）支气管肺炎＞肺不张，尿路感染 / 压疮 / 败血症，应激性溃疡。（后遗症）失语 / 瘫痪，痴呆 / 癫痫。

（5）临床分型

① 轻型：T ＜39℃ / 头痛（±），神志清楚 / 嗜睡，脑膜刺激征（±），病程≈ 1 周。

② 普通型：T=39～40℃ / 头痛（+），昏睡 / 浅昏迷，脑膜刺激征（+），病程≈ 1～2 周。

③ 重型：T ＞40℃，昏迷 / 抽搐 / 呼衰 / 瘫痪，反射↓ / 病理征（+），病程＞2 周（常有恢复期）。

④ 极重型：T ＞40℃（骤升），深昏迷 / 强抽搐，迅速出现中枢性呼衰 / 脑疝，常有后遗症。

五、检查

（1）血常规：WBC↑ [（10～20）×10^9 / L]/PMN%↑（＞80%），部分则正常。

（2）脑脊液：参见“3-44 专题 附：脑脊液细胞学的临床应用”中的表 3-61。

（3）血清学

① 特异中和抗体 IgM（+）：病后 3～4 天出现 / 2 周达峰 → 用于早期诊断。

② 血凝抑制抗体 IgM / G（+）：病后 4～5 天出现 / 2 周达峰 → 用于临床诊断 / 流行病学调查。

③ 补体结合抗体 IgG（+）：病后 2 周出现 / 5～6 周达峰 → 用于回顾诊断 / 流行病学调查。

注：与其他黄病毒属成员（如黄病毒 / 登革病毒）存在弱交叉反应 → 鉴别假阳性。

（4）病原学：组织 / CSF / 血液，乙脑病毒抗原 / 核酸（+），病毒分离困难（∵存在于脑组织中）。

六、诊断

（1）流行病学：严格季节性（夏秋季 / 尤 7～9 月），儿童多见（近年来成人发病↑）。

（2）临床表现：高热 / 头痛，意识障碍 / 抽搐，脑膜刺激征（+），反射↓ / 病理征（+）。

（3）检查：WBC↑ / PMN%↑，乙脑病毒抗体 / 抗原 / 核酸（+）。

七、鉴别

（1）中毒性菌痢：均多见夏秋季 / 儿童为主，高热 / 毒血症状↑，休克型（感染性休克为主）/ 脑型（脑水肿为主）/ 混合型，大便镜检示大量 WBC / 脓细胞 / RBC。

（2）化脓性脑膜炎：流脑 → 多见冬春季 / 皮肤黏膜瘀点瘀斑，其他化脑 → 多有原发病灶，CSF 示多核为主 / Pro↑↑ / Glu↓↓ / Cl^-↓ / LDH↑，病原学可确诊。

（3）结核性脑膜炎：结核病史，起病缓 / 病程长 / 结核中毒症状 / CNS 症状出现晚，CSF 示单核为主 / Pro↑ / Glu↓ / Cl^-↓↓ / ADA↑↑，病原学可确诊。

（4）其他病毒性脑炎：血清学 / 病原学可确诊。

八、治疗

1. 一般治疗

隔离 / 防蚊，休息，饮水 / 消化饮食 / 营养，皮肤 / 口腔卫生（漱口）。

2. 病因治疗

尚无特效抗病毒药，早期可试用利巴韦林 / 干扰素。

3. 对症治疗

（1）高热 + 头痛

① 物理：冰敷额头 / 枕部 / 颈部 / 腋下 / 腹股沟，温水 / 乙醇擦浴，盐水灌肠。

② 药物：复方氨林巴比妥 2mL / 1 支 肌注 st（≤3 支 / 天，注意大汗补液）。

③ 冬眠（尤抽搐时）：氯丙嗪 0.5～1.0mg / kg+ 异丙嗪 0.5～1.0mg / kg 肌注 q4～6h×3～5 天（注意呼吸抑制）。

④ 脱水：呋塞米，甘露醇 1～2g / kg 静滴 q4～6h。

（2）抽搐：降温，脱水，镇静［地西泮 10～20mg（成人）或 0.1～0.3mg / kg（儿童）肌注，水合氯醛灌肠］。

（3）呼吸衰竭

① 脱水：呋塞米，甘露醇，甘油果糖，白蛋白，激素。

② 呼吸道通畅：仰卧位 / 头后仰，吸痰，支扩 / 祛痰 / 抗菌药物，人工气道（插管 / 切开）。氨茶碱 0.125～0.25g 静推 → GS / NS 50mL+0.25g 微泵（2.5～5mL / h）（max 1g / d）。NAC 3mL 雾化吸入 qd～bid。

③ 纠正低氧血症：鼻导管 / 面罩吸氧，辅助 / 机械通气。

④ 改善 CO_2 潴留：呼吸兴奋剂（尤呼二联）→ NS 39.5mL+ 尼可刹米 / 可拉明 0.375g×5 支 + 山梗菜碱 / 洛贝林 3mg×3 支 微泵（5mL / h），辅助 / 机械通气。

（4）循环衰竭：脱水，强心 / 利尿，补充血容量，升压。

（5）激素（抗炎 / 退热 / Cap 通透性↓ / 防粘连 + CA 敏感性↑ / 钠水潴留 / BP↑+ 免疫力↓ / 继发感染↑）：琥珀酸氢化可的松 5～10mg /（kg · d）或甲泼尼龙 1～2mg /（kg · d）或地塞米松 0.15～0.3mg /（kg · d）×3～5 天。

3-47 专题 - 附：

脊髓灰质炎

一、病原学

（1）微小病毒科→脊髓灰质炎病毒：球形，Φ27～30nm，无包膜，单正链 RNA（Ⅲ型差异↑）。

（2）血清型：Ⅰ/Ⅱ/Ⅲ型→交叉免疫↓。

（3）理化性质：外界环境生存力↑，粪便/污水中存活数月/–70℃保持数年，酸性环境稳定/不易被胃酸胆汁灭活，热/甲醛/碘伏/氧化剂/紫外线敏感，56℃ ×30min/紫外线 ×1h。

二、流行病学

（1）传染源：隐性感染者（90% 以上/携带病毒时长约数周/传播意义重大）＞无瘫痪型病人。

（2）传播途径：粪口传播为主（早期亦能鼻咽排毒/空气飞沫传播 × 短暂），另口服减毒活疫苗排出后亦可恢复毒力/传播易感者。

（3）易感人群：普遍易感（尤 6 个月～5 岁儿童）→ 可获得持久免疫力（型特异性）。

（4）流行特征：遍及全球/温带为主（尤未普种疫苗地区），2000 年 WHO 宣布西太平洋地区成为无脊髓灰质炎区域，2003 开始个别地区存在反弹（如阿富汗/巴基斯坦/尼日利亚），近年来全球发病有“死灰复燃”之势（尤疫苗变异所致）。

三、机制和病理

（1）机制：脊髓灰质炎病毒 → 鼻咽部/胃肠道内复制 → 逐渐侵犯相关淋巴组织（多无症状/产生抗体/隐性感染），若免疫力↓→ 较轻的第一次病毒血症（清除病毒/无 CNS 表现/顿挫型）→ 较重的第二次病毒血症（大量复制入血/脊髓前角运动神经元坏死）→ 轻者无瘫痪（脑膜刺激征/无瘫痪型）/重者瘫痪（过度疲劳/剧烈运动/肌内注射等高危因素/瘫痪型）。

（2）病理：CNS 广泛受损（尤脊髓＞脑干），呈散在/不对称病灶，尤腰段/颈段脊髓前角运动神经元，亦可大脑/小脑/交感神经/周围神经，（镜下）神经元内染色体溶解/尼氏小体消失/嗜酸性包涵体/周围充血水肿及单核细胞浸润。

四、临床表现

潜伏期 5～35 天（常 9～12 天），临床表现类型如下。

（1）无症状型/隐性感染（90% 以上）：无临床表现，但咽部/粪便排毒 → 传播意义↑。

（2）顿挫型（4%～8%）：发热 / 呼吸道症状 / 消化道症状 ×1～3 天。

（3）无瘫痪型：顿挫型 + 病毒性脑膜炎（脑膜刺激征 / 病理征 / CSF 异常）。

（4）瘫痪型（1%）：无瘫痪型 + 瘫痪，临床分期如下。

① 前驱期：发热 / 呼吸道症状 / 消化道症状。

② 瘫痪前期：再次发热 / 头痛 / 烦躁嗜睡 / 感觉过敏 / 肌肉强直，脑膜刺激征（颈阻 / Kernig 征 / Brudzinski 征）/ 三脚架征（坐起时需双手后撑床面）/ 吻膝试验（坐起弯颈时下颌不能抵膝）（+），可伴交感神经功能紊乱（面色潮红 / 多汗 / 括约肌功能障碍等），后期腱反射↓。

③ 瘫痪期：多在体温开始下降时出现 / 热退后瘫痪不再进展，分型如下。

（脊髓型★）持续性 / 不对称瘫痪（尤下肢），腱反射↓ / 肌张力↓（尤近端肌群）。

（延髓型）呼吸不规则 / 暂停 / 呼吸衰竭，心率血压不稳定 / 循环衰竭，脑神经损伤。

（脑炎型）高热 / 头痛 / 烦躁嗜睡，神志改变。

（混合型）以上几型同时存在。

④ 恢复期：远端肌群→近端肌群恢复 × 数周～数月（重则 6 个月以上）。

⑤ 后遗症期：瘫痪 1～2 年以上 → 肌肉萎缩 / 肢体畸形 → 脊髓灰质炎后综合征（感染后 25～35 年出现进行性肌肉疼痛 / 萎缩 / 瘫痪加重）。

（5）并发症：呼吸麻痹 → 继发肺炎 / 肺不张等、肠麻痹 / 尿潴留 / 心肌炎、压疮 / 骨质疏松等。

五、检查

（1）血常规：WBC 正常，早期 / 继发感染则 WBC↑ N↑，急性期 ESR↑。

（2）脑脊液：顿挫型则正常，无瘫痪型 / 瘫痪型则≈病毒性脑膜炎（热退后细胞数迅速↓ / 蛋白轻度↑→ 细胞 - 蛋白分离现象）。

（3）血清学：特异性 IgM（+），特异性 IgG↑ ≥4 倍。

（4）病原学：鼻咽拭子（起病 1 周内）/ 粪便 / 血液 / CSF → 病毒分离（+）。

六、诊断

流行病学★ + 临床表现（如多汗 / 烦躁 / 感觉过敏 / 肌肉强直 / 腱反射↓→ 尤弛缓性瘫痪）+ 血清学 / 病原学（确诊）。

七、鉴别

与上感 / 流感 / 胃肠炎、各种脑膜炎、吉兰 - 巴雷综合征 / 急性脊髓炎 / 周期性瘫痪等相鉴别。

八、治疗

（1）一般治疗：隔离（≥40 天 / 起初 1 周强调呼吸道 / 消化道隔离），卧床至热退后 1 周，避免瘫痪高危因素（过度疲劳 / 剧烈运动 / 肌内注射），补液 / 热量 / 营养。

（2）病因治疗：尚无特效抗病毒药。

（3）对症治疗：退热，肌松，被动运动。

（4）瘫痪期

① 保持体位：卧床保持身体直线 / 脊柱髋部挺直 / 膝部略弯曲 / 踝关节垂直。

② 功能恢复：营养神经（$VitB_{1/12}$），促进神经传导（地巴唑），增强肌肉张力（加兰他敏）。

③ 延髓型瘫痪：保持气道通畅→气管切开 / 辅助通气，监测生命体征 / 血气 / 电解质。

（5）恢复期 / 后遗症期：康复治疗，外科矫形，按摩理疗。

3-48 专题

念珠菌病

一、病原学

（1）广泛存在于自然界 → 人体内最大的真菌正常菌群（尤呼吸道 / 消化道 / 泌尿道 / 生殖道等外界相通腔道）→ 种类＞17 种 / 普遍存在复合群（各菌种之间生物学特性 / 药物敏感性均存有差异）→ 体外培养在血琼脂 / 沙氏琼脂培养基生长良好（最适温度 25～37℃）。

（2）条件致病菌（多见于抗菌药物应用所致念珠菌高强度定植 + 生理屏障破坏 / 免疫功能低下）→ 念珠菌病（常累及皮肤 / 黏膜 / 内脏器官）→ 侵袭性念珠菌病（定植—感染—发病连续过程）→ 念珠菌血流感染可危及生命。

（3）白念珠菌最为常见 → 出芽方式繁殖 → 产生芽生孢子 × 延伸（多数不脱离母细胞）→ 形成假菌丝（少数脱离母细胞 / 形成真菌丝）。

二、流行病学

（1）传染源：病人 / 带菌者 / 带菌食物水。

（2）传播途径：内源性机会感染（尤呼吸道 / 消化道），外源性接触感染。

（3）易感人群：免疫力低下人群（严重基础疾病如肝硬化 / 肾衰竭 / DM / SLE / 血液系统肿瘤、AIDS、接受大剂量激素 / 免疫抑制剂），滥用广谱抗菌药物者，长期留置导管者。

（4）流行特征：四季均可 / 散发。

① 菌种：白念珠菌＞＞热带 / 近平滑 / 光滑 / 克柔念珠菌等（四种常见非白念珠菌），近年来出现耳念珠菌病 → 传播快 / 耐药广 / 鉴定难 / 病死率高。

② 耐药：三唑类如氟康唑＞棘白菌素类如卡泊芬净＞多烯类如两性霉素 B。

三、机制和病理

（1）机制：内源性 / 外源性感染 → 黏附入侵 → 磷脂酶 / 蛋白酶（毒力因素）+ 激发炎症。

（2）病理：炎症，化脓 / 脓肿，肉芽肿，溃疡 / 假膜。

四、临床表现

（1）皮肤念珠菌病：皮肤皱褶潮湿部位（腋窝 / 乳房下 / 腹股沟 / 会阴 / 肛周 / 趾间 / 甲沟）。

（2）黏膜念珠菌病：口腔 / 食管 / 胃肠道，阴道 / 包皮。

（3）侵袭性念珠菌病：呼吸道 / 消化道 / 泌尿道 / 生殖道正常寄生菌 → 高度定植 → 直接侵袭 / 菌血症播散 → 支气管炎 / 肺炎 / 肺脓肿、胆囊炎 / 肝脾脓肿 / 腹膜炎 / 腹腔脓肿、尿道炎 / 膀胱炎 / 肾盂肾炎 / 肾脓肿、心内膜炎 / 心肌炎 / 心包炎 / 化脓性血栓性静脉炎、眼内炎 / 脑膜炎 / 脑脓肿、骨髓炎 / 关节炎等。

五、检查

标本：痰液 / 粪便 / 尿液 / 分泌物，无菌体液（血液 / CSF / 胸腔 / 腹腔 / 关节腔积液等）/ 组织。

（1）涂片镜检 ± 荧光染色（阳性率↑）：（+）即卵圆形芽孢 / 孢子 + 假菌丝 / 真菌丝 → 诊断价值（尤无菌体液 / 组织）。（–）→ 不能完全排除。

（2）标本培养 ± 血液培养（阳性率↑）：无菌体液（+）/ 组织（+）伴组织侵袭 → 诊断金标准。非无菌标本同一部位多次（+）/ 不同部位同时（+）→ 诊断价值。

（3）菌种鉴定：念珠菌显色琼脂，微生物鉴定试剂盒，特定 DNA 片段测序（金标准 / 另能发现少见 / 新型菌种），基质辅助激光解吸电离飞行时间质谱（MALDI-TOF-MS）（耗时短 / 成本低 / 高通量 / 准确性高 / 尤耐药菌株测定 / 但操作流程尚待统一）。

（4）药敏试验：培养基 → 使用 RPMI1640，方法 → 参考肉汤稀释法，MIC 折点（即敏感 / 中介 / 剂量依赖敏感 / 耐药）/ 流行病学界值（野生型 / 非野生型 → 药物有效 / 无效）→ 参照美国临床与实验室标准协会（CLSI）的 M59 / M60 文件（见表 3-65）。

表 3-65 常见抗真菌药物敏感性试验执行标准（MIC，单位 mg/L）

菌种	卡泊芬净			米卡芬净				氟康唑				
	S	I	R	S	I	R	ECV	S	I	SDD	R	ECV
白念珠菌	≤0.25	0.50	≥1.0	≤0.25	0.50	≥1.00	—	≤2	—	4	≥8	—
光滑念珠菌	≤0.12	0.25	≥0.5	≤0.06	0.12	≥0.25	—	—	—	≤32	≥64	—
克柔念珠菌	≤0.25	0.50	≥1.0	≤0.25	0.50	≥1.00	—	—	—	—	—	—
近平滑念珠菌	≤2.00	4.00	≥8.0	≤2.00	4.00	≥8.00	—	≤2	—	4	≥8	—
热带念珠菌	≤0.25	0.50	≥1.0	≤0.25	0.50	≥1.00	—	≤2	—	4	≥8	—
季也蒙念珠菌	≤2.00	4.00	≥8.0	≤2.00	4.00	≥8.00	—	—	—	—	—	8.0
都柏林念珠菌	—	—	—	—	—	—	0.12	—	—	—	—	0.5

菌种	伏立康唑				泊沙康唑	伊曲康唑	两性霉素 B	氟胞嘧啶
	S	I	R	ECV	ECV	ECV	ECV	ECV
白念珠菌	≤0.12	0.25～0.50	≥1	—	0.06	—	2	—
光滑念珠菌	—	—	—	0.25	1.00	4.0	2	—
克柔念珠菌	≤0.50	1.00	≥2	—	0.50	1.0	2	—
近平滑念珠菌	≤0.12	0.25～0.50	≥1	—	0.25	—	2	—
热带念珠菌	≤0.12	0.25～0.50	≥1	—	0.12	0.5	2	—
季也蒙念珠菌	—	—	—	—	0.50	—	—	—
都柏林念珠菌	—	—	—	—	—	—	—	—

注：S 示敏感，I 示中介，R 示耐药，SDD 示剂量依赖敏感，ECV 示流行病学界值。

（5）血清学：G 试验（+），念珠菌甘露聚糖抗原 / 抗体（+），白念珠菌烯醇化酶抗原 / 芽管抗体（+）。G 试验和 GM 试验的临床应用比较见表 3-66。

表 3-66 G 试验与 GM 试验的临床应用比较

<table>
<tr><th>内容</th><th>G 试验（胞壁 1，3-β-D 葡聚糖，BDG）</th><th>GM 试验（胞壁半乳甘露聚糖，GM）</th></tr>
<tr><td>应用</td><td>除隐球菌 / 毛霉菌外的侵袭性真菌病</td><td>侵袭性曲霉菌病</td></tr>
<tr><td>参考值</td><td>＜ 60pg / mL 则排除，60～100pg / mL 则随访
＞ 100pg / mL 则可能 / 结合临床</td><td>＜ 0.5μg / L 则排除
＞ 0.5μg / L 则可能 / 需结合临床</td></tr>
<tr><td rowspan="2">假阳性</td><td colspan="2">接触含葡聚糖等材料如血液透析（尤 BDG ↑）
静注白蛋白 / 免疫球蛋白等血制品 + 脂肪乳等营养液（尤 GM ↑）
放化疗损伤黏膜 + 定植菌 / 食物成分入血（蘑菇致 BDG ↑ / 谷 / 豆 / 乳制品致 GM ↑）</td></tr>
<tr><td>应用多糖类抗肿瘤药（尤香菇多糖）
应用真菌来源的抗菌药物（尤头孢噻肟 / 头孢吡肟 / 多黏菌素 / 磺胺类）
某些细菌败血症（尤链球菌败血症）
溶血 / 黄疸 / 高脂血症</td><td>应用半合成青霉素类（尤阿莫西林克拉维酸 / 哌拉西林他唑巴坦）
某些自身免疫性疾病（如 AIH）
某些真菌交叉反应（如隐球 / 胞浆 / 芽生菌）</td></tr>
<tr><td>假阴性</td><td>隐球菌 + 接合菌（如毛霉）
抗真菌药（尤棘白菌素类 → BDG ↓）
免疫复合物 IC 形成
标本室温放置时间＞ 6h</td><td>曲霉轻中度感染未入血
抗真菌药（尤 AmB / 三唑类 → GM ↓）
无免疫低下 / 缺陷（PMN 大量吞噬 GM）</td></tr>
</table>

（6）分子生物学：PCR ＜二代测序技术 NGS。

（7）组织病理学：病原学检测（培养 / NGS）+ 病理学检查（HE / PAS / 六胺银染色）。

六、诊断（侵袭性念珠菌病）

1. 诊断标准

（1）高危因素：腹腔手术 / 导管置入（外源进入），全胃肠外营养 / 广谱抗菌药物应用 / 胰腺炎（菌群失调），器官或干细胞移植 / 粒细胞缺乏 / 激素 / 免疫抑制剂（免疫力↓）。

（2）临床特征：症状，体征，抗菌药物无效。

（3）病原检查：涂片镜检（+），标本培养（+），G 试验（+），组织病理学（+）。

2. 分层诊断

（1）拟诊：高危因素 + 临床特征 → 经验治疗 / 发热驱动治疗。

（2）临床诊断：拟诊 + 非确诊性病原检查 → 主要指 G 试验（+）→ 抢先治疗 / 诊断驱动治疗。

（3）确诊：无菌体液培养（+）/ 组织病理学（+）→ 目标治疗。

七、治疗

1. 原则

（1）治疗路线：找感染灶 → 病原检测 → 个体治疗，经验治疗 → 病原检测 → 调整方案。

（2）治疗方式：皮肤 / 黏膜念珠菌病 → 局部用药为主（如制霉素）/ 若无效或发生侵袭则全身用药，侵袭性念珠菌病 → 静脉用药为主 / 必要时联合用药或手术治疗 / 监测肝肾功能 / 必要时调整用药。

（3）菌种鉴定 + 药敏试验：葡萄牙念珠菌 → 两性霉素 B 天然耐药，克柔念珠菌 → 氟康唑天然耐药，光滑念珠菌 → 三唑类耐药↑，耳念珠菌 → 多重耐药。

（4）相互作用：关注抗真菌药与其它药物的相互作用。

2. 药物

（1）GS 500mL+AmB-D 1～5mg → +5～10mg / 1～2d（亦有文献报道示 3～5 天快速加量至治疗剂量）→

偏低剂量（20～30mg）/常规剂量（0.5～0.7mg/kg）/最大剂量（1mg/kg）慢滴（6h/避光）qd× 通常至少4～6周（过去认为直至总剂量1.5～3g）。

注：寒战高热/严重头痛/胃肠道反应、皮疹/低血压/过敏性休克（预防：布洛芬等NSAID、异丙嗪25mg肌注+DXM 1～5mg静推），肾毒>>肝毒，低钾/心律失常，静脉炎，贫血。

（2）氟康唑200—400—800mg（负荷）→100—200—400mg慢滴qd→200mg/d（预防复发）。

伊曲康唑100～200mg qd～bid（餐后），NS 100mL+200mg慢滴q12h×2天（负荷）→qd。

伏立康唑400mg（负荷）→200mg bid，NS 100mL+6mg/kg（负荷）→4mg/kg慢滴q12h。

泊沙康唑200mg/5mL tid（餐中）。

注：胃肠道反应，过敏（发热/皮疹），头痛，肝毒性，视觉障碍/心律失常（尤伏立康唑），QT间期↑（尤泊沙康唑）。

（3）NS 250mL+卡泊芬净70mg（负荷）→50mg慢滴qd。

注：胃肠道反应，过敏（发热），肝毒性，静脉炎，肾功能不全/轻度肝功能不全不必减量。

（4）5-FC 1～1.5g tid～qid，100～150mg/kg慢滴（分2～3次）。

注：胃肠道反应，过敏（皮疹），肝毒性，骨髓抑制。

附：常见抗真菌药的主要抗菌谱

药物	念珠菌	隐球菌	孢子菌	曲霉菌	毛霉菌	地方性真菌
两性霉素B	√	√	√	√	√	√
氟康唑	√	√				
伊曲康唑	√	√	√	√		√
伏立康唑	√	√	√	√		√
泊沙康唑	√	√	√	√	√	√
卡泊芬净	√	天然耐药	√	√		√
5-氟胞嘧啶	√	√				

附：常见念珠菌的药物敏感性

药物	白念珠菌	热带念珠菌	近平滑念珠菌	光滑念珠菌	克柔念珠菌	葡萄牙念珠菌
两性霉素B	S	S	S	S-I	S-I	S-R
氟康唑	S	S	S	SDD-R	R	S
伊曲康唑	S	S	S	SDD-R	SDD-R	S
伏立康唑	S	S	S	SDD-R	S	S
泊沙康唑	S	S	S	SDD-R	S	S
卡泊芬净	S	S	S-R	S	S	S
5-氟胞嘧啶	S	S	S	S	I-R	S

注：S示敏感，I示中介，R示耐药，SDD示剂量依赖敏感。

3. 策略

（1）预防治疗：针对高危因素人群。

① 血液系统恶性肿瘤化疗伴粒细胞↓/干细胞移植：泊沙康唑＞伏立康唑/伊曲康唑/棘白菌素类。

② 实体器官移植：（肝）氟康唑/棘白菌素类（合并曲霉菌），（肺）伏立康唑/伊曲康唑，（胰腺/小肠）氟康唑，（心脏/肾）通常不需要预防治疗。

③ ICU 病人：通常不需要预防治疗 → 若复发性消化道穿孔/腹部大手术吻合口瘘则考虑氟康唑。

（2）经验/抢先治疗（发热/诊断驱动治疗）：拟诊病例＋临床诊断病例。

① 病情轻/血流动力学较稳定/未使用过三唑类：氟康唑/伏立康唑（尤克柔念珠菌/合并曲霉菌/粒细胞↓）→ 两性霉素 B（尤耐药）。

② 病情重/血流动力学不稳定/曾使用过三唑类：棘白菌素类（安全性↑/尤耐药/但不用于尿路/CNS 感染/另对隐球菌天然耐药）。

（3）目标治疗：针对确诊病例。

➔ 根据感染部位＋菌种鉴定/药敏试验＋经验治疗效果 → 综合判断。

4. 方案

（1）侵袭性念珠菌病

① 念珠菌血症：详见“策略”中的“经验/抢先治疗”，疗程直至血培养转阴后 2 周以上，期间在血培养转阴后 1 周以上可进行降阶梯，若导管相关性念珠菌血症则首选棘白菌素类/L-AmB（∵ 抗生物被膜↑）。

② 播散性念珠菌病：（初始）棘白菌素类/L-AmB±5-FC → （维持）氟康唑/伏立康唑。

③ 念珠菌心内膜炎：（棘白菌素类/L-AmB±5-FC）×6 周 → 氟康唑 ×6 个月～2 年。

④ 腹腔念珠菌病：≈念珠菌血症。

⑤ 支气管 - 肺念珠菌病：≈念珠菌血症/播散性念珠菌病。

⑥ CNS 念珠菌病：两性霉素 B/氟康唑 ±5-FC → 若不良反应↑/治疗失败可联合氟康唑/两性霉素 B → 氟康唑/伏立康唑。

⑦ 泌尿系念珠菌病：氟康唑 ×2 周，AmB-D×1～7 天（L-AmB 尿液浓度↓）。

⑧ 念珠菌骨髓炎：两性霉素 B/棘白菌素类 ×2 周 → 氟康唑 ×6～12 个月。

⑨ 念珠菌关节炎：两性霉素 B/氟康唑 ×6 周。

（2）皮肤/黏膜念珠菌病

① 皮肤念珠菌病：咪唑类/特比萘芬外用 → 氟康唑/伊曲康唑。

② 黏膜念珠菌病：1%～4% $NaHCO_3$/0.2% 氯己定漱口/制霉素/咪唑类局部用药 → 氟康唑/伊曲康唑/伏立康唑/泊沙康唑/棘白菌素类/两性霉素 B。

3-49 专题

新型隐球菌病

一、病原学

（1）隐球酵母科 → 隐球菌：ϕ↓/致病性↓/无或小荚膜（体外）→ ϕ↑/致病性↑/厚荚膜（体内），无菌丝，单芽孢，酵母样菌。

（2）致病隐球菌：常见有新型隐球菌、格特隐球菌等。两者比较见表 3-67。

表 3-67　新型隐球菌和格特隐球菌比较

内容	新型隐球菌	格特隐球菌
荚膜多糖抗原性（血清型）	A/D/AD 型	B/C 型
体外培养（光滑褐色菌落）	生长迅速	生长缓慢
好发人群	免疫力低下人群	免疫力正常人群
地域分布	全球分布/我国主要致病隐球菌	热带/亚热带分布为主

（3）感染部位：人体任何组织/器官（尤 CNS＞＞肺部/皮肤/骨骼），免疫功能正常者感染率约 1/10 万，免疫功能抑制者感染率为 5%～10% → AIDS 高达 30%。

二、流行病学

（1）传染源：鸟类粪便（鸟类不发病/∵体温↑抑制繁殖）尤鸽粪（∵保留粪便于鸽巢）。

（2）传播途径：呼吸道气溶胶传播，尚未证实存在动物 - 人/人 - 人直接传播。

（3）易感人群：免疫力低下人群（严重基础疾病如肝硬化/肾衰竭/DM/SLE/血液系统肿瘤、AIDS、接受大剂量激素/免疫抑制剂）。

（4）流行特征：四季均可/高度散发，青壮年多见。

三、机制和病理

1. 机制

（1）呼吸道气溶胶传播 → 肺部定植 → PMN/Mφ 吞噬作用 +NK/TLC 氧化/非氧化杀伤机制 → 限制新型隐球菌繁殖/局限于肺部/呈自限过程。

（2）呼吸道气溶胶传播 → 肺部定植 → 荚膜多糖为主的毒力因子 → 免疫抑制作用 + 个体免疫力低

下 → 肺部病灶 / 血行播散全身尤 CNS（∵ CSF 缺乏补体 / 炎症细胞 → 新型隐球菌杀灭能力↓，CSF 富含儿茶酚胺 → 黑色素 → 新型隐球菌生长能力↑）。

2. 病理

（1）CNS：脑膜炎 → 脑膜增厚 / 蛛网膜下腔充满胶冻样物质 / 有时形成肉芽肿（内含大量新型隐球菌），脑膜脑炎 → 累及脑组织 / 脑膜与脑组织粘连。

（2）肺部：自限性病灶（ϕ <1.5cm），活动性病灶（$\phi \geqslant$1.5cm / 靠近胸膜）→ 呈胶冻样（中心坏死液化形成空洞）/ 肉芽肿（内含大量新型隐球菌）。

（3）皮肤：皮疹，坏死，溃疡，炎症反应轻，周围淋巴结无肿大。

（4）骨关节：溶骨性病变，形成冷脓肿。

四、临床表现

1.CNS 隐球菌病

起病缓，头痛（前额 / 颞部 / 枕后 / 眼眶后，胀痛 / 钝痛，间歇性）伴低热 / 不发热 → 头痛↑（程度 / 频率 / 持续时间）伴颅内压↑→ 头痛剧烈伴恶心呕吐，老年可仅表现为痴呆。查体脑膜刺激征（+），若累及脑实质 → 神志淡漠 / 精神错乱 / 意识障碍 / 抽搐 / 偏瘫，脑神经受累可表现为视力↓/ 听力↓，病理征（+）。最终脑疝 / 死亡。

2. 肺隐球菌病

临床表现差异很大，轻则无症状 / 自限性，重则 AIDS 呈急性呼吸衰竭 / ARDS，大多数为低热 / 盗汗 / 乏力 / 体重↓等慢性消耗表现，慢性咳嗽 / 黏液痰 / 胸痛较常见（咯血少见）。

3. 皮肤隐球菌病

痤疮样皮疹 / 脓疱 / 红斑 → 破溃 → 溃疡 / 瘘管，蜂窝织炎。

4. 骨关节隐球菌病

骨关节胀痛 → 溶骨 → 冷脓肿。

5. 播散性隐球菌病

肺原发病灶 → 血行播散 → CNS 及全身几乎所有部位，需与粟粒性肺结核 / 转移癌等相鉴别。

五、检查

（1）血常规：部分 LC↑/ 轻中度贫血，PLT 正常，ESR 正常 / 轻↑，或 AIDS 表现。

（2）脑脊液：压力↑↑↑/ 可达 600mmH_2O，澄清 / 微浊，细胞（40～400）×10^6/ L（LC 为主），Pro 轻↑，Glu↓，Cl^- 轻↓。

（3）病原学：标本 → CSF / 痰液尤支气管肺泡灌洗液 / 皮肤分泌物 / 冷脓肿穿刺液 / 血液 → 反复送检。

① 墨汁涂片：（+）即出芽生长的酵母样菌 + 外周透亮厚壁荚膜（胭脂红染色时呈深玫瑰红）。

② 沙氏葡萄糖琼脂培养（37℃ +25℃）：（+）即通常 2～4 天可见乳白色渐变为橘黄色酵母样菌落 / 墨汁染色可见透亮荚膜 / 无菌丝 → 连续 6 周仍未见菌落示培养（–）。

注：痰液 / 支气管肺泡灌洗液（+）→ 定植共生 / 侵袭性感染，其他标本（+）→ 侵袭性感染。

③ 血清学：新型隐球菌荚膜多糖抗原（+），滴度∝感染程度 / 疗效评估。

注：阳性率 CSF ＞血清＞其它标本。

（4）影像学：（CNS）肉芽肿病变部位及大小 / 脑室扩张情况 / 脑实质受累情况；（肺部）结节 / 斑点

浸润 / 空洞 / 粟粒影（纤维增生 / 钙化 / 肺门淋巴结肿大少见）；（骨关节）溶骨病变大小及范围。

六、诊断

暴露鸟粪尤鸽粪 / 免疫力低下尤 AIDS / 严重基础疾病 + 临床表现 + 病原学 / 影像学（+）。

七、鉴别

与结核性脑膜炎 / 脑肿瘤、肺结核 / 肿瘤、骨关节结核 / 肿瘤、粟粒性肺结核 / 转移瘤相鉴别。

八、治疗

1.CNS 隐球菌病

（1）HIV（–）

① 诱导期（≥4 周）

（首选）AmB-D 0.5～0.7mg /（kg · d）+ 5-FC 100mg /（kg · d）。

（次选）AmB-D 0.5～0.7mg /（kg · d）+ 氟康唑 400mg / d。

AmB-D 0.5～0.7mg /（kg · d）。

氟康唑 600～800mg / d ± 5-FC 100mg /（kg · d）。

伊曲康唑 200mg 静滴 q12h×2 天（负荷）→ qd ± 5-FC 100mg /（kg · d）。

伏立康唑 6mg / kg（负荷）→ 4mg / kg 静滴 q12h ± 5-FC 100mg /（kg · d）。

② 巩固期（≥6 周）

（首选）氟康唑 600～800mg / d ± 5-FC 100mg /（kg · d）。

AmB-D 0.5～0.7mg /（kg · d）± 5-FC 100mg /（kg · d）。

（次选）伊曲康唑 200mg bid ± 5-FC 100mg /（kg · d）。

伏立康唑 200mg bid ± 5-FC 100mg /（kg · d）。

（2）HIV（+）

① 诱导期（≥4 周）：同“HIV（–）”。

② 巩固期（≥6 周）：同“HIV（–）”。

③ 维持期（≥1 年）：（首选）氟康唑 200mg / d，（次选）伊曲康唑 200mg bid。

注：若 $CD4^{+}T$ ＞100 个 /μL×3 个月可以考虑停药，若 $CD4^{+}T$ ＜100 个 /μL 则需重新维持。

（3）诱导疗程探讨

① CSF 常规 / 生化正常 +CSF 涂片 / 培养（–）+AmB-D 总剂量达 3～5g。

② CSF 涂片 / 培养（–）→ AmB-D 追加剂量 1～2g。

③ CSF / 血清隐球菌荚膜多糖抗原滴度↓＞4 倍（检测 1 次 / 3～4 周）。

（4）交替治疗探讨

① 理论：AmB-D 不良反应↑/ 2 周后才达治疗浓度 / 起效慢 + 氟康唑起效快 / 血浆蛋白结合率↓/ 易通过 BBB / CSF 浓度↑→ 然而 AmB-D（结合胞膜麦角甾醇 → 膜通透性↑）与氟康唑（抑制胞膜麦角甾醇合成）的药理机制相似 → 理论上不能产生协同效应。

② 实践：氟康唑 +5-FC（∵氟康唑起效快 / 控制危重症状）→ AmB-D，AmB-D+5-FC → 氟康唑（∵AmB-D 不良反应↑/ 疗效↓）。

（5）降低 ICP：详见“3-44 专题 颅内压（ICP）增高”。

① 渗透利尿：甘露醇 1～2g / kg 静滴 q4～6h（注意肾小管损害 / 血尿 / 电解质紊乱），呋塞米。

② CSF 引流：反复腰穿引流（腰穿 / 1～2 天 → 缓慢减压 / 直达正常）；置管持续引流（术前评价脑疝 /

出血风险 → 侧脑室 / 腰大池置管）；Ommaya 囊植入引流（长时间留置 / 无脑疝风险 / 但易并发颅内出血 / 感染）；脑室 - 腹腔分流（生命体征平稳＋颅内无继发细菌感染＋CSF 压力＞340mmH_2O / 脑神经受累 / 不能耐受甘露醇等不良反应）。

（6）HAART 时机：详见“3-29 专题 艾滋病（AIDS）”。

鉴于抗真菌药与 HAART 之间的药物相互作用 → 原则上不推荐同时治疗 → 通常先抗隐球菌治疗 / 后 HAART → 具体 HAART 时机推荐抗隐球菌治疗 2 周内（肺炎）或 4～6 周时（脑膜炎）尽早启动。

2. 难治性 / 复发性隐球菌性脑膜（脑）炎

（1）原因

① 难治性：有效抗隐球菌治疗 ×4 周 → CSF 培养（+）。

➔ 治疗不充分，氟康唑耐药，脑实质受累 / 形成隐球菌瘤。

② 复发性：症状 / 体征消失 +CSF 培养（–）→ 症状 / 体征复现 +CSF 培养（+）。

➔ 依从性下降，氟康唑耐药，CNS 重获新的感染。

（2）处理

① 联合↑：AmB-D+5-FC+ 氟康唑。

② 剂量↑：氟康唑 800～1200mg / d。

③ 疗程↑：诱导期 4～10 周，巩固期 10～12 周。

④ 耐药更换：停用氟康唑 → 改用伊曲康唑 / 伏立康唑 / 泊沙康唑。

⑤ 鞘内注射：不常规推荐 / ∈补救治疗 / 注意避免并发症。

⑥ 免疫调节：重组 IFN-γ 50 / 100μg / m^2（体重＜50kg / ≥50kg）肌注 tiw×10 周。

3. 肺隐球菌病

（1）HIV（–）

① 无症状：密切观察，氟康唑 200～400mg / d×3～6 个月。

② 轻中：氟康唑 / 伊曲康唑 200～400mg / d×6～12 个月，AmB-D 0.5～1mg /(kg・d)× 直至总剂量 1～2g。

③ 重症：同“CNS 隐球菌病 HIV（–）”。

（2）HIV（+）

① 一般：氟康唑 / 伊曲康唑 400mg / d×6～12 个月。

② 重症：同“CNS 隐球菌病 HIV（+）”。

4. 其他隐球菌病

（1）皮肤：氟康唑 / 伊曲康唑，AmB-D±5-FC。

（2）骨关节：AmB-D±5-FC。

3-50 专题

曲霉病

一、病原学

（1）培养：生长迅速，丝状菌落 / 绒毛状，白色 → 绿 / 黄 / 褐 / 黑色等，镜下可见有隔菌丝 / 45°分枝以及分化出的厚壁 / 膨大足细胞 → 分生孢子梗 → 分生孢子头（似菊花样）。

（2）致病：烟曲霉 / 黄曲霉＞土曲霉 / 黑曲霉。

二、流行病学

（1）感染源：腐生菌，广泛存在自然界（尤空气）。

（2）感染途径：外源性感染为主。

（3）易感人群：（侵袭性）多见于粒缺 / 激素 / 免疫抑制剂 / 化疗 / 移植 / 广谱抗菌药物。

三、临床表现

免疫正常 → 非侵袭性为主（变应性 / 曲霉球），免疫低下（尤细胞免疫↓）→ 侵袭性为主。

1. 鼻窦曲霉病

主要分为变应性 / 曲霉球 / 侵袭性：表现为鼻黏膜水肿 / 鼻塞 / 头痛，脓涕 / 黏稠分泌物 / 恶臭，累及眼眶 / 颅脑。

2. 肺曲霉病

（1）变应性支气管肺曲霉病（ABPA）（Ⅰ型＋Ⅲ型变态反应）：多见于青壮年（尤支气管哮喘），发热 / 咳嗽 / 咳痰 / 喘息 / 咯血，多伴支扩 / 黏液栓 → 易继发细菌感染。

（2）慢性肺曲霉病（CPA）（曲霉球 / 纤维空洞）：咯血为主，部分无症状持续多年。

（3）慢性坏死性肺曲霉病（CNPA）（肺内侵袭为主 / 较少侵及血管 / 常无肺外播散）：症状常隐匿，反复发热 / 咳嗽 / 咳痰 / 少量咯血。

（4）侵袭性肺曲霉病（IPA）（侵及血管 / 肺外播散）：多见免疫力↓，发热 / 干咳 / 胸痛 / 咯血 → 呼吸困难，肺外播散（尤血流丰富的心 / 脑 / 肝 / 肾 / 胃肠）。

3. 播散性曲霉病

（1）曲霉性心内膜炎：多累及主动脉瓣 / 二尖瓣，赘生物体大质脆 / 易大动脉栓塞，血培养阳性率↓。

（2）脑曲霉病：脑膜脑炎 / 脑脓肿 / 肉芽肿 / 脑动脉栓塞，脑脊液培养阳性率↓。
（3）肝曲霉病：肝区疼痛 / 黄疸，肝功能异常，超声 / 活检有助于确诊。
（4）骨曲霉病：多累及鼻窦 / 颅骨 / 椎骨 / 长骨，局部皮肤红肿热痛不明显，活检有助于确诊。

4. 其他曲霉病

皮肤曲霉病（常有皮损），耳曲霉病（常为寄生性），眼曲霉病（多见外伤 / 术后）。

四、检查

（1）血清学：检测曲霉特异性抗体（适合免疫正常者）。
检测曲霉特异性抗原之半乳甘露聚糖 / GM 试验（适合免疫低下者）。
（2）病原学：（镜检）分泌物 / 脓液 / 痰 / 支气管肺泡灌洗液 / 组织标本 → 有隔菌丝 / 45° 分枝以及分化出的厚壁 / 膨大足细胞 → 分生孢子梗 → 分生孢子头（似菊花样）。
（培养）生长迅速，丝状菌落 / 绒毛状，白色 → 绿 / 黄 / 褐 / 黑色等。
（3）PCR：检测曲霉特异性 DNA 片段（有待前瞻性临床研究验证）。

五、治疗

1. 治疗原发疾病 / 纠正免疫缺陷 / 增强免疫功能

2. 手术切除术 / 外科清创术

3. 激素（仅用于变应性鼻窦曲霉病、变应性肺曲霉病）

4. 抗曲霉治疗（表 3-67）

表 3-67 抗曲霉治疗

曲霉病	静脉制剂（尤侵袭性）			口服制剂（尤慢性 / 变应性）	
	伏立康唑	两性霉素 B	棘白菌素类（尤脏器类）	伊曲康唑（尤变应性）	泊沙康唑（尤脏器类）
（1）肺曲霉病	√	√	√	√	√
（2）曲霉性心内膜炎	首选				
（3）脑曲霉病	√	脂质体制剂	不推荐（[CSF]↓）	√	√
（4）肝曲霉病	√	脂质体制剂	√	√	√
（5）骨曲霉病	√	√		√	
（6）鼻窦曲霉病	√	√		√	

5. 肺曲霉病

（1）变应性支气管肺曲霉病

① 激素：泼尼松 0.5mg / kg qd×2 周 → 0.5mg / kg qod×6～8 周 → –（5～10）mg / 2 周→直至停药（总疗程约 6 个月）；或泼尼松 0.75mg / kg qd×6 周→ 0.5mg / kg qd×6 周 → –5mg / 6 周 → 直至停药（总疗程约 12 个月）。

注：密切随访 1 年（若血清总 IgE↑ / 肺部出现浸润影则重新开始治疗）。

② 抗曲霉（适用于激素治疗后仍反复发作 / 激素依赖性哮喘）：伊曲康唑 200mg bid× ≥4 个月。

（2）慢性肺曲霉病

① 抗曲霉：伊曲康唑 200mg bid× ≥4～6 个月，或伏立康唑 100mg / 200mg（< / ≥40kg）bid× ≥4～6 个月，或泊沙康唑 300mg qd× ≥4～6 个月。

注：若口服不耐受 / 疗效欠佳 / 重症则考虑静脉用药。

② 手术 / 介入（适用于肺曲霉球所致咯血↑）：手术切除 / 动脉栓塞。

（3）侵袭性肺曲霉病

① 初始：伏立康唑 6mg / kg（负荷）→4mg / kg 慢滴 q12h×1 周→ 100mg / 200mg（< / ≥40kg）bid，或两性霉素 B 或其脂质体制剂。

② 补救（适用于初始治疗无效）：两性霉素 B 脂质体制剂，或棘白菌素类，或伊曲康唑（不推荐用于补救伏立康唑初始治疗），或泊沙康唑。

注：总疗程≥6～12 周（直至症状 / X 线病灶完全消失，而 GM 试验转阴并非停药的唯一标准）→ 治疗成功后若免疫抑制未完全解除则需继续预防用药。

3-51 专题

毛霉病

一、病原学

（1）培养：生长迅速，丝状菌落 / 绒毛状，白色 → 灰褐色，镜下可见无隔 / 近直角分支的透明菌丝以及生长出的孢子囊梗 → 球形孢子囊。

（2）致病：根霉属＞毛霉属 / 犁头霉属。

二、流行病学

（1）感染源：寄生菌，定植于体腔（尤鼻咽部），亦可广泛存在于空气 / 发霉食物 / 土壤。

（2）感染途径：内源性感染为主，亦可通过吸入 / 食入 / 外伤等途径感染。

（3）易感人群：多见于有严重基础疾病者，如控制不良的 DM（酮症酸中毒 / 高渗性昏迷）、粒细胞缺乏（血液系统恶性肿瘤 / 造血干细胞移植）、激素 / 免疫抑制剂 / 化疗 / 移植、伏立康唑治疗后突破性真菌感染者。

三、临床表现

起病急 × 进展快 → 病死率高，易侵犯骨骼 / 血管（尤动脉）→ 骨质破坏 / 血栓 / 梗死。

（1）皮肤毛霉病：轻型，多见于免疫力低下病人的皮肤创伤处 / 胰岛素注射处 / 导管插管处。

表现：肿胀 / 红斑、脓疱 / 溃疡、坏死 / 焦痂。

（2）鼻 - 眶 - 脑毛霉病：病情凶险，多见于粒细胞缺乏症 / DM 酮症酸中毒者。

表现：早期鼻窦炎 → 波及眼眶 / 面部 / 脑，头痛 / 鼻塞 / 鼻腔暗红血性分泌物 → 眶周肿胀 / 眼球突出 / 视力下降 / 面部皮肤坏死 / 黑色焦痂 / 脑前叶坏死脓肿。

（3）肺毛霉病：死亡率 40%，多见于粒细胞缺乏症 / DM 酮症酸中毒者。

表现：早期支气管炎 → 进展至坏死性肺炎，高热 / 咳嗽 / 胸痛 / 咯血，抗细菌治疗无效。

（4）肾毛霉病：多见于肾移植 / 播散性毛霉病者。

表现：发热 / 腰疼、血尿，甚至无尿。

（5）胃肠毛霉病：多见于消化性溃疡者。

表现：上腹痛 / 恶心 / 呕吐、黑便，甚至穿孔。

（6）播散性毛霉病：死亡率 80%，多见粒细胞缺乏症 / 移植者。

表现：最常见为肺 + 鼻窦 / 脑 / 肝 / 肾。

四、检查

1. 影像学

（1）鼻窦：（CT）骨质破坏，（MRI）鼻窦炎症 / 坏死 / 出血、波及周围软组织。

（2）头颅：（MRI 增强）占位病灶伴周围水肿 ± 病灶内出血、增强后强化不显著。

（3）肺部：（CT）多发结节 / 肿块（尤结节＞10 个 → 特异性↑）、楔形实变、空洞、晕征 / 反晕征（尤反晕征 → 特异性↑），（CT 增强）肺血管闭塞。

注：晕征 → 中央实变影 + 周围环行磨玻璃影，反晕征 → 中央磨玻璃影 + 周围环形实变影。

（4）腹腔实质脏器：（CT / MRI 增强）占位病灶伴周围水肿 ± 病灶内出血、增强后强化不显著。

2. 病原学

（1）镜检：脓液 / 分泌物 / 痰 / BALF / 坏死组织 → 革兰 / 荧光染色 → 无隔 / 近直角分支的透明菌丝。

（2）培养：BALF / 坏死组织 → 勿加福尔马林 → 生长迅速 / 丝状菌落 / 绒毛状 / 白色 → 灰褐色。

注：血培养通常（–）/ 若（+）考虑污染可能性大，一般无需药敏试验（∵天然耐药居多）。

（3）病理：坏死组织 → PAS 染色 → 毛霉菌丝（有时与曲霉菌丝鉴别困难 → 免疫组化 / mNGS）。

（4）mNGS：BALF / 坏死组织 / 浆膜腔积液 / CSF / 血液 → PCR → 检测毛霉特异性 DNA 片段。

注：多用于高度怀疑毛霉病但常规检测阴性的疑难重症病例。

五、治疗

（1）积极治疗基础疾病：控制血糖 / 纠正酸中毒、提高粒细胞、减量激素 / 免疫抑制剂等。

（2）尽早进行外科干预：局部清创、切除感染组织 / 脏器等。

（3）系统性抗真菌药物：（首选）两性霉素 B（尤脂质制剂）/ 艾沙康唑（尤肾功能不全）；（次选）泊沙康唑；（联合）两性霉素 B（尤脂质制剂）+ 艾沙康唑 / 泊沙康唑。

① GS 500mL+AmB-D 1～5mg →+（5～10）mg / 1～2d（亦有文献报道示 3～5 天快速加量至治疗剂量）→ 偏低剂量 20～30mg / 常规剂量 0.5～0.7mg / kg（最大剂量 1mg / kg）慢滴（6h / 避光）qd。

GS 500mL+L-AmB 3～5mg / kg 慢滴（1～2h）qd（尤粒缺伴发热经验治疗 / HIV 并隐脑）。

GS 250mL+ABCD 3～6mg / kg 慢滴［1mg /（kg・h）］qd（尤曲霉 / 首次应用前需 2mg 小剂量试验）。

② 艾沙康唑 200mg 口服 / 慢滴 q8h×2 天（负荷）→ qd（曲霉 / 毛霉）。

③ 泊沙康唑 / 肠溶片 300mg 慢滴 / 口服 q12h×1 天（负荷）→ qd（曲霉 / 毛霉）。

3-52 专题

组织胞浆菌病

一、病原学

（1）培养：双相型真菌，即室温 / <35℃培养时呈霉菌相 + 宿主体内 / >35℃培养时呈酵母相。

（2）致病：荚膜组织胞浆菌>杜波伊斯组织胞浆菌。

二、流行病学

（1）感染源：腐生菌，尤存在于鸟粪 / 鸡粪 / 洞穴 / 腐木建筑中。

（2）感染途径：外源性感染为主。

（3）易感人群：多见于婴幼儿 / 老年 / 免疫缺陷（尤细胞免疫缺陷）。

三、临床表现

（1）无症状型：无任何症状 / 体征，组织胞浆菌皮试（+），X 线示肺部 / 其他脏器有钙化灶。

（2）急性肺型：病程数周 / 呈自限性，发热 / 干咳 + 部分可伴结节性红斑 / 关节痛 +X 线示肺结节，若免疫缺陷则高热 / 咳嗽 / 呼吸困难 / 呼吸衰竭 +X 线示肺部弥漫性浸润。

（3）慢性肺型：多见于老年 / COPD，发热 / 咳嗽 / 脓痰 / 咯血 / 体重↓+X 线示上叶多发空洞 / 下叶广泛纤维化。

【鉴别】肺结核、其他真菌性肺炎、NTM 感染等。

（4）播散型：多见免疫缺陷（急性）/ 中老年（慢性），发热，全身单核吞噬细胞系统增生 → 浅表淋巴结 / 肝 / 脾肿大，侵犯各种组织器官尤皮肤黏膜损害 → 皮疹 / 溃疡、骨髓抑制 → 三系↓、肾上腺功能不全 → BP↓ / Na^+↓ / K^+↑、肺 → X 线示弥漫性点网状浸润、CNS → 脑膜炎。

【鉴别】传单、粟粒型肺结核、布鲁菌病、黑热病、淋巴瘤、结节病等。

四、检查

（1）血清学：组织胞浆菌皮试（主要用于流行病学调查而不用于诊断）。检测抗体（免疫缺陷则假阴性），检测抗原（如血 / 尿 / CSF / 支气管肺泡灌洗液）。

（2）病原学：（镜检）骨髓>淋巴结 / 肝 / 脾 / 血 / 皮肤黏膜 → PAS / Wright 染色 → ϕ2～4μm 出芽细胞 / 群聚于吞噬细胞内。

（培养）生长缓慢（约 6 周），沙氏琼脂室温培养呈霉菌相（菌丝 + 分生孢子）+ 脑心浸膏琼脂 37℃培养呈酵母相（酵母样孢子）。

五、治疗

1. 药物选择

（1）一线：两性霉素 B（重度首选），伊曲康唑（轻中度 / 慢性首选 / 两性霉素 B 的后续用药）。

注：肾功能不全 / 移植患者 / 正在服用肾毒性药物 → 建议选用两性霉素 B 脂质体，伊曲康唑胶囊吸收↓（需与食物同服 / 避免服用 PPI）→ 建议选用伊曲康唑口服液。

（2）二线：氟康唑 / 伏立康唑 / 泊沙康唑，而棘白菌素类暂无研究证实有效。

2. 急性肺型

（1）轻中度：通常不需要治疗，若症状持续＞1 个月则伊曲康唑口服液 200mg tid×3 天 → 200mg qd～bid×**6～12 周**。

（2）重度：两性霉素 B 0.7～1.0mg /（kg · d）或脂质体 3.0～5.0mg /（kg · d）慢滴 qd×**1～2 周** → 伊曲康唑口服液 200mg tid×3 天 → 200mg bid×**12 周**。

注：若有呼吸窘迫 / 低氧血症 → 联合甲泼尼龙 0.5～1.0mg /（kg · d）静滴 qd×1～2 周。

3. 慢性肺型

伊曲康唑口服液 200mg tid×3 天 → 200mg qd～bid× ≥ **12 个月（建议 18～24 个月）**。

4. 播散型

（1）轻中度：伊曲康唑口服液 200mg tid×3 天 → 200mg bid× ≥ **12 个月**。

（2）重度：两性霉素 B 0.7～1.0mg /（kg · d）或脂质体 3.0～5.0mg /（kg · d）慢滴 qd×1～2 周 → 伊曲康唑口服液 200mg tid×3 天 → 200mg bid× ≥ **12 个月**。

（3）CNS：两性霉素 B 脂质体 5.0mg /（kg · d）慢滴 qd×**4～6 周（总剂量 175mg / kg）**→ 伊曲康唑口服液 200mg bid-tid× ≥ **12 个月**。

5. 预防用药

HIV / AIDS + $CD4^{+}T$ ＜150 个 /μL：伊曲康唑口服液 200mg qd。

3-53 专题

立克次体病

（1）立克次体：介于细菌和病毒之间 / 胞内生长，呈多形球杆状，G^-/ 吉姆萨染色呈紫色。

（2）致病性：主要是内毒素（除恙虫病东方体），主要致病属种包括以下几种。

① 普氏 / 莫氏立克次体 → 流行性 / 地方性斑疹伤寒。

a. 抗原：可溶性抗原 → 病人抗体 → OX_{19} 外斐试验（+）→ 鉴别斑疹伤寒 vs 其他立克次体。

颗粒性抗原 → 病人抗体 → 凝集试验 / 补体试验（+）→ 鉴别普氏 vs 莫氏立克次体。

b. 鉴别（表 3-68）

表 3-68　普氏立克次体和莫氏立克次体的鉴别

鉴别	普氏立克次体	莫氏立克次体
人类感染疾病	流行性斑疹伤寒（症状 / 病程 / 病死率 ↑）	地方性斑疹伤寒（症状 / 病程 / 病死率 ↓）
豚鼠 / 白鼠接种	阴囊轻度水肿 / 隐性感染	阴囊高度水肿 / 显性感染

② 恙虫病东方体 → 恙虫病。

③ 嗜吞噬细胞无形体 → 人无形体病（感染 PMN → 包涵体形式生成 / 繁殖 → 光镜下呈桑葚状）。

④ 汉赛巴尔通体 → 猫抓病（参考“3-53 专题 - 附：猫抓病”）。

（3）外斐试验：多数立克次体与变形杆菌某些菌株（如 OX19、OXK 等）的 O 抗原具有共同抗原性 → 变形杆菌凝集试验（+），如 OX19（+）→ 流行性 / 地方性斑疹伤寒，OXK（+）→ 恙虫病。

（4）理化性质：抵抗力弱，耐冷不耐热，紫外线 / 消毒剂敏感。

第一节　流行性 / 地方性斑疹伤寒

一、流行病学

流行性斑疹伤寒，本节简称（流）；地方性斑疹伤寒，本节简称（地）。

（1）传染源：（流 / 地）病人（唯一）/ 家鼠（主要）。

传染期：潜伏期末～热退后数日（尤病程第 1 周）。

（2）传播途径：（流 / 地）病人 / 家鼠 → 虱 / 蚤叮咬 → 虱 / 蚤粪排出 → 皮肤黏膜接触 / 呼吸道传播。

（3）易感人群：普遍易感 → 可获得持久（交叉）免疫力（个别潜伏感染 + 免疫力 ↓ → 复发）。

（4）流行特征：（流 / 地）多见寒冷地区冬春季 / 温热带地区。

二、机制和病理

（1）机制：立克次体 → 局部小血管内皮细胞内繁殖 → 立克次体血症 → 全身小血管内皮细胞损伤。
立克次体死亡 → 释放大量毒素 → 毒血症。
机体产生免疫 → 变态反应 → 加重血管病变。

（2）病理：增生性 / 血栓性 / 坏死性血管炎 + 周围炎症细胞浸润 → 斑疹伤寒结节。

三、临床表现

（流）潜伏期 5～23 天（平均 2 周）→ 临床表现 ↑；（地）潜伏期 1～2 周 → 临床表现 ↓。以流行性斑疹伤寒为例如下。

（1）发热：起病急骤，体温 ↑↑ ×1～2 天 → 39～40℃呈稽留热 ×2～3 周 → 体温 ↓↓，高热期间伴消化道症状、颜面部 / 眼结膜充血、淋巴结 / 肝脾肿大等全身毒血症症状。

（2）皮疹：发热后第 4～5 天，躯干 → 四肢（面部少见），斑丘疹（多呈孤立 / 偶见融合），压之褪色 → 压之不褪色，持续约 1 周，可留有色素沉着。

（3）CNS：剧烈头痛 / 烦躁不安 → 谵妄 / 嗜睡。

（4）并发症：腮腺炎 / 脑膜脑炎、心肌炎 / 支气管肺炎、肝炎 / 肾衰竭、DIC 等。

注：近年来，我国的散发病例多为轻型，即全身毒血症症状 ↓ / 皮疹 ↓ / 并发症 ↓ 等。

四、检查

（1）血常规：WBC 正常 / ↓，嗜酸粒 ↓ / 消失，PLT ↓ 。

（2）血清学

① OX_{19} 外斐试验：普氏 / 莫氏立克次体之可溶性抗原 → 抗体效价≥1∶160、↑ ≥4 倍。

② 血清凝集试验：普氏立克次体之颗粒性抗原 → 抗体（+）、效价≥1∶40。

③ 补体结合试验：普氏立克次体之颗粒性抗原 + 补体 → 抗体（+）、效价≥1∶32。

④ 免疫荧光试验：莫氏立克次体之颗粒性抗原 → IgM ≥1∶40、IgG ≥1∶160。

（3）病原学：核酸 PCR，豚鼠接种。

五、诊断

（1）流行病学：（流 / 地）多见冬春季 / 温热带，有流行区居住史或旅行史，虱 / 蚤叮咬史。

（2）临床表现：（流 / 地）发热 + 皮疹 + CNS 症状 ↑ / ↓ 。

（3）检查：OX_{19} 外斐试验≥1∶160 / ↑ ≥4 倍（用于初筛），血清凝集试验 / 补体结合试验 / 免疫荧光试验（用于鉴别）。

六、鉴别

（1）恙虫病：恙螨叮咬史，局部焦痂 / 淋巴结肿大，OX_K 外斐试验（+）。

（2）回归热：虱 / 蜱叮咬史，间歇性发热，病原学示回归热螺旋体（+）。

（3）伤寒：起病缓慢，持续高热 / 相对缓脉 / 表情淡漠 + 消化道症状 / 肝脾肿大 + 玫瑰疹，肥达试验（+），病原学示伤寒杆菌（+）。

七、治疗

（1）一般 / 对症：休息，饮水 / 消化饮食 / 营养，退热剂（慎用）/ 镇静镇痛药（头痛）/ 激素（重症）。

（2）抗菌药物：胞内感染应选用亲脂性（如喹诺酮类 / 大环内酯类 / 四环素类等），而亲水性通常无效（如 β- 内酰胺类 / 氨基糖苷类等）。

多西环素 0.2～0.3g / d × 直至退热后 3 天，重症则酌情考虑联合甲氧苄啶（TMP）0.1～0.2g bid（但需警惕骨髓抑制等不良反应）。

第二节 恙虫病 / 丛林斑疹伤寒

一、流行病学

（1）传染源：鼠类为主，另有猫 / 猪 / 家禽等。

（2）传播途径：恙螨（原始储存宿主）→ 经卵下传第二代幼虫 → 叮咬鼠类（主要储存宿主 / 传染源）/ 叮咬人类（草丛林地坐 / 卧），鼠类 / 危重病人体液接触传播尚无报道。

（3）易感人群：普遍易感（尤田间劳作 / 野外作业）→ 可获得较久免疫力。

（4）流行特征：南方夏秋季多见（∝多雨 / 恙螨↑），北方秋冬季多见（∝多鼠 / 恙螨↑）。

二、机制和病理

（1）机制：恙虫病东方体 → 局部组织细胞内繁殖 → 局部皮损 → 恙虫病东方体血症 → 死亡伴毒素释放。

（2）病理：全身小血管炎 + 血管周围炎 + 单核吞噬细胞系统增生。

三、临床表现

类似“流行性斑疹伤寒”，即发热 + 皮疹 + 并发症，其中特征性体征如下。

（1）焦痂：恙螨叮咬处（尤腹股沟 / 肛周 / 腰背 / 腋窝等潮湿受压处），（椭）圆形 / ϕ2～15mm 大小不等，边缘突起 / 呈堤围状 / 周围红晕，不痛 / 不痒 / 无渗液。

（2）溃疡：痂皮脱落，基底部淡红色肉芽创面，渗出少 / 呈光洁凹陷面。

（3）淋巴结肿大：焦痂 / 溃疡附近局部淋巴结显著肿大（蚕豆 - 核桃大小）→ 全身浅表淋巴结轻度肿大，无粘连 / 有压痛。

四、检查

（1）血常规：WBC 正常，LC%↑，PLT↓。

（2）血清学

① OX_K 外斐试验：抗体效价≥1∶160 / ↑≥4 倍（发病第 3 周阳性率可达 90%）。

注：发病第 1 / 2 / 3 周的阳性率分别约 30% / 75% / 90%，另螺旋体 → 假阳性。

② 补体结合试验 / 免疫荧光试验：特异性抗体（+）×5 年 / 数年。

③ 斑点免疫测定 / ELISA：各种血清型特异性 IgM 抗体（+）× 早期。

（3）病原学：核酸 PCR，鸡胚卵黄囊 / 小鼠腹腔接种，HeLa 细胞培养。

五、诊断

（1）流行病学：多见夏秋季（南方）/ 秋冬季（北方），发病前 3 周内有流行区居住史 / 旅行史，恙螨叮咬史（尤田间劳作 / 野外作业）。

（2）临床表现：类似“流行性斑疹伤寒”，尤特征性体征如焦痂 → 溃疡、伴淋巴结肿大 / 压痛。

（3）检查：OX_K 外斐试验≥1∶160 / ↑ ≥4 倍（初筛），特异性抗体 / IgM 抗体（+）（助诊 / 早期）。

六、鉴别

（1）斑疹伤寒：虱 / 蚤叮咬史，发热 + 皮疹 +CNS 症状，OX_{19} 外斐试验（+）。

（2）钩体病：疫水接触史，全身酸痛 / 腓肠肌疼痛 + 淋巴结肿大 ± 肺出血 / 肝衰竭 / 肾衰竭 / 脑膜脑炎 ± 青霉素治疗出现赫氏反应，显微凝集试验 MAT ≥1∶400 / ↑ ≥4 倍。

（3）伤寒：起病缓慢，持续高热 / 相对缓脉 / 表情淡漠 + 消化道症状 / 肝脾肿大 + 玫瑰疹，肥达试验（+），病原学示伤寒杆菌（+）。

七、治疗

（1）一般 / 对症：休息，饮水 / 消化饮食 / 营养，退热剂（酌情）/ 镇静镇痛药（头痛）/ 激素（重症）。

（2）抗菌药物：胞内感染应选用亲脂性（如大环内酯类 / 四环素类，但喹诺酮类无效），而亲水性通常无效（如 β- 内酰胺类 / 氨基糖苷类等）。

① 多西环素 0.1g bid× 直至热退 → 0.1g qd× 防止复发（总疗程 7～10 天）。

② 罗红霉素 0.15g bid× 直至热退 → 0.15g qd× 防止复发（总疗程 7～10 天）。

克拉霉素 0.5g bid× 直至热退 → 0.5g qd× 防止复发（总疗程 7～10 天）。

阿奇霉素 0.5g qd× 直至热退 → 0.25g qd× 防止复发（总疗程 7～10 天）。

第三节 人嗜粒细胞无形体病

一、流行病学

（1）传染源：动物宿主（鼠类＞鹿 / 牛 / 羊等），危重症病人。

（2）传播途径：鼠类 → 蜱叮咬，鼠类 / 危重病人体液接触传播存在可能。

（3）易感人群：普遍易感（尤丘陵 / 林区居民 / 工作）。

（4）流行特征：≈莱姆病，林区为主，夏季多见（∝蜱活动）。

二、机制和病理

（1）机制：嗜吞噬细胞无形体 → 受体介导的内吞途径 → 进入粒细胞 → 细胞因子产生紊乱 + 吞噬功能缺陷；诱发机体产生抗无形体抗体 → 介导细胞免疫 → 清除无形体 + 组织免疫损伤。

（2）病理：全身性 / 多器官 LC 浸润 + 单核吞噬细胞系统增生 + 外周血 LC ↓。

三、临床表现

潜伏期 7～14 天（平均 9 天）。

（1）大多为轻症，表现呈非特异性如持续高热 / 头痛 / 肌痛等，病程自限性，无需抗菌药物。

（2）少数为重症，多见老年 / 慢性基础疾病 / 免疫力低下，表现为肺炎 / ARDS → 继发感染 → 脓毒血症 / 休克 / MODS / DIC。

四、检查

（1）血常规：WBC ↓ ［（1.0～3.0）×10^9 / L］/ PLT ↓ ［（30～50）×10^9 / L］→ 早期诊断重要线索，异型 LC ↑。

（2）生化学：ALT / AST ↑，BUN / Cr ↑，心肌酶 ↑，淀粉酶 ↑，血糖 ↑，PT / FDP ↑ 等。

（3）血清学：ELISA / 免疫荧光试验 → 恢复期 / 急性期 IgG ≥4 倍。

（4）病原学：外周血涂片见 PMN 内桑葚状包涵体，核酸 PCR，人粒细胞白血病细胞 HL60 培养。

五、诊断

（1）流行病学：发病前 2 周内有流行区居住史 / 旅行史，蜱叮咬史（尤丘陵 / 林区居民 / 工作），危重病人体液接触史。

（2）临床表现：持续高热 / 头痛 / 肌痛 / 消化道症状等非特异性表现，重症则肺炎 / ARDS → 继发感染 → 脓毒血症 / 休克 / MODS / DIC。

（3）检查：WBC ↓ / PLT ↓ / 异型 LC ↑，生化酶 ↑，恢复期 / 急性期 IgG ≥4 倍等血清学（+），外周血涂片见 PMN 内桑葚状包涵体等病原学（+）。

六、鉴别

（1）其他立克次体病、蜱传播疾病：斑疹伤寒 / 恙虫病、莱姆病。

（2）发热 + WBC ↓ + PLT ↓ 的疾病：伤寒，血液系统疾病，风湿免疫疾病。

（3）发热 + 出血 + 酶学 ↑ 的疾病：病毒性出血热。

（4）发热伴 PLT 减少综合征：部分病例有蜱叮咬史，病原学示新型布尼亚病毒。

七、治疗

（1）一般 / 对症：休息，饮水 / 消化饮食 / 营养，退热剂（酌情）/ 镇静镇痛药（头痛）/ CSF。

注：重症 → 抗感染 / 抗休克 / 保护靶器官 / 抗 DIC 等，有效抗感染基础上酌情考虑激素。

（2）抗菌药物：仅用于有症状者（∵避免重症化），无症状者不建议应用（∵自限性）。

① 多西环素 0.1g bid（必要时首剂加倍）× 直至退热后 3 天（总疗程 7～10 天 / 重症则静脉用药）。

② 利福平 0.3g bid× 直至退热后 3 天（总疗程 7～10 天，用于四环素类过敏者 / 妊娠者 / <8 岁儿童）。

3-53 专题－附：

猫抓病

一、流行病学

（1）传染源：猫＞犬 / 猴。

（2）传播途径：猫犬密切接触传播（90%）＞猫犬抓咬传播（75%），尚无人传人报道。

（3）易感人群：学龄前儿童 / 青少年为主。

二、机制和病理

（1）机制：汉赛巴尔通体 → 局部皮肤丘疹（少数转为脓疱）→ 局部淋巴结肿大 → 菌血症。

（2）病理：局限性网状细胞增生 → Mφ/ 浆细胞 / PMN 浸润 → 放射状排列的小脓肿 / 周围上皮样细胞 → 小脓肿融合成大脓肿 → 穿破皮肤 / 形成瘘管。

三、临床表现

（1）原发皮损：抓咬后 3～10 天出现局部红斑性丘疹 →（少数转为脓疱）→ 1～3 周后愈合。

（2）局部淋巴结肿大：抓咬后 2～3 周出现局部淋巴结肿大（ϕ1～8cm 不等）→（25% 化脓—穿破—形成窦道）→ 2～4 个月消退（ϕ＞5cm 时可持续 1～2 年）。

（3）全身症状：大多轻微，发热 / 乏力 / 头痛，消化道症状 / 体重↓，脾大。

注：结膜炎＋耳前淋巴结肿大 → 猫抓病诊断的重要线索。

（4）少见并发症：脑膜脑炎、肝脏肉芽肿、骨髓炎、关节炎等。

四、检查

（1）血常规：（早期）WBC 正常 /↓→（淋巴结化脓）WBC↑/ PMN↑/ 20% 嗜酸粒↑，ESR↑。

（2）血清学：皮内试验 / ELISA → 检测抗体（+）（既往感染？现症感染？）。

注：皮内试验（–）×2 次 → 一般可排除猫抓病。

（3）病原学：淋巴结 / 皮肤脓液活检 → 涂片（Warthin-Starry 饱和银染色）/ 核酸（PCR）/ 培养（5% 绵羊兔血特殊液体培养基 +5%～10% CO_2 / 35℃ ×9～21 天）（+）。

五、诊断

（1）疑似病例：猫犬抓咬后 2～3 周出现局部淋巴结肿大（尤伴原发皮损）。

(2) 确诊病例：(≥3 / 4 项) 猫犬密切接触史 / 抓咬史 / 原发皮损，特异性抗原皮内试验 / 抗体检测 (+)，淋巴结 / 皮肤脓液活检涂片 / Warthin-Starry 饱和银染色 (+)，淋巴结 / 皮肤脓液活检核酸 / 培养排除其他病因。

六、治疗

(1) 自限 / 对症：一般 2～4 个月自愈，淋巴结穿刺吸脓（不宜切开引流 / ∵避免感染扩散）→ 手术摘除（淋巴结肿大 φ↑ / 时间＞1 年）。

(2) 抗菌药物：一般无需抗菌药物，仅用于高热 / 脑膜脑炎 / 免疫缺陷等重症 / 高危病人。

① 多西环素 0.1g bid×2 周以上 + 利福平 0.3g bid×2 周以上。

② 多西环素 0.1g bid×2 周以上 + 阿奇霉素 0.5g qd×1 天 → 0.25g qd×4 天。

3-54 专题

螺旋体病

（1）螺旋体：介于细菌与原虫之间 / 运动，呈螺旋状，G^-/ 吉姆萨染色呈淡红色 / 镀银染色呈黄褐色。

（2）致病性：广泛存在水生环境，大部分无致病性，少数致病属种如下。

① 钩端螺旋体属 → 钩端螺旋体 → 钩体病（稻田型 / 雨水型 / 洪水型）。

② 密螺旋体属 → 梅毒 / 苍白螺旋体（TP）→ 梅毒（参考“3-54 专题 - 附：梅毒”）。

③ 疏螺旋体属 → 回归热、伯氏疏螺旋体 → 回归热（虱传 / 蜱传）、莱姆病。

（3）人工培养：除钩端螺旋体、部分疏螺旋体可采用含血液 / 腹水 / 特殊成分的培养基培养，其余大多数尚不能用人工培养基培养，但可接种动物增殖培养。

（4）理化性质：抵抗力弱，耐冷不耐热，高温 / 干燥 / 紫外线 / 消毒剂敏感。

第一节　钩体病

一、流行病学（表 3-69）

表 3-69　钩体病的流行病学

流行病学	稻田型钩体病	雨水型钩体病	洪水型钩体病
传染源	鼠类为主	家畜为主（犬↑＞猪↓）	鼠类 / 家畜为主
传播途径	排尿污染水源 / 食物 → 接触疫水＞消化道传播		
易感人群	普遍易感（尤农民 / 野外作业）→ 可获得较久同型免疫 / 群间交叉免疫较弱		
流行特征	南方稻田 / 水塘地区	北方 / 南方地势低洼地区	北方 / 南方洪水泛滥地区
	全年发病（尤夏秋季），青壮年为主 / 男＞女		

二、机制和病理

（1）机制：钩体 → 经皮肤 / 黏膜 → 淋巴 / 血流繁殖并产生毒素 → 钩体血症（早期 / 全身毒血症症状）→ 器官损伤（中期 / ∝钩体血清型 / 人体免疫反应）→ 后发症（后期 / ∝迟发性变态反应 / 免疫病理反应）。

（2）病理：Cap 中毒性损伤，器官组织形态病变轻微，但器官功能障碍显著。

三、临床表现

潜伏期数天～数月（平均 1～2 周）。

1. 早期 / 钩体血症期（起病后 1～3 天）

（1）起病急，发热（39℃ / 弛张热），头痛 / 全身酸痛 / 眼结膜充血。

（2）腿软 / 腓肠肌疼痛 / 甚至不能行走。

（3）淋巴结肿大 / 压痛（尤腹股沟＞腋窝）/ 肝脾轻度肿大。

2. 中期 / 器官损伤期（起病后 3～10 天）

（1）流感伤寒型★★：即早期钩体血症的延续，感染中毒症状为主，无明显器官损害。

（2）肺出血型：咳嗽，痰中带血 / 咯血 → 肺大出血 / 窒息。

（3）黄疸出血型★：消化道症状，肝损害（黄疸为主）→ 皮肤黏膜出血 → 肾损害。

（4）脑膜（脑）炎型：头痛，脑膜刺激征（+），意识障碍。

3. 后期 / 后发症期（起病后 10 天以上）。

（1）后发热：热退后 5 天内 → 发热（自行退热 / 无需抗菌药物）。

（2）眼后发病：热退后 1 周～1 个月 → 葡萄膜炎 / 虹膜睫状体炎 / 视神经炎等。

（3）神经系统后发症：热退后 5 天内 → 变态反应性脑膜炎（常伴后发热），病后 5 个月内 → 闭塞性脑动脉炎（偏瘫 / 失语等），另有脊髓炎 / 脊髓蛛网膜炎 / 多发性神经炎等。

四、检查

（1）血常规：WBC 轻↑/ 正常，重症则 PLT↓，常伴蛋白 / WBC / RBC 尿。

（2）生化学：TB↑/ DB 为主（尤黄疸出血型），BUN↑/ Cr↑（见于各型）。

（3）血清学

① 显微凝集试验（MAT）：血液 → 特异性抗体效价≥（1∶300）～（1∶400）或恢复期 / 急性期≥4 倍。

② ELISA：血液 / CSF → 钩体 IgM 抗体（+）（敏感性 / 特异性＞ MAT）。

（4）病原学：血液 / CSF / 尿液等 → 暗视野镜检 / 镀银染色涂片 / 核酸（+）。

（5）其他：CSF 检查［脑膜（脑）炎型］，胸部 X 线（肺出血型）。

五、诊断

（1）流行病学：多见夏秋季，稻田水塘 / 地势低洼 / 洪水泛滥地区为主，数月内有疫水接触史。

（2）临床表现：起病急，发热 / 全身酸痛 / 眼结膜充血，腿软 / 腓肠肌疼痛，腹股沟淋巴结肿大，或并发肺出血 / 黄疸 / 肾损害 / 脑膜（脑）炎，或青霉素治疗出现赫氏反应等。

（3）检查：血清学（+）/ 病原学（+）。

六、鉴别

与流感 / 伤寒 / 败血症、肺结核 / 大叶性肺炎、黄疸型肝炎、病毒性出血热、CNS 感染相鉴别。

七、治疗

1. 一般 / 对症

休息，饮水 / 消化饮食 / 营养，退热 / 镇痛 / 镇静（异丙嗪 50mg / 氯丙嗪 25mg）/ 激素（重症），处理出血（保持呼吸道通畅 / 止血 / 输血）/ 肝损伤（保肝 / 退黄）/ 肾损伤（护肾 / 透析），避免选用肝肾毒性药物。

2. 抗菌药物

（1）轻症（口服）：多西环素 / 阿莫西林 / 氨苄西林 / 阿奇霉素 ×7 天 / 直至热退后 3 天。

（2）重症（静脉）：青霉素 G / 头孢曲松 / 头孢噻肟 ×7 天 / 直至热退后 3 天。青霉素 G 用法如下→青霉素 G 40 万 U 肌注 q8～6h（重症则 q6～4h）。

注：敏感抗菌药物（尤青霉素 G）杀死螺旋体（尤钩端 / 梅毒螺旋体）→螺旋体释放相关毒素→赫氏反应（通常发生在首剂后 30min～4h→寒战高热 / 呼吸脉搏↑等原有症状加重 ±BP↓/ 四肢厥冷 / 休克等 × 持续 30min～1h）→防治用氢化可的松 200mg / 地塞米松 5～10mg ± 降温 / 镇静 / 抗休克。

3. 后发症

（1）后发热 / 反应性脑膜炎：酌情对症 / 短期自行缓解。

（2）葡萄膜炎：1% 阿托品 / 10% 去氧肾上腺素滴眼扩瞳→必要时予激素。

（3）闭塞性脑动脉炎：大剂量青霉素 G + 激素 ± 扩脑血管药物（尼莫地平）。

第二节 回归热

一、流行病学（表 3-70）

表 3-70 回归热的流行病学

流行病学	虱传回归热	蜱传回归热
传染源	病人（唯一）	鼠类（主要）
传播途径	虱叮咬拍碎释放→经皮肤 / 黏膜→人	蜱叮咬直接释放→经皮肤 / 黏膜→人
易感人群	普遍易感→可获得较短同型免疫 / 型间无交叉免疫	
流行特征	新疆 / 山西为主，春夏季多见	

二、机制和病理

（1）机制：回归热螺旋体→经皮肤 / 黏膜→血流繁殖并产生毒素→螺旋体血症（体温骤升 / 全身毒血症症状）→免疫清除（体温骤降 / ∝人体产生特异性抗体拮抗 / 单核吞噬细胞系统清除）→螺旋体体表抗原变异 / 在脏器内重新繁殖（间歇期 / ∝逃避免疫清除）→螺旋体血症（复发期）→反复抗原变异 + 新的免疫应答（呈“回归热”）。

（2）病理：脾大 / 梗死 / 出血最为显著，另有肝 / 肾 / 心 / 脑等器官损伤。

三、临床表现

潜伏期数天～半月（平均 1 周），虱传＞蜱传。

（1）前驱期（1～2 天）：畏寒，乏力，头痛等。

（2）发热期（7～9 天）：起病急骤，体温↑↑ ×1～2 天→40℃ / 呈稽留热 ×6～7 天→体温↓↓伴大汗 / 虚脱状态，高热期间伴全身酸痛（尤腓肠肌）、剧烈头痛 / 意识障碍、颜面部 / 眼结膜充血、淋巴结 / 肝脾肿大等全身毒血症症状，重症可出现黄疸 / 出血倾向。

（3）间歇期（7～9 天）：症状消失，但仍感乏力 / 纳差。

（4）复发期：症状重现，但发热期↓间歇期↑ × 复发次数一般 1～2 次（虱传）/2～4 次（蜱传）。

四、检查

(1)血常规：WBC↑，N%↑(虱传)/正常(蜱传)，复发次数↑则贫血/PLT↓，常伴蛋白/WBC/RBC尿。

(2)生化学：ALT↑，重症则TB↑。

(3)病原学：血液/CSF/尿液等→暗视野镜检/吉姆萨染色涂片(+)，小鼠腹腔接种(+)。

五、诊断

(1)流行病学：多见于春夏季，新疆/山西为主，数周内有虱/蜱叮咬史。

(2)临床表现：间歇发热(反复"回归"发作)。

(3)检查：病原学(+)。

六、鉴别

与斑疹伤寒(虱/蚤叮咬史)、布鲁菌病/疟疾(间歇发热)、病毒性出血热、钩体病(螺旋体)相鉴别。

七、治疗

1. 一般/对症

休息，饮水/消化饮食/营养，退热/镇静镇痛/激素(重症)。

2. 抗菌药物

(1)首选：多西环素0.1g bid×1天→0.1g qd×7天(禁用于孕妇/<8岁儿童)。

(2)替代：罗红霉素(口服)，青霉素G(肌注)，头孢曲松(静脉)。

注：首剂不宜过大→赫氏反应↓→必要时镇静剂+氢化可的松。

第三节 莱姆病

一、流行病学

(1)传染源：鼠类为主。

(2)传播途径：蜱叮咬直接释放→经皮肤/黏膜→人。

(3)易感人群：普遍易感(尤野外作业)→显性感染∶隐性感染=1∶1。

(4)流行特征：林区为主，夏季多见(∝蜱活动)，青壮年为主。

二、机制和病理

(1)机制：伯氏疏螺旋体→经皮肤/黏膜→原发皮肤浸润灶→经淋巴/血流→螺旋体血症(全身毒血症症状)+其他部位皮肤损害(游走性红斑)+器官损害(CNS/心脏/关节等/∝免疫应答)。

(2)病理：皮肤LC/浆细胞/Mφ浸润，另有神经/心血管/淋巴结/肝/脾/眼等器官损伤。

三、临床表现

潜伏期数天～数月(平均1周)。

1. 第一期 / 局部皮损期

游走性红斑：蜱叮咬 / 耳后 / 腋下 / 腹部 / 腹股沟 / 大腿等处，红斑逐渐扩大 / 边缘鲜红 / 中心色淡（φ5～50cm / 呈“牛眼状”），伴发热、全身酸痛、剧烈头痛等全身毒血症症状。

2. 第二期 / 播散感染期

（1）全身多发性红斑：局部游走性红斑 → 全身继发性多发性红斑。

（2）神经病变：脑（膜）脑炎、颅神经炎（尤面神经）、神经根炎、周围神经炎等。

（3）心脏病变：心肌炎、心包炎等。

3. 第三期 / 持续感染期

（1）慢性关节炎：膝关节等大关节多见。

（2）萎缩性皮炎：皮肤变硬变薄，可见皮下血管，影响骨骼系统。

（3）进行性脑脊髓炎：多发性硬化、颅神经麻痹、痉挛性截瘫、共济失调、膀胱功能紊乱等。

四、检查

（1）血常规：WBC 正常，ESR↑。

（2）血清学

① ELISA（初筛）：血液 / CSF → IgM 抗体（2～4 周开始↑/ 6～8 周达峰 / 持续 4～6 个月）/IgG 抗体（6～8 周开始↑/ 4～6 个月达峰 / 持续数年以上）。

② WB（确诊）：ELISA（+）→ WB（两步检测法）。

（3）病原学：皮肤 / 淋巴结 / CSF / 滑膜等 → 暗视野镜检 / 镀银染色涂片 / 核酸（+）。

五、诊断

（1）流行病学：多见夏季，林区为主，数月内有蜱叮咬史。

（2）临床表现：早期出现“牛眼状”的游走性红斑，晚期出现神经 / 心脏 / 关节受累。

（3）检查：ELISA（+）→ WB（+），病原学（+）。

六、鉴别

与鼠咬热（小螺菌）、恙虫病（恙虫病东方体）、CNS 感染、风湿病（链球菌）相鉴别。

七、治疗

1. 一般 / 对症

休息，饮水 / 消化饮食 / 营养，退热 / 镇静镇痛 / 激素（重症），处理心肌炎。

2. 抗菌药物

（1）一期：多西环素 0.1g bid / 阿莫西林 0.5g bid / 头孢呋辛 0.5g bid ×2～3 周。

（2）二期：头孢曲松 2g 静滴 qd / 头孢噻肟 2g 静滴 q8h / 青霉素 G 300 万～400 万 U 静滴 q4h ×2～4 周。

（3）三期：同“一期”（但疗程 3～4 周），重则同“二期”。

注：部分病人可能会出现赫氏反应 → 初治病人 / 合并心脏病变者酌情联合激素。少数病人在疗程结束后症状仍持续＞6 个月（莱姆病治疗后综合征）→ 仅对症治疗。

3-54 专题 - 附：

梅　毒

一、流行病学

（1）传染源：病人（显性感染 + 隐性感染），皮损 / 血液 / 精液 / 唾液 / 乳汁均含 TP。

传染期：感染后未经治疗的前 1～2 年为主 / 病期↑传染性↓ / 感染 4 年以上基本无传染性。

（2）传播途径：性传播（经皮肤黏膜微小破损）>>垂直传播（经胎盘脐静脉 / 分娩接触）>医源 / 接吻 / 哺乳传播。

（3）易感人群：普遍易感（尤卖淫 / 嫖娼 / 同性性行为 / 吸毒）。

二、机制和病理

（1）机制：黏多糖酶粘附组织细胞，细胞免疫 / 体液免疫部分参与。

① 非特异性抗原（如心磷脂）→ 非特异性抗心磷脂抗体 × 直至充分治疗（少数呈血清固定）。

② 特异性抗原（如 TP 抗原）→ 特异性抗 TP 抗体（无保护作用）× 长期 / 终生。

（2）病理：血管内膜炎（小动脉内皮及纤维增生 / 管壁增厚 / 管腔狭窄闭塞），血管周围炎（Mφ/ 浆细胞 / LC 浸润），树胶样肿 / 梅毒瘤（≈结核结节 / 中央凝固性坏死）。

三、临床表现

1. 获得 / 后天梅毒

（1）一期 / 早期：常发生在感染后 2～4 周，局部表现为主。

① 硬下疳：不洁性交后 2～4 周出现，外生殖器无痛性丘疹 → 糜烂 → 溃疡，表面浆液性分泌物 / 内含大量 TP，基底部肉红色 / 软骨样硬度，边界清楚 / 周边水肿隆起，未治疗 / 经治疗则持续 3～8 周 / 1～2 周。

② 硬化性淋巴结炎：硬下疳后 1～2 周出现，腹股沟 / 附近淋巴结无痛性肿大 / 质硬，皮肤无红肿 / 破溃，淋巴结穿刺液 / 内含大量 TP，未治疗 / 经治疗则持续较久 / 短。

（2）二期 / 早期：常发生在感染后 3 个月，一期未治疗 / 治疗不彻底 → TP 血症 → 全身播散。

① 皮肤黏膜：皮疹（泛发 / 对称 / 斑丘疹 / 不痒），扁平湿疣（外生殖器 / 肛周 / 腹股沟 / 会阴），脱发（虫蚀状 / 暂时性），黏膜糜烂（口腔 / 鼻腔 / 生殖器）。

② 骨关节：骨膜炎（尤长骨）、关节炎（尤大关节 / 对称性）等。

③ 眼：虹膜 / 睫状体炎、脉络膜炎、视神经 / 视网膜炎等。

④ 内脏：肝炎 / 胆管炎、肾小球肾炎、胃肠病变等。

（3）三期 / 晚期：病程＞2 年，约 1 / 3 病人出现。

① 梅毒性树胶肿：皮肤 / 黏膜 / 内脏无痛性结节 → 溃疡（树胶状分泌物）→ 愈合形成瘢痕。

② 心血管梅毒：单纯性主动脉炎、主动脉瓣关闭不全、冠脉狭窄 / 阻塞、主动脉瘤等。

③ 神经梅毒：无症状性神经梅毒（仅 CSF 异常）、梅毒性脑膜炎、脑血管梅毒等。

2. 胎传 / 先天梅毒

（1）早期：常发生在出生后 2～10 周，皮肤黏膜损害为主。

（2）晚期：年龄＞2 岁，眼 / 耳 / 牙 / 骨关节 / 无症状性神经梅毒为主（心血管梅毒少见）。

3. 潜伏梅毒

TP 感染＋机体免疫↑/ 治疗不彻底 → 无症状 / 症状暂时消失 +CSF（–）＋血清学（+），包括早期（TP 感染≤2 年）＋晚期（TP 感染＞2 年）＋先天。

四、检查

（1）病原学（早期）：暗视野镜检，吉姆萨 / 镀银染色（淡红色 / 黄褐色），直接免疫荧光（绿色）。

（2）血清学（尤潜伏感染）

试验	抗体
① 快速血清反应素环状卡片试验（RPR）。	
不加热血清反应素试验（USR）。	抗心磷脂抗体
甲苯胺红不加热血清试验（TRUST）。	

注：非特异性抗体（敏感性↑）/ 筛查试验（特异性↓），假（+）见于自身免疫性疾病。

试验	抗体
② 梅毒螺旋体颗粒凝集试验（TPPA）。	
梅毒螺旋体血凝试验（TPHA）。	抗 TP 抗体
荧光螺旋体抗体吸收试验（FTA-ABS）。	

注：特异性抗体 / 确诊试验，假（–）见于抗体 / 抗原比例↑ → 需将血清进行稀释。

（3）影像学（晚期）：骨关节梅毒，心血管梅毒，神经梅毒（另 CSF 检查）。

五、诊断

配偶 / 家族梅毒史 / 不洁性交史＋各期不同的临床表现＋病原学 / 血清学 / 影像学。

注：感染较长的病人除检查皮肤黏膜外，更应注重检查骨关节 / 眼 / 心血管 / 神经系统。

六、治疗

1. 一般原则

（1）早诊断 / 早治疗，剂量足够 / 疗程规则，尽可能避免心血管梅毒 / 神经梅毒等严重并发症。

（2）性伴侣同时接受治疗，治疗期间禁止性生活。

（3）治疗后应定期随访，第 1 年则 1 次 / 3 个月 → 第 2 年则 1 次 / 6 个月 → 第 3 年年末 1 次。

（4）赫氏反应防治：通常在驱梅治疗前 1 天开始应用 → 泼尼松 0.5mg /（kg・d）×3 天，心血管梅毒驱梅治疗 → 从小剂量开始 / 逐渐加量 / 直至第 4 天达正常剂量。

2. 治疗方案

（1）早期梅毒（一期 / 二期 / 病程＜2 年）

① 首选：苄星青霉素 240 万 U（分两侧臀部）肌注 qw×**2～3 次**，普鲁卡因青霉素 80 万 U 肌肉

qd×**10～15 天**。

② 高效：头孢曲松 1.0g 静脉 qd×10～15 天（青霉素过敏时优先选择）。

③ 替代：多西环素 / 米诺环素 100mg bid×**15 天**，阿奇霉素 / 红霉素 0.5g qd / qid×**15 天**。

（2）二期复发 / 晚期霉素（三期 / 病程>2 年）

① 首选：苄星青霉素 240 万 U（分两侧臀部）肌注 qw×**3～4 次**，普鲁卡因青霉素 80 万 U 肌注 qd×**20 天**。

（心血管梅毒）先控制 HF → 再驱梅，避免赫氏反应（病情↑ / 致死）→ 禁用苄星青霉素。

水剂青霉素 10 万 U / d → 20 万 U / d（q12h）→ 40 万 U / d（q12h）肌肉 ×**3 天** →

普鲁卡因青霉素 80 万 U / d 肌注 ×**12 天** → 间歇 2 周 → 重复疗程≥2 次。

（神经梅毒）减轻赫氏反应 → 联合泼尼松口服 / 后期才序贯苄星青霉素。

水剂青霉素 1200 万～2400 万 U / d（q4～6h）静脉 ×**15 天** → 苄星青霉素（同上）。

② 高效：头孢曲松 2.0g 静脉 qd×10～15 天（青霉素过敏 + 神经梅毒时优先选择）。

③ 替代：多西环素 / 米诺环素 100mg bid×**30 天**，阿奇霉素 / 红霉素 0.5g qd / qid×**30 天**。

（3）妊娠梅毒：同上，但妊娠初 3 个月 + 妊娠末 3 个月各进行 1 个疗程治疗，禁用四环素类，青霉素过敏则替代选用大环内酯类。

（4）胎传梅毒（表 3-71）

表 3-71 胎传梅毒的治疗方案

分期	CSF（－）	CSF（＋）
早期（<2 岁）	苄星青霉素 5 万 U / kg 肌注 qw×**2～3 次**	水剂青霉素 **10 万～15 万 U /（kg·d）（q8～12h）**静脉 ×15 天 普鲁卡因青霉素 5 万 U / kg 肌注 qd×**10～15 天**
晚期（>2 岁）	苄星青霉素 5 万 U / kg 肌注 qw×**3～4 次**	水剂青霉素 **20 万～30 万 U /（kg·d）（q4～6h）**静脉 ×15 天 普鲁卡因青霉素 5 万 U / kg 肌注 qd×**20 天**

注：青霉素过敏则替代选用大环内酯类，如红霉素 20～30mg /（kg・d）（分 4 次）。

3-55 专题

阿米巴病

第一节　阿米巴肠病（阿米巴痢疾）

一、病原学（生活史）

（1）溶组织内阿米巴包囊（感染形态）：无色透明类圆形，ϕ10～16μm，未成熟包囊（内含 1～2 个核）→ 成熟包囊（内含 4 个核）→ 经消化道感染 → 耐受胃酸作用达到小肠下段 → 经碱性消化液作用致囊壁变薄 → 脱囊逸出小滋养体 → 回盲肠部黏膜皱褶 / 肠腺窝处分裂繁殖。

（2）溶组织内阿米巴滋养体（致病形态）：小滋养体（ϕ6～20μm / 伪足少 / 无分泌 / 吞噬作用）→ 寄生盲肠 / 升结肠并发育 → 大滋养体（ϕ20～40μm / 伪足多 / 有分泌 / 吞噬作用）→ 接触性杀伤机制 / 侵袭组织致病＋落入肠腔 / 变成未成熟包囊排出（潮湿环境存活数周～数月）。

二、流行病学

（1）传染源：急性感染恢复期 / 慢性感染 / 携带者。

（2）传播途径：粪口传播（粪便直接 / 经苍蝇等媒介污染手 / 食物 / 水源等）。

（3）易感人群：普遍易感（尤营养不良 / 免疫力↓）→ 可获得高滴度抗体 / 但无保护作用 / 可重复感染。

（4）流行特征：∝经济水平 / 卫生状况（水源安全）/ 生活习惯，我国仅个别地区有散发病例。

三、机制和病理

（1）机制：包囊 → 胃酸杀灭 → 存活包囊达到小肠下段 → 经胰蛋白酶作用 → 脱囊逸出 4 个小滋养体 → 寄生于盲肠 / 升结肠并发育 → 大滋养体 → 靠近黏附（伪足运动）/ 酶溶解（分泌蛋白水解酶）/ 细胞毒（分泌细胞毒物质）/ 吞噬（组织细胞 / RBC）等作用 → 盲肠 / 升结肠壁细胞损害，另外大滋养体 → 分泌肠毒素样活性物质 → 肠蠕动↑ / 肠痉挛 → 腹痛 / 腹泻。

（2）病理：（急性）盲肠 / 升结肠肠壁散在糜烂 → 小脓肿 → 烧瓶样深溃疡。

（慢性）盲肠 / 升结肠肠壁反复溃疡修复 → 疤痕 / 息肉 → 肠腔狭窄。

四、临床表现

潜伏期数天～数年（常 3 周）。

1. 无症状携带者

无症状，大便示阿米巴包囊，若机体免疫力↓ → 转为急性。

2. 急性阿米巴痢疾

（1）轻型：无发热，轻度腹胀 / 腹痛 / 腹泻。

（2）普通型：起病缓，无发热 / 低热 / 毒血症状↓，轻中度腹胀 / 腹痛 / 腹泻，典型表现为暗红色果酱便 / 量多 / 腥臭味 / 常无里急后重 ×3～10 次 / 天，右下腹压痛（±），若未经治疗 / 治疗不彻底 → 易复发 / 转为慢性。

（3）重型：多见于感染严重 / 营养不良 / 免疫力↓ / 孕妇，起病急，高热 / 毒血症状↑，剧烈肠绞痛 / 呕吐 / 腹泻，血水样便 / 量多 / 常伴里急后重 ×10 余次 / 天，肠穿孔。

3. 慢性阿米巴痢疾

急性阿米巴痢疾持续存在 / 反复发作 ×2 个月以上，纳差 / 乏力 / 贫血，腹胀 / 腹痛 / 腹泻，右下腹压痛（＋）/ 肠鸣音亢进。

4. 并发症

（1）肠道：肠出血 → 血便（浅溃疡渗血）/ 休克（深溃疡侵袭大血管 / 肉芽肿破损），肠穿孔 → 腹膜炎 / 腹腔脓肿 / 内瘘形成，阑尾炎，结肠病变（阿米巴瘤 / 肉芽肿 / 纤维狭窄）→ 肠梗阻，直肠 - 肛周 / 阴道瘘管。

（2）肠外：阿米巴肝 / 肺 / 脑脓肿，阿米巴胸膜炎，阿米巴尿道 / 阴道炎等。

五、检查

（1）血常规：WBC / PMN 正常 / 轻↑，少数嗜酸粒细胞↑，重型 / 继发细菌感染则 WBC↑/ PMN↑。

（2）大便常规：（外观）暗红色果酱便；（镜检）聚团状 RBC / 少量 WBC / 夏科 - 莱登晶体。

（3）病原学：大便 → 直接涂片（包囊）/ 单或多克隆抗体（滋养体抗原）/ 探针杂交或 PCR（滋养体 DNA），新鲜大便 → NS 涂片（伪足运动 / 吞噬 RBC 的滋养体）。

（4）血清学：特异性抗体 IgM（＋）/（－）→ 现症感染 / 不排除，特异性抗体 IgG（＋）/（－）→ 既往或现症感染 / 可排除。

（5）结肠镜：盲肠 / 升结肠为主，肠壁散在糜烂 → 小脓肿 → 烧瓶样深溃疡，活检滋养体（＋）。

六、诊断

（1）流行病学：不洁饮食史 / 慢性腹泻病人密切接触史。

（2）临床表现：起病缓 / 无发热 / 低热 / 毒血症状↓，腹胀 / 腹痛 / 腹泻（暗红色果酱便 / 量多 / 腥臭味 / 常无里急后重 ×3～10 次 / 天），右下腹压痛（＋）/ 肠鸣音亢进。

（3）检查：大便 → 包囊 / 滋养体（＋），大便 → 滋养体抗原 / DNA（＋），血清 → 特异性抗体（＋），结肠镜 → 烧瓶样深溃疡 / 活检滋养体（＋）。

七、鉴别

（1）细菌性痢疾：参考“3-32 专题 细菌性痢疾”中表 3-50。

（2）其他：与胃肠型食物中毒、血吸虫病、肠结核、溃疡性结肠炎、直肠 / 结肠癌相鉴别。

八、治疗

（1）一般治疗：隔离，休息，饮水 / 消化饮食 / 营养（运动饮料 / 苏打饼干 / 肉汤 / 禁高渗果汁牛奶），皮肤 / 口腔卫生（漱口）。

(2) 补液治疗：口服 ORS → 静脉乳酸林格液，纠正电解质紊乱 / 酸中毒。

(3) 对症治疗：退热，保护胃肠黏膜，止痛，止吐，止泻，重症予激素。

(4) 病原治疗

① 抗组织内阿米巴药：甲硝唑 0.4g tid（重型则 0.5g 慢滴 q8h）×10 天 / 疗程。
替硝唑 2.0g qd（重型则 0.8g 慢滴 qd）×5 天 / 疗程。
奥硝唑 0.5g bid（重型则 0.5g 慢滴 q12h）×10 天 / 疗程。

注意：过敏反应 / 周围神经炎 / WBC ↓ / 双硫仑反应。

② 抗肠道内阿米巴药：巴龙霉素 20～35mg /（kg · d）（分 3 次）×5～10 天。
二氯尼特 / 糠酯酰胺 0.5g tid×10 天（目前最有效杀包囊药物）。
双碘喹啉 400～600mg tid×14～21 天。

③ 抗菌药物：巴龙霉素 / 喹诺酮类（作用肠道共生菌 → 抑制阿米巴生长＋治疗继发细菌感染）。

第二节 阿米巴肝病（阿米巴肝脓肿）

一、机制和病理

(1) 机制：溶组织内阿米巴感染（± 阿米巴痢疾）数月 / 数年后 → 寄生肠壁并发育的大滋养体经门静脉 / 淋巴管 / 直接蔓延 → 侵入肝脏（尤肝脏营养 / 循环障碍）＋机体免疫力 ↓ → 少数存活大滋养体继续繁殖 → 静脉炎 / 静脉周围炎 / 静脉栓塞 → 局部肝组织缺血缺氧 → 大滋养体逸出血管并侵袭肝组织 → 局灶性坏死 / 液化 → 融合形成肝脓肿 → 不断扩大 / 浅表化 → 穿破 / 累及邻近体腔。

(2) 病理：多见于肝右叶顶部（∵盲肠 / 升结肠血流汇集于此）→ 单个 / 壁薄 / 未彻底液化的大脓肿（巧克力酱样 / 无臭味 / 内含滋养体）→ 可继发细菌感染（黄白色 / 有臭味 / 内含大量脓细胞）。

二、临床表现

(1) 起病缓，发热（尤弛张热），清晨体温较低 / 黄昏体温最高 / 夜间热退盗汗。
(2) 肝区疼痛：钝痛 / 胀痛 / 刺痛 / 灼痛，脓肿位于肝中央 ↓ / 靠近肝包膜程度 ↑，深呼吸 ↑ / 体位改变 ↑，右肩牵涉痛。
(3) 纳差 / 恶心 / 呕吐，腹胀 / 腹泻 / 体重下降，肝大 / 边缘较钝 / 叩击痛。
(4) 脓肿刺激 / 压迫 → 下肺炎症 / 反应性胸膜炎 / 轻度黄疸。
（以上 (1)～(4)：∝脓肿大小 / 位置 / 继发细菌感染等）

(5) 并发症：膈下脓肿 / 脓胸 / 肝肺支气管瘘，心脏压塞，腹膜炎 / 肾周脓肿，继发细菌感染。

三、检查

(1) 血常规：急性期 WBC ↑↑（平均高达 50×10^9 / L → 继发细菌感染则 ↑↑↑ / 可达 80×10^9 / L），慢性期 WBC ↑ / 正常 / ↓。通常 WBC ＞30×10^9 / L → 提示继发细菌感染。

(2) 病原学：大便 → 直接涂片（包囊）/ 单或多克隆抗体（滋养体抗原）/ 探针杂交或 PCR（滋养体 DNA），新鲜大便 / 脓液 → NS 涂片（伪足运动 / 吞噬 RBC 的滋养体），血液 → 单或多克隆抗体（滋养体抗原 → 肠外阿米巴病）。

(3) 血清学：特异性抗体 IgM（＋）/（－）→ 现症感染 / 不排除，特异性抗体 IgG（＋）/（－）→ 既往或现症感染 / 可排除。

(4) 影像学：X 线 → 右侧横膈抬高 / 右肺底云雾状阴影 / 胸膜反应 / 胸水，B 超 / CT / MRI → 肝占

位病灶 / 脓肿（部位 / 数量 / 大小 / 液化情况等）。

四、诊断

（1）流行病学：不洁饮食史 / 慢性腹泻病人密切接触史 → 阿米巴肠病 / 无症状携带者。

（2）临床表现：起病缓 / 发热，肝区疼痛，肝大 / 边缘较钝 / 叩击痛。

（3）检查：WBC ↑ ↑，大便 → 包囊 / 滋养体（±），脓液 → 滋养体（＋），血清 → 特异性抗体（＋），影像学 → 右侧横膈抬高 / 右肺底胸膜反应 / 肝占位病灶 / 脓肿。

五、鉴别

（1）细菌性肝脓肿（表 3-72）

表 3-72 阿米巴肝脓肿与细菌性肝脓肿鉴别

鉴别	阿米巴肝脓肿	细菌性肝脓肿
病史	多见于中青年（尤男） 常继发于阿米巴痢疾	多见于中老年（尤 DM） 常继发于胆道等腹部化脓性感染 / 败血症
表现	起病缓慢 / 病程数月，体温逐渐升高 / 常伴盗汗 少见黄疸，肝大 / 压痛 ↑ ↑	起病急，寒战高热等全身中毒症状 部分有黄疸，肝大 / 压痛 ↑
血液	WBC / PMN ↑，阿米巴抗原 / 抗体（＋）	WBC / PMN ↑ ↑，血培养细菌（＋）
大便	滋养体 / 包囊（＋）	无特殊异常
脓肿	单个 / 较大 / 尤右叶 → 脓液多 / 棕褐色 / 无臭味 / 滋养体（＋）	多个 / 较小 / 易融合 → 脓液少 / 黄白色 / 细菌（＋）
治疗	抗阿米巴有效	抗菌有效

（2）其他：胆囊炎 / 胆石症、原发性肝癌 / 继发性肝癌、肝棘球蚴病 / 肝结核、肝囊肿 / 血管瘤。

六、治疗

（1）一般 / 补液 / 对症：参考“阿米巴肠病”。

（2）病原治疗：参考“阿米巴肠病”。

① 抗组织内阿米巴药：硝基咪唑类 → 若耐药 / 无效则磷酸氯喹 / 基质 0.5g / 0.3g bid×2 天 → 0.25g / 0.15g bid×2～3 周 / 疗程。

注：脓肿好转需 2 周 / 脓腔吸收需 4 周，氯喹 → 头痛 / 消化道症状 / 视力模糊 / 心律失常。

② 抗肠道内阿米巴药：巴龙霉素 / 二氯尼特 / 双碘喹啉 → 已达根治。

③ 抗菌药物：选用继发感染的敏感抗菌药物。

（3）穿刺引流：脓肿 φ＞3cm / 靠近体表 → 病原治疗 2～4 天后 → B 超引导下穿刺引流。

① 脓液稠厚 / 不易抽出：注入（NS 50mL±α 糜蛋白酶 5mg）25mL / 次 → 再抽脓。

② 较大脓肿：抽脓后 → 注入甲硝唑 0.5g / 次。

（4）外科治疗：脓肿穿破 → 化脓性腹膜炎，脓肿大 / 多发 → 内科治疗效果欠佳 / 引流不畅。

3-56 专题

疟 疾

一、病原学（生活史）

1. 蚊体内阶段（有性繁殖期）

（人体 RBC）雌/雄配子体 → 雌性按蚊叮人吸血 →（按蚊胃内）发育为雌/雄配子 → 两者结合并发育为动合子 →（按蚊肠壁）发育为囊合子（内含大量子孢子母细胞）→ 发育为速发型子孢子 ± 迟发型子孢子/休眠子（仅见于间日/卵形疟原虫/∝疟疾复发）→ 主动移行至按蚊唾液腺中（∝传染性）。

2. 人体内阶段（无性繁殖期）

（1）红外期：（按蚊唾液腺）速发型/迟发型子孢子 → 雌性按蚊叮人吸血 →（人体肝脏）迅速/缓慢地裂体增殖并发育为裂殖子 → 肝细胞破裂并释放入血 → 侵入 RBC。

（2）红内期：（释放入血）裂殖子 →（RBC）继续裂体增殖并发育 → RBC 破裂并释放入血（∝疟疾发作）→ 侵入其它 RBC/重复红内期（∝周期发作）→ 经 3～6 代裂体增殖 → 部分疟原虫发育为雌/雄配子体（∝传染性）。

（3）分类（表 3-73）

表 3-73　疟疾虫分类

分类	子孢子	感染 RBC 特点（姬姆萨/瑞氏染色）× 裂体增殖周期	表现
间日疟原虫★	速发型＋迟发型（易复发）	年幼 RBC/感染率中等（微小/红色的薛氏点）×2 天	一般
卵形疟原虫		年幼 RBC/感染率中等（粗大/红色的薛氏点）×2 天	
恶性疟原虫★	速发型（不复发）	任何 RBC/感染率较高（粗大/褐色的茂氏点）×1～2 天	较重
三日疟原虫		衰老 RBC/感染率较低（微小/红色的齐氏点）×3 天	较轻
诺氏疟原虫		任何 RBC/感染率较高 ×1 天	较重

二、流行病学

（1）传染源：病人/携带者，诺氏疟主要为猴。

（2）传播途径：雌性按蚊叮咬为主，少数输血/垂直传播，诺氏疟主要为猴-蚊-人传播。

（3）易感人群：普遍易感（孕妇易重症/流产/死胎）→ 同型可获得短期免疫力（无交叉免疫）。

（4）流行特征：∝蚊虫活动，热带四季均可，亚热带/温带呈季节性（尤夏秋季）。主要分布于北纬60°～南纬45°的广泛地域→非洲撒哈拉沙漠以南流行最严重→每年发病/死亡例数均占全球90%以上→绝大多数为恶性疟。间日疟→多见南美洲/东南亚/东地中海。卵形疟/三日疟→多见非洲/东南亚。诺氏疟→发现于马来西亚/印度尼西亚。我国本土病例已消除/以境外输入性病例为主→主要来源非洲撒哈拉沙漠以南/东南亚→恶性疟>间日疟（部分为混合感染）。

三、机制和病理

（1）机制

① 典型/周期发作：成批RBC破裂→释放大量裂殖子/代谢产物/RBC碎片（致热原）→典型发作（寒战/高热/大汗/热退）→机体免疫清除（单核吞噬细胞系统增生）＋未清除裂殖子重复红内期裂体增殖→周期发作→贫血/脾大脾亢/部分病人转为携带者。

② 恶性疟：RBC体积↑成球形/聚集成团→微血管狭窄/堵塞→组织器官（尤脑/肺/肾）缺血缺氧/变性坏死。

③ 脑型疟：$CD8^+T$细胞介导血管内皮损伤→血脑屏障↓→疟原虫抗原/CK等进入脑实质，TNF-α/IFN-γ→内皮细胞表达黏附受体↑→RBC黏附→微血管狭窄/堵塞→脑缺血缺氧/变性坏死。

④ 溶血尿毒综合征（HUS）/黑尿热：疟原虫感染（＋伯氨喹诱发）→大量RBC破裂→血管内溶血→贫血/黄疸/Hb尿（酱油尿）/腰痛/急性肾衰竭。

（2）病理：∝疟原虫种类/感染时间，脾大/肝大，软脑膜充血/脑组织水肿，肾/胃肠道黏膜充血/出血等。

四、临床表现

潜伏期：间日疟/卵形疟约2周（间日疟温带株可长达数月），恶性疟/诺氏疟1～2周，三日疟3～4周，若输血感染一般为1周左右。

1. 普通疟疾

（1）典型：初发有低热/乏力/头痛/纳差等前驱症状，发作时不规则→周期性。

① 发冷期（10～15min→反复发作→30～45min）：骤起畏寒/剧烈寒战/口唇发绀/皮肤苍白或青紫/脉搏快而饱满，可有乏力/肌痛/头痛/消化道症状。

② 发热期（2～6h）：寒战停止/继而高热（39～41℃），颜面潮红/头痛，重则谵妄/抽搐/昏迷。

③ 出汗期（30min～1h）：突然大汗/体温骤降，感觉明显好转/但困倦思睡。

（①～③）×反复发作（可见贫血/脾大）

注：发作期×6～10h→间歇期（常无症状）×48h（间日疟/卵形疟/隔天发作）/72h（三日疟/隔2天发作），恶性疟→发热不规律/无明显间歇期。

（2）不典型：发热特点不典型×发作周期不规律，发热＋呼吸/消化/CNS症状（易误诊）。

2. 重症疟疾

（1）4种疟原虫（尤恶性疟原虫）→无免疫力人群→恶性疟（尤脑型疟）。

（2）WHO标准（≥1/12项）
- 虚脱（全身无力/无法坐站行走）
- 意识障碍（成人GCS＜11分）
- 抽搐（＞2次/天）
- 酸中毒（HCO_3^-＜15mmol/L或静脉乳酸≥5mmol/L）
- ARDS
- 休克
- 严重贫血（成人Hb＜70g/L或HCT＜20%）
- 低血糖（＜2.2mmol/L）
- 黄疸（TB＞50μmol/L）
- 肾损伤（BUN＞20mmol/L或Cr＞265μmol/L）。
- 出血（鼻衄/牙龈出血/皮肤穿刺部位出血/呕血）
- 高原虫血症（原虫密度＞10%→我国调低为＞5%）

注：PLT↓↓（＜50×10^9/L）/铁蛋白↑↑→警惕进展至重症。

3. 复发/再燃

（1）再燃：∝血中残存疟原虫（5种疟原虫均可），常出现在临床治愈后1个月内。

（2）复发：∝肝内迟发型子孢子/休眠子（仅见于间日疟/卵形疟），常出现在临床治愈后1～2个月（若为间日疟温带株则复发间隔时间↑/可达1年以上）。

五、检查

1. 血常规

发作期WBC↑/PMN↑→间歇期恢复正常，重症→WBC↑↑（∝仪器误判受染RBC为WBC/需人工鉴别），反复发作→WBC↓/单核细胞↑，不同程度贫血/PLT↓。

2. 病原学

（1）涂片镜检：（寒战早期）外周血厚/薄涂片→姬姆萨/瑞氏染色→镜检（+）（金标准），骨髓涂片阳性率≥外周血涂片。

（2）抗原检测：快速诊断试纸条→敏感性/特异性差异很大。

（3）基因检测：PCR/宏基因检测→鉴别种类/检测耐药基因/敏感性↑/特异性↑。

六、诊断

（1）流行病学（史）：在非洲/东南亚疟疾流行区有夜间停留史/输血史（近2周内）。

（2）临床诊断病例：流行病学+临床表现。

（3）确诊病例：流行病学+临床表现+病原学（+）。

（4）重症病例：确诊病例+WHO标准（≥1/12项）。

七、鉴别

（1）感染性发热：急性上呼吸道感染/急性肾盂肾炎，伤寒/败血症，流脑/乙脑/中毒型菌痢，肾综合征出血热/发热伴血小板减少综合征/登革热，恙虫病/钩体病，黑热病/血吸虫病。

（2）非感染性发热伴肝脾肿大：溶血，淋巴瘤/白血病，噬血细胞综合征。

八、治疗

1. 一般治疗

隔离 / 防蚊，发作期 / 退热后 24h 卧床休息，寒战时注意保暖 / 大汗时及时擦干，饮水补液 /（半）流质饮食。

2. 抗疟治疗

（1）药物

① 杀 RBC 内裂殖子（控制症状）

青蒿琥酯注射剂 120mg（2.4mg / kg）＋5%$NaHCO_3$ 2mL（振荡至完全溶解）＋GS / NS 8mL 缓慢静注（5min）0—12h—24h → qd× ≥7 天。

蒿甲醚注射剂 160mg（3.2mg / kg）（首剂）→ 80mg（1.6mg / kg）深部肌注 qd× ≥7 天。

注：青蒿琥酯 / 蒿甲醚分别是青蒿素水溶性 / 脂溶性衍生物，抗疟效果＞青蒿素，主要用于耐氯喹恶性疟 / 脑型疟 / 重症疟疾。

青蒿素类复方制剂：青蒿素 / 哌喹（62.5mg / 375mg / 片）2 片 qd×2 天。

双氢青蒿素 / 磷酸哌喹（40mg / 320mg / 片）2 片 0—8h—24h—32h。

青蒿琥酯 / 阿莫地喹（100mg / 270mg / 片）2 片 qd×3 天。

注：WHO 强烈要求以青蒿素类为基础的复方 / 联合用药（ACT）→ 缩短疗程 / 延缓耐药。

磷酸氯喹 / 基质 1g / 0.6g（首剂）→ 0.5g / 0.3g qd×2 天。

注：头痛 / 消化道症状，视力模糊 / 心律失常，慎用心脏病，不推荐用于恶性疟（∵耐药↑）。

磷酸咯萘啶注射剂 160mg＋GS 250mL 静滴 qd×3 天。

注：不良反应较少，可用于恶性疟（∵与氯喹无交叉耐药）

② 杀肝脏内休眠子 / RBC 内配子体（控制复发 / 终止传播）

磷酸伯氨喹 / 基质 39.6mg / 22.5mg qd×8 天（控制复发）。

磷酸伯氨喹 / 基质 26.4mg / 15mg qd×3 天（终止传播）。

注：消化道症状，高铁 Hb 血症 / 发绀，若 G-6-P 脱氢酶↓ → 急性溶血 / HUS（∴用药前需检测 G-6-P 脱氢酶活性），禁用于孕妇。

（2）方案

① 间日疟 / 卵形疟：青蒿素类复方制剂（尤恶性疟＋间日疟混合感染）/ 磷酸氯喹＋磷酸伯氨喹。

② 三日疟 / 诺氏疟：青蒿素类复方制剂＋磷酸伯氨喹。

③ 恶性疟 / 脑型疟 / 重症疟疾：青蒿琥酯注射剂（首选）＞蒿甲醚注射剂（替代）＞磷酸咯萘啶注射剂 × 直至清醒且能进食 → 青蒿素类复方制剂 ×2～3 天 → 若疟原虫（＋）则疗程↑× 直至疟原虫（－）。

3. 对症治疗

（1）高热：物理降温 / 必要时 NSAID / 超高热则酌情激素 → T ＜38℃。

（2）脑水肿 / 抽搐：利尿剂（呋塞米）/ 脱水剂（甘露醇）/ 严重则酌情激素，胶体液扩容 / 降低血液黏稠度 / 改善微循环，抽搐则镇静剂（地西泮 → 氯丙嗪＋异丙嗪 → 亚冬眠疗法）。

（3）酸中毒 / ARDS / 休克：氧疗 / 呼吸循环支持，酌情补碱。

（4）贫血 / 低血糖：HCT ＜20% 则输全血 / 浓缩 RBC，监测血糖 / 纠正低血糖。

（5）肝肾损伤：保肝护肾，必要时 ALSS / 血液净化（宜青蒿素类给药后 2h）。

(6) PLT↓：PLT $<50\times10^9$/L 则 TPO / 阿伐曲泊帕 / 输 PLT。

(7) 继发细菌感染：抗菌药物。

九、预防

(1) 出国前：了解目的地的疟疾流行状况 → 做好个人防护准备；疫苗→主要用于撒哈拉以南非洲等高疟区的儿童（保护效率 / 保护期均有限）。

(2) 在疫区：防蚊措施 → 纱门 / 纱窗 / 蚊帐 / 趋蚊剂 / 穿长衣长袖。

预防用药 → 磷酸氯喹 0.5g qw
甲氟喹 0.25g qw（尤耐氯喹流行区）
乙胺嘧啶 25mg qw（禁用于孕妇）
多西环素 200mg qw（禁用于儿童）
（以上 × 入疫区前 1 周～离疫区后 4 周。）
磷酸哌喹 0.6g qm 睡前（慎用于孕妇）× ≤3 次

(3) 回国后：若有发冷 / 发热 / 出汗等症状 → 主动报告 / 及时就医 / 全程足量抗疟治疗。

3-57 专题

黑热病

一、病原学（生活史）

（1）利什曼原虫：约 20 种致病，我国主要为杜氏 / 婴儿利什曼原虫 → 内脏利什曼病 / 黑热病。

（2）前鞭毛体：见于白蛉消化道内，纺锤形 11～16μm＋鞭毛 11～16μm。叮咬 → 利杜体随血液吸入白蛉胃内 ×2～3 天发育 → 前鞭毛体 ×1 周迅速繁殖 → 聚集于白蛉口腔 / 喙。

（3）无鞭毛体（利杜体）：见于人 / 哺乳动物单核巨噬细胞内，卵圆形 4.4μm×2.8μm。叮咬 → 前鞭毛体随唾液侵入人 / 哺乳动物皮下 → 鞭毛脱落成为利杜体 → 部分直接被 Mφ 吞噬繁殖＋部分进入血流到达肝 / 脾 / 淋巴结 / 骨髓等单核吞噬细胞系统大量繁殖 → 病变。

二、流行病学

（1）传染源：病人（尤人源型疫区）/ 病犬（尤犬源型疫区）＞野生动物如狼 / 豺 / 狐（尤自然疫源型疫区）。

（2）传播途径：雌性白蛉叮咬，目前明确 31 种 → 我国以中华白蛉为主。

（3）易感人群：普遍易感（年龄↑易感性↓）→ 可获得持久免疫力。

（4）流行特征：全球以印度 / 地中海沿岸国家为主 → 随气候 / 动物迁徙 / 人员流动 → 低流行区↑，我国以长江以北地区为主 → 近年来西北 / 西南地区↑（尤新疆 / 甘肃 / 四川），无季节性 / 农村＞城市 / 男＞女，人源型多见平原地区 / 青壮年为主，犬源型多见丘陵地区 / 儿童为主，自然疫源型多见荒漠地区 / 婴儿为主。

三、机制和病理

（1）机制：（白蛉口腔 / 喙）前鞭毛体 → 雌性白蛉叮人 →（人体皮下组织）鞭毛脱落成为利杜体 → 部分直接被 Mφ 吞噬繁殖＋部分进入血流到达肝 / 脾 / 淋巴结 / 骨髓等单核吞噬细胞系统大量繁殖 → 细胞破裂 / 逸出原虫 → 反复单核吞噬细胞系统繁殖 → 单核吞噬细胞系统大量增生伴阻塞性充血（肝 / 脾 / 淋巴结肿大＋骨髓增生），脾大 → 脾亢＋细胞毒性变态反应 → 溶血↑（三系↓尤 PLT↓↓）→ 出血 / 继发感染，骨髓增生 → BLC↑/ 浆细胞↑ → 球蛋白↑。

（2）病理：脾大↑↑/ 肝大↑/ 淋巴结肿大↑/ 骨髓增生↑↑，Mφ（肝内 Kupffer / 肝窦内皮细胞）内含大量利杜体，浆细胞增生↑↑。

四、临床表现

1. 内脏利什曼病 / 黑热病

（1）流行病例：潜伏期 10 天～1 年，起病缓，长期不规则发热伴畏寒 / 盗汗 / 纳差 / 乏力 / 消瘦等（全身中毒症状较轻 / 部分仍能坚持工作），脾脏进行性肿大 / 可达盆腔（质软 → 质硬 → 脾栓塞 / 出血），肝脏 / 淋巴结轻中度肿大，营养不良 / 水肿 / 贫血 / 皮肤颜色变深。

（2）散发病例：潜伏期 3 周～2 年，起病急，突然发热，体重进行性下降，急性溶血 / 急性肾衰 / 皮肤黏膜出血。

（3）淋巴结型内脏利什曼病：多无黑热病病史 / 亦可与黑热病同时发生，浅表淋巴结肿大（尤腹股沟）/ 大小不一 / 无红肿压痛，肝脾不大 / 轻度肿大。

2. 皮肤利什曼病

（1）典型病例：潜伏期 2 周～3 个月，叮咬部位皮肤红斑 / 瘙痒 → 缓慢形成丘疹 → 缓慢形成溃疡 → 逐渐自愈 / 遗留凹陷性瘢痕。

（2）黑热病后皮肤利什曼病：多有黑热病病史 / 亦可与黑热病同时发生，皮肤（尤面颈部）红斑 / 褪色斑 → 缓慢形成丘疹 / 结节（易与白癜风 / 麻风混淆），另可累及口腔 / 生殖器黏膜 / 结膜等。

3. 免疫缺陷人群感染

（1）AIDS：内脏利什曼病 → 治疗效果↓/ 复发率↑/ 加重 AIDS。

（2）移植：多见肾移植 → 内脏利什曼病 → 治疗效果↑/ 复发率↓。

4. 并发症

继发细菌感染（尤肺炎 / 菌痢 / 牙龈溃烂 / 坏疽性口炎等），粒细胞缺乏症。

五、检查

（1）血常规：三系↓，WBC↓↓［（1.5～3）$\times 10^9$/ L 甚至$<1\times 10^9$/ L］，尤 PMN↓↓/ 消失，淋巴结型 WBC 多正常 / 嗜酸粒↑，PLT↓↓［（40～50）$\times 10^9$/ L］，贫血（中度），ESR↑。

（2）生化学：白蛋白↓/ 球蛋白↑↑，白球比 A / G 倒置，多克隆丙球蛋白↑↑（具有特征性），转氨酶↑/ PT↑。

（3）病原学：骨髓（阳性率 80%～90% / 较安全 / 最常采用）/ 肝脾（阳性率 90%～ 99% / 风险大 / 较少采用）/ 淋巴结（阳性率 46%～87%/ 多用于检查复发）/ 外周血（阳性率 60%）/ 皮损 → 涂片镜检（最可靠 / 吉姆萨染色示细胞质呈淡蓝色＋细胞核 / 动基体呈紫色的利杜体）/ 培养（尤适合原虫密度↓/ NNN 培养基 22～25℃ ×7～10 天可见活动的前鞭毛体）/ 核酸（尤适合无症状感染者 / PCR / 二代测序示利什曼原虫 DNA）。另有血液抗原（单克隆抗体斑点试验 / 敏感性↑/ 特异性↑/ 可用于早期诊断及疗效评估）、尿液抗原（乳胶凝集试验 / 敏感性↓/ 特异性↑/ 尤适合免疫缺陷人群）。

（4）血清学：rK39 抗体（免疫层析试纸 / 敏感性 97%～100% / 特异性 83%～85%）→ 不能鉴别是否复发 / 不能作为流行区确诊依据 / 免疫缺陷人群存在假阴性。

六、诊断

1. 流行病学（史）

有白蛉叮咬史 / 白蛉活动季节（5～9 月）在流行区居住 / 逗留史。

2. 疑似病例

（1）内脏利什曼病：流行病学＋长期不规则发热伴盗汗 / 消瘦＋脾脏进行性肿大＋肝脏 / 淋巴结轻中

度肿大＋营养不良 / 贫血＋三系↓尤 WBC↓↓ / PLT↓↓＋白蛋白↓ / 球蛋白↑↑。

（2）皮肤利什曼病：流行病学＋红斑 / 丘疹 / 溃疡 / 凹陷性瘢痕 / 结节。

3. 临床诊断病例

（1）内脏利什曼病：疑似病例＋rK39 抗体（＋）/ 尿液抗原（＋）。

（2）皮肤利什曼病：无临床诊断病例（∵血清学检测敏感度↓ / 特异度↓ → 不推荐）。

4. 确诊病例

（1）内脏利什曼病：疑似病例 / 临床诊断病例＋涂片示利杜体 / 培养示前鞭毛体 / 核酸示利什曼原虫 DNA / 血液抗原（＋）。

（2）皮肤利什曼病：疑似病例＋涂片示利杜体 / 培养示前鞭毛体 / 核酸示利什曼原虫 DNA。

七、鉴别

与结核病 / 布鲁菌病 / 伤寒、血吸虫病、白血病 / 淋巴瘤、恶性组织细胞病等相鉴别。

注：若诊断 / 鉴别困难 → 酌情考虑锑剂治疗性诊断（谨慎试疗 / 尽可能找到病原学依据）。

八、治疗

1. 一般治疗

隔离 / 防蛉，休息 / 住院（尤病原治疗），高热量 / 高蛋白 / 高维生素饮食，皮肤 / 口腔卫生。

2. 对症治疗

输血 / 粒细胞集落刺激因子，防治继发感染，脾切除（先于病原治疗）。

3. 病原治疗

（1）内脏利什曼病：锑剂（首选）/ 两性霉素 B（首选 / 锑剂耐药）→ 重症可序贯 / 联合治疗。

①（六日方案）葡萄糖酸锑钠 总剂量成人 90～130mg 锑 / kg（以 50kg 为限）、儿童 150～200mg 锑 / kg（以 30kg 为限 / ＞30kg 按成人剂量）→ 1 / 6 剂量 肌注 / 静注 qd×6 天。

（三周方案）葡萄糖酸锑钠 总剂量成人 133mg 锑 / kg、儿童 200mg 锑 / kg → 1 / 6 剂量 肌注 / 静注 biw×3 周（体质较差 / 病情严重）。

注：心脏毒性（T 波倒置 / QT 间期↑ / 心律失常），肌痛 / 关节痛，肝酶↑ / 胰酶↑，用药过程中体温骤升 / 出血 / PMN 骤降应暂停观察；若治疗失败 / 复发 → 继续锑剂（总剂量↑30% → 1 / 8 剂量 / d×8 天）或改用（尤锑剂耐药）/ 联合（疗程↓不良反应↓）两性霉素 B。

② GS 500mL＋AmB-D 1～5mg 慢滴（6h / 避光）qd → ＋5mg / 1～2d → 0.5～1mg /（kg·d）×20 天。

GS 500mL＋L-AmB 3～5mg / kg 慢滴（1～2h）qd×3～5 天（总剂量≤15mg / kg）（WHO 方案）。

GS 500mL＋L-AmB 3mg / kg 慢滴（1～2h）qd× 第 1～5 / 14 / 21 天（共 7 次）（北美方案）。

GS 500mL＋L-AmB 1～1.5mg / kg 或 3mg / kg 慢滴（1～2h）qd×21 天 / 10 天（国内方案 2023）。

注：寒战高热 / 严重头痛 / 胃肠道反应、皮疹 / 低血压 / 过敏性休克（预防：布洛芬等 NSAID、异丙嗪 25mg 肌注＋DXM1～5mg 静推），肾毒性＞＞肝毒性，低钾 / 心律失常，静脉炎，贫血。

③ 新药（我国尚无）：米替福新 100mg / d×28 天，巴龙霉素 15mg /（kg · d）×21 天。

（2）皮肤利什曼病：创口处理，全身用药（见上述），局部用药（锑剂局部注射 / 巴龙霉素外涂）。

（3）治愈标准（尚未统一）：临床治愈 → 病原治愈 → 随访 6 个月以上无复发（痊愈率↑↑ / 可获得终生免疫）。

① 临床治愈：症状 / 体征完全缓解（如体温正常 / 肝脾回缩 / 三系正常）。

② 病原治愈：利什曼原虫完全消失（如涂片 / 培养 / 核酸均阴性）。

3-58 专题

弓形虫病

一、病原学（生活史）

（1）弓形虫：无性生殖（速殖子期—缓殖子期—裂殖子期）＋有性生殖（配子体期—子孢子期）。

（2）无性生殖：见于终末宿主（猫/猫科动物）/中间宿主（家畜/哺乳动物等）→ 血流/全身感染。

（3）有性生殖：仅见于终末宿主（猫/猫科动物）→ 肠黏膜局部感染。

二、流行病学

（1）传染源：病猫/猫科动物（∵大便排卵囊数量↑ × 持续时间↑）＞＞病猪/羊/犬等。

（2）传播途径：（先天性）垂直传播

（获得性）消化道（未熟肉/蛋/奶），接触（污染土壤/水源），输血/器官移植传播。

（3）易感人群：普遍易感（尤动物饲养员/动物屠宰/医护人员/免疫力↓）。

（4）流行特征：全球普遍，动物/人均可感染，动物感染以猫最多，人感染多为隐性感染。

三、机制和病理

（1）机制：弓形虫 → 消化道 → 血液循环 → 单核巨噬细胞系统/各种组织器官繁殖 → 细胞破裂/逸出原虫 → 再次侵入邻近细胞/如此反复 → 组织器官炎症坏死（急性期病变）。

（若免疫功能正常）迅速清除 → 隐性/潜伏感染 → 免疫力↓时可复发。

（若免疫功能缺损）大量繁殖 → 全身播散性损害（脑/眼＞心/肺/肝/脾等）。

（2）病理：局灶性肠黏膜出血/坏死，全身性多组织器官炎症/坏死。

四、临床表现

多数无症状，轻则隐性感染，重则多器官功能损害。

（1）先天性弓形虫病：死胎，流产，早产，脑眼疾病，先天畸形，发育缺陷等。

（2）获得性弓形虫病：淋巴结肿大（尤颌下/颈后淋巴结），脑病（脑膜脑炎/癫痫发作/精神异常），眼病（脉络膜视网膜炎）。

（3）并发症：主要为继发细菌感染。

五、检查

（1）血常规：WBC 轻↑，L%↑/嗜酸粒%↑，可见异型 LC。

（2）病原学：体液/组织→涂片/活检/核酸/培养示弓形虫/滋养体等，另血液→循环抗原（＋）。

（3）血清学：速增子胞质抗体（阳性出现较早/首选）/胞膜抗体（阳性出现较晚），弓形虫素皮内试验（阳性出现较晚/多用于流行病学调查）。

六、诊断

脑病/眼病→需考虑＋病原学（＋）/血清学（＋）→确诊。

七、鉴别

TORCH 综合征：弓形虫（TOX）/风疹病毒（RV）/巨细胞病毒（CMV）/单纯疱疹病毒（HSV）等宫内感染→死胎/流产/早产/脑眼疾病/先天畸形/发育缺陷等。

八、治疗

1. 病原治疗

通常无需治疗（∵潜伏感染/携带者），但免疫功能缺损（如 AIDS/化疗/免疫抑制治疗）/弓形虫急性感染（尤孕妇）/先天性弓形虫病（包括无症状携带者）/弓形虫视网膜脉络膜炎（尤伴视力↓/病灶位于视盘附近/φ＞两个视盘）→需要治疗。

（1）免疫功能正常（疗程 2～4 周）

乙胺嘧啶 100mg×2 天→25～50mg/d（联合甲酰四氢叶酸 10～20mg/d）＋磺胺嘧啶 1.0/1.5g（＜/≥60kg）q6h（若磺胺类不耐受/过敏则克林霉素 0.3g q6h）。

（2）免疫功能缺损/AIDS（急性期疗程≥6 周→维持期疗程直至 $CD4^{+}T$＞200 个/μL 并持续≥6 个月）

① 急性期：（首选）乙胺嘧啶 200mg（首剂）→50/75mg/d（＜/≥60kg）（联合甲酰四氢叶酸 10～20mg/d）＋磺胺嘧啶 1.0/1.5g（＜/≥60kg）q6h（若磺胺类不耐受/过敏则克林霉素 0.6g q6h）。

（备选）复方新诺明，阿托伐醌±乙胺嘧啶（联合甲酰四氢叶酸）/磺胺嘧啶，阿奇霉素＋乙胺嘧啶（联合甲酰四氢叶酸）。

② 维持期：（首选）乙胺嘧啶 25～50mg/d（联合甲酰四氢叶酸 10～20mg/d）＋磺胺嘧啶 2.0～4.0g/d（若磺胺类不耐受/过敏则克林霉素 0.6g q8h）。

（备选）复方新诺明，阿托伐醌±乙胺嘧啶（联合甲酰四氢叶酸）/磺胺嘧啶，克林霉素＋乙胺嘧啶（联合甲酰四氢叶酸）。

注：早期妊娠（＜4 个月）禁用乙胺嘧啶（∵致畸）→改用乙酰螺旋霉素。

2. 免疫调节

胸腺肽（用于免疫功能缺损），激素（用于弓形虫脑病/眼病）。

3-59 专题

吸虫病
（血吸虫病/肺吸虫病/肝吸虫病）

第一节　日本血吸虫病（血吸虫病）

一、病原学

成虫（雌雄同体）寄生于人肠系膜下静脉内 → 随粪便排出虫卵 → 进入水中/发育为毛蚴 → 进入中间宿主（钉螺）/发育为尾蚴 → 进入水中 → 人接触疫水 → 进入血液循环 → 经肺部 → 到达肝脏/发育为成虫 → 逆血流移至肠系膜下静脉。

二、流行病学

（1）传染源：病人（尤湖沼/水网地区）/保虫宿主如牛猪（尤湖沼地区）鼠（尤山丘地区）。

（2）传播途径：粪便入水，钉螺滋生，接触疫水。

（3）易感人群：普遍易感 → 可获得部分免疫力。

（4）流行特征：分布在我国 12 个省市自治区（∝水域），云南/四川/湖北/湖南/江苏/安徽/江西 → 已达传播控制标准，浙江/上海/福建/广东/广西 → 已达传播阻断标准，夏秋季多见，男＞女/尤青壮年农民和渔民。

三、临床表现

潜伏期 1～2 个月，起病急/缓，表现多样（∝感染程度/时间/免疫状态/治疗及时性）。

（1）急性血吸虫病（病程＜6 月）：发热（早晚波动大），过敏（皮疹/哮喘/紫癜/血管神经性水肿），消化系统症状（尤腹泻/稀水便 → 黏液脓血便），淋巴结/肝/脾肿大，呼吸系统症状（咳嗽/气喘/胸痛）。

（2）慢性血吸虫病（病程＞6 月）：无症状/肝大/大便虫卵（＋），慢性肝炎/LC/慢性结肠炎。

（3）晚期血吸虫病（反复大量感染＋未经及时治疗）：巨脾型，腹水型，结肠肉芽肿型，侏儒型（∝腺垂体/性腺萎缩/功能↓）。

（4）异位血吸虫病

① 肺型（≈间质性肺炎）：呼吸系统症状轻微＋肺部体征不明显，严重感染则 X 线示弥漫云雾状/点片状/粟粒样浸润影（尤中下肺）。

② 脑型（≈脑膜脑炎）：头痛 / 抽搐 / 意识障碍＋脑膜刺激征 / 腱反射亢进 / 瘫痪＋CSF 示嗜酸粒↑/ 蛋白↑，慢性则以癫痫发作为主，CT 示单侧多发性高密度结节影（尤顶叶 / 枕叶）。

（5）并发症：消化道出血 / HE / 腹膜炎 / 败血症，阑尾炎 / 结直肠梗阻 / 癌变，HBV / 沙门菌感染。

四、检查

（1）血常规 / 肝功能：WBC↑，嗜酸粒↑↑（急）/↑（慢），三系↓（晚期），G↑/ A↓，转氨酶↑。

（2）病原学：大便 / 结直肠黏膜 →（反复多次）涂片 / 活检见虫卵 / 毛蚴，单抗夹心 ELISA→检测循环抗原（＋），PCR→检测核酸。

（3）血清学：环卵沉淀试验 / ELISA 等 → 检测抗体（＋）（既往感染？现症感染？假阳性？）。

（4）影像学：肝纤维化 / LC，肝包膜增厚钙化 / 门静脉内钙化（特异性）。

五、诊断

流行病学（接触疫水）＋临床表现（急性 / 慢性 / 晚期 / 异位）＋检查（虫卵 / 毛蚴）。

六、鉴别

（急性）伤寒 / 痢疾 / 肝脓肿 / 粟粒性结核；（慢性）慢性病毒性肝炎；（晚期）门静脉 / 坏死性 LC。

七、治疗

（1）病原治疗：（急性）吡喹酮 30mg /（kg · d）×2 天 → 15mg /（kg · d）×4 天（总量 120mg / kg）。
（慢性）吡喹酮 30mg /（kg · d）×2 天（总量 60mg / kg）。
（晚期＋肝代偿期）吡喹酮 20～30mg /（kg · d）×2 天（总量 40～60mg / kg）。
（晚期＋肝失代偿）吡喹酮 20mg /（kg · d）×3 天（总量 60mg / kg）。
（晚期＋严重感染）吡喹酮 15mg /（kg · d）×6 天（总量 90mg / kg）。

注：体重＞60kg 仍按 60kg 计算，若合并细菌感染宜先抗菌 → 后驱虫。

（2）支持对症：补液 / 维持水电解质平衡，加强营养 / 保肝治疗，对症治疗。

（3）外科治疗：门静脉高压、巨脾、顽固性腹水、消化道出血等。

第二节 并殖吸虫病（肺吸虫病）

一、病原学

成虫（雌雄同体）寄生于人 / 畜 / 兽等肺部 → 随痰 / 粪便排出虫卵 → 进入水中 / 发育为毛蚴 → 进入第一中间宿主（螺）/ 发育为尾蚴 → 进入第二中间宿主（蟹 / 蝲蛄）/ 发育为囊蚴 → 人 / 畜 / 兽等食入 → 消化液作用逸出后尾蚴 → 进入腹腔 / 发育为童虫 → 各脏器间游走 → 进入胸腔 / 肺部 / 发育为成虫。

二、流行病学

（1）传染源：病人（尤卫氏并殖吸虫）/ 病畜 / 病兽（尤四川并殖吸虫）。

（2）传播途径：进食未熟蟹 / 蝲蛄 / 携带童虫的转续宿主如鼠兔，生饮疫水。

（3）易感人群：普遍易感（隐性感染 30%）。

（4）流行特征：我国有 24 个省市自治区报道（∝捕食溪蟹），夏秋季多见。

三、临床表现

潜伏期数天～10年（常3～6个月），起病缓，表现多样，严重感染则起病急/伴发热。

（1）腹型（多见感染早期）：腹痛/腹泻，嗜酸性肝脓肿。

（2）脑脊髓型：颅内压增高/癫痫发作，感觉异常/肢体瘫痪，颅内占位。

（3）胸肺型（最常见/又称肺吸虫病）：咳嗽/咯血，胸膜炎/胸水。

（4）皮肤型：皮下结节/包块。

四、检查

（1）血常规/ESR：WBC↑嗜酸粒↑，ESR↑↑。

（2）病原学：大便/CSF/痰/皮下组织→（反复多次）涂片/活检见虫卵/虫体。

（3）血清学：皮内试验/ELISA等→检测抗体（+）（既往感染？现症感染？假阳性？）。

（4）影像学：中下肺野大小不等/边缘不清的类圆形浸润影/可见囊肿/胸水（重要参考）。

五、诊断

流行病学（生食溪蟹）+临床表现（腹型/脑脊髓型/胸肺型/皮肤型）+检查（虫卵/虫体）。

六、鉴别

（腹型）肝脓肿；（脑脊髓型）颅内肿瘤、原发性癫痫；（胸肺型）结核病。

七、治疗

（1）病原治疗：吡喹酮25～30mg/kg tid×2～3天，若脑型则重复1个疗程（间隔1周）。
硫氯酚1g tid×10～15天，若脑型则重复2～3个疗程（间隔10～15天）。
注：赫氏反应（虫体被大量杀死而诱发过敏反应）→停用/激素。
三氯苯达唑5mg/kg qd×3天。

（2）对症支持：降颅内压（脱水剂），抗癫痫（苯妥英钠/地西泮），止咳镇痛，支持治疗。

（3）外科治疗：解除脑脊髓压迫、胸膜严重粘连、皮下包块等。

第三节 华支睾吸虫病（肝吸虫病）

一、病原学

成虫（雌雄同体）寄生于人/猫/犬/猪等肝内胆管内→随粪便排出虫卵→进入水中→进入第一中间宿主（淡水螺）/发育为尾蚴→进入第二中间宿主（淡水鱼虾）/发育为囊蚴→人/猫/犬/猪等食入→消化液作用逸出幼虫→进入胆管/肝脏/发育为成虫。

二、流行病学

（1）传染源：病人/病猫/病犬/病猪。

（2）传播途径：进食未熟淡水鱼虾，生饮疫水。

（3）易感人群：普遍易感。

（4）流行特征：我国有27个省市自治区报道（∝喜食鱼虾）。

三、临床表现

潜伏期 1～2 个月，起病缓，表现多样，轻度感染则无症状，严重感染则起病急 / 伴高热。

（1）消化不良：纳差 / 厌油，腹胀 / 腹痛 / 腹泻。

（2）营养不良：消瘦 / 贫血 / 水肿。

（3）神经衰弱：头晕 / 疲乏 / 失眠 / 记忆力减退。

（4）其他：（个别）大量成虫堵塞 → 梗阻性黄疸，（少见）反复严重感染 → 肝硬化。

（5）并发症：急性胆管炎 / 胆囊炎，胆石症，胰腺炎，胆管癌 / 肝癌。

四、检查

（1）血常规 / 肝功能：WBC↑，嗜酸粒↑，轻度贫血，转氨酶↑ ±GGT↑ ALP↑。

（2）病原学：大便（临床常用）/ 十二指肠引流胆汁（阳性率高）→（反复多次）涂片见虫卵（形似葵花子仁）。

（3）血清学：皮内试验 / ELISA 等 → 检测抗体（＋）（既往感染？现症感染？假阳性？）。

（4）影像学：肝内胆管多处扩张 / 炎症 / 可见虫影（非特异性）。

五、诊断

流行病学（生食鱼虾）＋临床表现（消化不良 / 营养不良 / 神经衰弱等）＋检查（虫卵）

六、鉴别

与单纯性消化不良、肝炎 / LC、胆管炎 / 胆囊炎 / 胆石症、异形吸虫病等相鉴别。

七、治疗

（1）病原治疗：吡喹酮 20mg / kg tid×2～3 天。

注：胆管内虫体被大量杀死而诱发胆绞痛 / 胆囊炎发作。

阿苯达唑 5～10mg / kg bid×7 天。

注：致畸 / 禁用于孕妇。

（2）支持对症：补液 / 维持水电解质平衡，加强营养 / 纠正贫血 / 保肝治疗，对症治疗。

（3）外科治疗：治疗胆道梗阻、胆囊炎、胆石症等。

3-60 专题

绦虫病
（肠绦虫病 / 囊虫病 / 包虫病）

第一节　肠绦虫病

一、病原学

猪 / 牛带绦虫成虫（雌雄同体）寄生于人小肠 → 随粪便排出虫卵 → 中间宿主（猪 / 牛）食入 → 猪 / 牛十二指肠消化液作用 / 发育为六钩蚴 → 进入血液循环 → 散布全身（主要在骨骼肌）/ 发育为囊尾蚴 → 人食入含囊尾蚴的猪 / 牛肉 → 进入小肠 / 发育为成虫。

二、流行病学

（1）传染源：病人。

（2）传播途径：进食未熟猪肉 / 牛肉。

（3）易感人群：普遍易感。

（4）流行特征：我国主要分布在东北 / 华北 / 西北（猪带绦虫）、西南 / 西藏 / 新疆 / 内蒙古（牛带绦虫），青壮年为主 / 男＞女 / 有家庭聚集现象。

三、临床表现

潜伏期 2～3 个月，大多无明显症状。

（1）常以粪便中发现白色带状节片为唯一症状。

（2）可伴肛门瘙痒、腹痛 / 腹泻等消化系统症状。

（3）牛带绦虫可致阑尾炎、肠梗阻等并发症。

四、检查

（1）血常规：大多正常 / 部分则嗜酸粒轻 ↑（尤早期）。

（2）病原学：大便 → 涂片见虫卵或节片，ELISA→检测抗原（+），PCR 检测核酸。

注：节片 → 子宫分支 7～13 个呈树枝状（猪带绦虫）/ 15～30 个呈对支状（牛带绦虫）。

（3）血清学：皮内试验 / 环状沉淀试验等 → 检测抗体（＋）（假阳性？）。

五、诊断

进食未熟猪肉 / 牛肉＋排出白色带状节片＋大便涂片见虫卵或节片（鉴别虫种）。

六、治疗

（1）吡喹酮 15～25mg / kg st。

（2）阿苯达唑 8mg / kg qd×3 天。

（3）氯硝柳胺 2g qd（空腹 / 嚼碎）×2 天（每次服用 2h 后再服用硫酸镁导泻）。

注：驱虫后应留取 24h 全部粪便 → 淘洗检查头节以确定疗效。治疗猪带绦虫时，先止吐药 → 后驱虫药，以免因呕吐等逆向反流致囊尾蚴病。治疗后需要继续随访 3 个月。

第二节 囊尾蚴病（囊虫病）

一、病原学

猪带绦虫成虫（雌雄同体）寄生于人小肠 → 随粪便排出虫卵 → 中间宿主（人）食入 → 人十二指肠消化液作用 / 发育为六钩蚴 → 进入血液循环 → 散布全身（最常见在脑）/ 发育为囊尾蚴（最常见为脑囊虫病）。

二、流行病学

（1）传染源：猪带绦虫病人。

（2）传播途径：（自体感染）病人自己粪口传播（外源性），因呕吐等逆向反流（内源性）。

（异体感染）进食被污染食物（尤未熟猪肉），与病人密切接触。

（3）易感人群：普遍易感。

（4）流行特征：我国分布相当广泛（∝生食猪肉），青壮年为主 / 男＞女 / 多为散发病例。

三、临床表现

潜伏期 3 个月～数年（5 年内居多），大多无明显症状。

（1）脑型（60%～90%）：颅内压↑，癫痫发作（尤皮质型），眩晕（尤脑室型），脑膜炎（尤颅底型）。

（2）皮下 / 肌肉型（约 50%）：皮下 / 肌肉囊尾蚴结节，头颈躯干多见 / 四肢手足少见，ϕ0.5～1.0cm，质韧 / 无压痛 / 无粘连，表面无色素沉着 / 炎症表现，陆续出现 / 自行消失。

（3）眼型：视力下降，视野改变，结膜 / 虹膜 / 角膜炎，裂隙灯检查可见囊尾蚴蠕动。

四、检查

（1）血常规：大多正常 / 部分则嗜酸粒轻↑。

（2）CSF：压力↑↑，细胞数（10～100）$\times 10^6$ / L，LC 为主，Pro↑，Glu / Cl^- 多正常。

（3）病原学：大便 / 皮下或肌肉组织→涂片 / 活检见虫卵或节片 / 猪囊尾蚴，PCR→检测核酸。

（4）血清学：皮内试验 / ELISA 等→ 检测抗体（＋）（假阳性？）。

（5）影像学：头颅 MRI＞CT 示囊性低密度灶 / 增强后可见周围环形增强带 / 伴脑室扩大 / 钙化灶等，肌肉组织 X 线示椭圆形囊尾蚴钙化影，裂隙灯检查见囊尾蚴蠕动。

五、诊断

进食未熟猪肉＋脑 / 皮下肌肉 / 眼型＋CSF 异常 / 大便涂片见虫卵或节片 / 组织活检见猪囊尾蚴 / 裂隙灯检查见囊尾蚴蠕动。

六、治疗

（1）病原治疗：阿苯达唑 8～10mg / kg bid×10 天，若脑型则重复 1 个疗程（间隔 2～3 周）。
吡喹酮 30mg /（kg · d）×4 天，若脑型则 20mg /（kg · d）×10 天（必要时间隔 3～4 个月重复 1 个疗程）。
注：治疗脑型时应先测 CSF 压 → 必要时降 CSF 压 → 再服驱虫药（∵杀虫迅速 → 短暂炎症↑ → CSF 压↑↑）。
甲氧达唑（新型药物 / 疗效↑↑ / 不良反应↓↓）。

（2）对症治疗：降颅内压（甘露醇、DXM 5～10mg / d、颅脑减压、脑室分流术），抗癫痫（苯妥英钠 / 地西泮）。

（3）外科治疗：囊尾蚴摘除术（尤眼型只能手术摘除 / 不宜药物治疗）。

第三节　棘球蚴病（包虫病）

一、病原学

细粒棘球绦虫 / 多房棘球绦虫寄生于犬 / 狼 / 狐小肠 → 随粪便排出虫卵（抵抗力较强）→ 中间宿主（羊 - 牛 - 人 / 鼠 - 人）食入 → 十二指肠消化液作用 / 发育为六钩蚴 → 进入血液循环 → 进入肝脏 / 发育为囊状棘球蚴 / 泡球蚴 → 犬 / 狼 / 狐食入含囊状棘球蚴 / 泡球蚴的内脏 → 进入小肠 / 发育为成虫。

二、流行病学

（1）传染源：犬 / 狼 / 狐（粪便）。

（2）传播途径：进食被污染食物，与犬 / 狼 / 狐密切接触。

（3）易感人群：普遍易感。

（4）流行特征：我国主要分布在西北 / 西南 / 东北等地区（囊型包虫病多见牧区），青壮年为主（尤与犬密切接触或野外狩猎人员）。

三、临床表现

潜伏期 10～20 年或更长，大多无明显症状。（病原分类）囊型包虫病 / 泡型包虫病，（感染部位分类）肝型 / 肺型 / 脑型 / 其他。

（1）肝型：肝区隐痛。（囊型）肝囊肿 → 继发感染（肝 / 膈下脓肿）；（泡型）肝占位 → 巨肝伴大小不等结节。梗阻性黄疸（∵压迫胆管），门静脉高压（∵压迫门静脉），胸膜炎 / 腹膜炎（∵破入胸腔 / 腹腔）。

（2）肺型：右肺＞左肺，下叶＞上叶，胸部隐痛 / 咳嗽。（囊型）肺囊肿 → 继发感染（肺脓肿），（泡型）双肺大小不等结节。

（3）脑型：常伴肝型 / 肺型。（囊型）颅内压增高表现；（泡型）颅内占位表现。

（4）其他：心 / 肾 / 脾 / 骨等。

四、检查

（1）血常规 / 肝功能：大多正常 / 部分则嗜酸粒轻↑ / 轻度贫血；（囊型）继发感染则 WBC↑ N%↑，

（泡型）ESR↑↑，转氨酶↑。

（2）病原学：穿刺活检→禁忌（∵病灶扩散/甚至过敏性休克），血清循环抗原（CAg）→早期诊断/疗效评价（但阳性率↓）。

（3）血清学：皮内试验/ELISA等→检测抗体/抗原（+）（注意假阳性？）。

（4）影像学：（囊型）肝脏边缘见囊性液性暗区/伴散在钙化点；（泡型）肝脏内见占位病变（边缘不规则/结构不均匀）/中央坏死液化/伴散在钙化影。

五、诊断

进食被污染食物/与犬密切接触+肝/肺/脑型+血清学（+）+影像学示囊肿/占位病变。

六、治疗

（1）外科治疗：（囊型）肝叶切除术（根治术）>内囊摘除术（准根治术）。
（泡型）肝叶切除术（根治术）→ERCP/介入/肝移植（晚期）。

（2）微创治疗：（囊型）经皮穿刺抽吸-注射-再抽吸疗法（PAIR）→仅针对特定类型的囊型包虫病/有严格的适应证和操作规范/需由经验丰富的医师执行。

（3）病原治疗：（囊型）阿苯达唑5～7.5mg/kg bid（餐后）×3～12个月（根治术后无需病原治疗/仅用于准根治术后）。
（泡型）阿苯达唑5～7.5mg/kg bid（餐后）×2年以上（∵手术不易根治）。

（4）对症治疗：肝/肺/脑/心/肾等器官保护，继发感染则抗菌药物。

3-61 专题

线虫病（钩虫病 / 蛔虫病 / 蛲虫病）

第一节 钩虫病

一、病原学

十二指肠钩虫 / 美洲钩虫寄生于人小肠 → 随粪便排出虫卵 → 土壤 / 发育为丝状蚴 → 经皮肤 / 黏膜入血 → 进入肺部 → 上移至咽部 → 随吞咽进入小肠 / 发育为成虫。

二、流行病学

（1）传染源：病人 / 带虫者为主。

（2）传播途径：经污染的土壤而皮肤感染，经污染的食物而黏膜感染。

（3）易感人群：普遍易感（尤易接触土壤 / 粪便的农民）。

（4）流行特征：我国主要分布在农村，男＞女，可以重复感染。

三、临床表现

（1）钩蚴性皮炎：多见指 / 趾间 / 足 / 下肢，红色点状疱丘疹，奇痒 → 抓破 → 继发感染。

（2）肺部移行症：见于大量钩蚴进入肺部，低热 / 咳嗽 / 痰少 → 哮喘（尤夜间），嗜酸粒细胞轻↑ / X 线示肺纹理增粗 / 点片状浸润影。

（3）消化道症状：消化不良 / 腹痛 / 腹泻 / 大便（＋），消瘦 / 低蛋白血症 / 营养不良。

（4）慢性失血性贫血：头晕 / 眼花 / 耳鸣，乏力 / 心悸 / 气促，贫血性心衰。

注：孕妇钩虫病 → 缺铁性贫血↑↑ / 易并发妊高征 → 流产 / 早产 / 死胎。

四、检查

（1）血常规：小细胞低色素性贫血（血清铁↓↓）。

（2）病原学：大便，涂片见虫卵（盐水漂浮法可提高检出率），每克粪便虫卵计数 EPG ＜3000（轻度）/ 3000～10000（中度）/ ＞10000（重度）。

（3）内镜：可见活体成虫，呈细条状 / C 形弯曲 / 长 1.0～1.5cm，一端连于肠黏膜 / 一端游离蠕动。

五、诊断

赤足下田 - 皮炎史 - 贫血 → 需考虑＋病原学（＋）→ 确诊。

六、治疗

（1）皮炎治疗：左旋咪唑 / 阿苯达唑 外涂 bid～tid×1～2 天，必要时口服驱虫药。

（2）病原治疗：阿苯达唑 400mg qd×2～3 天，必要时重复治疗。

伊维菌素 0.2mg / kg（12mg）st（14 岁以下剂量减半）。

（3）贫血治疗：补充铁剂，必要时输血（慢滴 / 避免 HF）。

第二节　蛔虫病

一、病原学

蛔虫寄生于人小肠 / 雌雄交配 → 随粪便排出受精卵 → 土壤 / 发育为杆状蚴 → 经污染的手 / 食物进入小肠 → 第 1 次蜕皮 / 入血 → 进入肺部 → 第 2、3 次蜕皮 → 上移至咽部 → 随吞咽进入空肠 → 第 4 次蜕皮 / 发育为成虫。

二、流行病学

（1）传染源：病人 / 带虫者为主。

（2）传播途径：经污染的手 / 食物 / 灰尘吸入而吞咽感染。

（3）易感人群：普遍易感（尤喜欢爬行 / 吸吮手指的儿童）。

（4）流行特征：最常见的蠕虫病，我国主要分布在农村，多为散发病例。

三、临床表现

（1）肺部移行症：见于大量蛔蚴进入肺部，低热 / 咳嗽 / 痰少 → 哮喘，嗜酸粒↑/ X 线示肺纹理增粗 / 点片状浸润影。

（2）肠蛔虫病：多无症状，腹痛 / 营养不良 / 肠梗阻，粪便排除蛔虫。

（3）异位蛔虫病：胆道 / 胰管 / 阑尾，呼吸道 / 耳鼻喉 / CNS，胸腹腔 / 泌尿生殖道。

（4）过敏反应：荨麻疹，哮喘，腹泻，结膜炎。

四、检查

（1）血常规：移行症 / 异位蛔虫病 / 并发感染时 WBC↑嗜酸粒↑。

（2）病原学：大便，涂片见虫卵（盐水漂浮法可提高检出率）。

（3）影像学：B 超示胆总管扩张，其内可见活体成虫，呈双线状强回声影 / 宽 2～ 5mm，经内镜逆行胰胆管造影（ERCP）。

五、诊断

经污染的手 / 食物等而吞咽感染＋哮喘 / 肺炎 / 腹痛等 → 需考虑＋病原学 / 影像学（＋）→ 确诊。

六、治疗

（1）病原治疗：阿苯达唑 400mg st，必要时重复治疗。
伊维菌素 0.1mg / kg（6mg）st（14 岁以下剂量减半）。

（2）异位治疗：（肠梗阻）先服用植物油 → 再驱虫治疗，必要时手术。
（胆道）解痉止痛，抗感染。
（急性化脓性胆管炎 / 出血坏死性胰腺炎 / 阑尾炎）尽早手术。

第三节　蛲虫病

一、病原学

蛲虫寄生于人回盲部 / 雌雄交配 → 雌虫下移至肛门排卵 / 发育为杆状蚴（少数雌虫返回肛门内 / 甚至进入尿道 / 阴道）→ 经污染的手 / 食物进入小肠 / 发育为成虫（亦可逆行进入小肠）。

二、流行病学

（1）传染源：病人 / 带虫者为唯一传染源。
（2）传播途径：经污染的手 / 食物 / 灰尘吸入而吞咽感染，亦可从肛门逆行感染。
（3）易感人群：普遍易感（尤儿童）。
（4）流行特征：我国主要分布在卫生条件差的地区，有家庭聚集现象。

三、临床表现

（1）主要症状为肛门 / 会阴瘙痒（尤夜间）→ 抓破 → 继发感染。
（2）儿童表现为睡眠不安 / 消化道症状。
（3）侵入尿道 / 阴道可出现尿路刺激征 / 阴道分泌物↑。

四、检查

病原学：肛门 / 会阴 / 内衣，拭子法 / 粘贴法见成虫（入睡后 1～3h）/ 虫卵（清晨便前）。
注：大便涂片的虫卵检出率＜50%（∵雌虫不在肠道内产卵 / 而是在肛门产卵）。

五、诊断

肛门 / 会阴瘙痒（尤夜间）→ 需考虑＋病原学（＋）→ 确诊。

六、治疗

病原治疗：阿苯达唑 100 / 200mg st → 2 周重复 1 次。
伊维菌素 0.2mg / kg（12mg）st（14 岁以下剂量减半）。

3-62 专题

丝虫病

一、病原学

成虫（雌雄异体）寄生于人浅表淋巴系统 / 雌虫胎生幼虫即微丝蚴 → 进入外周血 / 白天藏匿于肺微血管内 / 夜间进入外周循环（呈夜现周期性）→ 经叮咬进入蚊虫体内 / 发育为感染期幼虫 / 移行至蚊唇 → 经叮咬进入人体 → 进入浅表淋巴系统 / 发育为成虫。

二、流行病学

（1）传染源：病人 / 带虫者（班氏丝虫 / 马来丝虫），病动物 / 带虫动物（马来丝虫）。

（2）传播途径：蚊虫叮咬。

（3）易感人群：普遍易感 → 可获得一定免疫力 / 但免疫水平较低 / 易反复感染。

（4）流行特征：2008 年我国是全球第一个消除丝虫病的国家，夏秋季多见（∝蚊虫活动）/ 20～25 岁感染率最高 / 有家庭聚集现象。

三、临床表现

潜伏期 4 个月～1 年，轻重不一，约 50% 为无症状感染者（即仅有微丝蚴血症）。

1. 急性期

（1）周期性发热：可达 40℃，可伴畏寒 / 寒战，尚有乏力 / 纳差 / 肌肉酸痛等其它全身症状。

（2）周期性淋巴结炎 → 淋巴管炎：尤腹股沟淋巴结肿大 / 压痛 → 淋巴管肿胀 / 疼痛 → 沿大腿内侧向下蔓延（逆行性 / 离心性淋巴管炎）→ 局部皮肤弥漫性红肿热痛（类似“丹毒”）。

（3）睾丸炎 / 附睾炎：多见班氏丝虫，表现为单侧睾丸 / 附睾肿大 / 压痛。

（4）肺嗜酸粒细胞浸润综合征：肺部游走性浸润灶，痰中嗜酸粒（＋），外周血嗜酸粒↑。

2. 慢性期

（1）淋巴结肿大 → 淋巴管曲张。

（2）淋巴管阻塞 → 鞘膜积液。

（3）淋巴管破裂 → 乳糜尿 → 堵塞尿道 → 排尿困难 / 甚至肾绞痛。

（4）淋巴回流障碍 × 长期 → 象皮肿（坚实水肿 / 皮肤粗厚 / 皱深伴结节 / 继发感染形成溃疡）。

（5）其他：乳房丝虫性结节，丝虫性心包炎。

四、检查

（1）血常规：WBC↑［（10～20）×10^9/L］，嗜酸粒↑（>20%），继发感染则 PMN↑。

（2）病原学：外周血/骨髓/积液/乳糜尿/淋巴结/结节 → 涂片/活检见微丝蚴/成虫，单抗→检测循环抗原（+）。

注：外周血一般 10PM-2AM 阳性率↑，白天诱导可口服乙胺嗪 → 15min—30min—60min 采集外周血。

（3）血清学：皮内试验/ELISA 等 → 检测抗体（＋）（与线虫交叉免疫/特异性↓）。

五、诊断

蚊虫叮咬史＋周期性发热/淋巴结肿痛/离心性淋巴管炎/睾丸附睾炎/淋巴结曲张/鞘膜腔积液/乳糜尿/象皮肿等 → 需要考虑 ＋ 外周血示微丝蚴 → 确诊。

注：部分找不到微丝蚴 → 治疗性诊断（乙胺嗪）。

六、鉴别

与细菌性淋巴结炎/淋巴管炎、结核性睾丸/附睾炎、腹股沟疝、肿瘤压迫淋巴等相鉴别。

七、治疗

1. 病原治疗

（1）乙胺嗪（首选）：（短程疗法）1.5g st 或 0.75g bid ×1 天（尤马来丝虫）。

（中程疗法）0.3g bid×7 天（尤班氏丝虫）。

（间歇疗法★）0.5g qw×7 周/疗程（最好连用 3 个疗程）。

注：杀虫可引起变态反应（寒战/高热/皮疹）→ 活动性结核/急性传染病者/严重心肝肾疾病/孕妇宜暂缓。

（2）呋喃嘧酮（补充）20mg/（kg·d）（分 3 次）×7 天/疗程（现国内已少用）。

（3）伊维菌素＋阿苯达唑（两药单用对马来丝虫/班氏丝虫疗效有效）。

（4）多西环素（辅助治疗慢性感染）。

2. 对症治疗

（1）淋巴结炎/淋巴管炎：泼尼松，NSAID，抗感染。

（2）乳糜尿：食用门静脉系统可吸收的中链脂肪酸合成品，碘化钠/硝酸银冲洗肾盂，手术。

（3）象皮肿：红外/微波加热，松紧带绑扎，香豆素，抗感染，手术。

（4）鞘膜积液：手术。

3-63 专题

嗜酸性粒细胞增多症

一、概述

（1）多向性髓系祖细胞 → 发育 / 分化 / 成熟（IL5＞GM-CSF / IL3 等调控）→ 嗜酸性粒细胞（核分两叶 / 胞质内嗜酸性颗粒）→ 主要驻留于呼吸道 / 胃肠道 / 泌尿生殖道的上皮细胞和深部组织中 → 参与免疫反应 → 杀伤寄生虫 / 细菌 / 肿瘤＋损害正常组织＋中和肝素等。

（2）程度：轻度（0.35～1.5）$\times 10^9$ / L，中度（1.5～5.0）$\times 10^9$ / L，重度＞5.0×10^9 / L。

二、相关疾病

（1）寄生虫★：单细胞原虫常不引起嗜酸性粒细胞↑，多细胞蠕虫（尤吸虫）常引起嗜酸性粒细胞↑且程度∝幼虫数量 / 范围，但组织内包裹 / 仅限于肠道的蠕虫（如绦虫 / 蛔虫）常不引起嗜酸性粒细胞↑，而易破坏肠黏膜的蠕虫（如钩虫）可引起嗜酸性粒细胞↑，另外有些寄生虫（如旋毛虫 / 丝虫）不易从粪便中检出，而必须行血液 / 组织学检查。

（2）其他感染：某些传染病感染期嗜酸性粒细胞↓ / 恢复期嗜酸性粒细胞↑，但猩红热急性期嗜酸性粒细胞↑，少数真菌（曲霉 / 孢子菌）/ 分枝杆菌感染嗜酸性粒细胞↑。

（3）变态反应：过敏性鼻炎、支气管哮喘、荨麻疹、血管神经性水肿、药物过敏反应等。

（4）皮肤病：疥疮、天疱疮、疱疹性皮炎、剥脱性皮炎、湿疹、银屑病等。

（5）嗜酸性粒细胞性肺炎：呼吸系统症状 ×2～4 周以上，嗜酸性粒细胞＞1.0×10^9 / L，BALF＞40%，影像学示肺组织实变浸润影 / 以肺野外周为主，组织活检示肺间质 / 肺泡嗜酸性粒细胞浸润。

（6）嗜酸性粒细胞性胃肠炎：胃肠道症状，嗜酸性粒细胞↑，组织活检示嗜酸性粒细胞浸润。

（7）风湿免疫：类风湿性关节炎、SLE、结节性多动脉炎、血管炎、皮肌炎等。

（8）实体肿瘤：能产生黏蛋白的上皮细胞来源的、转移至浆膜 / 骨骼的、病灶中心有坏死的癌肿 / 肉瘤。

（9）血液系统：异常表型的克隆性 TLC（$CD_3^-CD_4^+CD_8^-$ → IL-2 / IL-3 / IL-5 / GM-CSF → 嗜酸性粒细胞↑ / 易发展为淋巴瘤），血液肿瘤（髓系 / 淋系伴嗜酸性粒细胞↑伴 *PDGFRA* / *PDGFRB* 重排 / *FGFR1* 异常），慢性嗜酸性粒细胞白血病 / 特发性嗜酸性粒细胞增多症。

三、治疗

（1）治疗原发病

（2）激素治疗：泼尼松 0.5～1mg /（kg · d）× 直至好转 → 逐渐减量 → 5～10mg / d× 维持。

第四篇

肝病临床

关键词：

病毒肝 & 肝衰竭，酒精肝 & 非酒代谢肝，

药物肝 & 自免肝，淤胆肝 & 妊娠肝，

遗传代谢肝 & 血管肝，肝硬化 & 肝癌，终末肝

4-01 专题

病毒性肝炎

一、病原学

（1）已经明确：HAV、HBV、HCV、HDV、HEV。

（2）尚未定论：HGV（常与 HCV 混合感染）、输血传播病毒（TTV）、Sen 病毒。

（3）全身感染：疱疹病毒科（HSV / EBV / CMV）、风疹病毒、冠状病毒等。

1. HAV（∈微小 RNA 病毒科）

（1）结构：包膜无，衣壳 20 面体对称（抗原性），核心 +ssRNA（传染性）。

（2）基因：基因型 7 个（Ⅰ～Ⅶ型）→ 我国以Ⅰ型为主。HAV 基因组结构及编码蛋白见图 4-1。

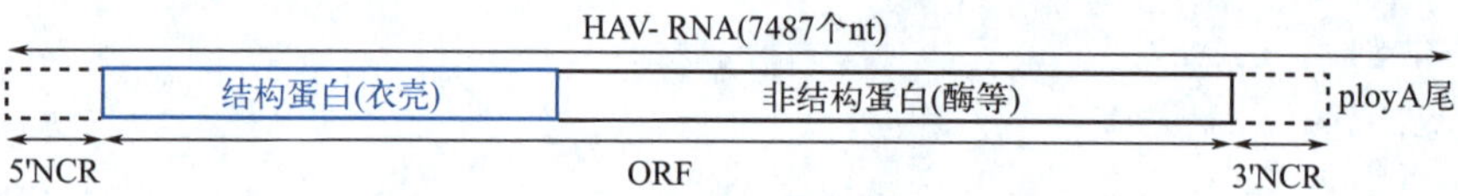

图4-1 HAV基因组结构及编码蛋白

nt，核苷酸；NCR，非编码序列；ORF，开放读码框

2. HEV（∈戊肝病毒科）

（1）结构：包膜无，衣壳 20 面体对称（抗原性），核心 +ssRNA（传染性）。

（2）基因：基因型 8 个（1～8 型 / 1～2 型只感染人 / 3～4 型可感染人和动物）→ 我国以 4 型为主。HEV 基因组结构及编码蛋白见图 4-2。

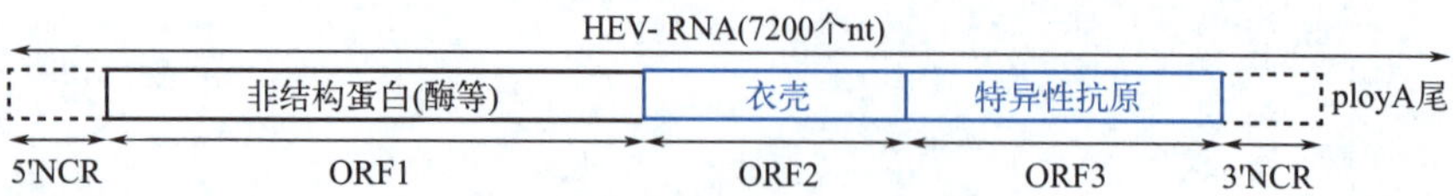

图4-2 HEV基因组结构及编码蛋白

nt，核苷酸；NCR，非编码序列；ORF，开放读码框

3. HBV（∈嗜肝 DNA 病毒科）

（1）结构：包膜有（HBsAg），衣壳 20 面体对称（HBeAg），核心部分环状 dsDNA（传染性）＋

HBcAg。

（2）基因：基因型9个（A～I型）→ 我国以B/C型为主，基因型∝疾病进展［慢性化—肝硬化（LC）—肝癌（HCC）］、IFNα治疗应答（B型＞C型，A型＞D型）。HBV基因组结构及编码蛋白见图4-3。

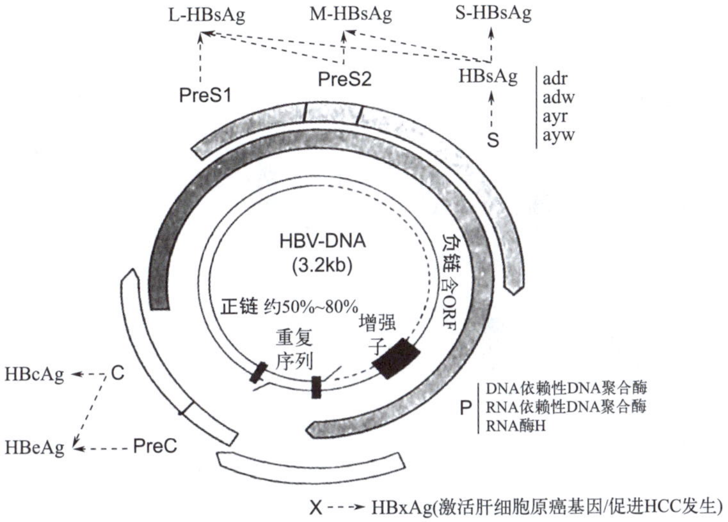

图4-3　HBV基因组结构及编码蛋白

Pre，前蛋白；L/M/S-HBsAg，大/中/小分子HBsAg；ORF，开放读码框

（3）基因组复制：HBV＋钠离子-牛磺胆酸共转运蛋白（NTCP）和硫酸乙酰肝素蛋白聚糖（HSPG）→ 脱包膜/内吞作用 → 核衣壳进入肝细胞质 → 脱衣壳 → 松弛环状DNA（rcDNA）进入肝细胞核 → 经宿主修复机制［以长负链为模板—DNA依赖性DNA聚合酶（DNA-Pol）—修补短正链裂隙区］、构象改变 → 生成共价闭合环状DNA（cccDNA）→ 转录［DNA依赖性RNA聚合酶（RNA-Pol）］生成5种mRNA → 其中pgRNA先翻译HBcAg、病毒多聚酶/RNA依赖性DNA-Pol（逆转录酶），再与它们结合 → 组装不成熟核衣壳（含pgRNA）→ 少部分再获得包膜释放胞外/入血（外周血pgRNA反映肝内cccDNA/∝病毒性应答/影响预后），而大部分核衣壳中的pgRNA逆转录合成长负链并伴降解，再以长负链为模板合成短正链 → 形成成熟核衣壳（含rcDNA）→ 一部分组装包膜以囊泡小体形式释放胞外/入血，一部分返回细胞核补充cccDNA池（∝ HBV慢性化/彻底清除困难）。详见图4-4。

（4）基因组变异：病毒因素（∵ HBV复制快/DNA-Pol缺乏校对功能）、宿主因素、抗病毒药物因素 → 慢性化-LC-HCC/肝衰竭（LF）、HBsAg/HBeAg/抗HBc/HBV-DNA（－）（∵ S/C/P基因变异）、耐药（∵ HBV变异 → 表达DNA-Pol对核苷类似物NAs亲和力↓ → NAs抑制变异HBV复制能力↓ → 野生株↓变异株↑ → 变异株替代野生株成为优势株 → 耐药）。

4. HCV（∈黄病毒科）

（1）结构：包膜有（抗原性），衣壳20面体对称，核心+ssRNA（传染性）。

（2）基因：基因型6个（1～6型）→ 我国以1b（56.8%）/2a型为主，分布如图4-5。HCV基因组结构及编码蛋白见图4-6。

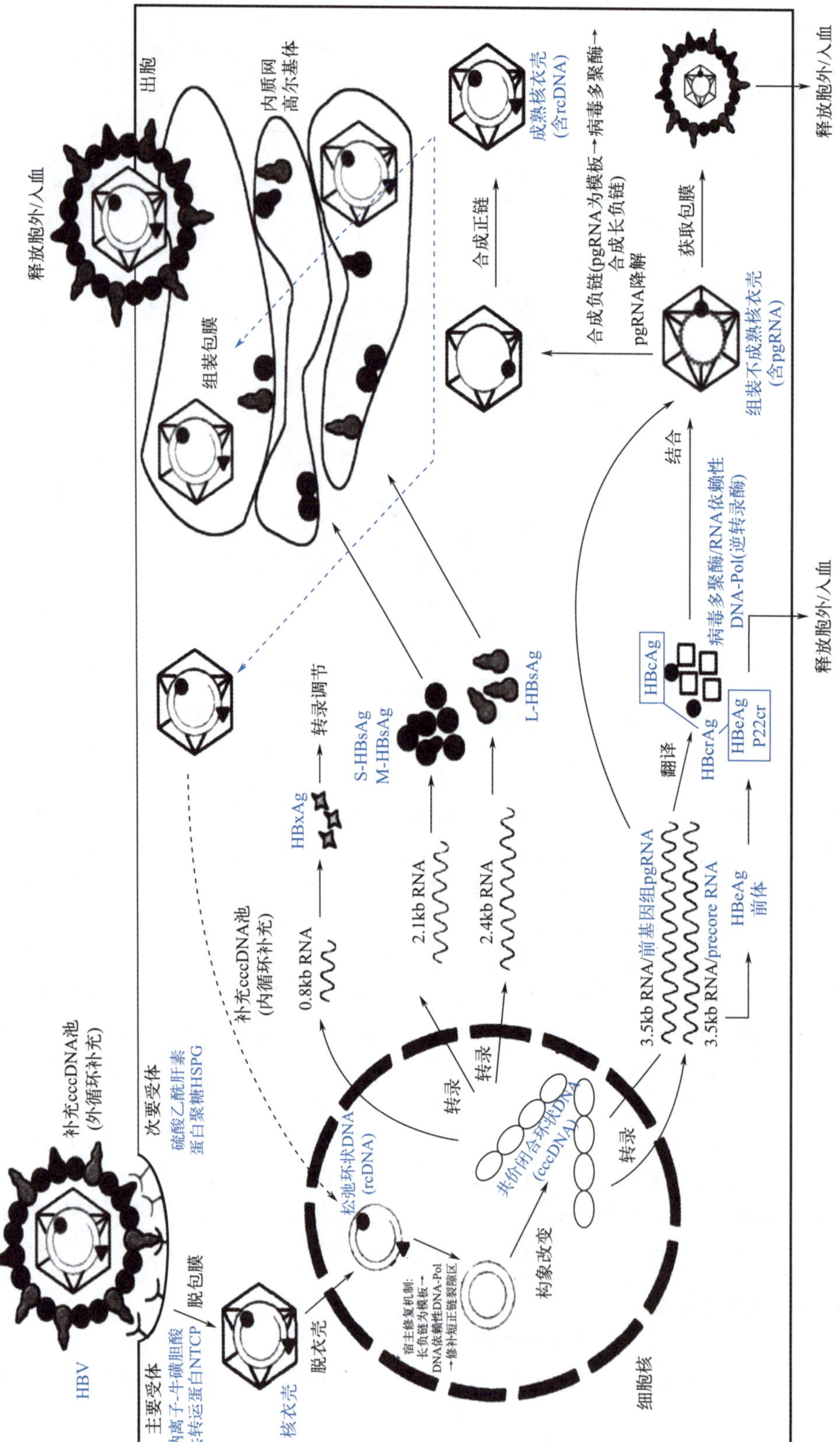

图4-4 HBV在肝细胞中的复制周期

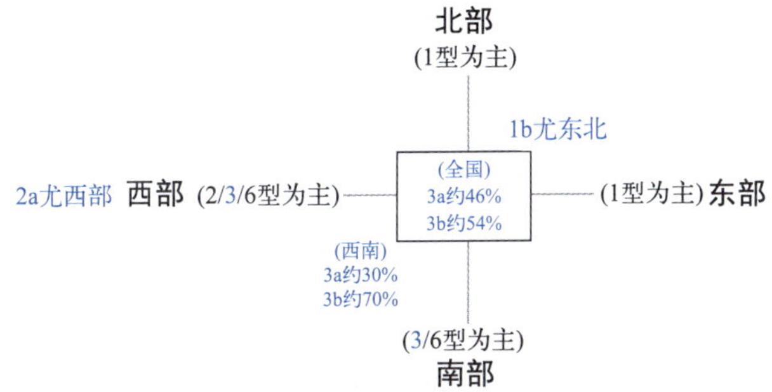

图4-5 我国HCV基因型区域分布

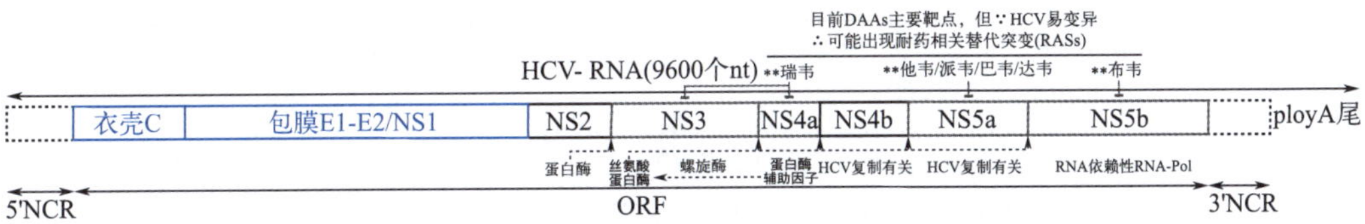

图4-6 HCV基因组结构及编码蛋白

nt，核苷酸；NCR，非编码序列；ORF，开放读码框；NS，非结构蛋白；DAAs，直接抗病毒药物

5. HDV（未定科 / ∈缺陷病毒即复制时需要 HBV 等嗜肝病毒辅助）

(1) 结构：外部 HBsAg 包被，内部环状 -ssRNA（传染性）＋HDAg。

(2) 基因：基因型 3 个（Ⅰ～Ⅲ型）。

二、自然史及发病机制

1. 甲肝

(1) 自然史：HAV 进入体内 → 短暂病毒血症 → 1 周后进入肝细胞并开始复制 → 1 周后胆道排出体外。

(2) 肝损机制：直接破坏，细胞免疫，体液免疫。

2. 戊肝

肝损机制：直接破坏，细胞免疫，体液免疫。

3. 乙肝

(1) 自然史

① HBV 感染的自然史∝病毒和宿主之间相互作用 → 年龄↓慢性化↑（新生儿 / <1 岁感染高达 90%，>5 岁感染仅 5%）→ 虽联合免疫已全面推广 / 但母婴传播率仍 5%～7% → 其中 HBeAg（＋）孕妇 7%～11%、HBeAg（-）孕妇 0～1%。

② 慢性 HBV 感染的自然病程分期（表 4-1）及其免疫学等指标的动态变化（图 4-7）。

③ 免疫清除期：可出现自发性 HBeAg 血清学转换（年转换率 2%～15%/ 尤年龄↓ALT↑基因型 A 或 B）→ 随后可出现 HBsAg 清除（年清除率 0.5%～1%），但新近研究显示即使 HBsAg 清除 10 年后，仍有 15% 病人肝脏中能检测到 cccDNA。

④ LC 和 HCC（图 4-8）

表 4-1 慢性 HBV 感染的自然病程分期

重要指标	免疫耐受期 × 数十年 ~~慢性 HBV 携带状态~~ HBeAg(＋)慢性 HBV 感染	免疫清除期 × 数月～数年 HBeAg(＋)CHB	免疫控制期 × 终身 ~~非活动 HBsAg 携带状态~~ HBeAg(－)慢性 HBV 感染	再活动期(5%～15%) HBeAg(－)CHB
HBsAg	＋＋＋（＞ 10^4IU / mL）	＋＋ 自发清除	＋（＜ 10^3IU / mL）	＋＋
抗 HBs	−	−	−	−
HBeAg	＋	＋ 自发转换	−	−＞＋
抗 HBe	−	−	＋	＋＞−
抗 HBc	低水平（＜ 10^3IU / mL）	高水平（＞ 10^4IU / mL）	较低水平（10^3～10^4IU / mL）	升高（＞ 10^4IU /mL）
HBcrAg	＞ 10^8U / mL	10^8U / mL	＜ 10^4U / mL	10^4～10^6U /mL
HBV-DNA	＞ 2×10^7IU / mL	＞ 2×10^4IU / mL →＋	＜ 2×10^3IU / mL →＋	≥ 2×10^3IU /mL →＋
HBV-pgRNA	10^6～10^7copies / mL	＋	＜ 10^2 copies / mL	＋
ALT	持续正常（连续 3 次 / 年 间隔 3 月 / 次）	持续或反复升高	持续正常（连续 3 次 / 年 间隔 3 月 / 次）	持续或反复升高
病理	无明显炎症坏死和纤维化	≥ G2 / S2 和（或）无创指标示明显纤维化	无或仅有轻度炎症，可有不同程度纤维化	≥ G2 /S2 和（或）无创指标示明显纤维化

注：表头中删除线和蓝色字示意《慢性乙型肝炎防治指南（2022）》调整内容。抗 HBc 定量水平、HBcrAg、HBV-pgRNA 参引《乙型肝炎病毒标志物临床应用专家共识（2023）》。

青少年 / 成人慢性 HBV 感染常无免疫耐受期而直接进入免疫清除期，2022 版《CHB 指南》提出“不确定期”，即未经治疗的慢性 HBV 感染者随访 1 年后难以区别“HBeAg（＋）慢性 HBV 感染 /CHB ?”或“HBeAg（－）慢性 HBV 感染 /CHB ?”，占 28%～55%，其疾病进展风险＞免疫耐受期 / 再活动期，故可能也需要抗病毒治疗。CHB，慢性乙型肝炎；HBcrAg，乙肝核心相关抗原；HBV-pgRNA，乙肝病毒前基因组。

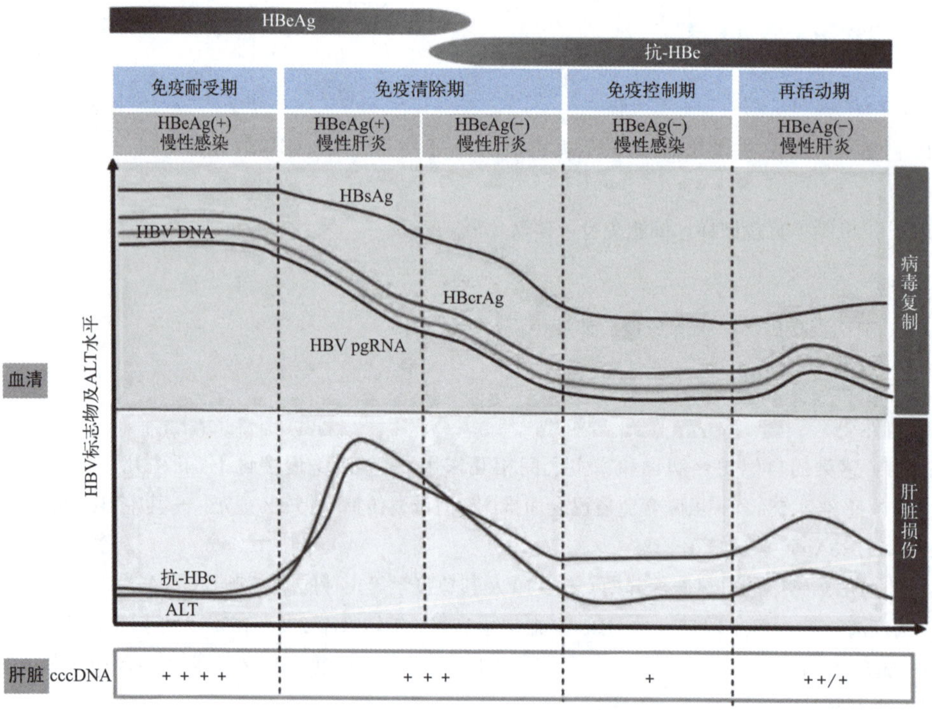

图4-7 HBV标志物及ALT在不同分期中的动态变化
（引自《乙型肝炎病毒标志物临床应用专家共识（2023）》）

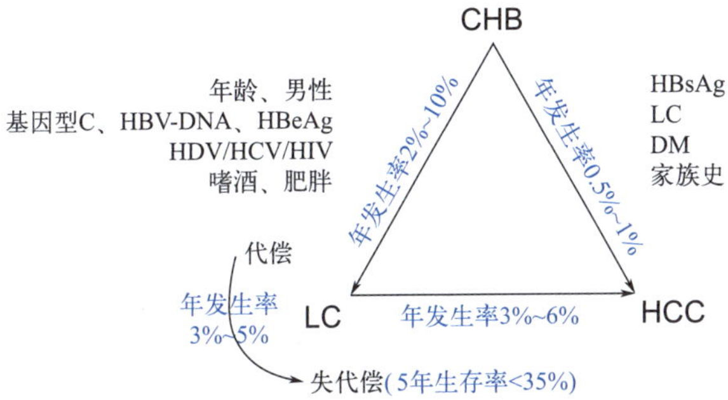

图4-8 乙肝的临床进展

（2）发病机制

① 肝损机制：细胞免疫为主，免疫耐受 / 低下 / 正常 / 过强 → 携带状态 / 慢性 / 急性 / 重型（不同程度的肝细胞炎症 / 坏死）→ 若持续或反复 → 导致 LC、HCC。

HBV 感染 → HBeAg、HBxAg 等 → Toll 样受体（TLR）、视黄酸 / 维甲酸诱导基因 I 受体（RIG-I）介导的抗病毒信号通路↓（非特异性 / 固有免疫应答↓）→ 实现 HBV 初期感染 HBV 初期感染 → $CD8^+$CTL 分泌 IFN → 抑制肝细胞内 HBV 复制、诱导 HBV 感染肝细胞凋亡（特异性 / 适应性免疫应答↑）→ HBV 清除 / 自愈。

HBV 初期感染 → HBV / HBsAg 特异性 T 细胞功能↓凋亡↑（特异性 / 适应性免疫应答↓）→ HBV 持续感染 / 慢性化。

② 肝外机制：体液免疫为主，免疫复合物（IC）沉着 → 肾小球肾炎 / 血管炎 / 关节炎 / 周围神经病变。

③ 癌变机制：HBxAg 反式激活致细胞因子↑＋联合生长因子 → 原癌基因 *ras* 表达↑＋抑癌基因 *P53* 失活性突变。

4. 丙肝

（1）自然史

① HCV 进入体内 → 反复 / 间断病毒血症 → 1～3 周后检出 HCV-RNA → 1～3 周后检出抗 HCV → ＜45% 自发清除（症状出现后 3 个月内）＋＞55% 慢性化（年龄↑慢性化↑）。

② LC 和 HCC（图 4-9）

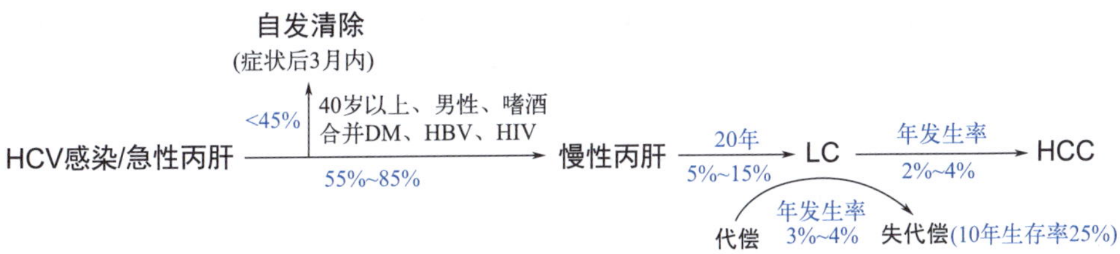

图4-9 丙肝的临床进展

（2）发病机制

① 肝损机制：直接破坏，细胞免疫，体液免疫，细胞凋亡（受感染的肝细胞大量表达 Fas）。

② 肝外机制：体液免疫为主，IC 沉着 → 肾小球肾炎 / 血管炎 / 关节炎 / 干燥综合征 / B 细胞淋巴瘤 / 迟发性皮肤卟啉病。

③ 慢化机制：HCV 抗原性弱 → 免疫清除↓，HCV 易变异 → 免疫逃避↑，HCV 肝外泛嗜（尤外周血单核细胞）→ 反复感染↑。

三、病理生理学

（1）黄疸：肝细胞性黄疸，肝内淤积性 / 梗阻性黄疸。

（2）肝性脑病（HE）：氨中毒学说，GABA 学说，假性神经递质学说，氨基酸失衡学说。

（3）出血：凝血 / 抗凝 / 纤溶系统障碍，PLT↓。

（4）肝肾综合征（HRS）：门静脉高压 / 腹水 → 有效循环血量↓，LPS↑ / PGE2↓ → 肾血管收缩。

（5）肝肺综合征（HPS）：肺内 Cap 扩张 → 功能性分流 → 换气功能障碍。

（6）腹水：早期为醛固酮↑ / ADH↑ → 后期为门静脉高压 / 低蛋白血症。

四、流行病学

1. 甲肝

（1）传染源：隐性感染>>急性感染，粪便排毒期为起病前 2 周～ALT 达峰后 1 周或抗 HAV（＋）。

（2）传播途径：粪口传播为主（粪便污染的水源 / 食物）。

（3）易感人群：6 个月后婴幼儿～抗 HAV（－）青少年。

2. 戊肝

现状：全球每年约 2000 万新发病例（其中 330 万有肝炎症状），2015 年死亡 44000 例（占病毒性肝炎死亡 3.3%）；我国普通人群抗 HEV 流行率 23.46% → 近年来发病率↑ → 流行株已从最初的 1 型 / 流行为主转变为人兽共患的 4 型 / 散发为主。

（1）传染源：≈甲肝（HEV-3 / 4 型可见猪等动物）。

（2）传播途径：≈甲肝（HEV-3 / 4 型可见食用烹饪不当猪内脏），另有密切接触 / 血液传播。

（3）易感人群：普遍易感，若 CHB＋戊肝、妊娠晚期＋戊肝 → 易 LF / 病死率高。

3. 乙肝

现状：2019 年全球 HBsAg 流行率 3.8%，新发 HBV 感染 150 万，慢性 HBV 感染 2.96 亿，相关死亡 82 万；据推算 2016 年我国 HBsAg 流行率 6.1%，慢性 HBV 感染 8600 万。

（1）传染源：携带者 / 慢性感染＞＞急性感染。

（2）传播途径：我国以母婴传播为主［尤 HBV-DNA↑ / HBeAg（＋）/ 分娩接触］，成人感染主要为血液传播（血制品 / 不安全注射 / 未消毒器械）、性接触传播（尤多个性伴侣 / 男男性行为），也可皮肤黏膜破损传播（职业暴露 / 耳孔文身修足 / 共用剃须刀牙刷）。

（3）易感人群：普遍易感，尤其新生儿 / 抗 HBs（－）者。

4. 丙肝

现状：2019 年全球慢性 HCV 感染者 5800 万，新发 HCV 感染 150 万，相关死亡 29 万；据推算 2020 年我国 HCV 感染 948.7 万，抗 HCV 阳性率 0.53%（长江以北）/ 0.29%（长江以南）→ 吸毒 / 血透 / 男男性行为（MSM）分别为 48.67% / 6.59% / 0.84%。

（1）传染源：≈乙肝。

（2）传播途径：我国 1993 年之前以输血传播为主，现阶段主要是皮肤黏膜破损传播（不安全注射为主 / 耳孔纹身修足 / 共用剃须刀牙刷亦为潜在传播方式）、母婴传播［抗 HCV（＋）/ HCV-RNA（＋）/ 合并 HIV（＋）传播风险分别约 2%/（4%～7%）/ 20%，分娩与剖宫传播风险产无差异]、性接触传播（尤多个性伴侣 / 男男性行为），也可 HCV 阳性器官移植传播。

（3）易感人群：普遍易感 。

五、检查

1. 血常规 / 尿常规

（1）血常规：WBC 正常，LC%↑（可见异型 LC），若重度黄疸则 WBC↓，若重型肝炎 / LF 则 WBC↑ 伴贫血，若脾亢则三系↓尤 WBC↓PLT↓。

（2）尿常规：尿胆红素（DB），尿胆原（肠道 DB →→ 胆原 → 吸收入血＋少量经肾由尿排出）。

2. 肝功能

（1）转氨酶（∝肝细胞损伤）：ALT 正常值（男 / 女）＜（30 / 25）U / L（AASLD 标准）或（40 / 40）U / L（EASL 标准）或（30 / 19）U / L（APASL 标准），我国最新研究建议为＜（35 / 23）U / L，AST 正常值（男 / 女）＜（40 / 40）U / L。

↑见于脂肪肝 / 慢性肝炎 / LC，↑↑（最高可达 20 倍）见于急性肝炎 / 慢性肝炎急性发作。

↓见于重型肝炎 / LF（胆酶分离）。

（2）胆红素（∝肝细胞坏死）：TB 3.4～17.1μmol / L，IB 1.7～10.2μmol / L，DB 0～ 6.8μmol / L。

TB↑DB↑见于急性肝炎 / 慢性肝炎 / LC，TB ≥171μmol / L 或每日↑≥17.1μmol / L 见于重型肝炎 / LF。

隐性黄疸（17.1～34.2μmol / L），轻度黄疸（34.2～171μmol / L），中度黄疸（171～ 342μmol / L），重度黄疸（＞342μmol / L）。黄疸分类及其鉴别见表 4-2。

表 4-2 黄疸分类及其鉴别

鉴别要点	溶血性黄疸	肝细胞性黄疸	梗阻性黄疸
TB，DB / TB 比值	↑↑ IB 为主，＜ 20%	↑↑，20%～50%	↑↑ DB 为主，＞ 50%
尿胆红素 / 尿胆原	（－）/（＋＋）	（＋）/（＋）	（＋＋）/（－）
粪便颜色	深黄色	正常	陶土色
其他	网织红细胞（Ret）↑↑	转氨酶↑↑	ALP ↑↑ / γ -GT ↑↑ / 胆固醇↑

（3）血浆蛋白（∝肝细胞合成）：总蛋白 60～80g / L，白蛋白（Alb，A）40～55g / L，球蛋白（G），纤维蛋白原（Fg），A / G 1.5～2.5。

总蛋白↓Alb↓A / G↓见于慢性肝炎 / LC / 重型肝炎 / LF。

（4）胆碱酯酶 CHE（∝肝细胞合成）：↓见于慢性肝炎 / LC / 重型肝炎 / LF。

（5）γ - 谷酰转移酶（γ -GT，GGT）＞碱性磷酸酶（ALP）＞5′- 核苷酸酶（5′-NT）（∝胆汁淤积）：↑见于肝胆疾病。

3. 凝血象

（1）出血时间（∝血管壁＋PLT）：BT ＜9s。

（2）凝血时间（∝内源性凝血途径）：CT ＜12min → APTT 20～40s。

（3）凝血酶原时间（∝外源性凝血途径）：PT 10～14s → INR 1±0.1、PTA 80%～ 100%。

PT↑INR↑PTA↓见于急性肝炎 / 慢性肝炎 / LC，PTA ＜40% 见于重型肝炎 / LF。

4. 血氨 / 血糖 / 胆固醇

（1）血氨：↑见于 HE / LF / 假性（假性指标本分离＞15min）。

（2）血糖：↓见于重型肝炎 / LF。

（3）胆固醇：↓见于重型肝炎 / LF，↑见于胆汁淤积。

5. 标志物 / 病毒学

（1）标志物

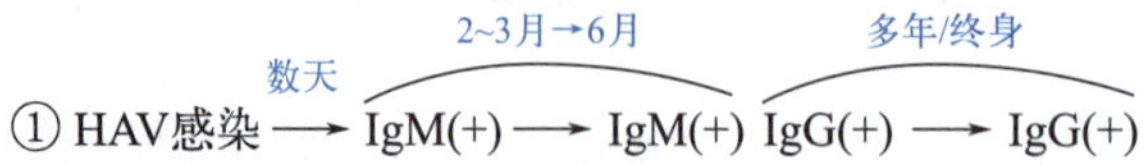

抗 HAV-IgM（＋）→ 表示急性甲肝 / 假阳性（近 2～3 周内接种甲肝疫苗 / CHB / 自免肝 / RF↑）。

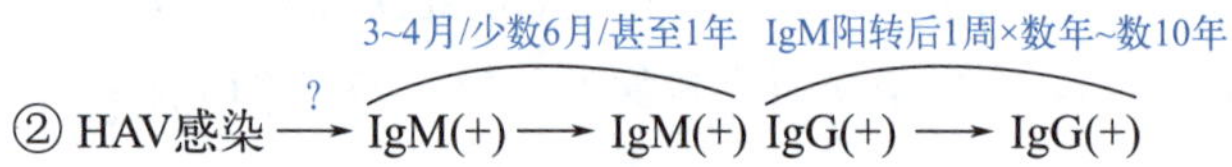

抗 HEV-IgM（＋）→ 表示 HEV 现症感染（常伴 IgG 阳转）/ 假阳性（常无 IgG 阳转）。

抗 HEV-IgG（＋）→ 表示 HEV 现症感染（∵ IgM 阳转后 1 周出现）/ 既往感染。

HEV 抗原 → 用于 HEV 现症感染辅诊（尿液＞血液 / 粪便）。

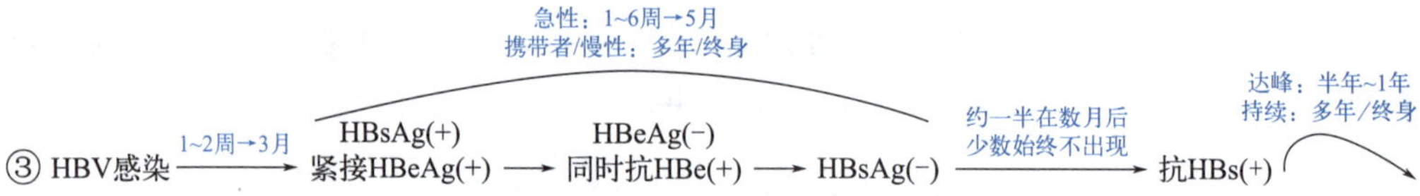

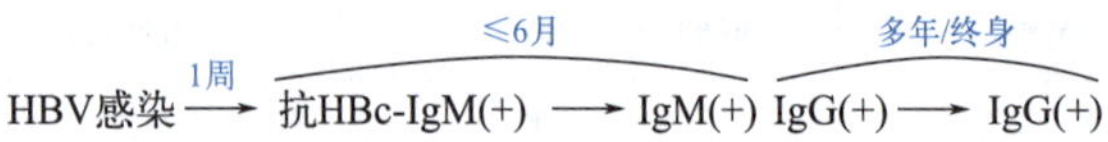

HBsAg（＋）→ 表示现有 HBV 感染。

抗 HBs（＋）→ 表示对 HBV 具备免疫力（尤≥10mIU / mL），见于疫苗接种后 / 乙肝康复期。

注：HBsAg 定量 ∝ 预测 HCC 进展 / IFN 应答 / NAs 停药复发、区分非活动性 HBsAg 携带状态 / HBeAg（－）CHB（准确性 78%）。HBsAg（＋）＋抗 HBs（＋）∝ HBV 突变 → 产生免疫逃逸毒株（此时抗 HBs 无保护作用）。

HBeAg（＋）→ 表示 HBV 复制↑ / 传染性↑。

抗 HBe（＋）→ 表示 HBV 复制↓ / 传染性↓。

注：HBeAg 定量 ∝ 预测 HBeAg 血清学转换。HBeAg（－）＋HBV-DNA↑ ∝ 前 C 区 / 核心启动子 BCP 区突变 → HBeAg 表达↓。

抗 HBc-IgM（＋）→ 表示急性乙肝 / 慢性乙肝急性发作（ALT ＞10ULN）。

抗 HBc-IgG（＋）→ 表示感染过 HBV。

注：抗 HBc 定量 ∝ 肝脏炎症坏死程度（尤 ALT 正常时）/ 肝纤维化程度 / 抗病毒疗效。HBsAg（－）＋抗 HBc-IgG（＋）∝ 可能存在隐匿性 HBV 感染（OBI）。

HBcrAg（HBcAg＋HBeAg＋P22cr）→ 反映肝组织 cccDNA 水平 / 转录活性（源于 3.5kb mRNA）→ 预测停药复发。

④ HCV感染 —1~2月(50%~70%) / 3月(90%)→ IgM(+) —(≤3月)→ IgM(+) IgG(+) —(多年/终身)→ IgG(+)

抗 HCV → 用于 HCV 感染筛查 / 假阴性（透析 / 免疫缺陷 / HIV / 急性窗口期）/ 假阳性（自身免疫性疾病）。

注：简化抗 HCV 筛查 / 提高筛查可及性 → 唾液快速检测抗 HCV。

HCV 核心抗原 → 用于 HCV 现症感染确诊（HCV-RNA 定量不及时 / 不可及）。

附：乙肝两对半结果解读

俗称	HBsAg	抗 HBs	HBeAg	抗 HBe	抗 HBc	主要临床意义
全阴	−	−	−	−	−	无 HBV 感染 / 无免疫力，需排除血清（−）OBI（20%）
1 阳	+	−	−	−	−	急性感染早期，慢性携带者
12 阳	+	+	−	−	−	急性感染早期，HBV 不同亚型感染
大三阳	+	−	+	−	+	HBV 复制↑ / 常伴 HBV-DNA（+++～++++）→ 传染性↑ 注：若肝功能正常 / 异常 → HBeAg（+）慢性 HBV 感染 / CHB
大二阳	+	−	+	−	−	
小三阳	+	−	−	+	+	HBV 复制↓ / 常伴 HBV-DNA（+～++）→ 传染性↓ 注：若肝功能正常 / 异常 → HBeAg（−）慢性 HBV 感染 / CHB
小二阳	+	−	−	−	+	
2 阳	−	+	−	−	−	乙肝疫苗接种后，既往感染已恢复
恢复阳	−	三抗自由组合	−	三抗自由组合	三抗自由组合	抗 HBs（+）：保护性抗体 / 免疫力，需排除血清（+）OBI（80%） 抗 HBe（+）：急性感染恢复期 抗 HBc（+）：既往感染已恢复

（2）病毒学

① HEV-RNA 定量 →（大便＞血液）用于 HEV 现症感染确诊（尤免疫功能低下 / 慢性感染）。

注：20%～30% 发病时 HEV-RNA 已基本被清除 → HEV-RNA（−）不能排除急性感染。

② HBV-DNA 定量 → 反映 HBV 复制活跃程度 / 传染性强弱、判断抗病毒指征 / 疗效。

注：高灵敏度 HBV-DNA 定量（检测下限 5～20IU / mL）∝ 有助于及时发现低病毒血症（LLV）（＜ 2000IU / mL）/ OBI（＜200IU / mL）。

HBV-DNA 分型 → 预测 IFN 应答（B 型＞ C 型）、疾病进展（C 型更早进展为 HCC）。

HBV-DNA 耐药 → 判断基因耐药（突变常在逆转录酶区 rt1-rt344）或表型耐药（体外实验提示对 NAs 敏感性↓）、调整治疗。

注：当前一线 NAs 中，初治 ETV 的 5 年耐药率仅 1.2%，而 TDF / TAF 更是罕见，故检测价值↓。

前 C 区 / BCP 区突变 → HBeAg 表达↓ → 掩盖 / 增加 HBV 复制能力 → 病情 / LF / HCC↑。

肝组织 cccDNA → 样本受限 / 检测方法烦琐或缺乏标准化 → 临床常规开展挑战很大。

HBV-pgRNA → 反映肝组织 cccDNA 水平 / 转录活性（源于 3.5kb mRNA）→ 预测停药复发。

③ HCV-RNA 定量 → 用于 HCV 现症感染确诊、治疗前基线分析、治疗后应答评估。

HCV-RNA 分型 → 用于 DAAs 方案选择，方法 PCR ＜ Sanger 测序法（∵可检测出各种基因型和耐药相关替代突变 RASs）。

HCV-RASs 检测→用于 DAAs 方案选择，方法 Sanger 测序法。

注：《丙型肝炎防治指南（2022）》简化治疗前评估 / 不强制（仅必要时）进行 HCV-RNA 分型 / HCV-RASs 检测。

6. 肝纤维化无创指标

（1）AST-PLT 比率指数（APRI）

APRI ＝［AST↑倍数 ×100］/ PLT（$\times 10^9$ / L）→ 基于丙肝开发（＜1 排除 LC，≥2 提示 LC），而新近研究显示乙肝准确性较低。

（2）肝纤维化 4 因子指数（FIB-4）

FIB-4 ＝年龄 ×AST /［ALT 平方根 ×PLT（$\times 10^9$ / L）］→ 基于丙肝开发（＜1.45 排除肝纤维化 / Metavir 评分 0～2 级，≥3.25 提示肝纤维化 / Metavir 评分 3～4 级），而新近研究显示乙肝＜0.7 排除 LC，≥3.25 提示 LC。

（3）其他

① 肝纤谱［早期诊断→Ⅲ型前胶原肽（PⅢP）＞Ⅲ型胶原（PCⅢ）＞纤连蛋白（FN），特异性→透明质酸（HA）＞Ⅳ型胶原（PCⅣ）＞层连蛋白（LN）］→尚缺统一诊断界值。

② GGT-PLT 比值（GPR）＝［GGT↑倍数 ×100］/ PLT（$\times 10^9$ / L）→诊断界值仍待确定。

③ RBC 体积分布宽度 -PLT 比值（RPR）＝RBC 体积分布宽度（%）/ PLT（$\times 10^9$ / L）→诊断界值仍待确定。

④ 高尔基体蛋白 73（GP73）＋AST＋GGT→反映中 / 重度肝脏炎症。

⑤ 壳多糖酶 3 样蛋白 1（CH3L1 / YKL-40）→预测 ALT 正常时中 / 重度肝脏纤维化。

（4）瞬时弹性成像（TE）（FibroScan ＞ FibroTouch）：测定肝脏硬度（LSM）。FibroScan 诊断与排除诊断的临界值（cutoff 值）见图 4-10。

（5）磁共振弹性成像（MRE）、声脉冲辐射力成像（ARFI）→仍处临床研究阶段。

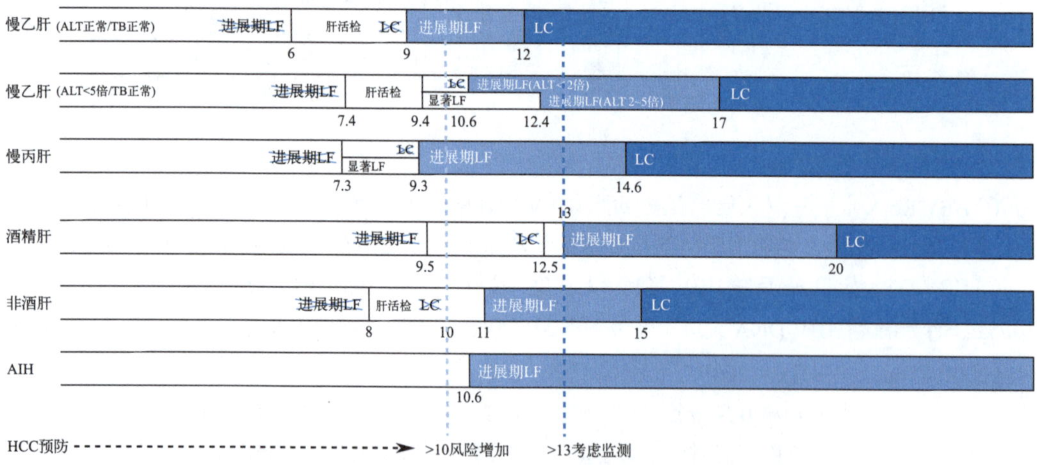

图4-10 FibroScan诊断与排除诊断的临界值（cutoff值）

LF：肝纤维化；LC：肝硬化；肝脏硬度单位为kPa

《慢性乙型肝炎防治指南（2022）》指出：

（1）APRI、FIB-4 的动态变化无法准确反映 CHB 抗病毒治疗后的肝纤维化逆转情况及临床结局；CHB 抗病毒治疗后 TE↓可能是纤维化逆转和炎症消退的共同作用，故删除了 TE 的肝纤维化诊断界值。

（2）新增 TE 测定脾硬度 SSM＜21kPa / ＞50kPa 用于排除 / 诊断“临床显著门静脉高压（CSPH）”。

7. 肝癌相关检查

（1）甲胎蛋白（AFP）及其异质体（AFP-L3）

肝癌：AFP ＞200μg / L×2 月或＞500μg / L×1 月或进行性升高（早于症状 8～11 个月）。

其他：肝炎 / LC ＜300μg / L，生殖腺 / 胚胎瘤，孕 7～8 月达峰＜400μg / L，胃癌转移肝脏＜200μg / L。

（2）脱 γ 羧基 - 凝血酶原（DCP）或 Vit K 缺乏 / 拮抗剂 Ⅱ 诱导蛋白（PIVKA- Ⅱ）

Vit K 缺乏 → DCP / PIVKA- Ⅱ（Kringle 结构域≈ HGF）→ 激活 c-Met 下游通路 → 促癌。

8. B 超 /CT/MRI

（1）B 超：（肝）大小（右叶前后径 8～10cm / 右叶最大斜径 10～14cm），比例（右大 / 左小），表面（光滑）。肝内回声（均匀细小中等 / 无占位），门静脉内径（≤1.3cm），腹水？。

（胆）大小（长径 7～9cm / 前后径 3～4cm），壁厚（＜3mm），结石？胆管扩张？。

（胰）大小（头厚度＜2.5cm / 体尾厚度＜2cm），胰管内径（＜2mm）。

（脾）大小（前后径＜4cm / 上下径＜11cm），脾静脉内径（＜0.8cm）。

慢性肝炎及肝硬化的 B 超特点见表 4-3。

表 4-3 慢性肝炎及肝硬化的 B 超特点

慢性肝炎			肝硬化
轻度	中度	重度（≈肝纤维化）	
无明显异常	肝脾轻度增大	表面不光滑 / 边缘变钝 / 脾大	表面凹凸不平呈锯齿波浪状 / 肝小比例失调 / 脾大
	肝实质回声增粗	肝实质回声增粗增强且分布不均	肝实质回声明显增粗增强且分布不均呈结节样
	肝静脉走行清晰	肝静脉走行不清晰	肝静脉走行变细扭曲
	门静脉内径正常	门静脉内径增宽	门静脉内径明显增宽

（2）CT：LC ？占位？ → 增强 CT（尤 HCC 诊断）。

（3）MRI：LC ？占位？ → 增强 MRI（尤良 / 恶性占位鉴别）。

9. 肝活检 / 病理学

（1）目的：评价肝脏炎症坏死、肝纤维化程度、有无肝硬化及排除其他肝病。

（2）方法：影像学引导下＋经皮或经颈静脉（尤 PLT ＜60×10^9 / L、凝血↓↓、腹水）肝活检。

（3）标本：粗针 / 16G× 长度 1.5～2.5cm（常≥2cm）→ ≥6（常 10）个汇管区 → HE 染色＋网状纤维 / Masson 染色＋IHC / 核酸原位杂交 / PCR（病毒抗原 / 核酸 / cccDNA）/ 酶学 / 重金属检测。

（4）特点：汇管区淋巴细胞为主的炎症细胞浸润及其周围的界面炎［旧称碎屑样坏死（PN）］和小叶内肝细胞变性（气球样变）/ 凋亡（嗜酸小体）/ 坏死［灶性坏死 / 融合坏死 / 桥接坏死（BN）］→ 胶原沉积 / 纤维化（汇管区纤维化扩大 / 形成纤维间隔）→ 出现假小叶 / 肝硬化。

（5）缺陷：创伤检查 / 疼痛 / 出血 / 感染 / 甚至死亡等严重并发症，病变分布不均 / 不能反映整体（尤纤维化分期），假（－）多见于标本长度不够 / 假（＋）多见于标本破碎。

（6）炎症坏死评分系统（表 4-4）

（7）纤维化评分系统（表 4-5）

表 4-4 常见炎症坏死评分系统

Knodell 评分系统			Scheuer 评分系统★（用于病理学诊断）			王泰龄评分系统			Ishak 评分系统				
评分	汇管区 / 周围	小叶内	评分	汇管区 / 周围	小叶内	评分	汇管区 / 周围	小叶内	评分	汇管区	周围	嗜酸小体 / 灶性坏死	融合坏死 / BN
0	无	无	0	无	无	0	无	无	0	无	无	无	无
1	浸润＜1 / 3 轻度 PN	气球样变 / 嗜酸小体坏死＜1 / 3	1	浸润＜汇管区内	变性	1	浸润＜汇管区内	变性	1	轻度	局部	10 倍镜 1 个 / 视野	局部
3	浸润 1 / 3～2 / 3 中度 PN	坏死 1 / 3～2 / 3	2	轻度 PN	嗜酸小体 / 凋亡点 / 灶状坏死	2	轻度 PN	纤维化 纤维间隔	2	中度	局部	10 倍镜 2～4 个 / 视野	可见 3 带坏死
									3	重度	＜50%	10 倍镜 5～10 个 / 视野	大量 3 带坏死
4	浸润＞2 / 3 重度 PN	坏死＞2 / 3	3	中度 PN	严重灶状坏死 小范围 BN	3	中度 PN	纤维间隔 小叶结构紊乱	4	重度	＞50%	10 倍镜＞10 个 / 视野	偶见汇管中央 BN
5	中度 PN＋BN		4	重度 PN	大范围 BN 融合坏死	4	重度 PN	假小叶	5				大量汇管中央 BN
10	重度 PN＋BN / 小叶坏死								6				全小叶

注：轻度 PN → 累及少数汇管区 / 小范围界面炎，中度 PN → 累及多数汇管区 / 大范围界面炎，重度 PN → 汇管区扩大 / 界面炎深达小叶中带。

表 4-5 常见纤维化评分系统

Knodell 评分系统		Scheuer 评分系统★（用于病理学诊断）		Metavir＝王泰龄评分系统		Ishak 评分系统★（用于抗纤维化疗效评估）		SF	AF
0	无纤维化	0	无纤维化	0	无纤维化	0	无纤维化	无	无
1	汇管区纤维化 / 扩大	1	汇管区纤维化 / 扩大	1	汇管区纤维化 / 扩大	1	少量汇管区纤维化 / 扩大＋无纤维间隔	无	无
						2	大量汇管区纤维化 / 扩大＋1 条纤维间隔	无	无
		2	纤维间隔（P-P）＋小叶结构完整	2	少量纤维间隔	3	大量汇管区纤维化 / 扩大＋2-3 条纤维间隔（P-P）	+	无
3	纤维间隔	3	纤维间隔（P-P / P-C）＋小叶结构紊乱	3	大量纤维间隔 → 小叶结构紊乱	4	大量汇管区纤维化 / 扩大＋≥4 条纤维间隔（P-P / P-C）	++	+
4	假小叶	4	假小叶	4	假小叶	5	1～3 个假小叶	+++	++
						6	≥4 个假小叶	++++	+++

注：纤维间隔＝桥接纤维化＝汇管区 - 汇管区（P-P）桥接纤维化＋汇管区 - 中央静脉（P-C）桥接纤维化。SF，显著纤维化；AF，进展期纤维化。

P-I-R 分类：P 进展型（50% 以上纤维间隔较宽 / 胶原排列疏松 / 炎症细胞多），I 不确定型（P 进展型 /R 逆转型比例相当），R 逆转型（50% 以上纤维间隔纤细 / 胶原排列紧密 / 炎症细胞少）→ 动态评估肝纤维化 / 明确肝纤维化逆转的组织学定义。

六、诊断

潜伏期：甲肝 / 戊肝分别平均 1 月 / 1.5 月，乙肝 / 丙肝分别平均 3 月 / 1.5 月。

1. 急性肝炎

（1）急性黄疸型肝炎

① 黄疸前期（1 周）：起病急，畏寒 / 发热，乏力 / 纳差 / 厌油，恶心 / 呕吐，肝区痛 / 腹泻 / 腹胀，转氨酶↑。

② 黄疸期（2 周～1 月）：皮肤黏膜黄染 / 瘙痒 / 尿黄，部分一过性梗阻（大便变浅 / 心动过缓），肝大 / 压痛 / 叩击痛，部分脾轻度肿大，转氨酶↑ / 胆红素↑。

③ 恢复期（1～2 月）：症状体征逐渐消失，转氨酶 / 胆红素恢复正常。

注：多见于甲 / 戊 / 乙肝，其中戊肝 → 病程偏长 / 症状偏重（若老年 / 妊娠 / 重叠乙丙肝 / 合并其他肝病者则易肝衰竭）/ 慢性化相对少见（近年来有上升趋势，约 10% 可出现超过 6 个月的迁延现象）。

（2）急性无黄疸型肝炎：发病率＞＞黄疸型，起病较慢，病程较短，表现较轻，恢复较快。

注：多见于乙 / 丙肝，其中乙肝 → 鉴别急性 / 慢性急发、丙肝 → 多无明显症状 / 呈隐匿性感染。

2. 慢性肝炎

（1）定义：急性肝炎＞6 月，有肝炎病史或携带者，不详但体征（肝性面容 / 肝掌 / 蜘蛛痣等）/ 生化（Alb↓）/ B 超 / 病理提示慢性。

（2）分度（表 4-6）

表 4-6 慢性肝炎分度

项目	轻度	中度	重度
① 临床表现	无 / 轻微	介于轻 / 重度之间	明显 / 持续，伴肝性面容 / 肝掌 / 蜘蛛痣 / 脾大
② ALT / AST（U / L） TB（μmol / L） Alb（g / L），A / G CHE（U / L）	＜3 倍 ＜2 倍 ＞35，＞1.4 ＞5400	＞3 倍 2～5 倍 32～35，1.0～1.4 4500～5400	＞3 倍 ＞5 倍（重度） ＜32（重度），＜1.0 ＜4500（尤＜2500 示重度）
③ PTA	＞70%	60%～70%	40%～60%（重度）
④ B 超	见表 4-3	见表 4-3	见表 4-3

（3）肝外表现：HBV → 肾小球肾炎 / 血管炎 / 关节炎 / 周围神经病变，HCV → 肾小球肾炎 / 血管炎 / 关节炎 / 干燥综合征 / B 细胞淋巴瘤 / 迟发性皮肤卟啉病。

注：慢性丙肝 → 极少引起肝衰竭 / 若合并 HBV / HIV / 过量饮酒 / 肝毒药物等则易肝衰竭。

3. 重型肝炎（肝衰竭）

（1）重型肝炎诱因

① 劳累 / 精神刺激 / 合并妊娠。

② 重叠感染 / 细菌感染。

③ 免疫过强 / HBV 前 C 区突变。

附：慢性 HBV 感染的临床诊断

<table>
<tr><th>重要指标</th><th>HBeAg(＋)
慢性 HBV 感染
(免疫耐受期)</th><th colspan="2">HBeAg(＋)CHB
(免疫清除期)</th><th>HBeAg(－)
慢性 HBV 感染
(免疫控制期)</th><th>HBeAg(－)CHB
(再活动期)</th></tr>
<tr><td>HBsAg</td><td>+++(＞1×10⁴IU / mL)</td><td>＋＋</td><td rowspan="2">自发
清除</td><td>+(＜1×10³IU / mL)</td><td>＋＋</td></tr>
<tr><td>抗 HBs</td><td>－</td><td>－</td><td>－</td><td>－</td></tr>
<tr><td>HBeAg</td><td>＋</td><td>＋</td><td rowspan="2">自发
转换</td><td>－</td><td>－>＋</td></tr>
<tr><td>抗 HBe</td><td>－</td><td>－</td><td>＋</td><td>＋>－</td></tr>
<tr><td>抗 HBc</td><td>低水平
(＜10³IU / mL)</td><td colspan="2">高水平
(＞10⁴IU / mL)</td><td>较低水平
(10³～10⁴IU / mL)</td><td>升高
(＞10⁴IU /mL)</td></tr>
<tr><td>HBcrAg</td><td>＞10⁸U / mL</td><td colspan="2">10⁸U / mL</td><td>＜10⁴U / mL</td><td>10⁴～10⁶U /mL</td></tr>
<tr><td>HBV-DNA</td><td>＞2×10⁷IU / mL</td><td colspan="2">＞2×10⁴IU / mL→＋</td><td>＜2×10³IU / mL→＋</td><td>≥2×10³IU / mL→＋</td></tr>
<tr><td>HBV-pgRNA</td><td>10⁶～10⁷copies / mL</td><td colspan="2">＋</td><td>＜10²copies / mL</td><td>＋</td></tr>
<tr><td>ALT</td><td>持续正常(连续3次/年 间隔3月/次)</td><td colspan="2">持续或反复升高</td><td>持续正常(连续3次/年 间隔3月/次)</td><td>持续或反复升高</td></tr>
<tr><td>病理</td><td>无明显炎症坏死
和纤维化</td><td colspan="2">≥G2 / S2 和 / 或
无创指标示
明显纤维化</td><td>无或仅有轻度炎症
可有不同程度纤维化</td><td>≥G2 /S2 和 / 或
无创指标示
明显纤维化</td></tr>
</table>

隐匿性 HBV 感染(OBI)：HBV 感染后 / S 基因变异 → HBsAg(－)(消失 / 未被检出)＋ HBV-DNA(＋)/ ≥2×10^{3}IU / mL(低水平 / 高水平)→ 轻微 / 显著肝组织病理学改变。分类如下

① 血清阳性 OBI(80%)：抗 HBs(＋)，抗 HBe / 抗 HBc(＋)

② 血清阴性 OBI(20%)：乙肝标志物全部(－)

附：肝衰竭的病因

肝衰竭 (LF): 多种因素 → 肝脏合成 / 解毒 / 代谢 / 生物转化 / 排泄等功能严重障碍 / 失代偿 → 凝血功能障碍 / 腹水 / 黄疸 / HRS / HE 等的一组临床症候群。其病因包括如下。

① 病毒肝 (HAV / HBV / HCV / HDV / HEV+EBV / CMV / 出血热病毒)/ 细菌肝 (败血症 / 伤寒 / 钩体病)/ 寄生虫 (血吸虫 / 华支睾吸虫 / 胆道蛔虫)。

② 酒精肝 / 非酒代谢肝 / 药物肝 (雷公藤 / 何首乌 / 土三七 / 对乙酰氨基酚 / 抗 TB 药 / 抗肿瘤药 / 抗风湿药)/ 中毒肝 (毒蕈 / CCl4)。

③ 自免肝 (AIH / PBC / PSC / 重叠综合征 + 肿瘤免疫治疗 / 乙肝不规范抗病毒治疗)/ 遗传代谢肝 [肝豆状核变性 / 血色病 / 卟啉病 / 糖原贮积症 / 肝淀粉样变 / α 抗胰蛋白酶缺乏症 / 半乳糖血症 / 酪氨酸血症 / 良性复发性肝内胆汁淤积症 (BRIC)/ 进行家族性肝内胆汁淤积症 (PFIC)]。

④ 淤胆肝 / 妊娠肝 [妊娠肝内胆汁淤积症 (ICP)/ 急性妊娠脂肪肝 (AFLP)/ HELLP 综合征 (妊高症 → 溶血 / PLT ↓ ↓ / 转氨酶 ↑ ↑)]/ 缺氧肝 [休克 / 肝静脉闭塞病 (VOD)/ 布加综合征 (BCS)/ 缩窄性心包炎 / 充血性心衰]。

⑤ 肝肿瘤 / 肝切除。

（2）肝衰竭分类（表 4-7）

表 4-7 肝衰竭分类

内容	ALF(≈急性重肝)	SALF(≈亚急性重肝)	ACLF / SACLF(≈慢性重肝)	CLF(≈肝硬化)
① 肝病基础	无	无	慢性肝病（非 LC 为 A 型、代偿期 LC 为 B 型、失代偿 LC 为 C 型）	LC
② 临床表现	起病急 2 周内出现： HE ≥ 2 级，并伴 极度乏力 严重消化道症状 肝脏进行性缩小	起病较急 2 周～半年内出现： 极度乏力 严重消化道症状 伴或不伴 HE	起病急 / 较急 = ALF / SALF	起病慢 缓慢出现： HE 顽固性腹水 PLT ↓↓ Alb ↓↓
③ TB	≥ 171μmol / L 或每日增长≥ 17.1μmol / L			↑↑ 常< 171μmol /L
④ PTA / INR	PTA ≤ 40% 或 INR ≥ 1.5			
⑤ 病理	大块 / 亚大块坏死	亚大块 / 桥接坏死	新旧不等坏死	分布不均坏死

注：ALF 示急性肝衰竭，SALF 示亚急性肝衰竭，ACLF/SACLF 示慢急性 / 亚急性肝衰竭，CLF 示慢性肝衰竭。

（3）肝衰竭分期（表 4-8）

表 4-8 肝衰竭分期

内容	前期	早期	中期	晚期
① ALT / AST				
② TB	≥ 85.5μmol / L 或每日增长 17.1μmol / L	≥ 171μmol / L 或每日增长≥ 17.1μmol / L		
③ PTA / INR	PTA ≤ 50% 或 INR ≥ 1.0	PTA ≤ 40% 或 INR ≥ 1.5	PTA ≤ 30% 或 INR ≥ 2.0	PTA ≤ 20% 或 INR ≥ 2.5
④ 并发症			1 项	≥ 2 项

注：并发症包括 HE / 出血 / 严重感染 / 顽固性腹水 / 难治性电解质紊乱 / HRS / HPS。表中蓝色线条示意相关指标高低变化。

附:《肝衰竭诊治指南(2024)》更新要点摘要

(1)分类

肝衰竭最新分类

项目	ALF	SALF	ACLF / SACLF
① 肝病基础	无	无	慢性肝病(非 LC 为 A 型,代偿期 LC 为 B 型,失代偿 LC 为 C 型)
② 临床表现	起病急 4 周内出现: HE ≥ 2 级,并伴 极度乏力 严重消化道症状	起病较急 4 周 ~ 半年内出现: 极度乏力 严重消化道症状 中大量腹水 伴或不伴 HE	起病急 / 较急 诱因(如 HBV 再激活 / 细菌感染等)→ 急性肝功能恶化,并伴 肝 / 肾 / 脑 / 凝血 / 呼吸 / 循环等衰竭 (短期病死率↑ /4 周病死率 ≥ 15%)
③ TB	弱化 TB / 突出进展迅速	≥ 171μmol / L 或每日↑ ≥ 17.1μmol / L	
④ PTA / INR	PTA ≤ 40% 或 INR ≥ 1.5		弱化凝血单一指标 / 突出多器官衰竭
⑤ 病理	大块 / 亚大块坏死 / BN	新旧不等亚大块坏死 / BN	新旧不等亚大块坏死 + 汇管区小胆管增生 / 硬化结节仍存在

注:BN 示桥接坏死。

(2)分级:基于中国人群特征的 ACLF / SACLF 之 COSSH 诊断标准。

肝衰竭新分级

器官衰竭的定义	ACLF / SACLF 进一步分级如下
① 肝衰竭:TB ≥ 205.2μmol / L ② 肾衰竭:Cr ≥ 176.8μmol / L,或 CRRT ③ 脑衰竭:HE 3~4 级,或因 HE 而机械通气 ④ 凝血衰竭:INR ≥ 2.5 ⑤ 呼吸衰竭:PaO_2 / FiO_2 ≤ 200,或 SpO_2 / FiO_2 ≤ 214,或非 HE 而机械通气 ⑥ 循环衰竭:血管活性药物	① 1 级(≈早期):肝衰竭+肾 / 脑 / 凝血障碍(非衰竭) 4 周病死率 23% TB ≥ 205.2μmol /L + Cr 132.6~176.8μmol /L,或 TB ≥ 205.2μmol /L + HE 1~2 级,或 TB ≥ 205.2μmol /L + INR 1.5~2.5(PTA 20%~40%) ② 2 级(≈中期):2 个器官衰竭(4 周病死率 61%) ③ 3 级(≈晚期):≥ 3 个器官衰竭(4 周病死率 93%)

4. 淤胆型肝炎

(1)急性淤胆型肝炎

① 起病急≈急性黄疸型肝炎(尤戊肝),消化道症状轻,皮肤瘙痒,大便灰白,肝大。

② TB↑↑(DB 为主)×3 周以上(除外胆管梗阻),PTA >60% 或 Vit K 肌注 1 周后>60%。

③ 胆汁酸↑,ALP↑/ γ-GT↑,胆固醇↑。

(2)慢性淤胆型肝炎

携带者 / 慢性肝炎 / LC 基础上+“上述表现”→ 易发展为继发性胆汁性肝硬化。

5. 肝炎肝硬化

(1)诊断标准:①病因+②病理,或①病因+③检查。

① HBsAg(+),或 HBsAg(-)+抗 HBc(+)+慢性 HBV 感染史[既往 HBsAg(+)>6 个月],

或抗 HCV（＋）筛查 → HCV 核心抗原（＋）/ HCV-RNA 定量确诊，排除其他病因。

② 肝组织活检病理学符合 LC。

③（≥2 / 5 项）PLT ＜100×10^9 / L，Alb ＜35g / L 和（或）PT↑＞3s，LSM ＞12 或 17（慢乙肝＋ALT 正常或＜5 倍＋TB 正常）/ 14.6（慢丙肝），内镜检查示食管胃底静脉曲张，影像学检查示门静脉高压征象和（或）LC。

（2）分类和分期

① 代偿期 LC：从未出现腹水 / 出血 / HE 的 LC，肝功能多为 CTP-A 级。

1a 期：无 GOV＋无 / 轻度门静脉高压［HVPG ≤5 /（6～10）mmHg］。

1b 期：无 GOV＋临床显著门静脉高压 CSPH（HVPG ＞10mmHg）。

2 期：有 GOV＋临床显著门静脉高压 CSPH（HVPG ＞10mmHg）。

② 失代偿 LC：出现腹水 / 出血 / HE 的 LC，肝功能多为 CTP-B / C 级。

3 期：腹水。

4 期：食管胃静脉曲张出血（EGVB）。

5 期：（≥2 项）腹水 / 出血 / HE。

6 期：（晚期）顽固性腹水，持续性 HE / 黄疸，反复感染 / ACLF，HRS / 其他器官功能障碍。

③ 再代偿 / LC 逆转：主要得益于抗病毒药物进步，《慢性乙型肝炎防治指南（2022）》定义为“在病因控制 / 消除的基础上，至少 1 年内不再出现腹水（不用利尿剂）、肝性脑病（不用乳果糖 / 利福昔明）、食管胃底静脉曲张破裂出血等严重并发症，并伴有稳定肝功能改善（MELD ＜10 和 / 或 CTP-A 级）”。

附：LC 诊断（《肝硬化诊治指南（2019）》）

（1）代偿期 LC 诊断（≥1 / 4 项）

①（≥2 / 4 项）APRI ＝［AST 升高倍数 ×100］/ PLT（$\times10^9$ / L）≥2（需考虑降酶药影响），PLT ＜100×10^9 / L（排除其他原因），Alb ＜35g / L（排除肾病 / 营养不良等其他原因），INR ＞ 1.3 / PT↑＞3s（停用抗凝 / 溶栓药物 7d 以上）。

② B 超示表面凹凸不平呈锯齿波浪状 / 肝脏缩小且比例失调 / 肝实质回声明显增粗增强且分布不均呈结节样 / 肝静脉走行变细扭曲 / 门静脉内径明显增宽（＞1.3cm）/ 脾大 / 多普勒示门静脉血流速度减慢 / 反向血流，CT 示 LC / 门静脉高压，LSM ＞12 或 17（慢乙肝＋ALT 正常或＜5 倍＋TB 正常）/ 14.6（慢丙肝）/ 20（酒精肝）/ 15（非酒肝）。

③ 组织学示纤维间隔分隔包绕肝小叶 / 肝小叶结构紊乱＋肝细胞再生结节＋假小叶形成 → Laennec 分期 / 计分。

④ 胃镜示门静脉高压即食管胃静脉曲张（GOV）（90%）/ 异位（十二指肠 / 小肠 / 大肠）静脉曲张（10%）＋排除其他原因。

（2）失代偿 LC 诊断：肝硬化基础上＋门静脉高压并发症（腹水 / EGVB / 脓毒症 / HE / HRS）。

附：戊型肝炎的临床分型（参考《戊型病毒性肝炎诊疗规范（2009）》《戊型肝炎防治共识（2022）》）

（1）亚临床型：≈其他嗜肝病毒，感染后不发病／免疫清除。

（2）临床型：急性肝炎（非黄疸型＞＞黄疸型），淤胆型肝炎，重型肝炎（肝衰竭），慢性肝炎。

① 慢性戊肝：HEV-RNA（＋）＞3个月（多见免疫抑制人群如 AIDS／血液肿瘤／器官移植），部分可快速（2～3年）进展至LC。

② 肝外表现：急性／慢性戊肝 → GBS／神经性肌萎缩／脑脊髓膜炎／周围神经炎＋肾损伤／膜增生性肾小球肾炎／冷球蛋白血症＋溶血／PLT↓等。

（3）特殊类型

① 妊娠戊肝：早产↑死胎↑产后大出血↑，肝衰竭↑病死率↑（尤中晚期妊娠／病死率高达20%）。

② 老年戊肝：临床表现↑ × 持续时间↑，淤胆型↑／肝衰竭↑。

③ 重叠戊肝：CHB＋戊肝＞CHC＋戊肝 → CHB／CHC↑／肝衰竭↑。

④ 合并戊肝：慢性肝病＋戊肝 → 慢性肝病↑／肝衰竭↑。

七、预防

1. 管理传染源

（1）高危人群筛查，CDC 报告，家庭成员标志物检测，易感者接种疫苗。

（2）急性则隔离直至病毒消失，慢性则符合条件者抗病毒。

2. 切断传播途径

（1）甲／戊肝：注意环境卫生、食品卫生。

（2）乙／丙肝：洗手／消毒，血制品管理／安全注射，性伴侣安全套／疫苗，阻断母婴传播。

3. 保护易感人群

病毒性肝炎的主动免疫与被动免疫（表 4-9）。

八、治疗

1. 一般治疗

（1）休息／避免：充足休息，避免劳累／饮酒／肝损药物。

（2）饮食／营养：新鲜／清淡／易消化／少吃多餐／兼顾口味，适量碳水物／低脂／优蛋白／高维生素饮食。

（3）隔离（尤急性）：急性甲／戊肝 → 发病日～3 周；急性乙／丙肝 → 不定／待病情平稳即可出院。

2. 抗病毒治疗

（1）HEV：通常无需抗病毒，若病情较重／肝衰竭／慢性感染／免疫抑制 → 利巴韦林 600mg／d×3 个月 ± 免疫抑制剂↓（以不发生排斥反应为佳）→ 若未清除则追加利巴韦林 ×6 个月／若无应答或不耐受则改用 Peg-IFNα×3 个月（∵排斥反应↑ → 禁用于心／肺／胰腺移植者）。

（2）HBV：参考“4-03 专题 - 附 1:《慢性乙型肝炎防治指南》摘选及 2022 版更新要点”。

（3）HCV：参考“4-03 专题 - 附 3:《丙型肝炎防治指南》摘选及 2022 版更新要点”。

表 4-9 病毒性肝炎的主动免疫与被动免疫

<table>
<tr><th>类型</th><th>主动免疫</th><th>被动免疫</th></tr>
<tr><td>甲肝</td><td>甲肝灭活疫苗（20 年）1 支 im 0—6 个月</td><td>丙球（3 月）200～400mg /kg iv 14 天内</td></tr>
<tr><td rowspan="2">戊肝</td><td>重组戊肝疫苗 30μg / 0.5mL im 0—1—6 个月</td><td>无统一标准</td></tr>
<tr><td colspan="2">（1）保护效率：1 年为 100%、4～5 年约 86.8%
（2）接种人群：尤≥ 16 岁的畜牧养殖 / 餐饮 / 集体生活等高危人群、感染后病情较重的育龄期妇女 / 老年 / 伴有较重基础肝病者</td></tr>
<tr><td rowspan="2">乙肝</td><td>重组（酵母 / CHOC）乙肝疫苗（30 年）→ 用法视情况而定</td><td>乙肝免疫球蛋白 HBIG（3 月）→ 用法视情况而定</td></tr>
<tr><td colspan="2">（1）母亲 HBsAg（–）新生儿：乙肝疫苗 10μg im 出生 12h 内—1—6 个月
（2）母亲 HBsAg（+）新生儿：
乙肝疫苗 10 / 20μg（酵母 / CHOC）im 出生 12h 内—1—6 个月 + HBIG 100IU im 出生 12h 内→ 1～2 个月后检测 →
①若 HBsAg（–）/ 抗 HBs<10mIU / mL 则重新接种 3 针疫苗
②若 HBsAg（+）提示免疫失败且已感染 HBV 则随访监测
注：HBsAg（+）母亲 → HBIG 200～400IU im qm× 产前 3 个月，母亲 HBsAg（+）新生儿 → 可接受母乳喂养
（3）早产儿 / 低重儿：乙肝疫苗 10μg im 出生 12h 内—1—2—7 个月
（4）儿童补种：乙肝疫苗 10μg im 立即—1—3 个月
（5）应答低下：乙肝疫苗 60μg im 立即 → 1～2 个月后检测 → 必要时追加 60μg
（6）意外暴露：轻轻挤压伤口周围 / 排出伤口血液 → 生理盐水冲洗 → 消毒液处理 → 检测乙肝标志物 / HBV-DNA（立即 / 3～6 个月后复查）→
①若已接种疫苗 + 抗 HBs ＞ 10mIU / mL 则暂不处理
②若未接种疫苗 / 已接种但抗 HBs ＜ 10mIU / mL / 接种不详则乙肝疫苗 20μg im 立即—1—6 个月 +HBIG 200～400IU im 立即
（7）高危接种：高危人群 / 接受抗肿瘤 / 免疫抑制治疗 / HCV / HIV → 若 HBsAg（–）/ 抗 HBs ＜ 10mIU / mL 亦接种疫苗</td></tr>
<tr><td rowspan="2">丙肝</td><td>无疫苗（∵ HCV 易变异）</td><td>无统一标准</td></tr>
<tr><td colspan="2">意外暴露：轻轻挤压伤口周围 / 排出伤口血液 → 生理盐水冲洗 → 消毒液处理 → 检测抗 HCV / HCV-RNA（立即 / 1 周后 / 2 周后复查 HCV-RNA）→
①若 HCV-RNA（–）则暂不处理
②若 HCV-RNA（+）则 3 个月后再复查 → 自发清除 / 抗 HCV
注：《丙型肝炎防治指南（2022）》倡议全员筛查 / 应筛尽筛 → 医疗机构 / 重点人群应检尽检策略 / 大众人群愿检尽检策略 / 抗 HCV（+）者核酸检测全覆盖策略等 → 早发现 / 早诊断 / 早治疗</td></tr>
</table>

注：im 部位新生儿为上臂三角肌外侧 / 大腿前外侧肌肉中部，儿童 / 成人为上臂三角肌中部。

3. 保肝药物

（1）胞膜修复剂

➔ **多烯磷脂酰胆碱 456 → 228mg tid。**

GS 10mL + 多烯磷脂酰胆碱 232.5～465mg 静注 qd～bid。

GS 250mL ＋ 多烯磷脂酰胆碱 465～930mg 静滴 qd～bid。

① 药理：大豆提取，修复肝细胞膜 / 细胞器膜（膜完整性↑ / 流动性↑ / 稳定性↑），调节磷脂依赖性酶类活性（CytP450↓ / H_2O_2 酶↑ / 超氧化物歧化酶↑ / GSH 还原酶↑ → ROS↓ / 自由基↓），提供大量能量（维持生物膜结构 / 功能），促进肝内甘油三酯 / 胆固醇转化代谢（脂肪肝↓），改善胆汁中磷脂 / 胆固醇比例（胆结石↓）。

② 应用：各种肝病（尤脂肪肝），胆汁阻塞 / 胆结石预防，神经性皮炎 / 银屑病。

③ 注意：过敏，注射剂禁用于儿童 / 孕妇（∵含苯甲醇）。

（2）解毒护肝药

➔ **还原型谷胱甘肽（GSH）0.4g tid × 3 个月 / 疗程。**

GS / NS 100mL＋GSH 1.2～1.8g（尤酒精肝 / 药物肝）～2.4g（尤 LF）静滴 qd × 2～4 周 / 疗程。

① 药理：Glu＋Cys＋Gly（含巯基），提供巯基（清除自由基↑），作为还原剂（谷胱甘肽过氧化物酶

GPX 产生自由基↓），作为辅基 / 辅酶（糖 / 脂肪 / 蛋白代谢↑）。

② 应用：各种肝病（尤酒精肝 / 药物肝），放化疗辅药，低氧血症。

③ 注意：过敏，注射剂慎用于儿童。

➔ GS 250mL+N- 乙酰半胱氨酸（NAC）8g 静滴 qd × 45 天。

① 药理：NAC → GSH（≈还原型谷胱甘肽），另有化痰祛痰作用。

② 应用：肝衰竭早期治疗（尤乙酰氨基酚所致药物肝）。

③ 注意：过敏，慎用于消化性溃疡，禁用于哮喘。

➔ 硫普罗宁 0.1～0.2g tid × 2～3 个月 / 疗程。

GS / NS 250mL＋硫普罗宁 0.2g 静滴 qd × 4 周 / 疗程。

① 药理：≈青霉胺（含巯基），提供巯基 / 保护酶类活性（自由基↓ / 解毒↑），抑制肝细胞线粒体内 ATP 酶（ATP↑）。

② 应用：各种肝病（尤酒精肝 / 药物肝 / 中毒肝），放化疗辅药，金属中毒（尤肝肾蓄积）。

③ 注意：过敏，味觉↓ / 胃肠道反应、胆汁淤积 / 蛋白尿、WBC↓ / PLT↓，禁用于 LF / 肾功能不全 / 儿童 / 孕妇。

➔ 葡萄糖醛酸内酯 0.1～0.2g tid。

葡萄糖醛酸内酯 0.1～0.2g 肌注 qd～bid。

① 药理：葡萄糖醛酸内酯 → 经酶催化 → 葡萄糖醛酸＋含酚基 / 羟基 / 羧基 / 氨基的代谢物 / 毒物 / 药物 → 生物转化为葡萄糖醛酸结合物 → 随尿排出，另有肝糖原↑ / 脂肪贮量↓。

② 应用：各种肝病（尤药物肝 / 中毒肝）。

③ 注意：过敏，注射剂慎用于儿童 / 老年。

（3）抗炎降酶药

➔ 甘草酸二铵 150mg tid。

GS / NS 250mL＋甘草酸二铵 150mg 静滴 qd（max 300mg / d）。

GS / NS 250mL＋异甘草酸镁 100～200mg 静滴 qd × 2～4 周 / 疗程。

GS / NS 100mL＋复方甘草酸苷 80～120mg 静注 qd（max 200mg / d）。

① 药理：五环三萜类化合物，活性成分为甘草次酸≈醛固酮的类固醇环，抑制醛固酮 / 可的松降解 → 激素样作用，抑制磷脂酶 A_2 活性 / 花生四烯酸代谢↓ → 抗炎作用，抑制肥大细胞释放组胺 → 抗过敏作用，抑制自由基产生 / 过氧化脂质形成 → 抗氧化作用，促进 T 细胞 / NK 细胞活化 / 诱导 γ-IFN 释放 → 免疫调节 / 抗病毒作用，促进胆色素代谢 / 减少转氨酶释放。

（异甘草酸镁）18α 甘草酸 →［肝脏］↑且甘草次酸转化速率↑+［其他组织器官］↓ / 假性醛固酮效应↓ → 更适合肝病尤肝硬化伴腹水。

（复方甘草酸苷）18β 甘草酸 →［肝脏］↓且甘草次酸转化速率↓+［其他组织器官］↑ / 假性醛固酮效应↑ → 更适合变态反应性疾病如皮肤病等。

② 应用：各种肝病（尤病毒肝 / 药物肝伴转氨酶↑）× 直至肝脏炎症消失 → 再巩固 1～3 个月 → 逐渐减量 / 停药，湿疹 / 荨麻疹 / 皮炎。

③ 注意：过敏，假性醛固酮增多症（低钾 / 高钠 / 钠水潴留 / 水肿 / BP↑ / 血糖↑）/ 肌痛，禁用于严重低钾 / 高钠 / 未控制 HBP / 心衰 / 肾衰。

（4）利胆退黄药

➔ GS / NS 100mL＋二氯醋酸二异丙胺 40～80mg 静滴 qd～bid。

① 药理：二异丙胺 → 甲硫氨酸，二氯醋酸 → 甘氨酸 → 甲基四氢叶酸，提供甲基 → 膜磷脂甲基

化 / 胆碱合成 → 肝内淤胆↓/ 肝内脂肪↓，抑制激素敏感性脂肪酶活性 → 脂肪动员↓，抑制 HMG-CoA 还原酶活性 → 胆固醇合成↓，抑制柠檬酸合成酶 / 乙酰辅酶 A 羧化酶活性 → 脂肪酸合成↓。

② 应用：各种肝病（尤淤胆肝 / 脂肪肝）。

③ 注意：过敏，慎用于低血压。

➔ GS / NS 250mL＋甲硫氨酸维生素 B1 100～200mg 静滴 qd。

① 药理：甲硫氨酸 → 提供甲基 → 膜磷脂甲基化 / 胆碱合成 → 肝内淤胆↓/ 肝内脂肪↓，维生素 B_1＋焦磷酸 ppi → 糖代谢之氧化脱羧反应之辅羧酶。

② 应用：各种肝病（尤淤胆肝 / 脂肪肝）。

③ 注意：过敏，禁用于 HE（∵血氨↑）。

➔ GS 250mL＋门冬氨酸钾镁 10～20mL 静滴 qd。

① 药理：门冬氨酸（前体）→ 草酰乙酸 → 参与 TAC（糖代谢↑）/ 鸟氨酸循环（血氨↓），门冬氨酸（载体）→ 携带钾 / 镁入胞 → 促进细胞代谢 / 心肌收缩。

② 应用：低钾血症，洋地黄中毒，心脏病（尤 HF / AMI / 心肌炎），肝病（尤淤胆肝 / HE）。

③ 注意：禁用于高钾血症 / 高镁血症 / 肾衰竭 / Ⅲ度 AVB / 心源性休克。

➔ 腺苷蛋氨酸（SAMe）0.5～1g bid（餐间）。

GS / NS 250ml＋腺苷蛋氨酸（SAMe）0.5～1g 静滴 qd×2 周。

① 药理：甲基供体（转甲基作用）→ 膜磷脂甲基化 / 胆碱合成 → 肝内淤胆↓/ 肝内脂肪↓，前体物质（转硫基作用）→ 合成生理性巯基化合物（半胱氨酸 / GSH / CoA / 牛磺酸）/ 产生解毒产物硫化物。

② 应用：淤胆肝（尤 LC / ∵腺苷蛋氨酸合成酶活性↓↓），ICP。

③ 注意：过敏，血氨↑，慎用于 HE / 肾功能不全 / 双相情感障碍，酌情补充 Vit B_{12} / 叶酸。

➔ 琥珀酸氢化可的松 2.5～5mg /（kg·d）（水溶性↑）（水盐代谢＋＋＋/ 抗炎 / 糖代谢＋）。

甲泼尼龙 0.4～0.8mg /（kg·d）（肝毒性↓）（水盐代谢＋＋/ 抗炎 / 糖代谢＋＋）。

地塞米松 0.1～0.2mg /（kg·d）（水盐代谢＋/ 抗炎 / 糖代谢＋＋＋）。

① 药理：免疫抑制，抗炎作用。

② 应用：淤胆肝（尤症状轻 / 淤胆重 / 其他药物无效）× 直至 TB↓40%～50%（3～5 天）→ 剂量减半 → 逐渐减量 / 天 → 停药（总疗程≤12 天 / 无效则≤7 天），自免肝 × 逐渐减量 / 周 → 小剂量长期维持。

③ 注意：钠水潴留 / 血压↑/ 血脂↑/ 血糖↑/ 骨质疏松 / 出血 / 愈合延迟 / 继发感染。

➔ 熊去氧胆酸（UDCA）10～15mg /（kg·d）（分 2～4 次）（淤胆肝尤 PBC）。

熊去氧胆酸（UDCA）10mg / kg qn×6 个月 / 疗程（胆固醇结石 / X 线透过）。

熊去氧胆酸（UDCA）250mg qn×12 个月 / 疗程（胆汁反流性胃炎）。

① 药理：鹅去氧胆酸类似物（亲水性）→ 肝内转为甘氨 / 牛磺 UDCA → 促进胆汁排泄（减轻淤胆）/ 拮抗疏水性胆汁酸细胞毒作用（保护胆管 / 肝细胞）/ 抑制肝细胞膜 HLA 异常表达及自身抗体产生（抑制免疫损伤）/ 改变胆汁酸池成分组成（降低胆汁中胆固醇含量 / 促进胆固醇结石溶解）。

② 应用：淤胆肝尤 PBC，胆固醇结石 / X 线透过，胆汁反流性胃炎。

③ 注意：腹泻 / 腹胀，瘙痒↑/ 肝损，禁用于胆道梗阻 / 急性胆囊炎 / 胆管炎 / 严重肝病。

➔ 奥贝胆酸（OCA）5mg qd → 必要时 3 个月后 10mg qd。

奥贝胆酸（OCA）5mg qw → 必要时 3 个月后 5～10mg biw（CTP-B / C 级）。

① 药理：6- 乙基鹅去氧胆酸（疏水性）→ 法尼醇 X 受体（FXR）激动剂 → 抑制胆汁酸合成限速酶基因表达 → 抑制胆汁酸合成 / 促进胆汁分泌 / 抑制肝细胞胆固醇合成。

② 应用：UDCA 单药治疗不耐受 / 应答不充分的 PBC（与 UDCA 联用）。

③ 注意：乏力↑/ 瘙痒↑/ 肝损伤，慎用于 LC 代偿期（密切监测），禁用于胆道梗阻 / LC 失代偿。

➔ **苯巴比妥 30～60mg tid**。

① 药理：诱导 Y 蛋白 → 促进游离胆红素转运 / 转化。

② 应用：游离胆红素↑。

③ 注意：肝损，禁用于胆绞痛 / 胆道梗阻。

（5）改善循环药

➔ **GS / N S10mL＋前列地尔 5～10mg 静注 qd**。

① 药理：外源性 PGE1 → 腺苷酸环化酶（＋）→ 血管平滑肌细胞 / PLT 内 cAMP↑ → 扩张外周血管 / 改善微循环 / 抑制 PLT 聚集。

② 应用：慢性动脉闭塞症（包括勃起功能障碍）/ 微循环障碍（如慢性肝病 / DM 肾病等）。

③ 注意：过敏，BP↓/ 出血，慎用于低血压 / 消化性溃疡，禁用于心衰（肺水肿）/ COPD（肺动脉高压）/ 严重肝肾功能不全 / 孕妇（∵宫缩 / 流产）。

（6）促肝再生药

➔ **促肝细胞生长素 100～150mg tid×3 个月（慢性肝炎中 / 重度）**。

GS 250～500mL＋促肝细胞生长素 80～120mg 静滴 qd×1～3 个月（重型肝炎早 / 中期）。

① 药理：猪肝提取 → 肝细胞生长因子（HGF），促进肝细胞再生，改善 Kupffer 吞噬功能。

② 应用：慢性肝炎中 / 重度，重型肝炎早 / 中期。

③ 注意：过敏，监测肝功能 / AFP。

（7）基础代谢药

➔ **NS＋三磷酸腺苷 10～20mg 静滴 qd～bid**。

① 药理：提供能量，参与糖 / 脂肪 / 蛋白质 / 核酸代谢。

② 应用：心功能不全 / 肝炎的辅药。

③ 注意：禁用于病态窦房结综合征（∵抑制窦房结）。

➔ **辅酶 Q10 10mg tid（餐后）**。

① 药理：参与呼吸链质子转移 / 电子传递，维持线粒体结构 / 功能，护心 / 护肝作用。

② 应用：心血管疾病 / 肝炎 / 放化疗的辅药。

③ 注意：过敏。

➔ **其他：维生素 C，复合维生素 B，维生素 E**。

（8）中草药制剂

➔ **联苯双酯滴丸 15 → 7.5mg（10 → 5 粒）tid×3 个月**。

双环醇片 50 → 25mg tid×6 个月。

① 药理：五味子类制剂，诱导 CytP450 活性 → 肝脏解毒功能↑。

② 应用：ALT↓↓＞AST↓（尤慢性肝炎 / 酒精肝 / 药物肝 / 中毒肝）。

③ 注意：停药后易反跳，慎用于 LC 失代偿 / LF。

➔ **水飞蓟素胶囊 140mg tid → bid（餐前）**。

① 药理：新型黄酮类化合物，清除自由基 / 抗脂质过氧化 → 肝细胞膜稳定作用↑。

② 应用：降酶为主（尤慢性肝炎 / 肝纤维化 / LC / 酒精肝 / 脂肪肝 / 中毒肝）。

➔ **齐墩果酸（20～40mg）/（40～80mg）tid（急性 / 慢性）**。

① 药理：五环三萜类化合物，抗炎作用。

② 应用：降酶为主（尤急性 / 慢性肝炎）。

➔ **茵栀黄颗粒 6g（2 袋）tid**。

① 药理：茵陈 / 栀子 / 黄芩等提取物，利湿退黄。

② 应用：退黄为主。

4. 抗纤维化（尤慢性）

（1）保肝：多烯磷脂酸胆碱。

（2）抗氧化：水飞蓟素。

（3）抗炎：甘草酸制剂，糖皮质激素（尤 AIH）。

（4）利胆：熊去氧胆酸 UDCA（尤 PBC），奥贝胆酸（尤 NASH）。

（5）中药：扶正化瘀胶囊 1.5g（3～5 粒）tid×6 个月 / 疗程（丹参 / 五味子等 → 活血化瘀）。

安络化纤丸 6g（1 袋）bid×3 个月 / 疗程（地黄 / 三七等 → 益气活血）。

复方鳖甲软肝片 2g（4 片）tid×6 个月 / 疗程（鳖甲 / 黄芪等 → 气血双补）。

（6）重组人 IFN-γ 100 万 U 肌注 / 皮下 qd×6 月 → 100 万 U 肌注 / 皮下 qod×3 月。

① 药理：抑制肝星状细胞（HSC）活化 / 细胞外基质（ECM）分泌，增强 APC 抗原提呈能力。

② 注意：过敏，一过性 WBC↓/ PLT↓，禁用于严重心血管疾病 / 癫痫等 CNS 疾病。

5. 调节免疫（尤慢性）

（1）胸腺肽 10～20mg 肌注 / 皮下 qd×3 个月 / 疗程（需皮试）。

胸腺法新 1.6mg 皮下 biw×6 个月 / 疗程（不皮试）。

胸腺五肽 1mg 肌注 qd～bid×15～30 天 / 疗程（不皮试）。

① 药理：（胸腺肽）小牛胸腺 → 胸腺肽 α1 为主的混合物；（胸腺法新）人工合成 → 胸腺肽 α1（28 个氨基酸）；（胸腺五肽）人工合成 → 胸腺生成素Ⅱ有效五肽组分，促进 TLC 分化成熟并释放淋巴因子。

② 应用：细胞免疫↓（TLC），慢性肝炎（乙型），某些自免性疾病（类风湿性关节炎 / SLE），肿瘤辅药。

③ 注意：过敏，心悸 / 胸闷 / 胃肠道反应，ALT 短暂↑（可继续使用），禁用于＜18 岁 / LF / 器官移植 / 接受免疫抑制治疗 / 细胞免疫亢进 / 胸腺肿瘤者。

（2）香菇多糖 30mg qd（餐后）。

① 药理：促进 T / B 淋巴细胞增殖 / 提高 NK 细胞活性 → 宿主抗肿瘤↑/ 抗病毒能力↑。

② 应用：免疫功能↓，慢性肝炎，肿瘤辅药。

③ 注意：过敏，胸闷 / 胃肠道反应，慎用于出血者（∵抗 PLT 作用）。

附：肝纤维化的挑战（参考《肝纤维化诊断及治疗共识（2019）》）

（1）科学挑战

① 肝纤维化↑与肝再生↓之间的联系？调控机制？

② 肝纤维化导致 HCC 的机制？

③ 干细胞在正常肝脏 / 肝纤维化 / 肝再生 / HCC 中的各自作用？

④ 作为肝损伤后的修复机制，肝纤维化与免疫功能之间的联系？

（2）临床挑战

① 肝纤维化的无创诊断？动态评估方法？

② 肝纤维化的有效药物？多靶点联合？

4-01 专题 - 附 1：

《慢性乙型肝炎防治指南》摘选及 2022 版更新要点

一、目标与适应证

1. 目标

（1）最大限度 / 长期抑制 HBV 复制 → 减轻肝细胞炎症坏死 / 纤维化 → 减少 / 延缓疾病进展（LC↓失代偿↓HCC↓LF↓）→ 提高生活质量 / 延长生存时间。

（2）部分病人 → 追求临床治愈 / 功能性治愈，即停止治疗某段时间后 → HBsAg（－）/ HBV-DNA（－）/ 肝脏生化指标正常 / 肝脏组织病变改善＋cccDNA 未被彻底清除 / 仍存在 HBV 再激活 / HCC 风险。

2. 适应证（图 4-11）

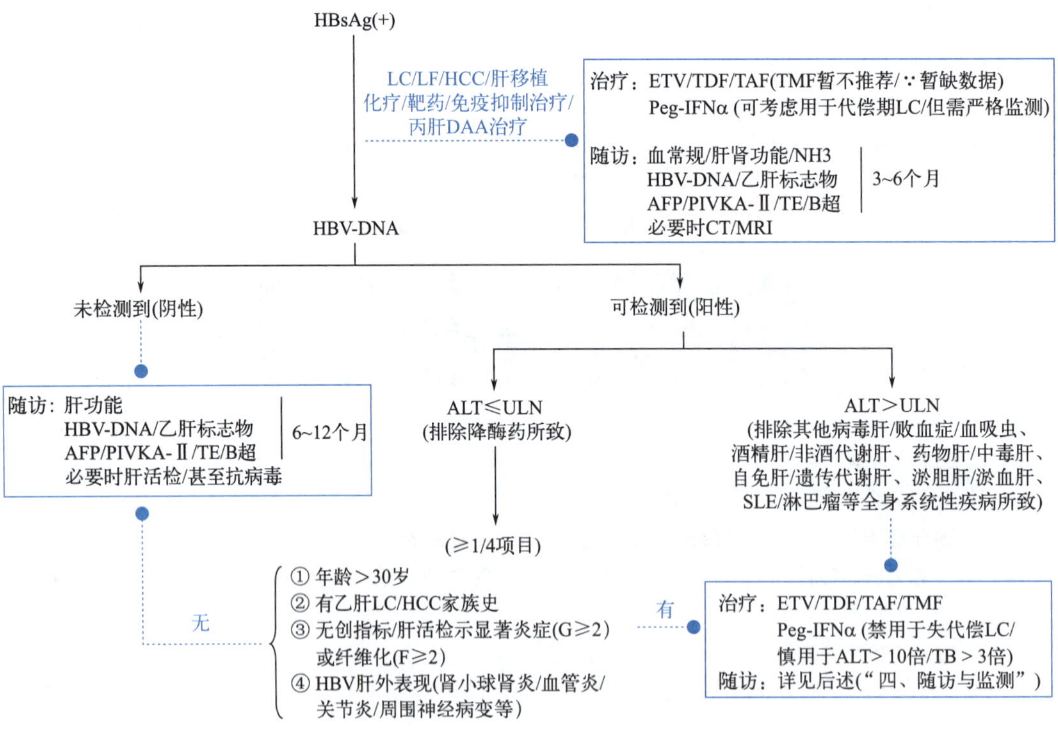

图4-11 慢性HBV感染抗病毒治疗适应证的路线图

更新要点如下。

① 接近“Treat All”策略，即最大限度放宽适应证，ALT 阈值定为 30U / L（男）19U / L（女）。

② 将“30 岁以上”、“乙肝 LC / HCC 家族史”作为两个独立条件，符合 1 项即可抗病毒治疗。

③ 除了肝活检，另新增无创指标示肝脏显著炎症（G ≥2）或纤维化（F ≥2）亦可抗病毒。

④ 代偿期 LC 抗病毒指标从“HBV-DNA（＋）”前移至“HBsAg（＋）”即可。

⑤ 未达抗病毒指征，随访统一更新为“1 次 / 6～12 个月”。

二、抗 HBV 药物

（一）核苷（酸）类似物（NAs）

1. 药理

抗病毒：NAs → 转变为三磷酸核苷（酸）类似物 → 抑制病毒 DNA-Pol / 逆转录酶活性＋直接掺入病毒 DNA 链 → 病毒 DNA 链复制↓。

2. 药物

（1）核苷类

➔ **拉米夫定（LAM）100mg qd。**

➔ **替比夫定（LdT）600mg qd。**

若 CLcr ＜50mL / min 则 600mg q48h，若 CLcr ＜30mL / min 则 600mg q72h，若透析则 600mg q96h（透析后）。

（疗效）总体耐药率↑。

（注意）CK↑/ 肌病 / 横纹肌溶解＋乳酸酸中毒（尤 LF），周围神经病变（尤联合 INF α），粒细胞↓/ PLT↓，改善肾功能，孕妇可用 / 不宜哺乳。

➔ **恩替卡韦（ETV）0.5mg / 1mg（LAM 耐药 / 失代偿）qd（空腹 / 餐后 2h）。**

若 CLcr ＜50mL / min 则 0.5mg q48h / qd（LAM 耐药），若 CLcr ＜30mL / min 则 0.5mg q72h / q48h（LAM 耐药），若 CLcr ＜10mL / min 则 0.5mg 每 5～7 天 / q72h（LAM 耐药），若透析则同 CLcr ＜10mL / min（透析后）。

（疗效）初治病人 5 年耐药率仅 1.2%，但 LAM 耐药病人 5 年耐药率高达 51%。

（注意）CK↑/ 肌病 / 横纹肌溶解＋乳酸酸中毒（尤 LF），血糖↑，PLT↓，潜在肾毒性，孕妇禁用 / 不宜哺乳。10 年随访研究仅 0.2% 出现严重不良反应。

（2）核苷酸类

➔ **阿德福韦酯（ADV）10mg qd。**

➔ **富马酸替诺福韦二吡呋酯（TDF）300mg qd［在胃肠道 / 血液循环中水解为有效成分替诺福韦（TFV）］。**

若 CLcr ＜50mL / min 则 300mg q48h，若 CLcr ＜30mL / min 则 300mg q72～96h，若 CLcr ＜10mL / min 则不推荐，若规律透析（4h / 次 ×3 次 / 周）则 300mg qw（透析总时间达 12h 后）。

（疗效）耐药率↓↓（8 年累积耐药为 0），若病毒学突破（即 HBV-DNA 由阴转阳或定量↑＞1 个 lg IU / mL＋且 1 个月后复查同前＋并排除依从性问题）→ 70% 为依从性↓ → 依从性↑＋继续应用 → 60% 仍有病毒学应答（完全应答则 HBV-DNA 转阴 / 部分应答则 HBV-DNA 定量↓＞2 个 lg IU / mL），NAs 经治病人的病毒性应答高达 70%～98%，且随时间↑应答率↑。

（注意）肾毒性（肾小球功能之 eGFR↓/ Cr↑＋肾小管功能之［P］↓/ 骨密度↓），血糖↑/ 血脂↓，粒细胞↓，孕妇可用 / 不宜用于哺乳期，绝经期 / 高龄患者肾毒性风险较大。

➔ **富马酸丙酚替诺福韦（TAF）25mg qd（餐时）[在肝细胞内水解为有效成分替诺福韦（TFV）]。**

若 CLcr ＜15mL / min 则调整剂量，若透析则无需调整（透析后）。

（疗效）病毒学应答率≈ TDF，生化学应答率＞ TDF。

（注意）肾毒性＜ TDF，血糖 / 血脂变化不大（若 TDF → TAF 则血糖↓/ 血脂↑），孕妇可用 / 不宜用于哺乳期。

➔ **艾米替诺福韦（TMF）25mg qd（餐时）（比 TAF 多个甲基 → 脂溶性↑/ 胞膜穿透性↑）。**

若 CLcr ＜50mL / min 则调整剂量。

（疗效）同 TAF。

（注意）同 TAF，一般用于 18～65 岁成人。

3. 选择

（1）初治病人：首选强效低耐药物 ETV / TDF / TAF / TMF，TAF 不推荐用于失代偿 LC（∵暂缺数据支持），TMF 不推荐用于代偿期 / 失代偿 LC（∵暂缺数据支持）。

（2）经治病人：正用 LAM / LdT → 改用 ETV ＜ TDF / TAF / TMF，正用 ADV → 改用 ETV / TDF / TAF / TMF，正用（LAM / LdT＋ADV）→ 改用 TDF / TAF / TMF，曾有 LAM / LdT 耐药 → 改用 TDF / TAF / TMF，曾有 ADV 耐药 → 改用 ETV / TDF / TAF / TMF。

4. 耐药

（1）预防：首选强效低耐药物 ETV / TDF / TAF / TMF＋严格依从性 → 密切监测 HBV-DNA → 发现病毒学突破＋进行耐药检测 → 尽早给予挽救治疗。

（2）处理：LAM / LdT 耐药 → 改用 TDF / TAF，（ADV 耐药＋曾有 LAM / LdT 耐药）→ 改用 TDF / TAF，（ADV 耐药＋从未用过 LAM / LdT）→ 改用 ETV / TDF / TAF，ETV 耐药 → 改用 TDF / TAF，（ETV＋ ADV）耐药 → 改用（TDF / TAF±ETV）。

5. 监测

（1）依从性：服用剂量 / 频次 / 方式，有无漏服 / 自行停药。

（2）常规指标：肝功能，乙肝标志物 / HBV-DNA，TE / B 超。

（3）不良反应：总体安全性 / 耐受性良好，少见 / 罕见不良反应有 CK↑/ 乳酸↑/ 周围神经病变、Cr↑/ eGFR↑/［P］↓、血常规 / 血糖 / 血脂异常。

（4）耐药检测：处理同上。

（二）干扰素（IFNα）

1. 药理

（1）调免疫：IFNα → 信号转导 → 免疫细胞（Mφ / TLC / NK）IFN 刺激基因（ISGs）表达↑ → 抗病毒蛋白↑，IFNα → 信号转导 → 受感染肝细胞 HLA 表达↑ → 易受免疫细胞识别攻击。

（2）抗病毒：IFNα → 信号转导 → cccDNA 表观遗传修饰 / 前基因组 pgRNA 降解↑ → HBV 复制↓。

2. 药物

（1）复合类：仅用于成人丙肝。

重组集成 IFNα 9μg 皮下 tiw×6 个月。

（2）普通类：用于乙 / 丙 / 丁肝、HSV / HPV / $SARS-CoV_2$、部分肿瘤（尤血液系统肿瘤）。

重组人 IFNα-1b 30～50μg 皮下 / 肌注 qd×1 个月 → qod×2 / 5 个月 → 若无病毒学应答则停用 / 若

有病毒学应答则继续 × 直至总疗程 12 个月（乙肝）/ 12～18 个月（丙肝）。

重组人 IFNα-2b / 2a 300～500 万 U 皮下 / 肌注 qod×3 / 6 个月 → 若无病毒学应答则停用 / 若有病毒学应答则继续 × 直至总疗程 6 个月。

（3）长效类：仅用于乙 / 丙肝。

聚乙二醇重组人 Peg-IFNα-2b / 2a 180μg 皮下 qw×3 / 6 个月 → 若无病毒学应答则停用 / 若有病毒学应答则继续 × 直至总疗程 12 个月（乙肝 / 丙肝单药）。

［聚乙二醇重组人 Peg-IFNα-2b / 2a 180μg 皮下 qw ＋ 利巴韦林（RBV）800mg / d（2 / 3 型）/ 1000～1200mg / d（1 / 4 / 5 / 6 型）］×6 个月（2 / 3 型）/ 12 个月（1 / 4 / 5 / 6 型）（丙肝联合）。

（优势）HBeAg 血清学转换率↑［HBeAg（＋）CHB 约 35%（半年）］，HBsAg 清除率↑［HBeAg（＋）CHB 约 3%（半年）→ 11%（3 年），HBeAg（－）CHB 约 3%（半年）→ 9%（3 年）→ 12%（5 年）］，疗程固定，部分停药后可产生持续应答，有可能实现临床治愈，耐药↓。

（劣势）HBV-DNA 转阴率（HBV-DNA ＜2×10^3IU / mL）↓［HBeAg（＋）CHB 约 30%（半年），HBeAg（－）CHB 约 43%］，注射给药不方便，价格↑，不良反应↑。

3. 预测

（1）治疗前：基因型 A / B、HBV-DNA ＜10^8IU / mL、HBsAg ＜25000IU / mL、抗 HBc 定量↑、ALT ＞2 倍、病理＞ G2、信号转导及转录激活蛋白 4（STAT4）基因多态性 *rs7574865* → Peg-IFNα 疗效好（HBeAg 转换率↑）。

（2）治疗后：治疗 3 个月时 HBV-DNA↓↓（＞2 个 lg IU / mL）、6 个月时 HBsAg↓↓（＜ 20000IU / mL）→ Peg-IFNα 疗效好。

4. 不良反应

（1）流感样综合征：注射后 2～4h 出现寒战发热 / 乏力肌痛 / 消化道症状等 → 逐渐减轻。

处理：睡前注射，NSAID（如对乙酰氨基酚 / 扑热息痛等）。

（2）一过性骨髓抑制：粒细胞↓/ PLT↓ → 停药后恢复。

处理：若 PMN ＜（0.75 / 0.5）$\times10^9$ / L 或 PLT ＜（50 / 25）$\times10^9$ / L 则分别减量 / 停药 → 通常自行恢复 / 必要时予升白药 / G-CSF / GM-CSF → 1～2 周后复查 → 恢复原剂量。

（3）精神神经异常：失眠 / 焦虑、抑郁 / 妄想、癫痫等。

处理：严重时停药，专科会诊。

（4）自身免疫疾病：自身抗体（＋），甲状腺疾病 / DM / ITP，类风湿性关节炎 / SLE / 银屑病等。

处理：严重时停药，专科会诊。

（5）其他：脱发 / 皮疹，视力↓/ 听力↓，心律失常 / 间质性肺炎 / 肾病综合征等心肺肾损伤。

处理：严重时停药，专科会诊。

5. 禁忌证

（1）绝对：（计划）妊娠（∵生育↓/流产↑），严重感染/失代偿 LC，严重且未控制的精神神经疾病/自身免疫疾病，视网膜疾病 / 心衰 / COPD。

（2）相对：抑郁症史 / 甲状腺疾病，未控制 DM / 高血压 / 心脏病，而代偿期 LC 需严格监测，另外慎用于儿童（∵生长发育↓）/ 老年（∵不良反应↑）、PMN ＜0.75×10^9 / L 或 PLT ＜50×10^9 / L、ALT ＞10 倍或 TB ＞3 倍、CLcr ＜50mL / min 等。

三、抗 HBV 方案（表 4-10）

表 4-10 慢性 HBV 感染抗病毒治疗的指南推荐

类型	NAs	IFNα
HBeAg（+）CHB	（首选）ETV / TDF / TAF / TMF（A1）×1 年 → 若 HBV-DNA（−）＋ HBeAg 血清学转换＋ ALT 复常则再巩固≥ 3 年（复查 / 半年）→ 若上述保持不变＋ HBsAg ＜ 100IU / mL 则可尝试停药 / 但需密切监测（B2）（大多数需长期应用 / 疗程↑复发↓）	（亦可）Peg-IFNα×6 月 → ①若 HBV-DNA ↓＞ 2lg IU / mL ＋ HBsAg ＜ 20000IU / mL 则总疗程 1～2 年（B1） ②若 HBV-DNA ↓＜ 2lg IU / mL ＋ HBsAg 20000IU / mL 则停药 / 改用 NAs（A1）
HBeAg（−）CHB	（首选）ETV / TDF / TAF / TMF（A1）× 长期 → 若 HBV-DNA（−）＋ HBsAg 消失 / 抗 HBs（+）则再巩固≥ 6 个月 → 若上述保持不变则可停药 / 随访（B1）（大多数需长期应用）	（亦可）Peg-IFNα×3 月 → ①若 HBV-DNA ↓＞ 2lg IU / mL 或 HBsAg ↓＞ 1lg IU / mL 则总疗程 1～2 年（B1） ②若 HBV-DNA ↓＜ 2lg IU / mL 或 HBsAg ↓＜ 1lg IU / mL 则停药 / 改用 NAs（B1）
优势人群	NAs 治疗后 → 若 HBV-DNA ＜检测下限＋ HBeAg 阴转＋ HBsAg ＜ 1500IU / mL 则加用 Peg-IFNα（B2）（追求临床治愈）	（NAs ＋ Peg-IFNα）×6 月 → ①若 HBsAg ＜ 200IU / mL 或↓＞ 1lg IU / mL 则总疗程 1～2 年（B2） ②若 HBsAg ≥ 200IU / mL 则停用 Peg-IFNα / 继续 NAs（B2）
代偿期 LC	ETV / TDF / TAF× 长期（A1）	Peg-IFNα 慎用 / 但需严密监测（A1）
失代偿 LC	ETV / TDF× 长期（A1）/ 必要时 TAF（B1）	Peg-IFNα 禁用（A1）

注：蓝色字为《慢性乙型肝炎防治指南（2022）》更新要点。

四、随访与监测

1. 慢性 HBV 携带状态（抗病毒之争？）

（1）不推荐

① 免疫耐受期∈良性疾病期 → 肝组织炎症 / 纤维化↓↓ → LC / HCC 发生率↓↓。

② 免疫耐受期抗病毒 → 不能加快 HBeAg 血清学转换 / HBsAg 消失（∵主要受自身免疫调控）。

③ 免疫耐受期多见青年人 → 长期抗病毒依从性↓ → 耐药率↑。

（2）推荐

① 免疫耐受期∈非良性疾病期 → 部分存在肝组织炎症 / 纤维化 → 存在 LC / HCC 风险。

② 免疫耐受期抗病毒 → HBV-DNA 载量↓ → HBV 水平 / 垂直传播↓。

③ 长期抗病毒依从性↓ → 不能作为不抗病毒的理由。

④ 现用 NAs 安全性↑耐药率↓（ETV×5 年耐药率仅 1.2%，TDF×8 年 / TAF×3 年未见耐药）。

⑤ 现用 NAs 治疗性价比↑（治疗时药品费用＜不治疗时监测费用）。

2. 非活动 HBsAg 携带状态（抗病毒之争？）

（1）不推荐

① 免疫控制期 → 疾病进展↓↓ → LC / HCC 发生率↓↓。

② 免疫控制期 → 部分存在 HBsAg 自发清除［尤 HBV-DNA ↓↓ / HBeAg（−）/ HBsAg ↓↓］。

③ 免疫控制期抗病毒 → 面临一系列问题如不良反应 / 耐药 / 经济负担等。

（2）推荐

① 免疫控制期 → 部分存在肝组织炎症 / 纤维化 → 存在 LC / HCC 风险。

② 免疫控制期抗病毒 → 病毒学应答↑ → 组织学改善↑ → LC / HCC 风险↓。

③ 年龄＞30～40 岁、男＞女、有 LC / HCC 家族史 → LC / HCC 风险↑。

④ HBV-DNA↓ / HBsAg↓ → LC / HCC 风险↓。

3. 抗病毒治疗过程中的监测（表 4-11）

表 4-11 抗病毒治疗过程中的监测

监测指标	NAs 治疗过程中	IFNα 治疗过程中
肝功能	1 次 / 3 月	1 次 / 1 月
HBV-DNA	1 次 / 3 月	1 次 / 3 月
乙肝标志物	1 次 / 6 月	1 次 / 3 月
AFP / TE / B 超	1 次 / 6 月	1 次 / 6 月
CT / MRI	必要时	必要时
血常规	1 次 / 6 月	1 次 / 周 ×4 次 → 1 次 / 1 月
甲状腺功能 / 血糖	/	1 次 / 3 月
BP / ECG / 胸片 / 尿常规 / 肾功能	/	1 次 / 6 月
精神神经（抑郁 / 精分 / 癫痫）	/	定期评估
CK / 乳酸或 eGFR / Cr /［P］	必要时	/

4. 抗病毒治疗结束后的随访（表 4-12）

表 4-12 抗病毒治疗结束后的随访

随访指标	NAs / IFNα 治疗结束后
肝功能 HBV-DNA 乙肝标志物	1 次 / 月 ×3 次 → 1 次 / 3 月 ×4 次 → 1 次 / 6 月
AFP / TE / B 超	1 次 / 3～6 月
CT / MRI	必要时

五、特殊人群

1. 应答不佳及低病毒血症

➔ 定义：ETV / TDF / TAF / TMF × ≥ 1 年 → 若 HBV-DNA ＞ 2000IU / mL 则应答不佳 / 若 20～2000IU / mL 则低病毒血症。

（1）CHB：NAs×1 年 → 若 HBV-DNA ＞20IU / mL 则调整 NAs（ETV ↔ TDF / TAF、ETV＋TDF / TAF）或联合 Peg-IFNα。

（2）乙肝 LC：NAs× 半年 → 若 HBV-DNA ＞20IU / mL 则调整 NAs（ETV ↔ TDF / TAF、ETV＋TDF / TAF）。

2. 化疗 / 靶向 / 免疫抑制治疗

（1）HBsAg（+）/ HBV+HCV（+）：ETV / TDF / TAF（治疗前 1 周以上 / 同时启动）× 直至治疗结束后 6～12 个月（携带状态）/ 长期（CHB / LC）。

（2）HBsAg（–）+HBV+HCV（–）+ 抗 HBc（+）：若接受 BLC 单抗或干细胞移植 / 伴进展期肝纤维化或肝硬化则 ETV / TDF / TAF（治疗前 1 周以上 / 同时启动）× 直至治疗结束后 18 个月以上 / 6～12 个月；若无上述情况则监测 / 1～3 个月。

附：HBV 再激活的药物风险分类及常见举例
（参考《中国药物性肝损伤诊治指南（2023）》）

（1）高风险：激素≥20mg/d× ≥4 周 / 单抗，HSCT，蒽环类 / 免疫检查点抑制剂 / 酪氨酸激酶抑制剂，DAAs。

（2）中风险：其他抗肿瘤药物（细胞毒性），激素 10～20mg/d× ≥4 周。

（3）低风险：甲氨蝶呤，硫唑嘌呤，激素 <10mg/d× ≥4 周。

3. 肾功能不全

（1）高危因素：失代偿 LC，未控制 HBP，未控制 DM，肾毒性药物，蛋白尿，CLcr ＜60mL / min。

（2）具体用药：推荐 ETV / TAF，不再推荐 LdT，不建议 ADV / TDF，用法详见前述。

4. 肝衰竭

HBsAg（＋）：ETV / TDF / TAF（尽早）× 长期 → 注意乳酸酸中毒（尤 ETV）。

5. 肝癌

HBsAg（＋）：ETV / TDF / TAF（尽早）× 长期。

6. 肝移植（表 4-13）

表 4-13 肝移植者的抗 HBV 治疗

类型	术前	术中	术后	
（1）HBV-DNA（＋）	ETV / TDF / TAF（尽早）×1～3 个月	ETV / TDF / TAF ＋ HBIG	ETV / TDF / TAF× 长期	＋ HBIG*× 半年～1 年
（2）HBV-DNA（－）				＋ HBIG× 短期 / 不用

* HBIG 800IU/d×1 周 → 800IU/1 周～1 月 × 半年（抗 HBs ＞ 500mIU/mL）/ 长期（抗 HBs ＞ 100mIU/mL）。

7. HBV + HCV（DAA）

（1）HBsAg（+）/ HBV+HCV（+）：ETV / TDF / TAF（同时启动）× 直至 DAA 治疗结束后 3 个月（携带状态）/ 长期（CHB / LC）。

（2）HBsAg（–）+HBV+HCV（–）+ 抗 HBc（+）：监测 / 月。

8. HBV + HIV［HAART = NRTI×2 种（如 AZT/D4T/TDF/TAF + LAM/FTC）+ NNRTI + PI］

（1）eGFR ≥60mL /（min · 1.73m^2）：［TDF / TAF（抗 HBV / HIV）＋LAM / FTC（抗 HIV）］× 终身（NRTI×2 种）。

（2）eGFR＜60mL / （min · 1.73m^2）：[TAF（抗 HBV / HIV）＋LAM / FTC（抗 HIV）] × 终身（NRTI× 2 种）。

（3）eGFR＜30mL / （min · 1.73m^2）：[ETV× 疗程（抗 HBV）＋LAM / FTC（抗 HIV）] × 终身（NRTI× 1 种）。

9. 妊娠（图 4-12）

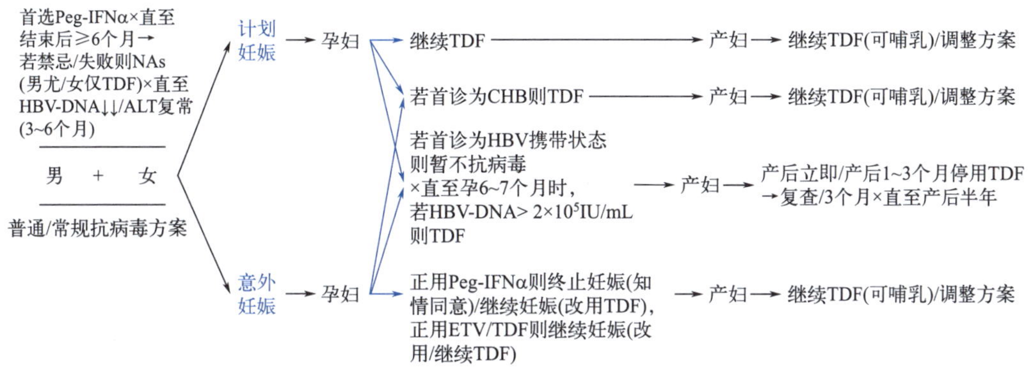

图4-12 妊娠相关的抗HBV治疗

注：《慢性乙型肝炎防治指南（2022）》更新删除"替比夫定"，若肾功能不全则考虑选用TAF。

10. 儿童

（1）免疫耐受期：《慢性乙型肝炎防治指南（2022）》建议抗病毒治疗（尤肝活检示≥ G1）。

（2）HBeAg（＋）CHB：IFNα-2b / 2a 300～600U / m^2 肌注 tiw×6～12 个月（≥1 岁）。

Peg-IFNα-2a 180μg / 1.73m^2 皮下 qw×12 个月（≥5 岁）。

ETV 0.15 / 0.35 / 0.5mg qd（≥2 岁＋≥10 / 20 / 30kg）。

TDF 80 / 150 / 300mg qd（≥2 岁＋≥10 / 17 / 35kg）。

TAF 25mg qd（≥12 岁＋≥35kg）。

（3）HBeAg（－）CHB：ETV / TDF / TAF（同上）。

（4）LC：ETV / TDF / TAF（同上）。

六、亟待解决

（1）鉴别慢性 HBV 感染自然史不同时期的新型标志物？

（2）抗 HBc 定量在 ALT 正常病人治疗决策方面的价值？

（3）肝纤维化无创指标在启动治疗 / 评价疗效 / 预测转归等方面的价值？

（4）NAs 长期治疗在 LC 逆转 / HCC 发生率方面的价值？

（5）指导 NAs 安全停药的新型指标或标志物？

（6）实现临床治愈 / 功能性治愈的创新药物？

（7）医疗 / 医保大数据库在药物安全 / 疗效 / 成本效益比方面的价值？

（8）提高 CHB 发现率 / 诊断率 / 治疗率及降低病死率的创新管理模式？

附:《慢性乙型肝炎防治指南(2022)》其他更新要点

(1)更新了慢性 HBV 感染的自然史分期，解释了“不确定期”。

(2)引入了“无创肝纤维化诊断”“稳定肝功能改善”等概念。

(3)进一步扩大了 HBV 抗病毒指征，将 TMF 列入一线 NAs，停药标准更加严格。

(4)进一步界定了 IFN 优势人群，整合《CHB 临床 / 功能性治愈专家共识(2019)》。

(5)“低病毒血症”“儿童免疫耐受期”等治疗更加积极。

4-01 专题 - 附 2:

《慢性乙型肝炎临床 / 功能性治愈专家共识（2019）》摘选

一、临床转归和临床治愈

1. 临床转归

（1）感染过程：HBV＋NTCP → 进入肝细胞 → HBV 基因组 rcDNA → 进入细胞核 → cccDNA（高度稳定 / 半衰期↑/ HBV 复制模板 / 实现自我补充）＋片段整合至宿主 DNA（∵ HBcAg 启动子 / 增强子未整合上去 / 无法成为 HBV 复制模板 / 但可持续表达 HBsAg）。

（2）表现形式：（急性感染）免疫应答 →（半年内）自限性自愈（cccDNA / 整合 HBV-DNA 可能仍有残留）。（慢性感染）LC 亚群失衡 / 功能衰竭 / 免疫应答↓↓ → 慢性 HBV 携带者 / HBeAg（＋）CHB / 非活动 HBsAg 携带者 / HBeAg（－）CHB / 隐匿性 HBV 感染 OBI / 乙肝 LC 等。

2. 临床治愈

（1）≈急性感染后的自限性自愈，又称功能性 / 免疫学治愈（即持久免疫控制）。

（2）血清 HBV-DNA（－）＋血清 HBsAg（－）＋HBeAg（－），抗 HBs / 抗 HBe / 抗 HBc（±），cccDNA / 整合 HBV-DNA 仍有残留。

（3）IFN 优势人群（年龄↓，基因型 A 或 B，ALT 基线↑＞2 倍，HBV-DNA 基线↓＜10^8IU / mL，HBsAg 基线↓＜25000IU / mL，抗 HBc 定量↑）→ 尽可能 / 尽早追求临床治愈（∵ 50 岁以后临床治愈则 HCC 风险可能反而↑）。

3. 抗病毒现状

（1）NAs 抗病毒机制：（抗病毒）转变为三磷酸核苷（酸）类似物 → 抑制病毒 DNA-Pol 活性＋直接掺入病毒 DNA 链 → 病毒 DNA 链复制↓（HBsAg 转阴率仅 0～3%）。

（2）Peg-IFN 抗病毒机制：（调免疫）信号转导 → 免疫细胞（Mφ / TLC / NK）IFN 刺激基因 ISGs 表达↑ → 抗病毒蛋白↑，信号转导 → 受感染肝细胞 HLA 表达↑ → 易受免疫细胞识别攻击。（抗病毒）信号转导 → cccDNA 表观遗传修饰 / 前基因组 pgRNA 降解↑ → HBV 复制↓（HBsAg 转阴率为 3%～7%）。

（3）NAs＋Peg-IFN 的理论依据（图 4-13）

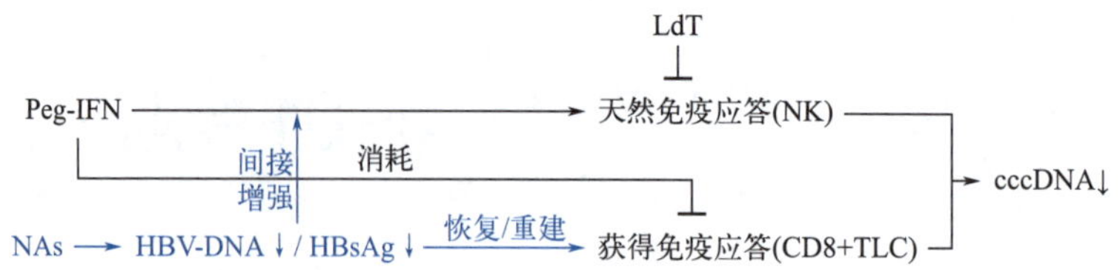

图4-13 NAs+Peg-IFN的理论依据

二、临床治愈的策略和路线图

1. 策略

（1）初始联合

① LAM / ADV＋Peg-IFN：病毒学应答率↑，但持续性应答率未改善。

② LdT＋Peg-IFN：病毒学应答率↑＋HBsAg 水平↓，但周围神经病变↑。

③ ETV＋Peg-IFN：病毒学应答率↑↑，但 HBsAg 转阴率未改善。

④ TDF＋Peg-IFN：病毒学应答率↑↑＋HBsAg 转阴率↑。

（2）序贯联合：加用策略优先推荐（NAs＋Peg-IFN），换用策略易病毒学复发（NAs → Peg-IFN）。

2. 线路图（图 4-14）

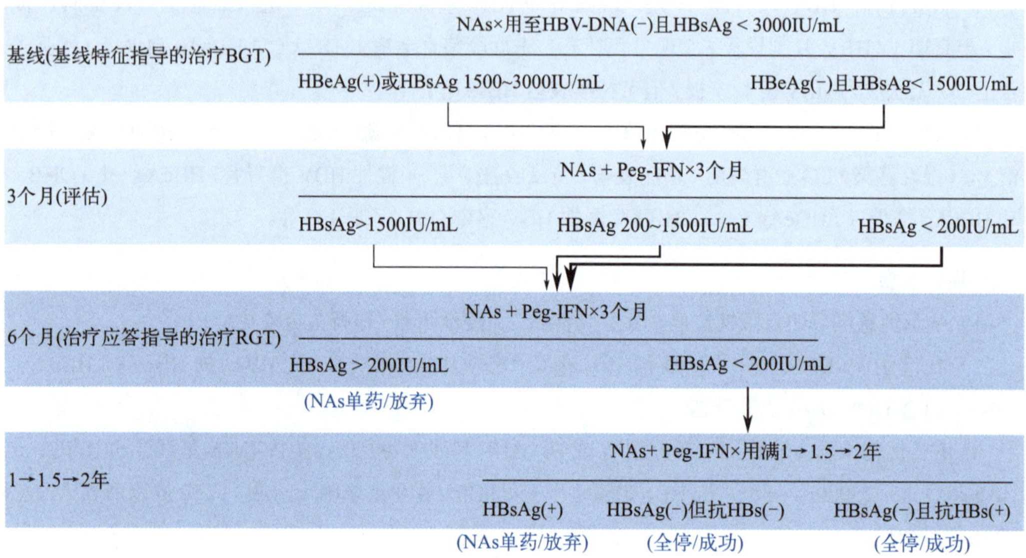

图4-14 临床治愈的路线图

三、临床治愈的监测和随访

1. 预测指标

（1）HBsAg 定量↓：基线 / 3 个月时 HBsAg ＜1500IU / mL → 3 个月 / 6 个月时 HBsAg ＜200IU / mL。

（2）抗 HBc 定量↓。

（3）HBV 核心相关抗原（HBcrAg ＝ HBcAg＋HBeAg＋前核心蛋白 P22cr）定量 ∝ cccDNA 水平。

（4）HBV-RNA 定量 ∝ cccDNA 转录活性。

2. 定期监测(表 4-14)

表 4-14 定期监测

监测指标	NAs 治疗过程中	IFNα 治疗过程中
肝功能	1 次 / 3 月	1 次 / 1 月
HBV-DNA	1 次 / 3 月	1 次 /3 月
乙肝标志物	1 次 / 6 月	1 次 / 3 月
AFP / TE / B 超	1 次 / 6 月	1 次 / 6 月
CT / MRI	必要时	必要时
血常规	1 次 / 6 月	1 次 / 周 ×4 次 → 1 次 /1 月
甲状腺功能 / 血糖	/	1 次 / 3 月
BP / ECG / 胸片 / 尿常规 / 肾功能	/	1 次 / 6 月
精神神经(抑郁 / 精分 / 癫痫)	/	定期评估
CK / 乳酸或 eGFR / Cr /[P]	必要时	/

3. 长期随访(表 4-15)

表 4-15 长期随访

随访指标	第一年	第二年	以后长期	备注
肝功能 HBV-DNA 乙肝标志物	1 次 / 3 个月	1 次 / 6 个月	1 次 / 年	若复发(尤< 1 年)→ 再治疗
AFP / B 超 / CT / 胃镜	1 次 / 3~6 个月			尤男性 / > 50 岁 / 确诊 LC / 有 HCC 家族史

四、展望

(1) CHB 治愈两大障碍为"清除 cccDNA+打破宿主免疫耐受"→"强力抑制 HBV 复制+诱导有效免疫应答"才能彻底清除 HBV。

(2) 全新治疗手段:NTCP 抑制剂,cccDNA 抑制剂,病毒复制 / 蛋白表达干扰剂,免疫调节剂。

(3) 拟待解决的问题

① 免疫学 / 病毒标志物对治疗起始 / 临床治愈 / 治疗失败的预测价值?

② 需要大样本研究进一步验证 NAs+Peg-IFN 序贯联合策略的路线图?评价 TAF+Peg-IFN 疗效和安全性?

③ 评估停药后 HBsAg 转阴的持续应答率?探索停药后持续应答的预测标志物?

④ 评估临床治愈后 HCC 风险?

⑤ 研发 HBV 生命周期的靶向药物(NTCP 抑制剂 / cccDNA 抑制剂 / 病毒复制或蛋白表达干扰剂)?研发新型免疫调节剂(有效诱导免疫应答)?

4-01 专题 - 附 3:

《丙型肝炎防治指南》摘选及 2022 版更新要点

一、目标 / 终点 / 适应证

1. 目标

（1）清除 HCV / 获得治愈 → 清除 / 减轻肝损 / 肝外损伤 → 逆转肝纤维化 → 阻止疾病进展（LC ↓ 失代偿 ↓ HCC ↓ LF ↓）→ 提高生存率 / 改善生活质量 / 预防 HCV 传播。

（2）进展期肝纤维化 / LC 病人 → 失代偿 ↓ 但不能完全避免 HCC，CTP-A / B 级 LC 病人 → 肝移植 ↓ 但长期生存率有待进一步研究，肝移植病人 → 改善移植前肝功能 / 预防移植肝再感染并提高移植后生存率。

2. 终点

抗病毒治疗结束后 3 个月，敏感检测（下限 15IU / mL）确认 HCV-RNA（–），即 12 周持续病毒学应答（SVR12）（图 4-15）。

注：《丙型肝炎防治指南（2023）》删掉了“治疗结束后 6 个月的检测（SVR24）以及低敏检测法（下限 1000IU / mL）”→ 依从性 ↑ 经济负担 ↓。

3. 适应证（图 4-15）

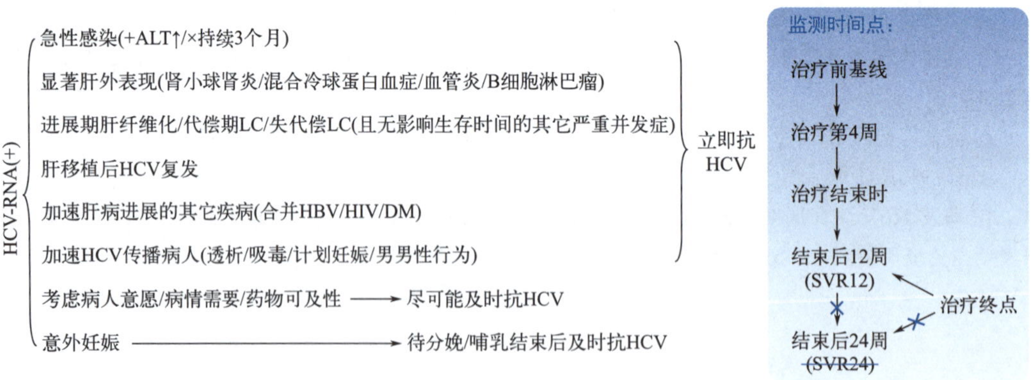

图4-15　适应证

二、抗 HCV 药物

1. 聚乙二醇重组人 Peg-IFNα-2b / 2a 180μg 皮下 qw。

注意：参考“4-01 专题 - 附 1：《慢性乙型肝炎防治指南》摘选及 2022 版更新要点”。

2. 利巴韦林（RBV）600mg / d → 1000mg / d（<75kg）或 1200mg / d（≥75kg）。

注意：疲倦 / 乏力 / 寒战 / 发热等流感样症状，恶心 / 呕吐 / 腹泻 / 便秘等消化道症状，溶血 / Ret↑ / 贫血 / 胆红素↑（∵ RBC 内 GSH↓ / RBC 破裂，慎用于贫血 / 禁用于不稳定性心脏病，若 Hb ＜100g / L 则减量，若 Hb ＜80g / L 则停药，若稳定性心脏病伴 Hb↓ ≥20g / L 则减量或停药），致畸（育龄期女性 / 男性性伴侣 → 均需避孕 / 直至停药后 6 个月），慎用于 eGFR ＜ 60mL / (min · 1.73m^2)，禁用于 eGFR ＜30mL / (min · 1.73m^2)（∵肾脏代谢为主）。

3. 直接抗病毒药（DAAs）

（1）分类

① NS5b 聚合酶核苷类似物抑制剂：索磷布韦（SOF）（肾脏代谢为主）。

② NS5b 聚合酶非核苷类似物抑制剂：达塞布韦（DSV）（肝脏代谢为主）。

③ NS5a 抑制剂：维帕他韦（VEL）/ 依米他韦（EMV）/ 哌仑他韦（PIB）、可洛派韦（CLP）/ 来迪派韦（LDV）、艾尔巴韦（EBR）、拉维达韦（RDV）（肝脏代谢为主）。

④ NS3 / 4a 蛋白酶抑制剂：格卡瑞韦（GLE）/ 格拉瑞韦（GZR）/ 达诺瑞韦（DNV）/ 伏西瑞韦（VOX）（肝脏代谢为主）。

（2）药物（表 4-16）

表 4-16 DAAs 常见方案

药物	分类
① 索磷布韦 / 维帕他韦（400 / 100mg）1 粒 qd ② 索磷布韦（400mg）1 粒 qd ＋ 可洛派韦（60mg）1 粒 qd ③ 哌仑他韦（40mg）/ 格卡瑞韦（100mg）3 粒 qd（国内暂无） ④ 索磷布韦（400mg）/ 维帕他韦（100mg）/ 伏西瑞韦（100mg）1 粒 qd（主要用于 DAAs 失败的挽救性治疗）	泛基因型
⑤ 索磷布韦（400mg）/ 来迪派韦（90mg）1 粒 qd ⑥ 艾尔巴韦（50mg）/ 格拉瑞韦（100mg）1 粒 qd ⑦ 索磷布韦（400mg）1 粒 qd ＋ 依米他韦（100mg）1 粒 qd ⑧ 拉维达韦（200mg）1 粒 qd ＋ 达诺瑞韦（100mg）1 粒 bid	特异基因型

（3）注意：疲乏 / 头痛 / 恶心 / 发热，甚至肝功能恶化（主要见于失代偿 LC），全部禁用于＜12 岁，NS3 / 4a 蛋白酶抑制剂（×× 瑞韦）的血药浓度↑ / 安全数据↓ → 慎用于代偿期 LC / CTP-A 级，禁用于曾有失代偿史 / 失代偿 LC / CTP-B 或 C 级。

三、抗 HCV 方案

1. 含 Peg-IFN 方案（《丙型肝炎防治指南（2022）》不再推荐）

（1）三联（PRS）：（Peg-IFN＋RBV＋索磷布韦）×12 周（基因型 1～6 无 LC / ∵费用↑不良反应↑）。

（2）四联：（Peg-IFN＋RBV＋达诺瑞韦＋利托那韦）×12 周（基因型 1b 无 LC）。

2. DAAs 方案

（1）无 LC / 代偿期 LC ［初治 → PR（S）经治］（表 4-17）

表 4-17 无 LC/ 代偿期 LC 的 DAAs 方案

基因型		泛基因型方案			特异基因型方案			
		索磷布韦 400mg qd 维帕他韦 100mg qd	索磷布韦 400mg qd 可洛派韦 60mg qd	哌仑他韦 / 格卡瑞韦（国内暂无）	索磷布韦 400mg qd 来迪派韦 90mg qd	艾尔巴韦 50mg qd 格拉瑞韦 100mg qd	索磷布韦 400mg qd 依米他韦 100mg qd	拉维达韦 200mg qd 达诺瑞韦 100mg bid
1a 型	无 LC	12 周	12 周	8 周	12 周	×	×	×
	代偿期 LC	12 周	12 周	12 周	12 周	×	×	×
1b 型	无 LC	12 周	12 周	8 周	8 / 12 周 → 12 周	12 周	12 周	12 周
	代偿期 LC	12 周	12 周	12 周	12 周	12 周	12 周	×
2 型	无 LC	12 周	12 周	8 周	12 周 /×(特殊人群)	×	×	×
	代偿期 LC	12 周	12 周	12 周	12 周 /×(特殊人群)	×	×	×
3 型	无 LC(3b)	12 周(＋RBV)	12 周(＋RBV)	8 周 → 16 周	×	×	×	×
	代偿期 LC	12 周＋RBV	12 周＋RBV	12 周 → 16 周	×	×	×	×
4 型	无 LC	12 周	12 周	8 周	12 周 → ×	12 周 → 16 周＋RBV	×	×
	代偿期 LC	12 周	12 周	12 周	12 周 → ×	12 周 → 16 周＋RBV	×	×
5 型	无 LC	12 周	12 周	8 周	12 周 → ×	×	×	×
	代偿期 LC	12 周	12 周	12 周	12 周 → ×	×	×	×
6 型	无 LC	12 周	12 周	8 周	12 周 → ×	×	×	×
	代偿期 LC	12 周	12 周	12 周	12 周 → ×	×	×	×

注：PR(S) 经治方案未做标注的均与初治方案相同，不同的已用蓝色字体标注。

（2）失代偿 LC

① （索磷布韦 / 维帕他韦 1 粒 qd＋RBV 600mg / d → 1000 或 1200mg / d）×12 周，若 RBV 禁忌 / 不耐受则（索磷布韦 / 维帕他韦 1 粒 qd）×24 周（泛基因型方案）。

② （索磷布韦 / 来迪派韦 1 粒 qd＋RBV 600mg / d → 1000 或 1200mg / d）×12 周，若 RBV 禁忌 / 不耐受则（索磷布韦 / 来迪派韦 1 粒 qd）×24 周（特异基因型方案 1 / 4 / 5 / 6 型）。

四、评估 / 监测 / 随访

1. 治疗前评估

（1）HCV-RNA 定量（尤敏感检测）：涉及治疗前基线分析 / 治疗后应答评估。

（2）肝病程度（有无进展期肝纤维化 / LC）：涉及 NS3 / 4a 蛋白酶抑制剂（×× 瑞韦）应用 / 治疗后监测；若 LC 则不推荐 NS3 / 4a 蛋白酶抑制剂（代偿期 LC 亦可在密切监测下谨慎应用），进展期肝纤维化 / LC 即使获得 SVR 也需长期监测 LC / HCC 等并发症风险，肝纤维化评估优先采用无创指标（肝活检仅用于合并存在其他病因时）。

（3）HCV-RNA 分型 / HCV-RASs 检测（尤 Sanger 测序法）：涉及 DAAs 方案选择；若选择泛基因型方案 → 结合当地基因型 3b 流行率 → 流行率＜ / ＞5% 则无需 / 必须检测，若选择特异基因型方案 → 必须检测；HCV-RASs 检测通常不推荐。

注：新版指南中治疗前评估删掉了“肾功能”（∵索磷布韦在 CKD 中的安全性良好）。

（4）HBV 检测 / 合并疾病及其用药：涉及 DAAs 对 HBV 再激活 / 与合并用药相互作用；若合并用药有肝脏药物代谢酶 CytP4503A4 / 肠道药物转运体 P 糖蛋白的诱导剂（如苯妥英钠 / 卡马西平）则停用（∵显著降低 DAAs 血药浓度）。

2. 治疗中监测

（1）疗效监测

HCV-RNA：治疗前基线 → 治疗第 4 周 → 治疗结束时 → 结束后 12 周。

（2）安全监测

① 肝功能：治疗前基线 → 治疗第 4 周 → 治疗结束时 → 结束后 12 周，若 ALT↑＞10 倍或伴有肝功能不全临床表现 → 终止 DAAs 治疗，若 ALT↑<10 倍且无肝功能不全临床表现 → 密切监测肝功能 / 2 周 → 必要时终止 DAAs 治疗。

② 肾功能：1 次 / 1 月（尤应用索磷布韦 / 合并肾功能不全）。

③ 药物相互作用（DDI）：关注 DAAs 药品说明书中的 DDI 药物并避免应用，具体参考《丙型肝炎直接抗病毒药物应用中的药物相互作用管理专家共识（2018）》。

3. 治疗后随访

（1）未治疗 / 治疗失败病人

① 未治疗：寻找原因，评估对丙肝进展的影响，首先治疗影响生存最重要的疾病，积极治疗合并疾病及禁忌证，然后寻找抗病毒治疗时机。

② 治疗失败：获取既往治疗方案，判断失败类型（无应答 / 突破 / 复发），明确有无肝硬化，根据药物可及性 / DAAs 不同靶点，选择无交叉靶点的 DAAs 组合方案。

③ 随访监测：无 LC 则无创肝纤维化检查 / 年，有 LC 则 B 超和 AFP / 半年＋胃镜 / 年。

（2）进展期肝纤维化 / LC 病人

① 即使获得 SVR 也需长期监测 LC / HCC 等并发症风险。

② 随访：B 超和 AFP / 半年＋胃镜 / 年。

五、特殊人群

1. 急性丙肝

(1) HCV-RNA（＋）＋ALT↑ ⎫ 泛基因型方案或
(2) HCV-RNA（＋）×3 个月 ⎭ 特异基因型方案 ×8 周 → 监测 SVR12（∵有延迟复发报道）。

2. 静脉药瘾

泛基因型方案或特异基因型方案 → 监测 SVR12 → 监测 HCV-RNA / 年（必要时再次抗 HCV）。

3. 肾功能不全

(1) CKD / 透析：立即抗 HCV（∵抗 HCV 能延缓肝病 / 肾病进展），若计划肾移植则尽快抗 HCV（∵移植后免疫抑制剂应用会加重肝病进展）。治疗方案见表 4-18。

表 4-18 CKD/ 透析治疗方案

分期	eGFR [mL/(min·1.73m²)]	泛基因型方案	特异基因型方案	
			1/4 型	1/4/5/6 型
1～3	≥30	同前 / 无特殊	同前 / 无特殊	
4～5(D)	＜30 / 已透析	索磷布韦 / 维帕他韦	艾尔巴韦 / 格拉瑞韦	索磷布韦 / 来迪派韦

注：《丙型肝炎防治指南（2022）》对 CKD 4～5（D）期保留了“禁用 RBV”，删掉了“禁用索磷布韦”。

(2) 肾移植后：酌情调整抗 HCV 方案，其他器官移植后抗 HCV 方案同肾移植后。治疗方案见表 4-19。

表 4-19 肾移植后治疗方案

分期	泛基因型方案	特异基因型方案（1/4/5/6 型）	免疫抑制剂
1～5	索磷布韦 / 维帕他韦	索磷布韦 / 来迪派韦	剂量无需调整

注：《丙型肝炎防治指南（2022）》对肾移植后 DAAs 用药进行了简化统一 / 不再根据分期推荐 / 删掉了“CKD 4～5（D）期推荐哌仑他韦 / 格卡瑞韦”。

4. 血液系统疾病

泛基因型方案 / 特异基因型方案（禁用 RBV）。

5. 精神神经疾病

泛基因型方案 / 特异基因型方案（注意与抗精神 / 神经类药物之间的 DDI）。

6. 肝移植（表 4-20）

表 4-20 肝移植治疗方案

内容	术前	术中	术后
MELD＜18～20	泛基因型方案或特异基因型方案（尽快完成疗程）	可能避免肝移植	免疫抑制剂＋监测复发 / 再感染
MELD≥18～20＋肝移植等待≤6 个月	/	首先肝移植	泛基因型方案或特异基因型方案＋免疫抑制剂减量
MELD≥18～20＋肝移植等待＞6 个月	泛基因型方案或特异基因型方案（尽快完成疗程）	再行肝移植	免疫抑制剂＋监测复发 / 再感染

注：若抗-HCV（＋）/ HCV-RNA（＋）但无进展期肝纤维化 / LC → 亦可作为肝源供体者。

7. HCV + HBV（NAs/Peg-IFNα）

泛基因型方案或特异基因型方案＋抗 HBV（若为携带状态则 NAs× 直至抗 HCV 治疗结束后 3 个月）。

注：若 HBsAg（－）＋HBV-DNA（－）＋抗 HBc（＋）→ 监测肝功能 / 月 → 若异常则检测 HBsAg / HBV-DNA → 必要时抗 HBV（∵ DAAs 治疗期间 / 治疗结束后 3 个月内存在 HBV 再激活风险）。

8. HCV + HIV（HAART = NRTI×2 种 + NNRTI + PI）

（1）$CD4^{+}T$ ≥200 个 / μL：泛基因型方案或特异基因型方案（禁用于 RBV）＋ HAART（注意与抗 HIV 药物之间的 DDI）。

（2）$CD4^{+}T$ ＜200 个 / μL：HAART → 待免疫功能恢复 → 泛基因型方案或特异基因型方案（禁用于 RBV）。

（3）HCV＋HIV＋HBV：HAART（含抗 HBV 药物）→ 待免疫功能恢复 → 泛基因型方案或特异基因型方案（禁用于 RBV）。

9. 儿童 / 青少年

（1）＜3 岁：尚无推荐 DAAs（禁用含 Peg-IFNα 方案）。

（2）＜12 岁 / 35kg：推迟抗 HCV / 直至≥12 岁或 DAAs 获批（不推荐含 Peg-IFNα 方案）。

（3）≥12 岁 / 35kg：初治 → PR（S）经治方案如下（表 4-21）（不推荐含 Peg-IFNα 方案）。

表 4-21 儿童 / 青少年（≥12 岁 / 35kg）治疗方案

基因型		泛基因型方案	特异基因型方案	
		索磷布韦 / 维帕他韦	索磷布韦 / 来迪派韦	索磷布韦
1 型	无 LC	12 周	12 周	×
	代偿期 LC	12 周	12 周 → 24 周	×
2 型	无 LC	12 周	×	12 周＋RBV
	代偿期 LC	12 周	×	12 周＋RBV
3 型	无 LC（3b）	12 周（＋RBV）	×	24 周＋RBV
	代偿期 LC	12 周＋RBV	×	24 周＋RBV
4 / 5 / 6 型	无 LC	12 周	12 周	×
	代偿期 LC	12 周	12 周 → 24 周	×

注：PR（S）经治方案未做标注的均与初治方案相同，不同的已用蓝字体标注。

10. 经治病人再治疗

（1）PR（S）经治病人：PR / PRS /（索磷布韦＋RBV）→ 治疗失败。

改用“泛基因型方案 / 特异基因型方案”，经治方案大多数与初治方案相同，少数不同则主要在于疗程↑/＋RBV。

（2）DAAs 经治病人：含 / 不含 NS5a 抑制剂 DAAs → 治疗失败。

首先 HCV-RASs 检测 → 调整“泛基因型方案 / 特异基因型方案”，具体见表 4-22。

表 4-22 经治病人再治疗方案

分类	泛基因型方案	
	索磷布韦 / 维帕他韦 / 伏西瑞韦	索磷布韦 / 维帕他韦
无 LC / 代偿期 LC	12 周	24 周＋RBV（1 /2 型）
难治性（DAAs 经治 2 次失败 / HCV-RAS）	12 / 16 周＋RBV	×
失代偿 LC	伏西瑞韦∈NS3 / 4a 蛋白酶抑制剂 → 禁用于失代偿者	24 周＋RBV

六、尚待解决

（1）我国 HCV 感染的发现率↑诊断率↑治疗率↑的新模式？

（2）预警慢性丙肝 - 代偿期 LC- 失代偿 LC-HCC 病程的生物学标志物？

（3）DAAs 对代偿期 LC / 失代偿 LC 的并发症影响？长期预后？

（4）DAAs 在 HCV 相关 HCC 中的治疗时机？获益？

（5）DAAs 治疗特殊人群（尤儿童 / 孕妇）的疗效？安全性？

（6）DAAs 治疗少见基因型的疗效？治疗方案？

（7）DAAs 与其它药物（尤中草药）的相互作用？

（8）HCV 疫苗研发？

4-02 专题

肝衰竭治疗

一、支持治疗

（1）休息 / 避免：卧床休息，避免劳累 / 饮酒 / 肝肾损药物。

（2）饮食 / 营养：新鲜 / 清淡 / 易消化 / 少吃多餐 / 兼顾口味，足量碳水化合物（提供热量 / 减少脂肪蛋白分解）/ 足量维生素。

（3）重症监护：吸氧 / 生命体征，精神状态 / 体重 / 腹围 / 大小便，监测血糖 / 记 24h 出入量，口腔 / 呼吸道 / 消化道护理。

（4）补充 / 纠正：补充血浆 / 白蛋白 / 凝血因子，纠正电解质 / 酸碱紊乱。

二、对症治疗

（1）保肝药物：参考“4-01 专题　病毒性肝炎”。

（2）激素：主要用于自免肝、症状轻 / 淤胆重 / 其它药物无效的淤胆肝，其它肝病若进展快 / 无出血 / 无感染亦可酌情应用。

① 甲泼尼龙 40～60mg / d×1 周 → 30～40mg / d×1 周 → 20～30mg / d×1 周 → 15～20mg / d× 维持。

② GS 100mL＋地塞米松 5mg 静滴 biw。

（3）肠道微生态制剂：抑制肠道细菌移位 → 减轻内毒素血症。

① 地衣芽孢杆菌活菌制剂 0.5g tid（餐后 / 与抗菌药物间隔 2h）。

② 枯草杆菌二联活菌 0.25～0.5g bid～tid（餐后 / 与抗菌药物间隔 2h）。

③ 双歧杆菌三联活菌 420～840mg bid（餐后 / 与抗菌药物间隔 2h）。

（4）免疫增强剂：研究表明 LC / CLF 合并感染（如自发性腹膜炎等）时应用可降低病死率。

胸腺法新 1.6mg 皮下 biw×6 个月 / 疗程（不皮试）。

三、病因治疗

（1）病毒肝：若 HBV-DNA（＋）则尽早 NAs（若 2 周内 HBV-DNA ↓ ≥10^2 则提示预后好），若 HCV-RNA（＋）则及时 DAA±RBV（若半年内肝移植且 MELD ＜18～20 则延至术后 3 个月时），若疱疹病毒科则应用阿昔洛韦 / 更昔洛韦。

注：有研究报道戊肝肝衰竭用利巴韦林可快速清除 HEV。

（2）药物肝：停用可疑药物，GS 250mL＋N-乙酰半胱氨酸（NAC）100～150mg/kg（通常8g）静滴qd［尤对乙酰氨基酚（APAP）］。

注：近年来肿瘤免疫治疗所致肝损伤的发病率逐年升高，免疫检查点抑制剂（ICI）所致肝损伤→ALT≥5倍/TB≥3倍→立即停药＋甲泼尼龙1～2mg/（kg·d）→若无改善则加用麦考酚酯/他克莫司/必要时联合ALSS。

（3）中毒肝：青霉素G 30～100万U/（kg·d）＋水飞蓟素30～40mg/（kg·d）（尤毒蕈）。

（4）妊娠肝：终止妊娠。

四、人工肝支持系统（ALSS）

（1）原理：基于肝细胞自身的强大再生能力，通过体外的机械/理化/生物装置，清除各种有害物质/补充必需物质/改善内环境，为肝细胞再生创造条件或作为肝移植前的桥接治疗。

（2）分类：非生物型（目前应用最广泛且行之有效），生物型，混合型。

五、细胞移植/肝移植（略）

六、并发症治疗

1. 肝性脑病（HE）——参考《肝硬化肝性脑病诊疗指南（2018）》

（1）重症监护

① 监测生命体征/记录24h出入量，观察行为性格认知变化/检查神经系统体征（震颤/反射），三防（防走失/防伤人/防自残）/三护（床档/约束带/乒乓球手套）。

② 对症：（抽搐）氯苯那敏4mg qd～tid/异丙嗪25～50mg肌注st→短效苯二氮䓬类口服；（狂躁）苯二氮䓬类/丙泊酚 小剂量 缓慢静注st。

③ 防治脑水肿：甘露醇/呋塞米，白蛋白，轻度低温疗法如吲哚美辛（仅用于高血流灌注时）。

（2）去除诱因

① 限制蛋白饮食，防治消化道出血，避免便秘/酸化肠道，调节肠道菌群，抑制肠道细菌，PPI/生长抑素等止血药。

乳果糖15～30mL→7.5～15mL qd（便秘），15mL→30～45mL tid（防治HE）。

拉克替醇20g→10g qd（便秘），0.2g/kg tid（防治HE）。

肠道微生态制剂（餐后/与抗菌药物间隔2h）。

利福昔明0.2g qid（肠道感染），0.4g tid（防治HE）。

注：《抗菌药物防治肝性脑病多学科专家共识（2023）》强推荐利福昔明（一线用药），弱反对甲硝唑/万古霉素（尤长期应用），强反对新霉素/诺氟沙星（耳肾毒性/无证据支持）。

诺氟沙星0.4g bid，甲硝砵0.2g qid。

② 避免过度利尿/大量放胸腹水，纠正低钾/碱中毒，维持有效循环血量/防治肾功能不全。

③ 控制感染（广谱/肝毒↓抗菌药物）。

④ 慎用镇静催眠（巴比妥类/苯二氮䓬类）/镇痛（阿片类）/麻醉药。

（3）机制干预

① 降低血氨

➔ GS 250mL＋门冬氨酸钾镁10～20mL静滴qd。

药理：门冬氨酸（前体）→草酰乙酸→参与TAC（糖代谢↑）/鸟氨酸循环（血氨↓），门冬氨酸（载体）→携带钾/镁入胞→促进细胞代谢/心肌收缩。

应用：低钾血症，洋地黄中毒，心脏病（尤 HF / AMI / 心肌炎），肝病（尤淤胆肝 / HE）。

注意：禁用于高钾 / 高镁血症 / 肾衰竭 / Ⅲ度 AVB / 心源性休克。

➔ 门冬氨酸鸟氨酸 3g qd～tid（餐后），GS / NS＋门冬氨酸鸟氨酸 5～10g 慢滴 qd～bid。

GS / NS＋门冬氨酸鸟氨酸 20g（前 6h）→ 20g（后 6h / 分 2 次）慢滴 st（HE）。

药理：门冬氨酸（前体）→ 草酰乙酸 → 参与 TAC（糖代谢↑）/ 鸟氨酸循环（血氨↓），鸟氨酸（底物）→ 合成尿素 / 谷氨酰胺（血氨↓）。

应用：急 / 慢性肝病所致高氨血症（尤 HE）。

注意：过敏 / 胃肠道反应，禁用于严重肾功能不全（Cr ＞3mg / dL 或 265.2μmol / L）。

➔ GS 500mL＋精氨酸 10g 静滴 st（max 20g / d）（尤碱中毒）。

药理：精氨酸＋氨 → 尿素（随尿排出）。

应用：高氨血症所致 HE / 精神症状。

注意：酸中毒（监测血气），禁用于酸中毒 / 肾功能不全。

➔ GS 500mL＋谷氨酸钾 18.9g∶谷氨酸钠 23g（1∶2 混合）静滴 st（尤酸中毒）。

药理：谷氨酸＋氨 → 谷氨酰胺 →（肾脏）谷氨酰胺酶 → 氨（随尿排出）。

应用：高氨血症所致 HE / 精神症状。

注意：碱中毒 / 低钾低钠（监测血气 / 电解质），慎用于碱中毒 / 肾功能不全。

➔ 阿卡波糖 / 抗 Hp 治疗。

药理：研究显示小肠刷状缘葡萄糖苷酶 / 幽门螺旋杆菌∝血氨吸收。

② 纠正氨基酸失衡

➔ 复方氨基酸（15AA）250mL 静滴 qd～bid。

药理：15 种氨基酸［含必需氨基酸（除赖氨酸），支链氨基酸>>芳香族氨基酸］。

应用：慢性肝炎 / 肝硬化 / HE，营养支持。

注意：过敏，慎用于严重酸中毒 / 肾功能不全。

③ 调节神经递质（唤醒）

➔ 氟马西尼 0.2mg 静推 $\xrightarrow[\text{(0.5～1mg 微泵)×30min～1h}]{\text{0.1mg / 每隔 1min 或}}$（总剂量≤1mg）（尤苯二氮䓬类诱发）。

➔ 纳洛酮 0.2mg / 2mg（麻醉后遗 / 阿片过量）静推 → 重复 / 每隔 2～3min（尤阿片类诱发）。

GNS 500mL＋纳洛酮 2mg 静滴 st（乙醇中毒）。

（4）营养支持

① 能量 / 蛋白：能量 30～35kcal /（kg・d），蛋白 1.2～1.5g /（kg・d）。

② 饮食：少食多餐［3 次正餐＋3 次加餐含睡前加餐（∵夜间肌肉蛋白分解↓）］，碳水化合物为主，宜选植物蛋白（∵含硫氨基酸 Met↓/ Cys↓故 HE 诱发↓＋Arg↑/ 鸟氨酸↑故尿素合成↑/ 氨清除↑）。

➔ HE 蛋白饮方案：禁止蛋白饮食直至神清（常 3～4 级）→ 限制蛋白饮食 20g / d 直至好转（常 1～2 级 / MHE）→ ＋10～20g / 每隔 3 天（个体化）→ 恢复正常。

注意：《中国隐匿性肝性脑病临床诊治专家共识意见 (2023)》指出“植物蛋白略优于动物蛋白”之证据并不充分。

③ 补充：支链氨基酸（BCAA），Vit B（尤酒精肝）/ 脂溶性维生素（尤淤胆肝），微量元素硒 / 锌等。

2. 肝肾综合征（HRS）——参考《肝硬化腹水诊疗指南（2023）》

（1）去除诱因（重在预防）

① 防治出血：EGVB 一级 / 二级预防 ± 抗菌药物。

② 控制感染（尤 SBP）：抗菌药物 ± 白蛋白。

③ 规范利尿剂应用：剂量小 → 大，若 $^{Na+<125\mu moL/L}_{或Cr>120\mu mol/L}$ 则减量 ± 扩容，若 $^{Na+<120\mu moL/L}_{或Cr>150\mu mol/L}$ 则停用＋扩容。

④ 规范放腹水操作：白蛋白 10g＋特利加压素 1mg → 放腹水 1L / 次 → 6 / 8h 后特利加压素 1mg。

⑤ 避免 / 停用：避免肾毒药物，停用扩血管药物（非选择性 β 受体阻滞剂 / ACEI / ARB）。

⑥ 监测：BP / 尿量，血常规 / 尿常规 / 大便隐血 / 肾功能。

（2）白蛋白（基础用药）

➔ 白蛋白 1g /（kg · d）（首剂）→ 20～40g / d（国内常 10～20g / d）。

药理：胶体渗透压↑ → 有效循环血量绝对↑ → 内源性肾血管收缩系统激活↓ → GFR↑。

（3）缩血管药物（重要联合）

① 白蛋白＋特利加压素

➔ GS / NS 20mL＋特利加压素 1～2mg 静推 q6h～q4h（max 12mg / d）×1～2 周。

药理：活性赖氨酸加压素 → 结合血管平滑肌 V_1 受体 → 收缩血管（尤肠系膜 / 肝 / 脾）。

→ 门静脉血流量↓ / 门静脉压↓ → 腹水↓（治疗腹水）/ 出血↓（治疗 EGVB）。

→ 外周 BP↑伴 RAAS（－）→ 肾灌注↑ / 尿量↑（治疗 HRS）。

注意：≈垂体后叶素（但少见 / 无收缩子宫作用），腹部绞痛 / 支气管痉挛 / 心绞痛 / 头痛 / BP↑ / 稀释性低钠血症，禁用于哮喘 / 缺血性心脑血管疾病 / 外周动脉闭塞症 / 未控制 HBP。

② 白蛋白＋奥曲肽＋米多君。

➔ 奥曲肽 0.1～0.2mg 皮下 q8h×3～4 周（参考“出血治疗”）。

➔ 米多君 2.5mg → 7.5mg → 12.5mg tid×3 周。

药理：α_1 受体激动剂 → 外周 BP↑伴 RAAS（－）→ 肾灌注↑ / 尿量↑（治疗 HRS）。

③ 白蛋白＋呋塞米＋去甲肾上腺素（NE）。

➔ 呋塞米 120mg / d。

➔ NE 10mg＋NS 补齐至 50mL 微泵（$^{0.5mg/h}_{即2.5mL/h}$ → 加量 / 4h→$^{3mg/h}_{即15mL/h}$）×10～15 天。

（4）其他药物

➔ GS 250mL＋N- 乙酰半胱氨酸（NAC）100～150mg / kg（通常 8g / 2 支）静滴 qd× ≥5 天。

药理：含巯基氨基酸 → GSH 合成↑ → 清除自由基 / 抗氧化作用。

注意：过敏 / 支气管痉挛 / 消化道反应，慎用哮喘 / 胃炎 / 胃溃疡。

➔ 托伐普坦 15mg qd → ± / d（确保每天 Na^+↑<12mmol / L）× ≤30 天（min / max 3.75 / 60mg / d）（参考“腹水治疗”）。

（5）肾脏替代治疗：抢救治疗，仅用于 HRS → 严重高钾 / 代谢性酸中毒 / 高容量负荷。

（6）经颈静脉肝内门体分流术（TIPS）：疗效有效，优先考虑 HRS-NAKI 型 / 2 型（∵ HRS-AKI 型 / 1 型常存禁忌证）。

（7）分子吸附再循环系统（MARS）：疗效争议，常作为肝移植过渡治疗。

（8）肝移植：唯一可能有效手段（首选治疗），优先考虑 HRS-AKI 型 / 1 型（∵病死率高）。

3. 肝肺综合征（HPS）

（1）氧疗：鼻导管 / 面罩［低流量 2～4L / min（∵换气功能障碍）］→ 加压面罩 → 气管插管。

（2）药物

① 甲基蓝［3mg /（kg · d）］→ 抑制 NOS → NO↓ → 肺血管扩张↓（短期疗效可 / 长期不详）。

② 吲哚美辛 ±$PGF_{2\alpha}$ → 抑制 / 拮抗 PGs → 肺血管扩张↓（疗效轻微）。

③ 阿米三嗪 → 外周化学感受器（＋）→ 呼吸↑ / 气体交换↑ → PaO_2↑ $PaCO_2$↓（无疗效）。

④ 奥曲肽 → 拮抗胰高血糖素 → 肺血管扩张↓（无疗效）。

⑤ 泼尼松＋环磷酰胺（个案报道 / 有待证实）。

(3) ALSS：整体效果不佳。

(4) 肺血管栓塞：Ⅱ型 HPS（直接 A-V 交通）可以考虑。

(5) 肝移植：多数认为是 HPS 唯一有效治疗措施。

4. 腹水——参考《肝硬化腹水诊疗指南（2023）》

(1) 限钠 / 水 / 药

① 适度限钠：4～6g / d，长期严格则食欲↓/ 营养不良↑/ 低钠引起 RAAS（+）→ 恶性循环。

② 条件限水：若 Na^+ <125mmol / L 则限水（500～1000mL / d），若 Na^+ <110mmol / L 则另需排水（托伐普坦）/ 必要时补钠（3%～5%NaCl 50～100mL）。

③ 避免药物：钠水潴留药（NSAIDs），扩血管药（ACEI / ARB），肾毒药（氨基糖苷类 / 造影剂）。

(2) 利尿 / 排水

① 药物

➔ 螺内酯 40～80mg / d → +40mg / 3～5d → 100mg / d× 长期（max 400mg / d），依普利酮。

药理：结构≈醛固酮 → 抑制远曲小管 / 集合管 Na^+-K^+ 交换。

注意：K^+↑，性激素效应（∵反射性刺激垂体 - 性腺激素轴），禁用于高钾血症 / 严重肾功能不全［Cr >180（女）/ 220（男）μmol / L 或 GFR <30mL / min］。

➔ 呋塞米 20～40mg / d → +20～40mg / 3～5d → 80mg / d× 长期（max 160mg / d），托拉塞米。

药理：小剂量 → 扩血管，大剂量 → 利尿（抑制髓袢升支粗段 Na^+-K^+-$2Cl^-$ 同向转运体）。

注意：Na^+/ K^+/ Mg^{2+}/ Cl^-↓但 Ca^{2+} 正常（∵远曲小管重吸收），耳毒性，尿酸↑（∵ 与药物在近曲小管竞争性排泄），尤适合肾功能不全，慎用于 SBP <100mmHg。

➔ 托伐普坦 15mg / d → ± / d（确保每天 Na^+↑<12mmol / L）× ≤30 天（min / max 3.75 / 60mg / d），利伐普坦。

药理：V_2 受体拮抗剂 → 结合远端肾小管 / 集合管 V_2 受体 → ADH 抗利尿↓/ 排水↑。

注意：主要用于高 / 正常容量性低钠血症（如 HF / LC / SIADH），口渴 / 高钠血症 / 肝毒性（尤大剂量）/ 肾功能不全（∵肾血流量↓），禁用于低容量性低钠血症，监测 Na^+/ 尿量 / 天 → 确保每天 Na^+↑ <12mmol / L（宜缓慢纠正 / 快速纠正可导致渗透性脱髓鞘）。

② 选择：若腹水 1 级 / 初发腹水 → 螺内酯单用起始。
若腹水 2～3 级 / 复发腹水 → 螺内酯+呋塞米联合起始 / 必要时联合托伐普坦。

③ 应答：若水肿压痕消失 / 腹围↓>2cm / 24h 尿量↑>1000mL → 显效应答。
若水肿压痕轻度 / 腹围↓<2cm / 24h 尿量↑500～1000mL → 有效应答。
若水肿压痕明显 / 腹围无减少 / 24h 尿量↑<500mL → 无效应答。

(3) 白蛋白 / 血浆

➔ 白蛋白 20～40g / d（国内常 10～20g / d）。

药理：提高腹水利尿效果 / SBP 抗感染效果 / 改善 LC 预后。

(4) 缩血管 / 降门静脉血流 / 降门静脉压

① GS / NS 20mL+特利加压素 2mg（首）/ 1mg 静推 q12～6h×5～7 天（参考“HRS 治疗”）。

② 米多君 12.5mg tid（参考“HRS 治疗”）。

(5) 放腹水：4～5 升 /（次・天）→ 随后立即白蛋白≥4g / 1L 腹水。

注意：放腹水诱发循环功能障碍（PICD）/ HRS（白蛋白 / 特利加压素等可防治），慎用于严重凝血障碍 / HE / EGVB。

(6) 其他：腹水浓缩回输（CART）（姑息治疗 / 感染发热），肾脏替代治疗（血液透析 / 血液滤过），

腹腔 α- 引流泵（腹水 → 引流管 → 膀胱 / 排尿），Denver 分流器（外科方法 / 并无优势）。

（7）经颈静脉肝内门体分流术（TIPS）：仅用于顽固性腹水。

（8）肝移植：优先考虑顽固性腹水＋CTP-C 级（10～15 分）。

5. 出血——参考《肝硬化门静脉高压食管胃静脉曲张出血的防治指南（2022）》

（1）重症监护

① 取平卧位 / 头偏一侧，清除血块 / 口腔护理，防止误吸 / 保持呼吸道通畅。

② 吸氧 / 生命体征，监测血糖 / 记 24h 出入量，建立两条以上静脉通路。

③ 禁食禁饮，观察呕血 / 黑便，观察皮温 / 甲床。

④ 配血 / 血常规 / 肾功能，停用非选择性 β 受体阻滞剂，心理干预。

（2）补充血容量

① 平衡液 / GNS。

② 全血 / 浓缩 RBC：BP↓ / HR↑ / 休克 / HCT ＜25% / Hb ＜70g / L。

③ 血浆 / PLT：凝血↓ / PLT↓。

（目标：）血压≥90 / 60mmHg；心率＜100bpm；尿量≥17～30mL / h；神清 / 好转 / 无脱水貌——避免过度钠水潴留

（3）药物止血

① PPI 40～80mg / d 静滴 → 8mg / h 微泵 ×5～7 天以上。

药理：抑制胃酸分泌 → 胃内 pH ＞6 → 形成血凝块且不被消化。

注意：长期 PPI 可能导致肠道细菌移位 / SBP 发生↑。

② 生长抑素 2.5mg＋GS / NS 补齐至 50mL 微泵（250～500μg / h 即 5～10mL / h）（常 24h 内止血）× 直至止血后维持 2～3 天。

药理：人工合成天然 GIH（14 肽）→ 抑制内分泌 / 抑制外分泌 / 收缩内脏血管。

→ 胰高血糖素↓ / 胰岛素↓ / TH↓ / GH↓（不良反应）。

→ 胃 / 肠 / 胆 / 胰等消化酶↓（治疗非静脉曲张上消化道出血）。

→ 门静脉血流量↓ / 门脉压↓ → 出血↓（治疗 EGVB）。

注意：甲减 / 低血糖 / 胆石症。

③ 奥曲肽 0.25mg＋GS / NS 补齐至 50mL 微泵（25～50μg / h 即 5～10mL / h）（常 24h 内止血）× 直至止血后维持 2～3 天。

药理：人工合成 GIH 类似物（8 肽）→ 抑制内分泌 / 抑制外分泌 / 收缩内脏血管。

→ 胰高血糖素↓＞胰岛素↓ / TH↓ / GH↓（不良反应）。

→ 胃 / 肠 / 胆 / 胰等消化酶↓（治疗非静脉曲张上消化道出血）。

→ 门静脉血流量↓ / 门静脉压↓ → 出血↓（治疗 EGVB）。

→ 外周 BP↑伴 RAAS（－）→ 肾灌注↑ / 尿量↑（治疗 HRS）。

注意：≈ GIH / 但少见，若非静脉曲张上消化道出血即可微泵又可皮下（宜偏小剂量）。

④ GS / NS 500mL＋垂体后叶素 6～12IU 静滴（20 滴 / 分）（常 24h 内止血）× 直至止血后维持 2～3 天。

药理：ADH＋催产素 → 收缩血管（血流重新分布 / BP↑ / 门静脉压↓ / 抗利尿）＋收缩子宫。

注意：腹部绞痛 / 支气管痉挛 / 心绞痛 / 头痛 / BP↑ / 稀释性低钠血症，禁用于哮喘 / 缺血性心脑血管疾病 / 外周动脉闭塞症 / 未控制 HBP / 孕妇（∵收缩子宫）。

⑤ GS / NS 20mL＋特利加压素 2mg（首）/ 1mg 静推 q6～4h（常 24h 内止血）× 直至止血后维持 2～3 天（参考“HRS 治疗”）。

⑥ NS 100mL＋去甲肾上腺素 8mg / 凝血酶 / 维生素 K_1 / 云南白药 口服（尚无证据 / 避免滥用）。

维生素 K_1 5～10mg im / ih（iv 可过敏致死）qd× 短期（仅用于维生素 K 缺乏时 / 常规不推荐）。

⑦ DIC 消耗性低凝期（血栓形成＋凝血因子 / PLT↓）：输血浆 / 冷沉淀 / PLT＋小剂量 LMWH 抗凝。

DIC 继发性纤亢期（血栓纤溶＋FDP / DD↑）：抗纤溶治疗（如氨甲环酸）。

(4) 内镜止血

① 内镜下曲张套扎术(EVL)(食管 V / 尤 Φ ≤2cm / >2cm 近期再出血风险↑)。

② 内镜下注射硬化剂(EIS)(食管 V / 术后 10～15 日有大出血风险 / ∵坏死脱痂脱落)。

③ 内镜下注射组织胶(所有消化道 V / 急诊治疗)。

(5) 腔囊止血:仅用于药物 / 内镜失败+不能及时 TIPS。

(6) 抗菌药物:三代头孢(首选)/ 喹诺酮类(易耐药)静滴 ×3～5 天以上。

注意:EGVB 需治疗性用药(∵约 20% 在出血后 48h 内发生细菌感染 / 尤 CTP-C 级 / HCC / DM),内镜治疗前 8h 需预防性用药。

6. 感染——参考《终末期肝病合并感染诊治专家共识(2021)》

(1) 基础支持治疗:病因治疗,抗炎保肝,免疫调节,营养支持。

(2) 抗感染治疗 :肝肾功能不全时另需结合表 1-3 科学选择抗菌药物。

① 呼吸道 / 肺部感染

CAP:广谱青霉素类 / 三代头孢 / 青霉烯类 / 呼吸喹诺酮类。

HAP:(早发 / 住院 / 机械通气 2～4 天)广谱青霉素类 / 三代头孢 / 青霉烯类 / 呼吸喹诺酮类。

(迟发 / 住院 / 机械通气≥5 天)抗 PAβ 内酰胺类 ± 糖肽类 / 利奈唑胺。

② SBP / 腹腔感染

社区相关性(CA-SBP):三代头孢 / β 内酰胺酶抑制剂合剂 / 氟喹诺酮类 ± 硝基咪唑类。

医院相关性(HA-SBP):抗 PAβ 内酰胺类 ± 糖肽类 / 利奈唑胺。

真菌:棘白菌素类(∵肝毒性↓)>氟康唑 / 伏立康唑。

结核:肝损小的抗结核方案。

③ 胆道感染:≈ CA-SBP / HA-SBP。

④ 胃肠道感染:个体化治疗,必要时抗菌药物,三代头孢 / β 内酰胺酶抑制剂合剂 / 氟喹诺酮类(尤社区获得性)/ 碳青霉烯类(尤医院获得性),若抗生素相关腹泻则甲硝唑 / 万古霉素(口服)。

⑤ 泌尿道感染

社区获得性:(单纯性下尿感)呋喃妥因 / 氟喹诺酮类 / 磺胺类。

(上尿感 / 复杂性 / 并发脓毒血症)广谱青霉素类 / 三代头孢 / 青霉烯类。

医院获得性:(单纯性下尿感)广谱青霉素类。

(上尿感 / 复杂性 / 并发脓毒血症)碳青霉烯类 ± 糖肽类。

真菌:氟康唑 / 伏立康唑>棘白菌素类(∵[尿]↓)。

⑥ 皮肤软组织感染

疖 / 痈 / 脓肿(化脓性):(轻中度)磺胺类 / 耐酶青霉素(口服);(重度)耐酶青霉素 / 一二代头孢(静滴)→ 糖肽类 / 利奈唑胺 / 达托霉素(MRSA),引流 / 清创。

丹毒 / 蜂窝织炎(非化脓性):(轻度)莫匹罗星(外用)/ 青霉素类 / 头孢类 / 喹诺酮类(口服);(中重度)青霉素类 / 三代头孢 / 喹诺酮类(静滴)。

⑦ 血流感染

继发性:原发病灶引流 / 清创,经验(原发病灶 / 免疫状态 / 流行病学)→ 病原治疗,疗程直至体温正常后 7～10 天 / 迁徙病灶消失。

导管相关性:去除导管 / 培养,经验(导管部位)→ 病原治疗。

心内膜炎:清除赘生物,经验(万古霉素 ± 氨基糖苷类 / 四代头孢 / 碳青霉烯类)→ 病原治疗。

(3) 微生态治疗

① 肠道抗菌药物：利福昔明 0.2g qid（肠道感染），0.4g tid（防治 HE）。

注意：∈利福霉素类 / 广谱（G^-/ G^+/ 需氧 / 厌氧菌），只作用于肠道过度生长的致病菌 / 稳定肠道正常菌群，不吸收 / 无耳 / 肾毒性 / 体液红色，主要用于肠道感染 / 腹泻 / HE。

② 肠道微生态制剂：地衣芽孢杆菌活菌制剂 0.5g tid（餐后 / 与抗菌药物间隔 2h）。

枯草杆菌二联活菌 0.25～0.5g bid～tid（餐后 / 与抗菌药物间隔 2h）。

双歧杆菌三联活菌 420～840mg bid（餐后 / 与抗菌药物间隔 2h）。

注意：抑制肠道细菌移位 → 减轻内毒素血症。

(4) 人工肝治疗：清除内毒素 / 炎症介质 / 细胞因子，促进免疫功能恢复。

(5) 预防

① 积极治疗原发疾病 / 改善肝功能。

② 强调营养 / 内环境 / 肠道菌群 / 机体免疫。

③ 重视早期诊断 / 必要时预防性治疗（足量 / 短程原则）/ 切勿滥用激素。

④ 多环节控制院感，如注意通风 / 消毒 / 手卫生 / 无菌操作 / 口腔护理等。

4-02 专题 - 附：

非生物型人工肝

人工肝：不同于多数人工器官，人工肝是在体外采用某种具有解毒 / 代谢等作用的装置来代偿肝脏功能，从而阻止“肝衰竭 → 严重代谢紊乱 / 毒素积聚 → 抑制肝细胞再生”这一恶性循环，对肝衰竭起到辅助支持治疗作用，故又称人工肝支持系统（ALSS），基于装置不同，又分为非生物型人工肝（机械 / 理化装置）和生物型人工肝（生物反应装置）。

一、ALSS 适应证 / 相对禁忌证 / 疗效判断

1. 适应证

（1）各种原因引起的肝衰竭：前期（PTA 40%～50%）/ 早期（PTA 30%～40%）/ 中期（PTA 20%～30%），而晚期（PTA ＜20%）并发症↑ / 获益↓ → 权衡利弊 / 谨慎进行 / 寻求肝移植。

（2）终末期肝病的肝移植：术前等待肝源 / 术后排异反应 / 移植肝无功能期。

（3）各种原因引起的严重淤胆肝 / 严重高胆红素血症。

（4）其他：脓毒血症 / MODS 伴严重肝损伤，急性中毒，重症自免性疾病 / ITP / 重症肌无力。

2. 相对禁忌证

（1）活动性出血或 DIC。

（2）血流动力学不稳定。

（3）心脑梗死非稳定期。

（4）血浆 / 肝素 / 鱼精蛋白等高度过敏。

（5）妊娠晚期（《肝衰竭诊治指南（2018）》新增）。

（6）血管外溶血（《肝衰竭诊治指南（2018）》删除，《肝衰竭诊治指南（2024）》恢复）。

（7）严重脓毒血症（《肝衰竭诊治指南（2018）》删除）。

3. 疗效判断

（1）治疗有效率：消化道症状↓，HE 级别↓，TB↓，PTA↑，MELD 评分↓。

$$\text{MELD}=3.8\ln\frac{\text{TB}(\mu\text{mol/L})}{17.1}+11.2\ln\text{INR}+9.6\ln\frac{\text{Cr}(\mu\text{mol/L})}{88.4}+6.4\text{病因}\left(\begin{array}{c}\text{酒精 / 淤胆记为0}\\\text{病毒 / 其他记为1}\end{array}\right)。$$

（2）4 周好转率。

（3）3 个月 / 半年 / 1 年生存率。

二、ALSS 血管通路

1. 中心静脉置管

（1）颈内静脉置管：胸锁乳突肌三角（胸锁乳突肌锁骨头 / 胸骨头 / 锁骨形成的三角区）的顶端 / 距离锁骨上缘 3～5cm / 颈总动脉前外侧进行穿刺（建议超声定位 / 引导），采用大流量双腔导管 / 长度 12～15cm（右）或 15～19cm（左），留置≤4 周，易气胸 / 血气胸（必要时 X 线摄片）。

（2）股静脉置管★：腹股沟韧带下方 1～3cm / 股动脉搏动明显处内侧 0.5～1cm 进行穿刺（建议超声定位 / 引导），采用大流量双腔导管 / 长度至少 19～20cm，留置≤2 周，易堵管 / 感染。

2. 外周血管穿刺

（1）外周动脉：桡动脉 / 肱动脉 / 足背动脉 → 作为出血端（动脉 - 静脉方式★）。

（2）外周静脉：肘正中静脉 / 头静脉 / 贵要静脉 → 作为出血端 / 回血端（静脉 - 静脉方式）。

3. 留置导管护理

（1）观察：置管处出血 / 血肿 / 感染，导管松动 / 脱落 / 破裂 / 开关失灵 / 堵塞，肢体疼痛 / 肿胀 / 颜色 / 动脉搏动。

（2）避免：头部 / 肢体大幅度活动（出血 / 血肿），侧卧于置管侧（导管压迫 / 松动 / 脱落）。

（3）预防：按摩 / 功能锻炼（预防血栓），置管处清洁 / 干燥 / 隔日更换敷料（预防感染）。

（4）通畅：隔日进行导管通畅性检查，先抽导管内封管液，若无血凝块则冲管 / 封管，若有血凝块则禁止直接推注 / 以免栓塞。

三、ALSS 基本操作 / 模式种类

基本操作：开机自检 → 选择模式 → 安装 / 预冲 / 连接管路 → 设置治疗量等参数 → 启动血泵进行自血循环（逐渐调高血泵速度）× ≥5min → 开启治疗泵进行人工肝 × 直至达到预设治疗量 → 断开动脉端连接 / 血管通路动脉端处理 → 断开静脉端连接 / 血管通路静脉端处理 → 观察 / 交接。

1. 含外源血浆补充的模式

（1）血浆置换（PE）/ 选择性血浆置换（SPE）

① 原理：全血 → 膜式血浆分离器（PE，膜孔 Φ0.3μm）/ 血浆成分分离器（SPE，膜孔 Φ0.03μm）/ 离心式血浆分离器 →

a. 部分血浆（含通过膜孔 / 离心分离的血浆内成分）→ 丢弃。

b. 血细胞 / PLT（SPE 则大中分子物质如球蛋白 / 凝血因子等保留 ↑）＋等量置换液 → 回输。

PE / SPE 模式图见图 4-16。

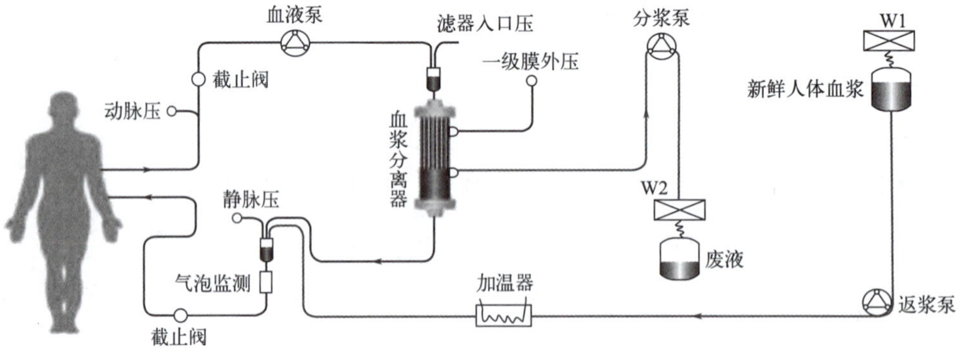

图4-16 PE/SPE模式图

② 参数：全量 PE 的置换量推荐为 1～1.3 个血浆量，血浆量＝体重（kg）×70×［(1–HCT)×0.91］。（膜式）血流速度 80～150mL / min，分浆比 20%～30%，分浆速度 20～30mL / min，置换液速度＝分浆速度。（离心式）血流速度 30～80mL / min，分浆速度 15～30mL / min，置换液速度＋抗凝剂速度＝分浆速度。

③ 要点：置换液有新鲜冰冻血浆（尤 PTA↓↓）/ 白蛋白（尤 PTA 正常）/ 血浆代用品（尤新鲜冰冻血浆不足 / ＜25% 置换总量），分浆比不宜过大 / 否则血浆分离器破膜 / 血液过度浓缩。

④ 优点：广谱 / 高效清除各种毒素，补充凝血因子，操作简单 / 治疗时间↓，SPE 另有大中分子物质如球蛋白 / 凝血因子等保留↑，离心式 PE 另可通过外周血管穿刺进行（∵血流速度↓）/ 中心静脉置管相关并发症↓。

⑤ 缺点：外源血浆来源受限 / 存在血制品过敏 / 感染风险，加重 HE（∵新鲜冰冻血浆含枸橼酸 / 偏碱性）/ 需联合其它模式，清除水溶性毒素↓，离心式 PE 易丢失血细胞和 PLT / 不能进行 SPE。

⑥ 适宜人群：肝衰竭，高胆红素血症，血中大分子物质所致疾病（如冷球蛋白血症 / 格林巴利综合征 / 血栓性血小板减少性紫癜 / 重症肌无力等）。

（2）血浆透析滤过（PDF）

① 原理：全血 → 血浆成分分离器（膜孔介于普通血浆分离器 / 血液滤过器之间）→（血浆滤过）清除分子量小于白蛋白的蛋白成分及其结合毒素 / 保留白蛋白 / 球蛋白 / 纤维蛋白原 / 凝血因子等大中分子蛋白＋（血液透析）清除水溶性毒素＋（补充）置换液 → 回输。

② 参数：血流速度 100～200mL / min，置换液速度∝治疗总时间 / 置换液总量（通常 300～600mL / h），透析液速度 1000～3000mL / h。

③ 要点：置换液有新鲜冰冻血浆（尤 PTA↓↓）/ 白蛋白（尤 PTA 正常）/ 血浆代用品（尤新鲜冰冻血浆不足），血浆成分分离器膜孔不宜过大 / 否则滤过分数↑/ 血液过度浓缩。

④ 优点：清除小分子蛋白结合毒素 / 水溶性毒素，补充凝血因子，调节水 / 电解质 / 酸碱失衡，大中分子蛋白丢失↓，外源血浆需求量↓（较 PE 节省 30%～50%）。

⑤ 缺点：外源血浆来源受限 / 存在血制品过敏 / 感染风险，治疗时间↑/ 抗凝要求↑。

⑥ 适宜人群：肝衰竭＋SIRS / HE / 肾功能不全 / 水电解质酸碱失衡。

（3）双重滤过血浆置换（DFPP）

① 原理：全血 → 膜式血浆分离器 → 血浆 → 血浆成分分离器（清除大分子物质如抗原 / 抗体 / 免疫复合物 / 球蛋白 / 脂蛋白等）→ 血浆＋置换液＋血细胞 / PLT → 回输。

DEPP 模式图见图 4-17。

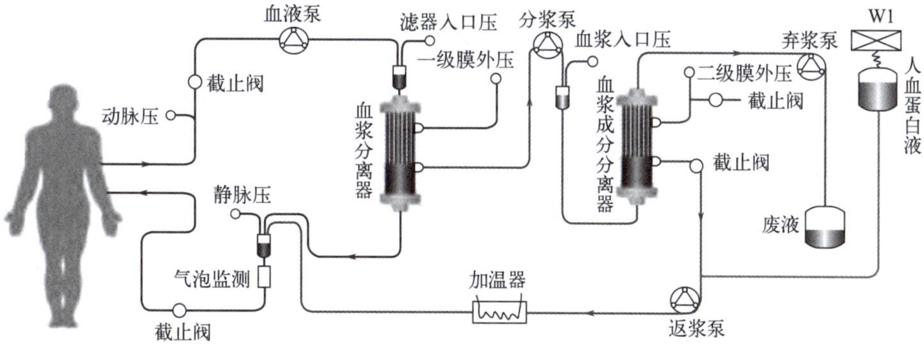

图4-17　DEPP模式图

② 参数：血流速度 100～150mL / min，分浆比 20%～30%，分浆速度 20～45mL / min，置换液速度＝弃浆速度＝ 10%～30% 分浆速度。

③ 要点：置换液有新鲜冰冻血浆（尤 PTA↓↓）/ 白蛋白（尤 PTA 正常）/ 血浆代用品（尤新鲜冰冻血浆不足 / ＜25% 置换总量），弃浆速度 / 分浆速度比值不宜过小 / 过大 / 否则设备运行中断（∵入口压↑）/ 血浆丢失↑。

④ 优点：选择性清除大分子致病物质，白蛋白丢失↓，外源血浆需求量↓。

⑤ 缺点：丢失部分凝血因子，操作复杂。

⑥ 适宜人群：血中大分子物质所致疾病（如自免性疾病 / SLE / 高脂血症 / 重症肌无力等）。

2. 不含外源血浆补充的模式

（1）血液灌流（HP）/ 血浆灌流（PP）

① 原理：全血 / 血浆 → 灌流器（活性炭 / 树脂等吸附代谢产物 / 毒素 / 药物等）→ 回输。

② 参数：（HP）血流速度 100～200mL / min，治疗时间 2 小时。（PP）血流速度 100～ 150mL / min，分浆比 20%～30%，分浆速度 20～45mL / min，治疗量为 2～3 倍血浆量。

③ 要点：肝衰竭不推荐 HP（∵凝血因子↓PLT↓）/ 可行 PP，HP 时血流速度不宜过快 / 过慢 / 否则吸附效率↓/ 灌流器凝血堵塞，密切监测管路压力 / 及时发现压力异常升高 / 必要时追加抗凝。

④ 优点：吸附范围广（尤大中分子物质如白蛋白结合物），不依赖外源血浆，PP 另有血细胞 / PLT 破坏↓的优点，特异性胆红素吸附可清除胆红素 / 少量胆汁酸。

⑤ 缺点：不能补充外源血浆，丢失部分凝血因子 / 白蛋白，不能调节水 / 电解质 / 酸碱失衡，HP 会破坏血细胞 / PLT。

⑥ 适宜人群：肝衰竭＋SIRS / HE，高胆红素血症 / 内毒素血症，自免性疾病 / 急性中毒。

（2）双重血浆分子吸附系统（DPMAS）

① 原理：血浆 → 吸附柱（阴离子树脂吸附胆红素为主）→ 灌流器（中性大孔树脂吸附大中分子物质如炎症介质等为主）→ 回输。

DPMAS 模式图见图 4-18。

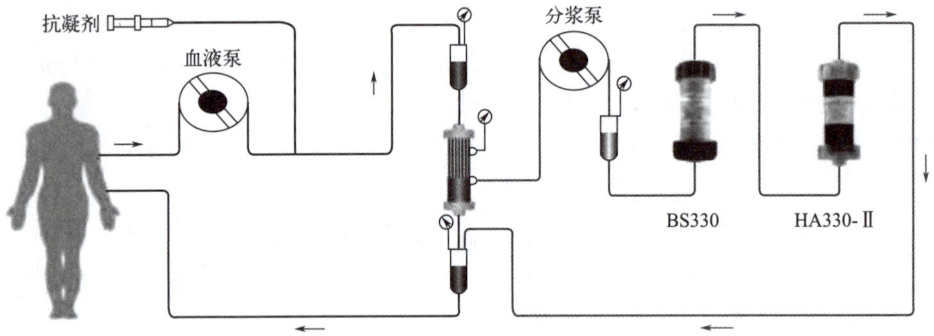

图4-18　DPMAS模式图

② 参数：同 PP。

③ 要点：体外循环容积↑/ BP↓/ 必要时扩容（尤初始阶段），吸附柱吸附抗凝剂 / 密切监测管路压力 / 必要时追加抗凝（尤初始阶段）。

④ 优点：清除范围广（尤大中分子物质如胆红素 / 炎症介质等），不依赖外源血浆。

⑤ 缺点：不能补充外源血浆，丢失部分凝血因子 / 白蛋白。

⑥ 适宜人群：肝衰竭＋SIRS / HE，高胆红素血症，脓毒血症。

（3）血液滤过（HF）/ 血液透析（HD）/ 血液透析滤过（HDF）

① 原理：（HF）全血 → 血滤器（超滤作用∝跨膜压 / 清除中分子物质）＋置换液（补充电解质等）→ 回输。（HD）全血 → 透析器（弥散作用∝浓度差 / 清除小分子物质）＋透析液（补充 HCO_3^- 等）→ 回输。

② 参数：（HF）治疗时间 4h，置换量为 50%～60% 血流量 / 30～50L（前稀释），置换量为 25%～30% 血流量 / 18～25L（后稀释），滤过分数＜25%～30%。（HD）首次治疗时间＜3h（以后酌情↑），首次血流速度 150～200mL / min（以后酌情↑），透析液速度 500mL / min（通常固定 / 若首次出现透析失衡则↓）。

③ 要点：肝衰竭通常需要联合其它模式（∵毒素成分复杂），HF / HDF 时存在蛋白丢失 / 注意补充，HF / HDF 时滤过分数不宜过大 / 否则血液过度浓缩。

④ 优点：清除中小分子物质，调节水 / 电解质 / 酸碱失衡。

⑤ 缺点：不能补充外源血浆，清除大分子物质 / 蛋白结合毒素↓，单位治疗时间内容量 / 电解质波动↑ → 低血压 / 失衡综合征等。

⑥ 适宜人群：肝衰竭＋SIRS / HE / 肾功能不全 / 水电解质酸碱失衡。

（4）配对血浆滤过吸附（CPFA）

① 原理：全血 → 血浆分离器 → 血浆 → 吸附器（清除蛋白结合毒素如胆红素 / 细胞因子等）→ 血浆＋血细胞 / PLT → HF / HD（清除中小分子物质如水溶性毒素＋调节水 / 电解质 / 酸碱紊乱）→ 回输。

② 参数：血流速度 100～200mL / min，分浆比 20%～30%，治疗量为 2～3 倍血浆量，滤过分数＜25%～30%，治疗时间 4～8 小时。

③ 要点：需要具有 CPFA 模式的专用血液净化设备 / 亦可通过串联两台血液净化设备实现（血浆吸附 → HF / HD），肝衰竭选择胆红素吸附器 / 脓毒血症选择广谱或细胞因子吸附器。

④ 优点：清除白蛋白结合毒素如胆红素 / 细胞因子等 / 中小分子物质如水溶性毒素，调节水 / 电解质 / 酸碱失衡。

⑤ 缺点：不能补充外源血浆，设备要求↑ / 操作复杂 / 并发症↑ → 严格掌握适应证。

⑥ 适宜人群：肝衰竭＋SIRS / HE / 肾功能不全 / 水电解质酸碱失衡，自免性疾病 / 急性中毒。

（5）分子吸附再循环系统（MARS）

① 原理：全血 → MARS FLUX 透析膜（模拟肝细胞膜）→ 回输＋携带毒素的白蛋白透析液 → dia FLUX 透析器（低通量透析器）→ 清除小分子物质如水溶性毒素＋携带白蛋白结合毒素的白蛋白透析液 → 活性炭吸附柱 → 阴离子交换树脂吸附柱 → 清除白蛋白结合毒素＋白蛋白透析液循环利用。

② 参数：血流速度 80～120mL / min，10%～20% 白蛋白透析液 600mL 速度 150～250mL / min，治疗时间 6～24h。

③ 要点：不能补充凝血因子 × 治疗时间↑ → 充分医患沟通 / 评估出血风险。

④ 优点：清除白蛋白结合毒素如胆红素 / 细胞因子等 / 中小分子物质如水溶性毒素，调节水 / 电解质 / 酸碱失衡。

⑤ 缺点：不能补充外源血浆，设备要求↑ / 耗材价格↑ / 治疗时间↑。

⑥ 适宜人群：肝衰竭＋SIRS / HE / 肾功能不全 / 水电解质酸碱失衡，自免性疾病 / 急性中毒。

3. 组合模式

结合病人病情 / 人工肝模式特点 / 设备条件 / 可获取血浆量 / 经济情况等 → 组合模式。

- PTA↓↓：组合模式应包含外源血浆补充的模式，如 PE、PDF。
- TB↑↑：组合模式应包含清除中 / 大分子物质的模式，如 DPMAS、PDF、SPE。
- HE↑↑：组合模式应包含清除中 / 小分子物质的模式，如 DPMAS、PDF、HDF。
- 肾功能不全：组合模式应包含清除小分子物质的模式，如 HDF、PDF。

（1）DPMAS＋PE / SPE

① 要点：（序贯）若 PTA ≥20% 则 DPMAS → PE / SPE（血浆 / PTA 正常时亦可白蛋白替代），若 PTA ＜20% 则 PE / SPE（血浆）→ DPMAS。

② 优点：DPMAS 则清除胆红素 / 炎症介质 / 其它毒素，PE / SPE 则补充凝血因子等（包括 DPMAS 所致的少量丢失）。

③ 缺点：均不能改善肾功能，DPMAS → PE 则可能 HE↑（∵大量外源血浆 / 偏碱性）。

④ 适宜人群：肝衰竭 / 高胆红素血症（尤伴 TB ＞500μmol / L）。

（2）PE＋HDF

① 要点：（序贯）PE → HDF（∵纠正因 PE 所致的水 / 电解质 / 酸碱失衡），（同时）HDF—待生命体征平稳—PE（∵体外循环血量↑）。

② 优点：PE 则清除大分子毒素 / 补充凝血因子等，HDF 则清除中小分子毒素 / 改善肾功能。

③ 缺点：PE 则血浆需求量↑，HDF 则治疗时间↑。

④ 适宜人群：肝衰竭（尤伴 HE / SIRS / 肾功能不全 / 水电解质酸碱失衡）。

（3）PDF＋PP

① 要点：（序贯）先后无要求，（同时）PDF—待生命体征平稳—PP（∵体外循环血量↑）。

② 优点：PDF 则清除小分子毒素 / 改善肾功能 / 补充凝血因子等（包括 PP 所致的少量丢失），PP 则清除中大分子毒素。

③ 缺点：PDF 则治疗时间↑ / 抗凝要求↑ / 出血风险↑。

④ 适宜人群：肝衰竭（尤伴 HE / SIRS / 肾功能不全 / 水电解质酸碱失衡）。

（4）DPMAS＋HDF

① 要点：（序贯）先后无要求，（同时）HDF—待生命体征平稳—DPMAS（∵体外循环血量↑）。

② 优点：DPMAS 则清除胆红素 / 炎症介质 / 其他毒素，HDF 则清除中小分子毒素 / 改善肾功能。

③ 缺点：均不能补充凝血因子等，DPMAS 则伴凝血因子等少量丢失，HDF 则治疗时间↑。

④ 适宜人群：肝衰竭 / 高胆红素血症（尤伴 HE / 脓毒血症 / 肾功能不全 / 水电解质酸碱失衡），慎用严重出血倾向 / 严重低蛋白血症。

（5）（PE → PP）＋HDF

① 要点：（同时）HDF—待生命体征平稳—（PE → PP）（共两台设备）。

② 优点：PE 则清除大分子毒素 / 补充凝血因子等，PP 则清除中大分子毒素，HDF 则清除中小分子毒素 / 改善肾功能。

③ 缺点：PE 则血浆需求量↑，HDF 则治疗时间↑，管路复杂 / 抗凝要求↑ / 出血风险↑。

④ 适宜人群：肝衰竭（尤伴 SIRS / 肾功能不全 / 水电解质酸碱失衡）。

四、ALSS 抗凝

1. 肝素抗凝

（1）原理：普通肝素（UH）＋抗凝血酶Ⅲ → 抑制凝血因子Ⅻ / Ⅺ / Ⅸ / Ⅹ / Ⅱ，另有促纤溶作用等（药代动力学个体差异大 / 抗凝强度 / 时间与剂量呈非线性关系）。低分子肝素（LMWH）＋抗凝血酶Ⅲ → 抑制凝血因子Ⅹ＞Ⅱ（利用度↑ / 半衰期↑ / 出血风险↓）。

注：肝衰竭时剂量应个体化，总原则是在保证人工肝治疗顺利前提下尽可能小剂量。

（2）应用：推荐无明确活动性出血 / 出血风险↓ / 血液高凝状态，不推荐肝素过敏 / 肝素诱发 PLT↓ / 明确活动性出血 / 出血风险↑。

（3）方案

① UH 全身抗凝：（按体重）62.5～125U / kg（0.5～1mg / kg）（首剂）→ 1250～2500U / h（10～20mg /

h）× 直至结束前 30min（维持）。（按 PTA）PE ＜20% 则无肝素抗凝，PE 20%～40% 则 625～1250U（5～10mg）（仅首剂），PE 40%～80% 则 1250～2500U（10～20mg）（首剂）→ 312.5～625U / h（2.5～5mg / h）× 直至结束前 30min（维持），PE ＞80% 则参考按体重方案。DPMAS 则在此基础上适当增加剂量（结合 PLT / 抗凝血酶活性等酌情调整）。

② UH 体外抗凝：血管通路动脉端泵入肝素（实现体外通路抗凝）＋血管通路静脉端泵入鱼精蛋白（中和肝素）。

③ 无 UH 抗凝：治疗前应用肝素生理盐水充分预冲＋治疗中定期使用生理盐水冲管。

④ LMWH 抗凝：60～80U / kg 静注（仅首剂）（结合凝血功能酌情调整）。

（4）监测：UH 则监测激活全血凝固时间（ACT）/ 活化部分凝血活酶时间（APTT）→ 治疗期间为治疗前 1.5～2.5 倍（静脉端）/ 治疗结束为治疗前水平（动脉端），LMWH 则监测凝血因子 X 活性。

2. 枸橼酸抗凝

（1）原理：体外循环引血端泵入枸橼酸钠＋离子钙 → 枸橼酸钙 / 伴体外离子钙↓ → 实现体外循环抗凝，体外循环回血端泵入钙剂 → 补充体内离子钙 → 恢复体内凝血功能。

注：与肝素抗凝相比，出血风险↓＋避免肝素过敏 / 肝素诱发 PLT↓。

（2）应用：推荐肝素过敏 / 肝素诱发 PLT↓ / 明确活动性出血 / 出血风险↑，不推荐严重低氧血症（PaO_2＜60mmHg）/ 组织灌注极差（BP ＜90 / 60mmHg）（∵ TAC↓ → 枸橼酸代谢↓ / 蓄积↑）。

（3）方案：体外抗凝。体外循环引血端泵入 4% 枸橼酸钠 100～110mL / h＋体外循环回血端泵入 10% 葡萄糖酸钙 50～70mL / h（PE）或 8～10mL / h（DPMAS）（结合体内外离子钙 / 总钙酌情调整）。

（4）监测：体外离子钙 → 0.2～0.4mmol / L，体内离子钙 → ≥0.8mmol / L，体内离子钙 / 体内总钙比值 → ＜2.5（若≥2.5 则提示枸橼酸蓄积 → 暂停 → 待达标后再恢复）。

五、ALSS 并发症及其防治

1. 出血

（1）置管处出血

原因：置管误伤 / 误穿动脉（易血肿），导管松动 / 脱落 / 破裂，ALSS 抗凝↑↑。

表现：渗血，皮下出血 / 血肿，甚至危及生命。

防治：压迫止血 / 加压包扎 / 缝合固定，ALSS 肝素↓ / 止血 / 扩容，暂停 ALSS / 拔除导管。

（2）消化道出血

原因：应激性溃疡，食管胃底静脉曲张破裂，凝血↓↓，ALSS 抗凝↑↑。

表现：呕血 / 黑便 / 血便，甚至低血压 / 休克（烦躁不安 / 苍白湿冷 / 脉搏细速 / 血压下降 / 尿量减少）。

防治：PPI / 止血 / 扩容，ALSS 肝素↓ / 体外抗凝，暂停 ALSS / 拔除导管。

（3）皮肤黏膜出血

表现：鼻衄，皮肤瘀点 / 瘀斑。

（4）颅内出血（最严重）

防治：暂停 ALSS / 拔除导管，甘露醇 / 维持呼吸循环稳定，神内 / 神外急会诊。

2. 凝血

（1）置管处凝血

表现：ALSS 时血流引出不畅。

防治：ALSS 肝素↑，重新置管。

（2）深静脉血栓

表现：多见于股静脉置管，下肢疼痛 / 肿胀，超声示血栓形成。

防治：卧床休息 / 抬高患肢，血管外科急会诊，暂停 ALSS / 拔除导管（防止肺栓塞）。

（3）分离器 / 灌流器等凝血

表现：跨膜压↑↑ / BP↑，机械破坏 / 血细胞↓（尤 PLT↓↓），超阈值停机。

防治：ALSS 肝素↑，等渗盐水冲洗，更换分离器 / 灌流器等。

3. 低血压

（1）有效血容量↓

原因：胸腹水 / 水肿，血管反应性↓（∵肝源性 DM / 自主神经疾病），ALSS 时血浆进出不平衡，ALSS 时置换液致使血浆渗透压↓，超滤时过快过多，醋酸盐透析时血管扩张。

防治：输血浆 / 白蛋白 / 其它胶体溶液 → 输血，扩容 → 血管活性药物。

（2）失血

原因：出血倾向 / 潜在出血灶，管路固定不牢 / 脱开，跨膜压过高 / 破膜，ALSS 抗凝↑↑。

防治：参见“出血”部分，管路固定确认与检查，跨膜压确认与监测，ALSS 肝素↓。

（3）心源性

原因：中毒性心肌炎 / 心肌缺血 / 贫血 / 钠水潴留 / 高钾血症 / 酸中毒 → 心衰 / 心律失常，高胆红素血症 → 胆心综合征。

防治：病因治疗，抗心衰，抗心律失常。

（4）过敏

原因：新鲜冰冻血浆（采集 6h 内分离血浆并快速冰冻 / 含全部血浆蛋白及凝血因子），血浆代用品（右旋糖酐 / 明胶溶液 / 羟乙基淀粉），鱼精蛋白（灭活肝素活性）。

防治：参见“过敏反应”部分。

（5）血液灌流综合征

原因：多见于血液灌流 HP 初期（尤≤2h），血液灌流器中活性炭 → 破坏血细胞 / 激活 PLT 聚集并释放组胺等物质 → WBC↓ / PLT↓ / BP↓。

防治：抗 PLT 治疗（阿司匹林 / 双嘧达莫），前列环素，血液灌流（HP）→ 血浆灌流（PP）。

4. 过敏反应

（1）原因：新鲜冰冻血浆 / 血浆代用品 / 鱼精蛋白（初次）→ 产生 IgE 抗体 → 结合并致敏肥大细胞 / 嗜碱性粒细胞＋新鲜冰冻血浆 / 血浆代用品 / 鱼精蛋白（再次）→ 结合 IgE 抗体并诱发肥大细胞 / 嗜碱性粒细胞脱颗粒 / 释放组胺等活性物质（Ⅰ型变态反应），另血浆代用品 → 通过经典 / 旁路补体途径 → 激活补体 C3a / C5a → 诱发肥大细胞 / 嗜碱性粒细胞脱颗粒 / 释放组胺等活性物质。

（2）表现	（3）防治
Ⅰ级：荨麻疹。 Ⅱ级：胸闷 / 心动过速 / 低血压 / 恶心。	→ 停止输注，面罩吸氧，异丙嗪 / 激素，扩容。
Ⅲ级：支气管痉挛 / 低血压休克 / 呕吐。	→ 氨茶碱 / 气管插管，扩容 / 升压药，肾上腺素。
Ⅳ级：呼吸 / 心搏骤停。	→ 心肺复苏。

5. 急性溶血

（1）原因：异型输血，机械破坏，透析液渗透压↓ / 温度↑（∵配方错误 / 恒温器故障）。

（2）表现：寒战 / 发热，胸闷 / 心悸，腹痛 / 腰痛，Hb↓/ K↑/ BP↓，Hb 尿 / 肾功能不全。

（3）防治：暂停 / 夹住血路，吸氧，纠正贫血 / 高钾，尽快重新 ALSS。

6. 失衡综合征

（1）原因：多见于血液透析 HD 过程中 / 结束后不久，BUN / Cr↓ → 血浆渗透压↓ → 颅内压↑/ 颅内 pH 值失衡 / 脑水肿。

（2）表现：一般 24h 内好转，烦躁不安 / 头痛 / 恶心呕吐，抽搐 / 癫痫样发作 / 意识障碍 / 昏迷。

（3）防治：ALSS 血流速度↓/ 暂停，鉴别低血糖 / HE / 脑血管疾病，50%GS 或 3%NS40mL 静推，甘露醇。

7. 高枸橼酸血症

（1）原因：PE 时输注新鲜冰冻血浆中富含抗凝剂枸橼酸盐，枸橼酸抗凝时回血端钙剂↓。

（2）表现：手脚麻木 / 抽搐 / 低钙血症。

（3）防治：10% 葡萄糖酸钙 10～20mL 静推，PE → PE＋HF。

8. 感染

（1）原因：导管感染（G^+ 菌＞＞ G^- 菌 / 厌氧菌），血源感染（尤 HCV / HIV）。

（2）表现：大部分为菌血症 → 感染征象不明显 / 不易及时治疗 → 易发展为败血症，若发热需要排除透析液致热源污染 / 血浆过敏等因素。

（3）防治：无菌操作 / 更换敷料 / 经肝素帽注入肝素封管液（含青霉素 80 万 U），拔除导管 / 导管培养 / 血培养，青霉素类 / 一二代头孢 / 糖肽类。

六、ALSS 机器报警及其处理

1. 压力类报警

（1）高压报警：（预冲阶段压力↑↑）检查有无夹闭管路夹子，理顺管路 / 避免扭曲。（动脉压↑↑/ 静脉压↑↑）冲管动脉端 / 静脉端，肝素↑，调整置管位置，甚至下机。（跨膜压↑↑）冲管循环管路，肝素↑，甚至下机。（二级膜入口压↑↑）冲管循环管路，肝素↑，更换二级膜（血浆成分分离器 / 灌流器 / 吸附器），甚至下机。

（2）低压报警：（静脉压↓↓）检查有无脱管，缩短体外循环时间。（采血压↓↓）扩容，调整体位，更换置管位置。

2. 空气监测类报警

（1）血液断流报警：扩容，调整置管位置。

（2）血浆断流报警：待血浆进入血浆壶后，重新连接二级膜入口测压处。

3. 漏血报警

（高胆红素血症 → 误触报警）直接消除报警。（破膜 / RBC 脆性↑ → 溶血）轻则降低血泵速度 / 调低分浆比 / 继续 ALSS，重则下机。

4. 断电报警

（误操作）迅速接通电源。（停电）用 NS 将血液回至导管静脉端 / 保留体外循环管路 → 待来电后继续 ALSS，或下机。

➔ 非生物型人工肝不同模式的特点与选择（表 4-23）。

➔ 血液净化相关的常见大 / 中 / 小分子物质（表 4-24）。

表 4-23 非生物型人工肝不同模式的特点与选择

内容	含外源血浆补充的模式			不含外源血浆补充的模式			
	PE / SPE	PDF	DFPP	HP / PP	DPMAS	HF / HD / HDF	CPFA / MARS
特点	主要清除大中分子物质＋伴球蛋白↓/凝血因子↓ 补充凝血因子/白蛋白＋伴 HE↑（尤 PE）	主要清除小于白蛋白分子量的蛋白/小分子物质 补充凝血因子/白蛋白	主要清除大分子物质＋伴部分凝血因子↓ 补充凝血因子/白蛋白	主要清除大中分子物质（尤白蛋白结合物）＋伴凝血因子↓/白蛋白↓＋伴血细胞↓/PLT↓（尤 HP）	主要清除大中小分子物质（尤炎症介质/胆红素/NH_3）＋伴凝血因子↓/白蛋白↓	主要清除中小分子物质	主要清除大中小分子物质（尤白蛋白结合物）
人群	肝衰竭 高胆红素血症 大分子物质所致疾病	肝衰竭＋SIRS/HE/肾功能不全/水电解质酸碱失衡	大分子物质所致疾病	肝衰竭＋SIRS/HE 高胆红素血症 内毒素血症 自免性疾病/急性中毒	肝衰竭＋SIRS/HE 高胆红素血症 脓毒血症	肝衰竭＋SIRS/HE/肾功能不全/水电解质酸碱失衡	肝衰竭＋SIRS/HE/肾功能不全/水电解质酸碱失衡 自免性疾病/急性中毒
组合	PE/SPE（大中分子）				DPMAS（大中小分子）		
	PE（大中分子）					HDF（中小分子）	
		PDF（小分子）		PP（大中分子）			
					DPMAS（大中小分子）	HDF（中小分子）	

表 4-24 血液净化相关的常见大/中/小分子物质

大/中/小分子物质（Da）	常见举例
大分子物质（分子量＞10000）	免疫球蛋白/凝血因子/白蛋白及其结合物/肌红蛋白（∝肝衰竭/自免性疾病/急性中毒），细胞因子如 IL-1/IL-6/TNF（∝ SIRS）
中分子物质（分子量 500～10000）	代谢物/裂解产物/内毒素（∝感染），胆红素/胆汁酸（∝高胆红素血症），芳香族氨基酸/短链脂肪酸/内源性苯二氮䓬类/硫醇/酚类/吲哚类（∝ HE）
小分子物质（分子量＜500）	尿素氮/肌酐/尿酸/电解质（∝肾功能不全），NH_3/GABA/假性神经递质如（羟）苯乙醇胺（∝ HE）

4-03 专题

酒精性肝病（ALD）

酒精性肝病（ALD）：是由于长期大量饮酒导致的肝脏疾病，通常表现为轻症 ALD → 酒精性脂肪肝 → 酒精性肝炎（AH）→ 酒精性肝纤维化 → 酒精性 LC，严重酗酒时可诱发广泛肝细胞坏死 / LF。

一、病因 / 机制 / 危险因素

（1）［低 / 中］乙醇 → 乙醇脱氢酶（ADH）→ 乙醛 → 乙醛脱氢酶 → 乙酸 → H_2O+CO_2。

（2）

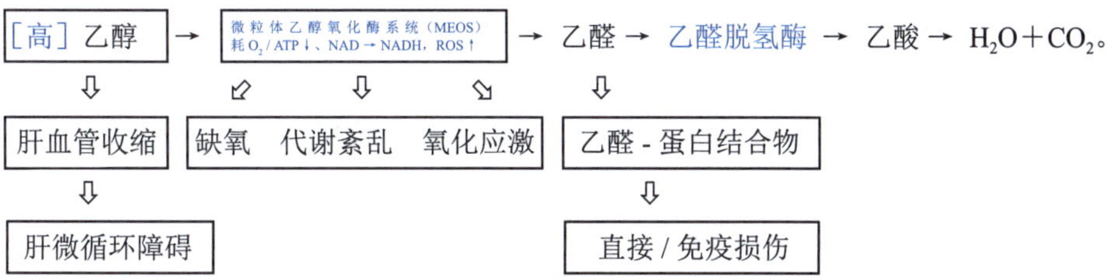

（3）危险因素

① 饮酒量 / 年限：具有阈值效应，但量效关系存在个体差异。

② 饮酒种类 / 方式：存在差别，空腹＞进餐，频繁＞偶尔 / 酗酒，乙醇 80g / d 或 50 度白酒 4 两（200mL）/ d×10 年 → 酒精性 LC，短期大量 → AH。

③ 种族 / 遗传 / 性别：西方 / 欧美（ADH 活性↓）＞亚洲 / 中国，女＞男，亦存在个体差异。

④ 其他：肥胖，营养（Vit A↓ / Vit E↓ / 饱和 FFA↓ / 多不饱和 FFA↑），肝炎病毒（HBV / HCV）。

二、流行病学

我国：酒精所致的最常见器官损伤，患病率约 5%（40～50 岁 10%），LC 中约 1 / 4 为酒精性 LC。

三、诊断 / 评估

1. 临床诊断

（1）饮酒：乙醇（男 / 女）≥（40 / 20）g / d 或 50 度白酒（男 / 女）≥（2 / 1）两 / d× ≥5 年；乙醇≥80g / d 或 50 度白酒≥4 两 / d× 近 2 周；AUDIT 量表 / MAST 量表 / CAGE 问卷 → 筛查酒精滥用 / 依赖。

（2）表现：无症状 → 乏力 / 纳差 / 肝区隐痛 / 腹胀 / 体重减轻 / 黄疸 → 精神异常 / 肝掌 / 蜘蛛痣。

（3）检查：AST↑↑（<10倍）/ALT↑/比值>2，GGT↑，TB↑，PTA↓，平均RBC体积（MCV）↑，戒酒后4周恢复正常（GGT恢复较慢）。

（4）影像

① B超（首选）：典型特征为肝脏近场回声↑（>肾脏）、远场回声↓、肝内管道结构显示不清。

注：主观，轻度脂肪肝/脂肪变性<30%不能检出，脂肪肝/肝炎不能鉴别，另弥漫性肝纤维化/早期LC亦有上述特征。

② TE：受控衰减参数（CAP）能检出脂肪变性≥5%/极轻度脂肪肝（但阈值不详），肝脏硬度（LSM）能检出进展期肝纤维化/LC（阈值分别为12.96kPa/22.7kPa）。

注：主观，易受病因/肥胖/肋间隙/脂肪变性/炎症坏死/淤胆淤血等影响。酒精肝与非酒精肝的Fibroscan临界值见图4-19。

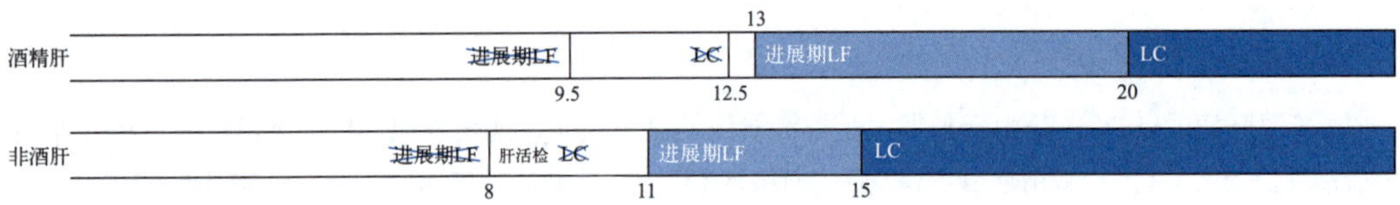

图4-19 酒精肝与非酒精肝的FibroScan临界值

LF，肝纤维化；LC，肝硬化；肝脏硬度单位为kPa

③ CT/MRI：CT典型特征为弥漫性密度↓、肝/脾密度比值↓（轻度0.7～1/中度0.5～0.7/重度<0.5），MRE能检出肝纤维化（阈值为2.93kPa）。

注：脂肪肝的检测准确性不优于B超，CT很难评估肝纤维化程度，MRI费用昂贵/MRE易受脂肪变性/炎症坏死/淤胆淤血等影响。

（5）排除：病毒肝/药物肝/自免肝等，但也可合并存在。

（6）临床分型

轻症ALD：检查正常/轻微+影像正常/轻微。

酒精性脂肪肝：检查轻微+影像提示脂肪肝。

酒精性肝炎（AH）：无/有LC基础→检查异常（AST↑↑/ALT↑/GGT↑±TB↑/发热/WBC↑），重症AH（SAH）即LF（TB≥171μmol/L或每日↑≥17.1μmol/L，PTA≤40%或INR≥1.5，并发症如HE/出血/HRS/HPS/常伴内毒素血症）。

酒精性肝纤维化/LC：表现+检查异常（尤AST/ALT比值/GGT/APRI/肝纤谱）+影像异常（尤TE/MRI）→综合判断。

2. 病理诊断（表4-25）

3. 病情评估

（1）Maddrey判别函数（MDF）：主要评估ALD。

MDF＝4.6×（PT－对照）（s）＋TB（μmol/L）/17.1（mg/dL）。

→≥32则2个月死亡率50%（SAH应用激素）。

（2）Glasgow酒精性肝炎评分（GAHS）：主要评估AH（表4-26）。

表 4-25　ALD 病理诊断

脂肪变性(F)		炎症(G)			纤维化(S)	
分级	大泡性伴/不伴小泡性	分级	肝小叶（腺泡 3 带，腺泡内）	汇管区/周围	分级	
F0	＜5%	G0	无	无	S0	无
F1	5%～33%	G1	气球样变，点/灶状坏死	炎症细胞浸润	S1	窦周，中央静脉周围
F2	33%～66%	G2	气球样变↑，点/灶状坏死↑ Mallory 小体	轻度 PN	S2	扩展至汇管区，汇管区星芒状
F3	＞66%	G3	气球样变↑↑，点/灶状坏死↑↑ 凋亡小体，小范围 BN	中度 PN	S3	腺泡内广泛，桥接
		G4	大范围 BN，融合坏死	重度 PN	S4	早期 LC（小结节性）

表 4-26　Glasgow 酒精性肝炎评分（GAHS）

指标	1 分	2 分	3 分
年龄（岁）	＜50	≥50	/
TB（μmol/L）	＜125	125～250	≥250
PT/对照	＜1.5 倍	1.5～2.0 倍	≥2.0 倍
BUN（mmol/L）	＜5	≥5	/
WBC（$\times10^9$/L）	＜15	≥15	/

→ ≥9 分则预后差（SAH 应用激素）。

（3）Lille 评分：主要评估 AH/激素疗效。

Lille＝3.19－0.101×年龄（岁）＋0.147×入院时 Alb（g/L）＋0.0165×入院 7 天后 TB（μmol/L）－0.206×肾功能不全（Cr＜115mmol/L 记为 0；Cr≥115mmol/L 记为 1）－0.0065×入院时 TB（μmol/L）－0.0096×入院时 PT（s）。

→ 应用激素 7 天后＜0.45/≥0.45 则 6 个月死亡率分别 25%（有效/继续）/85%（无效/停用）。

（4）Child-Turcotte-Pugh（CTP）分级：主要评估 LC 尤失代偿（表 4-27）。

表 4-27　CTP 分级

指标	1 分	2 分	3 分
HE	/	1～2 级	3～4 级
腹水	/（＜200mL）	1 级（少量）/利尿有效	2～3 级（中大量）/利尿抵抗
Alb（g/L）	＞35	28～35	＜28
INR 或 PT 延长	＜1.3 或＜4s	1.3～1.5 或 4～6s	＞1.5 或＞6s
TB（若 PBC/PSC）	＜2 倍（4 倍）	2～3 倍（4～10 倍）	＞3 倍（10 倍）

→ 5～6 分（A 级）、7～9 分（B 级）、10～15 分（C 级）则 1 年死亡率分别为 5%、20%、55%。

（5）终末期肝病模型评分（MELD）：主要评估终末期肝病/指导肝移植。

$$\text{MELD}=3.8\ln\frac{\text{TB}(\mu\text{mol/L})}{17.1}+11.2\ln\text{INR}+9.6\ln\frac{\text{Cr}(\mu\text{mol/L})}{88.4}+6.4\text{病因}\begin{pmatrix}\text{酒精/淤胆记为0}\\\text{病毒/其他记为1}\end{pmatrix}$$

→ <10、10～20（尤>18）、20～30、30～40、>40 则 3 个月死亡率分别 4%、27%、76%、83%、100%。

→ <12、12～18、18～25、25～30、>30 则肝移植分别推荐不用、录入名单、需要、急诊、紧急。

（6）年龄 -TB-INR-Cr 评分（ABIC）

ABIC ＝ 0.1× 年龄＋0.08×TB / 17.1＋0.8×INR＋0.3×Cr / 88.4。

→ >9 则预后差。

附：腹水分级——参考《肝硬化腹水诊疗指南（2023）》

腹水级别（预估量）	腹胀	体征	B 超
1 级 （少量 / 200～1000mL）	无	移浊（－）	位于各间隙 / 深度< 3cm
2 级 （中量 / 1000～3000mL）	有	腹部隆起 / 移浊（±）	淹没肠管但未跨过中腹部 / 深度 3～10cm
3 级 （大量 /> 3000mL）	明显	腹部膨隆 / 移浊（＋）/ 液波震颤	占据全腹腔并填满中腹部 / 深度> 10cm

四、治疗

1. 完全戒酒（最基本）

（1）酒精戒断替代

① 近期未饮酒 / 未服用头孢或甲硝唑等 → 双硫仑 / 戒酒硫 500mg qd×1～2 周 → 250mg qd× 数月～数年。

药理：乙醛脱氢酶（ALDH）抑制剂 → 乙醛累积↑ → 双硫仑样反应 → 恐惧 / 厌恶饮酒。

注意：双硫仑样反应（面部潮红 / 胸闷心悸 / 过度换气 / 恶心呕吐），肝功能损伤。

② 戒断 1 周后＋尿吗啡（－）＋纳洛酮激发试验（－）（纳洛酮 0.4～1.2mg 肌注 → 观察 1h → 无戒断表现）示无阿片依赖 / 推测用药后无戒断综合征 → 纳曲酮 2.5～5mg qd（第 1 天）→ 5～15mg qd（第 2 天）→ 15～30mg qd（第 3 天）→ 30～40mg qd（第 4 天）→ 40～50mg qd（第 5 天及维持至少半年）。

药理：阿片受体拮抗剂 → 酒精强化作用↓ / 对酒欲望↓。

注意：戒断综合征，肝损伤，禁用于尿吗啡（＋）/ 纳洛酮激发试验（＋）（∵阿片依赖）。

③ 阿坎酸钙 666mg tid。

药理：GABA / 牛磺酸类似物 → 与神经递质 Glu / GABA 作用 → 恢复 CNS 兴奋 / 抑制平衡状态 → 酒精依赖↓。

注意：腹泻，厌食 / 恶心 / 腹胀，焦虑。

④ 巴氯芬 5mg tid → ＋5mg / 3 天 → 10～20mg qid。

药理：GABA 衍生物 / GABAβ 受体激动剂 → 兴奋性神经递质 Glu / Asp 释放↓ → 中枢性解痉（常用于 CNS 损伤所致的肌痉挛）。

注意：精神症状，停药反应，禁用于消化道溃疡。

（2）酒精戒断综合征（AWS）

① 表现：焦虑 / 心悸 / 手抖 / 冷汗 → 视 / 听 / 触幻觉等精神症状 → 抽搐 / 痉挛 / 癫痫 → 谵妄。

② 处理：奥沙西泮 15～30mg tid > 地西泮 2.5～5mg tid。

2. 营养支持（最重要）

（1）一日多餐，高热量 / 低脂 / 高蛋白 / 丰富维生素（Vit B / Vit C / Vit K / 叶酸）。

（2）SAH：夜间加餐（防止夜间低血糖 / 肌肉萎缩）。

3. 药物治疗（个体化）

（1）适应证：AH，进展期肝纤维化。

（2）药物

① 保肝：多烯磷脂酰胆碱 / 还原型 GSH / 甘草酸二胺 / 腺苷蛋氨酸 / UDCA / 水飞蓟素。

② 抗纤维化：安络化纤丸 / 复方鳖甲软肝片 / 扶正化瘀胶囊。

③ LC 并发症：略。

④ 其他：美多他辛 0.5g bid（抗脂质过氧化 / 减轻脂肪肝→治疗 ALD）。

NS 500mL＋美多他辛 0.9g 静滴 st（促进乙醇代谢 / 排泄 →治疗酒精中毒）。

（3）SAH：糖皮质激素（1 个月生存率↑/ 但长期生存率无显著↑）。

① 国外：甲泼尼龙 32mg / 泼尼松龙 40mg qd×1 周 → Lille 评分 <0.45 分（有效）/ ≥0.45 分（无效）→（有效）×3 周 /（无效）则停用 → 缓慢 / 直接停药。

② 国内：甲泼尼龙 125mg 静滴 qd×3 / 7 天 → 复查 TB↓ >10%/ 30%（有效）/ <10%/ 30%（无效）→（有效）改口服 /（无效）则停用 → 缓慢 / 直接停药。

注意：SAH 应用激素风险↑↑ → 应用后要尽快评估激素疗效并做及时调整。

4. 肝移植

酒精性 LC 晚期 / 终末期肝病 → 戒酒≥3～6 个月＋无其他脏器严重酒精性损害（如酒精性心肌病 / 慢性胰腺炎）→ 肝移植。

4-04 专题

非酒精性脂肪性肝病（NAFLD）

非酒精性脂肪性肝病（NAFLD）：是一种与胰岛素抵抗（IR）/ 遗传易感密切相关的代谢应激性肝损伤，包括非酒精性肝脂肪变（单纯性脂肪肝）/ 非酒精性脂肪性肝炎（NASH）/ LC / HCC。与代谢综合征（MetS）/ T2DM / 动脉硬化性心血管疾病 / 结直肠肿瘤等高发密切相关，已成为我国慢性肝病 / 健康体检肝功能异常（ALT↑ GGT↑）的首要原因。越来越多 HBV 感染者合并 NAFLD。

一、病因 / 机制 / 危险因素

（1）高脂饮食 / 高脂血症 / 外周脂肪组织动员 → FFA 大量输入肝脏＋线粒体功能障碍（β 氧化↓）→ TG 合成↑＋VLDL 合成↓/ TG 输出肝脏↓ → 脂质沉积。

（2）两次打击学说：（一次打击）胰岛素抵抗（IR）→ 脂质沉积 → 单纯性脂肪肝。

（二次打击）氧化应激 → 脂质过氧化 → NASH / LC。

（3）危险因素

① 生活方式：高热量 / 高脂饮食，久坐少动。

② 代谢综合征（MetS）组分：若组分≥3 / 5 项 → 代谢综合征。

（超重 / 肥胖）BMI ≥24kg / m^2，或腰围＞90 / 85cm（男 / 女），或体脂含量 / 百分比超标。

（BP↑ / HBP）BP ≥130 / 85mmHg，或正服降压药。

（TG↑）TG ≥1.7mmol / L，或正服降脂药。

（HDL↓）HDL ≤1.0 / 1.3mmol / L（男 / 女），或正服降脂药。

（DM 前期 / T2DM）空腹血糖（FPG）≥6.1mmol / L，或糖负荷后 2h 血糖（2hPPG）≥7.8mmol / L 或 HbA1C ≥5.7%，或 T2DM 家族史，或胰岛素计算稳态模型 IR 指数（HOMA-IR）≥2.5。

③ 其他疾病：高尿酸血症 / 睡眠呼吸暂停综合征 / RBC 增多症，垂体功能减退 / 甲状腺功能减退 / 多囊卵巢综合征，肌少症性肥胖（BMI 易漏诊此类肥胖）。

④ 遗传变异：*PNPLA3* / *TM6SF2* / *GCKR* 等基因多态性。

二、流行病学

（1）全球：最常见慢性肝病，患病率（男）39.7% /（女）25.6%（拉丁美洲＞中东 / 北非 / 南亚 / 东南亚 / 北美 / 东亚＞西欧）→ 非肥胖者约占 40%（其中约一半 BMI 正常）→ 约 40% 有 NASH / 约 30% 有显著肝纤维化 / 约 3% 有 LC。中位数 25%（中东 / 南美＞亚洲 / 中国＞非洲）→ 约 20% 为 NASH。

（2）我国：最常见慢性肝病，患病率增幅 / 发病率最高，患病率（男）34.8% /（女）23.5%（∝肥胖 / 高血压 / 高脂血症 / T2DM / MetS）→ 约 50% 有 NASH。

（3）转归

① 起病隐匿 / 进展缓慢，单纯性脂肪肝 ×10 年 → 0.6%～3% 发展为隐源性肝硬化（代偿期↑↑），NASH×10 年 → 约 15%～25% 发展为 NASH 肝硬化（进展↑/ 风险↑）。

② NAFLD（NASH40%＋NASH 肝硬化 60%）→ HCC，NAFLD → MetS / T2DM / 心血管事件↑分别 3 / 2 / 1.5 倍 。

三、诊断 / 评估

1. 疑诊

常无症状 → 乏力 / 纳差 / 肝区隐痛 / 腹胀 / 肝脾大 / 黄疸，常因 ALT↑/ GGT↑而偶然发现。

2. 确诊

（1）排除导致脂肪肝的酒精因素：乙醇（男 / 女）＜（210 / 140）g / 周或 50 度白酒（男 / 女）＜（1 斤 / 7 两）/ 周 × 近 1 年 → 内涵是“营养过剩 / IR / 代谢紊乱”。

（2）排除导致脂肪肝的特定肝病：酒精肝［乙醇（男 / 女）≥（40 / 20）g / d 或 50 度白酒（男 / 女）≥（2 / 1 两）/ d× ≥5 年］，病毒肝（尤 HCV 基因 3 型），药物肝（尤激素 / Ⅲ类抗心律失常药如乙胺碘呋酮 / 抗风湿肿瘤药如甲氨蝶呤 / 抗雌激素肿瘤药如他莫昔芬等），自免肝，肝豆状核变性等。NAFLD 亦可合并其他肝病 → 最常见为（NAFLD＋慢乙肝）/（NAFLD＋药物肝）/（NAFLD＋自免肝）→ 评估不同因素对肝脂肪变 / 肝损伤的贡献。

（3）排除导致脂肪肝的特定情况：胃肠外营养 / 炎症性肠病 / 乳糜泻，甲减 / Cushing 综合征，β 脂蛋白缺乏 / 先天性脂质萎缩症等。

（4）病理学 / 影像学：病理学示肝脂肪变，影像学示脂肪肝。

3. 评估

（1）肝脂肪变

① B 超（首选）：典型特征为肝脏近场回声↑（＞肾脏）、远场回声↓、肝内管道结构显示不清。

注：主观，轻度脂肪肝 / 脂肪变性＜30% 不能检出，脂肪肝 / 肝炎不能鉴别，另弥漫性肝纤维化 / 早期 LC 亦有上述特征。

② TE：受控衰减参数 CAP 能检出脂肪变性≥5% / 极轻度脂肪肝（但阈值不详），肝脏硬度（LSM）能检出进展期肝纤维化 / LC（但阈值不详）。

注：主观，易受病因 / 肥胖 / 肋间隙 / 脂肪变性 / 炎症坏死 / 淤胆淤血等影响。

③ CT / MRI：主要用于评价弥漫性脂肪肝中的正常肝岛、鉴别局灶性脂肪肝与肝内占位病变。

注：脂肪肝的检测准确性不优于 B 超，CT 很难评估肝纤维化程度，MRI 费用昂贵 / MRE 易受脂肪变性 / 炎症坏死 / 淤胆淤血等影响。

（2）肝纤维化

① 预测价值：肝纤维化 / LC 是预测 NAFLD 预后的重要指标。

② 无创评估 :《代谢相关（非酒精性）脂肪性肝病防治指南（2024)》推荐 FIB-4（一级评估）→ LSM（二级评估）（表 4-28）。

表 4-28 代谢相关脂肪性肝病的无创评估

风险分层	低危	中危	高危
FIB-4 评分	＜1.3	1.3～2.67	＞2.67
LSM（kPa）	＜8	8～12	＞12
临床意义	基本排除进展期肝纤维化	提示显著肝纤维化	提示肝硬化

③ 病理活检：适用于无创评估高度怀疑但又不能确定的进展期肝纤维化。

（3）肝脏炎症

① 肝功能：ALT 正常 / ↑（＜5 倍）→ ALT 正常≠无炎症、ALT ↑ ≠ NASH。

② 高危人群：ALT 持续 ↑ / CK18-M30 / M65 持续 ↑（肝细胞凋亡 / 坏死标志物）/ MetS / T2DM → 可能存在 NASH → 肝活检 / 病理确诊。

③ 病理活检：NASH 诊断金标准（欧洲 SAF 积分＞美国 NAS 积分）→ 脂肪变性＋炎症（气球样变＋坏死灶）。

附：美国 NAS 积分

脂肪变性（评分）		炎症（评分）				纤维化（分期）	
	大泡性		气球样变		（点状）坏死灶 / 20 倍镜		
0	＜5%	0	无	0	无	0 期	无
1	5%～33%	1	少见	1	1 个	1 期	窦周纤维化或门脉周围纤维化
2	33%～66%	2	多见	2	2～4 个	2 期	窦周纤维化和门脉周围纤维化
3	＞66%			3	≥5 个	3 期	桥接纤维化
NAS 积分（0～8 分）：＜3 分排除脂肪性肝炎，3～4 分可疑，＞4 分诊断						4 期	早期 LC（小结节性）

（4）代谢 / 心血管危险因素

① NAFLD ∝ MetS ∝ 心血管事件 / T2DM。

② IR 评估：胰岛素计算稳态模型 IR 指数（HOMA-IR）＝空腹血糖（FPG）（mmol / L）× 空腹胰岛素（FINS）（mIU / L）/ 22.5（正常值为 1）→ HOMA-IR 指数 ↑ 则 IR ↑。

四、治疗

首要目标：减肥 / 改善 IR，防治 MetS / T2DM 及其相关并发症。

次要目标：减少肝脏脂肪沉积，避免二次打击致 NASH / ACLF，阻止 / 延缓病情进展。

1. 生活方式干预（3～6 个月）

（1）饮食：减少热量 / 甜食，增加谷类 /ω-3FFA / 膳食纤维，一日三餐 / 定时定量 / 禁夜间进食。

（2）运动：避免久坐少动，坚持体育锻炼（中强度有氧运动 30min / d×5 次 / 周或高强度有氧运动 20min / d×3 次 / 周＋ 抗阻训练 8～10 组 ×2 次 / 周）。

注：体重 ↓ 3%～5% → 单纯性脂肪肝 / MetS ↓，体重 ↓ 7%～10% → 肝功能 / NASH ↓，体重 ↓ ＞10%×1 年则肝纤维化 ↓。

2. 避免二次打击

(1) 禁止饥饿减肥 / 用肝毒性药物（慎用保健品）/ 过量饮酒（限制饮酒）。

(2) 多饮咖啡 / 茶水。

(3) 处理特定肝病 / 特定情况。

3. MetS 药物治疗（对 NASH/ 肝纤维化 /LC 疗效不确切）

(1) 减肥

① 胃肠道脂肪酶抑制剂：奥利司他 120mg 含脂餐时 / 餐后 1h 内（无脂进餐可略）。

② 胰高糖素样肽 -1（GLP-1）受体激动剂：利拉鲁肽 0.6mg×1 周 → 1.2mg 皮下 qd（max 1.8mg / d）。

(2) 血压

① 首选：ARB / ACEI。

② 联合：CCB，非选择性 β 受体阻滞剂（尤门静脉高压），噻嗪类利尿剂。

(3) 血脂

① 降 LDL：他汀类（常出现孤立性 ALT↑ → 继续 / 停药 → 恢复，禁用于失代偿 LC / LF）。

② 降 TG：ω-3 多不饱和 FFA ＞贝特类（尤 TG ＞5.6mmol / L / 警惕胰腺炎 / 肝毒性）。

(4) 血糖

① 双胍类：二甲双胍（另有减肥 / 降低 HCC）。

② 增敏剂：吡格列酮（另有减轻 NASH）。

③ 钠 - 葡萄糖共转运体 -2（SGLT-2）抑制剂：恩格列净（另有减肥 / 减轻 NASH）。

4. 减肥 / 代谢手术（腹腔镜胃袖状切除术 / 缩胃手术 / 垂直切除胃大弯）

(1) 适应证：T2DM＋重度肥胖（BMI ≥40 / 亚裔 ≥37.5），T2DM＋中度肥胖（BMI ＝ 35～40 / 亚裔 32.5～37.5）＋无法控制血糖，T2DM＋轻度肥胖（BMI ＜35 / 亚裔＜32.5）＋无法控制代谢 / 心血管危险因素。

(2) 禁忌证：失代偿 LC，而 NASH / 代偿期 LC 非禁忌证 / 但暂不推荐。

5. 保肝药物治疗（选择 1 种药 ×1 年以上）

(1) 适应证：NASH / 进展期肝纤维化，MetS 药物治疗出现肝损伤↑，合并病毒肝 / 自免肝 / 药物肝等。

(2) 药物：多烯磷脂酰胆碱 / 还原型 GSH / 甘草酸二胺 / 腺苷蛋氨酸 / UDCA / 水飞蓟素。

奥贝胆酸（显著减轻肝纤维化 / 但存争议，注意皮肤瘙痒）。

维生素 E（显著降低 ALT / 但存争议，尚存安全性问题）。

6. 肝移植

(1) 脂肪肝作为肝源↑ → 移植后肝脏无功能风险↑。

(2) NASH → 失代偿 LC / HCC → 肝移植 → 继续评估 / 治疗（∵ NAFLD 复发率高达 50%）。

五、问题与展望

(1) 形势严峻：肥胖↑↑ MetS↑↑ → NAFLD↑↑ → 已赶超欧美等发达国家水平。

(2) 我国国情：膳食结构 / 锻炼方式 / 保肝药物 / 减肥手术 → 需要临床试验验证。

(3) 无创诊断：不能确诊 NASH / 肝纤维化 → 仍需病理活检确诊。

(4) 国外指南：国外治疗方法的效果 / 安全性 → 有待国内验证。

(5) 探讨（NAFLD＋CHB）/ 儿童脂肪肝的预后转归的特殊性。

(6) 突破 NAFLD 相关 HCC 的遗传特征 / 发病机制 / 新药研发等。

4-04 专题 - 附:

代谢相关脂肪性肝病（MAFLD）

一、更新背景

（1）NAFLD 全球患病率高达 25%，与代谢紊乱密切相关。

（2）NAFLD 是系统代谢紊乱累及肝脏的表现，具有复杂的病理生理学特征。

（3）NAFLD 目前诊断∈排他性标准。

➔ 2020 年初，22 个国家的 30 位专家 → 国际专家共识声明（如下）。

① 更新疾病名称：NAFLD → 代谢相关脂肪性肝病（MAFLD）。

② 更新诊断标准：排他性标准 → 肯定性标准。

③ 更新程度评估：二分类法则（单纯性脂肪肝＋脂肪性肝炎）→ 炎症活动度＋纤维化程度。

④ 提出 MAFLD 相关肝硬化的诊断标准。

⑤ 提出其他原因相关脂肪性肝病的概念框架。

二、MAFLD 诊断标准 [（1）+（2）/（3）/（4）]

（1）肝脏活检组织学 / 肝脏相关影像学 / 血液生物标志物：提示“脂肪肝”。

（2）超重 / 肥胖：BMI（亚洲）＞23kg / m^2。

（3）T2DM。

（4）代谢功能障碍：≥2 / 7 项。

① 腰围（亚洲）≥90（男）/ 80（女）cm。

② BP ≥130 / 85mmHg 或已服用降压药。

③ TG ≥1.7mmol / L 或已服用降脂药。

④ HDL ＜1.0（男）/ 1.3（女）mmol / L 或已服用降脂药。

⑤ 空腹血糖受损（IFG，即 FPG ＝ 5.6～6.9mmol / L）或糖耐量减低（IGT，即 OGTT2h ＝ 7.8～11.0mmol / L）或 HbA1c ＝ 5.7%～6.4%。

⑥ 胰岛素计算稳态模型 IR 指数（HOMA-IR）≥2.5。

⑦ 超敏 CRP ＞2mg / L。

三、MAFLD 相关肝硬化

即 MAFLD＋LC，即使肝脏无脂肪变性或＜5%（∵肝脂肪变随着疾病进展可以减轻 / 消退），谨慎使用“隐匿性 LC”这一术语（∵误导对疾病的正确认识）。

附：脂肪性肝病的病因诊断流程图
——参考《代谢相关（非酒精性）脂肪性肝病防治指南（2024）》

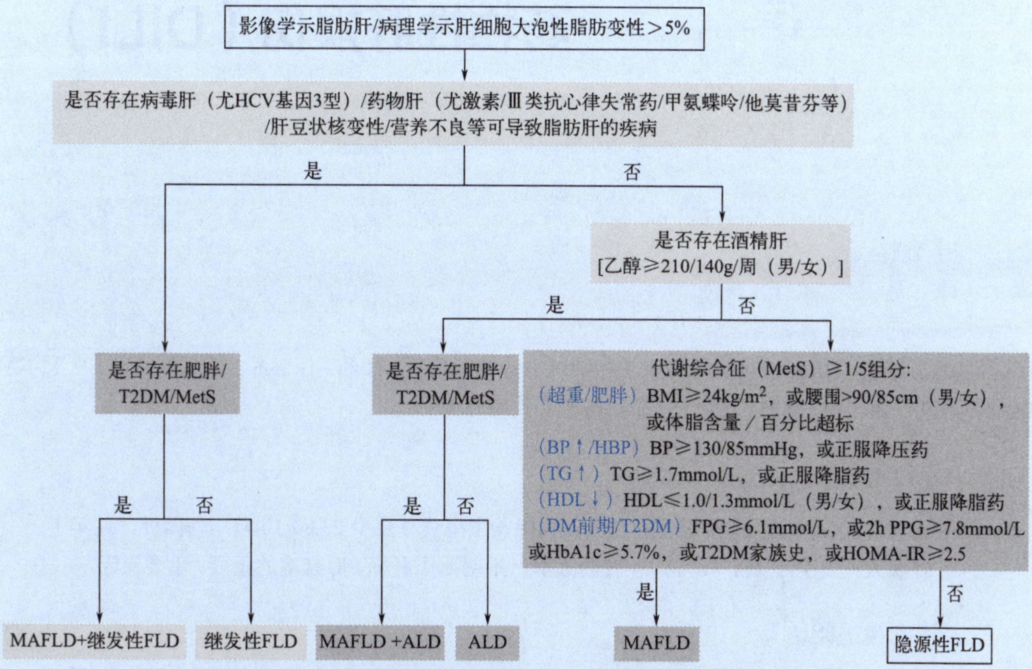

MAFLD，代谢相关脂肪性肝病；FLD，脂肪性肝病；ALD，酒精性肝病

四、MAFLD 合并其它肝病

即 MAFLD 合并酒精肝 / 病毒肝 / 药物肝 / 自免肝等，其它肝病不应作为诊断 MAFLD 的先决条件，未来可能基于研究进展进一步对 MAFLD 作亚型分类。

五、其他原因相关脂肪性肝病

包括药物相关（如激素 / 丙戊酸 / 他莫昔芬 / 甲氨蝶呤 / 胺碘酮等）/ 乳糜泻 / 饥饿 / 胃肠外营养以及一些罕见的遗传代谢性肝病等，谨慎使用“继发性脂肪肝”这一术语（∵所有的肝脂肪变均为继发性）。

4-05 专题

药物性肝损伤（DILI）

药物性肝损伤（DILI）：化学药物、生物制剂、传统中药 - 天然药 - 保健品 - 膳食补充剂（TCM-NM-HP-DS）及其代谢产物 / 辅料 / 污染物 / 杂质等所导致的肝损伤。

一、流行病学

（1）普通人群：各国发生率报道差异较大，我国发生率估算至少 23.8 / 10 万，＞国外，逐年↑。

（2）住院病人：发生率 1%～6% ＞＞普通人群，不明原因肝损 / 肝衰竭的重要 / 主要原因。

二、药物及危险因素

1. 药物

据报道≥1000 种（详见 LiverTox / Hepatox 网站），欧美尤 NSAID / 抗感染药物 / TCM-DS，亚洲尤 TCM / 抗感染药物（尤抗结核药物），我国尤 TCM / DS / 抗结核药物 / 抗肿瘤药物 / 免疫抑制剂。

（1）TCM-NM-HP-DS（发生率约 23%）：何首乌 / 土三七（含吡咯生物碱）/ 雷公藤，板蓝根 / 鸦胆子 / 穿心莲 / 牡丹皮 / 五味子，柴胡 / 薄荷 / 麻黄 / 苦参 / 地榆 / 艾叶等。

（2）抗感染药物（发生率约 17.6%）：（抗结核药）INH / RFP / PZA。（抗细菌药）青霉素类 / 头孢类，氨基糖苷类 / 喹诺酮类 / 大环内酯类 / 林可酰胺类，四环素类 / 磺胺类 / 硝基咪唑类。（抗真菌药）两性霉素 B，氟康唑 / 伊曲康唑 / 伏立康唑。（抗病毒药）抗 HIV 药，利巴韦林 / 奥司他韦，阿昔洛韦 / 更昔洛韦。（抗疟原虫药）氯喹 / 伯氨喹 / 乙胺嘧啶。

（3）抗肿瘤药物（发生率约 15%）：甲氨蝶呤（MTX）（警惕长期应用 → 脂肪肝 / 肝纤维化 / LC），巯嘌呤 / 硫唑嘌呤，阿糖胞苷 / 吉西他滨，氟尿嘧啶（5-FU），烷化剂如环磷酰胺（CTX）/ 白消安，铂类如顺铂 / 卡铂，蒽环类如阿霉素 / 柔红霉素，维 A 酸，免疫检查点抑制剂 / 酪氨酸激酶抑制剂。

（4）激素代谢类（发生率约 14%）：甲状腺激素 / 抗甲状腺药物，胰岛素 / 降糖药物，孕 / 雌 / 雄激素。

（5）心血管药物（发生率约 10%）：胺碘酮 / 硝普钠，ACEI / ARB / β 受体阻滞剂 / CCB，他汀类 / 贝特类。

（6）非甾体类 NSAID（发生率约 8.7%）：（水杨酸类）阿司匹林 / 对氨基水杨酸钠。（苯胺类）对乙酰氨基酚（APAP）→ 欧美 ALF 最主要原因。（吲哚类）吲哚美辛。（芳基丙酸类）布洛芬。

（7）免疫抑制剂（发生率约 4.7%）：激素（警惕长期应用 → 脂肪肝，大剂量应用 → 病毒再激活），羟氯喹，环孢素，单克隆抗体（尤英夫利昔单抗∈药物诱导 AIH 的经典药物，而托珠单抗发生率较低）。

（8）神经 / 精神药物（发生率约 2.6%）：（镇静催眠药）苯二氮䓬类 / 巴比妥类。（抗癫痫药）苯妥英钠 / 卡马西平 / 拉莫三嗪。（抗精神分裂药）氟哌啶醇 / 氯氮平 / 利培酮。（抗抑郁药）多塞平 / 氟西汀 / 米氮平。

2. 危险因素

（1）药物因素：化学性质（尤亲脂性），活性代谢产物，剂量 × 疗程，影响胆汁酸盐输出泵 / 线粒体功能，药物相互作用（尤联合细胞色素 P450 酶诱导剂）。

（2）宿主因素：高龄 / 饮酒（尤特定药物），女性 / 妊娠（尤四环素类 → AIH），基础疾病（尤 HBV / HCV / HIV / 自免肝 / DM 等），遗传（尤药物转运蛋白 / 代谢酶 / HLA 基因多态性）。

（3）药物 → 宿主（有显著个体差异）：（耐受性）药物治疗期间未出现肝功能损伤。（适应性）药物治疗期间出现肝功能损伤，但继续用药能恢复正常。（易感性）药物治疗期间甚至停药后出现肝功能损伤，且不能适应性缓解。

三、发病机制与病理

1. 发病机制（图 4-20）

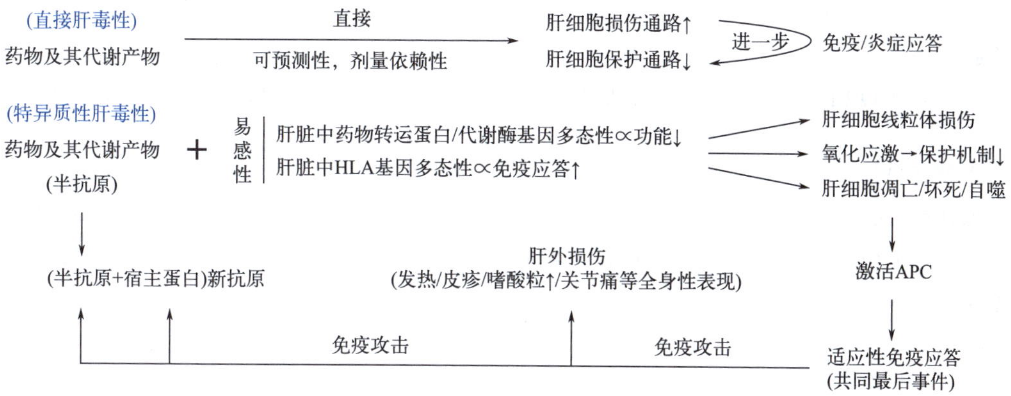

图4-20　DILI发病机制

2. 病理

药物 → 靶细胞（肝细胞 / 胆管上皮细胞 / 肝窦 / 门静脉 / 肝静脉内皮细胞）→ 病理多样（炎症坏死 / 胆汁淤积 / 脂肪样变 / 累及血管 / 出现肿瘤）＋重叠基础肝病 → 需结合临床表现 / 用药史进行综合推测。

四、临床分型及程度分级

1. 基于发病机制分型（表 4-29）

表 4-29　DILI 基于发病机制分型

项目	固有型	特异质型	间接型
机制	药物 / 代谢产物 → 固有肝毒性（多数相关药物现已弃用）	（免疫特异质）超敏反应 / 自免反应（遗传特异质）起病缓 / 再次用药可正常	药物 → 影响基础肝病 / 免疫状态 → 间接导致肝损伤
剂量	正相关	无关	不详
潜伏期	短（数天）	不定（数天～数年）	延迟（数月）
常见药物	NSAID / 心血管药物 抗肿瘤药物 / 免疫抑制剂	抗感染药物 / 心血管药物	抗肿瘤药物 / 免疫抑制剂

2. 基于靶细胞 / 生化异常分型

（1）肝损型：R 值≥5。

（2）混合型：2＜R 值＜5。

（3）淤胆型：R 值≤2。

注：$R值=\dfrac{ALT/AST 两者中的高值↑倍数}{ALP↑倍数}$

3. 程度分级

（1）1 级（轻度）：（ALT ≥5 倍 / ALP ≥2 倍）＋TB ＜2 倍 。

（2）2 级（中度）：（ALT ≥5 倍 / ALP ≥2 倍）＋TB ≥2 倍，或有症状性肝炎。

（3）3 级（重度）：2 级＋INR ≥1.5 / 病程＜6 个月且无 LC 的腹水或 HE / 其他器官功能衰竭。

（4）4 级（致命）：死亡 / 肝移植。

五、临床表现

1. 急性 DILI

潜伏期差异大（数日～数月）；多数无症状 / 仅肝酶↑，部分肝损型有乏力 / 纳差 / 厌油 / 恶心 / 呕吐 / 肝区痛 / 腹泻 / 腹胀，部分淤胆型有黄染 / 尿黄 / 瘙痒 / 大便变浅，病情重则 ALF / SALF；少数为特殊表型（超敏反应）。

注：急性 DILI 肝酶↑诊断标准为 ALT ≥5 倍，或 ALP ≥2 倍，或 ALT ≥3 倍＋TB ≥2 倍。

2. 慢性 DILI

部分源自急性 DILI（7%～13% / 尤淤胆型）× ≥6 个月，部分即为特殊表型［药物诱导自免性肝炎（DI-AIH）/ 药物相关脂肪性肝病（DAFLD）/ 结节性再生性增生 / 肝纤维化 / LC］，表现为肝酶↑/ 门静脉高压 / LC（隐匿性 LC 的重要原因）。

3. DILI 特殊表型

（1）超敏反应：首次用药全身表现（发热 / 皮疹 / 嗜酸粒↑）→ 再次用药肝损伤（再激发风险极大）。

（2）自免反应：又称药物诱导自免性肝炎（DI-AIH）→ 表现为 AIH（无发热 / 皮疹 / 嗜酸粒↑）。

（3）免疫检查点抑制剂（ICI）相关肝损伤：表现为肝炎 / 胆管炎≫结节性再生性增生。

（4）肝脂肪样变：表现为急性脂肪肝 / 药物相关脂肪性肝病（DAFLD）。

（5）胆管损伤：表现为继发性硬化性胆管炎 / 胆管减少或消失。

（6）肝血管损伤：表现为肝窦阻塞综合征（HSOS）/ 肝小静脉闭塞病（HVOD）。

（7）其他：肉芽肿性肝炎，结节性再生性增生 / 肝纤维化 / LC，肝胆肿瘤（HCC / 肝细胞腺瘤 / 胆管癌 / 肝血管肉瘤）。

六、检查

1. 实验室

（1）血常规：固有型多正常，特异质型可嗜酸粒↑（＞5%）。

（2）生化学：ALT↑（敏感性）/ AST↑（特异性），ALP↑/ GGT↑（尤淤胆型），TB↑/ Alb↓/ PTA↓（重症化）。

2. 影像学

（1）B 超：急性多正常 / 肝纤维化则肝脏体积↓，慢性呈“慢性炎症 - 肝纤维化 -LC（肝小脾大 / 门静脉高压 / 胆管无明显扩张）”。

（2）CT / MRI：尤诊断 HSOS / HVOD → 肝大 / 门静脉期呈地图状改变 / 肝静脉期显示不清。

（3）MRCP / ERCP：尤鉴别淤胆型 DILI 与胆胰肿瘤。

3. 标志物（近年来报道较多但均缺乏特异性）

（1）药物转运蛋白 / 代谢酶 / HLA 基因多态性。

（2）细胞色素 P450 代谢酶自身抗体 / 线粒体损伤。

（3）凋亡（CK-18 片段 / 可溶性 Fas / FasL / 可溶性 TNFα / TNFR / TRAIL）/ 坏死（CK-18 全长 / HMGB1 / miR-122）/ 胆汁淤积相关标志物。

4. 病理学（肝活检指征）

（1）其他病因无法完全排除（尤不能排除 AIH）。

（2）停药后生化指标持续↑，或停药后 1～2 个月 ALT↓＜50%（肝损型）/ 6 个月 ALP↓＜50%（淤胆型）。

（3）疑诊慢性 DILI（生化指标↑×≥6 个月），或疑诊伴有其他慢性肝病（无法甄别）。

（4）长期应用易导致肝纤维化的药物（如甲氨蝶呤）。

（5）肝移植 / 骨髓移植术后肝损伤。

七、诊断

1. 发现疑似（尤高危人群的肝功能监测）

（1）急性肝损伤：ALT＞5 倍，ALP＞2 倍，ALT＞3 倍＋TB≥2 倍 。

（2）基础肝病 / 基线肝酶异常：肝酶↑＞1 倍＋基础肝病无法解释。

（3）不明原因的慢性肝损伤 / 特殊表型。

2. 病史采集（尤药物暴露史）

（1）年龄 / 性别 / 种族。

（2）既往史（包括慢性基础肝病）/ 饮酒史 / 过敏史。

（3）可疑药物：尤开始 / 停止时间、相同 / 同类药物既往肝损伤史、有无去激发 / 再激发（＋）。

注：去激发（＋）→ 减量 / 停药后不良事件↓/ 消失，再激发（＋）→ 再次给药不良事件再现。

（4）合并用药：尤细胞色素 P450 酶诱导剂。

（5）肝损表现：症状 / 体征 / 检查（包括肝外表现 / 排除其他病因检查）。

3. 鉴别诊断（尤竞争性病因）

（1）肝损型 / 混合型：病毒肝，自免肝（常规排除 AIH），遗传代谢肝，缺氧肝，血管肝等。

（2）淤胆型：胆道梗阻（胆胰疾病），自免肝（PBC / PSC），遗传代谢肝等。

（3）慢性 / 特殊表型：酒精肝，MAFLD，其他原因所致肝纤维化 / LC 等。

4. 评估因果（尤 RUCAM 量表）（表 4-30）

表 4-30 RUCAM 因果关系评估量表

<table>
<tr><th colspan="6">药物：______ 初始 ALT：______ 初始 ALP：______ R 值（ALT ↑ 倍数 / ALP ↑ 倍数）=</th></tr>
<tr><th rowspan="2">肝损伤类型</th><th colspan="4">肝损型（R ≥ 5.0），淤胆型（R ≤ 2.0），混合型（2.0 ＜ R ＜ 5.0）</th><th rowspan="2">评价</th></tr>
<tr><th colspan="2">肝损型</th><th colspan="2">淤胆型 / 混合型</th></tr>
<tr><td colspan="6">1. 用药至发病的时间</td></tr>
<tr><td></td><td>初次用药</td><td>再次用药</td><td>初次用药</td><td>再次用药</td><td>计分</td></tr>
<tr><td>○ 从用药开始
● 提示
● 可疑</td><td>
5～90 天
＜5 天 / ＞90 天</td><td>
1～15 天
＞15 天</td><td>
5～90 天
＜5 天 / ＞90 天</td><td>
1～90 天
＞90 天</td><td>
+2
+1</td></tr>
<tr><td>○ 从停药开始
● 可疑</td><td>
≤15 天</td><td>
≤15 天</td><td>
≤30 天</td><td>
≤30 天</td><td>
+1</td></tr>
<tr><td colspan="6">注：若肝损伤出现在服药前 / 停药后＞15 天（肝损型）或＞30 天（淤胆型）→ 考虑肝损伤与药物无关 → 停止 评分</td></tr>
<tr><td colspan="6">2. 病程</td></tr>
<tr><td>○ 停药后
● 高度提示
● 提示
● 可疑
● 无结论
● 与药物作用相反</td><td colspan="2">（ALT 变化）
8 天内 ↓ ≥ 50%
30 天内 ↓ ≥ 50%
不适用
30 天后 ↓ ≥ 50%/ 无资料
30 天后 ↓ ＜ 50%/ 再次 ↑</td><td colspan="2">（ALP 或 TB 变化）
不适用
180 天内 ↓ ≥ 50%
180 天内 ↓ ＜ 50%
不变 / ↑ / 无资料
不适用</td><td>
+3
+2
+1
0
−2</td></tr>
<tr><td>○ 若继续用药
● 无结论</td><td colspan="2">
所有情况</td><td colspan="2">
所有情况</td><td>
0</td></tr>
<tr><td colspan="6">3. 危险因素</td></tr>
<tr><td>○ 年龄

○ 饮酒 / 妊娠
</td><td colspan="2">≥55 岁
＜55 岁
有
无</td><td colspan="2">≥55 岁
＜55 岁
有
无</td><td>+1
0
+1
0</td></tr>
<tr><td colspan="6">4. 联合用药</td></tr>
<tr><td colspan="5">○ 无联合用药 / 联合用药至发病时间不相符 / 无资料
○ 联合用药至发病时间相符
○ 联合用药已知有肝毒性且至发病时间提示 / 相符
○ 联合用药肝损伤证据明确［再激发（+），或与肝损伤明确相关且有典型警示标志］</td><td>0
−1
−2
−3</td></tr>
<tr><td colspan="6">5. 除外其他肝损伤原因（注：我国还需排除戊肝 /IgG4 胆管炎等）</td></tr>
<tr><td colspan="3">Ⅰ组（6 种病因）
○ HAV /HBV /HCV 感染（血清学 / 病毒学）
○ 胆道梗阻（影像学）
○ 酒精中毒（过量饮酒+ AST /ALT ≥ 2）
○ 低血压 / 休克 / 肝脏缺血史（发作 2 周内）
Ⅱ组（2 种病因）
○ 脓毒症 / 慢性病毒肝（乙 / 丙）/ 自免肝（AIH /PBC /PSC）
○ 急性 EBV /CMV /HSV 感染（血清学 / 病毒学 / 临床特征）</td><td colspan="2">● 排除Ⅰ组 6 种+Ⅱ组 2 种
● 排除Ⅰ组 6 种
● 排除Ⅰ组 4～5 种
● 排除Ⅰ组 0～3 种
● 非药物性因素高度可能</td><td>+2
+1
0
−2
−3</td></tr>
<tr><td colspan="6">6. 药物既往肝损伤信息</td></tr>
<tr><td colspan="5">○ 肝损伤说明书已标注
○ 肝损伤说明书未标注 / 但曾有报道
○ 肝损伤未知</td><td>+2
+1
0</td></tr>
<tr><td colspan="6">7. 再激发</td></tr>
<tr><td>○ 阳性（+）
○ 可疑（±）
○ 阴性（−）
○ 未做 / 无法判断</td><td colspan="2">再用该药 → ALT ↑ ≥ 2 倍
再用该药+联合用药 → ALT ↑ ≥ 2 倍
再用该药 → ALT ↑ ＜ 2 倍
其他情况</td><td colspan="2">再用该药 → ALP 或 TB ↑ ≥ 2 倍
再用该药+联合用药 → ALP 或 TB ↑ ≥ 2 倍
再用该药 → ALP 或 TB ↑ ＜ 2 倍
其他情况</td><td>+3
+1
−2
0</td></tr>
<tr><td colspan="6">总分判定：≤ 0 → 可排除，1～2 分 → 不太可能，3～5 分 → 可能，6～8 分 → 很可能，＞ 8 分 → 极可能</td></tr>
</table>

DILI 的诊断流程见图 4-21。

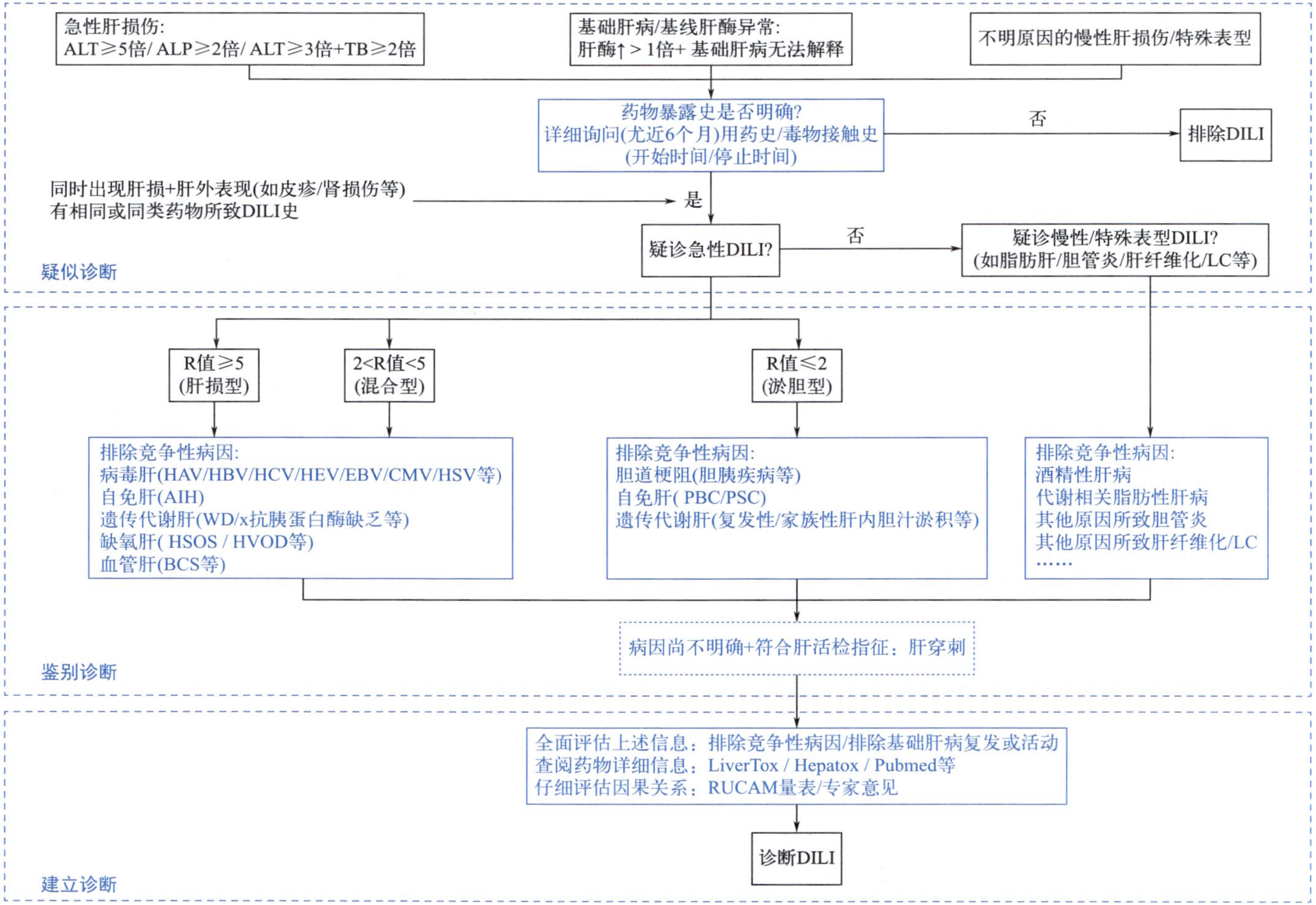

诊断格式：DILI，肝损型/淤胆型/混合型 (R≥5/R≤2/2＜R＜5)，急性/慢性，RUCAM ≤0分 /1~2分 /3~5分 /6~8分 /＞8分 (可排除/不太可能/可能/很可能/极可能)，程度1~4级

图4-21 DILI 的诊断流程

八、治疗

1. 停药（及时停用可疑 / 同类药物 + 避免再用可疑 / 同类药物）

（1）指征：ALT / AST ＞8 倍，ALT / AST ＞5 倍 ×2 周，ALT / AST ＞3 倍＋TB ＞2 倍 / INR ＞1.5 / 症状加重 / 嗜酸粒＞5%。

（2）结局：绝大多数自行恢复（肝损型 0～6 周 / 淤胆型 2～10 周），少数慢性 / 极少肝衰竭。

2. 保肝（权衡停药 / 继续各自风险 + 依据临床类型选药 + 推荐 1～2 种联合 + 不推荐预防保肝 / 尤抗结核）

（1）固有型：GS 250mL＋N- 乙酰半胱氨酸（NAC）100～150mg / kg（通常 8g / 2 支）静滴 qd×3 天以上（儿童暂不推荐）。

（2）免疫特异质型：激素（非 DILI 常规用药）。

（3）肝损型：异甘草酸镁 / 双环醇 → 水飞蓟素 / 还原型 GSH / 多烯磷脂酰胆碱。

（4）淤胆型：腺苷蛋氨酸（SAMe）0.5～1g 静滴 qd×2 周 → 0.5～1g bid。

熊去氧胆酸（UDCA）250mg bid → 250mg tid → 250—250—500mg tid。

3. 肝衰竭

NAC（成人）＋门冬氨酸鸟氨酸＋ALSS → 肝移植（必要时紧急）。

4-05 专题 - 附：

抗结核药物性肝损伤（ATB-AILI）

一、定义

（1）抗结核药物性肝损伤（ATB-DILI）：使用抗 TB 药的过程中，由于药物或其代谢产物引起的肝细胞毒性损伤或肝脏对药物及其代谢产物的变态反应所致的病理过程（我国发生率 9.5%～10.6%）。

（2）表现：无症状 ALT↑，或急性肝炎，甚至肝衰竭，少数慢性肝炎。生化标准为 ALT ≥3 倍，或 TB ≥2 倍，或 AST↑＋ALP↑＋TB↑（至少 1 项≥2 倍）。

二、危险因素

（1）宿主因素：遗传，老年，酗酒，营养不良，基础肝病，HIV 感染，严重 TB。

（2）药物因素（表 4-31）

表 4-31 ATB-DILI 药物因素

药物		每日用药	间歇用药	不良反应
一线口服	异烟肼（INH，H）	0.3～0.6g / d	0.6g qod	肝毒性（＋）/ 周围神经炎
	帕司烟肼（Pa）	0.8～1.0g / d		INH ＋ PAS
	利福平（RFP，R）	0.45～0.6g / d（空腹）	0.6g qod	胃肠反应 / 肝毒性（＋＋）/ 超敏 / 红色体液
	利福布汀（Rfb）	0.15～0.3g / d（空腹）		↓
	利福喷丁（Rft）		0.45～0.6g qw / biw	↓↓
	吡嗪酰胺（PZA，Z）	1.5～1.75g / d	1.5～2.0g qod	胃肠反应 / 肝毒性（＋＋＋）/ 光敏 / 尿酸↑
	乙胺丁醇（EMB，E）	0.75～1.0g / d	1.0～1.5g qod	胃肠反应 / 球后视神经炎 / 过敏 / 尿酸↑
氟喹诺酮	氧氟沙星（Ofx）	0.6g / d（另静滴）		胃肠反应 / 光敏 /CNS / 软骨肌腱 /QT 间期↑
	左氧氟沙星（Lfx）	0.5g / d（另静滴）		
	莫西沙星（Mfx）	0.4g / d（另静滴）		
二线注射	链霉素（Sm，S）	0.75～1.0g / d（皮试 / im）	0.75～1.0g biw / tiw	耳毒性 / 肾毒性 / 神经肌肉阻滞 /K↓ Mg↓
	卡那霉素（Km）	0.75～1.0g / d（im）		↓
	阿米卡星（Am）	0.4～0.6g / d（im）		↓↓
	卷曲霉素（Cm）	0.75～1.0g / d（im）		血尿 / 尿量↑ / 口渴＞耳毒性 / 肾毒性 /K↓

续表

药物		每日用药	间歇用药	不良反应
二线口服	乙/丙硫异烟胺（E/Pto）	0.5～0.8g/d		胃肠反应/肝毒性＞抑郁/神经毒性/致畸
	对氨基水杨酸（PAS）	4～5g bid（另避光静滴）		胃肠反应/肝毒性/超敏/肾毒性/甲减
	环丝氨酸（Cs）	0.25g bid～tid（空腹）		头痛/精神异常/意识障碍
	利奈唑胺（Lzd）	0.3g qd～bid（另静滴）		胃肠反应/交感亢进/骨髓抑制/神经病变
	特立齐酮（Trd）	0.3g bid～tid（空腹）		↓（多用于科研）
新药	贝达喹啉	0.4g qd×2 周 → 0.2g tiw×22 周		QT 间期↑（主要用于耐药结核）
	德拉马尼	0.1g bid×24 周		
其他：碳青霉烯类，氨硫脲（0.5mg bid~tid），阿莫西林/克拉维酸（现已弃用），克拉霉素（现已弃用）				

注：ATB-DILI 发生率为高频药（深蓝色）＞低频药（中蓝色）＞罕见药（浅蓝色）。

三、诊断标准

① 抗 TB 药 → 5 天～2 个月（特异质型 5 天内）→ 肝损伤。

② 排除其他肝损伤原因。

③ 停抗 TB 药：（肝损型）8 天内（高度提示）或 1 个月内（重要提示）ALT↓≥50%。

（淤胆型）6 个月内（重要提示）ALP/TB↓≥50%。

④ 再次用药反应（＋）。

➔ **确诊**：①＋②＋③，或①/②/③≥2/3 项＋④。

➔ **疑诊**：仅①，或有部分①（即仅有先后关系但时间不符）＋② →

RUCAM ≤0 分/1～2 分/3～5 分/6～8 分/＞8 分 可排除/不太可能/可能/很可能/极可能（我国还需要排除急性戊肝＋IgG4 胆管炎）。

四、预防和处理

（1）预防性保肝：尤高危人群（遗传/老年/酗酒/营养不良/基础肝病/HIV 感染/严重结核）。

（2）治疗性保肝：甘草酸制剂/水飞蓟素，还原型 GSH/硫普罗宁，联苯双酯，SAMe/UDCA。

（3）继续抗 TB：若 ALT ＜3 倍＋TB ＜2 倍，则 EMB＋氟喹诺酮类＋氨基糖苷类 → ＋INH → ＋RFP → ＋PZA。

（4）抗 TB 调整（表 4-32）

表 4-32 抗 TB 调整

肝功能	ALT ＜ 3 倍	ALT 3～5 倍	ALT ≥ 5 倍
TB ＜ 2 倍	继续，酌情停高频药	立即停高频药，酌情停低频药	立即停高频/低频/罕见药
TB 2～3 倍	立即停高频药，酌情停低频药	立即停高频/低频/罕见药	立即停高频/低频/罕见药
TB ≥ 3 倍	立即停高频/低频/罕见药	立即停高频/低频/罕见药	立即停高频/低频/罕见药

4-06 专题

急性肝损伤（ALI）

急性肝损伤（ALI）：各种肝损伤因素（感染 / 创伤 / 药物 / 毒物等各种理化因素）→ 无肝病 / 有肝病但稳定者 → 2 周内肝功能急剧恶化（乏力 / 纳差 / 恶心 / 呕吐 / 上腹不适 / 腹胀＋黄疸＋转氨酶 / 胆红素 / 凝血功能等异常）→ 一种临床综合征。

一、病因（DTTIIPP → Double TIP）

（1）药物（Drug）：中草药、抗感染药物、抗肿瘤药物、激素代谢药、心血管药物、非甾体类 NSAID、免疫抑制剂、神经 / 精神药物等。

机制：药物 / 代谢物 → 肝毒性，药物 → 干扰代谢 / 诱发特异性免疫，药物 → 影响基础肝病。

（2）中毒（Toxin）：酒精、农药 / 鼠药、化学试剂 / 重金属、毒蕈 / 蛇毒等。

机制：肝毒性，氧化应激 / 免疫损伤 / 代谢紊乱，抑制 RNA 聚合酶 / 内质网功能障碍，炎症损伤 / 微循环障碍。

（3）创伤（Trauma）：肝脏外伤、手术 / 操作相关性肝损伤等。

机制：直接损伤，缺血 / 再灌注损伤，感染诱发炎症损伤。

（4）感染（Infection）：病毒性肝炎、肝脓肿、胆道感染、寄生虫病等。

机制：直接损伤 / 免疫损伤，炎症损伤 / 微循环障碍，胆汁酸 / 胆红素代谢紊乱，肝细胞程序性凋亡 / 化脓性坏死，幼虫移行破坏 / 成虫刺激炎症。

（5）缺血（Ischemic）：各种类型休克、心力衰竭 / 呼吸衰竭等。

机制：氧化应激，缺血 / 再灌注损伤。

（6）妊娠（Pregnancy）：妊娠期肝内胆汁淤积症、妊娠期急性脂肪肝、HELLP 综合征等。

机制：孕期激素 → 胆汁酸代谢障碍 / 脂肪酸代谢紊乱，胎儿因素 → 脂肪酸 / 脂质过氧化↑。

（7）物理（Physical）：热射病、放射相关性肝损伤等。

机制：热损伤 / 氧化应激 / 炎症损伤，肝细胞凋亡 / 肝静脉闭塞 / 肝纤维化。

（8）其他：自身免疫性肝病、肝豆状核变性、布加综合征、先天性胆道闭锁、急性胰腺炎等。

二、诊断与评估

目前国内外 ALI 诊断缺乏统一标准 → 临床无法及时识别 / 诊治。目前 ALI 的诊断与评估流程见图 4-22。

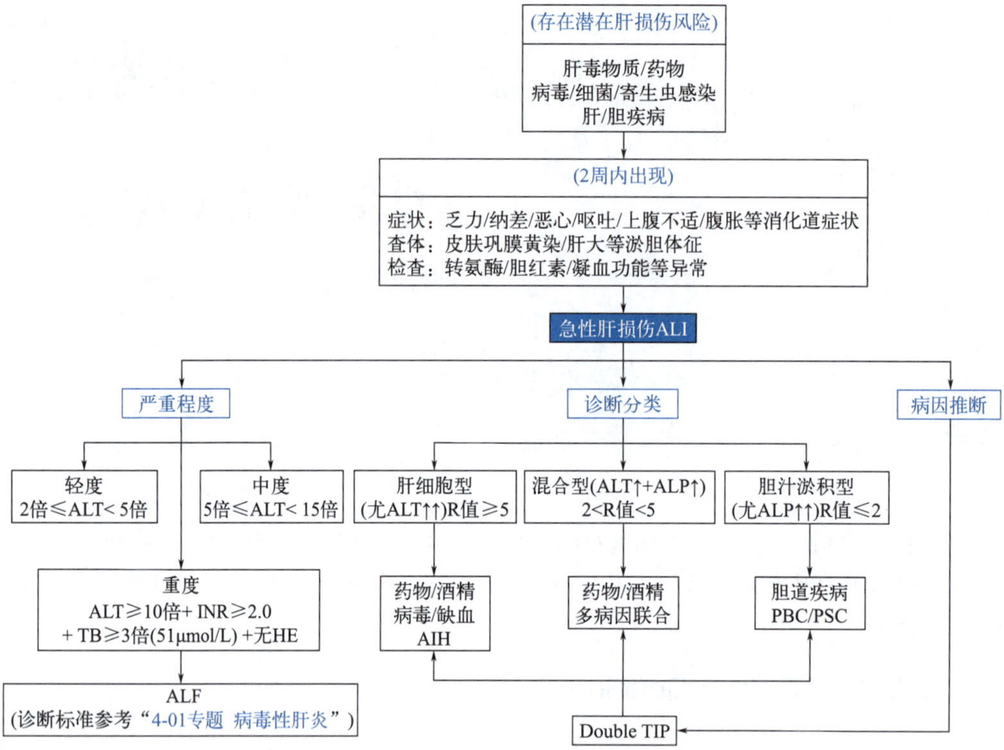

图4-22　ALI的诊断与评估流程

R值=转氨酶↑倍数 / ALP↑倍数

三、治疗

（1）病因治疗

（药物）停用可疑肝损药物 / N- 乙酰半胱氨酸（NAC）（尤对乙酰氨基酚）。

（中毒）洗胃 / 导泻 / 补液 / 特异性解毒剂 / 血液净化等。

（创伤）手术 / 介入。

（感染）抗病毒药 / 抗菌药物（宜肝毒性↓）。

（缺血）抗休克 / 抗心衰 / 保持呼吸道通畅。

（妊娠）终止妊娠。

（自身免疫性）激素 / 免疫抑制剂。

（2）保肝药物

（胞膜修复剂）多烯磷脂酰胆碱。

（解毒护肝药）还原型谷胱甘肽 / N- 乙酰半胱氨酸（NAC）/ 硫普罗宁。

（抗炎降酶药）甘草酸二铵 / 异甘草酸镁 / 复方甘草酸苷。

（利胆退黄药）腺苷蛋氨酸（SAMe）/ 熊去氧胆酸（UDCA）。

（改善循环药）前列地尔。

（基础代谢药）辅酶 Q10 / 水溶性维生素。

（中草药制剂）联苯双酯 / 双环醇 / 水飞蓟素 / 茵栀黄。

（3）ALF 治疗

参考“4-02 专题　肝衰竭治疗”。

4-07 专题

自身免疫性肝炎（AIH）

一、流行病学

（1）全球：北美（阿拉斯加）患病率 43 / 10 万＞＞北欧 17 / 10 万，多见于＞40 岁 / 男女比约 1∶4。

（2）我国：亚太患病率（5～25）/ 10 万。我国峰值年龄 / 男女比约为 50 岁 /（1∶9）→ 新近示 55 岁 /（1∶5）。

二、临床表现

（1）起病隐，进展慢，部分呈波动性 / 间歇性，女性可在妊娠期首发（妊娠期 AIH）。

（2）多表现为乏力 / 嗜睡（可伴发热）、肝脾肿大 / 腹水（偶见周围性水肿）。其中约 1 / 5 无症状（常体检发现肝功能异常），约 1 / 4 急性起病（甚至 LF），约 1 / 3 已有 LC（呕血 / 黑便可首发）。

注：急性起病包括 AIH 急发＞急性 AIH，即短时间内（＜1 月）症状↑↑＋ALT＞5 倍 / TB＞2 倍＋IgG / 自身抗体（±）＋病理学示小叶中央坏死。

（3）合并：桥本甲状腺炎＞DM＞炎症性肠病（IBD）＞类风湿性关节炎 / SLE / 干燥综合征 / 银屑病。

三、检查

1. 生化学

ALT / AST↑↑，ALP / GGT 正常 / ↑，急性起病 / 胆汁淤积型 AIH 时 TB＞2 倍（常＞40μmol / L）。

注：ALT / AST 水平≠ AIH 肝内炎症程度 → ALT / AST 正常 / 轻微≠ AIH 病情轻 / 排除。

2. 免疫学

（1）γ 球蛋白↑＝IgG↑＋IgM 常正常＋IgA 偶↑。

注：γ 球蛋白 / IgG 水平∝ AIH 诊断准确性 / 肝内炎症程度，且水平变化∝ AIH 治疗应答。

（2）自身抗体（表 4-33）

3. 病理学

临床价值：①提供 AIH 诊断依据［尤约 10% 自身抗体（－）AIH］；②鉴别 AIH 与其他肝病（如药物肝 / 肝豆状核变性等）；③明确有无合并其他自免肝（如 PBC / PSC / 重叠综合症）；④评估分级分期 / 指导停药时机（研究显示轻度界面性肝炎 → 停药后 80% 以上会复发，新近研究显示 HAI＜4 分 → 停药较为安全）。

表 4-33 AIH 不同分型的免疫抗体检查

分型	特点	自身抗体
AIH-1 型（约 90%）	多见成人 青春期开始 / 更易肝硬化	抗核抗体（ANA）≥1∶40（国内 1∶100）（约 70%） 抗平滑肌抗体（ASMA）≥1∶40（国内 1∶100）（约 20%）
AIH-2 型（约 4%）	多见儿童 婴幼儿开始 / 更易肝衰竭	抗肝肾微粒体 -1 抗体（抗 LKM-1）≥1∶40（约 80%） 抗肝细胞溶质抗原 -1 抗体（抗 LC-1）（+）（约 30%）
AIH-3 型（约 6%）	多见中老年女性 病情较重 / 更易复发	抗可溶性肝 / 胰抗原抗体（抗 SLA /LP）（+）

注：ANA 敏感性↑［主要见于系统性自身免疫性疾病＞器官性自身免疫性疾病（AIH ＞ PBC ＞ PSC），亦可见于健康人群 / 慢性感染 / 肿瘤 / 其他肝病］。ASMA 特异性↑ / 抗 F-actin 抗体＞抗 G-actin 抗体（主要见于 AIH，亦可见于其他肝病）。抗 SLA/LP 抗体特异性↑↑［常伴 ANA（+），∝炎症程度及疾病转归（主要见于 AIH / 重叠综合征）。抗 LKM-1 抗体敏感性↑（儿童＞成人）（主要见于 AIH-2 型，亦可见于慢性丙肝）］。抗 LC-1 抗体敏感性↓［常伴抗 LKM-1 抗体（+）/ ∝炎症程度及疾病转归］（主要见于 AIH-2 型，约 10% 呈单阳）］。我国自身抗体（－）AIH 约 10%。

（1）界面性肝炎［旧称碎屑坏死（PN）］：炎症细胞由界板（肝细胞与汇管区 / 纤维间隔的交界处）向小叶内延伸 → 界板呈虫蛀样改变＋单个 / 成簇肝细胞坏死 / 脱落（少数则轻度 / ＜50% 则中度 / ＞50% 则重度），中重度界面性肝炎 → 考虑 AIH（但需排除其他肝病）。

（2）炎症细胞浸润：淋巴 / 浆细胞浸润汇管区及其周围（甚至进入小叶内 / 但不侵犯胆管），浆细胞评分＞3 分（浆细胞 / 炎症细胞≥20%）/ 出现浆细胞灶（浆细胞聚集≥5 个）→ 考虑 AIH（但浆细胞缺如不能排除 AIH）。

（3）玫瑰花环：肝细胞气球样变 / 聚集形成假腺样结构＋中心可见扩张毛细胆管＋周围可见淋巴细胞包绕。

（4）穿入现象：淋巴细胞（尤 $CD8^{+}$TLC）进入肝细胞＋周围形成空晕样结构。

➔（1）（2）（3）（4）为 AIH 特征性改变 → ≤2 项为 AIH 不典型表现，≥3 项为 AIH 典型表现。

（5）小叶中央坏死。

（6）特殊类型表现

① 急性 AIH：（急性肝炎）中央静脉炎伴周围坏死（3 区坏死）/ 桥接坏死伴小叶内炎症细胞浸润；（慢性肝炎急发）多核巨细胞 / 多灶融合坏死 / 甚至（亚）大块坏死（3 区坏死少见）。

② AIH 相关 LC：轻度界面性肝炎，LC 特征性组织学表现。

四、诊断与鉴别

1. 诊断

（1）描述性诊断标准——自身免疫性肝炎国际评分系统（IAIHG 1999）（表 4-34）。

表 4-34 自身免疫性肝炎国际评分系统（IAIHG 1999）

项目	疑诊	确诊
生化	ALT（AST）↑（尤伴 ALP 升高不明显）	
	α1- 抗胰蛋白酶（-）＋铜蓝蛋白 / 血清铜（±）	α1- 抗胰蛋白酶（-）＋ 铜蓝蛋白 / 血清铜（-）
Ig	γ 球蛋白 / IgG ＞ ULN	γ 球蛋白 / IgG ＞ 1.5 倍
Ab	ANA / ASMA / 抗 LKM-1（±）且＜1∶80（国内 1∶200）	ANA /ASMA / 抗 LKM-1 ≥ 1∶80（国内 1∶200）
病理	中 / 重度界面炎→小叶炎→中央区 - 汇管区桥接坏死（BN），但无胆管病变 / 肉芽肿等提示特定病因的病变	
排除	病毒肝（-），酒精肝（乙醇＜25～50g /d），药物肝（-）	

（2）简化诊断积分系统（IAIHG 2008）（表 4-35）→ 但易漏诊不典型病例 / 必要时综合系统明确。

表 4-35 简化诊断积分系统（IAIHG 2008）

项目	标准	分值
① Ig	γ 球蛋白 / IgG > ULN γ 球蛋白 / IgG > 1.1 倍	＋1 分 ＋2 分
② Ab	ANA / ASMA ≥ 1∶40（我国 1∶100） ANA / ASMA ≥ 1∶80（我国 1∶200）或抗 LKM-1 ≥ 1∶40 或抗 SLA / LP（＋）	＋1 分 ＋2 分
③ 病理	AIH 不典型表现（特征性改变 1～2 项） AIH 典型表现（特征性改变 3～4 项）	＋1 分 ＋2 分
④ 排除	病毒肝（－）	＋2 分
≤5 分排除，6 分疑诊，≥7 分确诊（max 8 分）		

（3）综合诊断积分系统（IAIHG 1999）（表 4-36）→ 常用于简化系统不能确诊的疑诊病例 / 科研。

表 4-36 综合诊断积分系统（IAIHG 1999）

项目	标准	分值
① 性别	女性	＋2 分
② 生化	ALP ↑倍数与 ALT（AST）↑倍数的比值＜ 1.5 / ＞ 3.0	＋2 分 /－2 分
③ IgG	γ 球蛋白 / IgG ↑倍数＝ 1.0～1.5 倍 / 1.5～2.0 倍 / ＞ 2.0 倍	＋1 分 /＋2 分 /＋3 分
④ Ab	ANA / ASMA / 抗 LKM-1 ＝ 1∶40（国内 1∶100）/ 1∶80 / ＞ 1∶80（国内 1∶200） （抗 SLA / LP）/ 抗 LC-1 / pANCA / ASGPR（＋） 抗线粒体抗体（AMA）（＋）	＋1 分 /＋2 分 /＋3 分 ＋2 分 －4 分
⑤ 病理	界面性肝炎 / 炎症细胞浸润 / 玫瑰花环 无上述表现 / 有胆管改变 / 有其他改变	＋3 分 /＋1 分 /＋1 分 －5 分 /－3 分 /－3 分
⑥ 排除	病毒肝（－）/（＋） 酒精肝（乙醇＜ 25g / d）/（乙醇＞ 60g / d） 药物肝（－）/（＋）	＋3 分 /－3 分 ＋2 分 /－2 分 ＋1 分 /－4 分
⑦ 合并	其他自身免疫性疾病（桥本甲状腺炎＞ DM ＞ IBD ＞类风关节 / SLE / 干燥综合征 / 银屑病） 人类白细胞抗原 DR3 / DR4（HLA-DR3 / DR4）	＋2 分 ＋1 分
⑧ 治疗	完全应答 / 复发	＋2 分 /＋3 分
应用激素前：≤9 分排除，10～15 分疑诊，≥16 分确诊（max 26 分） **应用激素后：≤11 分排除，12～17 分疑诊，≥18 分确诊（max 29 分）**		

注：pANCA，核周型抗中性粒细胞胞质抗体；ASGPR，抗去唾液酸糖蛋白受体抗体。

2. 鉴别

（1）ANA 低效价（＋）肝病

① 病毒肝（尤丙肝）：γ 球蛋白 / IgG 轻↑＋ANA 低效价（＋）/ 抗 LKM-1（＋）→ 但抗 HCV（＋）/ HCV-RNA（＋）＋病理示肝细胞脂肪变性 / 淋巴滤泡形成 / 肉芽肿。

② 非酒肝：ANA 低效价（＋）→ 但 ALT / AST 轻↑＋胰岛素抵抗 RI＋病理示肝细胞大泡性脂肪变性 / 汇管区炎症轻 / 肝窦纤维化。

③ 肝豆状核变性：ANA 低效价（＋）→ 但铜蓝蛋白↓ / 血清铜↓ / 尿铜↑ / K-F 环＋病理示肝细胞脂肪变性 / 空泡状核 / 汇管区炎症轻 / 大量铜沉积。

（2）ANA 低效价（＋）自免疾病：类风湿性关节炎，SLE，干燥综合征。

（3）其他自免肝：PBC，PSC。

五、治疗

1. 目标/指征

（1）目标：生化学缓解（ALT/AST/IgG 均复常）→ 病理学缓解（HAI ≤3 分）→ 肝纤维化↓/LF↓。

（2）指征（图 4-23）

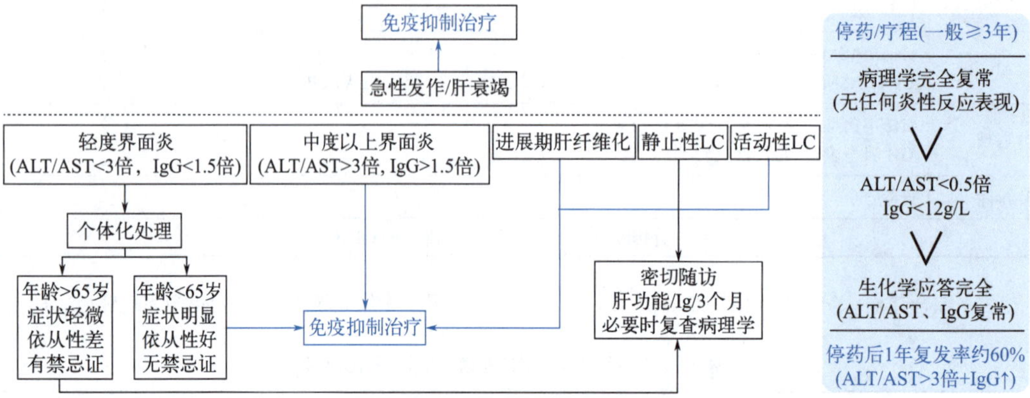

图4-23 AIH治疗指征

2. 方案

（1）一线方案

① 联合方案（表 4-37）：适用于不能耐受大剂量激素，如肥胖/高血压/DM/绝经后骨质疏松等。

表 4-37 AIH 联合方案

联合方案	诱导缓解	维持缓解
泼尼松（龙）	初始 0.5～1mg/(kg·d)（通常 30～40mg/d）×1 周 → −10mg/d（按周）→ 20mg/d×2 周 → 15mg/d×4 周 → −2.5mg/d（按周）	5～10mg/d 或停用
硫唑嘌呤（AZA）	（激素 2～4 周/显著生化学应答/TB < 50μmol/L 后）初始 50mg/d → 必要时 1～2mg/(kg·d)	50mg/d

注：激素初始剂量∝症状/ALT（AST）/IgG/病理学，激素应个体化减量（疗效↑则较快减量，疗效↓则原剂量维持 2～4 周），需监测骨密度（治疗前基线 → 1 次/年）/负重锻炼/补 Ca/补维生素 D/补双膦酸盐。AZA 起效慢 → 6～8 周才能发挥最佳免疫抑制作用，需监测血常规（尤前 3 个月/必要时紧急停用）。

② 单药方案：适用于不能耐受硫唑嘌呤，如巯基嘌呤甲基转移酶（TPMT）活性↓、WBC < 3.5 × 10^9/L、PLT <50×10^9/L、严重淤胆、恶性肿瘤等，另还适用于以下情况。

（急性重症/LF）甲泼尼龙 40～80mg/d 静滴 ×1 周 → 泼尼松龙 30～40mg/d → 缓慢减量。

（LC 代偿期/失代偿）起始 20～30mg/d 或 15～20mg/d → 好转后快速减量 → 维持 5～7.5mg/d。

（自身抗体阴性＋病理学示典型表现）诊断性试疗。

附：AIH 单药方案

单药方案	诱导缓解	维持缓解
泼尼松（龙）	初始 0.5～1mg/(kg.d)（通常 40～60mg/d）×1 周 → −10mg/d（按周）→ 20mg/d×2 周 → 15mg/d×4 周 → −2.5mg/d（按周）	5～10mg/d

③ 布地奈德（3mg / d）＋硫唑嘌呤：适用于需要激素长期维持缓解＋不能耐受泼尼松（龙）全身不良反应（尤老年），禁用于 LC 伴门静脉侧支循环形成（∵肝脏首关消除优势丧失 / 全身不良反应未减少 / 门静脉血栓风险增加），亦不建议用于急性重症 / LF。

注：布地奈德∈二代激素 → 抗炎作用↑［5 倍于泼尼松（龙）］/ 肝脏首关消除↑（清除率 90%）/ 主要作用于肠道和肝脏 / 全身不良反应↓（代谢产物无激素活性）。

（2）二线药物（AZA 替代药物）

① 吗替麦考酚酯（MMF）0.25g → 0.5g bid（最常替代）：可用于 AZA＋6-MP 均不耐受、严重淤胆＋激素疗效↓。

注：骨髓抑制（≪ AZA）→ 初期仍需监测血常规，禁用于孕妇。

② 他克莫司（补救治疗）：可用于治疗失败、应答不全、AZA 不耐受。

注：头痛 / 震颤 / 肾功能不全 / 肾性高血压 / 脱发等。

③ 环孢素 A / 甲氨蝶呤（MTX）/ 6- 巯基嘌呤（6-MP）。

（3）三线药物（AZA 替代药物）

① 西罗莫司

② 抗肿瘤坏死因子（TNFα）/ 英夫利昔单抗

③ 抗 BLC 表面受体 CD20 / 利妥昔单抗

（4）AIH 药物治疗示意图（图 4-24）。

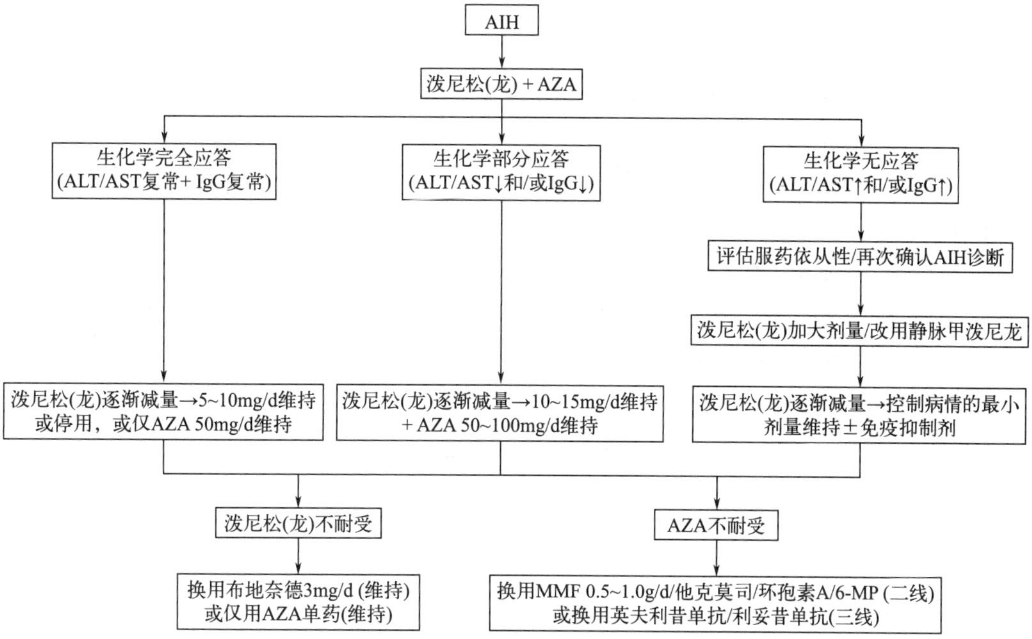

图4-24　AIH 药物治疗示意图

注：AZA应用前建议行巯基嘌呤甲基转移酶(TPMT)活性检测，激素×2周 → +AZA50~100mg/d（监测血常规），AZA不建议用于LC失代偿；布地奈德可以作为不能耐受泼尼松（龙）长期维持所致的全身不良反应的替代药物，但不建议用于LC伴门静脉侧支循环形成及急性重症 / LF。

（5）肝移植：适用于 LF＋短期（1～2 周）激素疗效↓、CTP ≥ C 级或 MELD ≥15 分＋内科疗效↓。

注：AIH 肝移植预后较好 / 5 年生存率高达 80% → 但复发率亦达 20%（复发中位时间约术后 2 年）∝术前 IgG↑/ 移植肝炎症↑/ 移植后排斥反应 → 继续经典抗排斥治疗（钙调蛋白抑制剂如他克莫司 / 环孢素 A）＋兼顾防止 AIH 复发［泼尼松（龙）± 硫唑嘌呤］。

3. 应答不全

（1）AIH 诊断有误：重新诊断。

（2）服药依从性差：加强宣教。

（3）激素减量反跳：甲泼尼龙 40～60mg / d 静滴 ×1 周 → 泼尼松龙 30～40mg / d → 缓慢减量。

（4）AZA 代谢异常：若具有治疗活性的中间代谢物 6- 硫代鸟嘌呤核苷酸（6-TGN）↓而其下游代谢产物 6- 甲基巯基嘌呤（6-MMP）↑ → 联合别嘌呤醇（阻断 6-TGN → 6-MMP）/ 同时 AZA 减量。

（5）确实疗效不佳：加强标准治疗 → 考虑三线药物。

4. 停药 / 复发

（1）停药：生化学缓解（ALT / AST / IgG 均复常）≥2 年 ± 病理学缓解（HAI ≤3 分）（疗程≥3 年）。

（2）复发：经药物治疗缓解 / 停药后出现 ALT / AST >3 倍＋IgG↑ → 采用联合方案。

六、特殊情况

1. AIH＋病毒肝

（1）AIH＋HBV：若 HBV-DNA（＋）则 NAs（治疗性）→ 激素，若 HBsAg（＋）则 NAs（预防性）＋激素，若抗 HBc（＋）则激素 ±NAs（监测乙肝标志物 / HBV-DNA / 1～3 个月或必要时）。

（2）AIH＋HCV：激素＋DAA。

2. 药物诱导 AIH

（1）病因：米诺环素 / 呋喃妥因 / 英夫利昔单抗（常伴 AIH 生化学 / 病理学典型特征），免疫检查点抑制剂（常无 AIH 生化学 / 病理学典型特征）。

（2）处理：停药，严重则激素 → 减量时生化学指标持续↓（∝药物诱导 AIH）/ 再次↑（∝ AIH）。

3. 妊娠 AIH

（1）备孕时：继续 AIH 治疗 → 降低 AIH 复燃。

（2）妊娠期：继续泼尼松（龙）5～10mg / d 和（或）AZA 25～50mg / d 小剂量维持（避免 MMF）。

（3）分娩后：继续 AIH 治疗 → 防治 AIH 复燃（尤分娩后 6 个月内）。

4. 儿童 AIH

（1）联合方案：泼尼松（龙）1mg /（kg · d）（max 40mg / d）＋AZA 0.5～1mg /（kg · d）（max 50mg / d）。

（2）单药方案：泼尼松（龙）1mg /（kg · d）（max 40mg / d）。

七、预后

AIH 获得生化学缓解后预后较好 / 生存期接近同龄普通人群，新近研究示 AIH / AIH 相关 LC 中 HCC 发生率分别约每年 3 / 1000 和 10 / 1000 → AIH 相关 LC 宜监测 HCC / 6 个月。

4-08 专题

原发性胆汁性肝硬化 / 胆管炎（PBC）

一、流行病学与自然史

（1）全球：患病率为（2～40）/ 10 万（尤北美 / 北欧）。

（2）我国：患病率约 20 / 10 万（尤>40 岁 / 亚太仅次于日本）。

（3）自然史：UDCA 应用前 → 自然史如下（4 阶段），UDCA 应用后 → 疾病进程显著改变。

① 第 1 阶段 / 临床前期：AMA（+）。

② 第 2 阶段 / 无症状期：AMA（+）+生化学（+）。

③ 第 3 阶段 / 症状期：AMA（+）+生化学（+）+乏力 / 瘙痒。

注：门静脉高压相关并发症 10 年发生率为 10%～20% / 食管胃底静脉曲张 3 年死亡率约 40% → 平均生存时间 5～8 年。

④ 第 4 阶段 / 失代偿期：AMA（+）+生化学（+）+乏力 / 瘙痒+腹水 / 出血 / HE+TB 进行性↑。

注：若 TB ≥102μmol / L 视为终末期 → 平均生存时间 2 年。

二、临床表现

（1）多见中老年女性，早期多无症状 → 部分 5 年内逐渐出现症状，约 1 / 3 长期无症状。

（2）乏力 / 倦怠 / 嗜睡 → 工作能力↓ / 生活兴趣↓ / 注意力↓ / 生活质量↓。

（3）淤胆：瘙痒（尤潮湿 / 化纤衣物 / 热水浴 / 夜间），脂肪泻 / 脂溶性维生素（A / D / E / K）缺乏（夜盲症 / 骨量↓ / 神经系统损害 / 凝血功能↓），骨质疏松 / 骨折（尤椎体 / 髋骨 / 前臂），高脂血症（TG↑ TC↑ HDL↑ / 无需降脂治疗 / 心血管风险正常）/ 黄色瘤（尤眼睑内眦 / 发际处），肝脾肿大 / 尿黄 / 大便变浅。

（4）门静脉高压：（早期）门静脉末梢闭塞（∈窦前门脉高压）→（后期）LC（食管胃底静脉曲张 / 脾大 → 腹水 / 出血 / HE）。

（5）合并：干燥综合征（眼干 / 口干 / 吞咽困难 / 性交困难）>>甲状腺炎（20%）>类风湿性关节炎 / 系统性硬化症 / 溶血 / ITP。

三、检查

1. 生化学

ALP↑（>2 倍 / 甚至 10 倍）/ GGT↑↑（>5 倍 / 易受酒精肝 / 代谢肝 / 药物肝影响）+ALT / AST 正常 / ↑（<5 倍）→ TB↑（尤 DB↑）+ALB↓。

注：若 ALT / AST ↑↑ 则警惕 PBC-AIH 重叠综合征。

2. 免疫学

（1）IgM ↑（亦见于其他自身免疫性疾病 / 感染疾病）。

（2）抗线粒体抗体（AMA）尤 AMA-M2（＋）（亦见于 AIH / 其他自身免疫性疾病 / 丙肝 / 结核等慢性感染 / ALF），PBC 特异性 ANA（核膜型 / 核点型）如抗 gp210 / sp100 抗体（＋）。

注：AMA 敏感性 / 特异性均为 90%～95%，我国 AMA（－）PBC 为 15%～40% → 抗 gp210 / sp100 抗体敏感性 / 特异性分别为 23%～25% / 97%～99%。

3. 影像学

（1）B 超：排除肝外胆管梗阻（胆总管 Φ ＜8mm）/ 肝占位性病变。

（2）MRCP / ERCP：排除肝内胆管狭窄 / 扩张 / PSC。

（3）TE / MRE：评估肝纤维化 / 肝脏硬化程度。

4. 病理学

（指征）① ALP / GGT ↑ ＋AMA / AMA-M2 / 抗 gp210 抗体 / 抗 sp100 抗体（－）→ 评估有无 PBC。

② PBC＋不明原因 ALT / AST ↑↑（＞5 倍）→ 评估是否合并 AIH / NASH / DILI 等。

③ PBC＋UDCA 疗效↓ → 评估有无误诊 / 病理分期 / 治疗调整 / 预后判断。

（1）Ⅰ期 / 胆管炎期：炎症局限于汇管区，小胆管周围淋巴细胞 / 单核细胞浸润 → 部分胆管周围形成非干酪性肉芽肿（即旺炽性胆管病变 / ∈ PBC 特征性病变），非化脓性小胆管破坏。

（2）Ⅱ期 / 汇管区周围炎期：炎症从汇管区突破深入小叶内，汇管区周边带可见细胆管增生 → 形成胆管性界面炎，汇管区小胆管数目进行性↓ / 出现肝内淤胆。

（3）Ⅲ期 / 进行性纤维化期：部分纤维化扩大的汇管区之间形成桥接纤维间隔，肝内淤胆↑。

（4）Ⅳ期 / LC 期：汇管区之间的桥接纤维间隔分隔肝实质呈“七巧板”图样，肝内淤胆↑↑。

四、诊断与鉴别

1. 诊断

（1）诊断要点

① 表现：中老年女性为主，乏力 / 瘙痒，其他淤胆表现，合并其他自身免疫性疾病。

② 生化：ALP ↑（＞2 倍）/ GGT ↑↑（＞5 倍）＋ALT / AST 正常 / ↑（＜5 倍）→ TB ↑（尤 DB ↑）。

③ 免疫：IgM ↑为主，AMA 尤 AMA-M2（＋）/ PBC 特异性 ANA 如抗 gp210 / sp100 抗体（＋）。

④ 影像：排除其他肝外 / 肝内胆管梗阻。

⑤ 病理：若 AMA 尤 AMA-M2（＋）则诊断非必需，若 AMA（－）仍疑诊 PBC 则诊断必需。

（2）诊断标准（≥2 项即可诊断 PBC）

① 生化学示 ALP / GGT ↑＋影像学排除肝外 / 肝内胆管梗阻。

② 免疫学示 AMA / AMA-M2 / 抗 gp210 抗体 / 抗 sp100 抗体（＋）。

③ 病理学示非化脓性破坏性胆管炎 / 小胆管数目↓。

2. 鉴别

（1）肝外 / 肝内大胆管梗阻：结石 / 炎症 / 肿瘤（影像学可以鉴别）。

（2）肝胆疾病：酒精肝 / 药物肝 / 血管肝，PSC / IgG4 相关性胆管炎，家族性肝内胆汁淤积症 / 特发性肝内胆管缺失症。

（3）其他疾病：结节病，朗格汉斯组织细胞增生症，肝淀粉样变性。

五、治疗

1. 熊去氧胆酸（UDCA）（一线药物）

（1）药理：鹅去氧胆酸类似物（亲水性）→ 肝内转为甘氨熊去氧胆酸 / 牛磺熊去氧胆酸 → 促进胆汁排泄（减轻淤胆）/ 拮抗疏水性胆汁酸细胞毒作用（保护胆管 / 肝细胞）/ 抑制肝细胞膜 HLA 异常表达及自身抗体产生（抑制免疫损伤）/ 改变胆汁酸池成分组成（降低胆汁中胆固醇含量 / 促进胆固醇结石溶解）。

（2）用法：UDCA 10～15mg /（kg · d）（分 2～4 次）（胆汁淤积性肝病尤 PBC）。

注：UDCA 剂量↓则疗效↓/ UDCA 剂量↑则获益不增加且不良反应↑ → 新近推荐 13～15mg /（kg · d）（分次 / 顿服）× 长期（若联合考来烯胺则两药间隔 4～6h）。

UDCA 10mg / kg qn×6 个月 / 疗程（胆固醇结石 / X 线透过）。

UDCA 250mg qn×12 个月 / 疗程（胆汁反流性胃炎）。

（3）注意：腹泻 / 腹胀，瘙痒↑/ 肝损伤，禁用于胆道梗阻 / 急性胆囊炎 / 胆管炎 / 严重肝病。

（4）应答

（巴塞罗那标准）UDCA×1 年则 ALP↓＞40% / 复常。

（梅奥标准）UDCA×6 个月则 ALP＜2 倍。

（巴黎Ⅱ → Ⅰ标准）PBC 早期（Ⅰ～Ⅱ期）UDCA×1 年则 ALP＜1.5 倍＋AST＜1.5 倍＋TB 复常

→ PBC 中晚期（Ⅲ～Ⅳ期）UDCA×1 年则 ALP＜3 倍＋AST＜2 倍＋TB 复常。

（多伦多标准）UDCA×2 年则 ALP＜1.67 倍（多用于新药临床试验）。

2. 奥贝胆酸（OCA）（二线药物 / 联合 UDCA）

（1）药理：6- 乙基鹅去氧胆酸（疏水性）→ 法尼醇 X 受体（FXR）激动剂 → 抑制胆汁酸合成限速酶基因表达 → 抑制胆汁酸合成 / 促进胆汁分泌 / 抑制肝细胞胆固醇合成。

（2）用法：OCA 5mg qd → 必要时 3 个月后 10mg qd。

OCA 5mg qw → 必要时 3 个月后 5～10mg biw（CTP-B / C 级）。

（3）注意：乏力↑/ 瘙痒↑/ 肝损伤，慎用于 LC 代偿期（密切监测），禁用于胆道梗阻 / LC 失代偿。

3. 贝特类（二线药物 / 联合 UDCA/ 倾淤胆为主）

（1）药理：过氧化物酶体增殖物活化受体（PPAR）配体 → 激活 PPAR → 7α- 羟化酶表达↓/ 12α- 羟化酶活性↑＋钠离子牛磺胆酸共转运蛋白（NTCP）表达↓/ 胆汁酸外排蛋白表达↑＋细胞色素 P450-3A 等表达↑ → 胆汁酸合成↓/ 胆酸↑/ 鹅去氧胆酸↓（降低毒性胆汁酸比例）＋ 门静脉胆汁酸摄取↓/ 胆汁酸门静脉排出↑（降低肝细胞内胆汁酸浓度）＋胆汁酸生物转化↑（降低胆汁酸毒性）。

（2）用法：苯扎贝特 400mg / d（餐时），非洛贝特 200mg / d（餐时）。

（3）注意：肝损伤 / 肌病 / 横纹肌溶解，禁用于 LC 失代偿。

4. 布地奈德（二线药物 / 联合 UDCA/ 倾炎症为主）

（1）药理：布地奈德∈ 2 代激素 → 抗炎作用↑［5 倍于泼尼松（龙）］/ 肝脏首关消除↑（清除率 90%）/ 主要作用于肠道或肝脏 / 全身不良反应↓（代谢产物无激素活性）。

（2）用法：布地奈德 6～9mg / d。

（3）注意：禁用于 LC 伴门静脉侧支循环形成（∵肝脏首关消除优势丧失 / 全身不良反应未减少 / 门静脉血栓风险增加）。

5. 肝移植

（1）指征：LC 失代偿＋MELD ＞15 分，另有严重顽固性瘙痒。

（2）注意：PBC 肝移植后生存率↑但存在一定复发风险，复发诊断主要依赖病理学（旺炽性胆管病变 / 非化脓性小胆管破坏），而 AMA（＋）术后仍可长期持续，建议术后继续 UDCA（而免疫抑制剂尚无最佳推荐方案）。

6. 对症治疗

（1）乏力

① 尚无特效药物，充足睡眠＋规律锻炼＋戒酒 / 茶 / 咖啡。

② 其他病因治疗：贫血 / 肝外自身免疫性疾病 / 睡眠障碍 / 抑郁症 / 甲减 / 肾上腺功能不全 / 肾功能不全 / DM 等。

③ 改善白天嗜睡：莫达非尼 100～200mg / d（失眠 / 紧张 / 恶心）。

（2）瘙痒

① 一线：（胆汁酸螯合剂）考来烯胺 / 消胆胺 4～16g / d（胃肠道反应↑/ 耐受性↓/ 影响药物吸收 / 间隔 4～6h）。

② 二线：（孕烷 X 受体激动剂）利福平 100～300mg / d（国外 300～600mg / d，分 2 次）（胃肠道反应 / 肝毒性 / 密切监测）。

③ 其他：（阿片受体拮抗剂）纳曲酮 25～50mg / d（肝毒性 / 戒断症状）；（5-HT 受体拮抗剂）舍曲林 50～100mg / d；（阿片受体 κ 激动剂）纳呋喃芬（日本批准治疗 PBC 顽固性瘙痒）；（胆汁酸转运体阻断剂）利奈昔布，以及润肤霜 / 抗组胺药、SAMe / UDCA、苯扎贝特（研究显示优于非洛贝特）、肝移植（顽固性瘙痒的特殊指征）。

（3）骨质疏松 / 脂溶性维生素缺乏

① 骨质疏松：钙 800～1200mg / d＋VitD 800～1000IU / d ± 双膦酸盐（慎用于食管静脉曲张）。

② 脂溶性维生素缺乏：VitA 25000～50000IU / d，VitE 10～100mg / d，$VitK_1$ 10mg 肌注 qd。

（4）眼干 / 口干

① 眼干：人工眼泪 → 环孢素滴眼液 / 利福舒特眼膏 → 毛果芸香碱 / 西维美林。

② 口干：唾液替代品 → 毛果芸香碱 / 西维美林。

六、特殊情况

1. AMA（－）PBC（5%～15%）

（1）特点：瘙痒等症状↑/ 合并肝外自免疾病↑，IgM↓/ PBC 特异性 ANA 如抗 gp210 / sp100 抗体阳性率↑，汇管区胆管损伤↑。

（2）建议：尽早肝活检 → 尽早明确诊断 / 必要时治疗。

2. 单纯 AMA（＋）

（1）特点：仅少数进展为 PBC。

（2）建议：监测生化学 / 免疫学指标 / 每年，若生化学（＋）/ IgM↑则肝活检 → 明确诊断 / 必要时治疗。

3. PBC-AIH 重叠综合征（2%～20%）

（1）诊断（表 4-38）

表 4-38 常用的诊断标准

PBC 巴黎标准	+	AIH 巴黎标准
ALP ≥ 2 倍 / GGT ≥ 5 倍 AMA / AMA-M2（+） 汇管区胆管损伤 ≥ 2 / 3 项	同时先后	中 / 重度界面炎伴淋巴 / 浆细胞浸润 +ALT ≥ 5 倍 / IgG ≥ 1.3 倍 / ASMA（+）

（2）治疗：（中度界面炎）UDCA → UDCA＋免疫抑制剂。

（重度界面炎）激素 → 激素＋AZA 50mg / d → 激素＋MMF 0.5～1g / d。

4. PBC-PSC 重叠综合征

（1）诊断：尚无明确诊断标准，仅限个案报道（多为先诊断 PBC → 后诊断 PSC）。

（2）治疗：UDCA（一线药物）。

5. 妊娠 PBC

（1）特点：大多数病情稳定，部分新发瘙痒 / 瘙痒↑ / 产后生化学指标恶化 → 预后较好。

（2）建议：权衡利弊 / 知情同意 → UDCA（安全性良好 / 包括妊娠前 3 个月）。

6. 男性 PBC

（1）特点：PBC 男女比≈ 1∶（6～10），瘙痒等症状↓ / 合并肝外自身免疫性疾病↓，部分存在 HCC 风险。

（2）建议：监测 AFP / 腹部 B 超 / 每 6 个月。

七、预后

PBC 经 UDCA 治疗后预后较好，非 LC 失代偿 5 年无肝移植生存率均在 70% 以上，5 年失代偿发生率仅约 4%，5 年 HCC 发生率仅约 1.6%。

八、筛查与随访

（1）筛查：PBC 确诊 → 建议筛查一级亲属（尤＞30 岁 / 女性）。

（2）随访：生化学 / 免疫学 / 每 3～6 个月，甲状腺功能 / 脂溶性维生素 / 每年，骨密度 / 每 2～3 年，若男性 / LC 则 AFP / 腹部 B 超 / 每 6 个月。

4-09 专题

原发性硬化性胆管炎（PSC）

一、流行病学与分类

（1）全球：北美 / 北欧发病率（3.85～16.2）/ 10 万＞亚洲 → 男∶女＝2∶1，年龄呈双峰 15 岁 / 35 岁。

（2）合并 IBD：北美 / 北欧 60%～80% ＞印度 / 南欧 30%～50% ＞日本 / 新加坡 20%～40%。

（3）自然史：疾病进程异质性↑↑（∝年龄 / 性别 / 合并 IBD / 胆管累及部位），部分长期保持稳定 / 部分迅速进展至肝硬化 → 死因多见 LF / 出血 / 胆管癌 / 结直肠癌 / 肝移植后并发症。

（4）机制：遗传 / 环境 / 免疫 / 胆汁酸代谢 / 肠道菌群等多种因素 → 胆管慢性炎症 → 胆管狭窄 / 肝内胆汁淤积 / 肝纤维化 / 肝硬化 / 甚至胆管癌。

（5）分类：依据胆管累及部位 / 大小。

① 大胆管型：肝外较大胆管受损（约占 90%）。

② 小胆管型：肝内较小胆管受损（占 5%～13% → 少数可发展为大胆管型）。

③ 全胆管型：肝内外大小胆管均受损。

二、临床表现

（1）早期多无症状，常因体检 / IBD 肝功能筛查时偶然发现 ALP / GGT↑。

（2）乏力 / 体重↓，可伴反复发热 / 寒战 / 右上腹痛（∵频发胆管狭窄 → 反复发作胆管炎）。

（3）淤胆：瘙痒（尤潮湿 / 化纤衣物 / 热水浴 / 夜间），脂肪泻 / 脂溶性维生素（A / D / E / K）缺乏（夜盲症 / 骨量↓ / 神经系统损害 / 凝血功能↓），骨质疏松 / 骨折（尤椎体 / 髋骨 / 前臂），高脂血症（TG↑ TC↑ HDL↑ / 无需降脂治疗 / 心血管风险正常）/ 黄色瘤（尤眼睑内眦 / 发际处），肝脾肿大 / 尿黄 / 大便变浅。

（4）门静脉高压 / 肝衰竭：静脉曲张出血 / 腹水，黄疸↑↑ / 凝血↓↓。

（5）合并：甲状腺炎 / 类风湿性关节炎 / SLE，胆管癌（尤 PSC 确诊后 1 年内 / 年龄↑ / 男性 → CA19-9 / 影像学 / 每 6～12 个月）＞胆囊息肉（若 Φ ＞ 8mm 则胆囊切除术）＞胆囊癌 / 肝癌（AFP / 影像学 / 每 3～6 个月），IBD（尤溃疡性结肠炎 UC / 宜多部位多点活检）/ 结直肠癌（结肠镜 / 每 1 年）。

三、检查

1. 生化学

ALP / GGT 正常 / ↑，ALT / AST 正常 / ↑（＜3 倍），晚期 TB↑ / Alb↓ / 凝血↓。

注：ALP 敏感性↑/特异性↓，儿童需参考 GGT（∵骨生长 → ALP↑），若 ALT/AST↑↑则警惕 PSC-AIH 重叠综合征（约 1.4%～17%）。

2. 免疫学

（1）半数 IgG↑/IgM↑ → 9%～27% 可出现 IgG4↑（预后↓）。

（2）缺乏特异性自身抗体 → 半数 ANA/SMA/核周型抗中性粒细胞胞质抗体（pANCA）/抗磷脂抗体（＋）/AMA 几乎（－）→ pANCA 多见于 PSC 尤合并 IBD/但无特异性。

注：PSC 与 IgG4 相关硬化性胆管炎（IgG4-SC）鉴别 → 自身抗体无鉴别价值。

3. 影像学

（1）B 超（初筛）：肝内散在片状强回声，胆总管壁增厚，胆管不规则狭窄，胆囊壁增厚，胆道系统结石/肿瘤。

（2）MRCP（无创/首选）：典型特征为肝内外胆管局部/弥漫性狭窄＋中间胆管正常/扩张呈串珠状 → 胆管不连续呈虚线状 → 肝内大胆管狭窄/小胆管消失呈剪枝征。

（3）ERCP（有创/金标准）：典型特征为肝内外胆管多灶性/短节段环形狭窄＋上端扩张呈串珠样＋管壁僵硬呈铅管样 → 长狭窄＋囊状/憩室样扩张 → 肝内胆管呈枯树枝样。

注：ERCP 在早期诊断/大胆管型/严重肝纤维化误诊胆管狭窄/活检/介入治疗等方面更具优势，但存在严重并发症［如胰腺炎（5%）＞细菌性胆管炎/出血/穿孔＞死亡（0.4%）］。

4. 病理学

（肝外）大胆管型（95%）：大胆管节段性纤维化/狭窄扩张交替。
（肝内）小胆管型（5%）：小胆管同心圆样/洋葱皮样纤维化。
} → 肝实质细胞受损。

（1）Ⅰ期（门静脉期）：炎症局限于肝门区，胆管上皮细胞坏死。

（2）Ⅱ期（门静脉周围期）：炎症进展至肝门周围肝实质，胆管稀疏，肝细胞坏死/纤维化。

（3）Ⅲ期（纤维间隔期）：纤维间隔形成/BN，胆管消失，肝细胞 PN/Cu 沉积。

（4）Ⅳ期（LC 期）：胆汁性 LC。

注：PSC 诊断非必需，但疑诊小胆管型＋影像学（－）则必需，另可评估分期及重叠综合征。

四、诊断与鉴别

1. 诊断标准

（1）大胆管型：①＋②＋③ → 确诊，①＋③ → 疑诊，②≥2 项＋③ → 疑诊。

① 影像学呈典型特征（如肝内外胆管呈串珠状/枯树枝样）。

② 淤胆表现伴 ALP/GGT（成人/儿童）↑/IBD/病理学呈典型特征。

③ 除外其他原因（如感染/缺血/中毒/肿瘤/手术/遗传等）所致的继发性硬化性胆管炎。

（2）小胆管型：①＋②＋③ → 确诊，①＋病理学不典型＋IBD＋ALP/GGT↑＋③ → 疑诊。

① 影像学无典型特征。

② 病理学呈典型特征（如小胆管呈同心圆样/洋葱皮样纤维化）。

③ 除外其他原因所致的胆汁淤积。

2. 鉴别（不伴有 IBD）

（1）继发性硬化性胆管炎（SSC）：结石/术后狭窄/慢性胰腺炎/肿瘤，寄生虫（蛔虫/华支睾吸虫）/病毒（CMV/HIV），TACE（尤 5-FU）/肝移植后肝动脉血栓，嗜酸性粒细胞性胆管炎/肥大细胞性胆管

炎 / 淀粉样变性。

（2）IgG4 相关硬化性胆管炎（IgG4-SC）：IgG4 ↑↑ ≥1.35g / L，影像学示肝内外胆管壁增厚伴节段性狭窄，病理学示胆管壁 IgG4（＋）浆细胞浸润（＞10 个 / HP）/ 轮辐状纤维化，常合并 IgG4 相关胰腺炎 / 泪腺炎 / 唾液腺炎 / 腹膜后纤维化 / 间质肾炎，激素疗效 ↑ / 预后 ↑。

（3）其他淤胆肝：病毒肝，酒精肝，自免肝（AIH / PBC），药物肝。

五、治疗

1. 熊去氧胆酸（UDCA）（常规推荐）

（1）小剂量［10～15mg /（kg · d）］：生化学 / 病理学 ↓，但肝移植 / 死亡率无改变。

（2）中剂量［15～20mg /（kg · d）］：生化学 / 病理学 / 影像学 ↓，肝移植 / 死亡率 ↓ 但无统计学意义。

（3）大剂量［＞20mg /（kg · d）］：生化学 / 病理学 / 影像学 ↑，肝移植 / 死亡率 ↑。

注：欧美指南均不推荐，但国内肝移植 ↓ →仍建议 UDCA 15mg /（kg · d）（分 2～4 次）。

2. 激素 / 免疫抑制剂（仅用于 AIH-PSC 重叠综合征）

（1）泼尼松（龙）/ 布地奈德：生化学 ↓，但肝移植 / 死亡率无改变。

（2）吗替麦考酚酯 / 他克莫司 / 环孢素 A / 甲氨蝶呤：生化学 ↓，但肝移植 / 死亡率无改变。

3. 其他药物（可能收益 / 尚在研究）

（1）甲硝唑 / 利福昔明 / 万古霉素。

（2）FGF19 类似物 / FXR 激动剂。

4. 解除胆道梗阻

（1）经内镜逆行性胰胆管造影（ERCP）＋球囊扩张（基础）± 支架置入（短期）：肝外胆管 / 肝内大胆管显性狭窄（即胆总管＜1.5mm，汇合处左 / 右肝管＜1.0mm）。

注：细胞刷检 / 活检明确有无合并胆管癌，支架置入常规不推荐 / 仅用于扩张后引流不畅，胆管炎 / 胰腺炎 / 出血 / 穿孔（术前 / 术后应用抗菌药物）。

（2）经皮胆管造影＋胆管扩张 ± 支架置入：ERCP 无法操作 / 操作失败。

注：耗时，胆道感染 / 胆汁性腹膜炎，肝动脉损伤 / 胆道出血等。

（3）胆道重建＋引流术：胆管严重狭窄致使 ERCP / 经皮胆管造影无法操作 / 操作失败＋无 LC。

注：风险极大，常作为姑息性改善症状 / 肝移植前过渡治疗。

5. 肝移植（唯一有效）

（1）指征：LC 失代偿＋MELD ≥15 分 / CTP-C 级（尤胆管炎反复 / 脓毒血症 / 胆管癌 / 顽固性瘙痒）。

（2）注意：PSC 肝移植后生存率 ↑ / 但存在一定复发风险，术后仍应密切监测。

6. 对症治疗（参考“PBC”）

（1）乏力：尚无特效药物，其他病因治疗，改善白天嗜睡（莫达非尼 100～200mg / d）。

（2）瘙痒：（胆汁酸螯合剂）考来烯胺 / 消胆胺 4～16g / d（胃肠道反应 ↑ / 耐受性 ↓ / 影响药物吸收 / 间隔 4～6h）。（孕烷 X 受体激动剂）利福平 100～300mg / d（国外 300～600mg / d，分 2 次，胃肠道反应 / 肝毒性 / 密切监测）。（阿片受体拮抗剂）纳曲酮 25～50mg / d（肝毒 / 戒断症状）。（5-HT 受体拮抗剂）舍曲林 50～100mg / d。

（3）骨质疏松 / 脂溶性维生素缺乏：钙剂＋VitD ± 双膦酸盐（慎用于食管静脉曲张），VitA / E / K。

六、特殊情况

1. 小胆管型 PSC（5%～13%）

症状 / 生化学示胆汁淤积，影像学无典型特征，病理学示小胆管周围同心圆样 / 洋葱皮样纤维化，少数可发展为大胆管型 / 但是否为其早期阶段则尚未定论，胆管癌↓，预后↑。

2. PSC-AIH 重叠综合征（1.4%～17%）

多见于儿童 / 青年，影像学示 PSC（典型特征），症状 / 生化学 / 病理学示 AIH［转氨酶↑ / IgG↑ / AIH 相关自身抗体（+）/ 中重度界面炎等］，免疫抑制剂疗效↑，预后↑。

3. 儿童 PSC

GGT 作为胆汁淤积主要生化参考指标（∵骨生长 → ALP↑），通常合并 IBD（尤 UC）/ 但胆管癌罕见（无需常规监测），PSC-AIH 亦多见，治疗≈成人。

4-09 专题 - 附：

IgG4 相关硬化性胆管炎（IgG4-SC）

IgG4 相关硬化性胆管炎（IgG4-SC）：1970s 报道慢性胰腺炎＋硬化性胆管炎 → 符合 PSC 诊断标准 / 但预后＞＞ PSC → 主要特点有老年发病率↑/ 激素疗效↑/ 不合并 IBD / 常伴慢性胰腺炎 → 目前正式命名为 IgG4-SC → 有系统性自身免疫性 IgG4 相关疾病的胆管表现。

一、流行病学与分类

（1）日本：发病率 2.18 / 10 万，男：女＝4：1，年龄高峰 60～80 岁，80% 合并自免性胰腺炎（AIP）（若不合并则称之孤立性 IgG4-SC）。

（2）分型：依据胆管累及部位。

① 1 型：胆总管下段狭窄（需与胆管癌 / 胰腺癌鉴别）。

② 2 型：肝内外胆管弥漫性狭窄（需与 PSC 鉴别）。

③ 3 型：肝门部胆管狭窄＋胆总管下段狭窄（需与胆管癌鉴别）。

④ 4 型：肝门部胆管狭窄（需与胆管癌鉴别）。

二、临床表现

（1）多见于 60 岁以上老年，约 1 / 4 无症状，常因体检 / 系统筛查时偶然发现肝功 / 影像学异常。

（2）慢性 / 反复发作的梗阻性黄疸 / 腹痛＞瘙痒 / 体重↓/ 继发性胆管炎（寒战 / 发热）。

（3）合并：IgG4 相关胰腺炎＞＞泪腺炎 / 唾液腺炎 / 腹膜后纤维化 / 间质肾炎，另有鼻窦炎 / 哮喘等过敏性疾病。

三、检查

1. 生化学

多数 ALP / GGT / TB↑，部分 ALT / AST↑。

2. 免疫学

多数 IgG4↑↑（健康人群 / PSC / 胆管癌亦可↑），部分 ANA（＋）/ 嗜酸粒↑/ IgE↑/ RF（＋）。

3. 影像学

（1）B 超（初筛）：肝内外胆管壁增厚（胆管壁呈高 - 低 - 高三层回声 / 胆管腔内出现实质回声）/ 肝内胆管扩张 / 评估有无合并 AIP。

（2）CT / MRI：肝内外胆管壁连续性增厚 / 近端胆管扩张，MRCP 另可重建胆管系统。
（3）MRCP / ERCP：重建胆管系统 / 发现胆管狭窄部位 / 程度，ERCP 最有效 / 另可活检。
（4）内镜超声（EUS）：胆管壁环形 / 对称性增厚 / 呈三层结构 / 回声弱于胰头，可鉴别胆管癌 / PSC。
（5）腔内超声（IDUS）：EUS＋胆管壁内外边缘光滑 / 非狭窄处亦增厚，可鉴别胆管癌 / PSC。
（6）经口胆管镜（POCS）：结合窄带成像 → 胆管黏膜血管曲张，联合活检 → 鉴别胆管癌。

4. 病理学

（1）胆管：IgG4（＋）浆细胞≥10 个 / HP，IgG4（＋）/ IgG（＋）浆细胞≥40%，席纹状纤维化，闭塞性静脉炎。
（2）壶腹部：IgG4（＋）浆细胞↑ ∝辅助 AIP / IgG4-SC 诊断。
（3）肝脏：IgG4（＋）浆细胞≥10 个 / HP，IgG4（＋）/ IgG（＋）浆细胞≥40%，几乎无晚期纤维化。

四、诊断与鉴别

1. 诊断标准

目前尚无公认诊断标准，可以借鉴日本标准 2020 修订版，该标准纳入 6 项指标。
（1）合并症：IgG4 相关胰腺炎 / 泪腺炎 / 唾液腺炎 / 腹膜后纤维化 / 间质肾炎。
（2）免疫学：IgG4↑↑≥1.35g / L。
（3）MRCP / ERCP：肝内外胆管狭窄。
（4）其他影像学：胆道壁增厚。
（5）病理学：IgG4（＋）浆细胞≥10 个 / HP，席纹状纤维化，闭塞性静脉炎。
（6）治疗应答：激素疗效↑。

2. 鉴别

（1）胆管癌：需要结合临床特点 / 免疫学 / 影像学 / 病理学 / 治疗应答等综合鉴别。
（2）PSC：鉴别要点包括临床特点 / 免疫学 / 影像学 / 病理学 / 治疗应答等（表 4-39）。

表 4-39 PSC 与 IgG4-SC 的鉴别要点

鉴别要点	PSC	IgG4-SC
临床特点		
人群	男∶女＝2∶1（尤青年）	男∶女＝4∶1（尤老年）
合并症	IBD	AIP / 其他 IgG4 相关疾病
免疫学		
IgG4	N / ↑	↑↑（尤≥1.35g /L）
影像学		
MRCP	胆管狭窄长度＜5mm / 近端显著扩张呈串珠样或憩室样 / 外周小胆管消失呈剪枝征或枯树枝样	胆管狭窄长度＞10mm / 近端轻度扩张
IDUS	胆管壁层次消失 / 狭窄处非对称增厚	胆管壁非狭窄处亦增厚
POCS	胆管黏膜瘢痕组织	胆管黏膜血管曲张
病理学		
胆管	大胆管呈节段性纤维化 / 狭窄扩张交替 / 小胆管呈同心圆样 / 洋葱皮样纤维化	IgG4（＋）浆细胞≥10 个 /HP 席纹状纤维化 / 闭塞性静脉炎
壶腹部	/	IgG4（＋）浆细胞↑
治疗应答		
激素	疗效↓	疗效↑

五、治疗

1. 诊断性治疗

泼尼松 0.4～0.6mg /（kg · d）→ 1 周后血清学评估 → 2 周后影像学评估。

2. 确定性治疗（诱导缓解 → 维持治疗）

泼尼松 0.6mg /（kg · d）（通常 30～40mg / d）×2～4 周 → －5mg / 1～2 周 → 5～10mg / d× ≥3 年。

3. 复发治疗

重复“确定性治疗”，亦可考虑联合免疫抑制剂（如硫唑嘌呤 / 吗替麦考酚酯 / 甲氨蝶呤等）→ 获益不确定 / 不良反应风险↑ → 慎用为宜。

4-10 专题

胆汁淤积性肝病

胆汁淤积性肝病：肝内外各种原因 → 胆汁形成 / 分泌 / 排泄障碍 → 不能顺入十二指肠 / 反而逆入血液 / 进一步加重肝损伤的病理状态，表现为乏力 / 瘙痒 / 尿色加深 / 黄疸等，导致胆汁淤积为主要表现的各种肝胆疾病统称胆汁淤积性肝病，简称淤胆肝。

一、分类 / 病因

（1）胆汁产生：肝细胞 450mL / d＋胆管细胞 150mL / d ＝ 600mL / d。

（2）胆汁淤积的分类及其常见病因（表 4-40）

表 4-40　胆汁淤积分类及其常见病因

<table>
<tr><th>分类</th><th>常见病因</th><th>主要受累胆管系统</th></tr>
<tr><td>① 肝内胆汁淤积</td><td>病毒 / 细菌（尤败血症）
酒精 / 药物
自身免疫（尤 PBC）
遗传代谢（尤 BRIC / PFIC）
妊娠（尤 ICP）</td><td>肝细胞（功能障碍）
↓
毛细胆管 / 胆小管（病变阻塞）
↓
细胆管 /Hering 管（Φ＜15μm / 病变阻塞）
↓
小叶间胆管（Φ15～100μm / 病变阻塞）</td></tr>
<tr><td>② 肝内 / 外胆汁淤积</td><td>硬化性胆管炎（PSC / SSC / IgG4-SC）</td><td>↓</td></tr>
<tr><td>③ 肝外胆汁淤积</td><td>胆管异物（尤结石 / 寄生虫）
恶性肿瘤（尤胆管癌 / 壶腹部癌 / 胰腺癌）
良性狭窄</td><td>（段 / 叶）间隔胆管（Φ100～300μm / 病变阻塞）
↓
区域胆管（Φ300～400μm / 病变阻塞）
↓
节段胆管（Φ400～800μm / 病变阻塞）
↓
左 / 右肝管（病变阻塞）
↓
肝总管（Φ4～6mm / 病变阻塞）
↓
胆总管（Φ4～8mm / 病变阻塞）</td></tr>
</table>

注：PBC，原发性胆汁性胆管炎 / 肝硬化；PSC，原发性硬化性胆管炎；SSC，继发性硬化性胆管炎；IgG4-SC，IgG4 相关硬化性胆管炎；ICP，妊娠期肝内胆汁淤积症；BRIC，良性复发性肝内胆汁淤积症（自限性黄疸 / 瘙痒 × 反复发作）；PFIC，进行性家族性肝内胆汁淤积症（婴幼儿起病 / 黄疸瘙痒进行性加重 / 脂肪泻 / 生长发育迟缓 / 可导致 LC/LF）。

二、流行病学

（1）PSC（约 75%）＞各种肝硬化（约 47.76%）＞ PBC（约 42.86%）＞各种肝肿瘤（约 35.97%）＞ AIH（约 30.77%）。

（2）药物肝（约 28.31%）＞酒精肝（约 16.46%）＞病毒肝（约 5.22%）＞非酒代谢肝（约 2.7%）。

三、临床表现

（1）胆汁淤积原发疾病的临床表现。

（2）早期：无症状，乏力 / 纳差 / 恶心 / 上腹不适等非特异性症状。

（3）淤胆：瘙痒（尤潮湿 / 化纤衣物 / 热水浴 / 夜间），脂肪泻 / 脂溶性维生素（A / D / E / K）缺乏（夜盲症 / 骨量↓/ 神经系统损害 / 凝血功能↓），骨质疏松 / 骨折（尤椎体 / 髋骨 / 前臂），高脂血症（TG↑TC↑HDL↑/ 无需降脂治疗 / 心血管风险正常）/ 黄色瘤（尤眼睑内眦 / 发际处），肝脾肿大 / 尿黄 / 大便变浅。

四、检查

1. 生化学

（1）ALP↑/ GGT↑（表 4-41）

表 4-41 ALP↑/GGT↑的临床意义

指标		ALP	
		正常	↑
GGT	正常	/	淤胆肝（仅 BRIC /PFIC）/ 骨病 / 儿童生长期 / 妊娠
	↑	酒精肝 / 淤胆肝（早期）	淤胆肝（肝细胞损伤 / 胆管细胞损伤）

（2）总胆汁酸 TBA↑/ 甘胆酸↑（尤 ICP）

TBA（空腹 / 餐后 2h）＝（1～6）/（6～9）μmol / L → 淤胆肝（轻 / 中 / 重）＝（10～20）/（20～40）/（＞40）μmol / L。

注：检测方法缺乏标准 / 干扰因素多 / 特异性欠佳 → 各类指南均未将其列入判断标准。

（3）总胆红素 TB↑/ 结合胆红素 DB↑

2. 免疫学

（1）AIH：（1 型 / 90%/ 多见于成人 / 易 LC）ANA ＞ ASMA（＋）；（3 型 / 6%/ 多见于中老年女性 / 易复发）抗 SLA / LP 抗体（＋）；（2 型 / 4%/ 多见于儿童 / 易 LF）抗 LKM-1 抗体＞抗 LC-1 抗体（＋）。

注：AIH → ALT / AST↑↑＋ALP / GGT 正常 /↑ → 一般不表现为淤胆肝。

（2）PBC：AMA 尤 AMA-M2（＋），PBC 特异性 ANA 如抗 gp210 / sp100 抗体（＋）。

注：PBC → ALP↑（＞2 倍 / 甚至 10 倍）/ GGT↑↑（＞5 倍 / 易受酒精肝 / 非酒代谢肝 / 药物肝影响）＋ALT / AST 正常或↑（＜5 倍）→ 可以表现为淤胆肝。

（3）PSC：缺乏特异性自身抗体，半数 ANA / ASMA / pANCA / 抗磷脂抗体（＋），AMA 几乎（－）。

注：PSC → ALP / GGT 正常或↑＋ALT / AST 正常或↑（＜3 倍）→ 可以表现为淤胆肝。

（4）IgG4-SC：IgG4↑↑（健康人群 / PSC / 胆管癌亦可↑），部分 ANA（＋）/ 嗜酸粒↑/ IgE↑（＋）。

注：IgG4-SC → ALP / GGT 正常或↑＋ALT / AST 正常或↑ → 可以表现为淤胆肝。

3. 影像学

B 超 / CT 初筛 → MRCP / EUS → ERCP（尤肝外胆道梗阻＋治疗）→ 胆道梗阻。

4. 病理学

（1）肝内胆汁淤积：（光镜）从肝小叶第 3 区开始 → 肝细胞内胆汁淤积 / 呈羽毛状变形＋毛细胆管扩张 / 胆栓形成 → 严重则形成胆汁花环（中心为扩张 / 含胆栓的毛细胆管＋周围为肝细胞腺泡样排列）；（电镜）毛细胆管微绒毛水肿 / 变短 / 消失。

（2）肝外胆汁淤积：汇管区周围胆汁湖＋胆汁肉芽肿形成 → 继发性肝内胆汁淤积。

5. 基因检测

（1）遗传性高胆红素血症（表 4-42）

① Gilbert 综合征：游离胆红素摄取↓＋游离胆红素葡醛酸化↓（∝ *UGT1A1*）。

② Crigler-Najjar 综合征：葡醛酸转移酶缺乏 → 游离胆红素葡醛酸化↓（∝ *UGT1A1*）。

③ Lucey-Driscoll 综合征：游离胆红素葡醛酸化↓（∝ *UGT1A1*）。

④ Dubin-Johnson 综合征：结合胆红素排泄↓（∝ *ABCC2*）。

⑤ Rotor 综合征：游离胆红素摄取↓＋结合胆红素排泄↓（∝ *SLCO1B1 / 3*）。

（2）Alagille 综合征：多系统遗传病 / 尤慢性胆汁淤积（∝ *JAG1 / NOTCH2*）。

（3）α1- 抗胰蛋白酶缺乏症：先天性代谢病 / 尤肝硬化（∝ *SERPINA1*）。

（4）其他：家族性肝内胆汁淤积症（∝ *ABCB / ATP / TJP / SLC* 等）、肝外胆汁淤积症（∝ *SLC51B*）、胆汁酸代谢障碍（∝ *SLC / CYP* 等）、1 型酪氨酸血症（∝ *FAH*）。

五、诊断

1. 诊断标准（尚存争议）

ALP ＞1.5 倍＋GGT ＞3 倍，但需注意 BRIC / 部分 PFIC → GGT 正常＋TBA↑/ TB↑。

2. 诊断流程（图 4-25）

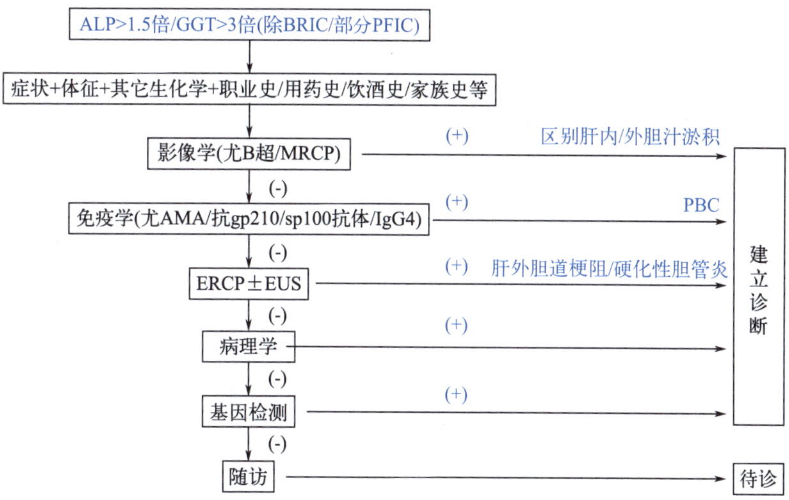

图4-25 胆汁淤积性肝病诊断流程

3. 鉴别诊断（胆汁淤积 vs 黄疸）

（1）胆汁淤积：胆汁全部成分淤积，早期仅有 ALP / GGT / TBA↑ → 后期出现黄疸。

（2）黄疸：血液 TB ＞ 34.2μmol / L → 皮肤 / 巩膜黄染，遗传性高胆红素血症（如 Gilbert / Crigler-

表 4-42 遗传性高胆红素血症（∈常染色体隐性遗传）的特点汇总

<table>
<tr><th rowspan="2">特点</th><th rowspan="2">Gilbert 综合征</th><th colspan="2">Crigler-Najjar 综合征</th><th rowspan="2">Dubin-Johnson 综合征</th><th rowspan="2">Rotor 综合征</th></tr>
<tr><th>Ⅰ型</th><th>Ⅱ型</th></tr>
<tr><td>突变基因</td><td>UGT1A1</td><td>UGT1A1</td><td>UGT1A1</td><td>ABCC2</td><td>SLCO1B1 /3</td></tr>
<tr><td>发病机制</td><td>IB 肝内转运↓
IB 葡醛酸化↓</td><td>UGT 完全缺失
IB 葡醛酸化↓↓</td><td>UGT 部分缺失
IB 葡醛酸化↓</td><td>DB 胆管排泄↓↓</td><td>IB 肝脏摄取↓↓
DB 胆管排泄↓</td></tr>
<tr><td>发病年龄</td><td>成年早期
（男：女 =4：1）</td><td>新生儿期</td><td>新生儿期</td><td>成年早期
（男≥女）</td><td>新生儿期～成年早期
（男 = 女）</td></tr>
<tr><td>临床表现</td><td>起病隐匿，常无症状
轻度黄疸（饥饿 / 运动 / 感染可加重）</td><td>重度黄疸 → 核黄疸
（胆红素脑病）</td><td>＜Ⅰ型（核黄疸↓）</td><td colspan="2">起病隐匿＞急性（劳累 / 感染 / 应激所诱发），常无症状
轻度黄疸（持续性 / 间歇性）/ 部分肝脾肿大</td></tr>
<tr><td>肝功能</td><td>TB 34～85.5μmol / L
IB ＞ 60%
肝酶 / 影像学（–）</td><td>TB 340～770μmol / L
IB ＞ 90%
肝酶 / 影像学（–）</td><td>TB 102～340μmol / L
IB 为主
肝酶 / 影像学（–）</td><td colspan="2">TB 51～85μmol / L
DB ＞ 50%
肝酶 / 影像学（–）/ 轻度↑</td></tr>
<tr><td>特殊检查</td><td>低热卡试验（+）
苯巴比妥试验（+）</td><td>/</td><td>低热卡试验（±）
苯巴比妥试验（±）</td><td>BSP 储留试验呈双峰现象
口服胆囊造影不显影</td><td>BSP 储留试验呈单峰现象
口服胆囊造影可显影</td></tr>
<tr><td>肝穿病理</td><td>无明显异常</td><td>无明显异常</td><td>无明显异常</td><td>肝外观呈黑褐色 / 墨绿色
镜下肝细胞内色素颗粒沉着
IHC 示 ABCC2（–）</td><td>肉眼肝外观不呈黑褐色 / 墨绿色
镜下肝细胞内无色素颗粒沉着
IHC 示 OATP1B1 /3（–）</td></tr>
<tr><td>治疗</td><td>无需特殊治疗
若黄疸↑ → 苯巴比妥 30mg bid~tid</td><td>蓝光治疗 → PE → 肝移植
苯巴比妥无效</td><td>蓝光治疗 → PE → 肝移植
苯巴比妥部分有效</td><td colspan="2">无需特殊治疗，避免诱因，必要时苯巴比妥</td></tr>
<tr><td>预后</td><td>良好</td><td>出生后 18 个月内死亡</td><td>可生存至成年 / 但最终 LC</td><td colspan="2">良好</td></tr>
</table>

注：*UGT1A1*，尿苷二磷酸葡萄糖醛酸转移酶 1A1；*ABCC2*，毛细胆管转运蛋白 / 多耐药蛋白 2；*SLCO1B1/3*, 溶质载体有机阴离子转运体家族成员 1B1/3；IB，游离胆红素；DB，结合胆红素；BSP, 磺溴酞钠；OATP1B1/3，有机阴离子转运多肽 1B1/3；PE，血浆置换。

Najjar / Dubin-Johnson / Rotor 综合征等）/ 溶血性疾病（遗传性球形细胞增多症 / 地中海贫血 / 阵发性睡眠血红蛋白尿等）→ 仅有黄疸而 ALP / GGT / TBA 正常。遗传性高胆红素血症的特点汇总详见表 4-42。

六、治疗

1. 病因治疗

（1）病毒肝 / 败血症：抗病毒 / 抗感染。

（2）酒精肝 / 药物肝：戒酒 / 停药。

（3）自免肝：激素 / 免疫抑制剂 / UDCA。

（4）结石 / 肿瘤 / 狭窄：（手术 / 内镜）取石 / 切除肿瘤 / 球囊扩张 ± 支架植入。

2. 药物治疗

（1）腺苷蛋氨酸（SAMe）0.5～1g 静滴 qd → 0.5～1g bid（餐间）。

药理：甲基供体（转甲基作用）→ 膜磷脂甲基化 / 胆碱合成 → 肝内淤胆↓/ 肝内脂肪↓，前体物质（转硫基作用）→ 合成生理性巯基化合物（半胱氨酸 / GSH / CoA / 牛磺酸）/ 产生解毒产物硫化物。

注意：过敏，血氨↑，慎用于 HE / 肾功能不全 / 双相情感障碍，酌情补充 Vit B_{12} / 叶酸。

（2）熊去氧胆酸（UDCA）10～15mg /（kg·d）（分 2～4 次）。

药理：鹅去氧胆酸类似物（亲水性）→ 肝内转为甘氨 UDCA / 牛磺 UDCA → 促进胆汁排泄（减轻淤胆）/ 拮抗疏水性胆汁酸细胞毒作用（保护胆管 / 肝细胞）/ 抑制肝细胞膜 HLA 异常表达及自身抗体产生（抑制免疫损伤）/ 改变胆汁酸池成分组成（降低胆汁中胆固醇含量 / 促进胆固醇结石溶解）。

注意：腹泻 / 腹胀，瘙痒↑/ 肝损伤，禁用于胆道梗阻 / 急性胆囊炎 / 胆管炎 / 严重肝病。

（3）奥贝胆酸（OCA）5mg qd → 必要时 3 个月后 10mg qd（尤 UDCA 无应答的 PBC）。

药理：6- 乙基鹅去氧胆酸（疏水性）→ 法尼醇 X 受体（FXR）激动剂 → 抑制胆汁酸合成限速酶基因表达 → 抑制胆汁酸合成 / 促进胆汁分泌 / 抑制肝细胞胆固醇合成。

注意：乏力↑/ 瘙痒↑/ 肝损伤，慎用于 LC 代偿期（密切监测），禁用于胆道梗阻 / LC 失代偿。

（4）考来烯胺 / 消胆胺 12～16g / d（分 3～4 次 / 餐前 / 睡前）。

药理：胆汁酸螯合剂 → 小肠内与胆汁酸结合 → 阻止胆汁酸重吸收 / 而随粪便排泄。

注意：胃肠道反应↑/ 耐受性↓/ 影响药物吸收 / 间隔 4～6h 用药。

（5）贝特类：苯扎贝特 400mg / d（餐时），非洛贝特 200mg / d（餐时）。

药理：过氧化物酶体增殖物活化受体（PPAR）配体 → 激活 PPAR → 7α- 羟化酶表达↓/ 12α- 羟化酶活性↑＋钠离子牛磺胆酸共转运蛋白（NTCP）表达↓/ 胆汁酸外排蛋白表达↑＋细胞色素 P450-3A 等表达↑ → 胆汁酸合成↓/ 胆酸↑鹅去氧胆酸↓（降低毒性胆汁酸比例）＋门静脉胆汁酸摄取↓/ 胆汁酸门静脉排出↑（降低肝细胞内胆汁酸浓度）＋胆汁酸生物转化↑（降低胆汁酸毒性）。

注意：肝损伤 / 肌病 / 横纹肌溶解，禁用于 LC 失代偿。

（6）其他：激素 / 免疫抑制剂 / 紫外线照射 / 体外白蛋白透析 / 鼻胆管引流（尤上述治疗无效）。

3. 对症治疗

（1）乏力

① 尚无特效药物，充足睡眠＋规律锻炼＋戒酒 / 茶 / 咖啡。

② 其他病因治疗：贫血 / 肝外自身免疫性疾病 / 睡眠障碍 / 抑郁症 / 甲减 / 肾上腺功能不全 / 肾功能不全 / DM 等。

③ 改善白天嗜睡：莫达非尼 100～200mg / d（失眠 / 紧张 / 恶心）。

（2）瘙痒

① 一线：（胆汁酸螯合剂）考来烯胺 / 消胆胺 4～16g / d（胃肠道反应↑ / 耐受性↓ / 影响药物吸收 / 间隔 4～6h 用药）。

② 二线：（孕烷 X 受体激动剂）利福平 100～300mg / d（国外 300～600mg / d，分 2 次）（注意胃肠道反应 / 肝毒性 / 密切监测）。

③ 其他：（阿片受体拮抗剂）纳曲酮 25～50mg / d（肝毒性 / 戒断症状）；（5-HT 受体拮抗剂）舍曲林 50～100mg / d；（阿片受体 κ 激动剂）纳呋喃芬（日本批准治疗 PBC 顽固性瘙痒）；（胆汁酸转运体阻断剂）利奈昔布，以及润肤霜 / 抗组胺药、SAMe / UDCA、苯扎贝特（研究显示优于非洛贝特）、肝移植（顽固性瘙痒的特殊指征）。

（3）骨质疏松 / 脂溶性维生素缺乏

① 骨质疏松：钙 800～1200mg / d＋VitD 800～1000IU / d ± 双膦酸盐（慎用于食管静脉曲张）。

② 脂溶性维生素缺乏：VitA 25000～50000IU / d，VitE 10～100mg / d，$VitK_1$ 10mg 肌注 qd。

4-11 专题

妊娠期肝内胆汁淤积症（ICP）

妊娠肝内胆汁淤积症（ICP）：是妊娠中晚期特有的并发症，存在明显的地区性 / 家族性差异，临床以瘙痒 / 黄疸为特征，分娩后自然消失，主要危害胎儿 / 胎儿死亡率↑。

一、病因 / 机制

（1）妊娠因素：胎盘合成雌激素 → 孕妇雌激素↑↑ → 肝细胞膜磷脂与胆固醇比例↓流动性↓ / 钠泵活性↓ / 作用其受体 ER 致基因表达改变 → 胆汁酸通透性↓ / 排泄↓ / 回流↑。

注：部分 ICP（雌激素水平正常）∝ 雌激素代谢异常 / 肝脏对雌激素敏感性↑。

（2）遗传因素：一级亲属有 ICP 病史者发病率↑，具有显著遗传 / 母婴垂直传播特点。

（3）环境因素：玻利维亚 / 智利发病率↑。

二、临床表现

（1）瘙痒（100%）：首发症状，早则孕 3 月 / 70%～80% 则孕 7 月后出现（正值雌激素高峰），部位手掌 / 脚掌 / 脐周 → 四肢 / 躯干 / 颜面部，程度不一，呈持续性 / 白天↓夜间↑，分娩后数小时～数天消失 / 少数可持续 1～2 周。

（2）黄疸（15%～60%）：瘙痒后数周内出现，部分瘙痒＋黄疸同时出现，程度轻度（TB＜171μmol / L），分娩后数日消退 / 极少数可持续 1 月。

注：黄疸 ∝ 羊水污染 / 新生儿窒息 / 围生儿死亡率。

（3）其他：乏力 / 失眠，纳差 / 恶心 / 呕吐，Vit K↓（产后出血风险↑）/ 脂肪泻。

（4）体征：皮肤抓痕，黄染，肝大质软 / 肝区轻叩痛。

三、检查

（1）胆汁酸：甘胆酸↑（敏感性↑）→ 总胆汁酸（TBA）↑（特异性↑）。

注：有研究示 GSTα / GSTA → ICP 早期预测指标（敏感性↑特异性↑）。

（2）肝功能：TB↑（常＜85μmol / L）/ DB 为主，转氨酶↑，ALP↑ / GGT↑ / 5′-NT↑（肝内胆汁排泄受阻）；另总胆固醇（TC）↑。

（3）排除：肝炎病毒 / EBV / CMV（－），B 超示无慢性肝胆疾病。

四、诊断

(1)高危人群：(孕妇因素)>35 岁，慢性肝胆疾病，避孕药诱发淤胆史，前次妊娠 ICP 史(复发率 40%～70%)，ICP 家族史；(胎儿因素)双胎>单胎，人工授精>自然妊娠。

(2)无法解释的皮肤瘙痒(尤手掌 / 脚掌)，甘胆酸≥10.75μmol / L，TBA ≥10μmol / L，无法解释的肝功能异常。

(3)产后 24～48h 皮肤瘙痒消失，产后 4～6 周 TBA / 肝功能恢复正常。

(4)重度 ICP：TBA ≥40μmol / L，严重瘙痒，多胎 / 妊高症 / ICP 复发 / ICP 死胎史，早发型 ICP。

注：既往指南另规定转氨酶≥200U / L、TB ≥21μmol / L 也被视为重度 ICP。

五、治疗

(1)一般：低脂 / 易消化饮食，左侧卧位(胎盘血流量↑)，吸氧 30min tid。

(2)止痒

① 外用：薄荷醇润肤霜，炉甘石制剂。

② 口服：考来烯胺 4g qd～qid [注：脂肪泻 / Vit (A / D / E / K)吸收↓ → 需补充脂溶性维生素]。

(3)利胆

① 苯巴比妥 30mg tid×2～3 周。

② 熊脱氧胆酸(UDCA) 15mg / (kg · d) (分 3～4 次，250mg tid～qid) ×20 天。

③ 腺苷蛋氨酸(SAMe) 0.5～1.0g 静滴 qd×2 周 → 0.5～1.0g bid × 维持。

④ DXM 10mg 静滴 qd×2 天(注：妊娠晚期 / 孕 8 月后才考虑应用)。

(4)产科：监测胎心胎动，适时终止妊娠(方式首选剖宫产)。

4-12 专题

妊娠期急性脂肪肝（AFLP）

妊娠期急性脂肪肝（AFLP）：是妊娠晚期特有的致命性少见疾病，多见于年轻 / 双胎 / 男胎 / 孕35～37 周的初产妇，起病急骤 / 进展迅速 / ALF，母 / 婴死亡率分别高达 75% / 85%。

一、病因 / 机制

（1）妊娠因素：性激素。
（2）遗传因素：FFA 代谢酶（尤 β 氧化酶）缺陷。
} → 线粒体功能障碍（FFA 代谢障碍） → 肝脏大量 FFA 堆积（微泡性脂肪变性）

注：瑞氏（Reye）综合征、丙戊酸钠 / 四环素过量、黄曲霉素 / 有机农药中毒 → 线粒体功能障碍（FFA 代谢障碍）→ 肝 / 肾 / 胰 / 脑等器官大量 FFA 堆积（微泡性脂肪变性）。

瑞氏（Reye）综合征：多见于儿童，呼吸道 / 消化道感染（病毒 / 尤流感＞细菌）＋水杨酸类退热药（如阿司匹林）→ 线粒体严重损伤 → 累及全身多器官损害（尤弥漫性脑水肿 / 肝脂肪变性 → CNS 症状 / 肝功能损伤 / 转氨酶↑为主 / 常无黄疸）。

二、临床表现

（1）表现：突发消化道症状（恶心 / 呕吐 / 腹痛 / 腹胀）→ 随后黄疸［轻度（TB ＜171μmol / L）＞中度（TB ＜342μmol / L）］→ 出血（皮肤黏膜出血 / 消化道出血 / 产后大出血）/ HE（情绪激动 / 精神错乱 / 狂躁嗜睡昏迷 / 扑翼样震颤）/ HRS（少尿 / 无尿 / 急性氮质血症），黄染 / 肝脏缩小 / 轻度叩痛 / 移浊（＋）。

（2）合并症：约 50% 合并妊高症（高血压 / 蛋白尿 / 水肿）。

（3）并发症：AKI / DIC / MODS（尤极高危孕妇）。

三、检查

（1）血常规：WBC ↑↑（常＞20×10^9 / L）/ N% ↑，若合并细菌感染则↑↑↑，PLT ↓（∝ DIC）。

（2）肝功能：转氨酶↑，TB ↑（多数＜171μmol / L / 少数＜342μmol / L），ALP ↑ / GGT ↑。

（3）肾功能：BUN ↑ / Cr ↑（肾小球功能↓），UA ↑（肾小管功能↓）。

（4）凝血象：PT ↑ / APTT ↑，INR ↑，PTA ↓。

（5）其他：血糖↓（糖原合成↓），NH_3 ↑，淀粉酶↑（胰腺炎）。

四、诊断

1. Swansea 诊断标准

（1）症状（4 项）：呕吐，腹痛，烦渴 / 多尿，HE。

（2）检查（8 项）：WBC ＞11×10^9 / L，转氨酶＞42U / L，TB ＞14μmol / L，Cr ＞150μmol / L，UA ＞340μmol / L，PT ＞14s / APTT ＞34s，血糖＜ 4mmol / L，NH_3＞47μmol / L。

（3）超声（1 项）：明亮肝 / 腹水。

（4）病理（1 项）：微泡性脂肪变性（不推荐作为诊断必要条件）。

≥6 项 → 诊断 AFLP。

注：若首诊后疑诊 → 尽早（推荐间隔 24h）复查 → 进一步明确。

2. 极高危孕妇

PLT ≤50×10^9 / L，TB ＞171μmol / L，Cr ≥133μmol / L，INR ＞1.5 或 PTA ＜40%，乳酸≥5mmol / L，病程＞1 周。

3. 鉴别

（1）妊娠期肝内胆汁淤积症（ICP）：瘙痒，黄疸，TBA ↑，病理学示毛细胆管胆汁淤积。

（2）妊娠期合并病毒肝：肝炎病毒标志物（＋），转氨酶↑↑（常＞1000U / L），HRS 出现较晚。

（3）妊娠期合并脂肪肝：妊娠前有酒精肝 / 非酒代谢肝病史。

（4）妊高症所致肝损害：很少出现 ALF / HE，极少出现血糖↓ / NH_3↑。

五、治疗

（1）病因治疗：立即终止妊娠（方式首选剖宫产术）。

（2）肝衰竭治疗：支持治疗 / 对症治疗 / ALSS / 并发症治疗（参考“4-02 专题　肝衰竭的治疗”）。

AFLP 临床管理流程见图 4-26。

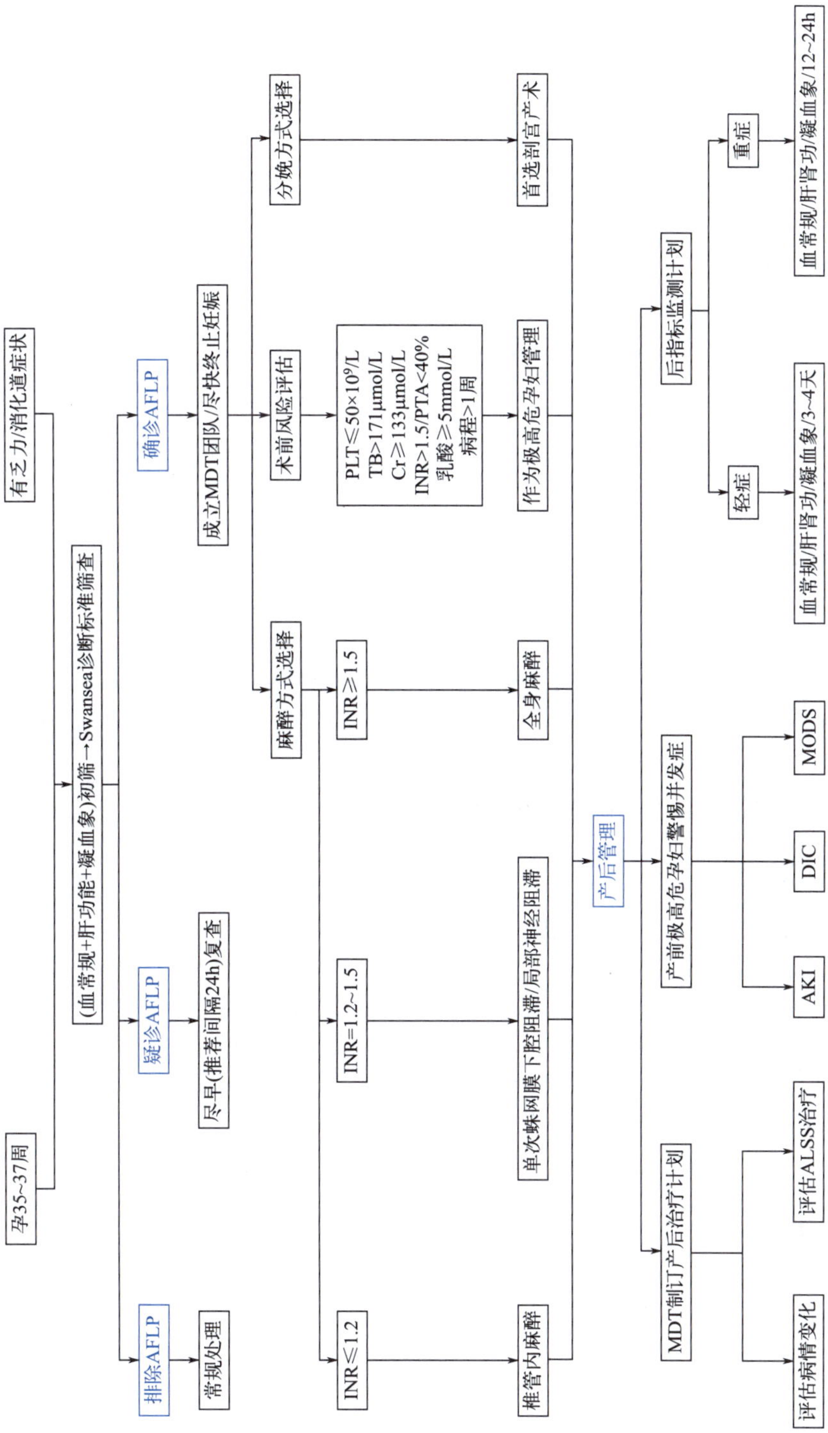

图4-26　AFLP临床管理流程图

4-13 专题

HELLP 综合征

HELLP 综合征：是妊高征的严重并发症，多见于 25 岁以上经产妇 / 妊娠中晚期＞产后数日，临床以肝酶↑ / PLT↓ / 溶血为特点，常危及母子生命。

一、病因 / 机制

（1）自身免疫机制 → 激活补体 →（刺激 Mφ/WBC/PLT 释放缩血管物质）→ 血管痉挛收缩 → 血管内皮损伤。

（2）血管内皮损伤

① 胶原暴露 → 激活 PLT → 激活内源性凝血。
② 其他：抗凝作用↓，纤溶作用↓。
（①②）→ 微血栓（尤肝缺血 / 肝酶↑＋微血管病性溶血）。出血（尤肝包膜下血肿 / 甚至肝破裂）。

③ NO / PGs 等扩血管物质合成↓。
④ 激活 PLT 释放 TXA2 / 5-HT 等缩血管物质↑。
（③④）→ 加重血管痉挛收缩（恶性循环）。

二、临床表现

（1）非特异性表现：右上腹 / 上腹痛，恶心 / 呕吐，少数有轻度黄疸。

（2）重度子痫前期基本表现

① 血压≥160 / 110mmHg，持续头痛 / 视觉障碍 / 其他脑神经症状。

② 蛋白尿≥5.0g / d 或随机尿蛋白（＋＋＋），低蛋白血症伴浆膜腔积液。

③ 肝酶↑，持续上腹痛 / 肝包膜下血肿 / 甚至肝破裂。

④ PLT↓，凝血功能↓，血管内溶血。

⑤ 少尿 / Cr↑ / 肾功能不全，心衰 / 肺水肿。

三、检查

（1）肝酶：ALT↑ / AST↑ / LDH↑。

（2）PLT：（Ⅰ级）PLT＜50×10^9 / L，（Ⅱ级）PLT＝（50～100）$\times10^9$ / L，（Ⅲ级）PLT＞100×10^9 / L。

（3）溶血：外周血涂片见破碎 RBC，LDH↑ / 结合珠蛋白↓（早期）→ UCB↑ / Hb↓（晚期），Ret↑。

四、诊断

（1）高危人群：25 岁以上经产妇，妊高征。

（2）好发于妊娠中晚期＞产后数日，肝酶↑ / PLT↓ / 溶血，确诊依赖检查。

五、鉴别（表4-43）

表4-43 妊娠相关危重症的鉴别

<table>
<tr><th>要点</th><th>血栓性血小板减少性紫癜（TTP）</th><th>HELLP综合征</th><th>溶血性尿毒综合征（HUS）</th><th>妊娠期急性脂肪肝（AFLP）</th><th>戊肝（HEV）</th></tr>
<tr><td>妊娠期</td><td>妊娠中期</td><td>妊娠中晚期</td><td>产后</td><td colspan="2">妊娠晚期</td></tr>
<tr><td>靶器官</td><td>CNS（∝脑缺血/出血）
神经系统损害为主</td><td>肝脏（∝肝缺血/出血）
肝功能损害为主</td><td>肾脏（∝ Hb尿）
肾功能损害为主</td><td colspan="2">肝脏（∝肝坏死）
急性肝衰竭</td></tr>
<tr><td>PLT</td><td>↓↓</td><td>↓↓</td><td>↓↓</td><td colspan="2">N/↓</td></tr>
<tr><td>凝血</td><td>N</td><td>N</td><td>N</td><td colspan="2">↓↓</td></tr>
<tr><td>溶血</td><td>（+）</td><td>（+）</td><td>（+）</td><td colspan="2">（±）</td></tr>
<tr><td>肌酐</td><td>↑</td><td>N/↑</td><td>↑↑</td><td colspan="2">N/↑</td></tr>
<tr><td>血糖</td><td>N</td><td>N</td><td>N</td><td colspan="2">↓</td></tr>
<tr><td>其他</td><td>ADAMTS13↓/vWF↑
继发病因</td><td>妊高症
重度子痫前期</td><td>肠道感染
血性腹泻</td><td>Swansea诊断标准</td><td>戊肝标志物</td></tr>
</table>

注：vWF示血管性血友病因子，ADAMTS13示vWF裂解酶。N示正常。

六、治疗

（1）重度子痫前期：降压（CCB），镇静（地西泮/冬眠制剂）/解痉（$MgSO_4$），合理扩容/酌情利尿。

（2）激素：若PLT <50×10^9/L则DXM 10mg静滴q12h×（妊娠期～产后继续3次）。

（3）输血：若PLT <20×10^9/L或出血则输浓缩血小板/新鲜血浆，若凝血↓↓则ALSS血浆置换。

（4）产科：监测胎心胎动，适时终止妊娠（方式依产科而定）。

4-14 专题

肝豆状核变性 / Wilson 病（WD）

肝豆状核变性 / Wilson 病（WD）：铜转运 ATP 酶 β（*ATP7B*）基因突变 → 铜代谢障碍 → 常染色体隐性遗传性疾病，临床表现复杂，主要表现为肝脏＋神经系统病变，易漏诊 / 误诊，可致残 / 可致死，关键是早诊断 / 早治疗。

一、流行病学

（1）多见于 5～35 岁（尤儿童 / 青少年），肝脏病变多见于女性 / 神经系统病变多见于男性。

（2）*ATP7B* 基因突变携带者约 1 / 90，WD 患病率（0.25～4）/ 10000，我国患病率不详 / 但推测偏高（尤青少年 / 男比女稍多）。

二、发病机制

（1）*ATP7B* 基因突变 → 铜转运 P 型 ATP 酶↓ → 铜蓝蛋白（CP）合成↓＋胆道排铜↓。

（2）铜过量沉积于肝脏＋激活肝星状细胞 → 肝纤维。

（3）铜过量沉积于脑部 → 锥体外系 / 精神症状。

（4）铜过量沉积于角膜 / 肾脏 / 骨关节 / 肠道等部位 → K-F 环 / 肾损害 / 骨关节病等肝外表现。

三、临床表现

1. 肝脏（发病相对较早 / ＞ 2 岁即可出现）

（1）无症状：体检发现转氨酶↑ / 肝脾肿大 / 脂肪肝 / K-F 环，一级亲属 *ATP7B* 基因筛查确诊。

（2）急性肝炎：部分自行缓解 / 呈反复发作，部分迅速恶化 / 进展至 ALF。

（3）ALF / ACLF：Coombs（－）溶血，VitK 治疗无效凝血障碍，迅速进展为肾衰竭。

注：CP 可能无显著下降 / Leipzig 评分可能＜4 分 → 易漏诊 → 进一步完善 *ATP7B* 基因检测，有研究示（ALP / TB ＜4＋AST / ALT ＞2.2）→ ALF 预测指标（敏感性 / 特异性高达 100%）。

（4）慢性肝炎 / LC 代偿期 / 失代偿：35%～45%WD → 已经存在 LC，WD 并发 HCC 发生率↓。

2. 神经 / 精神（发病较肝病晚约 10 年 / 通常＞ 15 岁）

锥体外系症状：

（1）肌张力障碍：眼睑痉挛 / 斜颈 / 痉笑面容、发音困难 / 构音障碍 / 吞咽困难等。

（2）震颤：特发性震颤、意向性（动作性）震颤、姿势性震颤 → 扑翼样震颤（易误诊 HE）。

（3）肢体僵硬 / 运动迟缓 / 帕金森综合征（易误诊帕金森病）。

（4）运动障碍：手足徐动、舞蹈动作、共济失调等。

（5）精神行为异常：情感障碍/情绪变化，人格改变/性格变化，认知改变/学习能力下降等。

3. 眼部（很少首发/＜7岁少见）

（1）K-F环：铜沉积于角膜后弹力层所致。
（2）葵花样白内障：铜沉积于晶状体所致。
｝裂隙灯检查

4. 其他

（1）RBC：Coomb's（-）溶血性贫血。
（2）肾脏：镜下血尿，微量蛋白尿，肾小管酸中毒。
（3）骨关节：骨质疏松/自发性骨折、骨软化症、退行性骨关节炎等。
（4）心脏：心肌炎、心律失常等。
（5）内分泌：闭经/流产、睾丸萎缩/男性乳房发育、甲状旁腺功能减退、胰腺炎等。

四、检查

1. 铜代谢

（1）血清CP：正常值200～400mg/L → 另可见约1/3WD；＜200mg/L → 可见于部分*ATP7B*突变携带者/WD；＜100mg/L → 强烈支持诊断WD。

注：遗传性铜蓝蛋白缺乏症/各种原因所致的严重低蛋白血症（如营养/吸收不良/肝衰竭/肾病综合征）→ CP↓，而急性炎症反应/雌激素↑（如妊娠/补充雌激素/避孕药）→ CP↑。

（2）24h尿铜：＞40μg → 可见于无症状儿童WD；＞100μg → 支持诊断WD（数值↑则诊断价值↑）。

青霉胺负荷试验：儿童疑诊WD → 青霉素皮试（－）→ 首先青霉胺500mg st → 12h后青霉胺500mg st → 收集当日24h尿并测尿铜 → 若24h尿铜＞1600μg → 支持诊断儿童WD。

注：慢性活动性肝病/胆汁淤积性肝病/肝衰竭 → 24h尿铜↑（通常＜200μg），亦可作为驱铜治疗的疗效判断/治疗调整的参考指标（若肾功能不全则不推荐）。

（3）血清游离铜：血清游离铜/非CP结合铜（μg/L）＝血清总铜（μg/L）－CP（mg/L）×3.15。＞150～200μg/L → 支持诊断WD。

注：目前检测CP多采用免疫比浊测量法（包括铜结合CP＋CP前体）→ CP检测值↑ → 血清游离铜检测值↓，正在建立血清游离铜直接检测方法 → 尚未临床推广。

2. 基因检测

（1）位点突变：我国高频致病突变位点 → *R778L*/*P992L*/*T935M*。
（2）基因测序：若高频致病突变位点（－）→ *ATB7B*基因测序。

3. 其他

肝功能异常，若LC脾亢则三系↓，若溶血则Hb↓/UCB↑/Ret↑/Coomb's（－），若肾损害则镜下血尿/微量蛋白尿，若眼部表现则裂隙灯检查示K-F环等。

4. 影像学

（1）脑部MRI：豆状核（苍白球＋壳核）/尾状核＞丘脑/中脑/脑桥/小脑等 → 对称性T1WI低信号/T2WI高信号，常伴不同程度脑沟增宽/脑室扩大，若胼胝体异常信号则提示脑损伤↑。

（2）肝脏CT/MRI：CT示多发性高密度结节，MRI示T1WI多发性高信号结节/T2WI多发性低信号结节伴高信号间隔包围。

5. 病理学

（1）组织学：肝细胞内铜沉积＋不同程度的炎症＋程度不一的纤维化。

① 早期：气球样变 / 脂肪变性 / 凋亡小体 / 点灶状坏死，汇管区轻度炎症 / LC 浸润为主。

② 进展：小叶内变性坏死↑，汇管区炎症↑，≈慢性肝炎 / 脂肪性肝炎改变。

③ 终末：大结节性 / 大小结节混合性肝硬化。

（2）肝铜：＞250μg / g 肝干重 → 支持诊断 WD。

（3）铜染色：铜沉积于汇管区周围的肝细胞内，而肝硬化结节内铜沉积较少。

注：铜沉积分布不均 / 疾病早期沉积少 → 假阴性，淤胆肝 → 假阳性。

五、诊断

原因不明的肝病表现 / 神经症状（尤锥体外系症状）/ 精神症状 → 均应考虑 WD 可能性，诊断标准推荐 Leipzig 评分系统。

（1）血清 CP：（＞200mg / L）0 分，（100～200mg / L）＋1 分，（＜100mg / L）＋2 分 。

（2）24h 尿铜（无急性肝炎）：（正常）0 分，（100～200μg）＋1 分，（＞200μg）＋2 分，（正常但青霉胺负荷试验＞500μg）＋2 分。

（3）基因检测：（2 条染色体检测到突变）＋4 分，（1 条染色体检测到突变）＋1 分，（未检测到突变）0 分 。

（4）Coomb's（－）溶血：（无）0 分，（有）＋1 分。

（5）K-F 环：（无）0 分，（有）＋2 分。

（6）神经系统症状 / 脑部 MRI 典型表现：（正常）0 分，（轻微）＋1 分，（严重）＋2 分。

（7）肝铜（无胆汁淤积）：（＜50μg / g）－1 分，（50～250μg / g）＋1 分，（＞250μg / g）＋2 分，［无条件检测但罗丹宁染色（＋）］＋1 分。

➔ 总分：≥ 4 分则确诊 WD，＝ 3 分则疑诊 WD，≤ 2 分则排除 WD。

六、鉴别

（1）肝病：病毒肝，酒精肝，自免肝，药物肝。

（2）神经 / 精神疾病：其他原因所致的肌张力障碍 / 震颤、帕金森病、舞蹈症、精神异常。

（3）溶血：HELLP 综合征。

（4）肾损害：其他原因所致的肾损害。

（5）骨关节病：类风湿性关节炎。

七、治疗 / 监测

1. 原则

（1）早期治疗（晚期治疗基本无效），终身治疗（除非行肝移植），终身监测。

（2）无症状则螯合剂 / 锌剂 × 长期 / 终身，有症状则初始治疗（螯合剂 ± 锌剂）×6～12 个月 → 维持治疗（螯合剂 / 锌剂）× 长期 / 终身。

2. 驱铜

（1）螯合排铜药

① 青霉素皮试（－）→ 青霉胺（PCA）62.5～125mg / d（分 2～4 次 / 餐前 1h）→ ＋125～250mg / 周（评估神经症状）→ 直至 24h 尿铜↑↑或达最大剂量 1000～1500mg / d → 监测 24h 尿铜 / 2 周 → 若稳定在 200～500μg 且症状稳定 → 减量至 750～1000mg / d 每日维持或相同剂量用 2 周停 2 周间歇维持。

适用：各种类型 WD，但慎用于严重脑型 WD。

注意：疗效/不良反应个体差异大，过敏反应（发热/皮疹）→ 停药/抗过敏/轻则联合小剂量激素重启/重则终身禁用，神经症状加重（10%～50%），诱发自身免疫性疾病，肾毒性，骨髓抑制，勿与锌剂同服（间隔2h），补充Vit B_6 20～50mg/d，孕妇减量/致畸风险/不宜哺乳。

② GS 500mL＋二巯丙磺酸钠（DMPS）500～750mg慢滴qd×5天/疗程×6～10个疗程（间隔2天）。

适用：ALF等重症WD/脑型WD，PCA不能耐受/严重不良反应。

注意：驱铜作用＞PCA且神经症状加重＜PCA，胃肠道反应（宜慢滴），过敏反应 → 葡萄糖酸钙2g静推，可与PCA/锌剂联合/交替应用。

③ 二巯丁二酸（DMSA）750～1000mg/d（分2次）。

适用：肝型WD/脑型WD，PCA不能耐受/严重不良反应。

注意：驱铜作用＜PCA但BBB通透性↑，不良反应↓，可与PCA/锌剂联合/交替应用。

④ 曲恩汀750～1500mg/d（分2～3次/餐前1h）→ 减量至750～1000mg/d维持。

适用：各种类型WD/尤脑型WD，PCA不能耐受/严重不良反应。

注意：欧美首选/国内无药，不良反应≈PCA，勿与铁剂联合（∵铜-铁螯合物毒性↑）。

（2）阻铜吸收药

① 锌剂（锌元素）50mg（＜5岁）/75mg（5～15岁）/150mg（成人）每天（分2～3次/尤餐前1h）。葡萄糖酸锌（70mg/片，含锌元素10mg），硫酸锌（25mg/片，含锌元素7mg）。

适用：无症状WD初始治疗，有症状WD维持治疗，妊娠，PCA不能耐受/严重不良反应，但重型WD初始治疗不宜单独应用/而需联合螯合剂（间隔2h）。

注意：起效慢/作用弱，不良反应↓。

② 四硫代钼酸铵（TTM）（Ⅲ期临床试验已结束/但尚未批准应用临床）。

注意：起效快/作用强，不良反应↓。

3. 对症治疗

（1）神经：静止性细震颤则苯海索 → 复方多巴制剂，意向性粗震颤则氯硝地泮等。

注：苯海索1mg bid → 逐渐加量 → 2～4mg tid，氯硝西泮0.5mg qd → 逐渐加量 → 2mg tid。

（2）精神：兴奋则奋乃静/利培酮 → 奥氮平，抑郁则抗抑郁药，兴奋抑郁交替则丙戊酸钠/卡马西平。

（3）肝损：保肝药 → ALSS → 肝移植（适应LF/LC失代偿）。

（4）脾亢：升白药 → PCA减量/改用其他驱铜药物 → 脾切除。

4. 饮食

高氨基酸/蛋白饮食，避免高铜食物/少食中铜食物/适量低铜食物，勿用铜制食具/餐具。

（1）高铜食物：菠菜/茄子/南瓜，坚果类/豆薯类（包括可可豆/巧克力），菌蕈类，贝螺虾蟹/动物肝血，中药（龙骨/牡蛎/蜈蚣/蝎子）。

（2）中铜食物：小米/糙米/荞麦。

（3）低铜食物：精米/精麦，新鲜青菜/鸡鸭鱼肉，苹果/梨子/桃子。

5. 监测

（1）症状/体征/血清CP/24h尿铜/血清游离铜/血尿常规/肝肾功能/凝血象1～2次/月×3个月 → 病情稳定则1次/1～3个月 → 维持治疗则2～3次/年（螯合剂或锌剂×维持治疗 → 24h尿铜200～500μg/L或＜75ug/L）。

（2）肝脾B超1次/6个月，环裂隙灯检查1次/年，必要时MRI。

八、特殊人群

（1）无症状：低铜饮食＋PCA / 锌剂（尤婴幼儿）。

（2）ALF：ALSS＋驱铜治疗 → 肝移植。

（3）妊娠：PCA（剂量随孕期调整）/ 锌剂（剂量随 24h 尿铜调整）。（孕早期）PCA 剂量↓至 25%～50%；（孕中期）PCA 酌情剂量↑；（孕晚期）PCA 剂量↓至 300～600mg / d；（分娩后）PCA 剂量↑至孕前水平（但不宜哺乳）；（24h 尿铜＞100μg）锌剂 150mg / d；（24h 尿铜＜100μg）75mg / d。

4-15 专题

肝窦阻塞综合征 / 肝小静脉闭塞病（HSOS / HVOD）

肝窦阻塞综合征 / 肝小静脉闭塞病（HSOS / HVOD）：1953 年牙买加 Hill 等首次报道，并提出“营养不良→肝内 Cap 阻塞→淤血性肝纤维化”；次年牙买加 Bras 等报道“食用狗舌草→急性门静脉高压”，病理改变与 Hill 等报道相似，故将该疾病命名为 HVOD；1999 年 DeLeve 等研究发现“野百合碱→大鼠灌胃→最早表现为肝窦内皮细胞损伤 / 脱落”，故提出以 HSOS 诊断名称替代 HVOD。

一、病因 / 病理 / 机制

1. 病因

（1）国外：多见于骨髓造血干细胞移植后（HSCT-HSOS）/ 实体肿瘤化疗后 / 肝移植术后，∝大剂量化疗药物 / 免疫抑制剂。

（2）国内：多见于服用含吡咯生物碱（PA）的植物（具有止血 / 止痛功效）后（PA-HSOS），如土三七（50%～88.6%）＞千里光 / 猪屎豆 / 天荠菜（五加科三七俗称参三七 / 不含 PA → 不引起 HSOS）。

2. 病理

肝窦内皮细胞超微结构损伤 → 肝窦内皮细胞（尤肝腺泡Ⅲ区）水肿 / 坏死 / 脱落 → 肝窦堵塞 / 充血 / 扩张＋小叶间静脉内皮损伤 / 管壁肿胀＋微血栓形成＋肝细胞坏死 / 肝板结构破坏 → 肝内淤血 / 门静脉高压 / 肝功能受损。

3. 机制

（1）不饱和型 PA（饱和型 PA 无毒性 / 低毒性）→ 细胞色素 P450 酶 CYP3A（富含于肝腺泡Ⅲ区）→ 催化为中间代谢物脱氢吡咯 → 水解为脱氢倒千里光裂碱 → 与蛋白质结合形成吡咯蛋白加合物（PPAs）→ 损伤肝窦内皮细胞。

（2）其他：肝窦内皮细胞 GSH 消耗↑，基质金属蛋白酶 MMP-9 / 2 表达↑，NO 合成↓，凝血相关信号通路（＋），蛋白质组学研究示∝氨基甲酰磷酸合成酶 1 和 ATP5β 改变，骨髓 / 循环中的内皮祖细胞受到抑制 → 参与修复↓。

二、临床表现

（1）含 PA 植物服用史（尤 1 个月内）。

（2）乏力 / 纳差，腹胀 / 肝区疼痛，黄染 / 黄疸，肝大 / 肝叩击痛，移动性浊音（＋）/ 腹水。

（3）严重则水肿 / 胸水 / 继发感染（呼吸系统为主）/ 肝肾衰竭，慢性则顽固性腹水 / 门静脉高压症。

三、检查

（1）血常规：常无显著异常，若感染则 WBC↑，若严重则 PLT↓。

（2）肝功能：TB↑为主（常 17.1～85.5μmol / L），若严重 / 门静脉血栓则 TB↑↑。

（3）凝血象：常无显著异常（除 D- 二聚体↑）。

（4）腹水：符合典型的门静脉高压性腹水表现，即血清 - 腹水白蛋白梯度＞11g / L。

（5）PPAs（尤无明确含 PA 植物服用史）：血清 → 超高效液相色谱 - 质谱法 → 吡咯基团浓度。

（6）影像学

① 超声（初筛）：肝脏弥漫性肿大，肝实质回声增粗 / 增密 / 分布不均匀，沿肝静脉呈“斑片状”低回声区，腹腔积液等肝外征象，多普勒示门 / 脾静脉内径正常 / 血流速度减慢，造影示“花斑样”不均匀增强 / 门静脉充盈缓慢 / 肝动脉 - 肝静脉渡越时间延长。

② CT 增强（确诊）：肝脏弥漫性肿大，肝实质密度不均匀减低，呈“地图状”“花斑样”不均匀强化，尾状叶 / 肝左外叶受累稍轻，门静脉周围低密度水肿带，肝静脉管腔狭窄 / 显示不清，下腔静脉肝段受压变细，腹腔积液等肝外征象。

③ MRI 增强（确诊）：肝脏体积增大，肝实质信号不均匀，呈“花斑样”不均匀强化（延迟期更明显），肝静脉纤细 / 显示不清，腹腔积液等肝外征象。

（7）病理学：肝腺泡Ⅲ区肝窦内皮细胞水肿 / 坏死 / 脱落，肝窦堵塞 / 充血 / 扩张。

四、诊断

1. 诊断标准与分期

（1）HSCT-HSOS

① 改良西雅图（Seattle）标准：HSCT 后 20 天内＋（≥2 / 3 项）TB ≥34.2μmol / L / 肝大伴肝区疼痛 / 腹水或体重↑＞2%。

② 巴尔的摩（Baltimore）标准：HSCT 后 21 天内＋TB ≥34.2μmol / L＋（≥2 / 3 项）肝大伴肝区疼痛 / 腹水 / 体重↑＞5%。

（2）PA-HSOS

① 南京标准：含 PA 植物服用史＋（腹胀 / 肝区疼痛 / 肝大 / 腹水＋TB↑/ 其它肝功指标异常＋CT / MRI 增强典型表现）或（病理学典型表现）＋排除其它病因。

② 分期：（急性期）发病 1 月内，腹胀 / 肝区疼痛 / 肝大 / 肝叩击痛 / 腹水，可伴乏力 / 纳差 / 恶心 / 呕吐等，绝大部分有黄染 / 黄疸。（慢性期）发病 1 月后，以腹水 / 食管胃静脉曲张破裂出血等门静脉高压并发症为主要表现。

2. 鉴别诊断

（1）布加综合征（BCS）（尤单纯的肝静脉阻塞型）：（影像学）下腔静脉近心端 / 肝静脉狭窄 / 闭塞，肝静脉间交通支形成。（病理学）梗阻性淤血性改变，无肝窦内皮细胞损伤 / 窦周和小叶间静脉纤维化 / 胶原蛋白沉积。

（2）肝硬化失代偿期：常有明确病因，起病缓 / 进展慢，三系↓/ 脾亢，转氨酶↑/ Alb↓，凝血功能异常，影像学示肝脏缩小 / 比例失调 / 门静脉增宽 / 脾大，病理学示假小叶 / 纤维增生等典型改变。

（3）急性重型肝炎：常有明确病因，起病急 / 进展快，肝脏萎缩 / 少量腹水，凝血功能障碍。

五、治疗

（1）保肝：还原型 GSH、多烯磷脂酰胆碱、甘草酸制剂、腺苷蛋氨酸、UDCA 等。

（2）腹水：呋塞米＋螺内酯，腹穿放液＋输白蛋白，TIPS。

（3）抗凝：急性期应尽早抗凝 → 2 周时评价疗效 → 有效则疗程≥3 个月 / 无效则停用。

① LMWH 100IU / kg ih q12h。

② 华法林 1.25～2.5mg（半片～1 片）/ d → 监测 INR / 2～3 天（目标为 2.0～3.0）→ 若连续两次 INR 未达标则 ±1 / 4 片 → 直至 INR 达标且剂量稳定 → 监测 INR / 月。

（4）其他：改善微循环如 PGE1 / 活血化瘀（疗效尚不确切），激素（疗效尚不确切），肝移植。

4-16 专题

布加综合征（BCS）

Budd-Chiari 综合征（BCS）：指发生在肝脏小叶下静脉以上、右心房入口处以下的肝静脉和（或）邻近下腔静脉的任何性质、任何程度的阻塞，使肝静脉和（或）下腔静脉血液回流障碍，最终导致窦后性门静脉高压症的一组临床综合征。

一、分类

（1）原发性 BCS：妊娠 / 避孕药 / RBC 增多症 / PNH / MDS / 抗磷脂综合征 → 静脉血栓 / 静脉炎。

（2）继发性 BCS：肿瘤 / 脓肿 / 囊肿 / 寄生虫等静脉外病灶 → 压迫 / 侵犯。

（3）特发性 BCS（60%～70%）：病因不明。

二、分型——参考《布加综合征亚型分型的专家共识（2017）》

1. 肝静脉阻塞型

（1）肝静脉 / 副肝静脉膜性阻塞（82.1%）：肝静脉 / 副肝静脉开口处形成隔膜（厚度＜5mm）。

① 超声：肝静脉 / 副肝静脉开口处条带状高回声，血流受阻，膜下方肝静脉扩张。

② 造影：肝静脉 / 副肝静脉血流止于隔膜处，肝静脉交通支形成。

③ 治疗：肝静脉 / 副肝静脉球囊扩张。

（2）肝静脉节段性阻塞（2.44%）：肝静脉主干近心段阻塞（长度＞10mm）。

① 超声：肝静脉主干近心段无血流信号。

② 造影：肝静脉主干近心段闭塞＞10mm，远端分支扩张，肝静脉交通支广泛形成。

③ 治疗：介入难题，肝静脉主干球囊扩张＋支架植入。

（3）肝静脉广泛性阻塞（7.63%）：肝静脉多支主干全程闭塞（青少年最常见）。

① 超声：肝静脉主干条索状回声，无血流信号。

② 造影：肝静脉主干不显示。

③ 治疗：介入困难，TIPS / 肝静脉再造 / 肝移植。

（4）肝静脉阻塞伴血栓形成（7.83%）：肝静脉阻塞＋血栓形成（国外最常见）。

① 超声：肝静脉血栓回声，无血流信号。

② 造影：肝静脉闭塞，管腔内充盈缺损。

③ 治疗：溶栓 → 肝静脉球囊扩张 ± 支架植入。

2. 下腔静脉阻塞型

（1）下腔静脉膜性带孔阻塞（10%）：下腔静脉隔膜（厚度1～3mm）存在细小孔道。

① 超声：下腔静脉隔膜连续性回声中断，孔道处束状血流，膜下方下腔静脉扩张。

② 造影：流柱样喷射征。

③ 治疗：下腔静脉球囊扩张（无需破膜穿刺）。

（2）下腔静脉膜性阻塞（60%）：下腔静脉近心段（尤肝右静脉开口上方）形成隔膜（厚度＜5mm）。

① 超声：下腔静脉近心段（尤肝右静脉开口上方）条带状高回声。

② 造影：肝右静脉/副肝静脉常通畅，肝中/肝左静脉多闭塞，但两者之间常有较大交通支。

③ 治疗：下腔静脉球囊扩张（需要破膜穿刺）。

（3）下腔静脉节段性阻塞：下腔静脉肝静脉开口向下蔓延 → 可累及肝左/中/右静脉（长度＞10mm）。

① 超声：下腔静脉肝静脉开口向下无血流信号。

② 造影：下腔静脉肝静脉开口向下闭塞＞10mm，副肝静脉粗大（肝脏血液回流主通道）。

③ 治疗：下腔静脉球囊扩张＋支架植入（副肝静脉代偿/无需处理受累闭塞肝静脉）。

（4）下腔静阻塞伴血栓形成：下腔静脉阻塞＋血栓形成。

① 超声：下腔静脉血栓回声，低血流信号。

② 造影：下腔静脉闭塞，管腔内充盈缺损。

③ 治疗：溶栓/吸栓 → 下腔静脉球囊扩张 ± 支架植入。

3. 混合型

（1）肝静脉和下腔静脉阻塞。

（2）肝静脉和下腔静脉阻塞伴血栓形成。

三、治疗

（1）内科：（基础）病因治疗，对症支持，预防感染。

（抗凝）肝素2.5万～4万U/d（Xa达0.5～0.8IU/mL）→ 华法林5～10mg/d（INR达2～3）。

（溶栓）尿激酶/链激酶25万U静注st → 10万～15万U静滴 ×12～48h。

（2）介入：球囊扩张，支架植入，TIPS。

（3）外科：隔膜切除术，血管成形/再造术，门体分流术，肝移植。

4-17 专题

肝硬化（LC）

肝硬化（LC）：各种慢性肝病 → 以肝脏弥漫性纤维化 / 假小叶形成 / 肝内外血管增殖为特征的病理阶段，代偿期无明显症状，失代偿期以肝功能减退和门静脉高压为特征 → 并发腹水 / 消化道出血 / 脓毒症 / HE / HRS / HCC（85% 有 LC 基础）→ MODS / 死亡。

一、病因

（1）病毒肝（尤 HBV / HCV / 我国为主），寄生虫（尤血吸虫 / 华支睾吸虫 / 门静脉高压为主）。

（2）酒精肝（欧美为主），非酒代谢肝（约 20% → LC），中毒肝（尤毒蕈 / CCl_4）。

（3）自免肝（AIH / PBC / PSC / 重叠综合征），药物肝（雷公藤 / 何首乌 / 土三七 / 对乙酰氨基酚 / 抗 TB 药 / 抗肿瘤药 / 抗风湿药），遗传代谢肝［肝豆状核变性 / 血色病 / 卟啉病 / 糖原贮积病 / 肝淀粉样变 / α 抗胰蛋白酶缺乏症 / 半乳糖血症 / 酪氨酸血症 / 良性复发性肝内胆汁淤积症（BRIC）/ 进行家族性肝内胆汁淤积症（PFIC）］。

（4）淤胆肝，缺氧肝［休克 / 肝静脉闭塞病（HVOD）/ 布加综合征（BCS）/ 缩窄性心包炎 / 充血性心衰］。

（5）隐源性 LC（约 70% 因非酒代谢肝所致）。

➔ 大多数只有 1 种病因，伴或不伴协同因素（尤非酒代谢肝），少数可有两种病因，如 HBV＋HCV、病毒肝＋酒精肝。

二、病理生理

1. 肝纤维化（LF）和代偿期 LC（图 4-27）

2. 失代偿 LC

（1）肝功能减退：肝细胞坏死＋再生新生肝细胞功能不全 → 肝功能减退（合成↓如 Alb↓ 凝血因子↓，生物转化↓如解毒↓胆色素代谢↓雌激素灭活↓）。

（2）门静脉高压（PH）：各种原因所致的肝硬化（最常见）→ 门静脉系统血流受阻 / 血流量↑ → 门静脉及其分支静力压↑伴侧支循环形成 → 以腹水 / 食管胃静脉曲张（GOV）/ 食管胃静脉曲张破裂出血（EGVB）/ HE 等为主要表现的一组临床综合征。

① 始动 / 主要：再生结节＋肝纤维化（假小叶）→ 肝窦 / 肝静脉压迫 / 扭曲 / 闭塞 → 门静脉回流受阻。

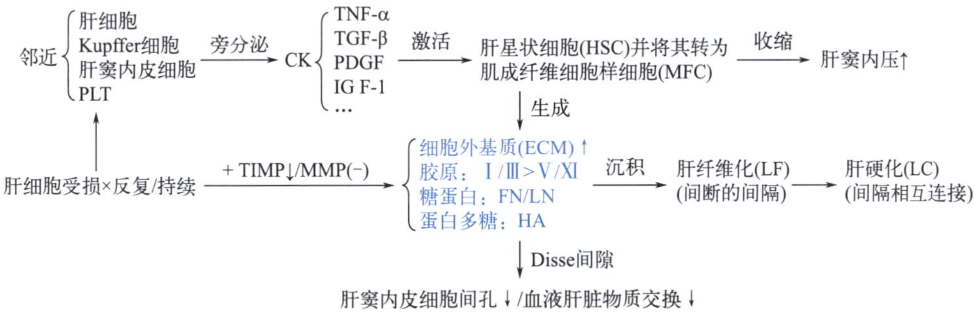

图4-27 肝纤维化和代偿期LC的病理生理

CK，细胞因子；TNF，肿瘤坏死因子；TGF，转化生长因子；PDGF，血小板源性生长因子；IGF，胰岛素样生长因子；TIMP，金属蛋白酶组织抑制因子；MMP，金属蛋白酶；FN，纤连蛋白；LN，层黏蛋白；HA，透明质酸

② 维持/加重：肝功能减退→心血管活性物质失调→（作用于心脏/外周动脉）心输出量↑外周阻力↓（高动力循环状态）→门静脉血流↑，（作用于肝内血管）门静脉/肝窦/肝静脉收缩。

③ 后果：门体侧支循环开放（表4-44）→曲张/出血/毒素直接进入体循环（HE/HRS/SBP等）/血流缓慢（门静脉血栓PVT），脾大（∵纤维组织增生）/脾亢（∵脾大＋肠道抗原刺激单核巨噬细胞增生），腹水。

表4-44 门体侧支循环

门静脉系	侧支循环开放/曲张	体/腔静脉系
胃左/胃短静脉	食管下段胃底静脉曲张（GOV）	奇静脉
脐/脐旁静脉	腹壁静脉曲张	上/下腔静脉
直肠上静脉	痔静脉曲张	直肠中/下静脉

（3）分型（表4-45）

表4-45 失代偿LC分型

分型	常见疾病
肝前型	门静脉狭窄/栓塞/压迫
肝内型	（窦前）血吸虫病，（窦性）肝炎肝硬化，（窦后）肝炎肝硬化/肝内静脉血栓
肝后型	布加综合征/缩窄性心包炎/右心衰

三、临床表现

通常起病隐/进展慢，少数因大片肝坏死/数月后即可发展为LC。

代偿期（早期）：轻/无特异性，乏力/纳差/腹部不适，营养状况可，肝大/质硬，脾大。

失代偿（中晚期）：肝功能减退＋门静脉高压＋并发症。

肝硬化（LC）临床进展见图4-28。

1. 症状

（1）全身：乏力，体重进行性↓，少数伴不规则低热（∵肝细胞坏死/需与感染/HCC鉴别）。

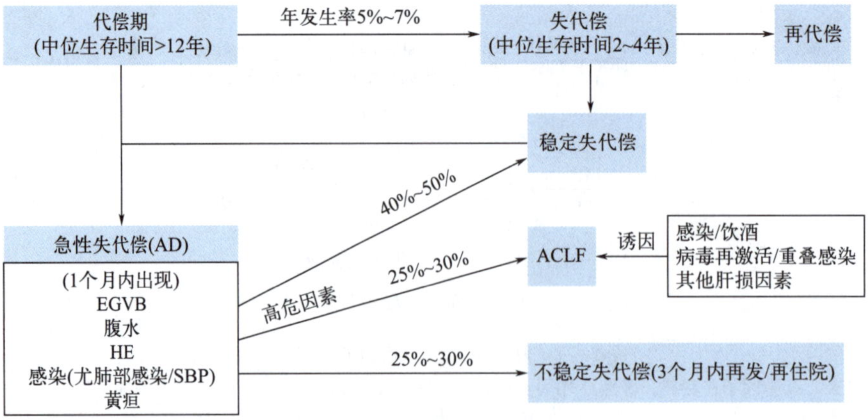

图4-28 肝硬化（LC）临床进展示意图

（2）消化：纳差＞恶心＞呕吐，腹胀（∵肝脾肿大 / 胃肠积气 / 腹水）＞腹泻（∵脂肪 / 蛋白耐受差）＞腹痛（多为肝区隐痛 / 若加重需考虑合并溃疡 / 腹膜炎 / 胆石症 / HCC）。

（3）出血：牙龈 / 鼻腔出血，皮肤紫癜，月经过多（∵ Cap 脆性↑ / 凝血↓ / PLT↓）。

（4）内分泌：性功能↓ / 男乳房发育 / 女闭经不孕（∵灭活↓雌激素↑反馈性雄激素↓），空腹低血糖 / 餐后高血糖（∵肝糖原储备↓ / 糖利用能力↓），T3↓ / 严重则 T4↓。

（5）门静脉高压：腹水→腹胀↑↑，脾亢→贫血，曲张 / 出血→呕血 / 黑便。

2. 体征

（1）整体：营养不良 / 肌肉萎缩 / 消瘦。

（2）皮肤：面色黝黑 / 无光泽 / 肝病面容（∵胆固醇酯↓肾上腺皮质激素合成↓反馈性黑色素↑），肝掌 / 蜘蛛痣（∵灭活↓雌激素↑），皮肤 / 巩膜黄染 / 尿黄（∵黄疸）。

（3）腹部：腹壁静脉曲张 / 杂音，肝大 / 质硬 / 缘钝→肝小触不到，脾大（多中度）。

（4）水肿：腹水，双下肢水肿，肝性胸水（尤右侧）。

四、检查与评估

1. 三大常规

（1）血常规：贫血时 RBC↓Hb↓，感染时 WBC↑，脾亢时 WBC↓↓PLT↓↓＞RBC↓。

（2）尿常规：黄疸时尿胆红素↑尿胆原↑。

（3）大便常规：门静脉高压性胃病时 OB（＋），消化道出血时黑便。

2. 肝功能评估

（1）合成：前 Alb↓Alb↓（示病程＞3 周），球蛋白（尤 γ 球蛋白）↑A / G 倒置，胆碱酯酶↓，PT↑APTT↑INR↑PTA↓（早期指标 / Vit K 不能纠正），胆固醇（酯）↓。

（2）炎症：ALT↑（尤炎症）AST↑（尤坏死），ALP↑GGT↑（尤淤胆），TB↑ DB↑＞IB↑（尤坏死）。

（3）纤维化：（早期诊断）PⅢP＞PCⅢ＞FN，（特异性）HA＞PCⅣ＞LN。

（4）储备

① Child-Turcotte-Pugh（CTP）分级（主要评估 LC / 尤失代偿期）（表 4-46）。

表 4-46 CTP 分级

指标	1分	2分	3分
HE	/	1～2 级	3～4 级
腹水	/（< 200mL）	1 级（少量）/ 利尿有效	2～3 级（中大量）/ 利尿抵抗
Alb（g / L）	> 35	28～35	< 28
INR 或 PT 延长	< 1.3 或< 4s	1.3～1.5 或 4～6s	> 1.5 或> 6s
TB（若 PBC / PSC）	< 2 倍（4 倍）	2～3 倍（4～10 倍）	> 3 倍（10 倍）
5～6 分（A 级）、7～9 分（B 级）、10～15 分（C 级）则 1 年死亡率分别 5%、20%、55%			

注：腹水分级参考《肝硬化腹水诊疗指南（2023）》。
1 级（少量 /200～1000mL）：腹胀（－），移浊（－），B 超（＋）/ 位于各间隙 / 深度< 3cm。
2 级（中量 /1000～3000mL）：腹胀（＋），腹部隆起 / 移浊（±），B 超（＋）/ 淹没肠管但未跨过中腹部 / 深度 3～10cm。
3 级（大量 / > 3000mL）：腹胀（＋＋），腹部膨隆 / 移浊（＋）/ 液波震颤，B 超（＋）/ 占据全腹腔并填满中腹部 / 深度> 10cm。

② 终末期肝病模型评分（MELD）（主要评估终末期肝病 / 指导肝移植）

$$MELD = 3.8\ln\frac{TB(\mu mol/L)}{17.1} + 11.2\ln INR + 9.6\ln\frac{Cr(\mu mol/L)}{88.4} + 6.4病因\begin{pmatrix}酒精/淤胆记为0\\病毒/其他记为1\end{pmatrix}$$

→ <10、10～20（尤>18）、20～30、30～40、>40 则 3 个月死亡率分别 4%、27%、76%、83%、100%。

→ <12、12～18、18～25、25～30、>30 则肝移植分别推荐不用、录入名单、需要、急诊、紧急。

$MELD\text{-}Na^+$ ＝ MELD＋1.59×（135－［Na^+］）（>135 按 135 计算 / <120 按 120 计算）。

③ 吲哚氰绿 ICG 排泄试验（主要评估 LC 手术风险）：ICG 消失率＋15minICG 滞留率（ICG-R15）。

3. 免疫学

（1）病毒肝：HBsAg / 抗 HBs / HBeAg / 抗 HBe / 抗 HBc，抗 HCV，抗 HDV。

（2）自免肝：ANA / ASMA / 抗 SLA / LP / 抗 LKM-1 / 抗 LC-1，AMA。

（3）HCC：AFP / AFP-L3，DCP / PIVKA-II（脱 γ 羧基 - 凝血酶原 / Vit K 缺乏或拮抗剂Ⅱ诱导蛋白）。

4. 影像学

（1）钡餐：食管 V 曲张时为虫蚀样 / 蚯蚓状充盈缺损，胃底 V 曲张时为菊花瓣样充盈缺损。

（2）B 超：表面凹凸不平呈锯齿波浪状，肝脏缩小且比例失调，肝实质回声明显增粗增强且分布不均呈结节样，肝静脉走行变细扭曲，门静脉内径明显增宽（>1.3cm），脾大，腹水，多普勒示门静脉血流速度减慢 / 反向血流。

（3）TE：参考《瞬时弹性成像技术诊断肝纤维化专家共识（2018）》（图 4-29）

（4）CT / 门静脉造影（CTP）：肝纤维化↓肝硬化↑，CTP 示门静脉血管 / 血栓情况，三维重建计算肝脾体积。

（5）MRI / 血管造影（MRA）/ 弹性成像（MRE）：≈ CT，MRE 仍处临床研究阶段。

5. 病理学

（1）解剖学：（早期）肝大 →（晚期）肝脏缩小 / 质硬 / 表面呈大小不等结节和塌陷 / 切面有岛屿结节 / 周围纤维间隔包绕。

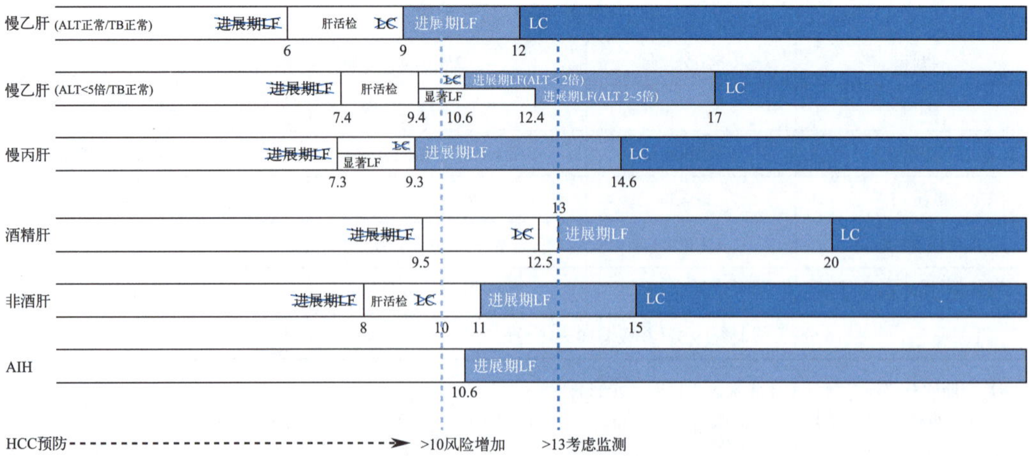

图4-29 不同病因所致肝硬化的TE诊断与排除临界值

LF，肝纤维化；LC，肝硬化；肝脏硬度单位为kPa

① 小结节性 LC：结节大小相同（Φ <3mm）→ 起病隐 / 进展慢，肝功能减退＝门静脉高压。

② 大结节性 LC：结节大小不等（Φ >3mm）→ 起病急 / 进展快，肝功能减退>门静脉高压。

③ 混合性 LC：同时存在。

注：血吸虫性 LF 表现为门静脉高压>肝功能减退。

（2）组织学：纤维间隔分隔包绕肝小叶 / 肝小叶结构紊乱＋肝细胞再生结节＋假小叶形成。肝穿组织中 Laennec 纤维化分期计分系统见表 4-47。

表 4-47 肝穿组织 Laennec 纤维化分期计分系统

分期	命名	标准	计分
0	无明确 LF	/	0
1	极轻 LF	细间隔无 / 极少，可有汇管区扩大 / 轻度窦周纤维化	1
2	轻度 LF	细间隔少量，可有汇管区扩大 / 轻度窦周纤维化	2
3	中度 LF	细间隔中量，甚至达不完全 LC	3
4A	轻度 LC	细间隔大量 ±1 个宽间隔，伴圆形轮廓 / 明显结节	4
4B	中度 LC	宽间隔≥2 个＋小结节构成< 1 / 2 穿刺组织长度	5
4C	重度 LC	非常宽间隔≥1 个或小结节构成> 1 / 2 穿刺组织长度	6

6. 门静脉压评估

（1）食管胃十二指肠镜（EGD）——参考《肝硬化门静脉高压食管胃静脉曲张出血的防治指南（2022）》

① 筛查静脉曲张 / 出血风险的金标准

食管胃静脉曲张（GOV）（90%）→ ＋渗血 / 喷血 / 血栓头＝食管胃静脉曲张破裂出血（EGVB）。

十二指肠 / 小肠 / 大肠静脉曲张（10%）→ 称为“异位静脉曲张”。

② GOV 分型（LDRf）分级 / 分度（表 4-48）。

表 4-48 GOV 分型（LDRf）/ 分级 / 分度

LDRf	记录方法	
L（位置）分型	$Le_{s/m/i}$：位于食管上段 / 中段 / 下段	$Lg_{f/b/a}$：位于胃底 / 胃体 / 胃窦
	$Le_{s/m/I}$，$Lg_{f/b/a}$：食管—独立—胃	$Le_{s/m/I}$，$g_{f/b/a}$：食管—相通—胃
	$Le_{s/m/I}$，$g_{f/b/a}$，L_g：食管—相通—胃，另有 IGV（孤立性胃静脉曲张）	
D（直径）分型	$D_{0.3}$，最大 ϕ ≤ 0.3cm；$D_{1.0}$，最大 ϕ ≤ 1.0cm；$D_{1.5}$，最大 ϕ ≤ 1.5cm	
	$D_{2.0}$，最大 ϕ ≤ 2.0cm；$D_{3.0}$，最大 ϕ ≤ 3.0cm；$D_{4.0}$，最大 ϕ ≤ 4.0cm	
	D ＋ X：最大 ϕ 达 Xcm	
Rf（危险因素）分级	Rf_0：无	暂无内镜治疗
	Rf_1：红色征（＋）/ HVPG ＞ 12mmHg（易出血）	择期内镜治疗
	Rf_2：糜烂（近期出血）/ 血栓（即将出血）/ 活动性出血（渗血喷血）/ 见新鲜血液且排除其他原因	急诊内镜治疗
GOV 分度	轻度 GOV：呈直线形 / 略有迂曲	
	中度 GOV：呈直线形或略有迂曲＋红色征（＋）/ 呈蛇形迂曲隆起	
	重度 GOV：呈蛇形迂曲隆起＋红色征（＋）/ 呈串珠状 / 结节状 / 瘤状	

（2）肝静脉压力梯度（HVPG）

① 颈内静脉穿刺 → 在监测器引导下 / 将球囊导管送入肝静脉内 → 先测肝静脉游离压（FHVP）→ 再充盈球囊测肝静脉楔入压（WHVP）→ WHVP – FHVP ＝ HVPG（正常值 3～5mmHg）/ 直接反映门 - 腔静脉压力差 / 间接反映门静脉压力（正常值 13～24cmH_2O）。

② HVPG ∝ 进展期肝纤维化程度 → 诊断门静脉高压 / 危险分层的金标准。

轻度门静脉高压（HVPV ＝ 5～10mmHg）：无 / 轻微 GOV。

临床显著门静脉高压（CSPH）（HVPV ＞10mmHg）：明显 GOV → ＞12mmHg 易腹水 / EGVB，＞22mmHg 并发症易反复 / 难控制 / 1 年死亡率 60%～100%。

7. 营养评估——参考《终末期肝病临床营养指南（2019）》

（1）营养筛查（筛查营养风险 / 营养不良）

① 营养风险筛查 → 营养风险筛查（最终筛查）评估表（NRS2002）（表 4-49）。

表 4-49 营养风险筛查（最终筛查）评估表

项目	评分
体重摄入	1 分：近 3 月内体质量↓＞ 5%，或近 1 周食物摄入↓ 25%～50% 2 分：近 2 月内体质量↓＞ 5%，或近 1 周食物摄入↓ 50%～75% 3 分：BMI ＜ 18.5，或近 1 / 3 月内体质量↓＞ 5%/ 15%，或近 1 周食物摄入↓ 75%～100%
疾病消耗	1 分：LC /COPD / 血透 /DM / 肿瘤，髋关节手术 2 分：重度肺炎 / 血液恶性肿瘤 / 脑卒中，腹部大手术 3 分：ICU（APACHE 评分＞ 10 分）/ 骨髓移植，颅脑创伤
年龄	1 分：≥ 70
总分≥ 3 分 → 处于营养风险 / 需制定营养治疗计划；总分＜ 3 分 → 随访营养风险筛查	

② 营养不良筛查 → 营养不良风险筛查工具 RFH-NPT（图 4-30）

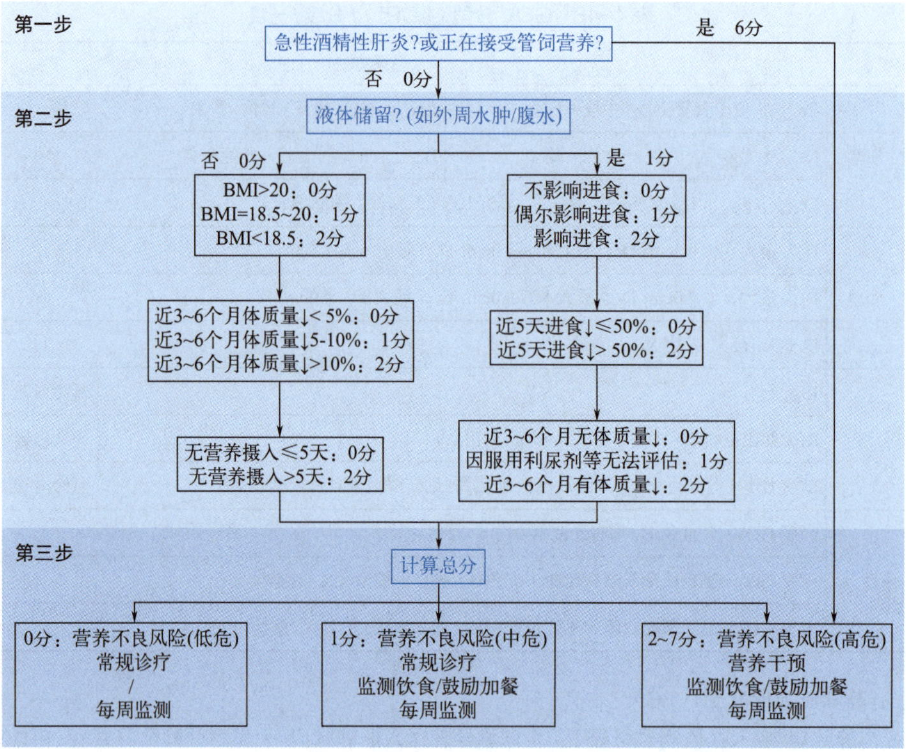

图4-30 RFH-NPT流程图

（2）营养评定（明确营养不良的类型 / 程度）

① 人体成分评定

a.BMI / 干重 BMI

计算：干重＝体液潴留前体重，或抽腹水后体重，或校正体重［即减掉 5%/ 10%/ 15%（轻 / 中 / 重度腹水）或再减掉 5%（外周水肿）］。

参考：＜18.5 营养不良，18.5～24 正常，24～28 超重，≥28 肥胖。

b. 三头肌皮褶厚度（TSF）/ 上臂肌围（AMC）

计算：AMC ＝上臂围（AC）－3.14×TSF。

参考：实测值 / 正常值［TSF=8.3 / 15.3mm（男 / 女），AMC=24.8 / 21.0cm（男 / 女）］＜60%/（60%～80%）/（80%～90%）分别为重 / 中 / 轻度营养不良，＞90% 正常。

c. 白蛋白 / 前白蛋白 / 视黄醇结合蛋白等

d. 肌量（骨骼肌指数 SMI）/ 肌力（优势手握力 / Fried 衰弱表型）

计算：骨骼肌指数（SMI）＝腰椎 L3 水平肌肉面积总和（cm^2）/ 身高平方（m^2）。

参考：SMI ＜50 / 39（男 / 女）营养不良，握力＜25 / 18kg（男 / 女）营养不良。

e. 生物电阻抗分析法 / 双能 X 线吸收法

② 能量代谢检测

a. 总能量消耗（TEE）＝基础能量消耗（BEE）/静息能量消耗（REE）＋食物特殊动力消耗＋体力活动消耗（＋疾病应激消耗）。

BEE / REE（kcal / d）＝（男）66.5＋13.8× 体质量（kg）＋5.0× 身高（cm）－ 6.8× 年龄（岁）。

（女）65.5＋9.5× 体质量（kg）＋1.8× 身高（cm）－ 4.7× 年龄（岁）。

b. 呼吸商（RQ）＝同一时间内 CO_2 产生量 / O_2 消耗量。

③ 综合评分工具：主观全面评定法（SGA）（表 4-50），皇家自由医院评定法（RFH-GA）。

表 4-50 SGA 主要内容及评定标准

指标	A级	B级	C级
近期（2周）体质量改变	无/升高	减少<5%	减少>5%
饮食改变	无	减少	不进食/低热量流食
胃肠道症状（持续2周）	无/食欲不减	轻微恶心、呕吐	严重恶心、呕吐
活动能力改变	无/减退	能下床走动	卧床
应激反应	无/低度	中度	高度
肌肉消耗	无	轻度	重度
三头肌皮褶厚度	正常	轻度减少	重度减少
踝部水肿	无	轻度	重度

注：上述8项中，至少5项属于C级或B级者，可分别被评定为重度或中度营养不良

④膳食摄入评定：膳食回顾法，饮食称重法。

附：严重肝病患者营养评定的流程推荐

终末期肝病（ESLD）：营养筛查（营养风险筛查/营养不良筛查）→营养评定。
CTP-C级/BMI <18.5的LC/LF：直接进行营养评定。

五、诊断

1. 代偿期LC（≥1/4项）

（1）（≥2/4项）APRI＝［AST升高倍数×100］/PLT（$\times10^9$/L）≥2（需考虑降酶药影响），PLT＜100×10^9/L（排除其它原因），Alb＜35g/L（排除肾病/营养不良等其他原因），INR＞1.3/PT↑＞3s（停用抗凝/溶栓药物7d以上）。

（2）B超示表面凹凸不平呈锯齿波浪状/肝脏缩小且比例失调/肝实质回声明显增粗增强且分布不均呈结节样/肝静脉走行变细扭曲/门静脉内径明显增宽（＞1.3cm）/脾大/多普勒示门静脉血流速度减慢/反向血流，CT示LC/门静脉高压，TE示慢乙肝/慢丙肝/酒精肝/非酒代谢肝LSM分别＞（12或17）/14.6/20/15。

（3）组织学示纤维间隔分隔包绕肝小叶/肝小叶结构紊乱＋肝细胞再生结节＋假小叶形成→Laennec分期/计分。

（4）胃镜示门静脉高压即食管胃静脉曲张（90%）/异位（十二指肠/小肠/大肠）静脉曲张（10%）＋排除其他原因。

2. 失代偿LC

肝硬化基础上＋门静脉高压并发症（腹水/EGVB/脓毒症/HE/HRS等）。

3. LC 再代偿 / 逆转（图 4-31）

Ishak评分系统★ (用于抗纤维化疗效评估)		SF	AF
0	无纤维化	无	无
1	少量汇管区纤维化/扩大+无纤维间隔	无	无
2	大量汇管区纤维化/扩大+1条纤维间隔	无	无
3	大量汇管区纤维化/扩大＋2-3条纤维间隔(P-P)	+	无
4	大量汇管区纤维化/扩大+≥4条纤维间隔(P-P/P-C)	++	+
5	1-3个假小叶	+++	++
6	≥4个假小叶	++++	+++

注：纤维间隔=桥接纤维化=汇管区-汇管区(P-P)桥接纤维化+汇管区-中央静脉(P-C)桥接纤维化。
SF，显著纤维化；AF，进展期纤维化。

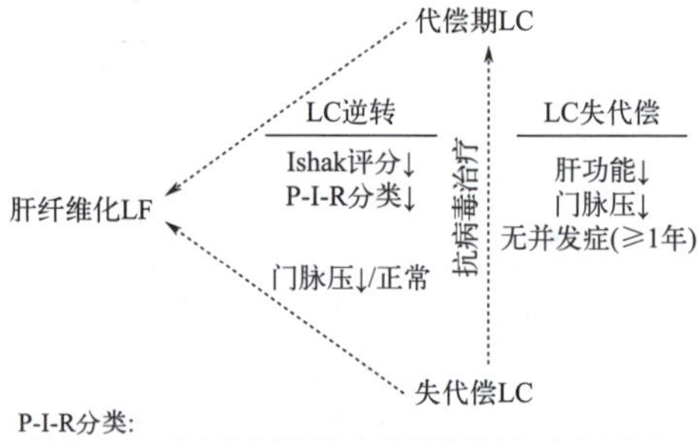

P-I-R分类：
P进展型(50%以上纤维间隔较宽/胶原排列疏松/炎症细胞多)
I不确定型(P进展型/R逆转型比例相当)
R逆转型(50%以上纤维间隔纤细/胶原排列紧密/炎症细胞少)

图4-31 Ishak评分系统及LC再代偿/逆转评价

4. 临床分期

（1）代偿期 LC：从未出现腹水、出血、HE 的 LC，肝功能多为 CTP-A 级。

1a 期：无 GOV＋无 / 轻度门静脉高压［HVPG ≤5 /（6～10）mmHg］。

1b 期：无 GOV＋临床显著门静脉高压（HVPG ＞10mmHg）。

2 期：有 GOV＋临床显著门静脉高压（HVPG ＞10mmHg）。

（2）失代偿 LC：出现腹水、出血、HE 的 LC，肝功能多为 CTP-B / C 级。

3 期：腹水。

4 期：食管胃静脉曲张出血（EGVB）。

5 期：（≥2 项）腹水 / 出血 / HE。

6 期：（晚期）顽固性腹水，持续性 HE / 黄疸，反复感染 / ACLF，HRS / 其他器官功能障碍。

（3）再代偿 / LC 逆转：主要得益于抗病毒药物进步，《慢性乙型肝炎防治指南（2022）》定义为“在病因控制 / 消除的基础上，至少 1 年内不再出现腹水（不用利尿剂）、肝性脑病（不用乳果糖 / 利福昔明）、食管胃底静脉曲张破裂出血等严重并发症，并伴有稳定肝功能改善（MELD ＜10 和 / 或 CTP-A 级）”。

六、并发症

1. 腹水——参考《肝硬化腹水诊疗指南（2023）》

（1）机制

① 门静脉高压 → Cap 静脉端静水压↑ → 漏出液。

② 门静脉高压 →有效循环血量↓ → 肾血流量↓/ 尿量↓ → RASS（＋）/ 保钠排钾↑。

③ 肝功能减退 → 灭活↓ →醛固酮↑/ ADH↑ → 远端小管保钠排钾↑/ 集合管重吸收水↑。

④ 肝功能减退 →合成↓ →Alb（＜30g / L）/ 血浆胶体渗透压↓ → 漏出液。

⑤ 肝血管阻塞 → 肝淋巴液生成↑＞胸导管回流能力，若乳糜管破坏 / 阻塞则乳糜腹水。

（2）检查（表 4-51）

（3）诊断：LC 症状加重，腹胀 / 双下肢水肿 / 少尿，腹部膨隆 / 腹壁静脉曲张 / 移浊（＋），B 超＞CT / MRI。

① 1 级（少量 / 200～1000mL）：腹胀（－），移浊（－），B 超（＋）/ 位于各间隙 / 深度＜3cm。

② 2 级（中量 / 1000～3000mL）：腹胀（＋），腹部隆起 / 移浊（±），B 超（＋）/ 淹没肠管但未跨过中腹部 / 深度 3～10cm。

③ 3 级（大量 / >3000mL）：腹胀（＋＋），腹部膨隆 / 移浊（＋）/ 液波震颤，B 超（＋）/ 占据全腹腔并填满中腹部 / 深度>10cm。

表 4-51 漏出液与渗出液的比较

检查	漏出液(如 LC)	渗出液(如 SBP)
一般	淡黄色 / 透明 / 不凝固 / 比重< 1.018	草黄色 / 混浊 / 易凝固 / 比重> 1.018 血性：恶性 / 结核 脓性 / 绿色 / 黑色 / 巧克力：化脓菌 / 铜绿假单胞菌 / 曲菌 / 阿米巴
细胞	<(100～500)×10^6 / L 多核↓(LC 为主)	> 500×10^6 / L 多核↑(PMN)：SBP(> 250×10^6 / L 或 50%) / 化脓(> 1000×10^6 / L) (LC)：结核 / 恶性(> 2000×10^6 / L) (嗜酸)：过敏 / 寄生虫 / SLE 无核↑(RBC)：结核 / 恶性(> 50000 个 / mm^3)
生化	pH > 7.4 Pro < 25g / L，腹水 / 血清比< 0.5 血清 / 腹水白蛋白梯度 SAAG ≥ 11g / L Glu ≈ 血糖 乳酸正常，LDH < 200U / L	pH < 7(化脓)，pH < 7.3(炎症 / 结核)，pH > 7.4(恶性) Pro ≥ 25～30g / L，腹水 / 血清比> 0.5 血清 / 腹水白蛋白梯度(SAAG) < 11g / L Glu <血糖(尤化脓↓↓) 乳酸↑(尤化脓> 10mmol / L)，LDH > 200U / L(尤化脓> 500U / L) 腺苷脱氨酶(ADA) > 40U / L(结核)，癌胚抗原(CEA) > 10～15μg / L(恶性)
病原	/	细菌培养(＋)：床旁腹水 10～20mL 注入血培养瓶(阳性率 20%～40%) 结核涂片 / 培养(＋) 脱落细胞(＋)

（4）顽固性 / 难治性腹水诊断标准

①［限盐（4～6g / d）＋强利尿（呋塞米 80mg / d＋螺内酯 160mg / d）］×1 周以上，或［间断性放腹水 4000～5000mL / 次＋白蛋白 20～40g / 次］×2 周以上 → 无应答（体重↓<0.8kg / d、尿 Na 排泄<50mEq / d、腹水复发 / 级别↑）。

② 难控制的利尿剂不良反应（电解质紊乱 / 男乳房肿大胀痛 / 女月经失调）。

③ 排除恶性腹水 / 窦前门静脉高压性腹水。

2. EGVB/ 出血——参考《肝硬化门静脉高压食管胃静脉曲张出血的防治指南（2022）》

（1）机制

① 门静脉高压 → 代偿性侧支循环开放 / 血流量↑ → 曲张。

② 门静脉高压 → 脾亢 / PLT↓。

③ 肝功能减退 → 凝血 / 抗凝 / 纤溶系统障碍。

（2）分类

① GOV 破裂出血（EGVB）→ 表现为上消化道出血［呕血 / 黑便 / OB（＋）］。

② 门静脉高压性胃病（PHG）→ 表现为上消化道出血［黑便 / OB（＋）/ 缺铁性贫血］。

③ 门静脉高压性肠病（PHE）/ 内痔 → 表现为下消化道出血［黑便 / OB（＋）］。

④ 门静脉高压性胆病（PHB）→ 表现为胆石症 / 胆囊炎 / 胆管狭窄。

（3）诊断：呕血 / 黑便 / OB（＋），胃镜示 GOV（绝大部分为 Le 型、Le，g 型 / 而孤立的 Lg 型仅 15%～30%）＋渗血 / 喷血 / 血栓头，或胃黏膜下血管扩张＋蛇皮样改变 / 马赛克征。

3. 自发性细菌性腹膜炎（SBP）/ 感染——参考《肝硬化腹水诊疗指南（2023）》

（1）诊断：起病隐匿 / 表现多样（SBP / 呼吸道 / 消化道 / 胆道 / 泌尿道 / 皮肤软组织感染 / 脓毒症）/ 易漏诊。

① 典型：（急性腹膜炎）恶心 / 呕吐，腹痛 / 腹泻，腹膜刺激征（腹肌紧张 / 压痛 / 反跳痛）；（SIRS）（≥2 / 4 项）T ＞38℃ / ＜36℃，HR ＞90bpm / 低血压 SBP ＜90mmHg，R ＞20bpm / 过度换气 $PaCO_2$ ＜32mmHg，WBC ＞12×10^9 / L 或＜4×10^9 / L。

② 不典型：不明原因的肝肾功能恶化 / 腹水↑↑或呈顽固性腹水（利尿剂抵抗）/ 急性出血 / HE。

③ 检查：腹水细菌培养（＋）/ PMN ＞250×10^6 / L，PCT ＞0.5ng / mL。

④ 重症：（≥2 / 6 项）寒颤 / 高热 / T ＞39.5℃，感染性休克，ARDS，WBC ＞10×10^9 / L，不明原因急性肾损伤 3 期，PCT ＞2.0ng / mL。

（2）特殊：细菌性腹水，腹水细菌培养（＋）但 PMN ＜250×10^6 / L。
无菌性腹水，腹水细菌培养（－）但 PMN ＞250×10^6 / L。
} 预后 / 治疗≈ SBP

4. HE/ 神经损伤——参考《肝硬化肝性脑病诊疗指南（2018）》

（1）机制：氨中毒学说（核心），炎症介质学说，氨基酸失衡学说 / 假性神经递质学说，γ - 氨基丁酸 / 苯二氮䓬类复合受体学说，锰中毒学说，脑干网状系统功能紊乱。

（2）分型：A 型（ALF 所致），B 型［门体分流（无肝病）所致］，C 型（LC 伴门静脉高压 / 门体分流所致）。

（3）分级（表 4-52）

表 4-52　神经损伤分级

分级	神经心理测试	神经精神症状	神经系统体征
MHE	（＋）	无	无
1 级	（＋）	睡眠障碍（失眠 / 倒置），欣快 / 抑郁，注意力↓	扑翼样震颤（＋）
2 级	不用	性格改变，认知障碍（计算力↓ / 言语不清 / 书写困难） 行为改变（嗜睡 / 衣冠不整 / 随地大小便），定向力（时间 / 空间）轻微异常	扑翼样震颤（＋）
3 级	不用	行为反常（昏睡），定向力（时间 / 空间）明显异常	扑翼样震颤（－） 肌张力↑ / 腱反射↑
4 级	不用	昏迷	肌张力↑，病理征（＋）

（4）诊断

① 轻微 HE（MHE）/ 功能性 MRI（fMRI）异常 HE：病因（严重肝病 / 广泛门体侧支循环分流）＋传统神经心理学测试≥2 / 5 项异常＋新的神经心理学测试≥1 / 3 项异常，或临界闪烁频率检测异常，或脑电图 / 诱发电位检测异常。

② 显性 HE（OHE）：病因（严重肝病 / 广泛门体侧支循环分流）＋诱因（尤 B / C 型 HE），神经精神症状 / 神经系统体征，排除其他神经精神疾病（代谢性脑病 / 中毒性脑病 / 脑卒中 / 颅内感染 / 颅内占位 / 精神疾病），血氨↑。

（5）其他

① 肝性脊髓病：慢性肝病 → LC / LF / HCC 基础上＋进行性双下肢无力 / 剪刀步态 / 不能行走＋神经系统检查示痉挛性截瘫 / 肌张力增高 / 足底伸肌反射增强＋腰穿 / 脑脊液检查排除脊髓炎＋诱发电位检查示中枢运动传导时间异常。

② 获得性肝脑变性：慢性肝病 / LC 基础上＋精神行为异常 / 帕金森病样症候群 / 认知能力下降等＋功能性 MRI（fMRI）异常。

5. LC 肾损伤 /HRS——参考《肝硬化腹水诊疗指南（2023）》

（1）机制（图 4-32）

（2）诊断（表 4-53）

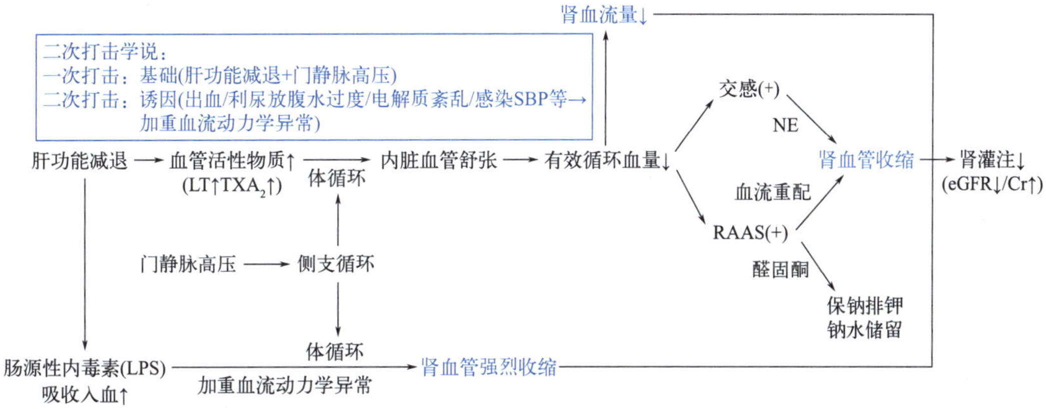

图4-32 LC肾损伤/HRS的机制

表 4-53 HRS 分型及诊断标准

分型	诊断标准	注意
HRS-AKI	① LC＋腹水 ② 48h 内 Cr ↑ ≥ 26.5μmol / L，或较近 3 个月最近一次（尤 1 周前）Cr ↑ ≥ 50%，或 Cr ≥ 133μmol / L，无肾实质病变（如蛋白尿＜ 500mg / d、血尿＜ 50 个 / HP、B 超正常），无休克，无肾毒药史（如 NSAID / 氨基糖苷类 / 造影剂） ③ [停用利尿剂＋白蛋白 1g /(kg·d)]×2 天扩容治疗无改善 【分期】 1 期：Cr ↑ ≥ 26.5μmol / L 或 Cr ＝ 1.5～2 倍基线值 2 期：Cr ＝ 2～3 倍基线值 3 期：Cr ＞ 3 倍基线值或 Cr ＝ 353.6μmol / L ＋ Cr ↑ ≥ 26.5μmol / L 或透析	AKI 诊断标准弃尿量（∵ HRS 尿量不能真实反映 eGFR，且 HRS 常应用利尿剂而影响真实尿量） 过去称之 1 型 HRS（进展快）：即数天～2 周内 Cr↑ ＞ 1 倍基线值 / Cr ＞ 226μmol / L，或 eGFR ↓ ＞ 50% / eGFR ＜ 20mL / min，常伴少尿 / 稀释性低钠血症，部分为自发性 / 部分存在诱因
HRS-NAKI	① LC± 腹水 ② eGFR ＜ 60mL / min，或较近 3 个月最近一次（尤 1 周前）Cr ↑ ＜ 50%，伴或不伴肾实质病变（尤肾小管）/ 肾间质病变 / 血容量不足	过去称之 2 型 HRS（进展慢）：即数周～数月内 Cr ＝ 133～226μmol / L，常伴难治性腹水
LC-CKD	① LC± 腹水 ② eGFR ＜ 60mL / min×3 月，伴或不伴肾实质病变（尤肾小管）/ 肾间质病变 / 血容量不足	

6. HPS/ 门静脉性肺动脉高压（POPH）——参考《国际肝移植学会实践指南：HPS/POPH 诊断与管理（2016）》

（1）机制：肝功能减退＋门静脉高压 / 门体分流 → 血管活性物质（尤 NO ↑）→ 肺血管（尤 Cap）扩张 → 功能性 A-V 短路、V / Q 比值 ↓ → 低氧血症，另 LC 大量腹水时也会影响呼吸。

（2）诊断：LC＋门静脉高压 / 门体分流，呼吸困难，血气示 PaO_2 ↓ ＜70mmHg，肺泡 - 动脉血氧梯度≥15mmHg（65 岁以上则≥20mmHg），心超造影（＋）（10mL 等渗盐水微泡注入手臂静脉 / ≥3 个心动周期后左心可见微泡）。

（3）门静脉性肺动脉高压（POPH）

① 机制：LC / 门静脉血栓 → 门静脉高压 / 门体分流 → 血管活性物质直入体循环 → 高动力循环状态 / 伴肺血流量 ↑ → 肺血管壁切应力 ↑ → 肺血管收缩 / 重塑 → PAH。

② 诊断：门静脉高压征象（HVPV ＞5mmHg / GOV / 脾大 / 腹水），心导管检测示平均肺动脉压（mPAP）＞25mmHg（正常值 10～18mmHg）、肺血管阻力指数（PVRI）＞ 240dyn · s · cm^{-5} / m^2（正常值 80～130dyn · s · cm^{-5} / m^2）、肺动脉楔压（PAWP）＜15mmHg（正常值 6～12mmHg）。

7. 电解质酸碱紊乱

（1）低钠血症：钠摄入↓，钠丢失↑（利尿 / 放腹水），稀释性（ADH↑）。

（2）低钾血症：钾摄入↓，钾丢失↑（利尿 / 呕吐 / 腹泻 / 醛固酮↑）。

（3）呼吸性碱中毒：过度通气。

（4）代谢性碱中毒：低钾血症。

8. LC 心肌病

诊断：起病隐 / 进展缓，无症状 → 胸闷 / 气促 / 水肿，BNP↑肌钙蛋白↑，ECG 示左心房扩大 / 心肌肥厚 / QT 间期↑/ 房颤，心超示舒张功能不全［等容舒张＞80ms、舒张早晚期充盈速度比（E / A）＜1］＞收缩功能不全（EF↓）。

9. 门静脉血栓（PVT）

（1）急性（6 个月内）：腹痛剧烈，腹水↑↑，脾大↑↑，消化道淤血↑↑/ 梗阻 / 出血。

（2）慢性（难以确定）：无症状，腹痛，腹水，脾大，消化道淤血。

10. 原发性肝癌（HCC）——参考《原发性肝癌诊疗规范（2017）》

（1）筛查：乙丙肝史≥5 年 / 35 岁以上，LSM ＞10 危险增加 / LSM ＞13 考虑监测，HCC 家族史 / HCC 高发区。

（2）诊断：肝区疼痛 / 肝大 / 血性腹水 / 不明原因发热 → AFP↑↑＋B 超示肝占位 → CT 确诊。

11. 肝性骨病（骨质疏松为主）

以骨密度检测进行诊断。

12. LC 肌萎缩

骨骼肌指数（SMI）［L3 水平肌肉面积总和（cm^2）/ 身高平方（m^2）］＜50 / 39（男 / 女）示营养不良。

七、肝硬化的治疗

（一）病因治疗（关键）

（1）病毒肝（抗病毒），寄生虫（吡喹酮）。

（2）酒精肝（戒酒等），非酒代谢肝（抗代谢）。

（3）自免肝（激素 / UDCA / 免疫抑制剂），药物肝（停药等），遗传代谢（若肝豆状核变性则禁贝类 / 坚果 / 蘑菇 / 内脏等富含铜食物、螯合剂青霉胺、口服锌剂等，若血色病则禁富含铁食物 / 输血、静脉放血降低铁蛋白浓度、螯合剂去铁胺等）。

（4）缺氧肝（解除肝静脉闭塞 / 右心负荷过重等）。

（二）营养支持——参考《终末期肝病临床营养指南（2019）》

（1）能量 / 蛋白质：能量 30～35kcal /（kg · d）或静息能量消耗 1.3 倍，蛋白质 1.2～1.5g /（kg · d）。

（2）饮食：少食多餐［3 次正餐＋3 次加餐含睡前加餐（∵夜间肌肉蛋白分解↓）］，碳水化合物为主，宜选植物蛋白（∵含硫氨基酸 Met↓/Cys↓故 HE 诱发↓＋Arg↑/鸟氨酸↑故尿素合成↑/氨清除↑）。

➔ HE 蛋白饮食方案：禁止蛋白饮食直至神清（常 3～4 级）→ 限制蛋白饮食 20g/d 直至好转（常 1～2 级/MHE）→ ＋10～20g/每隔 3 天（个体化）→ 恢复正常。

注：《中国隐匿性肝性脑病临床诊治专家共识意见（2023）》指出“植物蛋白略优于动物蛋白”证据并不充分。

（3）补充：支链氨基酸（BCAA），VitB（尤酒精肝）/脂溶性维生素（尤淤胆肝），微量元素硒/锌等。

（三）保肝治疗

（1）胞膜修复剂：多烯磷脂酰胆碱 456mg → 228mg tid。
GS 10mL＋多烯磷脂酰胆碱 232.5～465mg 静注 qd～bid。

（2）解毒护肝药：还原型 GSH 0.4g tid×3 个月/疗程。
GS/NS 100mL＋还原型 GSH 1.2/2.4g（尤 LF）静滴 qd×2～4 周/疗程。

（3）抗炎降酶药：甘草酸二铵 150mg tid。
GS/NS 250mL＋甘草酸二铵 150mg 静滴 qd（max 300mg/d）。
GS/NS 250mL＋异甘草酸镁 100～200mg 静滴 qd×2～4 周/疗程。
GS/NS 100mL＋复方甘草酸苷 80～120mg 静注 qd（max 200mg/d）。

（4）利胆退黄药：腺苷蛋氨酸 0.5～1g bid（餐间）。
GS/NS 250mL＋腺苷蛋氨酸 0.5～1g 静滴 qd×2 周。

（5）中药制剂：水飞蓟素胶囊 140mg tid → bid（餐前）。

（四）抗纤维化

（1）扶正化瘀胶囊 1.5g（3～5 粒）tid×6 个月/疗程（丹参/五味子等 → 活血化瘀）。

（2）安络化纤丸 6g（1 袋）bid×3 个月/疗程（地黄/三七等 → 益气活血）。

（3）复方鳖甲软肝片 2g（4 片）tid×6 个月/疗程（鳖甲/黄芪等 → 气血双补）。

（五）并发症防治

• 腹水：参考《肝硬化腹水诊疗指南（2023）》

1. 限钠/水/药

（1）适度限钠：4～6g/d，长期严格则食欲↓/营养不良↑/低钠引起 RAAS（＋）→ 恶性循环。

（2）条件限水：若 Na^+ ＜125mmol/L 则限水（500～1000mL/d），若 Na^+ ＜110mmol/L 则另需排水（托伐普坦）/必要时补钠（3%～5% NaCl 50～100mL）。

（3）避免药物：钠水潴留药（NSAIDs），扩血管药（ACEI/ARB），肾毒药（氨基糖苷类/造影剂）。

2. 利尿/排水

（1）药物

➔ 螺内酯 40～80mg/d → ＋40mg/3～5d → 100mg/d× 长期（max 400mg/d），依普利酮。

药理：结构≈醛固酮 → 抑制远曲小管/集合管 Na^+-K^+ 交换。

注意：K^+↑，性激素效应（∵反射性刺激垂体-性腺激素轴），禁用于高钾血症/严重肾功能不全［Cr ＞180（女）/ 220（男）μmol / L 或 GFR ＜30mL / min］。

➔ 呋塞米 20～40mg / d → ＋20～40mg / 3～5d → 80mg / d× 长期（max 160mg / d），托拉塞米。

药理：小剂量 → 扩血管，大剂量 → 利尿（抑制髓袢升支粗段 Na^+-K^+-$2Cl^-$ 同向转运体）。

注意：Na^+/ K^+/ Mg^{2+}/ Cl^- ↓但 Ca^{2+} 正常（∵远曲小管重吸收），耳毒性，尿酸↑（∵与药物在近曲小管竞争性排泄），尤适合肾功能不全，慎用于 SBP ＜100mmHg。

➔ 托伐普坦 15mg / d → ±/ d（确保每天 Na^+↑＜12mmol / L）× ≤30 天（min / max 3.75 / 60mg / d）。利伐普坦。

药理：V_2 受体拮抗剂 → 结合远端肾小管 / 集合管 V_2 受体 → ADH 抗利尿↓/ 排水↑。

注意：主要用于高 / 正常容量性低钠血症（如 HF / LC / SIADH），口渴 / 高钠血症 / 肝毒性（尤大剂量）/ 肾功能不全（∵肾血流量↓），禁用于低容量性低钠血症，监测 Na^+/ 尿量 / d → 确保每天 Na^+↑＜12mmol / L（宜缓慢纠正 / 快速纠正可导致渗透性脱髓鞘）。

（2）选择：若腹水 1 级 / 初发腹水 → 螺内酯单用（起始剂量）。

若腹水 2～3 级 / 复发腹水 → 螺内酯＋呋塞米联合（起始剂量）/ 必要时联合托伐普坦。

（3）应答：若水肿压痕消失 / 腹围↓＞2cm / 24h 尿量↑＞1000mL → 显效应答。

若水肿压痕轻度 / 腹围↓＜2cm / 24h 尿量↑ 500～1000mL → 有效应答。

若水肿压痕明显 / 腹围无减少 / 24h 尿量↑＜500mL → 无效应答。

3. 白蛋白 / 血浆

白蛋白 20～40g / d（国内常 10～20g / d）。

药理：提高利尿效果 / SBP 抗感染效果 / 改善 LC 预后。

4. 缩血管 / 降门静脉血流 / 降门静脉压

（1）GS / NS 20mL＋特利加压素 2mg（首）/ 1mg 静推 q12～6h×5～7 天。

药理：活性赖氨酸加压素 → 结合血管平滑肌 V_1 受体 → 收缩血管（尤肠系膜 / 肝 / 脾）。

→ 门静脉血流量↓/ 门静脉压↓ → 腹水↓（治疗腹水）/ 出血↓（治疗 EGVB）。

→ 外周 BP↑伴 RAAS（－）→ 肾灌注↑/ 尿量↑（治疗 HRS）。

注意：≈垂体后叶素（但少见 / 无收缩子宫作用），可见腹部绞痛 / 支气管痉挛 / 心绞痛 / 头痛 / BP↑/ 稀释性低钠血症，禁用于哮喘 / 缺血性心脑血管疾病 / 外周动脉闭塞症 / 未控制 HBP。

（2）米多君 12.5mg tid。

药理：α1 受体激动剂 → 外周 BP↑伴 RAAS（－）→ 肾灌注↑/ 尿量↑（治疗 HRS）。

5. 放腹水

4～5L /（次・天）→ 随后立即白蛋白≥4g / 1L 腹水。

注意：放腹水诱发循环功能障碍（PICD）/ HRS（白蛋白 / 特利加压素等可防治），慎用于严重凝血障碍 / HE / EGVB。

6. 其他

腹水浓缩回输（CART）（姑息治疗 / 感染发热），肾脏替代治疗（血液透析 / 血液滤过），腹腔 α- 引流泵（腹水 → 引流管 → 膀胱 / 排尿），Denver 分流器（外科方法 / 并无优势）。

7. 经颈静脉肝内门体分流术（TIPS）

参考“EGVB / 出血治疗”。

8. 肝移植

优先考虑顽固性腹水＋CTP-C 级（10～15 分）。

• EGVB/ 出血——参考《肝硬化门静脉高压食管胃静脉曲张出血的防治指南（2022）》

1. EGVB 一级预防

（1）药物

① 非选择性 β 受体阻滞剂 → 不推荐联合内镜 / 无 GOV 者 / CTP-A 级轻度 GOV 者用于一级预防。

普萘洛尔 10mg bid → 逐渐加量；卡维地洛 6.25mg qd → 12.5mg qd → 应答标准：静息 HR 50～60bpm 或基础 HR×75%。HVPG ≤12mmHg 或↓≥10%。

机制：抑制心脏 β_1 受体 → HR↓心输出量↓ → 内脏血流量↓ → 门静脉血流量↓。

抑制内脏血管 β_2 受体 → α_1 受体（＋）→ 内脏血管收缩 → 门静脉血流量↓。

抑制肝内血管 α_1 受体 → 肝脏微循环↑ → 肝血管阻力↓ → 门静脉压↓HVPG↓。

注意：长期预后则卡维地洛（∵血流动力学优势 / HVPG↓）＞普萘洛尔（∵不良反应↑/ CTP-C 级死亡率↑），若腹水则普萘洛尔剂量减半 / 卡维地洛禁用 → 顽固性 LC 腹水则全部禁用。

② 辛伐他汀 20～40mg qn。

机制：肝脏中 NO↑ → 肝脏微循环↑ → 肝内血管阻力↓ → 门静脉压↓HVPG↓。

注意：疗效可与非选择性 β 受体阻滞剂叠加，但长期应用的有效性 / 安全性尚不确定。

③ 硝酸酯类 / ARB / ACEI / 螺内酯等 → 不推荐用于一 / 二级预防。

机制：硝酸酯类 → BP↓ → 内脏血管收缩 → 门静脉血流量↓。

→ 扩张静脉 → 门静脉阻力↓ → 门静脉压↓。

螺内酯 → 抑制肝星状细胞活性 → 肝纤维化↓ → 门静脉压↓。

注意：疗效不确切 / 不良反应↑（BP↓/ 肾损伤↑/ 高钾等）。

（2）内镜：推荐内镜下曲张套张术（EVL）/ 注射组织胶（中重度食管静脉曲张 / 胃静脉曲张），不推荐内镜下注射硬化剂（EIS）。

（3）TIPS：不推荐。

（4）手术：不推荐。

2.EGVB 治疗

（1）重症监护

① 取平卧位 / 头偏一侧，清除血块 / 口腔护理，防止误吸 / 保持呼吸道通畅。

② 吸氧 / 生命体征，监测血糖 / 记 24h 出入量，建立两条以上静脉通路。

③ 禁食禁饮，观察呕血 / 黑便，观察皮温 / 甲床。

④ 配血 / 血常规 / 肾功能，停用非选择性 β 受体阻滞剂，心理干预。

（2）补充血容量

① 平衡液 / GNS。

② 全血 / 浓缩 RBC：BP↓/ HR↑/ 休克 / HCT ＜25% / Hb ＜70g / L。

③ 血浆 / PLT：凝血↓/ PLT↓。

→ 血压≥90 / 60mmHg；心率＜100bpm；尿量≥17～30mL / h；神清 / 好转 / 无脱水貌 → 避免过度钠水潴留

（3）药物止血

① PPI 40～80mg / d 静脉 → 8mg / h 微泵 ×5～7 天以上。

药理：抑制胃酸分泌 → 胃内 pH ＞6 → 形成血凝块且不被消化。

注意：长期 PPI 可能导致肠道细菌移位 / SBP 发生↑。

② 生长抑素 2.5mg + GS / NS 补齐至 50mL 微泵（250～500μg / h 即 5～10mL / h）（常24h 内止血）× 直至止血后维持 2～3 天。

药理：人工合成天然 GIH（14 肽）→ 抑制内分泌 / 抑制外分泌 / 收缩内脏血管。

→ 胰高血糖素↓/ 胰岛素↓/ TH↓/ GH↓（不良反应）。

→ 胃 / 肠 / 胆 / 胰等消化酶↓（治疗非静脉曲张上消化道出血）。

→ 门静脉血流量↓/ 门静脉压↓ → 出血↓（治疗 EGVB）。

注意：甲减 / 低血糖 / 胆石症。

③ 奥曲肽 0.25mg+GS / NS 补齐至 50mL 微泵（25～50μg / h 即 5～10mL / h）（常24h 内止血）× 直至止血后维持 2～3 天。

机制：人工合成 GIH 类似物（8 肽）→ 抑制内分泌 / 抑制外分泌 / 收缩内脏血管。

→ 胰高血糖素↓↓＞胰岛素↓/ TH↓/ GH↓（不良反应）。

→ 胃 / 肠 / 胆 / 胰等消化酶↓（治疗非静脉曲张上消化道出血）。

→ 门静脉血流量↓/ 门静脉压↓ → 出血↓（治疗 EGVB）。

→ 外周 BP↑伴 RAAS（－）→ 肾灌注↑/ 尿量↑（治疗 HRS）。

注意：≈GIH / 但少见，若非静脉曲张上消化道出血，既可微泵又可皮下（宜偏小剂量）。

④ GS / NS 500mL＋垂体后叶素 6～12IU 静滴（20 滴 / 分）（常24h 内止血）× 直至止血后维持 2～3 天。

机制：ADH＋催产素 → 收缩血管（血流重新分布 / BP↑/ 门脉压↓/ 抗利尿）＋收缩子宫。

注意：腹部绞痛 / 支气管痉挛 / 心绞痛 / 头痛 / BP↑/ 稀释性低钠血症，禁用于哮喘 / 缺血性心脑血管疾病 / 外周动脉闭塞症 / 未控制 HBP / 孕妇（∵收缩子宫）。

⑤ GS / NS 20mL＋特利加压素 2mg（首）/ 1mg 静推 q6～4h（常24h 内止血）× 直至止血后维持 2～3 天。

参考“腹水治疗”。

⑥ NS 100mL＋去甲肾上腺素 8mg / 凝血酶 / Vit K_1 / 云南白药 口服（尚无证据 / 避免滥用）。

Vit K_1 5～10mg im / ih（iv 可过敏致死）qd× 短期（仅用于 Vit K 缺乏时 / 常规不推荐）。

⑦ DIC 消耗性低凝期（血栓形成＋凝血因子 / PLT↓）：输血浆 / 冷沉淀 / PLT＋小剂量 LMWH 抗凝。

DIC 继发性纤亢期（血栓纤溶＋FDP / DD↑）：抗纤溶治疗（如氨甲环酸）。

（4）内镜止血

① 内镜下曲张套扎术（EVL）（尤 φ ≤2cm，或＞2cm 但近期再出血风险↑）。

适应证：食管 V 曲张（一级预防），食管 V 曲张出血（治疗），食管 V 曲张出血史＋食管 V 曲张（二级预防）。

方法：6 或 7 环套扎器 / 套扎食管 V → 间隔 2～4 周 → 重复内镜治疗 / 直至曲张消失 → 复查 / 6～12 月 × 终身。

注意：发热，食管出血 / 狭窄。

② 内镜下注射硬化剂（EIS）（术后 10～15 日有大出血风险 / ∵坏死脱痂脱落）。

适应证：食管 V 曲张出血（治疗），食管 V 曲张出血史＋食管 V 曲张（二级预防）。

方法：硬化剂（聚桂醇 / 5% 鱼肝油酸钠）10mL / 血管（点）/ 注射食管 V×1～4 针 → 间隔 1～2 周 → 重复内镜治疗 / 直至曲张消失 → 复查 / 6～12 月 × 终身。

注意：硬化剂溶血，食管穿孔 / 出血 / 狭窄，异位栓塞。

③ 内镜下注射组织胶

适应证：胃 V 曲张（一级预防），消化道 V 曲张出血（急诊治疗），胃 V 曲张出血史＋胃 V 曲张（二级预防）。

方法：组织胶（氰基丙烯酸酯）按 φ 选择剂量 / 注射胃 V（三明治夹心法）×1 针 → 抗菌药物 ×1 周 / PPI×2 周 → 间隔 1～3 月 → 重复内镜治疗 / 直至曲张消失 → 复查 / 6～12 月 × 终身。

注意：排胶出血，脓毒症，异位栓塞。

（5）腔囊止血

① 适应证：药物 / 内镜失败＋不能及时 TIPS。

② 方法：先向两个气囊各充气 150mL / 置于水 / 证明无漏气 / 气囊放气 → 涂上石蜡油 / 经鼻孔插管 / 边插边吞 / 直至插入 50～60cm 并能抽到胃内容物 → 胃气囊充气 150～200mL＋1 斤物品牵拉固定 → 观察止血效果（若仍出血 → 食管气囊充气 100～150mL / 抽除胃内容物并经 NS 灌洗 → 观察止血效果）× 持续时间一般 1 天（尤 12h）/ 最长 3～5 天（期间放气 10～20min / 12h）→ 拔管时先食管气囊排气 / 后胃气囊排气 → 再观察 12～24h。

③ 注意：常在 ICU 进行，80%～90% 能止血，再出血率 50% 以上（常联合内镜密集结扎）/ 病人痛苦 / 并发症多（如吸入性肺炎 / 气管阻塞 / 心律失常等）。

（6）抗菌药物

① 三代头孢（首选）/ 喹诺酮类（易耐药）静滴 ×3～5 天以上。

② 注意：EGVB 需治疗性用药（∵约 20% 在出血后 48h 内发生细菌感染 / 尤 CTP-C 级 / HCC / DM），内镜治疗前 8h 需预防性用药。

（7）TIPS

① 适应证：药物 / 内镜失败＋CTP-A / B / C 级（＜12 分）（3 天内 / 尤 24h 内），顽固性腹水，等待肝移植者。

② 方法：经颈静脉肝内门体分流术，即经肝静脉—建立分流通道（聚四氟乙烯 PTFE 支架血栓形成率↓再狭率↓）—至肝内门静脉分支。

③ 相对禁忌证（慎重）：HE（∵诱发率 25%～50%）/ HCC / LF / CTP-C 级（＞12 分），多发性肝囊肿 / 门静脉海绵样变性，脓毒症 / SIRS，心 / 肺 / 肾功能衰竭（∵增加心脏前负荷）。

（8）手术止血

① 适应证：药物 / 内镜失败＋CTP-A / B 级＋不能及时 TIPS。

② 方法：急诊断流术（贲门周围血管离断术）。

3.EGVB 二级预防

（1）药物：非选择性 β 受阻剂卡维地洛＞普萘洛尔 → 推荐必要时联合内镜用于二级预防（标准方案）。

（2）内镜：推荐 EVL / EIS。

（3）TIPS：药物 / 内镜失败＋CTP-A / B 级（优先考虑 TIPS）。

（4）手术：药物 / 内镜失败＋CTP-A / B 级＋不能 TIPS＋＜60 岁（分流术 / 断流术）（图 4-33），CTP-C 级（肝移植）。

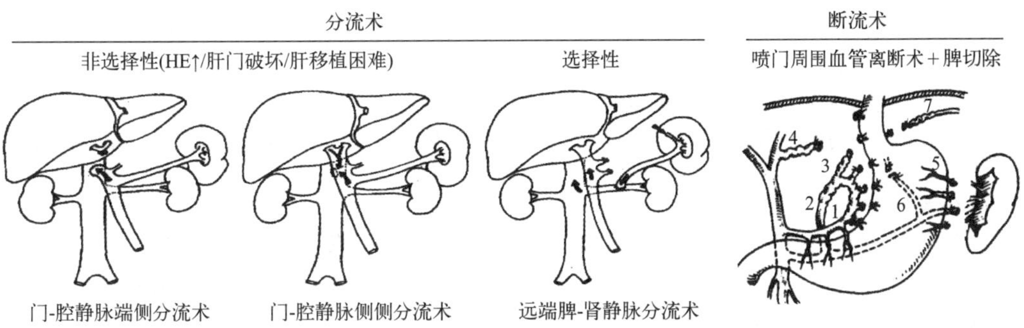

图4-33 分流术与断流术

• 感染 / 自发性细菌性腹膜炎（SBP）——参考《终末期肝病合并感染诊治专家共识（2021）》

1. 基础支持治疗

病因治疗，抗炎保肝，免疫调节，营养支持。

2. 抗感染治疗

肝肾功能不全时另需结合“表 1-5”科学选择抗菌药物。

（1）呼吸道 / 肺部感染

CAP：广谱青霉素类 / 三代头孢 / 青霉烯类 / 呼吸喹诺酮类。

HAP：（早发 / 住院 / 机械通气 2～4 天）广谱青霉素类 / 三代头孢 / 青霉烯类 / 呼吸喹诺酮类。

（迟发 / 住院 / 机械通气≥5 天）抗 PAβ 内酰胺类 ± 糖肽类 / 利奈唑胺。

（2）SBP / 腹腔感染

社区相关性（CA-SBP）：三代头孢 / β 内酰胺酶抑制剂合剂 / 氟喹诺酮类 ± 硝基咪唑类。

医院相关性（HA-SBP）：抗 PAβ 内酰胺类 ± 糖肽类 / 利奈唑胺。

真菌：棘白菌素类（∵肝毒性↓）＞氟康唑 / 伏立康唑。

结核：肝损伤小的抗结核方案。

（3）胆道感染：≈ CA-SBP / HA-SBP。

（4）胃肠道感染：个体化治疗，必要时抗菌药物，三代头孢 / β 内酰胺酶抑制剂合剂 / 氟喹诺酮类（尤社区获得性）/ 碳青霉烯类（尤医院获得性），若抗生素相关腹泻则甲硝唑 / 万古霉素（口服）。

（5）泌尿道感染

社区获得性：（单纯性下尿路感染）呋喃妥因 / 氟喹诺酮类 / 磺胺类。

（上尿路感染 / 复杂性 / 并发脓毒血症）广谱青霉素类 / 三代头孢 / 青霉烯类。

医院获得性：（单纯性下尿路感染）广谱青霉素类。

（上尿路感染 / 复杂性 / 并发脓毒血症）碳青霉烯类 ± 糖肽类。

真菌：氟康唑 / 伏立康唑＞棘白菌素类（∵［尿］↓）。

（6）皮肤软组织感染

疖 / 痈 / 脓肿（化脓性）：（轻中度）磺胺类 / 耐酶青霉素（口服）；（重度）耐酶青霉素 / 一二代头孢（静滴）→ 糖肽类 / 利奈唑胺 / 达托霉素（MRSA），引流 / 清创。

丹毒 / 蜂窝织炎（非化脓性）：（轻度）莫匹罗星（外用）/ 青霉素类 / 头孢类 / 喹诺酮类（口服）；（中重度）青霉素类 / 三代头孢 / 喹诺酮类（静滴）。

（7）血流感染

继发性：原发病灶引流 / 清创，经验（原发病灶 / 免疫状态 / 流行病学）→ 病原治疗，疗程直至体温正常后 7～10 天 / 迁徙病灶消失。

导管相关性：去除导管 / 培养，经验（导管部位）→ 病原治疗。

心内膜炎：清除赘生物，经验（万古霉素 ± 氨基糖苷类 / 四代头孢 / 碳青霉烯类）→ 病原治疗。

3. 微生态治疗

（1）肠道抗菌药物：利福昔明 0.2g qid（肠道感染），或 0.4g tid（防治 HE）。

注意：∈利福霉素类 / 广谱（G^-/ G^+/ 需氧 / 厌氧菌），只作用于肠道过度生长的致病菌 / 稳定肠道正常菌群，不吸收 / 无耳毒性或肾毒性 / 体液红色，主要用于肠道感染 / 腹泻 / HE。

（2）肠道微生态制剂：地衣芽孢杆菌活菌制剂 0.5g tid（餐后 / 与抗菌药物间隔 2h）。

枯草杆菌二联活菌 0.25～0.5g bid～tid（餐后 / 与抗菌药物间隔 2h）。

双歧杆菌三联活菌 420～840mg bid（餐后 / 与抗菌药物间隔 2h）。

注意：抑制肠道细菌移位 → 减轻内毒素血症。

4. 人工肝治疗

清除内毒素 / 炎症介质 / 细胞因子，促进免疫功能恢复。

• 神经损伤 /HE——参考《肝硬化肝性脑病诊疗指南（2018）》

1. 重症监护

（1）监测生命体征 / 记录 24h 出入量，观察行为性格认知变化 / 检查神经系统体征（震颤 / 反射），三防（防走失 / 防伤人 / 防自残）/ 三护（床档 / 约束带 / 乒乓球手套）。

（2）对症：（抽搐）氯苯那敏 4mg qd～tid / 异丙嗪 25～50mg 肌注 st → 短效苯二氮䓬类口服；（狂躁）苯二氮䓬类 / 丙泊酚 小剂量 缓慢静注 st。

（3）防治脑水肿：甘露醇 / 呋塞米，白蛋白，轻度低温疗法如吲哚美辛（仅用于高血流灌注时）。

2. 去除诱因

（1）限制蛋白饮食，防治消化道出血，避免便秘 / 酸化肠道，调节肠道菌群，抑制肠道细菌，PPI / 生长抑素等止血药。

乳果糖 15～30mL → 7.5～15mL qd（便秘），15mL → 30～45mL tid（防治 HE）。

拉克替醇 20g → 10g qd（便秘），0.2g / kg tid（防治 HE）。

肠道微生态制剂（餐后 / 与抗菌药物间隔 2h）。

利福昔明 0.2g qid（肠道感染），0.4g tid（防治 HE）。

注：《抗菌药物防治肝性脑病多学科专家共识（2023）》强推荐利福昔明（一线用药），弱反对甲硝唑 / 万古霉素（尤长期应用），强反对新霉素 / 诺氟沙星（耳肾毒性 / 无证据支持）。

（2）避免过度利尿 / 大量放胸腹水，纠正低钾 / 碱中毒，维持有效循环血量 / 防治肾功能不全。

（3）控制感染（广谱 / 肝毒↓抗菌药物）。

（4）慎用镇静催眠（巴比妥类 / 苯二氮䓬类）/ 镇痛（阿片类）/ 麻醉药。

3. 机制干预

（1）降低血氨

➔ GS 250mL＋门冬氨酸钾镁 10～20mL 静滴 qd。

药理：门冬氨酸（前体）→ 草酰乙酸 → 参与 TAC（糖代谢↑）/ 鸟氨酸循环（血氨↓），门冬氨酸（载体）→ 携带钾 / 镁入胞 → 促进细胞代谢 / 心肌收缩。

应用：低钾血症，洋地黄中毒，心脏病（尤 HF / AMI / 心肌炎），肝病（尤於胆肝 / HE）。

注意：禁用于高钾血症 / 高镁血症 / 肾衰竭 / Ⅲ度 AVB / 心源性休克。

➔ 门冬氨酸鸟氨酸 3g qd～tid（餐后），GS / NS＋门冬氨酸鸟氨酸 5～10g 慢滴 qd～bid。

GS / NS＋门冬氨酸鸟氨酸 20g（前 6h）→ 20g（后 6h / 分 2 次）慢滴 st（HE）。

药理：门冬氨酸（前体）→ 草酰乙酸 → 参与 TAC（糖代谢↑）/ 鸟氨酸循环（血氨↓），鸟氨酸（底物）→ 合成尿素 / 谷氨酰胺（血氨↓）。

应用：急 / 慢性肝病所致高氨血症（尤 HE）。

注意：过敏 / 胃肠道反应，禁用于严重肾功能不全（Cr ＞3mg / dL 或 265.2μmol / L）。

➔ GS 500mL＋精氨酸 10g 静滴 st（max 20g / d）（尤碱中毒）。

药理：精氨酸＋氨 → 尿素（随尿排出）。

应用：高氨血症所致 HE / 精神症状。

注意：酸中毒（监测血气），禁用于酸中毒 / 肾功能不全。

➔ GS 500mL＋谷氨酸钾 18.9g ∶ 谷氨酸钠 23g（1 ∶ 2 混合）静滴 st（尤酸中毒）。

药理：谷氨酸＋氨 → 谷氨酰胺 →（肾脏）谷氨酰胺酶 → 氨（随尿排出）。

应用：高氨血症所致 HE / 精神症状。

注意：碱中毒 / 低钾低钠（监测血气 / 电解质），慎用于碱中毒 / 肾功能不全。

➔ 阿卡波糖 / 抗 Hp 治疗。

药理：研究显示小肠刷状缘葡萄糖苷酶 / 幽门螺旋杆菌∝血氨吸收。

（2）纠正氨基酸失衡

➔ 复方氨基酸（15AA）250mL 静滴 qd～bid。

药理：15 种氨基酸［含必需氨基酸（除赖氨酸），支链氨基酸＞＞芳香族氨基酸］。

应用：慢性肝炎 / 肝硬化 / HE，营养支持。

注意：过敏，慎用于严重酸中毒 / 肾功能不全。

（3）调节神经递质（唤醒）

➔ 氟马西尼 0.2mg 静推 → 0.1mg / 每隔 1min 或（0.5～1mg）微泵 ×30min～1h（总剂量≤1mg）（尤苯二氮䓬类诱发）。

➔ 纳洛酮 0.2mg / 2mg（麻醉后遗 / 阿片过量）静推 → 重复 / 每隔 2～3min（尤阿片类诱发）。

GNS 500mL＋纳洛酮 2mg 静滴 st（乙醇中毒）。

4. 营养支持

① 能量 / 蛋白：能量 30～35kcal /（kg · d），蛋白质 1.2～1.5g /（kg · d）。

② 饮食：少食多餐（3 次正餐＋3 次加餐含睡前加餐，∵夜间肌肉蛋白分解↓），碳水化合物为主，宜选植物蛋白（∵含硫氨基酸如 Met↓ Cys↓故 HE 诱发↓＋Arg↑鸟氨酸↑故氨清除↑）。

➔ HE 蛋白饮食方案：禁止蛋白饮食直至神清（常 3～4 级）→ 限制蛋白饮食 20g / d 直至好转（常 1～2 级 / MHE）→ ＋10～20g / 每隔 3 天（个体化）→ 恢复正常。

注意：《中国隐匿性肝性脑病临床诊治专家共识意见（2023）》指出“植物蛋白略优于动物蛋白”之证据并不充分。

③ 补充：支链氨基酸（BCAA），VitB（尤酒精肝）/ 脂溶性维生素（尤淤胆肝），微量元素硒 / 锌等。

5. 人工肝

6. 肝移植

• LC 肾损伤 /HRS：参考《肝硬化腹水诊疗指南（2023）》

1. 去除诱因（重在预防）

（1）防治出血：EGVB 一级 / 二级预防 ± 抗菌药物。

（2）控制感染（尤 SBP）：抗菌药物 ± 白蛋白。

（3）规范利尿剂应用：剂量小 → 大，若 Na^+ < 125mmol / L 或 Cr > 120μmol / L 则减量 ± 扩容，若 Na^+ < 120mmol / L 或 Cr > 150μmol / L 则停用＋扩容。

（4）规范放腹水操作：白蛋白 10g＋特利加压素 1mg → 放腹水 1L / 次 → 6 / 8h 后特利加压素 1mg。

（5）避免 / 停用：避免肾毒性药物，停用扩血管药物（非选择性 β 受体阻滞剂 / ACEI / ARB）。

（6）监测：BP / 尿量，血常规 / 尿常规 / 大便隐血 / 肾功能。

2. 白蛋白（基础用药）

➔ 白蛋白 1g /（kg · d）（首剂）→ 20～40g / d（国内常 10～20g / d）。

药理：胶体渗透压↑ → 有效循环血量绝对↑ → 内源性肾血管收缩系统激活↓ → GFR↑。

3. 缩血管药物（重要联合）

（1）白蛋白＋特利加压素

➔ GS / NS 20mL＋特利加压素 1～2mg 静推 q6～4h（max 12mg / d）×1～2 周（参考“腹水治疗”）。

（2）白蛋白＋奥曲肽＋米多君

➔ 奥曲肽 0.1～0.2mg 皮下 q8h×3～4 周（参考“EGVB / 出血治疗”）。

➔ 米多君 2.5mg → 7.5mg → 12.5mg tid×3 周（参考“腹水治疗”）。

（3）白蛋白＋呋塞米＋去甲肾上腺素（NE）

➔ 呋塞米 120mg / d。

➔ NE 10mg+NS 补齐至 50mL 微泵（0.5mg / h 即 2.5mL / h → 加量 / 4h → 3mg / h 即 15mL / h）×10～15 天。

4. 其他药物

➔ GS 250mL＋N- 乙酰半胱氨酸（NAC）100～150mg / kg（通常 8g / 2 支）静滴 qd× ≥5 天。

药理：含巯基氨基酸 → GSH 合成↑ → 清除自由基 / 抗氧化作用。

注意：过敏 / 支气管痉挛 / 消化道反应，慎用于哮喘 / 胃炎 / 胃溃疡。

➔ 托伐普坦 15mg qd → ±/ d（确保每天 Na^+↑＜12mmol / L）× ≤30 天（min / max 3.75 / 60mg / d）（参考“腹水治疗”）。

5. 肾脏替代治疗

抢救治疗，仅用于 HRS 引起的严重高钾 / 代谢性酸中毒 / 高容量负荷。

6. 经颈静脉肝内门体分流术（TIPS）

疗效有限，优先考虑 HRS-NAKI 型 / 2 型（∵ HRS-AKI 型 / 1 型常存禁忌证）。

7. 分子吸附再循环系统（MARS）

疗效争议，常作为肝移植过渡治疗。

8. 肝移植

唯一可能有效手段（首选治疗），优先考虑 HRS-AKI 型 / 1 型（∵病死率高）。

• HPS

（1）氧疗：鼻导管 / 面罩［低流量 2～4L / min（∵换气功能障碍）］→ 加压面罩 → 气管插管。

（2）肝移植：多数认为是 HPS 唯一有效治疗措施。

• LC 心肌病

（1）减轻容量负荷：BP↓时慎用利尿剂。

（2）正性肌力药物：强心苷类效果不佳。

（3）抗心律失常：禁用胺碘酮等延长 QT 间期药物。

（4）肝移植。

• 门静脉血栓（PVT）

（1）抗凝治疗：LMWH → 华法林 / 新型口服抗凝药 ×3～6 个月，EGVB 时禁用。

（2）溶栓治疗：EGVB 时禁用。

• 脾大 / 脾亢

脾切除：用于外伤性脾破裂，脾原发性疾病（游走脾）/ 占位（脾囊肿 / 脾脓肿 / 脾肿瘤），门静脉高压性脾亢（仍存争议），造血系统疾病。

八、待解决问题

（1）肠道微生态与 LC 并发症关系研究？

（2）不受炎症 / 黄疸 / 腹水影响的肝脏硬度测定技术？肝脏病理智能读片机？

（3）HVPG 无创检测方法 / 评估模型？ CT 测肝脾体积 / TE 测肝脏硬度∝ HVPG ？

（4）LC 逆转 / 失代偿 LC 再代偿的诊断标准？ HRS 诊断的早期预测指标？

（5）如何提高腹水病原学检查敏感性 / 特异性？有无其他快速诊断方法？

（6）选择性作用于内脏血管床（降低门静脉压）＋维持肝脏有效血液灌注（改善肝功能）＋长期用药方便（依从性好）的理想药物？

（7）新型利尿剂研究？利尿剂 / 血管活性药物 / 白蛋白 / 放腹水的剂量 / 疗程 / 安全性评估？

（8）普萘洛尔的应答率？最大耐受剂量？卡维地洛长期疗效 / 安全性？有无其他特效药？

（9）抗菌药物经验治疗的剂量 / 疗程 / 安全性评估？

4-17 专题 - 附 1:

经颈静脉肝内门体分流术（TIPS）

经颈静脉肝内门体分流术（TIPS）：经颈静脉入路从肝静脉穿刺肝内门静脉，在肝静脉与门静脉之间建立门 - 体分流道，以达到降低门静脉压力、治疗食管胃静脉曲张破裂出血和顽固性腹腔积液等一系列门静脉高压并发症的微创介入治疗技术。

一、适应证

1. 门静脉高压性出血（图 4-34）

适用于包括 EGVB 治疗、EGVB 二级预防、异位静脉曲张、门静脉高压性胃病。

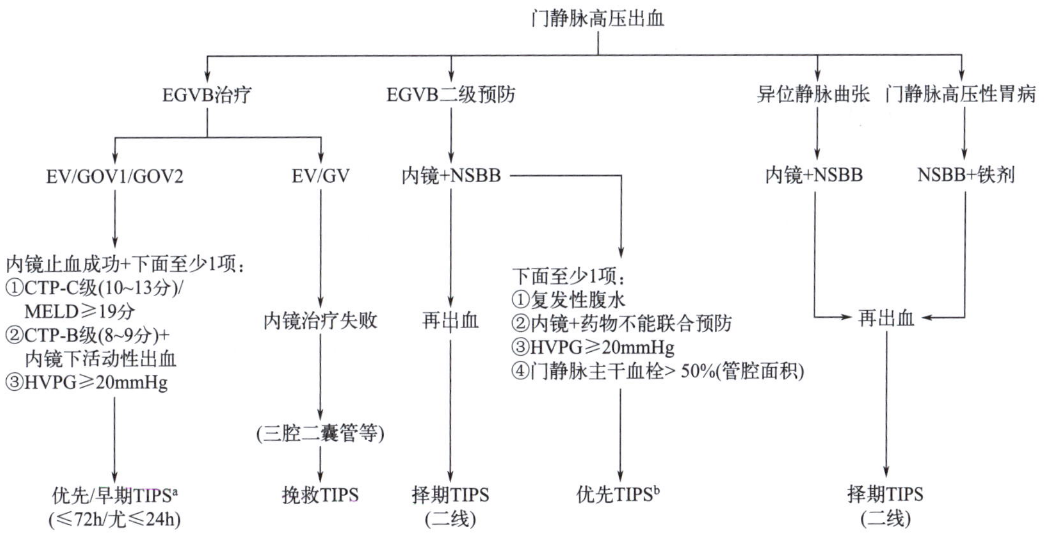

注：[a]ALCF/HE/严重黄疸→非早期TIPS禁忌证，若CTP-C级(14~15分)/MELD＞30分且乳酸＞12mmol/L→不推荐早期TIPS(除非短期有肝移植计划)。[b]若胃底静脉曲张(GOV2/IGV1)伴粗大胃肾分流→TIPS＋曲张静脉栓塞/球囊阻断逆行性静脉闭塞术(BRTO)。EGVB，食管胃静脉曲张破裂出血；EV，食管静脉曲张；GOV，食管胃静脉曲张；GOV1，EV沿胃小弯延伸至贲门以下；GOV2，EV延伸至胃底;GV，胃静脉曲张；IGV，孤立性胃静脉曲张；IGV1，位于胃底；IGV2，位于胃体/胃窦/十二指肠；HVPG，肝静脉压力梯度；NSBB，非选择性β受体阻滞剂。

图4-34　门静脉高压出血的 TIPS 时机与选择

2. 肝硬化腹水 / 肝性胸水 / HRS

（1）肝硬化腹水（图 4-35）

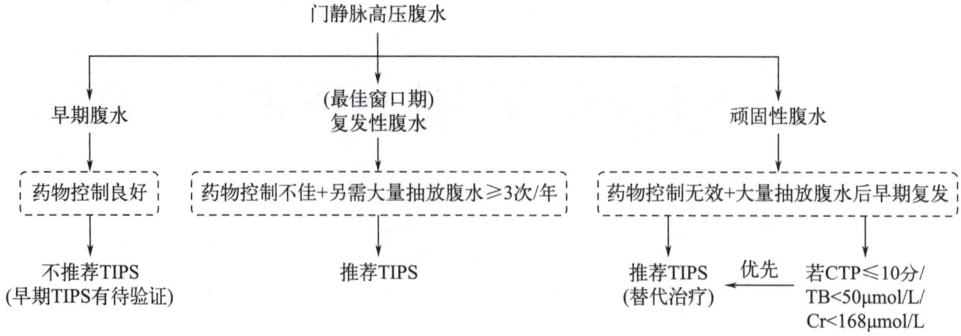

图4-35　门静脉高压腹水的 TIPS 时机

（2）肝性胸水：药物治疗无效 / 需反复抽放胸水的顽固性肝性胸水 → 推荐 TIPS。

（3）HRS（尤 2 型 HRS）：白蛋白＋血管活性药物治疗无效 → 考虑 TIPS（不推荐作为常规选择）。

3. 布加综合征（BCS）

（1）膜性阻塞：抗凝治疗＋单纯球囊扩张 ± 支架植入（多无需 TIPS）。

（2）节段性 / 广泛性阻塞 / 开通后门脉高压仍未缓解：抗凝治疗＋TIPS / 直接肝内门腔分流术 DIPS（肝静脉完全闭塞 / 导管难以插入）。

4. 肝窦阻塞综合征（HSOS）（又称肝小静脉闭塞病）

（1）骨髓干细胞移植前预处理所致：抗凝治疗（不推荐 TIPS）。

（2）服含吡咯生物碱如土三七所致：抗凝治疗 ± TIPS。

5. 门静脉血栓（PVT）（图 4-36）

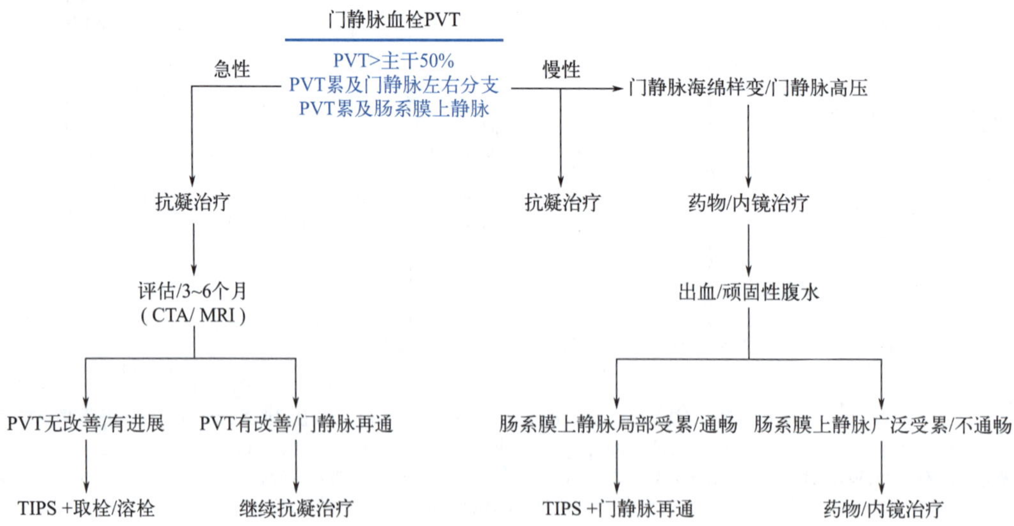

图4-36　PVT 的 TIPS 时机与选择

二、禁忌证

1. 绝对禁忌证

（1）严重右 HF / LVEF ＜40%/ 重度瓣膜性 HF。

（2）重度 PAH（mPAP ＞45mmHg）。

（3）难控制的全身感染 / 炎症。

（4）HE 3 / 4 级。

2. 相对禁忌证

（1）肝硬化心肌病。

（2）中度 PAH（mPAP ＞35mmHg）。

（3）未控制的肝内 / 全身感染。

（4）CTP ＞14 分 / MELD ＞30 分 。

（5）多囊肝 / Ⅲ b 以上 HCC / 胆道梗阻。

（6）门静脉海绵样变＋肠系膜上静脉栓塞。

（7）GFR ＜90mL / min，INR ＞5，PLT ＜20×10^9 / L。

三、操作流程

1. 术前准备

（1）基础：血常规、肝肾功能＋电解质、凝血功能等。

（2）影像：增强 CT / MRI 门静脉血管重建 → 了解肝脏 / 门静脉 / 肝静脉解剖关系＋评估门静脉通畅程度 / 有无血栓 / 海绵样变 / 侧支循环＋是否合并肿瘤等。

（3）心超：评估心功能 / 肺动脉压 → 排除禁忌证。

（4）其他：病因筛查 → 病因治疗，内镜检查 → 静脉曲张分类，穿刺检查 → 腹水 / 胸水性质。

2. 操作技术

（1）麻醉方式：国内多为局部麻醉，若儿童 / 老人 / 疼痛耐受↓则异丙酚＋瑞芬太尼，若急性出血伴血流动力学不稳定则全身麻醉 / 气管麻醉。

（2）穿刺套装：目前常用 Ring 和 Rosch-Uchida 两款，套件 / 操作方法相似，主要区别在于配套的穿刺针不同，另可选用国产穿刺套装。

（3）血管入路：一般选择右侧颈内静脉（∵路径较直顺），若阻塞 / 穿刺不畅则选择左侧颈内静脉 / 右侧颈外静脉 / 右侧锁骨下静脉等；穿刺后 → 将导丝送入下腔静脉 → 沿导丝送入鞘管 → 肝静脉造影 → 选择肝静脉。

（4）肝静脉选择：一般选择肝右静脉（LC 时常变细上移 / 需经验技巧）＞肝中静脉（位置较肝右静脉靠前偏下 / 距门静脉较短且夹角较大 / 需侧位透视观察），不宜选择肝左静脉（∵管径较小 / 与下腔静脉垂直），穿刺点一般选择距下腔静脉入口 1～2cm 处 。

注：若肝静脉萎缩 / 闭塞 / 导管难以插入 / 变异 / 寻找困难，亦可考虑直接肝内门腔分流术 DIPS（经肝段下腔静脉 → 肝尾状叶 → 直接穿刺至门静脉）。

（5）门静脉穿刺：穿刺靶点宜选择距分叉部 2cm 以内的门静脉左 / 右支主干 / 分叉处，若肝中静脉则选择距分叉部 2cm 以内的门静脉左支主干 / 分叉处，尽量避免选择门静脉主干，嘱病人屏气 → 透视下调整穿刺针在肝静脉的深度（距肝静脉开口 1～2cm 处）/ 角度（偏右则穿入门静脉右支 / 偏左则穿入门静脉左支 / 居中则穿入分叉部）→ 穿入肝实质 3～5cm 伴有突破感 → 边负压抽吸 / 边后撤穿刺针 → 回抽见血 → 注入少许造影剂 → 确定穿刺位置正确，若误穿入肝外门静脉则尽量重新穿刺，辅助引导穿刺手段包括 CT / MRI 血管成像融合导航 / 血管内超声 / CO_2 造影等。

（6）门静脉造影 / 曲张静脉栓塞：门静脉穿刺成功后 → 引入导丝 / 交换导管 → 分别测定门静脉主干压力－肝静脉入口处下腔静脉压力＝门静脉压力梯度（PPG），将导管选插至脾静脉 / 肠系膜上静脉的起始部 → 直接门静脉造影 → 了解静脉曲张程度 / 曲张静脉之供血 / 回流血管，若重度静脉曲张 / 粗大供血血管则国内主张先行曲张静脉 / 供血血管栓塞（材料以钢圈＋组织黏合剂为主）/ 而国外尚存争议。

（7）支架置入：均应选择聚四氟乙烯（PTFE）覆膜支架，8mm 小直径支架＞10mm 大直径支架；沿导丝送入球囊导管（6.0～8.0mm）并扩张穿刺道 → 根据门静脉造影 / 球囊导管两处切迹距离 → 测量分流道长度 → 置入覆膜支架，确保支架走行尽可能顺应门静脉主干，支架远端覆膜部应深入门静脉内 5mm（过短则易滑脱 / 过深则影响门静脉血流），支架近端覆膜部应深入下腔静脉内 1cm（过短则肝静脉盖帽 / 过深则误入右心房 / 影响支架远期通畅 / 增加日后肝移植难度），支架释放后 → 球囊导管扩张固定，必要时重复置入支架 → 矫正覆膜部位置 / 支架走行（图 4-37）。

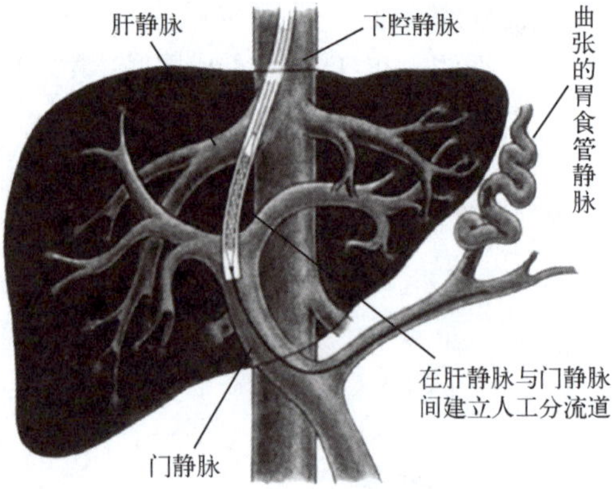

图4-37 TIPS 示意图

（8）疗效评估：DSA 造影支架通畅，曲张静脉血流消失，控制出血 TIPS → PPG ＜12mmHg / 较术前↓＞50%，控制腹水 TIPS → PPG ＜10mmHg / 较术前↓＞60%（既往裸支架时代标准 / 而目前覆膜支架时代 PPG 阈值尚待确定）。

四、并发症

1. 围术期并发症

（1）腹腔出血：（处理）肝外门静脉损伤 → 覆膜支架，肝动脉损伤 → 选择性血管栓塞。
（预防）术前充分影像学评估，术中采用辅助引导手段。

（2）胆管损伤：（处理）多为自限性，药物 / 胆道置管 / 覆膜支架。
（预防）术前解除胆道梗阻（PTCD / ERCP）。

（3）肝衰竭：（原因）术前基础肝病，术后肝脏血供↓，术后分流血量↑。

（4）PAH / 心衰：（原因）术前基础心脏病 / PAH，术后心脏前负荷↑。

（5）急性肾损伤：（原因）术前基础肾病，术中造影剂应用。

（6）抗生素应用：操作时间长 / 操作复杂 / 术中出血 → 预防性，发热 → 治疗性。

2. 术后并发症

（1）肝性脑病（HE）（最常见）：术后半年发生率为 35%～50%，绝大多数可以药物防治 → 乳果糖 / 利福昔明 / 营养支持 / 门冬氨酸鸟氨酸等，少数必要时支架限流 / 闭塞术。

（2）支架失功能（早期堵塞 / 远期再狭窄）：覆膜支架早期堵塞率＜5%（∝高凝状态 / 支架位置不对 / 门静脉血栓脱落）→ 早期预防性抗凝治疗，远期（4 年）再狭窄率＜40%（∝高凝状态 / 支架位置不对 / 内膜增生）→ 长期评估（术后 1 个月超声 → 间隔半年超声 ± 增强 CT / 门静脉造影）→ 支架修复再通术。

（3）肝性脊髓病（HM）（LC 少见发生＋TIPS 诱发加重）：缓慢进行性双下肢痉挛性瘫痪（∝脊髓侧索 / 后索脱髓鞘病变），药物 / 支架限流 / 闭塞术均不能阻止疾病进展，尽早肝移植。

（4）其他：溶血，腹外疝嵌顿，支架感染。

4-17 专题 - 附 2：

干细胞移植治疗肝硬化失代偿

一、相关背景

（1）LC 病因：慢性病毒性肝炎（HBV / HCV），酒精性肝病（ALD），代谢相关脂肪性肝病（MAFLD）/ 非酒精性脂肪性肝病（NAFLD），自身免疫性肝病（AIH / PBC / PSC），遗传代谢性肝病等。

（2）LC 失代偿：以门静脉高压＋肝功能减退为特征，常因并发腹水 / EGVB / HE / HRS / SBP / 脓毒症等 → MODS → 死亡。

（3）LC 风险：我国 LC 病人约 700 万，代偿期（年发生率 4%～12%）→ 失代偿，失代偿 5 年死亡率为 18%～20%（首发失代偿事件为 EGVB）/ 55%～80%（首发失代偿事件为腹水 / HE）/ 88%（首发失代偿事件后再发其他失代偿事件），我国 LC 死亡率 4.77 / 10 万人。

（4）LC 治疗：病因治疗 / 抗纤维化，利尿 / 白蛋白 / ALSS，内镜 / 介入，肝移植，干细胞移植（人自体 / 异体干细胞 → 提取 → 分离 → 纯化 → 培养 → 扩增 → 基因编辑 / 修饰 → 诱导分化 → 冻存 → 复苏 → 输入人体）。

二、方案 / 适应证

（1）方案：尽可能采用随机对照试验，安慰剂联合最佳支持治疗作为对照，尽可能采用盲法。

（2）适应证：各种原因导致的 LC，目前大部分研究主要是针对 HBV / HCV / ALD 所致 LC，尚无不同病因所致 LC 的干细胞移植对比研究。

三、纳入 / 排除标准

1. 纳入标准

（1）诊断标准：LC 代偿期＋门静脉高压并发症。

① LC 代偿期（≥1 / 4 项）：[APRI ≥2（排除降酶药影响）、PLT ＜$100×10^9$ / L（排除其他原因）、Alb ＜35g / L（排除肾病 / 营养不良等其他原因）、INR ＞1.3 或 PT↑＞3s（停用抗凝 / 溶栓药物 7d 以上）] ≥2 / 4 项，影像学示 LC，组织学示 LC，内镜示消化道静脉曲张。

② 门静脉高压并发症：腹水、EGVB、HE、HRS、脓毒症等。

（2）推荐人群：18～75 岁为宜，儿童 / 青少年一般不推荐。

（3）原发肝病：基本控制，如病毒低载量、戒酒 6 个月以上等。

2. 排除标准

（1）并发症未有效控制（如 EGVB / HE / HRS / SBP / 脓毒症等）。

（2）合并肝脏或其他恶性肿瘤。

（3）严重的心 / 肺 / 肾 / 血液等系统疾病。

（4）身体状况较差 / 不能耐受干细胞移植术。

（5）药物成瘾 / 酒精滥用。

（6）妊娠期 / 哺乳期妇女。

（7）拒绝签署《知情同意书》。

四、干细胞类型

1. 自体骨髓干细胞

（1）获取：（未分类骨髓细胞）G-CSF 骨髓动员 → 采集骨髓；（骨髓单个核细胞）G-CSF 骨髓动员 → 采集骨髓 → 密度梯度离心；（骨髓造血干细胞）G-CSF 骨髓动员 → 采集骨髓 → CD34 / CD133 抗体 / 磁珠 / 流式 → 体外扩增；（骨髓间充质干细胞）G-CSF 骨髓动员 → 采集骨髓 → 贴壁培养 / 体外扩增 → CD73 / CD90 / CD105 抗体 / 磁珠 / 流式。

（2）注意：无免疫排斥 / 伦理问题，大部分研究证实具有一定疗效。

2. 自体外周血干细胞

（1）获取：G-CSF 骨髓动员 → 采集外周血 → 分离单个核细胞。

（2）注意：骨髓动员效果受到骨髓造血储备能力的影响。

3. 自体脂肪间充质干细胞

（1）获取：腹部 / 臀部等部位 → 吸取脂肪组织 → 去除脂肪 → 再经消化 → 体外扩增 → 纯化。

（2）注意：吸脂手术为有创操作，需要全身麻醉，对病人基础状态有一定要求。

4. 异基因脐带血干细胞

（1）优点：脐带血来源丰富、采集方便，对母婴无害，无伦理问题。

（2）缺点：脐带血所含干细胞种类多（尤造血干细胞）但数量少，治疗需求量较大。

5. 异基因间充质干细胞（具有前景）

优点：间充质干细胞来源广泛（尤脐带血）、易获取 / 可建系 / 便扩增、免疫源性低。

6. 胚胎干细胞（暂不推荐）

缺点：伦理问题，临床有效性 / 长期安全性有待证实。

五、术前准备

（1）知情同意：目的，方案，获益 / 风险，其他替代治疗，并发症 / 防治措施，随访计划等。

（2）检查项目：血常规，凝血象，肝肾功能，电解质，感染性指标，其他肝病筛查，B 超 / CT / MRI，肝脏硬度测定，内镜，肝活检，肝静脉压力梯度（HVPG）测定。

（3）其他准备：骨髓动员，骨髓穿刺，干细胞制备 / 质控 / 储存 / 复苏流程，术前禁食禁水 6h，补充能量营养，股动脉穿刺。

六、移植途径

1. 肝动脉（缓慢）注射（最常用，肝动脉血流速度快 → 干细胞易破坏 → 故宜缓慢注射）

（1）优点：直接注入肝脏 / 理论上作用更强。

（2）缺点：有创操作 / 不便于反复移植。

2. 门静脉输注

缺点：有创操作 / 不便于反复移植，加重门静脉高压 / 出血风险大。

3. 外周静脉（反复）输注

（1）优点：操作简单 / 便于反复移植（尤适合异基因间充质干细胞移植）。

（2）缺点：移植干细胞定植肝脏的比例可能较低。

4. 肝 / 脾内注射

缺点：有创操作 / 不便于反复移植，肝脏出血 / 脾脏破裂风险大，单次注射量有限。

七、移植数量 / 次数

（1）移植数量：1.0×10^5 / kg 每次～1.0×10^7 / kg 每次（根据干细胞类型 / 移植途径调整）。

（2）移植次数：有创途径通常只行 1～2 次移植（间隔 1 个月），外周静脉可以反复多次移植。

八、观察指标

（1）治疗效果：生存率，肝脏组织学，HPVG，MELD 评分，Child 分级等。

（2）不良反应：骨穿 → 骨痛，外周血干细胞分离 → 血流动力学不稳定，有创途径 → 出血 / 血肿，干细胞输入 → 发热 / 皮疹 / HCC（现有证据显示肿瘤风险极低）。

九、术后处理

（1）术后 24h 密切观察生命体征，必要时心电监护。

（2）有创途径需卧床 / 制动、观察穿刺部位有无出血 / 血肿。

（3）动态监测血常规 / 凝血象 / 生化指标等。

十、术后随访

（1）移植后 1 个月 → 3 个月 → 6 个月 → 12 个月 → 1 次 / 年（根据研究人群 / 干细胞类型 / 研究终点合理制定）。

（2）自体非间充质干细胞 → 随访＞1 年，间充质 / 异体干细胞 → 随访＞2 年（评估致瘤风险）。

十一、研究重点

（1）加强干细胞移植治疗 LC 失代偿期的系统性研究。

（2）继续探索新的干细胞类型。

（3）继续优化干细胞移植治疗 LC 失代偿期的方案。

（4）继续深化细胞移植治疗 LC 的机制研究。

4-17 专题 - 附 3：

肝病相关血小板减少症（HRT）

肝病相关血小板减少症（HRT）：各种肝病本身 / 肝病相关治疗所致的血小板减少，国际定义为 PLT $<150\times10^9$ / L，国内通常定义为 PLT $<100\times10^9$ / L。

一、血小板减少机制（含 HRT）

1. 骨髓抑制（骨髓巨核细胞↓ + 常伴其他血细胞↓）

（1）理化因素：放化疗，抗生素（氯霉素 / 磺胺类 / β 内酰胺类 / 氟喹诺酮类 / 万古霉素 / 利奈唑胺等），NSAID，免疫调节剂（IFN / 硫唑嘌呤等），抗甲状腺药。

（2）感染因素：呼吸道病毒，出血热病毒，HAV / HBV / HCV，HIV，脓毒症。

（3）骨髓浸润性疾病：白血病，淋巴瘤，骨髓瘤，骨髓纤维化，骨髓转移癌。

（4）造血干细胞病变：再生障碍性贫血，阵发性睡眠性血红蛋白尿，骨髓增生异常综合征（MDS）。

2. PLT 生成↓（血小板生成素 TPO↓ → 骨髓巨核细胞↓）

各种肝病 → 肝实质细胞 / 肝窦内皮细胞破坏 → TPO↓。

3. PLT 破坏↑（血小板生成素 TPO 正常 + 可伴骨髓巨核细胞正常 / 代偿性↑）

（1）免疫破坏：慢性肝病 / ITP（抗 PLT 抗体），风湿免疫性疾病（SLE / 干燥综合征 / 类风湿性关节炎），药物［肝素诱发血小板减少症（HIT）］、感染性疾病，脾亢（脾巨噬细胞↑ / 吞噬↑）。

（2）机械破坏：血管炎，门静脉高压（脉管系统内剪切力↑），血管插管 / 介入操作治疗，人工瓣膜，体外循环。

4. PLT 消耗↑（血小板生成素 TPO 正常 + 可伴骨髓巨核细胞正常 / 代偿性↑）

慢性肝病（纤溶增强），DIC（纤溶亢进），TTP（PLT↓ / 溶血 / CNS 症状 / 发热 / 肾损害）、HELLP（PLT↓ / 溶血 / 肝损害），HUS（PLT↓ / 溶血 / 肾损害）。

5. PLT 分布异常

脾大 → 外周血 PLT 滞留↑（生理状态 30% → 脾大可达 90%）。

6. 肝病进展过程中 PLT 减少机制（图 4-38）

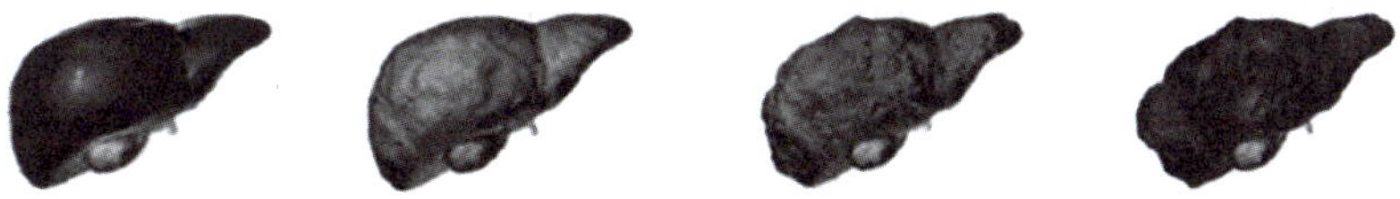

	肝脏炎症	肝纤维化	肝硬化	终末期肝病/肝癌
PLT生成↓	TPO↓ 药物/病毒→骨髓抑制	TPO↓	TPO↓	TPO↓ 放化疗→骨髓抑制
PLT破坏↑		抗PLT抗体 脉管系统内剪切力↑	抗PLT抗体 脉管系统内剪切力↑ 脾亢	抗PLT抗体 脉管系统内剪切力↑ 脾亢
PLT消耗↑		纤溶↑	纤溶↑	纤溶↑ 介入/手术操作
PLT分布异常			脾大	脾大

图4-38　肝病进展过程中PLT减少机制

二、诊断

（1）诊断：基础肝病＋PLT＜100×10^9/L＋排除其他基础疾病/合并症所致的PLT↓＋排除EDTA抗凝剂所致的假性PLT↓。

（2）鉴别：血液系统疾病，风湿免疫性疾病，感染性疾病，肿瘤治疗，药物作用等。

（3）分级：（1级）（75～100）$\times10^9$/L，（2级）（50～75）$\times10^9$/L，（3级）（25～50）$\times10^9$/L（∝瘀点/瘀斑），（4级）＜25×10^9/L（出血难止，若＜10×10^9/L则危及生命）。

三、治疗

1. 治疗目标

通常为PLT≥50×10^9/L，但对一些侵入性操作/手术/肿瘤治疗建议目标如下。

（1）侵入性操作/手术

① 胸穿/腹穿/中心静脉置管/内镜检查→PLT≥20×10^9/L。

② 拔牙→PLT≥40×10^9/L。

③ 腰穿/经皮肝穿/人工肝/内镜下有创诊治（组织活检/括约肌切开/超声穿刺/息肉切除）/TIPS/经皮肝内胆道引流术（PTCD）/经导管（肝）动脉化疗栓塞（TACE）/肝动脉灌注化疗（HAIC）/消融术/非神经/血管手术→PLT≥50×10^9/L。

④ 神经/血管手术→PLT≥100×10^9/L。

（2）肿瘤治疗

① 免疫治疗（PD-1/PD-L1）→PLT≥50×10^9/L。

② 靶向治疗（酪氨酸激酶抑制剂）→PLT≥60×10^9/L。

③ 化疗→PLT≥75×10^9/L。

④ 钇-90微球选择性内放射治疗→PLT≥80×10^9/L。

2. 升PLT药物

（1）TPO受体激动剂

阿伐曲泊帕40mg（PLT＜50×10^9/L）/60mg（PLT＜40×10^9/L）qd×5天。

芦曲泊帕3mg qd×7天（不受饮食影响）。

注：上述两药已获批用于HRT，另有罗普司亭/艾曲泊帕/海曲泊帕→获批用于ITP二线。

（2）重组人 TPO：rhTPO 15000U 皮下 qd×7 天。

（3）重组人 IL-11：rhIL-11 3mg 皮下 qd×7～14 天（注意钠水潴留）。

（4）其他：利可君，中成药。

3. 输注 PLT

（1）一般规则——参考《行业标准——内科输血 WS / T 622-2018》

PLT ＞50×10^9 / L± 明显出血 → 暂不输注。

PLT ＝（10～50）$\times10^9$ / L＋明显出血 → 考虑输注。
PLT ＜10×10^9 / L± 明显出血 → 立即输注。
} 浓缩 10U / 单采 1U → PLT ↑（20～30）$\times10^9$ / L。

（2）HRT 推荐：输注 PLT 仍是最快提升措施，但鉴于保存期短 / 供应紧缺 / 潜在输注风险等，建议仅用于危及生命的出血风险以及急需接受紧急手术时。

4. 其他治疗

（1）ITP：若 HBV 诱发 ITP 时则 NAs＋激素（避免激素导致 HBV 再激活）。

（2）脾大 / 脾亢：脾切除 / 脾栓塞 / 脾消融。

5. HRT 抗凝治疗（如 LC＋HRT＋门静脉血栓）

（1）禁忌：近期出血史，严重胃底食管静脉曲张，PLT ↓ ↓（阈值仍存争议）。

（2）应用：PLT ＜50×10^9 / L → 充分评估 → 暂缓抗凝（尤 CTP-C 级）/ 低分子肝素 ↓（HIT 风险 ↓ / 慎用于肾功能不全）。

4-18 专题

消化道出血

消化道出血：指从食管到肛门之间的消化道出血，分为上＋中＋下消化道出血，表现为呕血 / 黑便 / 血便等，轻则可无症状，重则伴有贫血 / 血容量减少 / 甚至休克。

一、部位 / 病因

（1）上消化道出血（UGIB）（60%～70%）：屈氏韧带以上即食管 / 胃 / 十二指肠 / 胆管 / 胰管等出血。

① 食管：食管炎，食管癌，食管损伤（含食管贲门黏膜撕裂综合征），主动脉瘤破入食管。

② 胃 / 十二指肠：急性胃黏膜病变 / 急性糜烂出血性胃炎，消化性溃疡 / 吻合口溃疡，静脉曲张，息肉 / 憩室 / 肿瘤（含胃泌素瘤 / 间质瘤 / 血管瘤）。

③ 胆管：胆石症，胆道蛔虫，胆囊 / 胆管癌。

④ 胰管：胰腺炎，胰腺癌。

（2）中消化道出血（MGIB）（10%～20%）：屈氏韧带至回盲部之间的小肠出血。

① 感染：伤寒 / 结核 / 菌痢，钩虫 / 血吸虫 / 阿米巴，抗生素相关性肠炎。

② 血管：NSAID，血管畸形破裂，肠系膜动脉栓塞，肠套叠。

③ 其他：息肉 / 憩室 / 肿瘤（含间质瘤 / 淋巴瘤 / 神经内分泌瘤），克罗恩病，放射性肠炎。

（3）下消化道出血（LGIB）（约 20%）：回盲部以下的结直肠出血。

① 感染：伤寒 / 结核 / 菌痢，钩虫 / 血吸虫 / 阿米巴，抗生素相关性肠炎。

② 血管：痔 / 肛裂，静脉曲张，缺血性肠病，肠套叠。

③ 其他：息肉 / 憩室 / 肿瘤（含神经内分泌肿瘤），溃疡性结肠炎，放射性肠炎。

（4）全身性疾病：出血部位无特异性 / 可弥漫整个消化道。

① 血管：动脉粥样硬化，过敏性紫癜 / 遗传性出血性 Cap 扩张症，SLE / 结节性多动脉炎。

② 血液：ITP，血友病，DIC，白血病。

③ 其他：尿毒症，流行性出血热 / 钩端螺旋体病。

二、临床表现

（1）呕血：多见于 UGIB 且出血量↑，若出血速度↑则鲜红色伴血块（∵与胃酸接触不充分），若出血速度↓则棕褐色 / 咖啡色（∵与胃酸接触充分）。

（2）黑便：多见于 UGIB，亦见高位小肠至右半结肠出血且肠腔停留较久。

（3）血便：多见于 MGIB / LGIB，亦见于 UGIB 且出血量＞1000mL。

（4）循环衰竭：多见急性大量失血，苍白湿冷 / 脉搏细速 / 血压下降 / 尿量减少 / 烦躁不安。

（5）贫血：多见大量出血后 24～72h（∵血液稀释），若急性则正细胞正色素性贫血 → 大细胞正色素性贫血（∵骨髓代偿增生），若慢性则小细胞低色素性贫血（∵缺铁）。

（6）发热：多见大量出血后 24h 以内，低热 ×3～5 天（∵循环衰竭影响体温调节中枢）。

（7）氮质血症：多见大量出血后数小时，BUN↑×3～5 天（∵循环衰竭导致肾前性肾功能不全）。

三、诊断

1. 明确出血

（1）呕血 / 黑便 / 血便 / 循环衰竭＋呕吐物 / 大便 OB（＋）＋RBC↓/ Hb↓/ HCT↓。

（2）排除咯血 / 口鼻咽出血 / 食物药物所致黑便（如动物血 / 铋剂 / 铁剂 / 炭粉等）。

2. 评估程度

（1）大便 OB（＋）→ 出血＞5mL / d，黑便 → 出血＞50mL / d。

（2）呕血 → 胃内积血＞250mL，全身症状 → 出血＞400mL，循环衰竭 → 出血＞1000mL。

3. 判断停止

黑便不能判断（∵消化道积血排尽≥3 天），下列情况需考虑仍有活动性出血。

（1）积极治疗 → 反复呕血 / 黑便 / 血便且肠鸣音活跃。

（2）充分补液 / 输血 → 循环衰竭未改善 / 改善后再次恶化。

（3）积极治疗 → RBC / Hb / HCT 继续↓。

（4）足够尿量 → BUN 继续↑/ 改善后再次↑。

4. 寻找病因

（1）病史 / 检查

① 急性胃黏膜病变：非甾体抗炎药 / 大量饮酒 / 应激状态。

② 消化性溃疡：慢性周期性节律性上腹痛（尤出血前↑/ 出血后↓）。

③ 胃癌：中年以上 / 上腹痛 / 伴消瘦。

④ EGVB：肝硬化 / 门静脉高压 / 肝功能异常 / 三系↓。

（2）胃镜 / 结肠镜：诊断 UGIB / LGIB 首选方法。

（3）胶囊内镜 / 小肠镜：诊断 MGIB 一线方法。

（4）影像学：若活动性出血则不推荐钡剂检查，若腹部包块 / 肠梗阻则考虑 CT，若怀疑动脉出血则考虑选择性血管造影，若怀疑肝胆胰疾病则考虑 B 超 / CT / MRI。

（5）手术探查：仅用于上述检查均不能明确＋持续大出血＋危及生命。

四、治疗

1. 重症监护

（1）取平卧位 / 头偏一侧，清除血块 / 口腔护理，防止误吸 / 保持呼吸道通畅。

（2）吸氧 / 生命体征，监测血糖 / 记 24h 出入量，建立两条以上静脉通路。

（3）禁食禁饮，观察呕血 / 黑便，观察皮温 / 甲床。

（4）配血 / 血常规 / 肾功能，停用非选择性 β 受体阻滞剂，心理干预。

2. 补充血容量

（1）平衡液 / GNS。
（2）全血 / 浓缩 RBC：BP↓ / HR↑ / 休克 / HCT ＜25%/ Hb ＜70g / L。
（3）血浆 / PLT：凝血↓ / PLT↓。

血压≥90 / 60mmHg；心率＜100bpm；尿量≥17～30mL / h；神清 / 好转 / 无脱水貌 → 避免过度钠水潴留

3. 药物止血

（1）PPI 40～80mg / d 静脉 → 8mg / h 微泵 ×5～7 天以上。
（2）生长抑素 2.5mg+GS / NS 补齐至 50mL 微泵（250～500μg / h 即 5～10mL / h）（常24h 内止血）× 直至止血后维持 2～3 天。
（3）奥曲肽 0.25mg+GS / NS 补齐至 50mL 微泵（250～500μg / h 即 5～10mL / h）（常24h 内止血）× 直至止血后维持 2～3 天。
（4）激素：用于克罗恩病、过敏性紫癜等。

4. 内镜止血

（1）注射药物：1∶10000 肾上腺素盐水。
（2）热凝止血：高频电凝 / 氩离子凝固 / 热探头 / 微波等。
（3）机械止血：止血夹。

→ 静脉曲张内镜止血：内镜下曲张套扎术（EVL）；内镜下注射硬化剂（EIS）；内镜下注射组织胶（EVHT）

5. 介入止血

（1）胃 / 十二指肠动脉栓塞。
（2）肠系膜上 / 下动脉栓塞。

6. 手术止血

4-18 专题 - 附：

输 血

一、种类及适应证

1. 种类

（1）全血（不提倡）：RBC＋血浆蛋白为主，WBC / PLT / 凝血因子尚可（新鲜血）/ ↓（库存血）。

（2）成分血（提倡）（表 4-54）

表 4-54　成分血及其作用

成分血	作用
浓缩红细胞 CRBC 洗涤红细胞（除去 WBC / PLT / 抗体 / 高钾） 红细胞悬液（加入血浆代用品）	治疗贫血（尤心功能不全） 治疗贫血（尤发热反应 / 肾功能不全） 治疗贫血＋扩容
单采粒细胞	治疗重症感染（尤 PMN ↓ / 抗菌疗效 ↓）
浓缩血小板（全血 200mL → PLT ≥ 2.0×10^{10} 个） 单采血小板（单人献血 → PLT ≥ 2.5×10^{11} 个）	治疗血小板减少症＋血小板功能障碍
新鲜冰冻血浆（血浆蛋白＋全部凝血因子）→ 融解 → 普通冰冻血浆（新鲜冰冻血浆 – 凝血因子 5 / 8）	治疗低蛋白血症＋凝血因子缺乏
冷沉淀（纤维蛋白原＋凝血因子 8 ＋ vWF）	治疗纤维蛋白原 ↓ ＋血友病 A ＋血管性血友病

2. 适应证

（1）大量失血：失血量＜500mL → 无需输血（∵自身代偿）；失血量 500～1000mL 常伴 HR ↑ / 直立性低血压 → 输晶体液 / 胶体液；失血量 1000～1500mL 常伴有效血容量 ↓ / 血压 ↓ / HCT ↓ → 另输 CRBC；失血量＞1500mL → 需输全血 / CRBC 各半；失血量＞2500mL → 需输全血（常库存血）/ 补充血浆 / 白蛋白 / 凝血因子 / PLT。

（2）贫血 / 低蛋白血症：输 CRBC，输普通冰冻血浆 / 白蛋白。

注：Hb ＞100g / L → 不输，Hb ＝ 70～100g / L → 视情况定，Hb ＜70g / L → 输 CRBC。

（3）凝血异常：输新鲜冰冻血浆 / 普通冰冻血浆 / 冷沉淀，输浓缩血小板。

注：PT / APTT ＞1.5 倍 / 凝血功能障碍 / 大量输库存血后 / 紧急对抗华法林 → 输冰冻血浆，PLT ＞100×10^9 / L → 不输，PLT ＝ 50～100×10^9 / L → 视情况定，PLT ＜50×10^9 / L → 输 PLT。

（4）重症感染：输浓缩粒细胞（易 CMV / 肺部感染 → 应用受限）。

二、不良反应及处理

（1）发热反应：多发生在输血后 15min～2h 内，表现为畏寒 / 寒战 / 高热。

① 原因：血制品含致热原（尤贮血 / 输血器具），多次输血时体内产生 WBC / PLT 抗体。

② 处理：减慢 → 停止，解热镇痛药（伴寒战加异丙嗪 25mg / 哌替啶 50mg）→ 激素。

（2）过敏反应：多发生在输血开始 / 亦可输血中 / 输血后，表现为皮肤瘙痒 / 皮疹 → 支气管痉挛 / 喉头水肿 / 过敏性休克。

① 原因：过敏体质产生特异性抗体（IgE 为主），多次输血时体内产生血清抗体（IgA 为主）。

② 处理：减慢 → 停止，苯海拉明 / 异丙嗪等 H1RA 药 → 肾上腺素 / 激素。

（3）溶血反应：（急性）多发生在输血开始，表现为寒战 / 高热 / 心悸气促 / 腰背酸痛 / Hb 尿 / 溶血性黄疸 → 急性肾衰竭 / DIC。（慢性）多发生在输血后数日，表现为不明原因发热 / 贫血 / Hb 尿 / 溶血性黄疸。

① 原因：血型不符，血制品 RBC 缺陷，病人为自身免疫性贫血。

② 处理：停止，抗溶血（大剂量激素），抗休克，保护肾功能（5%$NaHCO_3$ 250mL 静滴 / 碱化尿液、甘露醇 / 利尿、血液透析 / 血浆置换），防治 DIC（肝素）。

（4）污染反应：轻则发热，重则感染性休克 / DIC。

① 原因：采血 / 贮血环节污染，如 G^- 杆菌 4℃生长快并可产生内毒素，亦可为 G^+ 球菌污染。

② 处理：停止，抗感染，抗休克。

（5）循环超负荷：以老年 / 幼儿 / 心功能不全 / 低蛋白血症病人为主，多发生在输血中 / 输血后，表现为急性心力衰竭（呼吸困难 / 粉红色泡沫样痰 / 发绀 / 颈静脉怒张 / 大量湿啰音 / 肺水肿）。

① 原因：输血速度↑，心脏负荷能力↓。

② 处理：停止，吸氧，抗心衰（强心 / 利尿 / 扩血管）。

（6）输血相关急性肺损伤：≈肺部感染 / 吸入性肺炎所致 ARDS，多发生在输血后 1～6h 内，表现为急性呼吸困难 / 肺水肿 / 低氧血症，排除心源性肺水肿。

① 原因：供血者（尤多次妊娠）血制品中存在 WBC 凝集素 / HLA 特异性抗体 → 输入受血者。

② 处理：停止，吸氧，插管 / 机械通气。

（7）输血相关移植物抗宿主病：表现为发热 / 皮疹 / 腹泻 / 肝炎 / 骨髓抑制 / 感染 → 死亡。

① 原因：供血者血制品中存在免疫活性 LC → 输入严重免疫缺陷受血者。

② 处理：停止，尚无有效手段，注重预防（γ 射线灭活血制品中的免疫活性 LC）。

（8）疾病传播：如 EBV / CMV / 肝炎病毒 / HIV / 人类 T 细胞白血病病毒、布鲁杆菌、梅毒、疟疾。

（9）免疫抑制：输全血 / 大量 RBC →（非特异性免疫功能↓/ 抗原特异性免疫功能↓）→ 术后感染↑ / 肿瘤生长转移复发↑。

（10）大量输血：表现为低体温（∵冷藏血）、高钾血症（∵库存血）、低钙血症（∵枸橼酸钠 → 螯合游离钙）、代谢性碱中毒（∵枸橼酸钠 → 肝内转化为 $NaHCO_3$）、凝血异常（∵凝血因子被稀释）。

三、行业标准——《全血和成分血使用 WS/T 623——2018》/《内科输血 WS/T 622——2018》摘选

1. 红细胞

（1）功能：提高血液携氧能力 → 缓解缺氧症状。

（2）适应证：急性失血 / 慢性贫血的治疗性输注，病理性红细胞的成分置换。

注：不推荐用于药物治疗有效贫血 / 扩容血容量 / 促进伤口愈合 / 改善人体状态。

（3）种类 / 特点

① 浓缩 RBC：减轻心脏负荷。

② 洗涤 RBC：降低输血反应（输血过敏史 / IgA 缺乏症 / PNH / 晚期肝肾疾病 / 高钾血症）。

③ 悬浮 RBC：HCT 适中（50%～65%），输注流畅。

（4）一般规则

① Hb / HCT ＞100g / L（30%）：暂不输注。

② Hb / HCT ＝ 60～100g / L（18%～30%）：评估输注（组织缺氧 / 耗氧＋心肺代偿功能）。

③ Hb / HCT ＜60（18%）：考虑输注。

（5）特殊情况

① 珠蛋白合成障碍性贫血＜130g / L：考虑输注。

② 自免溶血性贫血＜40g / L：评估输注。

③ 心肺疾病 / 严重感染 / 放化疗等：适当放宽。

（6）输注剂量：1U → Hb ↑ 5～10g / L。

2. 血小板

（1）功能：补充一定计数 / 功能正常的 PLT → 防治出血（倾向）。

（2）适应证：PLT 计数 / 功能↓所致出血（倾向）的治疗性（预防性）输注。

注：不推荐用于 PLT 无关性出血 / ITP / TTP / 药物诱导 PLT 减少症（尤肝素）。

（3）种类 / 特点

① 混合浓缩 PLT：PLT ≥2.0×10^{10} / 袋 ×n 袋（不同个体来源）。

② 单采 PLT：PLT ≥2.5×10^{11} / U（过敏发生率↓）。

（4）一般规则

① PLT ＞50×10^9 / L± 明显出血：暂不输注。

② PLT ＝ 10～50×10^9 / L 或功能异常＋明显出血：考虑输注。

③ PLT ＜10×10^9 / L± 明显出血：立即输注。

（5）特殊情况

① 病情状态［大量输血输液（稀释性）/ 体外循环（急性）＜50×10^9 / L、凝血障碍 / 出血高风险（重症感染 / 放化疗等）＜30×10^9 / L、病情不稳定 / 稳定＋无出血＜20 / 10×10^9 / L］：考虑输注。

② 有创操作（椎管内麻醉＜80×10^9 / L、胸穿 / 腰穿 / 纤支镜活检 / 肝活检＜50×10^9 / L、中心静脉置管 / 轻微操作 / 白血病操作＜20×10^9 / L）：考虑输注（骨穿 / 其他活检无需输注 PLT）。

（6）输注剂量：10U 混合浓缩 / 1U 单采 → PLT ↑（20～30）$\times10^9$ / L。

3. 血浆

（1）功能：补充凝血因子等 → 防治出血（倾向）。

（2）适应证：凝血因子↓所致出血（倾向）的治疗性（预防性）输注。

注：不推荐用于 Vit K / 凝血因子浓缩制剂 / 冷沉淀治疗有效凝血障碍 / 扩容血容量 / 提高血浆蛋白浓度。

（3）种类 / 特点

① 新鲜血浆：含有全部的凝血因子（有凝血因子 5 / 8 ）。

② 普通血浆：缺少不稳定凝血因子（无凝血因子 5 / 8 ）。

（4）一般规则

① PT / APTT ＞1.5～2.0 倍＋出血：考虑输注。

② INR ＞1.5～2.0（肝病＞1.3）＋出血：考虑输注。

（5）特殊情况

① 华法林＋急诊手术 / 颅内出血：考虑输注（7～10mL / kg）。

② TTP：去冷沉淀血浆（凝血因子 8 或 13 / vWF / 纤维蛋白原等↓）/ 普通血浆（凝血因子 5 或 8↓）（不推荐新鲜血浆）。

（6）输注剂量：10～15mL / kg 每次 → 20mL / kg 每次。

4. 冷沉淀

（1）功能：补充凝血因子等 → 防治出血（倾向）。

（2）适应证：相应的特异性浓缩制剂无法获取时，凝血因子 8 或 13 / vWF / 纤维蛋白原等↓所致出血（倾向）的治疗性（预防性）输注。

注：不推荐在相应的特异性浓缩制剂能够获取时作为首选方案。

（3）一般规则

①（血友病 A）凝血因子 8↓＋明显出血＋浓缩制剂无法获取：考虑输注。

②（血管性血友病）vWF↓＋明显出血＋浓缩制剂无法获取：考虑输注。

③（先天 / 获得纤维蛋白原缺乏症）Fig ＜1.0g / L＋明显出血＋浓缩制剂无法获取：考虑输注。

（4）特殊情况

① 出血 / DIC＋凝血因子 13↓：考虑输注。

② 尿毒症伴凝血↓/ 溶栓治疗剂量↑：考虑输注。

（5）输注剂量：2U /（5～10）kg。

附：血制品临床应用归纳简表

内容	红细胞	血小板	血浆	冷沉淀
功能	提高携氧→缺氧↓	补充 PLT→出血↓	补充凝血因子→出血↓	补充凝血因子→出血↓
种类	通常采用 RBC 悬液 若心衰考虑浓缩 RBC 若过敏考虑洗涤 RBC	优先采用单采 PLT（过敏↓） 其次考虑浓缩 PLT（过敏↑）	优先采用新鲜血浆（包含全部凝血因子） 其次考虑普通血浆（缺乏凝血因子 5 / 8）	优先采用特异性浓缩制剂
适应证	**贫血** Hb / HCT ＜ 100 / 30% →评估输注 （但溶贫＜ 40 →评估输注） Hb / HCT ＜ 60 / 18% →考虑输注 （但重症感染→适当放宽）	**PLT↓所致出血（倾向）** PLT ＜ 50 ＋出血 / 有创穿刺除骨穿→考虑输注 PLT ＜ 30 ＋凝血障碍→考虑输注 PLT ＜ 20 →考虑输注 PLT ＜ 10 →立即输注	**凝血因子↓所致出血（倾向）** INR ＞ 1.5 / PTA ＜ 40% ＋出血：考虑输注	**因子 8 / 13 / vWF / Fg↓所致出血（倾向）** 上述因子↓如 Fg ＜ 1.0 ＋出血→考虑输注
应用	1 单位红悬（源自全血 200mL） ↓ 理论提升 Hb **5～10g / L** （通常起始 4 单位以上）	1 单位单采≈ 10 单位浓缩 ↓ 理论提升 PLT（**20～30**）× 10^9 / L （通常起始 1 单位以上）	200mL 血浆（源自全血 400mL） ↓ 理论提升 PTA 约 **5%**（Alb 约 **10g / L**） （通常每次 10～15mL / kg）	1 单位冷沉淀 ↓ 理论提升 Fg 约 **0.2g / L** （通常每次 2～4 单位 /10kg）

注：Hb 单位 g/L，PLT 单位 ×10^9/L，Fg 单位 g/L。

4-19 专题

原发性肝癌

原发性肝癌：肝细胞和（或）肝内胆管上皮细胞的恶性肿瘤，在消化系统恶性肿瘤中仅次于胃癌和食管癌，全球每年死亡 25 万，我国约占 50%，居我国恶性肿瘤第 4 位 / 肿瘤致死第 2 位。

一、高危人群

(1) HBV 感染 / HCV 感染（我国主要病因）。
(2) 长期酗酒（西方主要病因）。
(3) 非酒精性脂肪性肝炎（NASH）。
(4) 食用黄曲霉素污染食物。
(5) 各种原因 LC。
(6) 肝癌家族史。

（以上）尤＞40 岁 / 男性风险↑↑。

二、病理

1. 解剖学

(1) 块状型：ϕ ＞5cm（＞10cm 则巨块型），易坏死 / 破裂出血。
(2) 结节型：ϕ ＜5cm（＜3cm 则小肝癌），常伴 LC。
(3) 弥漫型：米粒～黄豆大小弥漫分布，易与 LC 混淆。

2. 组织学

肝细胞癌（HCC）（75%～85% ≈原发性肝癌）＞＞＞肝内胆管癌（ICC）＞混合型 cHCC-CCA。

3. 转移途径

(1) 肝内转移：脱落 / 肝内多发转移，门静脉癌栓 / 顽固性腹水。
(2) 肝外转移：淋巴转移（尤肝门淋巴结），血行转移（尤肺），种植转移（尤腹膜 / 盆腔）。

4. 病理学诊断规范

(1) 标本处理：离体 30min 以内送达病理科 → 切开 / 10% 甲醛固定 12～24h。
(2) 标本取材：7 点取材法（图 4-39）。
(3) 病理描述

① 大体描述：大小 / 数量 / 颜色 / 质地，包膜情况 / LC 类型 / 与血管胆管关系，周围病变 / 肿瘤至切缘距离 / 切缘情况。

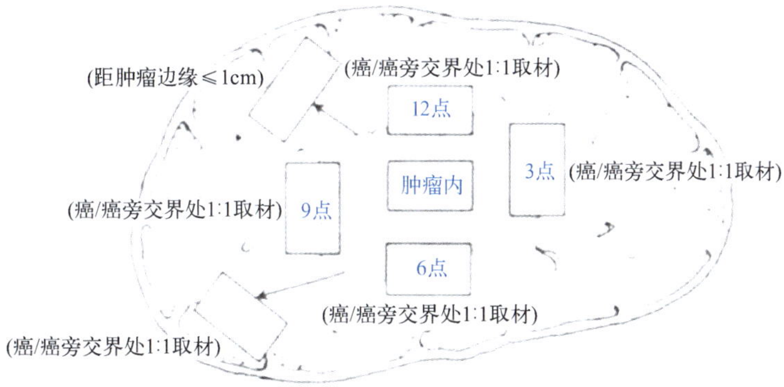

图4-39　7点取材法

② 镜下描述：HCC 细胞分化？体积？核质比？异型性？排列？肿瘤坏死？微血管侵犯？

组织学分级采用 Edmondson-Steiner 分级法（表 4-55）。

表 4-55　Edmondson-Steiner 分级法

分级	分化	体积 / 核质比	异型性	排列
Ⅰ级	良好	小 / 正常	无	呈细梁状
Ⅱ级	中等	↑ / ↑	+	可见假腺样结构
Ⅲ级	较差	↑↑ / ↑↑	++	多见核分裂
Ⅳ级	最差	↑↑↑ / ↑↑↑	+++	无梁状结构

③ 免疫组化：肝细胞来源标志物（精氨酸酶 -1 / 肝细胞抗原 / CD10 等）→ HCC 标志物（磷脂酰肌醇蛋白 -3 / CD34 / 热休克蛋白 70 / 谷氨酰胺合成酶），胆管细胞来源 / ICC 标志物（上皮细胞表面糖蛋白 MOC31 / 细胞角蛋白 CK7 或 CK19 / 黏液蛋白 MUC-1）。

（4）病理诊断（表 4-56）

表 4-56　原发性肝癌的病理诊断

病理诊断
肝细胞癌（HCC） ① HCC 癌前病变：大 / 小细胞性，低 / 中 / 高度异型增生，腺瘤（HNF1α 失活型 / β-catenin 活化型 / 炎症型 / 未分类型） ② HCC ③ HCC 特殊类型：硬化型，淋巴上皮瘤样型，富脂型，肉瘤样型，未分化型 ④ HCC 纤维板层型：HCC 细胞胞质富含嗜酸性颗粒，HCC 组织被纤维板层分割成巢状
肝内胆管细胞癌（ICC） ① ICC 癌前病变：胆管上皮内瘤变，胆管内乳头状瘤，胆管黏液囊性瘤 ② ICC：腺癌，肉瘤样癌
混合型：HCG + ICC
双表型：肝细胞性标志物（+）+胆管细胞标志物（+）的 HCC
肝母细胞瘤
癌肉瘤

三、临床表现及并发症

1. 临床表现

起病隐匿，早期症状不典型，症状明显时大多已进入中晚期，常在 LC 基础上发生或首发表现为转移灶症状，故易漏诊 / 误诊。

（1）肝区疼痛（最常见）：无痛 / 轻微（∵生长缓慢），持续性胀痛 / 钝痛（∵生长过快 / 牵拉包膜）→ 右肩背部牵涉痛，剧烈腹痛 / 急腹症 / 大出血（∵肿瘤破裂）。

（2）肝脏肿大：饱满隆起，压痛，质硬，表面凸凹不平。

（3）腹水：腹水迅速增加，难治性腹水，血性腹水。

（4）黄疸：多见晚期，梗阻性黄疸为主 / 肝细胞性黄疸为辅。

（5）全身：发热，进行性消瘦，恶病质。

（6）转移：肺 / 胸膜 / 骨 / 脑 / 腹膜 / 肾上腺等相应表现。

（7）伴癌综合征：自发性低血糖，红细胞增多症，高钙血症。

2. 并发症

（1）消化道出血：LC / 癌栓 → 门静脉高压 → EGVB，黏膜糜烂 / 凝血障碍 → 消化道出血。

（2）肿瘤破裂出血。

（3）感染。

（4）HE（最严重）。

四、检查

1. 标志物

（1）甲胎蛋白（AFP）及其异质体 L3（AFP-L3）：AFP 早于症状 8～11 个月，AFP ≥400μg / L＋排除妊娠（孕 7～8 月达峰＜400μg / L）/ 生殖腺胚胎瘤 / 慢性活动性肝炎 / LC（＜300μg / L）/ 胃癌转移肝脏（＜200μg / L）。AFP-L3 多用于 AFP（－）HCC 病人（约占 30%）。

注：AFP ＜400μg / L＋排除假阳性＋结合肝功能 → 动态监测 / 必要时影像学。

（2）其他：脱 γ 羧基凝血酶原（DCP）（又称 Vit K 缺乏或拮抗剂诱导蛋白，PIVKA- Ⅱ），岩藻糖苷酶（Afu）等。

（3）新型：液体活检 → 检测循环游离 microRNA / 循环肿瘤细胞（CTC）/ 循环肿瘤 DNA（ctDNA）。

注：从分子生物学角度，有学者将中国 HCC 分为代谢驱动型 / 微环境失调型 / 增殖驱动型。

2. 影像学

（1）超声（造影）：早期筛查，鉴别囊性 / 实性，观察腹腔转移，与血管比邻关系 / 治疗选择。

（2）增强 CT / MRI（快进快出）：小肝癌（＜3cm），明确诊断 / 分期，评价局部治疗（尤 TACE）。

注：三期扫描指注射造影剂（钆喷酸葡胺 / 钆贝葡胺）之后，在固定时间进行三次扫描，分别为肝动脉期（30～35s 时扫描 / 观察肝动脉 / 肿物血供）、门静脉期（60～75s 时扫描 / 观察肝实质）、肝静脉期（100～120s 时扫描 / 观察肝内病变 / 肿物造影剂廓清情况 → 已廓清则考虑恶性肿物 / 未廓清则考虑良性肿物），HCC 典型表现为肝动脉期明显强化＋门静脉期 / 肝静脉期强化＜肝实质（即“快进快出”）。

（3）肝特异性 MRI（钆塞酸二钠）：小肝癌（尤 φ ＜1cm），余同“增强 CT / MRI”。

（4）数字减影血管造影（DSA）：明确 HCC 数目 / 大小 / 血供 → 接着局部治疗。

（5）正电子 PET-CT / 单光子 SPECT-CT：HCC 分期 / 再分期，疗效评价 / 指导放疗，判断预后。

五、诊断分期及鉴别

1. HCC 诊断路线图（图 4-40）

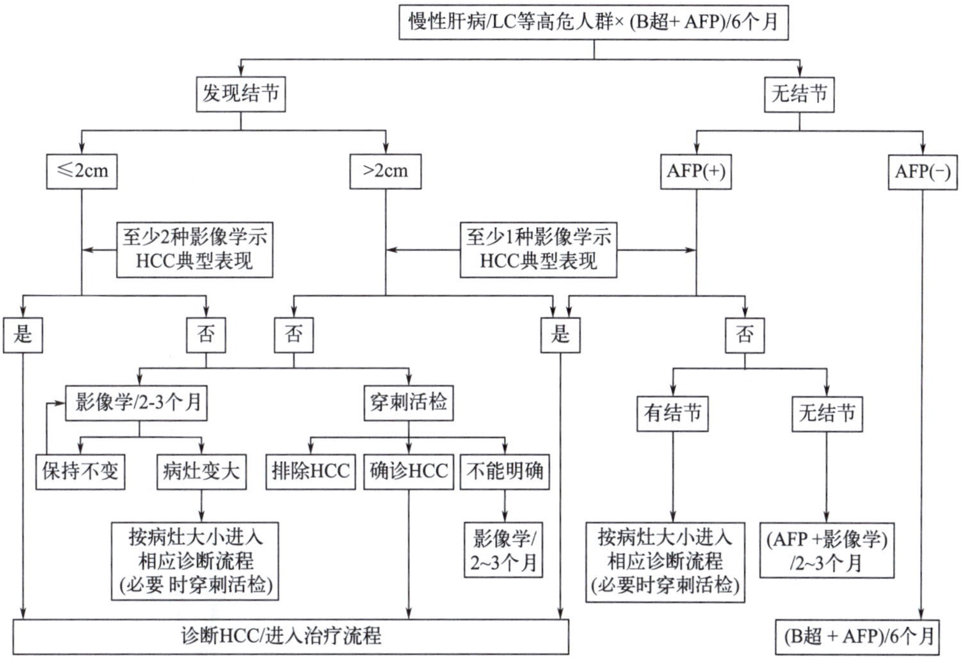

图4-40 HCC诊断路线图

2. 中国肝癌临床分期（CNLC）及治疗路线图（图 4-41）

3. 鉴别

（1）继发性肝癌：原发肿瘤 / 原发表现为主，肝脏转移性多发结节，AFP 常（−）。

（2）LC：肝脏缩小，无占位，活动性 LC 时 AFP 轻度↑/ 与 ALT 平行。

（3）活动性肝炎：AFP 轻度↑/ 与 ALT 平行。

（4）肝脓肿：肝区疼痛，肝大，发热，WBC↑，B 超示脓肿液性暗区，抗生素有效。

（5）肝血管瘤 / 肝腺瘤 / 肝囊肿 / 肝包虫病等。

六、治疗

1. 肝切除术

（1）基本原则：彻底性（完整切除 / 切缘无残留），安全性（保留足够体积且有功能的残肝）。

（2）储备评估：CTP-A 级，15minICG 滞留率（ICG-R15）＜30%，残肝体积 / 标准肝体积＞30%（无 LC）/ 40%（有 LC），若肝功能损害则残肝体积↑。

（3）适应证：Ⅰa 期 / Ⅰb 期 / Ⅱa 期（首选）≫Ⅱb 期（仅肿瘤局限在同段同侧 / 可同时术中消融切除范围以外病灶）/ Ⅲa 期（仅部分门静脉分支 / 胆管 / 肝静脉癌栓 / 可同时术中切除）。

（4）根治标准

① 术中标准：门静脉 / 胆管 / 肝静脉 / 下腔静脉无肉眼癌栓，无邻近脏器 / 淋巴结 / 远处转移，切缘距肿瘤边界≥1cm / 若＜1cm 则切面病理无肿瘤细胞残留。

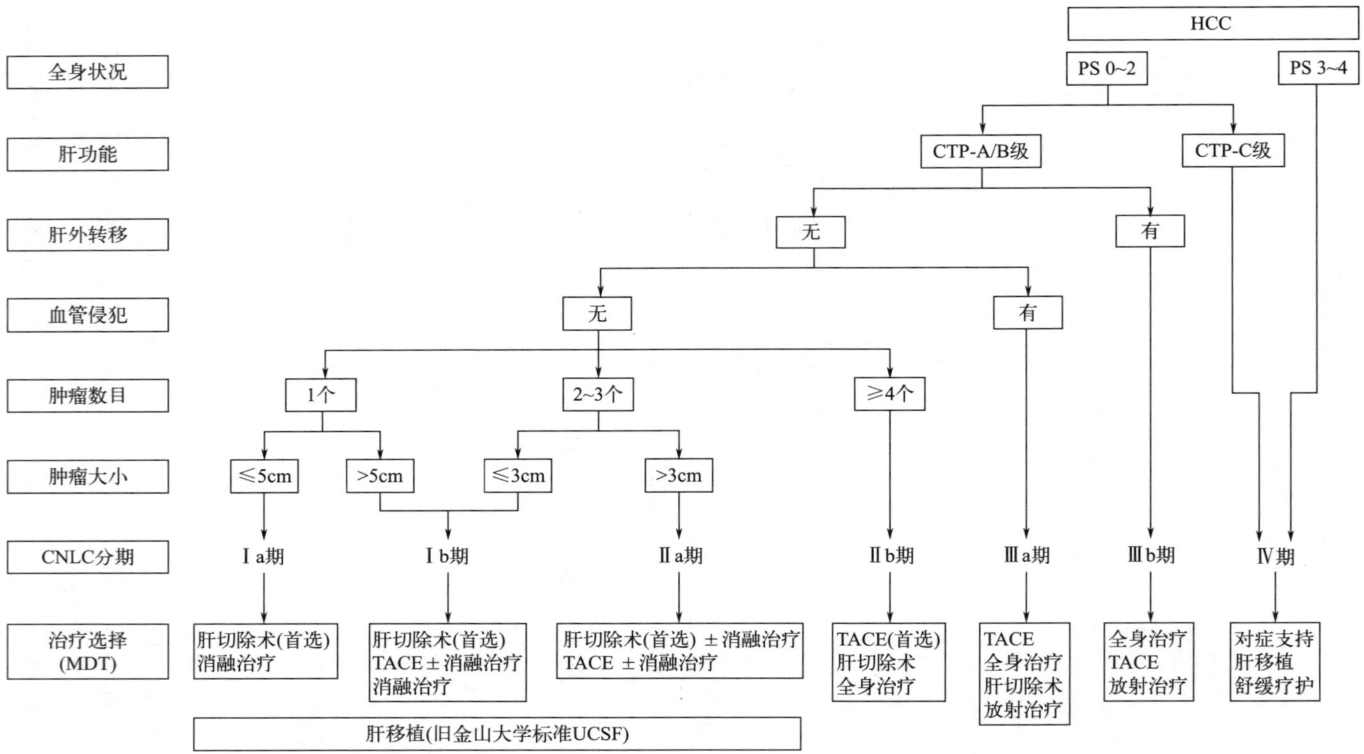

图4-41 CNLC及治疗路线图

美国东部肿瘤协作组（ECOG）功能状态评分（PS）：0分为活动能力完全正常/与病前无恙，1分为不能从事重体力活动/但能一般家务/办公室工作，2分为不能从事轻体力活动/丧失工作能力/但日间一半以上时间起床活动，3分为部分生活自理/日间一半以上时间卧床/坐轮椅，4分为不能生活自理/卧床不起

② 术后标准：术后1～2个月超声＋增强CT / MRI无肿瘤灶，若术前AFP↑↑则术后2个月降至正常范围（下降速度∝根治可能性）。

（5）切除技术：术前个体化肝脏体积计算 / 虚拟肝切除后预测，入 / 出肝血流控制技术，肝脏离断技术，止血技术，解剖性切除 / 非解剖性切除，腹腔镜（综合评估 / 谨慎开展）。

（6）术前转化治疗：不可切除 → 可切除，中晚期（尤Ⅱb / Ⅲa期）获得根治性切除的重要途径。

① 肿瘤过大：全身治疗，经导管（肝）动脉化疗栓塞（TACE），肝动脉灌注化疗（HAIC），放射治疗。

② 残肝不足：经门静脉栓塞PVE（需4～6周 → 残肝增生20%～35%），联合肝脏离断和门静脉结扎的二步肝切除术（ALPPS）（仅6～9天 → 残肝增生约40%～160%）。

（7）术后辅助治疗：经导管（肝）动脉化疗栓塞（TACE），槐耳颗粒，核苷类似物，DAA。

2. 肝移植术

（1）适应证：国内尚无统一标准，目前推荐旧金山大学标准（UCSF），即无淋巴结 / 血管 / 肝外转移＋单个肿瘤φ≤6.5cm / 肿瘤数目≤3个且最大φ≤4.5cm及φ总和≤8cm。

（2）复发预防：早期撤除 / 无激素方案，早期钙调磷酸酶抑制剂剂量↓，采用mTOR抑制剂（雷帕霉素 / 依维莫司）为主的免疫抑制方案。

（3）复发治疗：调整免疫抑制方案，再次手术切除，TACE，消融治疗，放射治疗，全身治疗。

3. 消融治疗

（1）适应证：Ⅰa期（即单个肿瘤φ≤5cm）/ 部分Ⅰb期（即肿瘤数目≤3个且最大φ≤3cm）→ 消融治疗（≈肝切除术），其它Ⅰb期（即单个肿瘤φ＞5cm）/ Ⅱa期（即肿瘤数目≤3个且最大φ＞3cm）→ TACE＋消融治疗。

（2）常用方法：超声 / CT / MRI引导 → 经皮 / 腹腔镜 / 开腹 / 内镜途径 → 射频消融（RFA）/ 微波消融（MWA）＞无水乙醇注射（PEI）＞冷冻消融（CRA）/ 高强度超声聚焦消融（HIFU）/ 激光消融等。

① RFA / MWA：φ＜5cm（尤＜3cm），尤适合2～3个肿瘤 / 部位深，MWA热沉效应↓ / 安全性↑。

② PEI：φ＜3cm（尤＜2cm），特别适合靠近肝门 / 胆囊 / 胃肠道等高危部位。

（3）消融技术：严格训练 / 丰富经验，熟练掌握适应证 / 合理选择引导方式 / 消融方法，慎用于靠近肝门 / 胆囊 / 胃肠道等高危部位，力求消融范围覆盖癌旁组织≥5mm。

（4）疗效评价：术后1个月增强CT / MRI / 超声造影＋AFP，若未见强化 → 完全消融 → 定期随访（每2～3个月），若局部强化 → 肿瘤残留 → 再次消融（→ 仍有残留 → 改用其他治疗）。

4. 经导管（肝）动脉化疗栓塞（TACE）

（1）基本原则：DSA引导，严格掌握适应证，超选择性插管至供养血管，强调保护肝功能，强调规范化＋个体化，若TACE×3～4次 → 肿瘤仍进展 → 联合 / 改用其他治疗。

（2）适应证

① Ⅰa期 / Ⅰb期 / Ⅱa期（因高龄 / 肝功能储备不足 / 肿瘤高危部位等不能或不愿肝切除术 / 消融治疗）。

② Ⅱb期 / Ⅲa期（首选）＞部分Ⅲb期（估计生存期＞3个月）。

③ 门静脉主干未完全闭塞 / 侧支血管丰富 / 植入支架可恢复门静脉血流的HCC。

④ 肝动脉 - 门静脉分流所致门静脉高压出血的HCC。

⑤ 自发破裂的HCC。

⑥ 具有高危复发因素（多发 / 癌栓 / 姑息手术 / 术后AFP↑等）的HCC术后辅助治疗。

⑦ 初始无法肝切除术的HCC术前转化治疗。

⑧ 肝移植术前桥接治疗。

（3）禁忌证

① 肿瘤体积 / 肝脏≥70%（若肝功能正常亦可考虑少量碘油乳剂 / 颗粒性栓塞剂分次栓塞）。

② 门静脉主干完全阻塞且侧支血管较少。

③ 肿瘤远处广泛转移 / 估计生存期<3 个月。

④ 恶病质 / MOF。

⑤ CTP-C 级（Ⅳ期）。

⑥ Cr >176.8μmol / L 或 CLcr <30ml / min。

⑦ 无法纠正的凝血功能障碍。

⑧ WBC $<3\times10^9$ / L 或 PLT $<50\times10^9$ / L（非绝对禁忌证，如脾亢 / 化疗性骨髓抑制导致者可纠正后再行 TACE）。

⑨ 合并严重感染 / 活动性肝炎且不能同时治疗。

（4）操作分类：股 / 桡动脉插管 → 腹腔干 / 肝总动脉处行 DSA → 明确肿瘤部位 / 大小 / 数目 / 血供。

① 肝动脉灌注化疗（HAIC）：化疗药物（蒽环类 / 铂类 / 氟尿嘧啶）→ 注入供血动脉。

② 经导管（肝）动脉栓塞（TAE）：颗粒型栓塞剂 → 栓塞供血动脉。

③ 经导管（肝）动脉化疗栓塞（TACE）：（碘化油化疗药物乳剂 / 药物洗脱微球 DEB＋补充栓塞剂如明胶海绵颗粒聚 / 乙烯醇颗粒）→（注入＋栓塞）供血动脉。

（5）不良反应 / 并发症

① 栓塞后综合征：发热 / 疼痛（∝局部缺血 / 坏死），恶心 / 呕吐（∝化疗药物）。

② 其他：穿刺部位出血，WBC↓，一过性肝 / 肾功能损害。

③ 并发症：急性肝 / 肾损伤，消化道出血，胆囊炎 / 胆囊穿孔，肝脓肿 / 胆汁瘤，肺 / 脑等异位栓塞。

（6）术后随访：术后 4～6 周增强 CT / MRI＋AFP＋肝肾功能 / 血常规，若见碘油沉积浓密 / 肿瘤坏死无强化 / 无新病灶 → 定期随访 / 1～3 个月 → 必要时重复 TACE（大 / 巨块型 HCC 常≥3～4 次）。

（7）注意事项

① 提倡精细 TACE：微导管超选择插管至供血动脉分支 / 精准注入乳剂 / 微球 / 补充栓塞剂 → 提高疗效 / 保护肝功能。

② 碘化油化疗药物乳剂 vs DEB：总体疗效无显著差异，但肿瘤有效率 DEB 具有优势。

③ 重视 TACE 联合治疗：TACE＋肝切除术（转化治疗）/ 消融治疗（序贯 / 同步）/ 外放射治疗（癌栓）/ 全身治疗。

④ 门静脉癌栓：门静脉支架，碘 -125 粒子。

⑤ 肝切除术后预防性 TACE：肿瘤 ф >5cm，多发肿瘤，合并癌栓。

5. 放射治疗

（1）外放射治疗：放疗设备 → 发出射线（光子 / 粒子）→ 体外照射肿瘤。

① 适应证：Ⅰa 期 / 部分Ⅰb 期（不能 / 不愿肝切除术 / 消融治疗），Ⅱa 期 / Ⅱb 期（TACE＋外放射治疗），Ⅲa 期（术前术后辅助 / 姑息性外放射治疗），Ⅲb 期（外放射治疗转移灶），肝切除术前的转化治疗，肝移植术前的桥接治疗。

② 禁忌证：Ⅳ期，肝内肿瘤病灶弥散分布。

（2）内放射治疗：放射性核素 → 植入技术 → 体内照射肿瘤。

6. 全身治疗

（1）适应证：Ⅱb 期（不能或不愿肝切除术 / TACE），Ⅲa 期 / Ⅲb 期，TACE 治疗抵抗 / 失败。

（2）一线药物：阿替利珠单抗＋贝伐珠单抗，信迪利单抗＋贝伐珠单抗类似物，多纳非尼，仑伐替尼，索拉非尼，免疫检查点抑制剂＋抗血管生成药物（贝伐珠单抗 / 类似物），系统化疗（含奥沙利铂的 FOLFOX4 方案）。

（3）二线药物：瑞戈非尼，阿帕替尼，卡瑞利珠单抗，替雷利珠单抗，系统化疗（阿霉素 / 氟尿嘧啶 / 顺铂 / 丝裂霉素等）。

（4）不良反应：胃肠道反应，肝肾功能损伤，血小板减少，手足皮肤反应，高血压，甲减。

（5）中医药：槐耳颗粒，华蟾素，肝复乐，金龙胶囊，鸦胆子油，复方斑蝥胶囊等。

（6）抗病毒 / 保肝：NAs / DAAs，保肝药物。

（7）对症 / 支持：镇痛，处理并发症，纠正贫血（铁剂 / Vit B_{12} / 叶酸 / EPO），升白细胞（G-CSF），升血小板（IL-11 / TPO / TPO 受体激动剂），血制品 / 白蛋白，心理干预。

4-19 专题 - 附 1：

肝癌局部消融治疗

局部消融治疗：在影像技术引导下对肿瘤靶向定位，用物理 / 化学方法杀死肿瘤细胞。其特点：①直接作用于肿瘤 → 高效快速；②范围局限于肿瘤及其周围组织 → 机体影响小 / 可反复应用。目前已成为肝癌继手术切除、介入治疗后的第三大治疗手段，特别是射频消融治疗小肝癌疗效与手术切除相近，被视为小肝癌根治性治疗手段之一。

一、概述

1. 引导方式

（1）超声（造影）：实时引导监控，但受肥胖 / 肝脏质地 / 回声盲区等影响 → 部分应用受限。

（2）CT（三期）：分辨率较高，定位较精确，但软组织分辨率欠佳 → 部分病灶显示不清。

（3）MRI（三期）：分辨率最高，定位最精确，但术中器械需兼容 MRI / 价格昂贵 / 成像时间较长。

2. 治疗路径

（1）经皮穿刺：应用最多。

（2）经腹腔镜：适用于肝包膜下 / 紧贴胆囊 / 胃肠 / 膈肌的肿瘤（经皮穿刺相对禁忌证）。

（3）经开腹手术：适用于上述 2 种路径难以实行时。

3. 消融方法

（1）物理消融：参考“4-19 专题 - 附 3：肝癌微创与多学科综合诊疗”。

① 射频（RFA）
② 微波（MWA）
} 最常应用，疗效 / 并发症无显著差异，若肝癌较大 / 邻近大血管则 MWA ≥ RFA。

③ 冷冻（氩氦冷冻系统）：冰球易观察 / 便于控制范围 / 避免周围损伤，但出血等并发症↑。

④ 高强度聚焦超声（HIFU）：对多发 / 特殊部位肝癌具有一定优势，但定位不易 / 疗时长 / 超声监控易受影响 / 与术者经验技巧有关 / 消融后产生高回声影响疗效观察等。

⑤ 不可逆电穿孔（IRE）：新型非热能消融技术，定位精确 / 不易损伤脉管 / 疗时短，但有效性 / 安全性有待进一步证实。

（2）化学消融：无水乙醇，无水乙酸等。

二、适应证和禁忌证（RFA/MWA）

1. 适应证

（1）单发肿瘤 φ ≤5cm，或多发肿瘤 φ ≤3cm 且数量≤3 个。

（2）无血管 / 胆管 / 邻近器官侵犯。

（3）CTP-A / B 级，或经内科治疗达到该标准。

（4）不能手术切除的单发肿瘤 φ >5cm，或多发肿瘤 φ >3cm 或数量>3 个（作为姑息 / 联合治疗的一部分）。

注：冷冻消融适应证另有原发性小肝癌拒绝手术切除、原发性肝癌手术切除后发现切缘有残余或复发、转移性肝癌数量>3 个不能手术切除且原发肿瘤得到有效治疗。

2. 禁忌证

（1）肿瘤巨大，或弥漫性肝癌。

（2）有血管 / 胆管 / 邻近器官侵犯。

（3）CTP-C 级且经内科治疗无法改善。

（4）不可纠正的凝血功能障碍、严重血象异常 → 严重出血倾向，或近 1 个月内有 EGVB。

（5）顽固性大量腹水，或活动性感染尤胆道系统感染。

（6）心 / 脑 / 肾 / 肺等功能衰竭，或恶病质 / ECOG ≥3 分，或意识障碍不能配合。

注：相对禁忌证 → 位于第一肝门区的肿瘤；经皮穿刺相对禁忌证 → 肝包膜下 / 紧贴胆囊 / 胃肠 / 膈肌的肿瘤。第一肝门 → 肝动脉＋门静脉＋肝总管汇入肝脏的位置，第二肝门 → 肝左静脉＋肝中静脉＋肝右静脉汇入下腔静脉的位置。

三、术前准备（RFA/MWA）

（1）详细询问病史＋细致体格检查＋完善术前常规检查（血常规 / 肝肾功能 / 凝血功能 / 肿瘤标志物 / ECG / 胸片 / B 超）＋必要时心肺功能检查 → 评估病人全身情况 / 手术耐受性。

（2）完善术前影像学检查（肝脏超声造影 / CT / MRI 三期扫描）＋必要时 PET-CT → 明确肿瘤与血管 / 胆管 / 周围组织器官关系 → 选择合理治疗路径 / 消融方法。

（3）签署知情同意书（包括手术方式 / 并发症 / 预后等），训练平静状态下屏气，心理疏导。

（4）术前 1 周停用抗血小板 / 抗凝 / 活血化瘀药物。

（5）术前半小时给予预防性止血 / 镇痛镇静药物。

四、术中操作（RFA/MWA）

（1）经皮穿刺：病人体位 / 心电监护 → 备皮 / 消毒 / 铺巾 → 麻醉 → 再次超声 / CT / MRI（核对进针点 / 进针路径 / 布针方案）→ 穿刺 → 再次超声 / CT / MRI（确认穿刺针到达目标位置）→ 消融治疗 → 再次超声 / CT / MRI（确认消融范围已完全覆盖肿瘤并力求达到0.5～1.0cm 安全边界 / 排除肿瘤破裂 / 出血 / 血气胸等并发症）→ 拔针。

注：① 进针点尽量选择肋间隙，进针路径尽量选择先经过正常肝脏再进入肿瘤。② 穿刺时避免反复多次（∵肿瘤种植 / 损伤邻近组织 / 肿瘤破裂出血），进针过深时不能直接退针（∵肿瘤种植），而应原位消融后再退针。③ 消融治疗时先消融较深部位肿瘤，再消融较浅部位肿瘤，若应用冷冻消融则先冷冻 12～15min，再复温 3～5min，重复 2 次。④拔针时进行针道消融（∵防止出血 / 肿瘤种植）。

（2）经腹腔镜
（3）经开腹手术 } 常规腹腔镜 / 开腹操作 → 游离肝周韧带 / 暴露肿瘤 / 保护周围组织器官 → 直视 / 超声引导下将针插入肿瘤 → 消融治疗（期间可间断 / 多次阻断入肝血流以提高消融效果）→ 排除出血 / 邻近器官损伤。

五、术后处理（以 RFA/MWA 为例）

（1）穿刺部位加压包扎 → 卧床 6～24h → 心电监护 → 禁食 24h。
（2）监测血常规 / 肝肾功能 / 凝血功能等。
（3）保肝 / 止血 / 预防感染 / 镇痛 / 营养支持等。

六、并发症防治（以 RFA/MWA 为例）

（1）消融后综合征：寒战发热，肝区疼痛，转氨酶↑，PLT↓。
防治：术后监测，输液，对症，通常短期内恢复。
（2）感染：肝脓肿，穿刺点感染。
防治：严格无菌操作，术后应用抗菌药物。
（3）消化道出血：EGVB，应激性溃疡出血。
防治：术前处理门静脉高压 / 术后应用 PPI，输液 / 止血 / 输血 / 制酸 / 升压 → 内镜止血。
（4）腹腔内出血：浅表肿瘤穿刺后破裂出血，凝血功能差时穿刺点出血。
防治：浅表肿瘤时选择经腹腔镜 / 开腹手术路径，凝血功能差时纠正后再治疗，穿刺时避免反复多次，消融结束时再次超声 / CT / MRI 确认，拔针时进行针道消融，输液 / 止血 / 输血 / 升压 → 剖腹止血。
（5）肝功能衰竭：治疗前肝硬化 / 肝功能严重，并发感染 / 出血。
防治：CTP-C 级 / 大量腹水 / 严重黄疸均为禁忌证，术后保肝 / 止血 / 预防感染。
（6）邻近器官损伤：胆瘘，肠瘘，血气胸。
防治：肝包膜下 / 紧贴胆囊 / 胃肠 / 膈肌的肿瘤时选择经腹腔镜 / 开腹手术路径，同时对邻近器官进行隔离保护。
（7）皮肤烧伤 / 冻伤：多见于肝包膜下肿瘤的射频 / 冷冻消融时。

七、疗效评价（RFA/MWA）

消融后 1 个月时复查肝脏超声造影 / CT / MRI 三期扫描。
（1）完全消融：消融病灶 → 高回声影 / 低密度影（动脉期未见强化）/ 功能灭活。
（2）不全消融：消融病灶 → 动脉期局部强化 → 再次消融治疗。
（3）消融失败：首次消融治疗后存有肿瘤残留 → 再次消融治疗后仍有肿瘤残留。

八、随访（RFA/MWA）

（1）肝功能＋肿瘤标志物＋肝脏超声造影 / CT / MRI 三期扫描 / 1 个月 ×2 次。
（2）肿瘤标志物＋肝脏超声造影 / CT / MRI 三期扫描 / 2～3 个月 ×2 年。
（3）肿瘤标志物＋肝脏超声造影 / CT / MRI 三期扫描 / 3～6 个月 × 长期。

4-19 专题 - 附 2：

肝癌靶向治疗

一、方案与时机

1. 靶向药物（单药）

不适合局部处理的局部晚期 / 晚期 HCC。

（1）一线：索拉非尼 / 仑伐替尼 → 多纳非尼（未上市）。

（2）二线：瑞戈非尼 ＞ 卡博替尼 / 雷莫芦单抗（国内未上市）→ 阿帕替尼（未获批）。

2. 靶向药物（抗血管生成）+ 免疫检查点抑制剂

不适合局部处理的局部晚期 / 转移性 HCC＋CTP-A 级。

一线：贝伐珠单抗＋阿替利珠单抗 → TKI＋阿替利珠单抗。

3. 靶向药物 + 靶向药物 / 化疗药物

不推荐（∵尚未证实可显著改善生存）。

4. 外科手术 → 靶向药物

（1）切除术后：低危复发者 → 无需靶向药物，高危复发者 → 索拉非尼 × 半年。

（2）肝移植后：超越米兰标准 / 低分化 HCC / 脉管癌栓 / 淋巴结转移 → 靶向药物（复发风险↓），已经复发且不可切除 → 靶向药物＋TACE / 局部消融＋免疫抑制剂（西罗莫司）。

5. 局部治疗 + 靶向药物

（1）早期 HCC：局部消融 → 无需靶向药物。

（2）局部晚期 HCC：局部放疗 → 序贯索拉非尼。

（3）晚期 HCC：靶向药物＋局部放疗。

（4）肝功能状态良好＋门静脉癌栓：经导管动脉灌注化疗（TAIC）＋索拉非尼 ＞ TACE＋靶向药物。

（5）肝功能状态良好＋肝脏外转移：靶向药物＋TACE。

（6）不可切除的早 / 中期 HCC：TACE＋索拉非尼。

附：肝癌靶向治疗及其靶信号通路

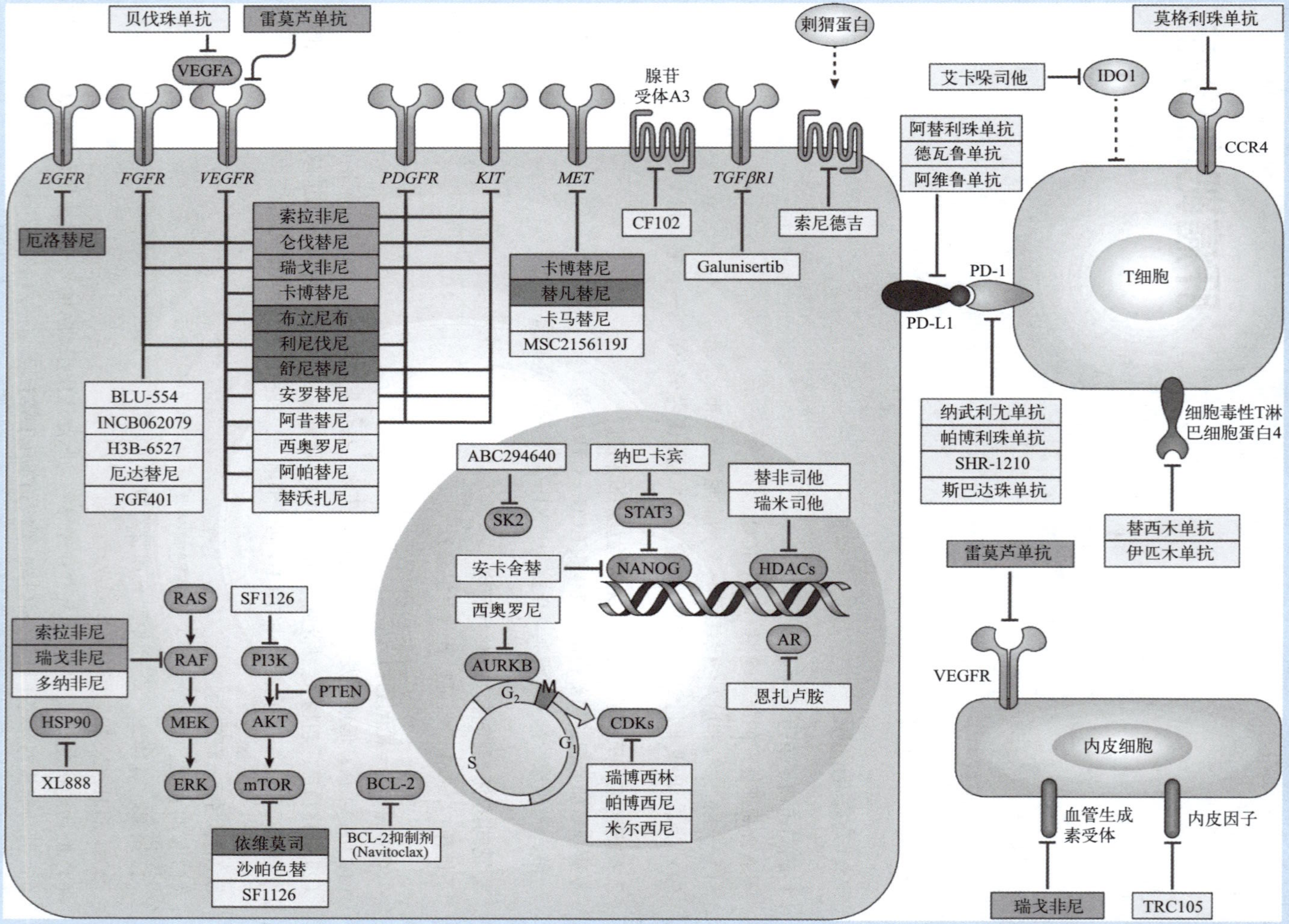

摘自 Nat Rev Clin Oncol. 2018 Oct；15（10）：599-616.

附：已获批或在研的 HCC 靶向药物

类型		酪氨酸激酶抑制剂（TKI）	单克隆抗体（mAb）
国际	一线	索拉非尼（2007 / 2008），仑伐替尼（2018 / 2018）	
	二线	瑞戈非尼（2017 / 2017），卡博替尼（2019）（国内未上市）	雷莫芦单抗（2019）（国内未上市）
国产		多纳非尼（未上市），阿帕替尼（未获批），安罗替尼	

注：（国外 / 国内 HCC 适应证获批时间）。

二、剂量与不良反应

1. 剂量

推荐标准剂量为起始剂量，若 CTP-B 或 C 级 / 肾功能不全 / 体重＜50kg / 索拉非尼出现 2 级以上治疗相关不良事件，在应用瑞戈非尼二线治疗时，起始剂量可下调至 120mg 或 80mg。

2. 不良反应

（1）常见：疲乏 / 腹泻 / 体重↓，手足皮肤反应（掌跖感觉异常 → 掌跖对称红斑 / 大疱 → 痛性黄斑 → 停药 / 减量后消退），高血压，肝功能异常 / 蛋白尿 / 低蛋白血症，RBC↓ / WBC↓ / PLT↓。

（2）严重：高血压危象，充血性心衰，心肌缺血 / 梗死，消化道穿孔 / 出血，气道 / 颅内出血。

注：监测血压 / 血常规 / 肝功能等，必要时暂停给药 / 减量给药 / 永久停药。

三、评价与预测

1. 评价

RECIST1.1 是国际公认的恶性肿瘤疗效评估准则，但抗血管靶向药物主要通过抑制肿瘤血管生成，其表现主要在于 CT / MRI 动脉期强化程度↓，而非体积↓，因此以肿瘤直径作为评估要素的 RECIST1.1 不能客观反映抗血管生成的靶向药物的实际疗效，故提出改良 RECIST（mRECIST）。RECIST1.1 和 mRECIST 评价标准见表 4-57。

表 4-57　RECIST1.1 和 mRECIST 评价标准

疗效评价	RECIST1.1	mRECIST
完全缓解	所有靶病灶消失	所有靶病灶**动脉期增强区**消失
部分缓解	靶病灶长径总和↓≥30%	靶病灶**动脉期增强区**长径总和↓≥30%
疾病稳定	介于其中	介于其中
疾病进展	靶病灶长径总和↑≥20% 或出现新病灶	靶病灶**动脉期增强区**长径总和↑≥20% 或出现新病灶

2. 预测

（1）靶向药物治疗前可以将肝炎病毒、血常规 PMN / LC 等因素纳入预测考量。

（2）靶向药物治疗中的不良反应及其程度、AFP 动态变化可能具有一定预测作用。

4-19 专题 - 附 3:

肝癌微创与多学科综合诊疗

一、背景

（1）国外指南不适合：流行病学 / 病因 / 机制 / 生物学特性 / 分期 / 诊治 / 预后等国内外差异显著。

① 我国原发性肝癌居常见恶性肿瘤第 4 位 / 肿瘤致死第 3 位，其中肝细胞癌 HCC 占 85%～90%。

② 我国 HCC 病因主要为 HBV / HCV（85%＋10%），而欧美日本等主要为酒精 / HCV 感染（70%）。

③ 我国 HCC 大多伴有肝炎 / 肝硬化＋多中心发生＋血供丰富＋早期易门静脉癌栓 / 肝内播散。

（2）国内指南存争议：不同学科、不同学会主导的“指南或专家共识”。

（3）局部 / 介入 / 免疫治疗的快速发展。

（4）多学科综合治疗模式的广泛认可。

➔ 我国 HCC 临床特点 / 诊疗现状＋个体化 / 理性化 / 人性化的建设性治疗模式。

二、诊断流程（图 4-42）

1. 临床诊断

（1）病史：HBV / HCV 感染或（和）各种原因所致 LC。

（2）血清学

① 甲胎蛋白（AFP）：AFP ≥400ng / mL×1 个月或 AFP ≥200ng / mL×2 个月或 AFP 浓度逐渐升高＋排除妊娠 / 生殖腺胚胎瘤 / 慢性活动性肝炎或 LC / 转移性肝肿瘤 → 高度怀疑 HCC。

注：HCC 中 AFP ≥400ng / mL 约占 60% 以上、AFP ＜20ng / mL 约占 30%。

② 甲胎蛋白异质体（AFP-L3）：AFP-L3 / AFP ＞15% → 提示 HCC 可能。

③ 脱 γ 羧基凝血酶原（DCP）：DCP ＞40mAU / mL → 提示 HCC 可能。

④ 循环肿瘤 DNA（ctDNA）甲基化谱：外周血 → 检测 ctDNA 特定位点甲基化水平。

（3）影像学（图 4-43）

① 初步筛查：B 超（简便易行，但易受操作者 / 设备 / 肝脏质地 / 骨骼等影响），CT / MRI 平扫。

② 一级诊断：CT / MRI 增强示肝动脉期强化＋门 / 肝静脉期廓清。

注：浸润型 HCC，即肝内非弥漫浸润或弥漫分布 / 边界不清的病灶累及多个肝叶（≈LC 结节），多见于乙肝后 LC / 预后差，诊断价值 MRI ＞ CT，MRI 增强示 T1WI 呈不均匀稍低信号＋T2WI 呈稍高信号 / 弥散受限＋肝动脉期呈不均匀 / 粟粒状强化＋门静脉期不出现廓清 / 持续强化（特有表现）。

③ 二级诊断：肝动脉造影 CT（CTHA）示轻度强化正常肝组织背景上出现高度强化结节＋动脉 - 门静脉造影 CT（CTAP）示高度强化正常肝组织背景上出现充盈缺损 ± 碘化油 CT（LpCT）示经肝动脉注入碘化油 → 2～3 周后 CT 示结节内碘化油沉积灶。

注：CTHA＋CTPA → 假阳性率↓/特异性↑/敏感性↑ → 发现 ϕ ＜1cmHCC / 肝内播散子灶＋评估肝内血管浸润情况，LpCT → 发现分化程度低 HCC / 微小肝癌 / 多中心起源病灶 / 肝内微小转移灶＋具有治疗作用。

2. 病理诊断

（1）适应证：非 LC 肝脏结节，LC 肝脏占位影像学不确定，血清学 / 影像学相互矛盾。

（2）阳性率：不高（ϕ ＜2cm 阳性率仅 60%）→ 阴性时仍需密切随访。

三、治疗

（1）外科手术：肝切除术，肝移植术。
（2）局部消融：物理消融（RFA / MWA 为主），化学消融（PEI 为主）。
（3）介入治疗：TAE，TAIC，TACE。
（4）放射治疗：内放疗，外放疗。
（5）全身治疗：靶向药物，系统化疗，生物免疫，中医中药。
（6）其他：抗病毒，对症，营养支持，社会心理。

} 多学科综合治疗模式图（图 4-44）

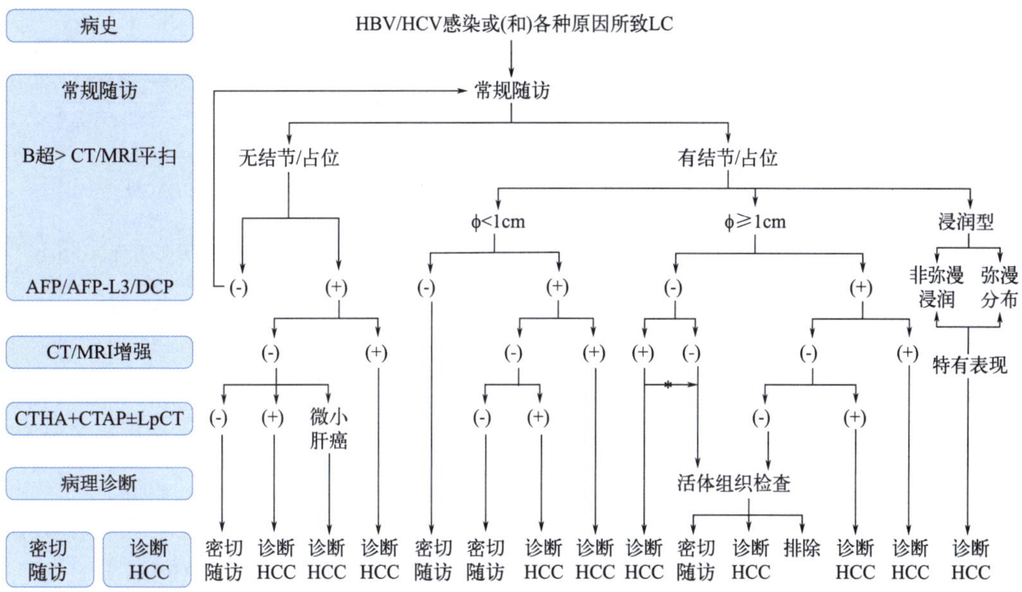

图4-42 HCC诊断流程图

常规随访＝（血清学＋影像学）/ 6个月，密切随访＝（血清学＋影像学）/ 3个月×2年 →（血清学＋影像学）/ 6个月，微小肝癌＝ϕ ≤0.5cm＋AFP≥400ng/mL×1个月或AFP≥200ng/mL×2个月。

*ϕ ≥1cm＋CT / MRI增强（＋）＋AFP（－） → 鉴别HCC与原发性肝癌其他组织学类型

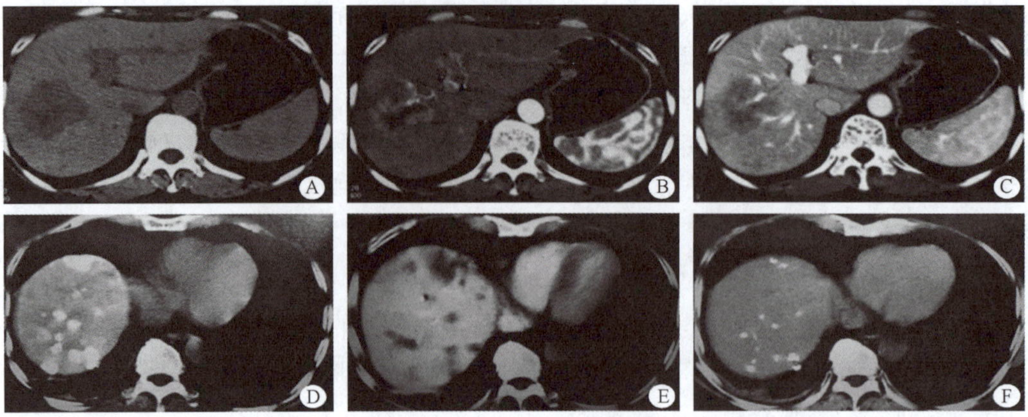

图4-43　HCC影像学诊断

A（CT平扫）：低密度肿块/边缘可见低密度假包膜；B（CT增强肝动脉期）肿块呈不均一强化/可见肿瘤血管；C（CT增强门静脉期）肿块内造影剂开始廓清/强化减弱；D（CTHA）轻度强化背景上出现高度强化影；E（CTAP）高度强化背景上出现充盈缺损；F（LpCT）2～3周出现碘化油沉积灶

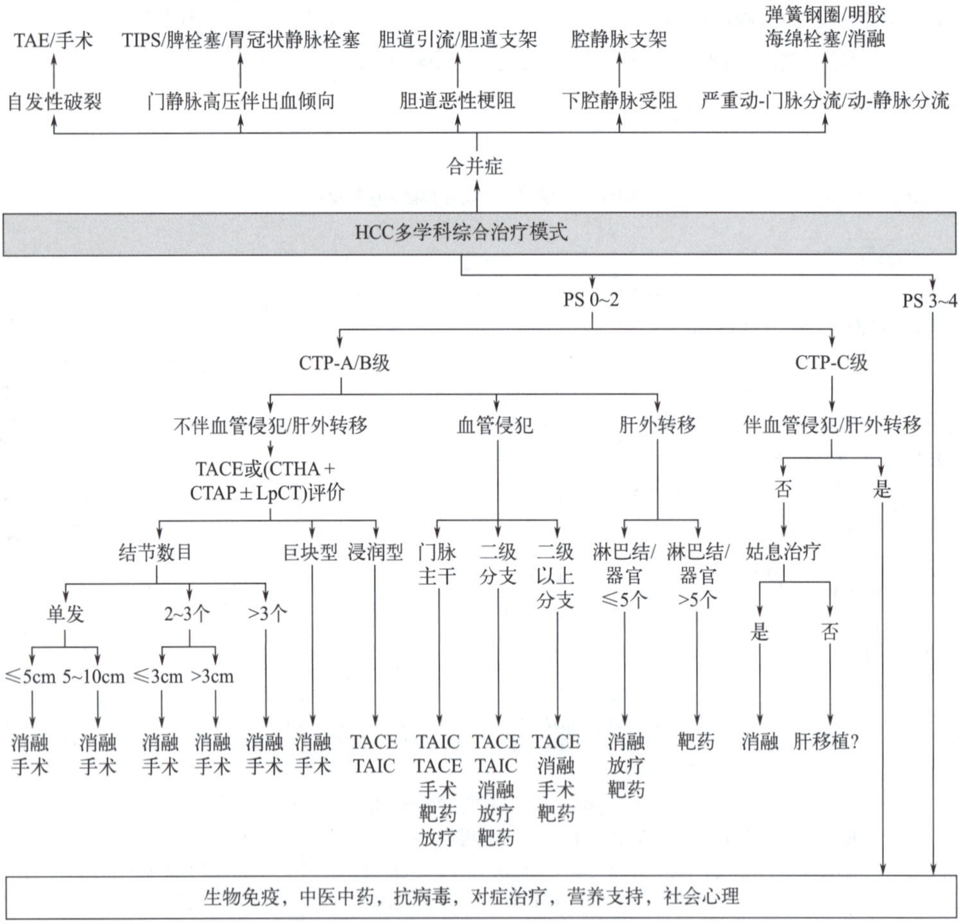

图4-44　HCC多学科综合治疗模式图

美国东部肿瘤协作组（ECOG）功能状态评分（PS）：0为活动能力完全正常/与病前无恙，1为不能从事重体力活动/但能一般家务/办公室工作，2为不能从事轻体力活动/丧失工作能力/但日间一半以上时间起床活动，3为部分生活自理/日间一半以上时间卧床/坐轮椅，4为不能生活自理/卧床不起

4-20 专题

肝性脑病（HE）

肝性脑病（HE）：急 / 慢性肝功能严重障碍 / 各种门体分流 → 以代谢紊乱为基础 / 轻重程度不同 → 神经精神异常综合征（1 年生存率<50%）。HE 分为以下三型。

（1）ALF → A 型 HE → 颅内高压＋脑水肿。

（2）门体分流（无肝病）→ B 型 HE → 肝功能正常＋肝活检正常。

（3）LC（± 门体分流）→（40% 发生轻微型 MHE / 30%～45% 发生显性 OHE）C 型 HE → 诱因 + 发作型。

一、病因和诱因

1. 病因

（1）病毒肝>>酒精肝 / 药物肝>败血症 / PBC / 急性妊娠脂肪肝等 → LF＋LC（>90%）。

（2）门静脉血栓（分流↑）/ TIPS / 分流术 → 门体分流（<10%）。

2. 诱因

（1）高蛋白饮食，消化道出血，便秘，尿毒症。

（2）呕吐腹泻，过度利尿，大量放胸腹水，低钾碱中毒。

（3）感染（尤 SBP / 肺部感染 / 尿路感染）➔ 研究示 PPI → 肠道细菌↑ → HE↑。

（4）镇静催眠（巴比妥类 / 苯二氮䓬类）/ 镇痛（阿片类）/ 麻醉药。

（5）TIPS。

二、机制和病理生理

1. 氨中毒学说（核心）

（1）原因

① NH_3 产生↑：食物蛋白↑ / 消化道出血 → 细菌之氨酸氧化酶 → 肠道 NH_3↑，肾功能不全 / 尿素排泄↓ → 尿素肝肠循环↑ → 肠道尿素↑ → 细菌之尿素酶 → 肠道 NH_3↑，肠道 pH↑ → 肠道 NH_3 吸收↑ → 血 NH_3↑，肌肉震颤 → 血 NH_3↑，尿 pH↑（碱中毒）→ 尿排 NH_3↓ → 血 NH_3↑。

② 尿毒合成↓：底物↓（鸟氨酸 / 瓜氨酸 / 精氨酸），酶↓［氨基甲酰磷酸合成酶（$NH_3+HCO_3^-+H_2O$ → 氨基甲酰磷酸）/ 鸟氨酸氨基甲酰转移酶（鸟氨酸 + 氨基甲酰磷酸 → 瓜氨酸）］，ATP↓。

（2）机制

① 神经递质改变：（兴奋性神经递质 Glu / Ach↓）NH_3↑ → α- 酮戊二酸脱氢酶↓ → α- 酮戊二酸↑＋

NH_3 → Glu ↑ ＋ NH_3 → Gln ↑ / Glu ↓，NH_3 ↑↑ → 丙酮酸脱氢酶 ↓ → 乙酰 CoA ↓ → Ach ↓。（抑制性神经递质 GABA / Gly ↑）见下述。（其他神经递质 DA / NE 改变）见下述。

② 脑能量代谢障碍：NH_3 ↑ → α- 酮戊二酸脱氢酶 ↓ → TAC ↓ / ATP ↓ ＋ α- 酮戊二酸 ↑ / 结合 NH_3 生成 Gln 伴 NADH / ATP 大量消耗，NH_3 ↑ ↑ → 丙酮酸脱氢酶 ↓ → TAC ↓ / ATP ↓。

③ 直接作用神经元：NH_3 ↑ → 与 K^+ 竞争性入胞＋ATP ↓ / 钠泵 ↓ → 高钾血症 / 影响神经兴奋传递，NH_3 ↑ → 线粒体内膜通透转换孔开放 → 跨膜电位消失 / ATP ↓。

2. γ－氨基丁酸（GABA）/ 苯二氮䓬类复合受体学说

（1）原因

① NH_3 ↑ → 星形胶质细胞摄取抑制性神经递质 GABA ↓ → 突触间隙 GABA ↑。

② NH_3 ↑ → A 受体的变构激活剂表达 ↑ → A 受体变构激活。

③ NH_3 ↑ → GABA 与 A 受体之间的亲和力 ↑。

（2）机制

① 突触后抑制（轴突 - 胞体）：突触前神经元兴奋传至轴突 → GABA 囊泡释放 → GABA 与突触后神经元胞体上 A 受体结合 → Cl^- 内流超极化（∵胞外［Cl^-］＞胞内［Cl^-］）→ 突触后神经元兴奋性 ↓ / 不易传导新冲动。

② 突触前抑制（轴突 - 胞体）：GABA 与突触前轴突上 A 受体结合 → Cl^- 外流去极化（∵轴突内［Cl^-］＞轴突外［Cl^-］）→ 突触前神经元提前释放神经递质 / 新冲动释放量 ↓。

3. 假性神经递质学说

（1）原因：食物蛋白 → 消化转为氨基酸 / 其中芳香族（苯丙氨酸 / 酪氨酸）→ 细菌之脱羧酶 → 苯乙胺 / 酪胺并吸收入血 → 肝功能障碍 / 门体分流 → 苯乙胺 / 酪胺入体循环 / 入脑。

（2）机制：脑中苯乙胺 / 酪胺 → 脑干网状结构之 β- 羟化酶 → 苯乙醇胺 / 羟苯乙醇胺（即假性神经递质 / 结构≈ NE / DA，但生理效应≪ NE / DA）→ 竞争性抑制 NE / DA → 脑干网状结构上行激动系统弥漫投射广泛大脑皮层作用 ↓ → 肝昏迷。

4. 氨基酸失衡学说

（1）原因

① 胰高血糖素 ↑ → 组织蛋白分解 ↑ → 血中芳香族氨基酸 ↑ ＋肝功能障碍使其降解 ↓ / 糖异生 ↓ → 血中芳香族氨基酸 ↑↑。

② 胰岛素 ↑ → 肌肉摄取利用 ↑ → 血中支链氨基酸 ↓ ＋支链氨基酸转氨基给 α- 酮戊二酸生成 Glu 发挥降氨作用 → 血中支链氨酸 ↓↓。

（2）机制

① 假性神经递质 ↑：苯丙氨酸 ↑ → 脱羧转为苯乙胺 ↑ → 羟化转为苯乙醇胺 ↑。

② 正常神经递质 ↓：羟化酶 ↓ → 苯丙氨酸羟化转为酪氨酸 ↓ → 多巴 ↓ / DA ↓ / NE ↓。

5. 细菌感染 / 炎症介质学说

（1）细菌感染 → 炎症介质 TNF ↑ / IL-1 ↑ / IL-6 ↑ → 血脑屏障（BBB）通透性 ↑。

（2）细菌氨基酸代谢产物 → 硫醇 / 苯酚 / 吲哚等 → 损伤星形胶质细胞 / 竞争性抑制 GABA。

6. 锰中毒学说

锰 ↑ → 沉积在大脑基底节之星形胶质细胞之线粒体 → 帕金森样症状 / GABA 作用 ↑ / 神经元凋亡 / 阿尔茨海默样症状。

三、诊断

1. 临床分级（表 4-58）

表 4-58　HE 的临床分级

<table>
<tr><th>West-Haven分级</th><th>神经心理测试</th><th>神经精神症状</th><th>神经系统体征</th><th>SONIC分级</th></tr>
<tr><td>0 级</td><td colspan="4">（无可察觉的异常）</td></tr>
<tr><td>无 HE</td><td>（－）</td><td rowspan="2">无</td><td rowspan="2">无</td><td>无</td></tr>
<tr><td>MHE</td><td>（＋）</td><td>CHE</td></tr>
<tr><td rowspan="3">1 级</td><td colspan="4">（时空定向力正常）</td></tr>
<tr><td rowspan="2">（＋）</td><td rowspan="2">欣快 / 焦虑 / 睡眠障碍（失眠 / 倒置）
轻微认知障碍（如注意力↓ / 计算力↓）</td><td>扑翼样震颤（－）</td><td>CHE</td></tr>
<tr><td>扑翼样震颤（＋）</td><td>OHE</td></tr>
<tr><td rowspan="2">2 级</td><td colspan="4">（时间定向力异常：年 / 月 / 日 / 周 → 描述错误≥ 3 项）</td></tr>
<tr><td>不用</td><td>淡漠 / 嗜睡，性格变化 / 行为失常（衣冠不整 / 随地大小便）/ 动作协调↓，严重认知障碍（尤言语不清 / 书写困难）</td><td>扑翼样震颤（＋）</td><td>OHE</td></tr>
<tr><td rowspan="2">3 级</td><td colspan="4">（空间定向力异常：国家 / 省 / 市 / 地址 → 描述错误≥ 3 项）</td></tr>
<tr><td>不用</td><td>昏睡 / 意识模糊，行为怪异，对疼痛刺激有反应</td><td>肌张力↑腱反射↑</td><td>OHE</td></tr>
<tr><td rowspan="2">4 级</td><td colspan="4">（对疼痛刺激无反应）</td></tr>
<tr><td>不用</td><td>昏迷</td><td>病理征（＋）</td><td>OHE</td></tr>
</table>

注：2011 年国际肝性脑病和氮代谢学会 → 肝硬化神经认知功能损害谱（SONIC）→ 提出更宽泛的隐匿性肝性脑病（CHE）概念 → 旨在提高 HE 临床分级的可操作性。MHE，轻微 HE；CHE，隐匿性 HE；OHE，显性 HE。

2. 血液检查

（1）肝功能：Alb↓↓，TB↑↑，PTA↓↓。

（2）血氨：空腹动脉血氨（0.5～2.0 倍）＞空腹静脉血氨（20～80μmol / L）＞随机血氨。

注：急性 HE 可正常，慢性 HE↑但其水平与病情程度不一致，需低温快速送检（4℃ ×2h）。止血带压迫时间↑/ 未低温保存 / 未及时检测 → 假阳性。近年来研究表明动脉 / 静脉采血对诊断的敏感度 / 特异度影响不大 → 故不再强调采血途径。

3. 神经心理学测试

（1）传统测试（心理学 HE 评分 PHES）

① 数字连接试验（NCT）（图 4-45）：按顺序连接数字并计时，若 35 岁以下＞35s、45 岁以下＞45s、55 岁以下＞55s、65 岁以下＞65s 则异常。

② 数码符号试验（DST）（图 4-46）：90 秒内按顺序依次写出对应符号并记分（正确 1 分 / 倒转 0.5 分 / 错误 0 分），若 35 岁以下＜40 分、45 岁以下＜35 分、55 岁以下＜30 分、65 岁＜25 分则异常。

③ 线轨迹试验（LTT）（图 4-47）

④ 系列打点（圆心）试验（SDT）（图 4-48）

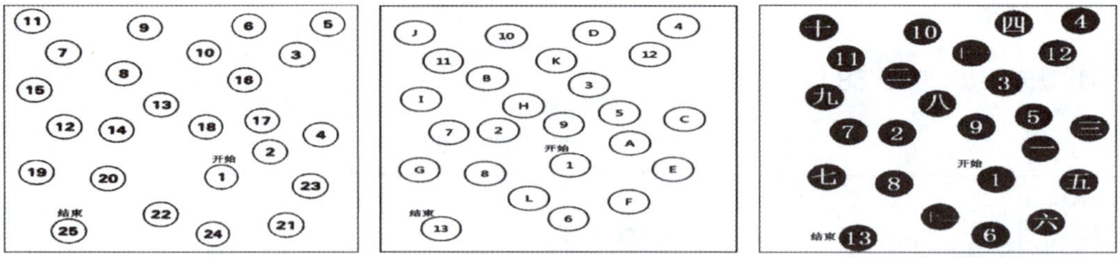

▲ NCT-A(★)　　▲ NCT-B　　▲ NCT-B国内改良版

图4-45 NCT

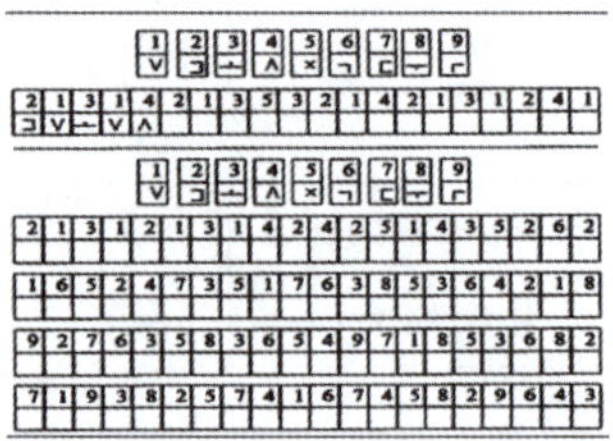

图4-46 DST（★）

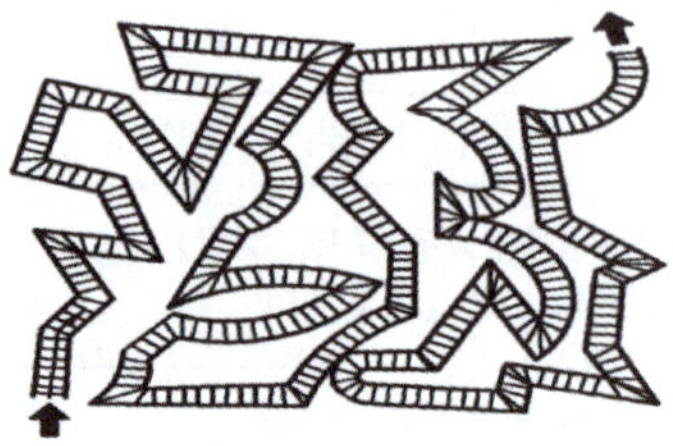

图4-47 LTT

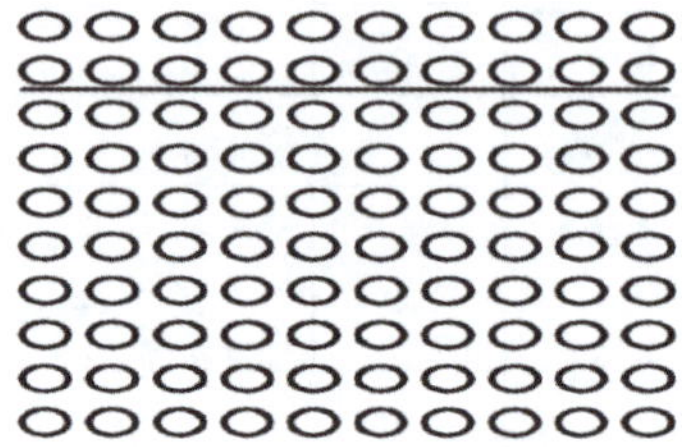

图4-48 SDT

（2）新型测试：动物命名测试，姿势控制及稳定测试，多感官组合测试。

（3）临界闪烁频率（CFF）。

（4）其他：重复性成套神经心理状态评估（RBANS），Stroop / Encephal-APP 测试，抑制性控制试验（ICT）。

4. 神经生理学检查

（1）脑电图：早期无异常，严重 HE 时节律↓但特异性↓，仅用于儿童 HE 的辅助诊断。

（2）诱发电位：包括视觉 / 听觉 / 躯体的诱发电位，MHE 时潜伏期↑/ 振幅↓。

5. 影像学检查

（1）CT：肝脏 CT 提示 LC / 门体分流，脑 CT 提示脑水肿 / 排除脑血管疾病及脑肿瘤。

（2）MRI：结构提示脑白质区平均弥散度↑（∝病情程度），血流提示脑灰质区灌注↑，fMRI 提示基底节 - 丘脑 - 皮层通路受损（∝认知障碍）。

6. 诊断要点

（1）显性肝性脑病（OHE）

① 病因（严重肝病 / 广泛门体侧支循环分流），诱因（尤 B / C 型 HE）。

② 临床表现（神经精神症状 / 神经系统体征），血氨↑。

③ 排除其他疾病（代谢性脑病 / 中毒性脑病 / 脑血管疾病 / 脑肿瘤 / 颅内感染 / 精神疾病等）。

（2）轻微肝性脑病（MHE）

① 病因（严重肝病 / 广泛门体侧支循环分流）。

② 传统测试（NCT-A / NCT-B 或国内改良版 / DST / LTT / SDT）≥2 / 5 项异常。

③ 新型测试（动物命名测试 / 姿势控制及稳定测试 / 多感官组合测试）≥1 / 3 项异常，和（或）临界闪烁频率 CPF 异常，和（或）脑电图 / 诱发电位异常，和（或）fMRI 异常。

四、治疗

1. 重症监护

（1）监测生命体征 / 记录 24h 出入量，观察行为性格认知变化 / 检查神经系统体征（震颤 / 反射），三防（防走失 / 防伤人 / 防自残）/ 三护（床档 / 约束带 / 乒乓球手套）。

（2）对症：（抽搐）氯苯那敏 4mg qd～tid / 异丙嗪 25～50mg 肌注 st → 短效苯二氮䓬类口服；（狂躁）苯二氮䓬类 / 丙泊酚 小剂量 缓慢静注 st。

（3）防治脑水肿：甘露醇 / 呋塞米，白蛋白，轻度低温疗法如吲哚美辛（仅用于高血流灌注时）。

2. 去除诱因

（1）限制蛋白饮食，防治消化道出血，避免便秘 / 酸化肠道，调节肠道菌群，抑制肠道细菌，PPI / 生长抑素等止血药。

乳果糖 15～30mL → 7.5～15mL qd（便秘），15mL → 30～45mL tid（防治 HE）。

拉克替醇 20g → 10g qd（便秘），0.2g / kg tid（防治 HE）。

肠道微生态制剂（餐后 / 与抗菌药物间隔 2h）。

利福昔明 0.2g qid（肠道感染），0.4g tid（防治 HE）。

注：《抗菌药物防治肝性脑病多学科专家共识（2023）》强推荐利福昔明（一线用药），弱反对甲硝唑 / 万古霉素（尤长期应用），强反对新霉素 / 诺氟沙星（耳肾毒性 / 无证据支持）。

（2）避免过度利尿 / 大量放胸腹水，纠正低钾 / 碱中毒，维持有效循环血量 / 防治肾功能不全。

（3）控制感染（广谱 / 肝毒↓抗菌药物）。

（4）慎用镇静催眠（巴比妥类 / 苯二氮䓬类）/ 镇痛（阿片类）/ 麻醉药。

3. 机制干预

（1）降低血氨

GS 250mL＋门冬氨酸钾镁 10～20mL 静滴 qd。

药理：门冬氨酸（前体）→ 草酰乙酸 → 参与 TAC（糖代谢↑）/ 鸟氨酸循环（血氨↓），门冬氨酸（载体）→ 携带钾 / 镁入胞 → 促进细胞代谢 / 心肌收缩。

应用：低钾血症，洋地黄中毒，心脏病（尤 HF / AMI / 心肌炎），肝病（尤淤胆肝 / HE）。

注意：禁用于高钾血症 / 高镁血症 / 肾衰竭 / Ⅲ度 AVB / 心源性休克。

门冬氨酸鸟氨酸 3g qd～tid（餐后），GS / NS＋门冬氨酸鸟氨酸 5～10g 慢滴 qd～bid。

GS / NS＋门冬氨酸鸟氨酸 20g（前 6h）→ 20g（后 6h / 分 2 次）慢滴 st（HE）。

药理：门冬氨酸（前体）→ 草酰乙酸 → 参与 TAC（糖代谢↑）/ 鸟氨酸循环（血氨↓），鸟氨酸（底物）→ 合成尿素 / 谷氨酰胺（血氨↓）。

应用：急 / 慢性肝病所致高氨血症（尤 HE）。

注意：过敏 / 胃肠道反应，禁用于严重肾功能不全（Cr ＞3mg / dL 或 265.2μmol / L）。

GS 500mL＋精氨酸 10g 静滴 st（max 20g / d）（尤碱中毒）。

药理：精氨酸＋氨 → 尿素（随尿排出）。

应用：高氨血症所致 HE / 精神症状。

注意：酸中毒（监测血气），禁用于酸中毒 / 肾功能不全。

GS 500mL＋谷氨酸钾 18.9g：谷氨酸钠 23g（1：2 混合）静滴 st（尤酸中毒）。

药理：谷氨酸＋氨 → 谷氨酰胺 →（肾脏）谷氨酰胺酶 → 氨（随尿排出）。

应用：高氨血症所致 HE / 精神症状。

注意：碱中毒/低钾低钠（监测血气/电解质），慎用于碱中毒/肾功能不全。

阿卡波糖/抗 Hp 治疗。

药理：研究显示小肠刷状缘葡萄糖苷酶/幽门螺旋杆菌∝血氨吸收。

（2）纠正氨基酸失衡

复方氨基酸（15AA）250mL 静滴 qd～bid。

药理：15 种氨基酸［含必需氨基酸（除赖氨酸），支链氨基酸≫芳香族氨基酸］。

应用：慢性肝炎/肝硬化/HE，营养支持。

注意：过敏，慎用于严重酸中毒/肾功能不全。

（3）调节神经递质（唤醒）

氟马西尼 0.2mg 静推 $\xrightarrow[\text{0.5～1mg 微泵 ×30min～1h}]{\text{0.1 mg / 每隔 1 min 或}}$（总剂量≤1mg）（尤苯二氮䓬类诱发）。

纳洛酮 0.2mg/2mg（麻醉后遗/阿片过量）静推 → 重复/每隔 2～3min（尤阿片类诱发）。

GNS 500mL＋纳洛酮 2mg 静滴 st（乙醇中毒）。

4. 营养支持

（1）能量/蛋白：能量 30～35kcal/（kg·d），蛋白 1.2～1.5g/（kg·d）。

（2）饮食：少食多餐［3 次正餐＋3 次加餐含睡前加餐（∵夜间肌肉蛋白分解↓）］，碳水化合物为主，宜选植物蛋白（∵含硫氨基酸 Met↓/Cys↓故 HE 诱发↓＋Arg↑/鸟氨酸↑故尿素合成↑/氨清除↑）。

➔ HE 蛋白饮食方案：禁止蛋白饮食直至神清（常 3～4 级）→ 限制蛋白饮食 20g/d 直至好转（常 1～2 级/MHE）→ ＋10～20g/每隔 3 天（个体化）→ 恢复正常。

注意：《中国隐匿性肝性脑病临床诊治专家共识意见（2023）》指出“植物蛋白略优于动物蛋白”之证据不充分。

（3）补充：支链氨基酸（BCAA），VitB（尤酒精肝）/脂溶性维生素（尤淤胆肝），微量元素硒/锌等。

5. 人工肝

6. 肝移植

4-21 专题

肝肾综合征（HRS）

肝肾综合征（HRS）：慢性肝病患者出现进展性肝衰竭和门静脉高压时，发生的以肾功能损伤、肾血流灌注减少和内源性血管活性系统异常为特征的综合征。是一种功能性肾衰竭。

一、发病机制（图 4-49）

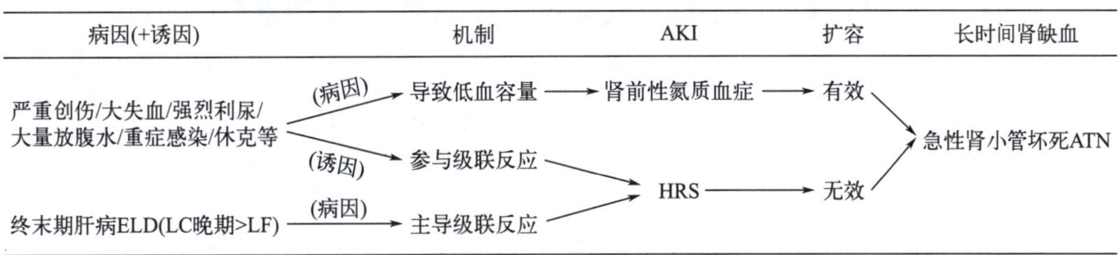

图4-49　HRS发病机制

1. 肝功能障碍

肝功能障碍 → 生物转化↓＋肝窦内 Cap 分流↑ → 血循环中舒血管物质↑。

2. 门静脉高压

（1）门静脉高压 → 肠源性舒血管物质产生↑＋肝外分流↑ → 血循环中舒血管物质↑。

注：肠源性舒血管物质↑（如 LPS↑ → NO↑）→ 内脏小 A 舒张 → 内脏 动力循环 → 门静脉压↑↑（恶性循环）。

（2）门静脉高压 → CNS 激活（如脑干 / 下丘脑调节中枢表达 FOS↑）。

注：FOS↑ → 高动力循环状态 → 门脉压↑↑（恶性循环）。

（3）门静脉高压 → 肝窦内皮细胞即压力感受器（＋）→ 肝肾反射障碍 → 肾血管收缩 / 肾血流量↓ / GFR↓ / 钠水潴留 。

3. 循环功能障碍（级联反应）

（1）舒血管物质↑ → A-V 分流 / 短路 → 组织灌注↓ / 缺氧＋回心血量↑ / 高动力循环状态。

（2）舒血管物质↑ → 外周 A 舒张 → 有效循环血量↓ / MAP↓ → ①压力感受器（＋）→ 交感（＋）→ RAAS（＋）→ NE / Ag Ⅱ收缩肾小球入球小 A 为主 / 肾血流量↓ / GFR↓ / 钠水潴留＋醛固酮作用远端小管 / 保钠排钾 ＋ ②容量感受器（＋）→ 垂体释放血管加压素（AVP）/ 抗利尿激素（ADH）↑ → 作用集合管 V2 型受体 → 水通道蛋白 AQP↑ → 水重吸收↑（即激活内源性肾血管收缩系统）→ GFR↓＋钠

水潴留 → 代偿性血容量↑/高动力循环状态（即导致系统性适应性反应）。

(3) LC 早/中期腹水：治疗 → 腹水可以回流并补偿有效循环血量 → 内源性肾血管收缩系统↓/HRS↓＋系统性适应性反应↓/高动力循环状态↓/门静脉压↓。

(4) LC 晚期腹水：治疗 → 腹水很难回流并补偿有效循环血量 → 内源性肾血管收缩系统↑/HRS↑＋系统性适应性反应↑/高动力循环状态↑/门静脉压↑（恶性循环）。

4. 心功能障碍

LC 腹水血流动力学特点：无 HRS 则呈低阻高排/有 HRS 则呈低阻低排，即“外周 A 舒张＋心功能障碍 → 循环功能障碍 → HRS”。

(1) 有效循环血量↓ → 回心血量↓。
(2) 舒血管物质↑ → 心肌收缩力↓。
(3) 交感（＋）→ β 受体↓ → HR 不随有效循环血量↓而代偿性↑。

} → CO↓ → 有效循环血量↓/MAP↓ → 激活内源性肾血管收缩系统 → GFR↓。

5. 肾内适应性反应障碍

(1) 前列腺素 PGE_2/PGI_2↓ → 拮抗 NE/Ag Ⅱ↓ → 肾血管收缩↑ → GFR↓。
(2) 8-异构表前列腺素 PGF_2↑/血栓素 TXA_2↑ → 产生内皮素 ET-1↑ → 肾血管收缩↑ → GFR↓。
(3) 激肽释放酶活性↓ → 产生缓激肽↓ → 肾血管舒张↓ → GFR↓。

HRS 发病机制总结

(1) 基础：肝功能障碍＋门静脉高压。

(2) 中心：缩血管物质↑ → 外周 A 舒张 → 有效循环血量↓/MAP↓ → 激活（交感＋RAAS＋AVP）。

(3) 结果：肾血管收缩/肾灌注压↓ → GFR↓。

(4) 促进：心功能障碍（CO↓）＋肾内适应性反应障碍（肾内舒血管物质↓）。

二、检查/鉴别（表 4-59）

表 4-59 HRS 的检查/鉴别

要点	急性肾前性肾衰（HRS）	急性肾小管坏死（ATH）
尿常规 尿比重 尿蛋白 尿 RBC	（重吸收/尿浓缩功能正常） 正常/＞1.02 正常/＜500mg/d 正常/＜50 个/HP	（重吸收/尿浓缩功能受损） ↓/＜1.02 ↑/＞500mg/d ↑/＞50 个/HP
尿 β2 微球蛋白	（－）/＜1.0mg/L	（＋）/＞1.5mg/L
尿 Na^+	＜10～20mmol/L	↑/＞40mmol/L
电解质	Na^+＜125mmol/L → 难治性腹水标志/HRS 先兆，少/无尿 → K^+↑，强烈利尿 → K^+↓	
肾功能	HRS 诊断价值： Cr↑（∝肾小球滤过功能↓）＞BUN↑（∝肾小球滤过功能↓/食物/出血/感染/分解代谢↑）	
尿＋血同步检测 尿渗透压/血渗透压 尿 Cr/血 Cr 滤过钠排泄分数 FE_{Na}	 ＞1 ＞30 ＜1	 ＝1 ＜20 ＞1
肾血管多普勒	肾血管阻力指数↑∝HRS↑，排除肾后性梗阻	

注：滤过钠排泄分数（FE_{Na}）＝（尿 Na/血 Na 比值 ÷ 尿 Cr/血 Cr 比值）×100%。

三、分型 / 诊断

1. 经典分型

（1）1 型 HRS：进展快，数天～2 周内 Cr↑＞ 1 倍基线值 / Cr ＞ 226μmol / L，或 eGFR↓＞ 50% / eGFR ＜20mL / min，常伴少尿 / 稀释性低钠血症，部分为自发性 / 部分存在诱因（SBP / 大出血 / 强烈利尿 / 大量放腹水等）。

（2）2 型 HRS：进展慢，数周～数月内 Cr ＝ 133～226μmol / L，常伴难治性腹水，可进展为 1 型 HRS（又称慢加急性 HRS）。

2. 最新分型——参考《肝硬化腹水诊疗指南（2023）》

（1）HRS-AKI 型（1 型）

① LC＋腹水。

② 48h 内 Cr↑≥26.5μmol / L，或轻近 3 个月最近一次（尤 1 周前）Cr↑≥50%，或 Cr ≥133μmol / L（1 期 Cr↑≥26.5μmol / L 或 Cr ＝ 1.5～2 倍基线值，2 期 Cr ＝ 2～3 倍基线值，3 期 Cr ＞3 倍基线值或 Cr ＝ 353.6μmol / L＋Cr↑≥26.5μmol / L 或透析治疗）＋无肾实质病变（如蛋白尿＜ 500mg / d，血尿＜50 个 / HP，B 超正常），无休克，无肾毒性药史（如 NSAID / 氨基糖苷类 / 造影剂）。

③［停用利尿剂＋白蛋白 1g /（kg · d）］×2 天扩容治疗无改善。

（2）HRS-NAKI 型（2 型）

① LC± 腹水。

② eGFR ＜60mL / min，或轻近 3 个月最近一次（尤 1 周前）Cr↑＜50%，伴或不伴肾实质病变（尤肾小管）/ 肾间质病变 / 血容量不足。

（3）LC-CKD

① LC± 腹水。

② eGFR ＜60mL / min×3 月，伴或不伴肾实质病变（尤肾小管）/ 肾间质病变 / 血容量不足。

四、防治

1. 去除诱因（重在预防）

（1）防治出血：EGVB 一级 / 二级预防 ± 抗菌药物。

（2）控制感染（尤 SBP）：抗菌药物 ± 白蛋白。

（3）规范利尿剂应用：剂量小 → 大，若 Na ＜ 125mmol / L 或 Cr ＞120μmol / L 则减量 ± 扩容，若 Na ＜ 120mmol / L 或 Cr ＞150μmol / L 则停用＋扩容。

（4）规范放腹水操作：白蛋白 10g＋特利加压素 1mg → 放腹水 1L / 次 → 6 / 8h 后特利加压素 1mg。

（5）避免 / 停用：避免肾毒性药物，停用扩血管药物（非选择性 β 受体阻滞剂 / ACEI / ARB）。

（6）监测：BP / 尿量，血常规 / 尿常规 / 大便隐血 / 肾功能。

2. 白蛋白（基础用药）

白蛋白 1g /（kg · d）（首剂）→ 20～40g / d（国内常 10～20g / d）。

药理：胶体渗透压↑ → 有效循环血量绝对↑ → 内源性肾血管收缩系统激活↓ → GFR↑。

3. 缩血管药物（重要联合）

（1）白蛋白＋特利加压素

GS / NS 20mL＋特利加压素 1～2mg 静推 q6 ～ 4h（max 12mg / d）×1～2 周。

药理：活性赖氨酸加压素 → 结合血管平滑肌 V_1 受体 → 收缩血管（尤肠系膜 / 肝 / 脾）。

→ 门静脉血流量↓ / 门静脉压↓ → 腹水↓（治疗腹水）/ 出血↓（治疗 EGVB）。

→ 外周 BP↑伴 RAAS（-）→ 肾灌注↑/尿量↑（治疗 HRS）。

注意：≈垂体后叶素（但少见/无收缩子宫作用），腹部绞痛/支气管痉挛/心绞痛/头痛/BP↑/稀释性低钠血症，禁用于哮喘/缺血性心脑血管疾病/外周动脉闭塞症/未控制 HBP。

（2）白蛋白＋奥曲肽＋米多君

奥曲肽 0.1～0.2mg 皮下 q8h（EGVB 则剂量减半）×3～4 周。

药理：人工合成 GIH 类似物（8 肽）→ 抑制内分泌/抑制外分泌/收缩内脏血管。

→ 胰高血糖素↓↓＞胰岛素↓/TH↓/GH↓（不良反应）。

→ 胃/肠/胆/胰等消化酶↓（治疗非静脉曲张上消化道出血）。

→ 门静脉血流量↓/门静脉压↓ → 腹水↓（治疗腹水）/出血↓（治疗 EGVB）。

→ 外周 BP↑伴 RAAS（-）→ 肾灌注↑/尿量↑（治疗 HRS）。

注意：≈GIH/但少见，甲减/低血糖/胆石症。

米多君 2.5mg → 7.5mg → 12.5mg tid×3 周。

药理：α_1 受体激动剂 → 外周 BP↑伴 RAAS（-）→ 肾灌注↑/尿量↑（治疗 HRS）。

（3）白蛋白＋呋塞米＋去甲肾上腺素（NE）

呋塞米 120mg/d。

NE 10mg+NS 补齐至 50mL 微泵（$\frac{0.5mg/h}{即 2.5mL/h}$ → 加量 4h → $\frac{3mg/h}{即 15mL/h}$）×10～15 天。

4. 其他药物

（1）GS 250mL＋N- 乙酰半胱氨酸（NAC）100～150mg/kg（通常 8g/2 支）静滴 qd× ≥5 天。

药理：含巯基氨基酸 → GSH 合成↑ → 清除自由基/抗氧化作用。

注意：过敏/支气管痉挛/消化道反应，慎用于哮喘/胃炎/胃溃疡。

（2）托伐普坦 15mg qd → ±/d（确保每天 Na+↑＜12mmol/L）×≤30 天（min/max 3.75/60mg/d）。

药理：V_2 受体拮抗剂 → 结合远端肾小管/集合管 V_2 受体 → ADH 抗利尿↓/排水↑。

注意：若纠正过快则渗透性脱髓鞘。

5. 肾脏替代治疗

抢救治疗，仅用于 HRS → 严重高钾/代谢性酸中毒/高容量负荷。

6. 经颈静脉肝内门体分流术（TIPS）

疗效有限，优先考虑 HRS-NAKI 型/2 型（∵ HRS-AKI 型/1 型常存禁忌证）。

7. 分子吸附再循环系统（MARS）

疗效争议，常作为肝移植过渡治疗。

8. 肝移植

唯一可能有效手段（首选治疗），优先考虑 HRS-AKI 型/1 型（∵病死率高）。

4-22 专题

肝肺综合征（HPS）

肝肺综合征（HPS）：终末期肝病［LC / LF ＞非 LC 性门静脉高压（如血吸虫性门静脉高压 / 特发性门脉高压］→ 舒血管 / 缩血管物质失衡＋肝脏代谢 / 合成其他物质失衡＋门体分流＋高动力循环状态 → 影响肺动脉 / 肺 Cap 系统。

一、病理 / 机制（图 4-50）

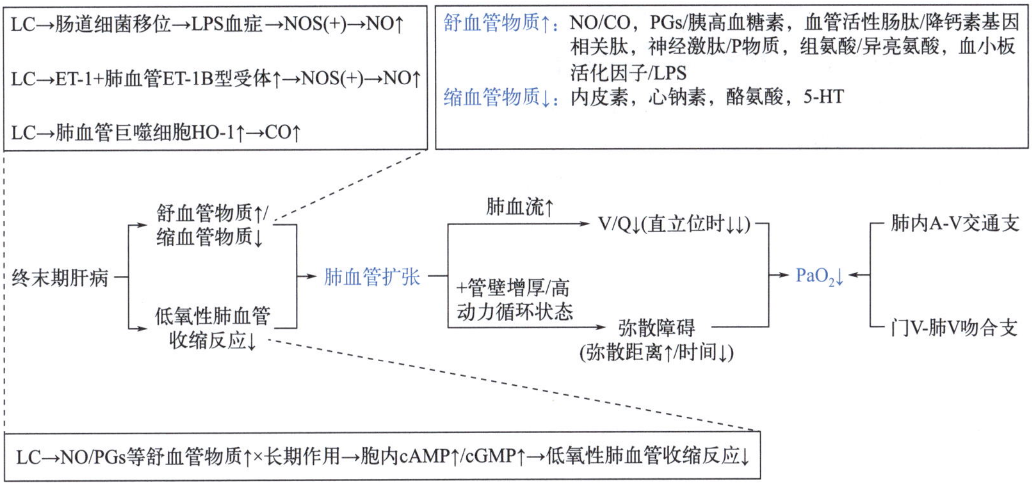

图4-50　HPS病理/机制

LPS，内毒素；NOS，NO合成酶；ET-1，内皮素-1；HO-1，血红素加氧酶；PGs，前列腺素。

二、临床表现

（1）肝病：多见终末期肝病＋门静脉高压症，可出现腹水 / 消化道出血 / 黄疸 / 肝脾肿大 / 肝功能及凝血功能异常（但与其并无直接关系），主要与食管胃底静脉曲张程度 / 皮肤蜘蛛痣存在显著相关性。

（2）呼吸：呼吸困难（尤运动后 / 直立位↑），发绀 / 杵状指。

（3）血气：PaO_2↓（常被低估 / 实际可能更重 / ∵过度通气 / 高动力循环状态代偿部分）＜ 肺泡 - 动脉氧分压差（$P_{A-a}DO_2$）↑（更能准确反映低氧血症）。

（4）肺功能：可以正常，部分通气不足（∵肺水肿 / 胸腹水压迫等），亦可通气过度 / 呼气性碱中毒。

（5）影像学

① 心脏超声造影：外周静脉注射微泡 → 到达右心房 → 经历 4～6 次心跳 → 达到左心房（提示肺血管扩张 → 肺内 A-V 交通支 / 肺内分流）。

② 肺灌注扫描：外周静脉注射 ^{99m}Tc- 巨聚白蛋白（^{99m}Tc-MAA）→ 能够通过肺 Cap 床 → 沉积在脑 / 肾 / 肝组织中（提示肺血管扩张）。

③ 肺血管造影：外周静脉注射造影剂 → 弥散模式呈“蜘蛛样”/“斑点状”/“直接 A-V 交通”（分别提示Ⅰ型 HPS 轻型 / Ⅰ型 HPS 进展型 / Ⅱ型 HPS）。

三、诊断标准

（1）基础肝病：终末期肝病＋门静脉高压症。

（2）血气标准：（Krowka 提出）室内常氧条件下＋$P_{A\text{-}a}DO_2$＞20mmHg＋PaO_2＜70mmHg。

（3）影像学：（心脏超声造影 / 肺灌注扫描 / 肺血管造影证实）肺血管扩张。

四、治疗

（1）氧疗：鼻导管 / 面罩［低流量 2～4L / min（∵换气功能障碍）］→ 加压面罩 → 气管插管。

（2）药物

① 甲基蓝［3mg /（kg · d）］→ 抑制 NOS → NO↓ → 肺血管扩张↓（短期疗效可 / 长期不详）。

② 吲哚美辛 ±PGF2α → 抑制 / 拮抗 PGs → 肺血管扩张↓（疗效轻微）。

③ 阿米三嗪 → 外周化学感受器（＋）→ 呼吸↑ / 气体交换↑ → PaO_2↑ $PaCO_2$↓（无疗效）。

④ 奥曲肽 → 拮抗胰高血糖素 → 肺血管扩张↓（无疗效）。

⑤ 泼尼松＋环磷酰胺（个案报道 / 有待证实）。

（3）ALSS：整体效果不佳。

（4）肺血管栓塞：Ⅱ型 HPS（直接 A-V 交通）可以考虑。

（5）肝移植：多数认为是 HPS 唯一有效治疗措施。

后 记

书成之日，临牖而望，暮色侵阶，百感交萦。追思五载孤诣，既穷岐黄之奥，亦砥心志于淬砺。友尝劝曰“著书止为阶进之资，速成即可，君痴耶？”，吾笑而应曰“若草率付梓，恐以药为刃，安能无愧于心？”。

秉烛五秋，频陷迷惘，“匹夫之力，安载经纶之鼎？”，斯时，辄念慎终如始，复惜三余光阴。术业稍进，尤感疫疠玄微，更悟全科之道贵在融通。

铭谢师恩，敬谢梓行；至亲勖勉，永矢弗谖。愿此书为星火，引燃杏林后学之热忱，矢志疫学于未央。此诚幸甚至哉！

乙巳榴月端阳前夜

帆谨识于青山溪语·雅苑